U0199968

实用基层儿科手册

主编 吴 捷

科学出版社

北京

内 容 简 介

本书全面介绍了新生儿和儿童常见病、多发病的病因及发病机制，结合基层医师需求，重点阐述了疾病临床特点、诊断与鉴别诊断要素、辅助检查、治疗要点、经验指导和预后等内容，内容新颖，简明实用，查阅方便。

适合年轻医师、基层儿科医师临床工作中参阅。

图书在版编目（CIP）数据

实用基层儿科手册 / 吴捷主编. —北京：科学出版社，2020.2
ISBN 978-7-03-064241-7

Ⅰ．①实…　Ⅱ．①吴…　Ⅲ．①儿科学–手册　Ⅳ.①R72-62

中国版本图书馆 CIP 数据核字（2020）第 007928 号

责任编辑：郝文娜 / 责任校对：张　娟
责任印制：徐晓晨 / 封面设计：吴潮洪

科学出版社 出版
北京东黄城根北街 16 号
邮政编码：100717
http://www.sciencep.com
北京建宏印刷有限公司　印刷
科学出版社发行　各地新华书店经销
*
2020 年 2 月第 一 版　开本：850×1168　1/32
2021 年 6 月第二次印刷　印张：26 3/4
字数：613 000
定价：96.00 元

（如有印装质量问题，我社负责调换）

《实用基层儿科手册》编者名单

主　编　吴　捷

副主编　滕　旭　李玖军　王大佳

编　者　（按姓氏笔画排序）

于文婷	于雪馨	王　弘	王　忻
王　虹	王　洋	王　菲	王　策
王大佳	王贤柱	牛之彬	孔超男
叶晓琳	冯　雍	邢艳琳	乔　琳
刘　畅	刘　思	刘振江	刘雪雁
许玲芬	孙　乐	孙方丽	孙若文
李　爽	李　琳	李天宇	李玖军
李雪梅	杨　敏	杨宇婷	杨雨晨
吴　捷	吴　琼	佟雅洁	邹　凝
宋诗蓉	初艳秋	张　丹	张　涛
张俊梅	陈　宁	陈　丽	陈　莹
陈　睿	林　楠	林业鑫	岳冬梅
郑　悦	郑　笑	宛　洋	赵云静
赵成广	姜　红	顾　敏	徐韵明
郭　静	唐　诗	唐晓冰	程　琪
程　超	黎　芳	滕　旭	潘佳丽

秘　书　王　洋

前　　言

　　儿科学随着医学科学的飞速发展而不断更新，小儿各系统疾病也在不断变化，诊疗新技术也有很大的提高及创新，多种疾病还制订与更新了诊治指南，儿科医师的诊治水平和急救技术同时也在逐步提高，中国儿童的病死率及伤残率不断下降，但与部分发达国家相比仍有差距，特别是在基层及偏远地区，基层儿科医师相应的诊治水平和技术亟待提高，亟需进行临床培训和指导。

　　随着医改的逐步深入，分级诊疗势在必行，这就要求儿科的常见病及多发病的诊治能在基层儿科更好地进行，因此，提高基层儿科医师的诊疗水平尤为迫切。

　　本书立足于基层儿科医师的需求，汲取国内外新的医学成就和最新进展，将儿科常见病及多发病的概述、病因及发病机制、临床特点、辅助检查、鉴别诊断、治疗、预后和经验指导进行重点阐述，内容简明、实用、新颖、查阅方便，对基层儿科医师的临床工作有指导意义。

　　本书的出版得到了辽宁省基层卫生协会儿科专业委员会和中国医科大学附属盛京医院儿科专家们的大力支持，凝聚着众多专家、学者的心血，在此表示感谢。由于编者水平所限，实难如愿一书概全，不足之处恳请读者批评指正。

吴捷教授

中国医科大学附属盛京医院

2019 年 10 月

目　　录

第一章

◉ 生长发育与儿科保健

第一节　体格测量和评价

【概述】

儿童的体格发育状况与营养和健康状况密切相关,儿童的体格测量和评价是儿童保健学的重要任务之一。正确的体格测量和评价需要准确的测量工具和统一的测量方法,定期纵向观察,了解生长趋势,选用合适的参考标准。

【体格测量方法】

1. **体重**　是指身体各部分重量的总和。体重是反映儿童近期营养状况的最灵敏的指标。体重是体格测量中最容易获得的数据,也是衡量儿童体格生长最重要的指标。体重测量需要根据儿童的年龄选用不同的杠杆秤或电子秤。

(1)体重计的选择:婴儿体重测量采用盘式杠杆秤,最大载重为10～15kg,精确至0.01kg。幼儿采用坐式杠杆秤,最大载重为20～30kg,精确至0.05kg。学龄前儿童采用立式杠杆秤,最大载重为50kg,精确至0.1kg。学龄儿童采用立式杠杆秤,最大载重为100kg,精确至0.1kg。

(2)体重测量:测量体重前应检查秤的"零点",以kg为单位,精确记录到小数点后两位。测量时脱去外衣、鞋、帽,尽量排空大小便,冬季注意调节室温,最好裸身或仅穿着内衣测量,否则要扣除衣服重量。称重时,婴儿取卧位,1～3岁幼儿可取坐位,3岁以上儿童站立,两手自然下垂,避免摇动或接触其他物体,以保证测量的准确性。测量过程中不可手扶被测者,被测者也不能接触其他物体,避免影响测量的准确性。

2. **身高(身长)** 是指头部、脊柱和下肢长度的总和。身高(身长)是反映长期营养状况和骨骼发育的指标。年龄≤3岁儿童卧位测量身长,年龄>3岁儿童立位测量身高。测量时脱去帽子和鞋袜。

(1)身长的测量:年龄≤3岁儿童采用标准量床进行测量。被测者仰卧于量床底板中线,助手将小儿头扶正,使其头顶接触头板,目光向上,两耳在同一水平。测量者立于小儿右侧,左手握住小儿两膝,使双下肢伸直,右手移动足板使其紧贴双足跟部,注意量床两侧的读数应该一致,然后读刻度,精确至0.1cm。若双下肢不等长,则分别测量。

(2)身高的测量:年龄≥3岁儿童采用立式身高坐高计测量身高。被测者取立正姿势,两眼直视正前方,挺胸收腹,两臂自然下垂,足跟并拢,脚尖分开约60°,足跟、臀部与两肩胛间同时靠着立柱,头部保持正中位置,测量者移动测量板使测量板与被测者头顶点接触,同时观察被测者姿势是否符合要求,测量者目光与立柱刻度读数保持在同一水平,读取测量板与立柱刻度交叉数值,精确至0.1cm。

3. **坐高(顶臀长)** 是指头顶到坐骨结节的长度。年龄≤3岁儿童取卧位测量顶臀长,年龄>3岁儿童取坐位测量坐高。坐高(顶臀长)和身高(身长)的比值可反映身材的匀称性。

(1)顶臀长的测量:被测者脱去帽子、鞋袜,仰卧于量床底板中线,助手将儿童头扶正,使头顶接触头板,目光向上,两耳在同一水平。测量者立于小儿右侧,左手握住儿童小腿,使膝关节弯曲,小腿与大腿成直角,大腿与底板垂直,骶骨紧贴底板,然后移动足板,使其贴紧臀部,量床两侧读数一致时进行读数,精确至0.1cm。

（2）坐高的测量：采用立式身高坐高计测量。被测儿童坐于坐高计的坐板上，先使身体前倾，使骶部紧靠立柱，然后端坐挺身，使躯干与大腿，大腿与小腿成直角，两脚向前平放在地面上，测量者下移测量板与儿童头顶点接触，测量者目光与读数同一水平时读取测量板与立柱刻度交叉数值，精确至0.1cm。

4. 头围　是指自眉弓上缘经枕后粗隆最高点绕头一周的围度。头围可反映脑和颅骨的发育，2岁前测量最有价值。头围过小常提示儿童脑发育不全、小头畸形；头围增长过速常提示脑积水。

头围测量：采用无伸缩性的软尺进行测量。被测者取坐位、立位或仰卧位，测量者位于被测者右侧或前方，用左手拇指将软尺零点固定于其头部右侧眉弓上缘处，软尺紧贴头部皮肤，经右侧耳上、枕骨粗隆及左侧眉弓上缘回至零点，读取与零点交叉的刻度，获得最大颅骨周径，读数精确至0.1cm。长发或梳辫子者，应先将头发在软尺经过处向上、向下分开，使软尺紧贴头皮，以免影响测量的准确性。

5. 胸围　是指沿乳头下缘水平绕胸一周的长度。胸围可反映肺的发育，也与胸廓发育有关。婴儿出生时胸围比头围小1~2cm，1岁左右胸围约等于头围，1岁后胸围大于头围，2岁后胸围超过头围的厘米数约等于周岁数减1。

胸围测量：采用无伸缩性的软尺进行测量。年龄≤3岁儿童取卧位或立位，年龄＞3岁儿童取立位，被测者两手自然下垂，目光平视前方。测量者位于儿童前方或右侧，用左手拇指固定软尺零点于被测者右侧乳头下缘，右手持软尺贴儿童胸壁，经右侧腋下、肩胛下角下缘，左侧乳头回至零点，读取与零点交叉的刻度，取平静呼吸时的中间读数，精确至0.1cm。对于乳腺已发育的女孩，以右侧锁骨中线与第4肋交叉处为固定点。

6. 上臂围　是指肩峰与尺骨鹰嘴连线的中点水平绕上臂一周的长度。上臂围是衡量上臂骨骼、肌肉和皮肤及皮下组织的综合测量方法，可以反映皮下脂肪厚度。无条件测量体重和身高时可测量上臂围以普查 5 岁以下儿童的营养状况。1～5 岁儿童上臂围＞13.5cm 提示营养良好，12.5～13.5cm 提示营养中等，上臂围＜12.5cm 提示营养不良。

上臂围测量：采用无伸缩性的软尺进行测量。被测者两上肢自然平放或下垂。测量者位于儿童左侧，取左上臂肩峰与尺骨鹰嘴连线的中点，以软尺轻贴皮肤绕该点水平的上臂一周，读取与零点交叉的刻度，读数精确至 0.1cm。

7. 指距　是指两上肢水平伸展时两中指尖的距离，反映上肢长骨的生长状况。正常人指距略小于身长。若指距值大于身长值 1～2cm，则有长骨生长异常的可能。指距明显短于身长，多见于先天性甲状腺功能低下及骨和软骨发育不全。

指距测量：采用直角规或无伸缩性的软尺测量。儿童立位，两手平伸，手掌向前，向两侧伸直，双上臂长轴与地面平行并与身体中线垂直。测量两手中指尖的距离即为指距，读数精确至 0.1cm。

【体格发育的评价】

评价儿童体格生长水平、生长趋势、生长速度及身体各部分比例是否匀称和营养状况。了解个体或群体儿童体格生长发育现状及今后发展趋势，并对部分体格生长发生偏离的儿童采取干预措施，以促进其健康成长。

1. **体格评价的基本要求**

（1）准确的测量工具：测量体格生长指标必须采用规范的、准确的、恒定的测量工具。

（2）统一的测量方法：体格测量必须遵循正确统一的测量方法，并由受过训练的专业人员进行测量。

（3）横向比较并定期纵向观察：横向比较即该时点的发

育水平,是测量数据与参考标准的比较,了解个体的生长指标在同龄人中所处的位置。定期纵向观察是指生长指标的监测,了解儿童生长趋势。通常建议年龄<6 月龄每月体格测量一次,6~12 月龄每 2 个月体格测量一次、1~3 岁每 3 个月体格测量一次、3~6 岁每半年体格测量一次、年龄≥6 岁每年体格测量一次。

(4)选择合适的参考人群值:WHO 推荐将美国国家卫生统计中心(NCHS)测量资料作为国际标准;我国将 2005 年调查的中国九大城市儿童体格生长数据作为中国儿童的体格生长参照值。

2. 常用的统计学方法

(1)均值离差法:离差法是依据正态分布的原理,以调查资料的平均值($\bar{x}$)为基准值,以标准差(SD)为离散距对某项指标进行等级评价。以 $\bar{x} \pm 2SD$ 为正常范围,分为三级评价法和五级评价法。以身高的五级评价法(表 1-1-1)为例,$\bar{x} + 2SD$ 以上为上等即高身材,$\bar{x} + 1SD \sim \bar{x} + 2SD$ 为中上等,$\bar{x} + 1SD \sim \bar{x} - 1SD$ 为中等,$\bar{x} - 1SD \sim \bar{x} - 2SD$ 为中下等,$\bar{x} - 2SD$ 以下为下等即身材矮小。

(2)百分位法:是以中位数为基准值,以其余各百分位数为离散距的评价方法(表 1-1-1)。当变量值为非正态分布时,百分位法更准确。一般以第 3 百分位数至第 97 百分位数为正常范围。

表 1-1-1 体格生长水平评价的等级划分标准

等级	均值离差法	百分位法
上等	$> \bar{x} + 2SD$	$> P_{97}$
中上等	$\bar{x} + 1SD \sim \bar{x} + 2SD$	$P_{75} \sim P_{97}$
中等	$\bar{x} \pm 1SD$	$P_{25} \sim P_{75}$
中下等	$\bar{x} - 1SD \sim \bar{x} - 2SD$	$P_3 \sim P_{25}$
下等	$< \bar{x} - 2SD$	$< P_3$

3. 体格生长评价内容　完整的体格生长评价包括生长水平、生长速度和匀称程度。

（1）生长水平：将某一年龄时点所获得的某项体格生长测量值与参照人群值比较，得到该儿童在同年龄、同性别人群中所处的位置，即为此儿童该项体格生长指标在此年龄的生长水平，以 $\bar{x} \pm 2SD$ 或第 3 百分位数至第 97 百分位数为正常范围。早产儿体格生长有一允许"落后"年龄范围，进行生长水平评价时应矫正胎龄至 40 周（足月）后再评价。身长至 40 月龄、体重至 24 月龄、头围至 18 月龄后不再矫正。若某项生长指标<P_3（或 $\bar{x}-2SD$）或>P_{97}（或 $\bar{x}+2SD$）为生长水平异常，建议转上级儿童保健科或相应专科进一步检查诊治。

（2）生长速度：由于遗传和环境的共同影响，儿童的生长水平存在一定的个体差异，所以临床上常需要监测生长速度。生长速度是对某一单项体格生长目标进行定期连续测量，以获得该项指标在某一时间段的增长值。即计算 2 次连续测量值的差，再与参数中相同年龄的数值差进行比较，结果以正常、下降、缓慢、加速等表示。定期体格测量是生长速度评价的关键。儿童在不同年龄段的生长速度不同，出生后第一年身高增长 25～27cm，出生在 2 岁内儿童身高增长每年不足 7cm，4 岁半至青春期儿童身高增长每年低于 5cm，青春期儿童身高增长每年低于 6cm 为生长速度下降，建议转上级儿童保健科或相应专科进一步检查诊治。

（3）匀称程度：包括体型匀称和身材匀称，为体格发育的综合评价。

1）体型匀称：实际工作中采用体重（W）/身高（H）（即与同性别同身高的儿童比较体重）反映一定身高的相应体重范围。体重指数（BMI）即体重（kg）/身高的平方（m²），也是常用的反映体型匀称的指标，BMI 反映了单位面积下所含的体重数。BMI 超过同性别同年龄参照人群的 P_{95} 为肥胖，BMI 在 P_{85}～P_{95} 为超重。若 BMI 或 W/H<P_5 或>P_{85} 为体型异常，建议转上级儿童保健科或相应专科进一步检查诊治。

2）身材匀称：以坐高（顶臀长）/身高（身长）（sitting height/height，SH/H）或坐高/下身长（也称腿长，身高减去坐高获得）（SH/LL）的比值表示。SH/H 从婴儿期的 0.68 逐渐下降至 14 岁时的 0.52，提示青春期前下肢生长较快。临床上根据实际测量的坐高和身高的数据计算比值，然后与参照标准（表 1-1-2）比较，实际比值≤参照人群值为身材匀称，实际比值>参照人群值为不匀称。常见的非匀称矮小见于软骨营养障碍性疾病、低磷抗 D 佝偻病等。

表 1-1-2 2005 年 9 市城区男女儿童坐高与身高比值（%）

| 出生 | 性别 | | 出生 | 性别 | | 出生 | 性别 | |
	男	女		男	女		男	女
6 月内	66.5	66.8	2.5 岁	59.4	59.4	4.5 岁	56.8	56.6
6 月龄	64.2	64.5	3 岁	58.4	58.2	5 岁	56.3	56.1
12 月龄	62.3	62.2	3.5 岁	57.8	57.7	5.5 岁	55.9	55.8
2 岁	60.0	60.7	4 岁	57.3	57.1	6～7 岁	55.5	55.3

4. 生长曲线的应用 将同一性别、各个年龄组某项体格生长指标（如体重、身高）的主要百分位数值标在坐标纸上，分别连成参考曲线，绘制成生长发育曲线图，可以非常直观地了解儿童的发育水平，尤其适合对某项指标进行定期纵向观察，及时发现生长偏离。临床上常用的 5 种生长曲线：按年龄的体重、按年龄的身高（身长）、按年龄的头围、按（身高）身长的体重和按年龄的体重指数。每一条曲线图上有 5 条主百分位数曲线（P_3、P_{25}、P_{50}、P_{75}、P_{97}）或 7 条主百分位数曲线（P_3、P_{10}、P_{25}、P_{50}、P_{75}、P_{90}、P_{97}）。若某项

生长指标的监测过程中发现向上或向下横跨两条主百分位线提示生长偏离,建议转上级儿童保健科或相应专科进一步检查诊治。

5. 评价结果的合理解释　对体格生长的评价应考虑遗传和环境的共同影响,同时需要结合临床表现、体格检查、实验室检查等综合判断。定期、连续测量比单次数据更重要。避免过度解释或将评价结果等同于临床诊断。如果儿童稳定地沿着自己的“生长轨迹”生长,如生长曲线上某项定期测量值各点均在同一等级线或在两条主百分位线内波动说明儿童生长正常。如果某项指标的生长曲线从原来的“生长轨迹”偏离了两条主要百分位线则提示生长偏离,须及时查找原因。

（赵云静）

第二节　维生素 D 缺乏

【概述】

维生素 D（vitamin D）是一组脂溶性类固醇衍生物,目前已知的维生素 D 至少有 10 种,最重要的是维生素 D_3（胆钙化醇）和维生素 D_2（麦角钙化醇）。皮肤中的 7-脱氢胆固醇经阳光中紫外线的照射后发生光化学反应,转变为胆钙化醇,这是人类维生素 D 的主要来源。自身合成的维生素 D 和来自于食物中的维生素 D 均与血液中的维生素 D 结合蛋白结合转运至肝,在肝 25-羟化酶的作用下生成 25-羟维生素 D[25-（OH）D]再进入血液循环。25-（OH）D 是维生素 D 在血液循环中的主要形式,也是反映人体维生素 D 营养状况的最准确的指标。25-（OH）D 在肾及其他组织中经 1α 羟化酶作用生成 1, 25-（OH）$_2$D。1, 25-（OH）$_2$D 是维生素 D 的活性形式。

1, 25-（OH）$_2$D 主要作用于靶器官（肠、肾、骨）而发挥生理功能，促进小肠黏膜对钙磷的吸收；增加肾小管对钙磷的重吸收，特别是磷的重吸收，提高血磷浓度；促进成骨细胞的增殖和破骨细胞的分化，直接作用于骨的矿物质代谢。此外，维生素 D 受体广泛分布于人体各组织器官，具有广泛的生理作用，参与多种细胞的增殖、分化和凋亡，如影响神经、免疫、内分泌、上皮及毛发生长等。

维生素 D 缺乏性佝偻病是由于维生素 D 缺乏引起的钙磷代谢异常，导致生长期的骨组织矿化不全产生的一种以骨骼病变为特征的全身慢性营养性疾病。在世界范围内估计有 30%～50% 的儿童和成人的血清 25-（OH）D 水平低于 50nmol/L（20ng/ml）。2016 版《营养性佝偻病防治全球共识》把维生素 D 和钙同时作为佝偻病发病原因，不再单独分为维生素 D 缺乏性佝偻病或钙缺乏性佝偻病。该共识对营养性佝偻病的定义是由于儿童维生素 D 缺乏和（或）钙摄入量过低，而导致的生长板软骨细胞分化异常、生长板和类骨质矿化障碍的一种疾病。

【病因及发病机制】

日光照射不足是造成儿童维生素 D 缺乏的最主要的高危因素。维生素 D 缺乏与饮食也有重要关系，食物中维生素 D 的含量较少，母乳中维生素 D 含量低，与强化维生素 D 的配方奶喂养婴儿相比，纯母乳喂养婴儿更容易出现维生素 D 缺乏。胎儿期储存不足，母体妊娠期维生素 D 缺乏的婴儿、早产儿、低出生体重儿、双胎或多胎是造成胎儿维生素 D 储存不足的主要原因。此外，胃肠疾病导致维生素 D 吸收不良，慢性肝病及一些抗结核、抗癫痫药物的应用使维生素 D 合成减少而降解增加，也是造成血清 25-(OH)D 下降的因素之一。长期维生素 D 缺乏或膳食钙摄入量低，造成钙磷吸收减少，甲状旁腺功能代偿性亢进，动员骨钙入血以维持血清钙的浓度在正常或接近正常的水平,同时甲状旁腺激素的分泌抑制肾小管对磷的重吸收,造成低血磷,导致钙磷乘积下降从而出现骨组织矿化障碍。

【临床特点】

1. 维生素 D 不足、轻度维生素 D 缺乏及佝偻病早期,可以无特异性的临床表现,也可出现易激惹、低钙惊厥、生长缓慢、肌肉疼痛等。

2. 佝偻病为维生素 D 缺乏的严重表现。佝偻病的发病高峰在 3~18 个月,包括一些非特异性症状、骨骼的特征性改变和其他系统的改变,根据病变的程度分为早期、活动期、恢复期和后遗症期。

(1)早期:多为 2~3 个月的小婴儿,可有多汗、易激惹、睡眠不实等非特异性的症状,常无骨骼的病变,血钙、血磷水平正常或稍低,碱性磷酸酶(AKP)水平正常或稍高,血清 25-(OH)D 水平降低,1, 25-(OH)$_2$D 水平正常或稍高。骨骼 X 线片示长骨干骺端无异常或见临时钙化带模糊变薄,干骺端稍增宽。

(2)活动期:小于 6 个月婴儿,用手指按压枕骨或顶骨的后部可见颅骨软化的体征。大于 6 个月婴儿可见方颅、手镯、脚镯、肋骨串珠、肋膈沟、鸡胸、"O"形腿、"X"形腿等体征。血钙正常低值或血钙水平下降,血磷水平明显下降,AKP 水平增高。骨骼 X 线片示长骨干骺端临时钙化带消失,干骺端增宽呈毛刷状或杯口状改变,骨骺软骨带加宽大于 2mm。

(3)恢复期:早期或活动期婴儿,经日光照射或维生素 D 治疗后症状消失,体征逐渐恢复。复查血钙、血磷、AKP 及 25-(OH)D 水平逐渐恢复正常,骨骼 X 线片示长骨干骺端临时钙化带重现、增宽、密度增加。

(4)后遗症期:多见于大于 3 岁的儿童,因婴幼儿期严重佝偻病残留不同程度的骨骼畸形,此时无任何临床症状,骨骼 X 线片及血生化检查未见异常。

3. 需要注意的问题：多汗、夜惊、睡眠不实、枕秃等并不是佝偻病的特异性表现，仅作为早期诊断的参考依据，不能作为诊断的主要依据。出牙延迟（13 个月不出牙）、前囟闭合延迟（2 岁前囟未闭合）不是佝偻病的特异体征。《尼氏儿科学精要》已不再将鸡胸、漏斗胸作为佝偻病的体征，因二者均不是佝偻病的特征性骨骼畸形。例如，先天性心脏病会造成鸡胸，漏斗胸为胸部先天的发育畸形。下肢弯曲应与生理性弯曲相鉴别，1 岁以内婴儿存在生理性"O"形腿（膝内翻），3～7 岁儿童可有生理性的"X"形腿（膝外翻），应注意鉴别。

【辅助检查】

1. 实验室检查

（1）血清 25-(OH)D 水平是判定维生素 D 不足、轻度维生素 D 缺乏和佝偻病早期的主要诊断依据。对于血清 25-(OH)D 的理想水平目前尚有争议，一般认为成人血清 25-(OH)D＜50nmol/L（20ng/ml）提示维生素 D 缺乏，50～75nmol/L（20～30ng/ml）提示维生素 D 不足，大于 75nmol/L（30ng/ml）提示维生素 D 充足，小于 25nmol/L（10ng/ml）提示维生素 D 严重缺乏。儿童血清 25-(OH)D 适宜浓度为大于 50nmol/L（20ng/ml）；30～50nmol/L（12～20ng/ml）提示维生素 D 不足；小于 30nmol/L（12ng/ml）提示维生素 D 缺乏。

（2）儿童期血 AKP 水平较成年人高，参考值不同。血钙、血磷、AKP 的活性受多种因素影响，血钙、血磷、AKP 测定对早期佝偻病的诊断价值较小。佝偻病活动期血钙水平下降，AKP 水平增高，甲状旁腺激素（PTH）代偿性增高。需要注意急性疾病、某些药物、肝病、生长突增及婴幼儿时期一过性高磷血症均可导致 AKP 水平增高，不能单凭 AKP 水平增高诊断佝偻病。骨碱性磷酸酶（BAP）的影响因素较多，而且 BAP 水平的测定属于半定量的检测方法，暂不将 BAP 作为小儿佝偻病的诊断指标。

2. **影像学检查** 骨骼 X 线片改变对于佝偻病的诊断有重要价值，但是佝偻病早期骨骼 X 线片显示正常或临时钙化带稍模糊。佝偻病活动期长骨干骺端临时钙化带模糊或消失，呈毛刷状或杯口状改变，骨骺软骨带增宽，骨质稀疏，骨皮质变薄。恢复期出现不规则的钙化线，之后钙化带致密增厚，骨骺软骨带恢复。

【诊断及诊断标准】

1. 维生素 D 缺乏的高危因素、临床症状与体征有助于诊断。

2. 血生化检查、骨骼 X 线改变是诊断佝偻病的主要依据，目前仍被认为是诊断的"金标准"。

3. 血 25-(OH)D 水平是判定维生素 D 不足或缺乏的可靠的诊断标准。

【鉴别诊断】

1. 与佝偻病体征相似疾病的鉴别诊断

（1）黏多糖病：由于黏多糖降解酶缺乏使酸性黏多糖不能完全降解，从而导致黏多糖积聚在机体不同组织，产生骨骼畸形、智能发育障碍、肝脾大的一组疾病。各型黏多糖病均有骨骼病变，如头大、胸廓畸形、脊柱侧弯或后凸等体征。根据骨骼 X 线改变和尿液黏多糖测定可鉴别诊断。

（2）软骨营养不良：*FGFR3* 基因突变导致的常染色体显性遗传性软骨发育障碍，表现为短肢型矮小，头大、前额突出，四肢短，腰椎前凸、臀部后凸。可根据特殊体态和骨骼 X 线片进行鉴别诊断。特征性的骨骼 X 线改变包括长骨干骺端增宽、骨骺包埋；椎弓根间距逐渐变窄，腰椎后缘凹陷。坐骨大切迹变小，呈鱼嘴状，髋臼平。2019 年 3 月美国药品监督管理局（FDA）批准长效 C 型利钠肽前体药物 TransCon CNP 获得治疗软骨营养不良的孤儿药资格认定。

（3）软骨发育低下：遗传形式和临床表现与软骨营养不良类似，但症状较轻，60%的软骨发育低下存在 *FGFR3* 基因第 13 外显子第 1620 位核苷酸的突变。骨骼 X 线改变为椎弓根间距未增宽。坐骨大切迹变小，呈钩状改变。

（4）假性软骨发育不良：患儿出生时正常，2～3 岁后发病。身材矮小，属短肢为主的短肢短躯干侏儒。不对称性短肢畸形，下肢弯曲，四肢关节肿。头围及面部正常。致病基因位于 19p13.11 的 *COMP* 基因。骨骼 X 线检查：骨骺小而不规则，干骺端形态不规整。椎体变扁，上下缘骨骺不规则，椎弓根间距正常。椎体前缘舌状突出骨盆发育小，髋臼变浅，坐骨大切迹变浅。

（5）脑积水：出生后数月起病者有头围增大、前囟增大，颅内压增高可有前囟饱满、颅缝分离，严重者有"落日"眼。头颅超声或 CT 检查有助于诊断。

（6）先天性甲状腺功能减低症：可有前囟大、闭合延迟，出牙延迟等类似佝偻病的体征，特殊面容、生理功能低下表现及血 T_3、T_4、TSH 检查可诊断。

2. 与佝偻病体征相同但不同病因疾病的鉴别诊断

（1）低磷血症性佝偻病：是一组以肾磷排泄增多、血磷降低为核心特征的代谢性骨病。发病率约 1：20 000，主要临床表现为短肢型身材矮小、骨骼畸形、牙齿异常和骨痛等。佝偻病症状多发生于 1 岁以后，2～3 岁后仍有活动性佝偻病表现；血磷明显下降，尿磷增加，AKP 明显增高。在常规剂量维生素 D 治疗佝偻病无效时应注意与此病相鉴别。低磷血症性佝偻病的治疗需要联合使用活性维生素 D［骨化三醇：20～30ng/（kg·d），分 2～3 次服用］与磷酸盐［元素磷 20～40mg/（kg·d），分 3～5 次服用，须逐渐加量以减少不耐受引起的腹泻等消化道症状］。2018 年 4 月 FDA 批准 Crysvita（burosumab）成为首个治疗 1 岁及以上儿童和成年人的 X 连锁低磷血症的药物。

（2）远端肾小管酸中毒：远曲小管泌氢不足，从尿中丢失大量钠、钾和钙，继发性甲状旁腺功能亢进，骨质脱钙，出现佝偻病体征。骨骼畸形严重、身材矮小，血气分析示代谢性酸中毒，多尿、碱性尿，血钙、血磷、血钾浓度降低。

（3）维生素 D 依赖性佝偻病：为常染色体隐性遗传病，可分为两型，Ⅰ型为肾 1α 羟化酶缺陷，25-（OH）D_3 转变为1, 25-（OH）D_3 发生障碍，血 25-（OH）D_3 浓度正常；Ⅱ型为靶器官 1, 25-（OH）D_3 受体缺陷，血 1, 25-（OH）D_3 浓度增高。两型均表现为严重的佝偻病的体征，低钙血症，低磷血症，碱性磷酸酶明显增高及继发性甲状旁腺功能亢进，Ⅰ型的患儿有高氨基酸尿症，Ⅱ型患儿一个重要的特征为脱发。

（4）肾性佝偻病：由先天或后天原因导致的慢性肾功能障碍，钙磷代谢紊乱，血钙浓度下降，血磷浓度升高，继发性甲状旁腺功能亢进，骨质普遍脱钙，呈佝偻病改变。

（5）肝性佝偻病：肝病脂肪吸收不良降低维生素 D 的吸收，肝功能不良导致维生素 D 羟化障碍，25-（OH）D_3 生成障碍，出现低钙血症及佝偻病体征。

【治疗】

目的在于控制活动期、防止骨骼畸形。维生素 D 以口服为主，根据患儿具体情况选择剂量、疗程、单次或多次给药。

1. 2016 版《营养性佝偻病防治全球共识》推荐每日口服疗法为首选治疗方法，维生素 D 2000～4000U/d，连续 1个月。口服困难或腹泻等影响吸收时可采用肌内注射方法，维生素 D15 万～30 万 U（3.75～7.5mg）肌内注射。注射法不适用新生儿和小婴儿。治疗 1 个月后需复查症状、体征及实验室检查，均无改善应注意鉴别诊断。维生素 D 恢复正常水平改口服预防量维生素 D 400U/d。

2. 钙剂补充：2016 版《营养性佝偻病防治全球共识》推荐联合应用维生素 D 和钙剂更为合理，钙剂摄入量为 500mg/d。补钙方式可从膳食摄取或额外口服补充钙剂。我国 2013 版《中国居民膳食营养素参考摄入量》中钙推荐摄入量为 0～6 个月和 6～12 个月的婴儿钙适宜摄入量分别是 200mg/d 和 250mg/d，乳类是婴儿钙营养的优质来源，故 12 月龄以下婴儿尤其 6 个月以下的健康婴儿可以从母乳和配方奶中获得足够的钙。

3. 其他辅助治疗：保证足够奶量，坚持户外活动每日 1～2 小时。严重骨骼畸形者建议小儿外科治疗。

近年来有维生素 D 摄入过量甚至中毒的报道，应引起儿科医师的重视。当使用大剂量或长期使用高剂量维生素 D 补充剂时，应注意监测血 25-（OH）D 的水平和血钙浓度，当血钙＞3mmol/L，并有大剂量服用维生素 D 史，应高度怀疑维生素 D 中毒。目前认为，血 25-（OH）D＞100ng/ml（250nmol/L）提示维生素 D 过量。维生素 D 中毒：高钙血症和血清 25-（OH）D＞250 nmol/L，伴有高钙尿和 PTH 抑制。

【预防】

1. 户外活动 晒太阳是预防维生素 D 缺乏和维生素 D 缺乏性佝偻病的简便而有效的措施，建议平均户外活动时间为每天 1～2h 婴儿应注意循序渐进，避免阳光直射，尤其是 6 月龄以内小婴儿。

2. 维生素 D 补充 推荐出生至12月龄的所有婴儿无论采用何种喂养方式均需补充维生素 D 400U/d（10µg/d）以预防佝偻病。12 月龄以上的儿童和成人，维生素 D 的需要量为 600U/d（15µg/d）。由于缺少强化维生素 D 的食品，对于 12 月龄以上的儿童仍然推荐口服补充维生素 D 400U/d。夏季阳光充足可减量或暂停口服维生素 D。

3. 早产儿的预防　体重＞1500g，并可耐受全肠道喂养的早产儿需补充维生素 D400U/d（10μg/d）。补充维生素 D 的最大量为 1000U/d，3 个月后改为 400～800U/d。

【预后】

佝偻病经治疗后较轻的骨骼畸形随体格生长多能自行恢复，严重的下肢畸形 4 岁后可考虑手术矫形。

【经验指导】

1. 青春期是体格生长的第二个高峰期，维生素 D 缺乏的可能性较大，尤其是肥胖儿。此外，青春期共获得人一生中的40%骨量，维生素 D 及富含钙元素的食物摄入尤为重要。

2. 婴幼儿睡眠不实不是佝偻病的特异症状，尤其补充维生素 D 和钙剂治疗无效应注意仔细查体，注意与消化道疾病和睡眠障碍等的鉴别，必要时需做动态脑电图避免误诊。

3. 由于佝偻病的好发年龄多为 6 月龄至 2 岁的婴幼儿，伴有锌缺乏、铁缺乏，甚至营养性贫血及维生素 A 缺乏的可能性大，临床工作中需要注意相应的检查和处理。

附　维生素 D 缺乏性手足搐搦处理

1. 控制惊厥或喉痉挛　急救处理，立即吸氧，防止窒息，必要时行气管插管保证呼吸道通畅，抗惊厥治疗。

2. 钙剂治疗　提高血钙水平，将 10%葡萄糖酸钙 5～10ml 加入 10%～25%葡萄糖溶液 10～20ml 中缓慢静脉注射（时间＞10min，需监听心率）或静脉滴注。惊厥停止后改口服钙剂。注意防止注射过快引起血钙浓度骤升的严重反应，如发生呕吐，甚至心搏骤停。不可皮下注射或肌内注射以免局部坏死。

3. 维生素 D 的治疗　急诊情况控制后按照维生素 D 缺乏性佝偻病的治疗方法补充维生素 D。

（赵云静）

第三节　维生素 A 缺乏

【概述】

维生素 A 缺乏症（vitamin A deficiency disorder，VAD）是指机体所有形式和任何程度的维生素 A 不足的表现，包括临床型维生素 A 缺乏、亚临床型维生素 A 缺乏及可疑亚临床型维生素 A 缺乏（或边缘型维生素 A 缺乏）。临床型维生素 A 缺乏表现为经典的皮肤角化过度和眼干燥症；可疑亚临床型和亚临床型维生素 A 缺乏无特异表现，主要与反复呼吸道感染、腹泻和贫血等有关，会增加婴幼儿发病率和死亡率。

全球大约有 1.27 亿学龄前儿童为维生素 A 缺乏，其中约 440 万儿童患有一定程度的干眼病。发展中国家有 720 万孕妇为维生素 A 缺乏，1350 万孕妇为边缘型维生素 A 缺乏，可疑亚临床型维生素 A 缺乏 30%～40%，是联合国千年发展目标重点消灭的问题之一。我国 2002 年的全国性调查结果显示，3～12 岁儿童维生素 A 缺乏的检出率为 9.3%，维生素 A 边缘缺乏的检出率为 45.1%，属于中度儿童维生素 A 缺乏地区。

【病因及发病机制】

维生素 A 缺乏在 5 岁以下儿童中的发生率远高于成人，其主要原因是维生素 A 和胡萝卜素都很难通过胎盘进入胎儿体内，因此新生儿血清和肝中的维生素 A 水平明显低于母体，如在出生后不能得到充足的维生素 A 补充则极易出现维生素 A 缺乏症。维生素 A 为脂溶性维生素，它和胡萝卜素在小肠的消化吸收都依靠胆盐的帮助，膳食中脂肪含量与它们的吸收有密切的联系。膳食中脂肪含量过低，胰腺炎或胆石症引起胆汁和腺酶分泌减少，一些消化道疾病如急性肠炎、粥样泻等造成胃肠功能紊乱都可以影响维生素A和胡萝卜素的消化和吸收。任何影响肝功能的疾病都会影响维生素A在体内的储存量，造成维生素A缺乏。一些消耗性传染病，尤其是儿童中的麻疹、猩红热、肺炎和结核病等都会使体内的维生素A消耗殆尽，摄入量则通常因食欲缺乏或消化功能紊乱而明显减少，两者的综合结果势必导致维生素A缺乏症发生。维生素A是机体重要的微量营养素，影响正常的视觉功能、生长发育、铁代谢、免疫功能和生殖功能；维持上皮细胞的完整；参与糖蛋白和黏蛋白的合成。

【临床特点】

1. **眼部表现** 眼部的症状和体征是维生素A缺乏症经典的或最早被认识到的表现。夜盲或暗光中视物不清最早出现，持续数周后，开始出现眼干燥症的表现，外观眼结膜、角膜干燥，失去光泽，自觉痒感，泪减少，眼部检查可见结膜近角膜边缘处干燥起皱褶，角化上皮堆积形成泡沫状白斑，称结膜干燥斑或毕脱斑（Bitot spots）。继而角膜发生干燥、浑浊、软化，自觉畏光、眼痛，常用手揉搓眼部而导致感染。严重时可发生角膜溃疡、坏死，引起穿孔，虹膜、晶状体脱出，导致失明。

2. **皮肤表现** 开始时仅感皮肤干燥，易脱屑，有痒感，渐至上皮角化增生，汗液减少，角化物充塞毛囊形成毛囊丘疹。检查触摸皮肤时有粗沙样感觉，以四肢伸面和肩部为多，可发展至颈背部甚至面部。毛囊角化引起毛发干燥，失去光泽，易脱落，指（趾）甲变脆易折和多纹等。

3. **生长发育障碍** 严重缺乏时表现为身高落后，牙齿釉质易剥落，失去光泽，易发生龋齿。

4. **感染的易感性增高** 在亚临床型或可疑亚临床型维生素A缺乏阶段，免疫功能低下就已存在，主要表现为反复呼吸道和消化道感染，且易迁延不愈，增加疾病发病率和死亡率，尤其是 6 月龄至 2 岁儿童。

5. 贫血　维生素 A 缺乏时会出现储存铁增加、外周血清铁浓度降低、类似于缺铁性贫血的小细胞低色素性贫血。

【辅助检查】

1. 血清维生素 A 浓度　是目前最普遍采用的评估维生素 A 营养状况的血液生化指标。5 岁以下儿童，血清维生素 A 浓度<0.7μmol/L，即可视为维生素 A 缺乏高风险；浓度<0.35μmol/L，则确诊为维生素 A 缺乏。当血清维生素 A 浓度为 0.70～1.05μmol/L 时，仍有亚临床型维生素 A 缺乏风险。

2. 相对剂量反应　体内维生素 A 不足导致血清维生素 A 浓度下降时，肝中的储备几近耗竭，因此血清维生素 A 浓度不能准确反映体内实际的维生素 A 营养状态。相对剂量反应（relative dose response，RDR）试验原理在于补充维生素 A 以后，如果肝储备低下，维生素 A 将迅速进入肝形成结合状态的维生素 A，血清维生素 A 浓度不会明显提升，否则 5h 后血清维生素 A 会出现相应升高。RDR 间接测定体内储存量，因此结果更敏感和可靠。其方法是在空腹时采集静脉血（A_0），然后口服维生素 A 制剂 450μg，5h 后再次采集静脉血（A_5），测定两次血浆中维生素 A 的水平并按公式 RDR%=（A_5–A_0）/A_5×100% 计算 RDR 值，如 RDR 值大于 20% 为阳性，提示存在亚临床型维生素 A 缺乏。

3. 血浆视黄醇结合蛋白（RBP）测定　与血清维生素 A 有比较好的相关性，低于 23.1mg/L 提示有维生素 A 缺乏可能，但在感染、蛋白质能量营养不良时也可降低，可同时检查 C 反应蛋白水平。

4. 尿液脱落细胞学检查　新鲜中段尿中加入 1% 甲紫，摇匀计数尿中上皮细胞，如无泌尿道感染，每毫升超过 3 个为异常，有助于维生素 A 缺乏诊断，若找到角化上皮细胞更具有诊断意义。

5. 暗适应检查　用暗适应计和视网膜电流变化检查，如发现暗光视觉异常，有助于诊断。

【诊断及诊断标准】

1. 临床诊断　长期动物性食物摄入不足，有各种消化道疾病或慢性消耗性疾病史、急性传染病史等情况下应高度警惕维生素 A 缺乏症。若出现夜盲或眼干燥等眼部特异性表现，以及皮肤的症状和体征，即可进行临床诊断。

2. 实验室诊断　血清维生素 A 浓度＜0.7μmol/L，即可提示维生素 A 缺乏高风险；血清维生素 A 浓度＜0.35μmol/L，则可确诊为维生素 A 缺乏。当维生素 A 浓度为 0.70～1.05μmol/L 时，仍有亚临床型维生素 A 缺乏风险。

【治疗】

无论临床症状严重与否，甚或是无明显症状的亚临床型维生素 A 缺乏，都应该尽早进行维生素 A 的补充治疗，因为多数病理改变经治疗后都可能逆转而恢复。

1. 一般治疗　调整饮食、去除病因。提供富含维生素 A 的动物性食物或含胡萝卜素较多的深色蔬菜，有条件的地方也可以采用维生素 A 强化的食品如婴儿的配方奶粉和辅食等。此外，应重视原发病的治疗。

2. 维生素 A 制剂治疗　2010 年中华医学会儿科学分会儿童保健学组与《中华儿科杂志》编辑部共同撰写的《儿童微量营养素缺乏防治建议》中治疗维生素 A 缺乏症的口服维生素 A 剂量为 7500～15000μg/d（相当于 2.5 万～5 万 U/d），2d 后减为 1500μg/d。慢性腹泻或肠道吸收障碍患儿可先采用维生素 AD 注射剂深部肌内注射，连续 3～5d 后改为口服治疗。

2005 年在世界卫生组织（WHO）、联合国儿童基金会（UNICEF）和国际维生素 A 咨询组织（IVACG）的主持下，制定了维生素 A 的治疗方案，具体见表 1-3-1。

表 1-3-1　大剂量维生素 A 预防与治疗维生素 A 缺乏建议

年龄	治疗剂量*	预防剂量	频率
<6 月龄	50 000U	50 000U	于 10 周龄、14 周龄和 16 周龄接种及脊髓灰质炎疫苗接种时
6~11 月龄	100 000U	100 000U	每 4~6 个月 1 次
>1 岁	200 000U	200 000U	每 4~6 个月 1 次
女性#	200 000U	400 000U	产后 6 周内

*同年龄段人群，眼干燥症确诊后应立即给予单剂量治疗，24h 后再给予 1 次，2 周后再给予 1 次；确诊为麻疹的应立即给予单剂量治疗，24h 后再给一次；蛋白-能量营养不良确诊时应给予单剂量治疗，此后每日补充维持需要量的补充量；

#确诊为活动性的角膜损害的育龄期女性（13~49 岁）应立即补充维生素 A 200 000U，24h 后再给予一次，2 周后给予第 3 次；轻度眼部体征[夜盲症和（或）毕脱斑]的育龄期女性补充维生素 A 10 000U/d 或每周 25 000U，至少 3 个月

3. 眼局部治疗　除全身治疗外，对比较严重的维生素 A 缺乏症患者常需眼的局部治疗。为预防结膜和角膜发生继发感染，可采用抗生素眼药水（如 0.25%氯霉素）或眼膏（如 0.5%红霉素）治疗，每日 3~4 次，可减轻结膜和角膜干燥不适。如果角膜出现软化和溃疡时，可采用抗生素眼药水与消毒鱼肝油交替滴眼，约 1h 一次，每日不少于 20 次。治疗时动作要轻柔，勿压迫眼球，以免角膜穿孔，虹膜、晶状体脱出。

【预防】

平时注意膳食的营养平衡，经常食用富含维生素 A 的动物性食物和深色蔬菜和水果，一般不会发生维生素 A 缺乏。小年龄儿童是预防维生素 A 缺乏的主要对象，孕妇和乳母应多食上述食物，以保证新生儿和乳儿有充足的维生素 A 摄入。母乳喂养优于人工喂养，人工喂养婴儿应尽量选择维生素 A 强化的配方乳。预防性干预见表 1-3-1。

【经验指导】

对于长期动物性食物摄入不足,有各种消化道疾病或慢性消耗性疾病史,急性传染病史等情况下应高度警惕维生素A缺乏症。无论临床症状严重与否,甚或是无明显症状的亚临床型维生素A缺乏,都应该尽早进行维生素A的补充治疗。临床中反复呼吸道、消化道感染及小细胞低色素贫血的儿童应注意维生素A缺乏的可能。

（黎　芳）

第四节　锌　缺　乏

【概述】

锌是人体必需的微量元素之一,与胎儿发育、儿童智力、生长发育、新陈代谢、组织修复等均密切相关。锌缺乏（zinc deficiency）是由于锌摄入不足或代谢障碍导致的体内锌缺乏,引起食欲缺乏、生长发育迟缓、皮炎和异食癖为主要临床表现的营养素缺乏性疾病。目前,按能量、动物性食物摄入量估计,全世界有17.3%的人群锌摄入不当。

【病因及发病机制】

动物性食物不仅含锌丰富,而且易于吸收,坚果类（核桃、板栗、花生等）含锌也不低,植物性食物则含锌少,6～12月龄的婴幼儿若未及时添加富含锌的食物则容易造成锌缺乏。全胃肠道外营养如未加锌也可致锌缺乏。各种原因所致的腹泻也会影响锌的吸收。肠病性肢端皮炎（acrodermatitis enteropathica）是一种常染色体隐性遗传病,因小肠缺乏吸收锌的载体,故可表现为严重的锌缺乏。在生长发育迅速的婴儿期或组织修复过程中、或营养不良恢复期等状态下,机体对锌需要量增多,若未及时补充,可发生锌缺乏。若反复出血、溶血、大面积烧伤、慢性肾病、长期透析、蛋白尿及应用金属螯合剂（如青霉胺）等均可因锌丢失过多而导致锌缺乏。

【临床特点】

1. 消化功能减退　缺锌影响味蕾细胞更新和唾液磷酸酶的活性，使舌黏膜增生、角化不全，以致味蕾敏感度下降，发生食欲缺乏、厌食和异食癖。

2. 生长发育落后　缺锌可妨碍生长激素轴功能及性腺轴的成熟，表现为儿童线性生长下降、生长迟缓、体格矮小、性发育延迟。

3. 免疫功能降低　缺锌可导致 T 淋巴细胞功能受损而容易发生感染。

4. 智能发育延迟　缺锌可使脑 DNA 和蛋白质合成障碍，脑内谷氨酸浓度降低，从而引起智力发育迟缓。

5. 肠病性肢端皮炎　是一种罕见的常染色体隐性遗传性疾病。出生几个月的婴儿出现进行性、致死性的严重锌缺乏表现，如皮肤水疱、湿疹、干燥、鳞屑或类似银屑病的皮损，对称分布于口周、肢端、会阴区、脸颊、膝盖和肘部。头发呈奇特红色，脱发；畏光、结膜炎、睑缘炎、裂隙灯检查示角膜营养不良；患儿可伴慢性腹泻、口腔炎、指甲营养不良、生长发育迟缓、伤口迁延愈合、烦躁不安、并发细菌感染及白念珠菌感染等，病程进展缓慢，呈间歇性进展。

6. 其他　如脱发、皮肤粗糙、皮炎、游走性舌炎、反复口腔溃疡、伤口愈合延迟、视黄醛结合蛋白减少而出现夜盲、贫血等。

【辅助检查】

血清锌是比较可靠也被广泛采用的实验室指标，但缺乏敏感性。轻中度锌缺乏时血清锌水平仍可保持在正常范围。此外，血清锌容易受到感染、进食等病理和生理因素的影响。

目前建议年龄<10岁儿童血清锌的下限为65μg/dl。

【诊断及诊断标准】

诊断主要依据病史获得高危因素和临床表现，可参考血清锌水平。存在锌缺乏高风险因素的儿童可进行试验性锌补充治疗，如补充锌剂后儿童生长改善，血清锌水平升高，则有助于诊断。

【鉴别诊断】

1. 生物素缺乏症　严重剥脱性皮炎和肌张力低下。

2. 特应性皮炎　多有家族史，为慢性、复发性、炎症性皮肤病，主要表现为剧烈的瘙痒、明显的湿疹样变和皮肤干燥。

【治疗】

1. 针对病因　治疗原发病。

2. 饮食治疗　鼓励多进食富含锌的动物性食物，如肝、鱼、瘦肉、禽蛋、牡蛎等。提倡母乳喂养，初乳含锌丰富，及时添加辅食。

3. 补充锌剂　可选择葡萄糖酸锌、硫酸锌、甘草锌等制剂。口服锌剂量为元素锌0.5～1.0mg/（kg·d），相当于葡萄糖酸锌3.5～7.0mg/（kg·d），疗程2～3个月。若锌缺乏高危因素长期存在，则建议小剂量长期口服，元素锌5～10mg/d。长期静脉输入高能量者，锌用量为：早产儿0.3mg/（kg·d），足月～5岁儿童0.1mg/（kg·d），大于5岁儿童2.5～4mg/d。锌剂的毒性较小，但剂量过大也可引起胃部不适、恶心、呕吐、腹泻等消化道刺激症状，甚至脱水和电解质紊乱。锌中毒可干扰铜代谢，引起低铜血症、贫血，中性粒细胞减少、肝细胞中细胞色素辅酶活性降低等中毒表现。

4. 肠病性肢端皮炎的治疗　元素锌1～3mg/（kg·d），静脉给锌剂量可为300～1000μg/（kg·d）。终身补充锌剂。

【预防】

提倡母乳喂养，坚持平衡膳食是预防缺锌的主要措施，戒挑食、偏食、吃零食的习惯。对可能发生缺锌的情况，如早产儿、人工喂养者、营养不良儿、长期腹泻、大面积烧伤等，患儿均应适当补锌。

【经验指导】

锌缺乏应当以预防为主，提倡母乳喂养，母乳不足或不能母乳喂养时，强调选择强化锌的配方奶。婴儿4～6月龄后，应及时添加辅食。建议首选强化锌的婴儿食品或肉类、动物肝等富含锌的食物。增加肉类、动物肝等富锌食物摄入是预防锌缺乏的重要措施。强化锌的食品也有助于增加锌的摄入量，预防锌缺乏。支气管炎、肺炎、腹泻儿童补充锌剂有助于缩短病程。

（黎　芳）

第五节　营养不良

【概述】

儿童营养不良亦称为蛋白质-能量营养不良（PEM），是由于多种原因引起的蛋白质和（或）总能量长期摄入不足，不能维持正常新陈代谢而导致自身组织消耗的营养缺乏性疾病，主要见于3岁以下婴幼儿，是全球5岁以下儿童死亡的重要原因。主要特征为体重不增、体重下降、渐进性消瘦或水肿、皮下脂肪减少或消失，常伴全身各组织器官不同程度的功能低下及新陈代谢失常。PEM常伴多种微量营养素缺乏，可能导致儿童生长障碍、抵抗力下降、智力发育迟缓、学习能力下降等后果，对其成年后的健康和发展也可能产生长远的不利影响。

【病因】

1. 膳食供给不足（原发性营养不良）　目前儿童营养不良主要原因是因家长知识缺乏，使儿童能量、蛋白质及与能量、蛋白质有关的微量营养素摄入不足。多见于婴幼儿，如长期婴儿乳类不足（质或量）、幼儿低能量食物（米粉、稀粥、面汤）摄入。年长儿多为婴幼儿营养不良的继续，或因不良饮食习惯，如零食多、进食时间玩耍，可导致摄入量不足。

2. 疾病因素（继发性营养不良） 消化道畸形，慢性感染性疾病（如结核），迁延性腹泻，严重心、肝、肾疾病等致营养素吸收不良或消耗增加，先天不足和生理功能低下（如早产、双胎等）。

【临床特点】

营养不良可分为以能量缺乏为主型和以蛋白质缺乏为主型。能量摄入严重不足会导致婴儿极度消瘦。蛋白质严重缺乏的水肿型营养不良又称为恶性营养不良，中间型为消瘦-水肿型。营养不良的早期表现是活动减少、精神较差、体重不增。随着营养不良的加重，体重逐渐下降，主要表现为消瘦。皮下脂肪层厚度是判断营养不良程度的重要指标之一。皮下脂肪层减少以至消失，表现为皮肤干燥、苍白，皮肤失去弹性，额部出现皱纹，肌张力渐降低，肌肉松弛，肌肉萎缩呈"皮包骨"时，四肢可有挛缩。皮下脂肪层消耗的顺序首先是腹部，其次为躯干、臀部、四肢，最后为面颊。营养不良初期身高无明显影响，随着病情加重，生长减慢，身高亦低于正常。严重者可精神萎靡，反应差，体温降低，脉细无力，无食欲，腹泻、便秘交替。

常见并发症：营养性贫血（小细胞低色素性贫血）、多种维生素缺乏（维生素 A 缺乏、锌缺乏等）、免疫功能低下、自发性低血糖（突然面色灰白、神志不清、脉搏减慢、呼吸暂停、体温不升，若诊治不及时可危及生命）。维生素 D 缺乏症状不明显，恢复期生长发育加快时症状比较突出。

【辅助检查】

实验室检查：早期缺乏特异性或敏感指标诊断营养不良。血中微量营养素水平、血红蛋白、白蛋白、血清前白蛋白、甲状腺激素、转铁蛋白水平、胰岛素样生长因子 I（IGF-1）和免疫功能等不同程度下降。

【诊断及诊断标准】

根据小儿病史、膳食调查、体检、测量、实验室检查等综合分析。诊断营养不良的基本测量指标为身高（长）和体重。5 岁以下营养不良的分型和分度见表 1-5-1，指标可同时存在，也可符合其中一项。符合一项即可做出营养不良的诊断。

1. 体重低下（underweight） 体重低于同年龄、同性别参照人群值的 $\bar{x}$ –2SD 以下为体重低下。该项指标主要反映慢性或急性营养不良。

2. 生长迟缓（stunting） 身高（长）低于同年龄、同性别参照人群值的 $\bar{x}$ –2SD 为生长迟缓。此指标主要反映慢性长期营养不良。

3. 消瘦（wasting） 体重低于同性别、同身高（长）参照人群值的 $\bar{x}$ –2SD 为消瘦。此项指标主要反映近期、急性营养不良。

表 1-5-1 营养不良分型与分度

分型	分度	
	中	重
低体重（小于同年龄体重的 $\bar{x}$ –2SD） 生长迟缓（小于同年龄身高的 $\bar{x}$ –2SD） 消瘦（小于同身高体重的 $\bar{x}$ –2SD）	身高≤ $\bar{x}$ –2SD～ $\bar{x}$ –3SD	身高＜ $\bar{x}$ –3SD

【治疗】

1. 一般治疗

（1）去除病因、治疗原发病：大力提倡母乳喂养，及时添加辅食，保证优质蛋白质的摄入量，改善家长喂养方法或行为。及早纠正先天畸形，控制感染性疾病，根治各种消耗性疾病等。

（2）调整饮食、补充营养：强调个体化，勿操之过急。一般轻-中度营养不良者的热量摄入从每日 251～335kJ（60～80kcal）/kg，蛋白质从每日 3g/kg 开始，逐渐增至每日热量 628kJ（150kcal）/kg，蛋白质 3.5～4.5g/kg。体重接近正常后，再恢复至生理需要量；对于重度营养不良者，一般建议热量摄入从每日 167～251kJ（40～60kcal）/kg，蛋白质从每日 1.5～2g/kg、脂肪从每日 1g/kg 开始，并根据情况逐渐少量增加，当增加的能量至满足追赶生长需要时，一般可达每日 628～711kJ（150～170kcal）/kg，蛋白质每日 3.0～4.5g/kg。待体重接近正常后，再恢复到正常生理需要量。同时还需要补充各种维生素、微量元素等，热量、蛋白质、脂肪调整速度按具体情况而定，不宜过快，以免引起消化不良。

（3）恢复指征：治疗后 4～6 月龄体重逐渐恢复正常，身长的追赶需更长时间。

2. 基本药物治疗

（1）给予各种消化酶（胃蛋白酶、胰酶等）以助消化。

（2）口服各种维生素及微量元素，必要时肌内注射或静脉滴注补充。

（3）补充锌剂可促进食欲、改善代谢，可口服元素锌 $0.5 \times 1mg/(kg \cdot d)$，详见本章锌缺乏。

（4）必要时可肌内注射蛋白质同化类固醇制剂，如苯丙酸诺龙，每次 0.5～1mg/kg，每周 1～2 次，连续 2～3 周，以促进机体对蛋白质的合成、增进食欲。

（5）对进食极少或拒绝进食者，可应用普通胰岛素 2～3U/次，肌内注射，每日 1 次，在皮内注射前必须先服 20～30g 葡萄糖或静脉注射 25%葡萄糖溶液 40～60ml，以防发生低血糖，每 1～2 周为 1 个疗程，有促进食欲的作用。

3. 其他治疗

（1）针灸、推拿、捏脊等疗法可起一定的促进食欲的作用。健脾补气等中药可以帮助消化，促进吸收。

（2）病情严重者，可给予要素饮食或进行胃肠道外全营养。酌情选用葡萄糖、氨基酸、脂肪乳剂、白蛋白静脉滴注。

（3）进行对症治疗：脱水、酸中毒、电解质紊乱、休克、肾衰竭和自发性低血糖常为患儿致死原因，如出现应给予紧急抢救。贫血严重者可少量多次输血，或输注血浆；有低蛋白血症者可静脉滴注白蛋白；处理其他并发症，如维生素 A 缺乏所引起的眼部损害和感染等。

（4）加强护理

1）向家长宣教对患儿的辅食添加应由少到多、逐步增加量和品种，勿操之过急，以免引起消化不良。食后清洁口腔，预防口腔炎、鹅口疮。

2）患儿皮下脂肪薄，易出现压伤，因此褥垫要软，经常为患儿翻身，骨突出部位每日多次按摩，细心保护皮肤，避免皮肤感染。

3）注意保暖、预防呼吸道感染。待病情好转后可适当进行户外活动，以促进智力、体力的恢复。

4）食物、食具注意清洁卫生，以免引起感染性腹泻，加重营养不良。

【预防】

儿童营养不良是可预防的疾病，与一个国家或地区的文化、经济和教育水平等有关。科学喂养（提倡母乳喂养，其他食物的合理引入，纠正偏食挑食）、定期生长检测、预防传染病和矫正先天畸形等。

【经验指导】

推广应用生长发育监测图：定期测量身高体重，并将体重值标在生长曲线图上，如发现身高、体重增长缓慢或不增，应尽快查明原因，及时予以纠正。

（李　琳）

第二章

● 危重症疾病

第一节 急性呼吸窘迫综合征

【概述】

急性呼吸窘迫综合征（acute respiratory distress syndrome，ARDS）在儿童中较成人发病率低，多发生于已有严重疾病的患儿，在儿科重症监护室（PICU）患儿中占比较小（1%～3%），但病死率高（可达60%）。1967年Ashbaugh等首次报道，1994年美国和欧洲ARDS评审会议提出ARDS的早期为急性肺损伤的概念，使ARDS的诊断相对规范和明确。2012年的柏林会议对ALI/ARDS诊断进行了修订，2015年小儿急性肺损伤共识会议（Pediatric Acute Lung Injury Consensus Conference，PALICC）制订了小儿急性呼吸窘迫综合征（pARDS）的诊断标准。小儿ARDS常见病因见表2-1-1。

【病因】

肺内肺外因素感染性肺炎和脓毒症是最常见的病因，而死亡的高危因素包括脓毒症、休克、多器官功能不全或衰竭、肺无效腔增加及疾病第一周治疗无改善者。小儿ARDS常见病因见表2-1-1。

表 2-1-1　ARDS 常见病因分类

病因	常见情况
肺部重症感染	细菌、病毒、真菌、卡氏肺囊虫等病原引起肺炎，甲流、禽流感等新出现的流行性病毒综合征

续表

病因	常见情况
休克肺、灌注肺	脓毒症、休克、多器官功能不全或衰竭、DIC、重症胰腺炎、体外循环、大量输血
误吸/中毒/有害气体	胎粪、溺水、烟雾、有机磷中毒
肿瘤化疗、器官移植排异	白血病、器官移植排异
创伤、烧伤	肺部挫伤、颅脑损伤、胸损伤、肺脂肪栓塞
机械通气损伤、氧中毒	呼吸机相关肺损伤和肺炎

【病理生理、病理改变和临床表现】

ARDS 的病理生理、病理改变和临床表现见表 2-1-2。

表 2-1-2　ARDS 的病理生理、病理改变和临床表现

	急性损伤期	潜伏期	急性呼吸衰竭期	严重生理障碍期
临床改变		①胸片呈现细小网状斑纹	①双肺弥漫性模糊浸润	①慢性肺纤维化改变
		②可能有过度换气，可能有低碳酸血症	②呼吸急促、呼吸困难、啰音、低碳酸血症或高碳酸血症	②高碳酸血症、更严重低氧血症（难治性呼吸衰竭，代谢性和呼吸性酸中毒，最终死亡或慢性肺疾病，需延长呼吸支持）
			③低氧血症对增加氧浓度反应差	
病理生理学改变	原发性或继发性肺泡毛细血管膜损害伴通透性增高	可能肺血管阻力增高	通常肺血管阻力增加和肺动脉高压通气-灌注失衡和肺内分流增加，功能残气量减少，肺顺应性降低和无效腔增加	

续表

	急性损伤期	潜伏期	急性呼吸衰竭期	严重生理障碍期
病理改变		可能间质液体增加	①早期渗出期(24～96h)间质性和肺泡内积液,上皮细胞变性,微栓子(中性粒细胞、纤维蛋白、血小板)②细胞性增生期(3～10d)Ⅱ型肺泡细胞增殖,间质性细胞浸润③纤维性增生期(>7d)肺泡结构破裂,肺泡纤维化,肺泡管纤维化	

【辅助检查】

1. 血气分析　早期为明显低氧血症、低碳酸血症及呼吸性碱中毒,晚期二氧化碳潴留,呈呼吸和代谢性混合性酸中毒。

2. X 线胸片检查　早期胸片仅有肺纹理增多及少许片影,继之出现大片间质和实质浸润、肺不张,病灶间肺充气正常,可分布不均匀,伴支气管充气征。晚期病变可见大片融合或心脏边缘不清或消失,呈白肺样改变。不同病因的胸片表现不一致。

3. 胸部 CT　早期胸片没有明显改变时,胸部 CT 可见肺间质有渗出阴影。CT 分布不均匀呈重力依赖现象:仰卧位时的前胸部接近正常,中间区磨玻璃样阴影,胸背部重力区呈实变影。纤维化期 CT 显示粗糙的网格状，多分布于肺组织的前侧，伴肺组织结构紊乱及支气管扩张。

4. 呼吸力学变化 出现 ARDS 后呼吸力学会明显变化，包括肺顺应性降低、气道阻力增高。

5. 超声心动图 有助于了解心功能，是排除心源性肺水肿的无创手段之一，通常未见明显左心房舒张末压升高。

6. 肺动脉漂浮导管检查 测定肺动脉楔压（PAWP），排除左心房舒张末压增高所致肺水肿，ARDS 患者 PAWP <18mmHg。在儿科患者中因放置肺动脉漂浮导管困难，一般很少使用。

【诊断及诊断标准】

1. 2015 年 PALICC 制订的小儿急性呼吸窘迫综合征（pARDS）诊断标准（包括程度划分），见表 2-1-3。

表 2-1-3 儿童 ARDS 的 PALICC 定义

项目	内容			
年龄	除外围生期相关性肺疾病患儿			
发病时间	病因明确的损害发生在 7d 以内			
肺水肿原因	无法完全用心力衰竭或液体超负荷来解释的呼吸衰竭			
胸部影像学	胸部影像学发现与肺实质疾病一致的新发浸润影			
氧合	无创机械通气		有创机械通气	
	pARDS（无严重程度分级）	轻度	中度	重度
	全面罩双水平正压通气或 CPAP>5cmH$_2$O，P/F 比值 ≤300mmHg；S/F 比值≤ 264mmHg	4≤OI<8 5≤OSI<7.5	8≤OI<16 7.5≤OSI<12.3	OI≥16 OSI≥12.3
特殊疾病 发绀型心脏病	符合以上关于年龄、发病时间、肺水肿原因及胸部影像学的标准，且急性氧合障碍不能用自身的心脏疾病来解释			
慢性肺疾病	符合以上关于年龄、发病时间、肺水肿原因、胸部影像学表现，且氧合水平从患者自身基线水平有明显下降，符合以上氧合障碍标准			

项目	内容
左心功能障碍	符合以上关于年龄、发病时间、肺水肿原因、胸部影像学表现，氧合障碍符合以上标准且不能用左心功能障碍来解释

注：pARDS. 小儿急性呼吸窘迫综合征；P/F. 动脉血氧分压/吸入氧浓度；S/F. 脉氧饱和度/吸入氧浓度；OI. 氧合指数；OSI. 氧饱和度指数；CPAP. 持续气道正压

2. 对无创通气下及左心衰竭情况下如何判断有无ARDS 给予了明确的定义，对 ARDS 的高危患儿也给予了界定，便于早期发现及时干预（表 2-1-4）。

表 2-1-4　小儿急性呼吸窘迫综合征风险儿童的诊断

项目	内容		
年龄	除外围生期相关性肺疾病患儿		
发病时间	病因明确的损害发生在 7d 以内		
肺水肿原因	无法完全用心力衰竭或者液体超负荷来解释的呼吸衰竭		
胸部影像学	胸部影像学发现与肺实质疾病一致的新发浸润影		
氧合	无创机械通气		有创机械通气
	鼻面罩 CPAP 或 BiPAP	经面罩、鼻导管或高流量吸氧	
	$FiO_2 \geqslant 40\%$ 才能使 SpO_2 达到 88%～97%	SpO_2 达到 88%～97%所需氧流量： 年龄<1 岁：2L/min 1～5 岁：4L/min 5～10 岁：6L/min 年龄>10 岁：8L/min	供氧后 SpO_2 > 88%, 但 OI<4 或 OSI<5

注：CPAP. 持续气道正压；BiPAP. 双水平无创正压通气；FiO_2. 吸入气氧浓度；SpO_2. 脉搏血氧饱和度；OI. 氧合指数；OSI. 氧饱和度指数

【鉴别诊断】

临床上需与心源性肺水肿相鉴别,后者有心血管疾病史或过量快速输液史，一般有呼吸困难，听诊出现肺部啰音，胸片提示心影增大。通过氧疗、控制输液速度和输液量、使用强心、利尿或血管活性药物等处理后，呼吸窘迫症状缓解。

【治疗】

1. 治疗原发病，防止并发症及支持治疗 积极治疗脓毒血症、误吸、休克、急性胰腺炎等原发疾病，防止院内感染，给予营养支持（肠内营养优于肠外营养），预防消化道出血，监测生命体征，检测动脉血气等。

2. 机械通气策略

（1）无创通气（noninvasive ventilation，NIV）：是指在不行气管插管的情况下提供持续气道正压（continuous positive airway pressure，CPAP）通气或双相气道正压（bilevel positive airway pressure，BiPAP）通气。NIV 能够减少患者的呼吸功，改善呼吸的气体交换，同时避免气管插管、镇静、神经肌肉阻滞和有创机械通气相关的风险和并发症。对轻度ARDS，NIV 可以降低气管插管率，但不适用于中-重度ARDS，并且治疗后无临床改善或有疾病恶化表现的患儿，则需要进行气管插管下机械通气。

（2）常频通气模式（肺保护性通气策略）

1）气量、平台压力的限制：由于呼吸机相关性肺损伤仍然是 pARDS 通气治疗的最大并发症，因此推荐肺保护性通气策略。推荐控制通气的潮气量应设置在等于或低于生理潮气量范围内（预测呼吸系统顺应性较好患儿为 5～8ml/kg，呼吸系统顺应性差的患儿为 3～6ml/kg）。在没有跨肺压数值的情况下，吸气平台压力不超过 30cmH₂O。胸壁弹性增加（即胸壁顺应性减小）的患者可以允许吸气平台压稍高（29～32cmH₂O）。

2）PEEP、肺复张：对于严重 pARDS 患儿，推荐 PEEP可以设置得稍高一些（10～15cmH₂O）来改善氧合。对于特别严重的 pARDS，PEEP 可高于 15cmH₂O，PEEP 值增加时应监测氧转运指标、呼吸道的顺应性和血流动力学、床旁超声，注意右心功能的保护，注意限制气道平台压。谨慎的肺复张策略：通过谨慎的缓慢增加或降低 PEEP 的肺复张方式，改善严重的氧合障碍，不推荐持续性的肺膨胀策略。

（3）高频振荡通气（high frequency oscillation ventilation, HFOV）：通常被用作难治性低氧性呼吸衰竭的拯救模式。不推荐作为 pARDS 常规通气模式，只有是低氧性呼吸衰竭，胸壁顺应性无降低，平均气道压大于 30cmH$_2$O 的患儿，才可以考虑将高频振荡通气作为机械通气模式的一种替代方案。

（4）允许性高碳酸血症及氧合目标：对于中度至重度 pARDS 患儿，允许性高碳酸血症有利于减少呼吸机相关性肺损伤。肺保护通气策略允许 pH 维持在 7.15～7.30，PaCO$_2$ 一般控制在 65mmHg 以下。行允许性高碳酸血症的禁忌证应包括颅内压增高、重度肺动脉高压、部分先天性心脏疾病、血流动力学不稳定及明显心功能不全。

对于轻型 pARDS，当 PEEP 低于 10cmH$_2$O 时，血氧饱和度一般应保持在 92%～97%。对于 PEEP 不低于 10cmH$_2$O 的 pARDS 患儿，当 PEEP 达到最优时，血氧饱和度水平可以适当维持在低值（88%～92%）。

3. 非机械通气辅助治疗

（1）一氧化氮吸入（iNO）：PALICC 不建议 ARDS 患儿常规吸入一氧化氮，当存在明确的肺动脉高压或严重右心功能不全时，吸入一氧化氮（5～20ppm）可作为挽救性措施或体外生命支持过渡。

（2）外源性肺表面活性物质（pulmonary surfactant, PS）：PALICC 不推荐 pARDS 患儿常规使用肺表面活性剂。对于常频机械通气或高频振荡通气疗效不佳时可使用肺表面活性剂，剂量每次 50～100mg/kg，必要时间隔 6～12h 可重复 2～3 次。

（3）俯卧位通气、气管内吸引：不推荐作为 pARDS 的常规治疗手段，但可以作为治疗严重 pARDS 的一个选择方案，1 周不少于 24h。对于严重的 pARDS 患儿，医师应小心吸痰，以减少肺萎陷的风险。不推荐在吸痰前进行等渗盐水的常规静脉滴注。然而，当需要将较多的黏稠的分泌物灌洗出来时，需要先进行等渗盐水灌注，再进行吸痰。

（4）体外膜肺氧合（ECMO）：PALICC 建议，对于严重 ARDS 患儿，若呼吸衰竭的病因是可逆的或患儿适于接受肺移植时，可以考虑 ECMO。另一方面，ECMO 用于 ARDS，常叠加连续性肾替代治疗（CRRT），减轻水负荷，治疗急性肾损伤。

（5）糖皮质激素：目前，激素暂时不能作为 pARDS 的常规治疗方案，使用剂量为 0.5～2.5mg/（kg·d）。

（6）镇静镇痛药物和神经肌肉阻滞药：推荐 pARDS 患儿应当接受最小剂量（并且有效、有针对性）的镇静药以利于促进患儿对辅助通气的耐受，如果单一的镇静药不能满足有效的辅助通气，可考虑使用最小剂量的神经肌肉阻滞药，以促进机械通气的顺畅、呼吸功能的恢复。

（7）液体管理：维持 ARDS 患者液体负平衡是救治的重要措施之一，监测液体出入平衡，并调整液体量，在防止入液量大于出液量的同时保证足够的血容量，循环限定 2ml/（kg·h）或保持在常规需要量的 60%～70%，确保 1 周内出液量、入液量在负平衡状态，如负荷过重可用利尿剂。

（8）输血：对于临床症状较为稳定的 pARDS 患儿，如果有充足的氧转运，建议当血红蛋白浓度低于 7.0g/dl 时，考虑对患儿进行红细胞输注（除外发绀型心脏病、出血性疾病及严重低氧血症）。

4. 监测指标

（1）一般监测：包括呼吸频率、心率、脉搏血氧饱和度和无创血压等。

（2）呼吸系统力学：pARDS 患儿有创通气时，应持续监测呼出潮气量，避免损伤性肺通气。监测机械通气吸气压对于预防呼吸机相关性肺损伤十分重要。

（3）氧合参数、严重程度评分及 CO_2 监测：监测 FiO_2、SpO_2、PaO_2、Paw 和 PEEP，从而发现并诊断 pARDS，评估 pARDS 的严重程度，指导氧合障碍的管理。

（4）进行有创机械通气的儿童建议利用呼气末 CO_2-时间曲线、二氧化碳体积图和（或）经皮二氧化碳测量连续监测患儿 CO_2 水平。

（5）胸部影像学检查的频率应该根据患儿的临床情况决定。

（6）血流动力学监测：推荐在 pARDS 病程中行血流动力学监测，尤其是在限制出入量的前提下指导扩容，能准确评估机械通气及疾病对左右心功能的影响及氧气的输送。推荐使用超声心动图无创监测左右心室功能、心脏前负荷及肺动脉压力。对于严重 pARDS 患儿推荐进行外周动脉置管，连续监测动脉血压及进行动脉血气分析。

【预后】

预后较差。病死率为 9.3%～80%，一般在 50% 左右，近几年降至 30%～40%。肺泡血管阻力是判断预后的可靠指标，持续增高提示预后不良。

【经验指导】

1. pARDS 多发生于有严重疾病的患儿，病死率高，死亡高危因素包括脓毒症、休克、多器官功能不全或衰竭、肺泡无效腔增加等。发病第一周治疗无改善者也是死亡的高危人群。

2. 诊断标准参照 2015 年 PALICC 制订的小儿急性呼吸窘迫综合征（pARDS）诊断（包括程度划分）。

3. 机械通气是治疗 pARDS 的最重要治疗措施，治疗原则是肺保护性通气策略和肺复张策略。

（程　超）

第二节 脓 毒 症

【概述】

脓毒症（sepsis）是指感染引起的全身炎症反应综合征（SIRS）。严重脓毒症（severe sepsis）是指脓毒症导致的器官功能障碍或组织低灌注；脓毒性休克（septic shock）是指脓毒症诱导的组织低灌注和心血管功能障碍；脓毒性休克主要为分布异常性休克，儿童常同时伴低血容量性休克。

【病因及发病机制】

各种致病微生物（细菌、病毒、原虫、真菌等）都可引起脓毒症。病原微生物能否引起脓毒症，不仅与微生物的毒力及数量有关，而且更重要的是与人体的免疫防御功能有关。当人体的抵抗力因各种慢性疾病、皮肤黏膜屏障破坏、免疫抑制而受到削弱时，致病微生物可自局部侵入血液循环。致病微生物进入血液循环后，在生长、增殖的同时产生了大量毒素，造成机体组织受损，进而激活细胞因子，发生 SIRS，激活补体系统、凝血系统、血管舒缓素、激肽系统等，造成广泛的内皮细胞损伤，凝血及纤溶过程改变，血管张力丧失及心肌抑制，引发脓毒症休克、DIC 和多器官功能衰竭。

【诊断标准】

1. 脓毒症及严重脓毒症的诊断　脓毒症及严重脓毒症的诊断见表 2-2-1。

表 2-2-1　与脓毒症、严重脓毒症诊断相关的指标

感染（可疑或已证实）伴以下情况考虑脓毒症或严重脓毒症

　一般指标

　　体温变化：发热（肛温＞38.5℃）或低体温（肛温＜35 ℃）

　　心动过速：超过正常年龄相关值的 2 个标准差，低体温者可以无心动过速

　　伴以下至少一项异常：意识改变、低氧血症、血清乳酸浓度增高或洪脉

炎性指标

　　白细胞计数增多（＞12×10⁹/L），白细胞计数减少（＜4×10⁹/L），白细胞计数正常，未成熟白细胞＞10%

　　血浆 C 反应蛋白水平超过正常值的 2 个标准差

　　血浆前降钙素水平超过正常值的 2 个标准差

血流动力学指标

　　低血压：低于正常年龄相关值的 2 个标准差

　　低氧血症：PaO_2/FiO_2＜300mmHg

　　急性少尿：足量液体复苏后仍尿量＜0.5ml/（kg·h），持续至少 2h

器官功能障碍指标

　　凝血功能异常：INR＞1.5 或 APTT＞60 s

　　肠梗阻：肠鸣音消失

　　血小板减少：血小板计数＜100×10⁹/L

　　高胆红素血症：血浆总胆红素浓度＞70μmol/L（4mg/dl）

组织低灌注表现

　　高乳酸血症（血乳酸浓度＞1mmol/L）

　　CRT 延长（≥3s）或花斑

脓毒症诊断： 发热（肛温＞38.5℃）或低体温（肛温＜35℃）、心动过速（低体温者可以无心动过速），伴以下至少一项异常：意识改变、低氧血症、血清乳酸浓度增高或洪脉

严重脓毒症诊断： 脓毒症诱导的组织低灌注或器官功能障碍

　　2. 脓毒性休克诊断　　脓毒症患者出现组织灌注不足和心血管功能障碍即可诊断为脓毒性休克。其临床表现如下所述。

　　（1）低血压：血压＜该年龄组第 5 百分位，或收缩压＜该年龄组正常值 2 个标准差以下。

　　（2）需用血管活性药物才能维持血压在正常范围［多巴胺＞5μg/（kg·min）］或任何剂量的多巴酚丁胺、去甲肾上腺素、肾上腺素。

　　（3）具备下列组织低灌注表现中 3 项。

1）心率、脉搏变化：外周动脉搏动细弱，心率、脉搏增快，具体参考数值见表 2-2-2。

表 2-2-2　各年龄组特定生理参数和实验室变量

年龄组	心率（次/分）		呼吸频率（次/分）	白细胞计数（×10⁹/L）
	心动过速	心动过缓		
年龄≤1 周龄	>180	100	>50	>34
1 周龄至 1 个月	>180	<100	>40	>19.5 或<5.0
1 个月至 1 岁	>180	<90	>34	>17.5 或<5.0
1～6 岁	>140	NA	>22	>15.5 或<6.0
6～12 岁	>130	NA	>18	>13.5 或<4.5
12～18 岁	>110	NA	>14	>11.0 或<4.5

注：NA. 不适用；低值取第 5 百分位，高值取第 95 百分位

2）皮肤改变：面色苍白或苍灰，湿冷，大理石样花纹。如暖休克可表现为四肢温暖、皮肤干燥。

3）毛细血管再充盈时间（CRT）：CRT 延长（>3s）（需除外环境温度影响），暖休克时 CRT 可以正常。

4）意识改变：早期烦躁不安或萎靡，表情淡漠。晚期意识模糊，甚至昏迷、惊厥。

5）液体复苏后仍尿量<0.5ml/（kg·h），持续至少 2h。

6）乳酸酸中毒（除外其他缺血缺氧及代谢因素等），动脉血乳酸浓度>2mmol/L。

3. 脓毒性休克分期

（1）代偿期：当患儿感染后出现上述 3 项或 3 项以上组织低灌注表现时，如果血压仍正常则诊断为脓毒性休克代偿期。

（2）失代偿期：代偿期灌注不足表现加重伴血压降低，则进展为失代偿期。不同年龄低血压标准见表 2-2-3。

表 2-2-3　不同年龄儿童低血压标准

年龄	收缩压（mmHg）
年龄≤1 个月	<60
1 个月至 1 岁	<70
1~9 岁	<［70+（2×年龄）］
年龄≥10 岁	<90

注：取第 5 百分位；1mmHg=0.133kPa

4. 临床分型

（1）暖休克为高动力性休克早期，可有意识改变、尿量减少或代谢性酸中毒等，但面色潮红，四肢温暖，脉搏无明显减弱，毛细血管再充盈时间无明显延长。此期容易漏诊，且可很快转为冷休克。

（2）冷休克为低动力性休克，皮肤苍白、花纹，四肢凉，脉搏快、细弱，毛细血管再充盈时间延长。儿科以冷休克为多。

【鉴别诊断】

1. 需与非感染因素造成的炎症反应相鉴别，如各种结缔组织疾病（类风湿、皮肌炎等）、血液肿瘤病等。

2. 脓毒症休克需与其他类型休克相鉴别。

【脓毒症治疗要点】

抗菌治疗应尽早使用抗生素,严重脓毒症应在明确诊断1h 内给药，在未获得病原学结果之前应根据情况给予抗菌药物经验治疗，以后再根据病原菌种类和药物敏感试验结果调整给药方案。

1. 感染部位的确定有助于判断感染的病原菌，如泌尿系感染及腹腔感染以革兰阴性菌为主;肺部感染以肺炎链球菌为主; 皮肤感染以球菌为主。此外病灶的清除对感染的控制非常重要, 对于脓胸、阑尾炎及腹膜炎应尽早进行外科手术治疗。

2. 明确院内感染或院外感染也是明确病原菌及选择抗生素的重要参考，如社区获得性肺炎与院内感染肺炎的病原菌是不同的，细菌耐药性也不一致，因此在选择药物时的决策也不同。分析病原菌时患儿年龄也需参考，不同年龄可能感染的病原菌也不同。

3. 病情严重程度的判断对抗生素的选择至关重要。普通感染可给予相对窄谱抗生素，而对重症脓毒症及感染性休克患儿则适用于重拳出击原则，使用广谱、高效抗生素，并多主张联合用药。

4. 细菌耐药问题成为脓毒症治疗成败的关键，铜绿假单胞菌、金黄色葡萄球菌、不动杆菌通常是耐药率高，治疗易失败的病原菌，有时需要联合使用抗生素，以提高治愈率。

5. 对于婴儿和新生儿中的严重脓毒症患儿，建议静脉输注丙种球蛋白。

6. 应注意体内酸碱平衡的维持、器官保护及并发症的治疗。

【脓毒症休克的治疗】

1. **液体复苏**　充分液体复苏是逆转病情，降低病死率最关键的措施，需迅速建立 2 条静脉或骨髓输液通路。条件允许时应放置中心静脉导管。

（1）第 1 小时快速输液常用 0.9%氯化钠，首剂 20ml/kg，5～10min 推注完毕。然后评估体循环及组织灌注情况（心率、血压、脉搏、毛细血管再充盈时间等）。若循环无明显改善，可再给予第 2 剂、第 3 剂，每剂均为 10～20ml/kg，总量可达 40～60ml/kg。若仍无效，或存在毛细血管渗漏，或低蛋白血症可给予等量 5%白蛋白。第 1 小时输液既要重视液量不足，又要注意心肺功能（如肺部音、奔马律、肝大、呼吸做功增加等）。条件允许时应监测中心静脉压。第 1 小时液体复苏不用含糖液，血糖应控制在正常范围，严重低血糖可用25%葡萄糖溶液 2～4ml/kg 静脉输注。若连续 2 次血糖监测大于 10mmol/L，则用胰岛素 0.05～0.1U/（kg·h）静脉输注，血糖控制目标为浓度小于 10mmol/L。

（2）感染性休克的液体丢失和持续低血容量可能持续数日，继续输液可用 1/2～2/3 张液体，可根据血电解质测定结果进行调整，6～8h 输液速度为 5～10ml/（kg·h）。维持输液用 1/3 张液体，24h 内输液速度为 2～4ml/（kg·h），24h 后根据情况进行调整。可适当补充胶体液，如血浆等。一般不输血，若 HCT＜30%，应酌情输红细胞悬液或鲜血，使 Hb＞100g/L。

2. 血管活性药物　在液体复苏基础上休克难以纠正、血压仍低或仍有明显灌注不良表现时，可考虑使用血管活性药物以提高血压、改善器官灌注。

（1）多巴胺 5～10μg/（kg·min）持续静脉泵注，根据血压监测调整剂量，最快速率不宜超过 20μg/（kg·min）。液体复苏难以纠正的低血压患儿首选多巴胺。

（2）肾上腺素 0.05～2.00μg/（kg·min）持续静脉泵注，冷休克有多巴胺抵抗时首选。

（3）去甲肾上腺素 0.05～1.00μg/（kg·min）持续静脉泵注，暖休克有多巴胺抵抗时首选。

（4）莨菪类药物：主要有阿托品、山莨菪碱（654-2）、东莨菪碱。

（5）正性肌力药物：对于低心排血量和高血管阻力的休克（液体复苏之后仍有肢端凉、毛细血管再充盈时间延长、尿量少）可给予多巴酚丁胺。常用多巴酚丁胺 5～10μg/（kg·min）持续静脉泵注，根据血压调整剂量，最快速率不宜超过 20μg/（kg·min）。多巴酚丁胺抵抗者，可用肾上腺素。若存在儿茶酚胺抵抗，可选用磷酸二酯酶抑制剂氨力农和米力农。

（6）米力农：属磷酸二酯酶抑制剂Ⅲ，具有增加心肌收缩力和扩血管作用，用于低排高阻型休克，可先给予负荷量

25～50μg/kg（静脉注射，注射时间>10min），然后给予维持量0.25～1.00μg/（kg·min）静脉输注。

（7）硝普钠：心功能障碍严重且又存在高外周阻力的患儿，在液体复苏及应用正性肌力药物基础上，可使用半衰期短的血管扩张剂，如硝普钠 0.5～8.0μg/（kg·min），应从小剂量开始，避光使用。在治疗过程中进行动态评估，适时调整药物剂量及药物种类，使血流动力学指标达到治疗目标。切勿突然停药，应逐渐减少用药剂量，必要时小剂量可持续数天。

3. 积极控制感染和清除病灶　在明确诊断严重脓毒症1h 内给予抗生素治疗，同时注意保护肾功能，并及时清除病灶。

4. 肾上腺皮质激素　对于液体复苏无反应或儿茶酚胺抵抗的休克患儿，证实或高度怀疑肾上腺素绝对缺乏症时可以使用，目前主张小剂量、中疗程。氢化可的松 3～5mg/（kg·d）或甲泼尼龙 1～2mg/（kg·d），分 2～3 次给予。肾上腺功能不全的高危患儿（包括重症脓毒性休克、紫癜、应用激素治疗的慢性疾病、垂体或肾上腺功能障碍者）应给予应激剂量的皮质激素治疗[氢化可的松 50mg/（m^2·d）]。

5. 纠正凝血障碍　早期可给予小剂量肝素 5～10U/kg，皮下注射或静脉输注（注意肝素钠不能皮下注射），每 6 小时 1 次。若已明确有 DIC，则应按 DIC 常规治疗。

6. 深静脉血栓（DVT）的预防　多数儿童的 DVT 与中心静脉导管有关。肝素化导管可能降低导管相关性 DVT 的危险性。

7. 镇静或镇痛　推荐对机械通气的脓毒症患儿建立镇静目标。适当的镇静、镇痛是行机械通气患儿的标准治疗方法。

8. 血液制品　建议脓毒症患儿 HBC 治疗目标值与成人相近（70～90g/L）。在脓毒症患儿休克复苏过程中，当中央静脉混合血氧饱和度（$SvcO_2$）<70%，输血治疗HBC目标值为100g/L。休克和低氧血症被纠正后，一般情况稳定时维持HBC>70g/L即可。血小板计数<$10×10^9$/L（未见明显出血）或血小板计数<$20×10^9$/L（伴明显出血），应预防性输血小板；当活动性出血、侵入性操作或手术时，需要维持较高血小板计数（>$50×10^9$/L）。

9. **静脉用免疫球蛋白** 不建议对脓毒症，尤其严重脓毒症患儿常规使用丙种球蛋白治疗。

10. **其他治疗** ①保证氧供及通气，充分发挥呼吸代偿作用。应用NCPAP，小婴儿更需积极行气管插管下机械通气以免呼吸肌疲劳；②注意各器官功能支持，维持内环境稳定；③保证能量营养供给，注意监测血糖和血电解质浓度。

11. **治疗效果评价** 治疗目标为维持正常心肺功能，恢复正常灌注及血压：①毛细血管再充盈时间<2s；②外周及中央动脉搏动均正常；③四肢温暖；④意识状态良好；⑤血压正常；⑥尿量>1ml/（kg·h）。如果有条件可进一步监测如下指标并达到目标水平：中心静脉压（CVP）8～12mmHg（1mmHg=0.133kPa），$ScvO_2$≥70%，心脏指数（CI）3.3～6.0L/（min·m^2），初始液体复苏时血乳酸浓度增高者复查血乳酸浓度至正常水平，血糖和血钙浓度维持正常。

【预后】

准确、及时的诊断，抗生素的合理应用及护理均是影响预后的关键因素。

【经验指导】

在脓毒症治疗过程中若患儿出现拒乳、反应差、烦躁、高热不退、嗜睡、昏迷或持续抽搐、呼吸困难等症状均提示病情加重。

（郑笑十）

第三节 休 克

【概述】

休克是指由感染、失血、失水、心功能不全、过敏、创伤等多种病因引起的有效循环血量急剧减少，并导致急性全身性微循环障碍，使维持生命的重要器官供血不足、严重缺血、缺氧而产生代谢障碍与细胞受损的病理状态。休克的本质是氧转运不能满足组织氧需求。

【病因及发病机制】

1. 低血容量性休克　多由于大量失血和失液所致，如大量出血、频繁呕吐、腹泻、大面积烧伤等。

2. 分布异常性休克（血管源性休克）　有明显的体液大量丧失，由于体内血液分布异常，导致有效循环血量相对不足，如脓毒性休克、过敏性休克、神经源性休克等。

3. 心源性休克　由于心脏泵功能不足，心排血量降低所致休克，如暴发性心肌炎、心脏压塞、心律失常、各种先天性心脏病所致心力衰竭。

【临床表现】

原发病的临床表现：

1. 皮肤低灌注表现　面色苍白或青灰、四肢凉、皮肤花纹、毛细血管再充盈时间延长。

2. 脑低灌注表现　烦躁或淡漠，反应迟钝、神志不清或昏迷、惊厥等。

3. 肾低灌注表现　尿量减少或无尿。

4. 心搏出量减低表现　脉搏搏动减弱，早期脉搏快，晚期脉搏慢，心率快，可有心音低钝，重者血压下降，脉压变小。

5. 由于组织缺血缺氧可出现呼吸急促。

【鉴别诊断】

意识不清患儿诊断时需与中毒、颅内出血等中枢神经系统疾病相鉴别;心音低钝患儿诊断时需与暴发性心肌炎相鉴别;血红蛋白明显降低患儿诊断时需与溶血性疾病相鉴别。

【辅助检查】

休克时需检测的指标如下:

1. 常规监测 心率、脉搏、呼吸、血压、脉压、毛细血管再充盈时间及核心与外周温差等,应不少于每 15~30 分钟测定一次,直至病情稳定。若有监护设备则应持续监测,还应监护心电图、脉搏血氧饱和度。在无有效血流动力学监测条件时,经常听心音,摸脉搏强弱,测定毛细血管再充盈时间及血压、脉压对初步判断休克程度、治疗效果及有无心功能障碍具有重要意义。

2. 血流动力学监测

(1)CVP:是反映右心前负荷的指标,正常值为 6~12cmH$_2$O,CVP<6cmH$_2$O 提示血容量不足;CVP>12cmH$_2$O 提示心力衰竭,液量过多。CVP 是判断休克时血容量及是否心功能不全的简单而有效的指标。

(2)肺动脉楔压(PAWP):是反映左心前负荷的指标。正常值为 1.07~1.60kPa(8~12mmHg);PAWP<1.07kPa(8mmHg)提示血容量不足,PAWP>2.67kPa(20mmHg)提示左心功能不全,3.47~4.0kPa(26~30mmHg)提示重度肺充血,PAWP>4.0kPa(30mmHg)提示有肺水肿,PAWP 与 CVP 结合更能准确地反映心脏前负荷及血容量情况,也可判断有无左心衰竭。

(3)心排血量及外周循环阻力:心排血量对判断休克时心功能状态,指导治疗很有意义。心源性休克多有心排血量下降,而感染性休克早期多为高心排血量及低外周阻力,而至一定时期则可出现心排血量下降,出现低排高阻现象。

3. 血气分析 可监测体内酸碱平衡情况,休克时代谢性酸中毒的严重程度与疾病的严重程度及预后有密切关系,此外也是纠正酸中毒治疗的重要依据。

4. 血乳酸、CRP、PCT、心肌酶谱的测定　血乳酸浓度是反映组织缺血缺氧程度的指标,血乳酸浓度的高低及清除率可反映疾病严重程度及预后情况;测定 CRP 与 PCT 可反映感染的程度,对细菌与病毒的鉴别诊断也具有重要的参考价值;心肌酶谱的测定对判断有无暴发性心肌炎、心肌损害等有重要辅助价值。

5. 尿量监测　是监测循环状态的重要指标之一。少尿诊断标准:学龄儿童尿量<400ml/d,学龄前儿童尿量<300ml/d,婴幼儿<200ml/d;或尿量<1ml/（kg·h）。

【诊断和治疗】

一般休克的治疗都包括扩容（液体复苏）、心血管活性药及维持器官功能这几个方面,需在最短时间内终止休克进展。针对不同原因导致的休克也有特殊的治疗,如心源性休克治疗的重点是强心,减轻心脏负担,而不能大量补液;感染性休克治疗时要同时给予有效抗感染及抗炎治疗;过敏性休克则在以上治疗的同时应给予抗过敏治疗。脓毒症休克的诊断和治疗详见脓毒症章节,以下主要介绍心源性休克及过敏性休克的诊断和治疗。

1. 心源性休克

（1）诊断:①有急性发作或加重的心脏疾病;②收缩压降至同年龄正常血压低限以下;③有周围循环不足表现,如苍白、发绀、心率快、少尿或无尿、足底毛细血管再充盈时间延长;④有心功能不全体征,如心音低钝、奔马律、肝大、双肺湿啰音或血性分泌物、CVP>6cmH$_2$O（0.8kPa,1cmH$_2$O=0.098kPa）;⑤床边心脏超声提示,EF<0.55,FS<0.30;⑥排除其他类型休克。

上述指标中,①、②、⑤、⑥为必备指标,加③、④任意 2 个症状和体征即可诊断。

（2）实验室检查：常见的实验室检查有动脉血气分析、凝血功能、血乳酸浓度、血糖浓度、电解质浓度、肝功能、肾功能等。

肌钙蛋白比肌酸激酶同工酶（CK-MB）在心源性休克患者心肌损伤严重程度的检测中更具有敏感度和特异度。NT-PRO BNP 比 BNP 具有更高的血浆稳定性，在心功能紊乱及心肌损伤等的预测评估中应用更为广泛。胸部 X 线检查可提示心影大小及轮廓，肺实质和肺血管病变，肺水肿，心包积液等。新生儿心胸比＞0.6，婴儿心胸比＞0.55，儿童心胸比＞0.5 时提示心影增大。

（3）治疗

1）卧床休息：患儿应取平卧位，保持安静，减少耗氧量。ICU 患者首选咪达唑仑持续镇静，负荷量 0.03～0.30mg/kg，维持量 0.04～0.20mg/kg，也可用其他镇静药如10%水合氯醛 40mg/kg 保留灌肠，或地西泮 0.10～0.25mg/kg静脉注射，或苯巴比妥 6～8mg/kg 肌内注射，必要时可皮下或肌内注射吗啡 0.1～0.2mg/kg。由于水合氯醛可能会诱发心律失常，故已不常用于心源性休克患者。对于高热患者应积极降温处理。

2）供氧及呼吸支持：保持呼吸道通畅给予鼻导管或面罩给氧，婴儿可给予头罩吸氧，维持 $PaO_2 \geq 70mmHg$，经皮血氧饱和度≥90%。单纯的低氧血症 $PaO_2 \leq 50mmHg$ 时，可使用持续正压通气（CPAP）装置，出现呼吸性酸中毒时，则需行气管插管下呼吸机辅助通气治疗。患儿出现典型的心源性休克，或伴有肺水肿、脑功能障碍或多器官功能衰竭危重病情时，应尽早给予机械通气呼吸支持以减少呼吸做功，降低氧耗。

3）维持体液及酸碱平衡：心源性休克主要由于心功能不全引起，快速扩容并不能增加心排血量，反而会造成肺水肿，使病情恶化，甚至会增加患者的病死率。首次输液可

给予生理盐水 5～10ml/kg，30～60min 静脉滴注，并在治疗过程中反复评估血压、中心静脉压和外周脉搏、皮肤灌注、意识状态及尿量等指标。如进行临床评估有心脏前负荷不足，可进行扩容，同时监测中心静脉压及肺毛细血管楔压以指导进一步的治疗。补液同时应积极纠正代谢性酸中毒及电解质紊乱，根据血气分析进行计算，5%碳酸氢钠需要量（ml）=0.5×体重（kg）×| −BE |，稀释成等渗液（1.4%）静脉滴注。心源性休克治疗后轻度的代谢性酸中毒可自行纠正，则无须使用碱性药物。

4）正性肌力药：增加心肌收缩力及心排血量，改善外周循环灌注。一旦血流动力学趋于稳定，即应逐渐减量并停用。

a. 儿茶酚胺类药物：通过兴奋心脏 β_1 受体，增加心肌收缩力；作用于 α 受体，使心率增快，用于心源性休克的短期应急治疗。起效快，持续时间短，需持续静脉滴注，可引起心肌耗氧增加及室性心律失常等不良反应。①多巴胺：小剂量 2～5μg/（kg·min）作用于多巴胺能受体，降低外周血管阻力，改善肾血流，增加肾小球滤过率，利尿，利钠，增加对利尿剂的敏感性。中等剂量多巴胺 5～10μg/（kg·min）刺激 β_1 受体，增强心肌收缩力及心排血量。大剂量多巴胺 10～20μg/（kg·min）作用于 α 受体，收缩周围血管，升高血压，左心室后负荷增加，肾及内脏血流下降。②多巴酚丁胺：主要兴奋 β_1 受体，可增加心肌收缩力及心排血量，通常从 2～3μg/（kg·min）开始，根据症状改善的情况，最大剂量可达 20μg/（kg·min）。③去甲肾上腺素：为心肌收缩剂，可作为一线药物与正性肌力药物联合应用，特别适用于低心排血量、血管阻力降低和持续低血压的患者。但对正性肌力药物反应不佳的心源性休克患者，应选用肾上腺素治疗。

b. 磷酸二酯酶抑制剂：是新型非苷类非儿茶酚胺类强心药，具有增强心肌收缩力，扩张冠状动脉及周围血管，降低心脏后负荷的作用，可与儿茶酚胺类强心药物联合应用。①氨力农（amrinone）负荷量 500～750μg/kg，15min 内缓慢注射，维持量 1～2μg/（kg·min）。②米力农（milrinone）较氨力农作用强，不良反应轻，负荷量 25～50μg/kg，15min 内缓慢注射，继以 0.25～0.75μg/（kg·min）维持静脉滴注，可替代多巴酚丁胺用于心源性休克的治疗，特别是患者心脏术后及右心室功能异常和（或）伴有肺动脉高压时。

c. 洋地黄制剂：对心源性休克的初始治疗不起作用，可在阵发性室上性心动过速及心房颤动电转复无效时使用。洋地黄制剂有效剂量与中毒量接近，需注意观察药物的不良反应。暴发性心肌炎患者需谨慎应用。

d. 钙离子增敏剂：是一类新的强心药物，通过增加心肌收缩蛋白对 Ca^{2+} 的敏感性而发挥强心作用，传统的正性肌力药增加心肌耗氧量和引起心律失常。左西孟旦使心肌收缩力增加而不影响心肌舒张功能，同时有扩张组织血管及保护心肌细胞作用。推荐剂量：负荷量 6～12μg/kg，10min 静脉注射（用于需迅速起效并且收缩压＞100mmHg 时），维持量 0.05～0.20μg/（kg·min）需持续静脉输注时间超过 24h，应监测血压，注意纠正低血容量及低钾血症。

5）利尿药

a. 呋塞米：可减轻肺循环淤血，常用剂量为 0.5～1.0mg/kg 静脉注射，必要时可重复应用，但在病情危重、有低血压加重及冠状动脉血流灌注减少的情况下应慎用。此外，用药后若利尿效果不理想，应考虑有无低血容量、心排血量严重下降及肾血流量不足（肾衰竭）的影响。

b. 奈西利肽：国内制剂商品名为新活素，通过促进钠的排泄而利尿，同时扩张动脉和静脉，减轻心脏前后负荷，还可抑制肾素-血管紧张素-醛固酮系统和交感神经系统兴奋性，抑制急性心力衰竭的恶性演变。常用剂量为负荷量 1.5μg/kg 静脉缓慢推注，继以 0.0075～0.0150μg/（kg·min）

静脉滴注，也可不用负荷量而直接静脉滴注，疗程一般 3d，不超过 7d，注意低血压、头痛及心律失常等不良反应。

6）血管扩张药：在使用正性肌力药物的同时，血管扩张药物可减轻心脏前后负荷，增加心排血量，改善末梢循环。血管扩张药宜从小剂量开始，逐渐调整剂量，注意监测血压。①硝普钠：可扩张动静脉血管，减轻心脏前后负荷，在保证前负荷的前提下，常与多巴胺类药物合用，可同时提升血压并改善末梢循环，常用剂量为 2～10μg/（kg·min）。②硝酸甘油：主要扩张静脉血管，可用于心脏手术后低心排出量综合征伴左心室充盈压升高及肺水肿患者。常用剂量为 0.25～10μg/（kg·min）。

7）糖皮质激素：可减轻炎症反应，大剂量糖皮质激素有增加心排血量，降低周围血管阻力，增加冠状动脉血流量的作用。重症心肌炎或心肌病引起的心源性休克患者，可给予甲泼尼龙每次 1～2mg/kg，或地塞米松每次 0.5～1mg/kg，必要时 4～8h 重复使用，症状缓解后迅速减量至停药。

8）改善心肌代谢：可使用磷酸肌酸钠，1,6-二磷酸果糖及大剂量维生素 C 静脉滴注改善心肌能量代谢，促进受损细胞的修复。

9）亚低温治疗：心源性休克患者通过药物治疗不能有效提高氧供，但临床可以通过亚低温治疗手段降低氧耗以维持氧的供需平衡。亚低温治疗可以显著改善在最初心电图表现为心室停搏颤动、室性心动过速和心脏停搏患者心肺复苏后的神经学预后。

10）机械辅助装置的应用：机械辅助装置是现代休克治疗的主要进展之一，作为左心室功能恢复前的过渡支持手段，已被越来越多地应用于儿科心源性休克及重症心力衰竭的救治。

a. 体外膜肺氧合（ECMO）：多采用静脉-动脉转流模式，静脉血由内置泵输入膜肺，进行气体交换后再输回动脉，能够减少肺血流量，减轻肺水肿，减少双心室射血做功，维持动脉血压，大幅提高血氧饱和度，改善包括心肌在内的组织器官的缺氧状态，多用于 5 岁以下儿童或双心室射血功能均低下者，国外已将 ECMO 作为心源性休克的首选治疗方法。

b. 主动脉内球囊反搏：由动脉系统置入一根带气囊的导管至降主动脉内左锁骨下动脉开口远端，进行与心动周期相应的充盈扩张和排空，当心脏舒张时气囊充气（二氧化碳或氦气），使血流向前，提高舒张压和增加冠状动脉供血；当心脏收缩时气囊放气，降低心脏后负荷，减少心脏做功，增加心排血量。主动脉内球囊反搏多用于 5 岁以上儿童且仅有左心室射血功能不良者。

c. 心室辅助装：又称人工心脏，是应用机械或生物机械手段，部分或全部替代心脏的泵功能，维持全身组织的正常血液循环，促进心肌功能的改善，为进一步采用其他治疗赢得时间或长期支持。适用于心脏手术后心源性休克的患者，以及药物治疗无效仍不能脱离心肺转流及暴发性心肌炎的患者。

11）原发病的治疗：在抢救心源性休克的同时，应及时地做出病因诊断，积极进行原发病的治疗。

a. 严重的心肌病和暴发性心肌炎：可给予糖皮质激素冲击治疗。在病情尚未稳定之前，不宜使用 β 受体阻滞药、钙通道阻滞药及血管紧张素转化酶抑制药，以免加重低血压。

b. 严重的心律失常：快速型心律失常首选电复律或心房调搏。室上性心动过速并发心力衰竭可给予胺碘酮 10mg/（kg·d），维持 24h，根据病情逐渐减量至维持或停药，注意监测血压及甲状腺功能。室性心动过速可给予利多卡因，每次 1～2mg/kg，10～15min 后可重复，见效后按 20～40μg/（kg·min）维持静脉滴注。直流电复律时选择能量 0.5～1.0J/（kg·s），无效时可加大能量重复电击，不宜超过 3 次。心房麻痹,病态窦房结综合征及高度房室传导阻滞引起的心室率过缓、晕厥、抽搐及休克,应给予临时心室起搏器治疗。

c. 严重的心脏结构异常:如先天性主动脉瓣膜或瓣下狭窄,腱索或乳头肌断裂导致的急性严重性二尖瓣反流等需立即进行心脏矫治手术。

d. 心脏压塞:立即进行心包穿刺引流减压。

(4)非心脏病因:如肺栓塞、低氧血症、酸中毒、张力性气胸、血胸及药物中毒等,均需积极处理。

(5)并发症:心源性休克可造成全身多器官和组织功能出现异常,如呼吸衰竭、肾衰竭、心律失常、脑缺血及再灌注损伤、肝衰竭、应激性消化性溃疡或出血、弥散性血管内凝血等,均需积极对症处理。

(6)预后:心源性休克的预后取决于多种因素。在院前现场急救及转运过程中,基础或高级生命支持对于降低心源性休克的死亡率具有非常重要的意义。此外,原发病的轻重、救治的医疗水平及患者自身体质状态均可影响心源性休克的预后。有研究显示,有心肺复苏、室性心律失常病史、血pH降低、心脏超声示射血分数及短轴缩短分数均下降、治疗后休克持续时间长的患者均预后较差,其中,治疗后休克持续时间可单独作为小儿心源性休克预后判定指标。综上所述,心源性休克作为病死率极高的儿科临床急重症之一,应给予早期诊断和积极治疗,除传统的抗休克治疗外,机械循环辅助装置在心源性休克的治疗中将发挥日益重要的作用。

2. 过敏性休克

(1)临床表现:本病起病、表现和过程不一,与致敏原的强度、患儿的健康状况和遗传因素有关。一般症状开始很快,可发生在暴露于致敏原后即刻或迟发。大多数患儿以皮肤症状开始,皮肤潮红并常伴出汗、红斑,瘙痒特别多见于手、足和腹股沟。荨麻疹或血管性水肿是暂时的,一般≤24h,严重时可出现发绀。上呼吸道症状有口腔、舌、咽或喉水肿,其中喉水肿从声音嘶哑、失语到窒息轻重不等，窒息是致死的主要原因；下呼吸道症状有胸部约束感、刺激性咳嗽、哮鸣、呼吸停止等。心血管系统症状有低血容量性低血压（严重时对升压药无反应）、心律失常、心肌缺血、心脏停搏。胃肠道症状少见，常伴有恶心、呕吐、腹绞痛、腹泻，其中腹痛常是本病的早期表现。神经系统症状有焦虑、抽搐、意识丧失等，患儿多疲乏无力。此外，患儿还会因暂时脑缺氧而出现一些精神症状。上述症状和体征既可单独存在也可联合出现。大多数严重反应涉及呼吸系统和心血管系统反应。开始就意识丧失者可在几分钟内死亡，也可发生在数日或数周后，但一般过敏反应的症状开始越晚，反应的程度越轻。在早期过敏反应消散后 4～8h 可再次出现。

有些患儿呈双向性表现形式，即发作—缓解—再发作；尽管采取适宜的治疗，仍可再发作，约 30%的病例有再发作；较迟的再发作可出现在首次发作后 8～12h。

（2）诊断：要点包括①发病前有接受（尤其是注射）某种药物病史或有蜂类叮咬病史；②起病急，很快发生上述全身反应，又难以用药品本身的药理作用解释时，应马上考虑到本病的可能。由于死亡可发生于几分钟内，因此迅速处理十分重要。开始治疗的关键是维持呼吸道通畅和保持有效血液循环。

（3）治疗

1）患儿斜卧，双脚抬高，确保气道开放，给氧。如果出现威胁生命的气道阻塞，立即行气管插管。

2）肾上腺素 1∶1000（0.01mg/kg），0.01ml/kg 肌内注射，如需要可每 15 分钟重复 1 次。

3）患儿若出现低血压或对起始的肾上腺素剂量无反应，则静脉给予 1∶10 000 肾上腺素 0.01mg/kg；静脉给予生理盐水 20ml/kg；若低血压持续存在，则给予肾上腺素 2～4μg/（kg·min）或多巴胺 2～10μg/（kg·min）持续静脉输注以维持血压。

4）甲泼尼龙 1～2mg/kg 静脉注射，最大量 125mg，每 4～6 小时 1 次；或泼尼松 1～2mg/kg 口服，最大量 80mg。

5）沙丁胺醇扩张支气管，吸入肾上腺素治疗喘鸣。

6）监测生命指征，因有些患儿呈双向性表现形式，因此观察患儿至少 8～12h，若为严重反应或有哮喘病史，须观察≥24h。临床表现严重时需住院治疗。

（4）经验指导：休克患儿病情危重，如条件允许，在抢救期间应密切监测患儿血气分析尤其是血乳酸浓度的变化。脓毒症休克应用抗生素后应注意监测 CRP、血常规、PCT 及体温变化，及时调整用药。应用血管活性药物后应密切监测患儿血压和心率改变，随时进行剂量调整。同时应注意器官保护，机械通气患儿推荐适当镇静及镇痛治疗。

（郑笑十）

第四节　脑水肿及颅高压综合征

【概述】

颅内压（intracranial pressure，ICP）是指颅腔内容物（脑组织、脑脊液和脑血容量）对颅骨内板所产生的压力。颅内压用腰椎穿刺时所测脑脊液的静水压表示。新生儿颅内压为 0.098～0.196kPa（10～20mmH$_2$O），婴儿 0.294～0.784kPa（30～80mmH$_2$O），幼儿 0.392～1.470kPa（40～150mmH$_2$O），年长儿 0.588～1.760kPa（60～180mmH$_2$O）。脑水肿（brain edema，BE）是指脑组织水分异常地增加，导致脑容积增大和重量增加，当脑容积增大至一定程度时，颅内压即增高形成颅内高压综合征（intracranial hypertension，ICH）。脑水肿与颅内高压是 ICU 最常见的危急重症，小儿尤其多见，严重的颅内高压可使部分脑组织由压力较高处向压力较低处移动，形成脑疝，若不能及时诊断并给予恰当处理可致严重的脑损伤，是患儿致死致残的重要原因。

【病因】

不同年龄患儿脑水肿常见原因不同，新生儿以窒息最多见，婴幼儿以颅内外感染最常见，其他儿童以脑外伤、肿瘤最常见。临床常见导致脑水肿的疾病如下所述。

1. 感染性疾病

（1）颅内感染：各种病原所致的脑炎、脑膜炎、脑膜脑炎，脑脓肿和脑寄生虫病。

（2）颅外感染：各种病原感染所致的中毒性脑病，如中毒型菌痢、重症肺炎和败血症等。

2. 非感染性疾病

（1）颅内非感染性疾病：癫痫、颅内出血、颅内肿瘤占位和颅内创伤。

（2）颅外非感染性疾病：中毒、酸碱失衡、水电解质紊乱、各种病原引起的脑缺血缺氧、心源性休克、溺水、窒息等。

【分类】

脑水肿的分类见表 2-4-1。

表 2-4-1　脑水肿的类型

类型	病因	水肿液成分	水肿部位	主要受累组织	常见疾病
血管源性脑水肿	血脑屏障受损	血管漏出液	细胞外	白质	颅内感染、创伤、肿瘤
细胞毒性脑水肿	脑缺氧	Na^+、水	细胞内	白质、灰质均有，灰质更明显	窒息、中毒、肺炎、脑炎、脑膜炎、严重感染

续表

类型	病因	水肿液成分	水肿部位	主要受累组织	常见疾病
间质性脑水肿	脑脊液吸收障碍	脑脊液	细胞外	脑室周围白质	脑积水
渗透性脑水肿	细胞外渗透压降低	水	细胞内	白质、灰质均有，白质更明显	水中毒、抗利尿激素分泌增加

【临床特点】

小儿急性颅内高压的临床表现与造成颅内压增高的原发病、颅内高压的发展速度、有无占位性病变及病变所在部位有关。

1. 头痛 因脑膜、血管或神经受压牵扯及炎性变化刺激神经，头痛常为弥漫性并无特异性，咳嗽、用力排便及改变头位时可加重。年龄较小婴儿可表现为烦躁不安，尖叫哭闹。

2. 喷射性呕吐 颅内高压刺激第四脑室底部及延髓呕吐中枢可引起喷射性呕吐，书中描述喷射样呕吐难于发现，故与其他疾病引起呕吐无明显差别。

3. 头部体征 前囟门紧张或隆起，颅缝裂开，头围增大，头面部浅表静脉怒张，破壶音阳性等体征为亚急性或慢性代偿机制，与婴幼儿颅骨骨缝尚未完全闭合、颅骨骨质软且具有一定弹性有关。

4. 意识障碍 当只是大脑皮质受累时，患儿表现为轻度意识障碍；当大脑皮质和网状结构受累时，患儿表现为重度昏迷。一般血管源性脑水肿意识障碍较轻，细胞毒性脑水肿意识障碍较重。

5. 高血压 血压升高为延髓血管运动中枢的代偿性加压反应，又称 Cushing 反应，收缩压可上升 20mmHg 以上，且脉压增宽，血压音调增强。其常见于脑外伤所致的颅内高压。

6. 肌张力的改变及惊厥　脑干、基底节、大脑皮质和小脑锥体外系受压，可使肌张力增加，主要表现为去皮质强直（上肢屈曲内收、下肢伸直内旋）和去大脑强直（四肢外展伸直，严重者角弓反张），当病变累及网状结构，肌张力下降时，称为中枢神经系统休克状态。惊厥常为入院就诊主诉，因脑缺氧或炎性刺激大脑皮质，导致部分神经元异常放电，可引起惊厥甚至癫痫样发作。

7. 呼吸不规律　脑干受压可引起呼吸节律不齐、暂停、叹息样呼吸、双吸气样呼吸、潮式呼吸，多为脑疝前驱症状，常提示中枢性呼吸衰竭、脑干受压。

8. 循环障碍　颅内高压影响神经组织压力感受器，使周围血管收缩，表现为皮肤及面色苍白、发凉及指（趾）发绀。脑干移位时的缺氧可致脉缓，小儿少见。

9. 体温调节障碍　下丘脑体温调节中枢受压，加之肌张力增高、产热增加，以及交感神经受损，泌汗功能减弱，体表散热不良，体温可在短期内急剧升高，呈持续性、难以控制的高热或超高热。

10. 眼部表现　眼部表现多提示中脑受压。

（1）眼球突出：颅内压增高通过眶上裂作用于眼眶内海绵窦，眼眶静脉回流受限，故出现双眼突出。

（2）复视：展神经在颅内行程较长，容易受颅内高压的牵拉或挤压出现复视。

（3）视野变化：表现为盲点扩大和向心性视野缩小。

（4）眼底检查：视盘水肿为慢性颅内高压的主要临床表现，因眼底静脉回流受阻所致。

（5）瞳孔改变：为小儿颅内高压的重要体征，可见双侧大小不等，忽大忽小，形态不规则，常提示即将发生脑疝。

意识障碍、瞳孔扩大及血压增高伴脉缓称库欣三联症

（Cushing triad），为颅内高压危象，常为脑疝先兆。

11. 脑疝 是指颅内压不断增高，脑实质受压，迫使较易移位的脑组织在颅腔内由压力较高处通过解剖上的裂孔道向压力低处变形和移位，发生嵌顿而压迫邻近脑组织及脑神经，属于颅内高压危象，临床上脑疝有小脑幕切迹疝和枕骨大孔疝，特点是都有脑干和重要神经受压，脑脊液循环受阻，使颅内压进一步增高。

（1）小脑幕切迹疝：幕上占位病变不断增高时，压力可使同侧颞叶海马沟回等结构疝入小脑幕切迹。小脑幕切迹有动眼神经、大脑后动脉和小脑上动脉等重要血管和神经通过。动眼神经损伤，首先脑疝侧缩小，继之扩大，对光反应消失，进一步对侧也规律变化。对侧肢体瘫痪，眼睑下垂，其余眼外肌麻痹，最后眼球固定。小脑幕切迹疝发生时可致脑干损伤，中枢性呼吸衰竭和意识障碍加重。其多见于幕上压力增高情况。

（2）枕骨大孔疝：颅内压过高使脑干下移时，小脑扁桃体首先被挤入枕骨大孔，继而压迫延髓。患儿迅速昏迷，瞳孔散大固定，对光反应消失，常因中枢性呼吸衰竭而呼吸停止。其多见于幕下压力增高时。

（3）脑死亡：颅内压升高到颅内平均动脉压水平时，可出现脑血流阻断状态，称为"脑填塞"。此时脑循环停止，若短时间内得不到纠正，全脑细胞则发生不可逆损害，常伴发临床脑死亡（brain death）。

12. 肺水肿 颅内压增高患者可并发肺水肿，临床表现为呼吸急促、痰鸣、有大量泡沫状血性痰液。肺水肿多见于重型颅脑外伤及高血压脑出血患者。

13. 胃肠功能紊乱 颅内压增高、病情严重或长时间昏迷的患者中，有一部分患者可表现为胃肠功能紊乱，可发生胃肠道黏膜糜烂和溃疡，最常见于胃和十二指肠，也可见于食管、回盲部与直肠，严重者可穿孔和出血。

【辅助检查】

1. 测定颅内压　利用生物物理学方法，直接测量颅腔内压力，是诊断颅内高压较准确的方法。

（1）腰椎穿刺测脑脊液压力：多用于脑积水或良性颅内压升高患儿，在国外已很少用于重症监护患儿。正常呼吸时脑脊液压力可有 0.73～1.46mmHg 的波动，当蜘蛛膜下腔阻塞时，此波动消失。每次脉搏脑脊液压力有 0.15～0.37mmHg 的波动，当蛛网膜下腔阻塞、脑脊液黏度增加或枕骨大孔疝形成时，此压力波动甚小或消失。若每次脉搏的脑脊液压力变化大，提示有交通性脑积水。需注意蛛网膜下腔阻塞时，腰椎穿刺测脑脊液压力来观察颅内压不很敏感，且测定值低于实际颅内压。颅内压明显增高时，腰椎穿刺有导致脑疝的危险，应先用甘露醇半小时后再穿刺测压以确保安全，但必然影响测定结果。

（2）侧脑室穿刺引流测压：此方法最准确而又较安全，是颅内压监测的金标准。在监测颅内压的情况下，还可控制脑脊液引流以达到减压治疗的目的。脑室穿刺对前囟未闭的患儿操作较易，前囟已闭者须做颅骨钻孔。严重颅内高压患儿由于脑实质肿胀，脑室受压变小、移位，穿刺通常不易成功。过度引流可因脑室系统排空过快导致颅腔积气及硬膜下血肿。超过 5d 者感染风险增加。

（3）前囟测压：利用非损伤性颅压监测仪直接测定前囟压力，适用于前囟未闭者，且受测压人手法影响。

（4）直接颅压监测法：将感应器放置在患儿脑室、蛛网膜下腔，将换能器与有压力监测装置的监护仪或特制的颅压监测仪相连，直接在荧光屏上读数并可观察颅内压波形。直接颅压监测法可作为脑室引流测压的替代选择，引起感染和出血的风险较低。目前硬膜外压力感应器性能已大幅提高，但硬膜外压力能否在绝大多数情况下准确反映颅内压尚未得到证实。

2. X线 慢性颅内高压颅骨片上可见指压迹征、骨皮质变薄、骨缝裂开、脑萎缩等。急性颅内高压上述表现不明显。

3. CT扫描 急性颅内高压表现为脑组织丰满，脑沟回变浅，外侧裂缩小或消失，脑室受压缩小，中线结构移位等。慢性颅内高压时，可见外部性脑积水和脑萎缩。增强CT检查可观察局部脑血流情况并显示与解剖异常之间的关系，也可用于观察相应治疗措施对脑血流的改善作用。

4. MRI 用此法检查脑内含液量的变化较CT扫描敏感，并可观察到脑疝的形成。出现脑水肿时 T_1 和 T_2 加权像值均延长，因此在 T_1 加权像上呈长 T_1 低信号或等信号，在 T_2 加权像上呈 T_2 高信号。近年来，随着弥散MRI、动态MRI和磁共振波谱（MRS）的应用，MRI对脑水肿的检验更加灵敏。

5. 脑电图 发生小脑幕切迹疝时，引起脑组织移位和循环障碍，出现疝侧颞叶慢波，是脑干网状结构功能紊乱所致。有时两侧额叶及颞叶出现对称的同步中或高幅度慢波。

6. 经颅多普勒超声（transcranial doppler，TCD） 通过无创、动态监测颅底 Willis 环大血管（主要检测大脑中动脉）血流速度，了解脑血流动力学改变，可间接判断脑血流灌注情况。近年研究发现，颅内高压的 TCD 频谱表现虽不够特异，但敏感度好，特别是 TCD 动态监测可协助临床判断颅内高压程度、治疗效果和预后。颅内高压时的TCD 主要表现为频谱高尖，流速减低，以舒张期流速降低为主，阻力指数增高。严重颅内高压脑死亡患儿的 TCD 出现相对特异性改变，即在心脏收缩期呈流速较低的正向波，舒张期呈负向波，也称振荡波形；更严重患儿的 TCD 仅显示心脏收缩期流速极低的尖小正向波，舒张期血流消失，也称尖小收缩波；或收缩期和舒张期均探测不到血流。

【诊断及诊断标准】

1. 病史 存在导致脑水肿或颅内压增高的原因。

2. 颅内高压相关症状与体征 小儿颅内高压时常缺乏主诉，婴儿在颅内压增高时可通过前囟膨隆、骨缝裂开进行代偿。临床症状不典型，而视盘水肿亦少见于急性脑水肿，因此，做诊断必须全面分析病情，综合判断。小儿急性脑水肿临床诊断的主要指标和次要指标各 5 项，具备 1 项主要指标及 2 项次要指标时，即可确诊。主要指标：①呼吸不规则；②瞳孔不等大或扩大；③视盘水肿；④前囟隆起或紧张；⑤无其他原因的高血压[血压＞(年龄×0.20+99.75mmHg)]。次要指标：①昏睡或昏迷；②惊厥和(或)四肢肌张力明显增高；③呕吐；④头痛；⑤给予甘露醇 1g/kg 静脉注射 4h后血压明显下降，症状、体征随之好转。

3. 颅内高压合并脑疝的临床诊断 ①小脑幕切迹疝：在颅内高压基础上出现双侧瞳孔大小不等及呼吸节律不整的一系列中枢性呼吸衰竭的表现。②枕骨大孔疝：在颅内高压基础上瞳孔先缩小后散大，眼球固定，中枢性呼吸衰竭发展迅速，短期内呼吸骤停，之前可有小脑幕切迹疝的表现。

【鉴别诊断】

在颅内高压治疗时应与高渗性脱水脑病相鉴别，尤其是后者为甘露醇等高渗溶液的禁忌证，高渗状态发生过快，则易造成颅内负压增加，脑血管受牵拉扭曲甚至撕裂引起硬脑膜下血肿，脑实质、软脑膜等出血及血栓形成，颅内负压还可使血管扩张，血浆成分渗入硬膜下腔形成硬膜下水囊。患儿也会出现惊厥、意识障碍等临床表现。

【治疗】

小儿颅内压增高，尤其是脑水肿病情进展迅速，常危及生命。若能早期消除病因，积极降低颅压，及时而合理地控制脑水肿，则病情通常可逆。小儿颅内高压的原因常为颅内血肿，脑水肿、肿胀，脑脊液循环受阻及静脉窦回流障碍等，其中最常见的原因为脑水肿，故主要针对脑水肿进行治疗。有学者认为控制颅内压低于 15mmHg 可改善患儿预后，小年龄儿平均动脉压偏低，颅内压应控制在更低水平。理想脑灌注压范围仍有争议，通常情况下，婴幼儿应在 40～50mmHg，儿童 50～60mmHg，青少年则在 60mmHg 以上。

1. 病因治疗 去除病因，制止病变发展是治疗的根本。病因治疗如抗感染，纠正休克与缺氧，改善通气，防治 CO_2 潴留，清除颅内占位性病变等。

2. 一般治疗与护理 脑水肿和颅内高压患儿应收入 ICU，并密切监护患儿意识、瞳孔、血压、呼吸、脉搏和体温等生命体征。并注意：①侧卧位，防止胃内容物反流引起窒息，避免呼吸道梗阻。②卧床时头肩抬高 25°～35°，以利于颅内血液回流，这是一种简单而快速的降低颅内压的方法，但对休克未纠正患儿易采用平卧位以防脑灌注压降低，加重脑水肿。不可猛力使患儿转头翻身，避免脑疝的发生。③保持正常血压与体温（35℃～37℃）。④保持安静，避免躁动咳嗽及痰堵。保持呼吸道通畅。昏迷和频繁惊厥者应行气管插管。⑤检查或治疗时应避免用力按压腹部及肝；积极纠正缺氧、高碳酸血症、电解质紊乱及代谢性酸中毒。⑥必要时可使用镇静药。惊厥使脑代谢率增加，氧消耗量加大，必须迅速制止，常用地西泮、咪达唑仑及苯巴比妥等。⑦应注意对眼、耳、口、鼻及皮肤的护理，防止暴露性角膜炎、中耳炎、口腔炎、吸入性肺炎及压疮。

3. 抗脑水肿与颅内高压药物治疗 ①脱水疗法可直接减少脑组织内水分和脑脊液，降低颅内压。脱水所用药物分为渗透性脱水药和利尿药两大类。②激素治疗：利用糖皮质激素稳定膜结构，减少脂质过氧化反应，从而降低脑血管通透性，恢复血管屏障功能，增加损伤区血流量，改善 Na^+-K^+-ATP 酶功能，使脑水肿改善。③抗脑水肿与颅内高压第一线三联药以甘露醇（甘油）+呋塞米（白蛋白）+地塞米松为首选，当患儿脑水肿并发心力衰竭、肺水肿、肾衰竭时，以呋塞米+白蛋白+地塞米松为佳。常用药物见表 2-4-2。

表2-4-2 抗脑水肿常用药物

药物	起效时间	高峰作用时间	持续时间	剂量与用法	降压机制与特征	副作用与注意事项
20%甘露醇	10min	30min	3~6h	0.5~1g/kg, 脑疝时2g/kg, 30min内静脉输入, q2~6h	(1) 渗透性脱水, 使颅内压降低40%~60% (2) 减少脑脊液生成 (3) 清除氧自由基作用, 保护脑功能 (4) 短暂地增加血容量, 降低血液黏滞度, 改善脑微循环 (5) 有利尿, 扩张肾血管, 增加肾血流, 抑制醛固酮和抗利尿素分泌的作用 (6) 多数颅内高压患儿的首选药物	(1) 持久用药可致肾衰竭 (2) 用药后血容量突然增加, 可能导致心力衰竭 (3) 久用或剂量过大可导致水电解质紊乱 (4) 有颅内出血报道 (5) 3~6h有反跳现象 (6) 连续应用5~6次或>2d后应与其他药物交替应用
10%甘油果糖	5~10min	30~60min	70~160min	0.5~1g/kg, 60~120min 静脉输入, q3~6h	(1) 渗透性脱水 (2) 作用缓慢 (3) 营养脑细胞作用 (4) 大部分在肝转化为葡萄糖, 可提供能量	(1) 一般无不良反应, 偶有瘙痒皮疹、头痛、恶心口渴和溶血现象 (2) 对有遗传性果糖不耐受患儿, 高钠血症、无尿和严重脱水者, 对本品任一成分过敏者禁用

续表

药物	起效时间	高峰作用时间	持续时间	剂量与用法	降压机制与特征	副作用与注意事项
三梨醇				2~3g/kg，q4~6h	（1）脱水效果差，用于预防反跳 （2）临床较少应用	（1）应监测患儿血浆渗透压 （2）导致脑桥外和脑桥中央髓鞘溶解、蛛网膜下腔出血及反弹性颅内高压可能 （3）可诱发肾衰竭
高渗盐水				3%高渗盐水 6~10ml/kg，0.1~1.0ml/(kg·h)	（1）渗透性脱水 （2）被推荐用于重型创伤性脑损伤急性期治疗 （3）维持细胞膜张力、促进心房利尿钠肽释放、抑制炎症反应及强心功能	
白蛋白				0.4g/kg，每日 1~2次	（1）提高血管内胶体渗透压及吸收组织间液，增加循环血量利维持血管内胶体渗透压 （2）脱水与降低颅内压作用缓慢而持久 （3）与呋塞米合用，在保证血容量的前提下脱水利尿	

续表

药物	起效时间	高峰作用时间	持续时间	剂量与用法	降压机制与特征	副作用与注意事项
利尿药（呋塞米）	2~5min	1~2h	4~8h	1~2mg/kg，静脉注射	(1) 全身脱水改善脑水肿 (2) 特别适用并发心力衰竭、肺水肿、肾衰竭 (3) 减少脑脊液的生成 (4) 与甘露醇有协同作用	长期使用可致电解质紊乱
地塞米松	6~8h	12~24h	6~8h	0.5~1mg/kg，q4h，2~4次后 0.1~0.5mg/kg q8h，2~7d	(1) 稳定血-脑脊液屏障，促进肾排泄水、Na^+、Cl^-，作用稳定缓慢 (2) 降低毛细血管通透性，加速消除脑水肿 (3) 非特异抗炎抗毒作用 (4) 减少脑脊液生成 (5) 抗氧化，清除自由基 (6) 对血管源性脑水肿效果最佳	(1) 用于颅脑外伤所致的颅内高压时无效 (2) 长时间使用可胃肠出血 (3) 对血管源性脑水肿疗效好 (4) 长期应用应逐渐减量停药

4. 抗脑水肿与颅内高压的特殊方法

（1）过度通气：即用呼吸机进行控制性人工通气，使 PaO_2 及 $PaCO_2$ 分别维持于 90～150mmg 及 25～30mmHg。$PaCO_2$ 降低及 PaO_2 升高可使脑小动脉平滑肌收缩，使脑血容量减少，从而降低颅内压。过度通气疗法作用快，无反跳，但不持久。一般 $PaCO_2$ 下降至 25～30mmHg，维持 1～2h 可达治疗目的，但不能小于 20mmHg，否则可导致脑细胞缺血缺氧死亡，过度通气疗法只用于短期颅内高压的急诊处理。①相对正常脑组织区：过度通气疗法时 $PaCO_2$ 降低，受损较轻、自动调节功能存在的脑组织内血管收缩，使血液流入受损较重的脑组织。②严重受损的脑组织区：过度通气疗法时 $PaCO_2$ 降低，由于受损较重部分脑组织的自动调节功能丧失，脑血管对 $PaCO_2$ 降低无反应，脑血管无改变。

（2）控制性脑脊液引流：通过前囟或颅骨钻孔后穿刺，将穿刺针留置于侧脑室，借助颅内压监测控制脑脊液引流速度。无条件监测颅内压时，可通过调整引流瓶位置的高低控制脑脊液流出速度。引流瓶放置位置，应使插入引流瓶的针头高于颅内穿刺部位 80～120mm，若颅内压超过此数，液体即可自行流出，一般脑室液以每分钟均匀流出 2～3 滴为宜，每天引流 100～200ml，使颅内压维持在 15mmHg 左右。引流速度过快，可出现恶心、呕吐等不良反应，甚至引起脑室塌陷或低颅内压综合征。控制性脑脊液引流不但能直接放出脑室液，还可增加水肿的脑组织与脑脊液间的压力差，使水肿液向低压的脑室方向流动，进一步减少肿胀的脑容积。此方法对部分脑疝患儿确有重要作用。

（3）腰大池引流术：持续腰大池引流脑脊液在神经外科已得到广泛的应用，并且对其优点存在着共识。①释放血性脑脊液，防治脑血管痉挛；②防治脑积水；③促进膨出脑组织回复，防治继发再缺血损伤；④避免了频繁的腰椎穿刺操作而引起不必要的并发症。此外，硬膜外麻醉导管由于管径较小，具有一定的物理阻力作用，引流袋放置低不会产生虹吸现象，也不会因脑脊液排出过快而导致低颅内压，是较为安全有效的治疗方法，并且费用低廉。

腰大池引流术的适应证：①重度颅脑损伤术后和外伤性蛛网膜下腔出血脑脊液呈血性者。持续腰大池引流术可引出大量血性脑脊液，对缓解脑血管痉挛，改善脑缺血状态，减轻脑水肿，减少脑积水、脑梗死发生率均有积极作用。②各种脑脊液耳鼻漏、切口漏患者。持续腰大池引流术可有效地降低颅内压，减少或杜绝脑脊液从蛛网膜、硬脑膜破口及切口流出，促使切口、破口早日愈合，减少颅内感染的机会。③颅内感染者。由于血-脑脊液屏障的存在，单纯使用药物治疗颅内感染有时难以奏效，行持续腰大池引流术可将含菌的脑脊液直接引流出体外，同时给予药物治疗，会取得较好的效果。④各种开颅减压术后的脑膨出者。对各种颅内高压患者行开颅减压术后造成的脑组织从减压窗口膨出时，进行持续腰大池引流术，有利于降低颅内压，改善脑脊液循环，消除皮瓣下积液并可促使膨出的脑组织回复。

腰大池引流术的禁忌证：①标准大骨瓣减压术后脑疝未解除者；②术后骨窗张力高，复查 CT 显示脑弥漫性肿胀，环池结构显示不佳；③脑脊液循环通路梗阻；④颅内血肿未能排除，占位效应明显，颅内压监测明显增高有脑疝倾向者。

持续腰大池引流常见并发症及其产生原因：①引流不畅。主要由于血性脑脊液中小血块、碎化组织堵塞，血红蛋白黏附沉积，引流管脱位或打折，引流袋位置过高。②感染。穿刺或更换引流袋时无菌操作不严格，引流时间过长，穿刺部渗液，逆行感染所致。③颅内血肿。主要由于引流过快，颅内压过低，桥静脉撕裂所致。④神经根刺激症状。引流导管刺激马尾神经所致，拔管后自行消失。⑤颅内积气过度引流，更换引流袋时，气体逆行进入椎管。⑥引流过快或过量。可诱发脑疝或致脑组织向健侧移位，引起患者意识障碍加重。

为了防止腰大池持续引流时脑疝的发生，在引流过程中需要密切观察患者的意识、瞳孔、生命体征及骨窗压力，控制引流速度及引流量。正常脑室系统和蛛网膜下腔的空间可容纳的脑脊液量约 150ml，而 24h 可分泌脑脊液约 500ml（21ml/h），有学者认为流量控制在 10ml/h（2～3 滴/分）较合适。在引流过程中，如出现患者意识转差，要警惕发生引流过快或短时间内引流过量的情况。一旦发生引流过快或过量而导致脑疝时，应立即脱水降低颅内压，并经引流管向鞘内注入生理盐水，同时停止引流。采用持续性腰大池引流，掌握好适应证，其操作方便，具有微创、简单、易行、安全的特点，医疗费用低廉，易于推广应用。

（4）开颅减压术：自 1995 年以来，已有不少文献报道采用开颅减压术治疗大范围脑梗死、重型颅脑损伤、脑出血及各种原因引起的脑痛。大骨瓣开颅减压术由于减压速度快、减压充分、清理血肿及时等，能立即有效地降低颅内压、改善脑组织血流，对重型颅脑损伤和急性脑出血患儿有较好的疗效。当颅内高压患儿病情恶化时，适时执行开颅减压术有望降低病死率。但有关手术时机及存活患儿远期预后等目前尚无定论。

（5）控制惊厥疗法：小儿脑水肿常伴有惊厥或惊厥持续状态，必须立即控制，否则每一次惊厥都将加重脑水肿甚至引起脑疝和死亡。控制惊厥的常用药物如下所述。

1）地西泮：属于苯二氮䓬类药物，脂溶性，能很快通过血脑屏障进入脑组织而控制惊厥，是控制惊厥的首选药物，但作用短暂，故通常采用苯巴比妥维持止惊效果。用法为每次 0.5mg/kg 静脉推注，然后用苯巴比妥 5mg/（kg·d）静脉注射维持。地西泮导致呼吸抑制的情况临床并非少见，静脉推注速度和个体差异十分重要，静脉推注速度应控制在每分钟 0.5～1mg。

2）咪达唑仑：属于苯二氮䓬类药物。与地西泮比较，该药具有镇静催眠、抗惊厥和抗焦虑的作用，并比地西泮作用强 2～4 倍，加之注射部位无疼痛，不发生静脉炎，配制稳定，易保存，近年来已广泛应用于 ICU 机械通气、脑水肿休克、惊厥持续状态及各种侵袭性操作。使用该药最好在气管插管下进行，并严密监测呼吸、脉搏、血压和脉搏血氧饱和度。

3）苯巴比妥钠：是应用最早也是应用最广泛的长效巴比妥类镇静药，随着剂量的增大依次产生镇静、催眠、抗惊厥及麻醉作用，显效时间 0.5～1h，作用持续 6～8h，通常首剂可给予每次 5～10mg/kg 静脉注射，以后用 5mg/（kg·d）静脉注射维持，苯巴比妥钠的镇静和抗惊厥治疗最好在 ICU 病房进行，以免抑制呼吸。

4）异丙酚：是起效迅速（30s）但短效的全身麻醉药，可以用于 ICU 患儿机械通气时的镇静，药典上不推荐作为小儿镇静药物使用，但在其他药物无效时可以酌情考虑使用，应用经验是初始剂量 0.3～0.4mg/（kg·h），可逐渐增加至 9～15mg/（kg·h），使用时一定用输液泵，以便控制输注速度。

5）泮库溴铵注射液（潘龙）：为非去极化肌松药，静脉注射起效快，2～3min 立即达血药浓度，持续时间 50min，需在机械通气下进行，用法：每次 0.08～0.10mg/kg，最大不超过每次 0.2mg/kg。

（6）巴比妥昏迷疗法：称为绝望中的绝望疗法，用于多种治疗方法均告失败后的反复惊厥或惊厥持续状态伴颅内高压的患儿（如颅脑外伤和瑞氏综合征），近年来已不推荐使用。

（7）充分给氧或高压氧：充分供氧改善脑代谢可阻断病情进一步恶化。通过各种氧疗方法尽可能使 $PaO_2 >$

150mmHg（19.6kPa），此时脑血管收缩，脑血流量减少，直接减少颅内容积，降低颅内压。氧疗不仅可提高治愈率，而且可有效减轻或防止后遗症。一般认为高压氧对改善患儿预后有益。高压氧的作用为增加血浆中溶解氧的浓度；血氧含量增加，直接加速氧弥散；脑血管收缩，降低脑血流量，但严重颅内高压致脑血管舒缩功能丧失时无此作用；降低血脑屏障的通透性；高压氧有使心排血量下降、脑血流减少及氧中毒等副作用，有活动性出血、肝、肾、心功能不全者慎用，频繁惊厥者也不宜使用高压氧治疗。

（8）血液稀释疗法：该疗法的理论基础是一般在无明显的贫血情况下血液供氧能力与血液黏度成反比，最佳的血细胞比容为0.3～0.4，最有利于微循环灌注组织供氧。白蛋白、血浆和低分子右旋糖酐被认为可提高胶体渗透压，吸收组织水分，降低血液黏度。因高渗性液体在等胶体渗透压或高胶体渗透压情况下治疗脑水肿效果更明显，故与甘露醇合用有协同作用。

（9）液体疗法：研究显示，如果脑水肿与颅内高压患儿的血压与脑灌注压下降有关，则病死率与致残率明显增高。脑水肿须进行脱水治疗，但又须保持酸碱水电解质平衡，维持有效血容量。输液过多，张力过低，均可使脑水肿加重。输液不足，可致严重有效血容量不足和电解质紊乱。故应根据患儿的病情严密监测中心静脉压、尿量、尿比重、血钠及血渗透压，具体情况具体对待。一般情况每天30～60ml/kg，有高热呕吐和腹泻者酌情补液，使患儿处于轻度脱水状态，如脑水肿合并休克时应先补后脱，或快补慢脱，脑疝合并有效血容量不足时应快脱慢补，脑水肿合并心肾功能不全时应慢脱慢补。

（10）低温疗法：该疗法的理论基础是亚低温除可使脑血流量降低、脑体积缩小及颅内压降低外，还可降低脑代谢率，保护血-脑脊液屏障，增强对缺氧的耐受力。体温每下降 1℃，脑代谢下降 6.7%，颅内压可下降 5.5%。临床上亚低温疗法主要用于重型颅脑损伤、脑出血、脑缺血、复苏后脑病、严重的蛛网膜下腔出血及颅内感染等，高热伴严重惊厥的患儿尤为适用。越早实施效果越佳。亚低温治疗可通过药物降温和（或）物理降温的方法实施。

1）药物人工冬眠：使用等量氯丙嗪与异丙嗪各 1～2mg/kg 肌内注射或静脉注射，间隔 1h 再给药 1 次，同时可加用其他镇静药如水合氯醛、苯巴比妥、地西泮，此时可配合使用降温毯等物理降温，要求体温在 2～3h 降至 35～37℃，脑部可降至 27～31℃，以减少脑血流及脑代谢，起保护作用；之后每 6 小时给药 1 次，氯丙嗪与异丙嗪各 1mg/kg，持续 12～24h，但应注意降温过程中防止寒战，否则可引起颅内压增高，以及造成体温不升、高凝状态和心律失常。

2）体表降温法：冰帽降温是传统的方法，但在短时间内达不到有效脑深部低温目的。降温毯在维持亚低温时较为方便，温度调节简单，常需辅助其他降温方法。

3）体外血液降温：经动、静脉插管将血液引流至体外，经体外循环和热交换器进行血液降温后再泵入静脉，能满意地控制和维持脑深部温度，从 37.5℃ 降至 34℃ 仅需 2min，是快速有效的脑低温疗法。但技术要求高并需建立体外循环等使应用受到限制。

【预防】

不同年龄期脑水肿常见原因不同，新生儿期窒息最多见，婴幼儿颅内外感染最常见，儿童脑外伤肿瘤最常见。一旦考虑患儿有脑水肿和颅内高压患儿应收入 ICU，并密切监护患儿意识、瞳孔、血压呼吸、脉搏和体温等生命体征，并防止脑疝的发生。

【经验指导】

1. 脑水肿与颅内高压是 ICU 最常见危急重症，若不能及时诊断并给予恰当处理可致严重的脑损伤，是患儿致死致残的重要原因。

2. 小儿脑水肿产生颅内高压症与成人不同，脑水肿早期可无明显症状，但其发展快、病程短，呼吸不规律、惊厥、意识障碍和瞳孔改变则为常见临床表现，脑疝发生概率也较高。

3. 脑水肿是导致颅内高压的最常见因素，抗脑水肿治疗是治疗颅内高压的重要措施。

（程　超）

第五节　急性呼吸衰竭

【概述】

急性呼吸衰竭（acute respiratory failure）是指由各种原因导致的中枢和（或）外周性的呼吸生理功能障碍，致使呼吸系统吸入氧气和排出二氧化碳功能不能满足机体的代谢需要，使动脉血氧分压降低，和（或）二氧化碳分压增加。儿童呼吸衰竭多为急性呼吸衰竭，是儿科重要的危重症之一，具有较高的病死率。

【病因】

急性呼吸衰竭的病因主要分为三大类：呼吸道梗阻、肺实质病变及呼吸泵异常。

1. **呼吸道梗阻**　气道异物、先天性气道狭窄软化、喉炎、哮喘。

2. **肺实质病变**　肺炎、肺栓塞、肺出血、肺水肿、结缔组织病。

3. **呼吸泵异常**　脑炎、多发性神经根炎、颅内出血、重症肌无力、吉兰-巴雷综合征、药物中毒（吗啡、巴比妥类、麻醉药、有机磷）。

【分类及发病机制】

按呼吸系统生理功能分为泵衰竭和肺衰竭,按病变部位分为中枢性和周围性呼吸衰竭,按血气分析结果分为Ⅰ型和Ⅱ型呼吸衰竭,按病程经过分为急性呼吸衰竭和慢性呼吸衰竭。

外呼吸包括通气和换气两个基本环节。各种病因是通过引起肺泡通气不足、弥散障碍、肺泡通气与血流比例失调、肺内短路增加等机制,使通气和(或)换气过程发生严重障碍而导致呼吸衰竭。不同的病因常通过相似的机制引起呼吸衰竭,因而使不同病因引起的呼吸衰竭具有共性;但由于病变的部位、性质及机体反应性不同,故其发病又通常存在特殊性。

【临床特点】

1. **原发病的临床表现** 吸气性喉鸣为上气道梗阻的征象,常见于喉炎、喉软化及异物吸入等。呼气延长伴喘鸣是下气道梗阻的征象,常见于毛细支气管炎及支气管哮喘。

2. **呼吸衰竭的早期表现** 在严重肺部疾病使呼吸衰竭将要发生前,患儿常有呼吸频率增加、鼻翼扇动、三凹征等症状。在新生儿及较小的婴儿,由于存在呼气时将会厌关闭以增加呼气末正压的保护机制,可在呼气时出现呻吟。由于呼吸驱动(泵衰竭)所致的呼吸衰竭在早期无明显的呼吸窘迫表现,在临床上相对不易发现。

3. **重要器官的功能异常** 小儿呼吸衰竭除原发疾病的临床表现如肺炎、脑炎等症状和体征外,低氧、高碳酸血症、酸中毒等足以导致重要器官的功能异常。

(1)发绀:一般血氧饱和度<80%出现发绀。需要指出的是严重贫血时发绀可不明显。

(2)循环系统:中等程度的低氧血症和高碳酸血症可引起心率和心排血量的增加,而严重的低氧血症和三凹征可致心率减慢、血压下降,发生心律失常的概率增加。

（3）神经系统：早期可有头痛、烦躁，进而出现意识模糊、嗜睡等，严重者甚至昏迷、惊厥。

（4）消化系统：可有消化道出血、肝功能受损。

（5）肾：尿少或无尿，因严重缺氧引起肾小管坏死，可出现肾衰竭。

（6）代谢：由于无氧代谢，乳酸产生增加，使血 pH 明显降低。

【诊断】

1. 存在引起呼吸衰竭的病因。

2. 临床表现　呼吸增快，呼吸深度及节律改变，鼻翼扇动，三凹征，发绀或面色灰白，呼吸音减弱或消失，呼气性呻吟；心率先增快，后减慢，心音低钝或心律失常，血压下降；烦躁不安，意识障碍，昏迷，四肢肌张力低下等。

3. 血气分析

（1）Ⅰ型呼吸衰竭：$PaO_2 < 50mmHg$。

（2）Ⅱ型呼吸衰竭：$PaO_2 < 50mmHg$，$PaCO_2 > 50mmHg$。

（3）临床上常见单纯高碳酸血症而无明显低氧血症，常由于通气障碍所致，虽然尚未归类，但应视为呼吸衰竭的前兆，须给予改善通气的治疗。

【治疗】

1. 病因治疗　针对原发疾病的治疗，如肺炎选用合理的抗感染治疗；哮喘持续状态，应采用激素、扩张支气管药物等措施；气胸、胸腔积液等要予以引流；先天性心脏病、心力衰竭、肺水肿所致呼吸功能不全时应采用强心药和利尿药等。

2. 保持呼吸道通畅

（1）若口鼻腔分泌物较多，应用吸痰器吸出，喉炎和会厌炎等必要时应行气管插管或切开。

（2）对于吸氧患儿应用加温湿化器对吸入的氧气进行加温湿化。对于气管插管或气管切开的患儿每 2～4 小时滴入 1～2ml 生理盐水。

（3）每 2～4 小时给予患儿翻身并叩背吸痰，气管插管或切开者应定时气道冲洗吸痰。

3. 氧疗　低氧血症较高碳酸血症的危害更大，而用氧相对比较安全，故在呼吸衰竭早期应给予吸氧。根据缺氧程度可选用鼻导管、面罩、头罩或持续正压通气（CPAP）。应严格掌握吸入氧浓度，原则上以能维持血氧分压在 60～80mmHg 的最低吸入氧浓度为宜。

4. 气管插管及气管切开的指征

（1）呼吸骤停应立即进行人工通气，同时进行气管插管加压给氧。

（2）难以解除的上气道梗阻。

（3）需要清除大量下呼吸道分泌物时。

（4）吞咽麻痹、呼吸肌麻痹或严重昏迷，需要行机械通气者。

5. 机械通气　应用常规方法治疗无效或疗效不佳时可考虑机械通气。有下列情况之一可考虑行机械通气。

（1）呼吸频率下降至正常的 1/2 以下。

（2）呼吸极微弱，双肺呼吸音弱。

（3）频繁呼吸暂停或呼吸骤停。

（4）虽使用高浓度氧也不能使发绀缓解。

（5）病情急剧恶化，经常规治疗无效。

（6）血气指标：$PaCO_2>60mmHg$；吸入氧浓度 0.6，$PaO_2<60mmHg$。

6. 药物治疗

（1）呼吸兴奋药：必须慎用，对神经肌肉疾病引起的急性呼吸衰竭无效。用药前应首先改善气道梗阻，然后使用呼吸兴奋药。施行机械通气后，在儿科很少应用呼吸兴奋药。

（2）纠正酸碱平衡紊乱：呼吸衰竭时主要为呼吸性酸中

毒，可通过改善通气予以纠正。混合性酸中毒或代谢性酸中毒时，可适当应用碱性药物。

（3）脱水药：颅内高压时可使用甘露醇降低颅内压，控制脑水肿。

（4）心血管活性药物：循环障碍时可应用心血管活性药物，同时控制入液量在 60～80ml/（kg·d）。

（5）镇静药物：烦躁患者适当应用镇静药物，一般使用水合氯醛、苯巴比妥等。

（王贤柱）

第六节 急性心力衰竭

【概述】

心力衰竭（heart failure）是指心脏工作能力（心肌收缩或缩张功能）降低，即心排血量绝对或相对不足，不能满足全身组织代谢的需要的病理状态，是各种心脏病的严重阶段。

【病因】

婴幼儿心力衰竭以 1 岁以内发病率最高，其中尤以先天性心脏病引起者最多见。心力衰竭也可继发于病毒性心肌炎、心肌病、心内膜弹性纤维增生症等。年长儿以风湿性心脏病和急性肾炎所致的心力衰竭最为多见。另外，贫血、营养不良、电解质紊乱、严重感染、心律失常和心脏负荷过重等都是儿童心力衰竭发生的诱因。

【分类及发病机制】

心脏功能从正常发展至心力衰竭，其经过一段时间称为代偿期，心脏逐渐出现心肌肥厚，心脏扩大和心率增快。由于心肌纤维伸长和增厚使收缩力增强，心排血量增多。若基础病因持续存在,则代偿性改变相应发展,心肌能量消耗增多,冠状动脉血供相对不足,心肌收缩速度减慢和收缩力减弱。心率增快超过一定限度时,舒张期缩短,心排血量反而减少。心排血量通过代偿不能满足身体代谢需要时,即出现心力衰竭。

心力衰竭时心排血量一般均减少至低于正常休息时的心排血量,故称为低排血量心力衰竭。但由甲状腺功能亢进症、组织缺氧、严重贫血、动静脉瘘等引进的心力衰竭,体循环量增多,静脉回流量和心排血量高于正常;当心力衰竭发生后,心排血量减少,但仍可超过正常休息时的心排血量,故称为高排血量心力衰竭。

【临床特点】

心力衰竭的临床特点随年龄不同而有一定差别。

年长儿心力衰竭的症状与成人相似,右心衰竭时表现为食欲缺乏、恶心、呕吐、尿少、水肿等。患儿查体可见体位性水肿、肝大、颈静脉怒张、肝颈反流征阳性等。左心衰竭时表现为呼吸困难、端坐呼吸、咳粉红色泡沫痰等。患儿查体可见呼吸浅促、心音低钝、心动过速、奔马律、肺内可闻及哮鸣音和水泡音等。

婴幼儿期心力衰竭症状常不典型,多呈全心衰竭,一般急性起病,病情进展迅速,以吃奶间歇、精神萎靡、心动过速、呼吸困难和肝大为主要表现。

【辅助检查】

1. 胸部 X 线　心影多呈普遍性增大,心脏搏动减弱,肺纹理增强,肺门阴影增宽,急性肺水肿时肺野呈云雾状阴影,肺透过度减低。

2. 心电图　多有窦性心动过速,心室、心房肥厚,ST-T 改变或心律失常,有助于病因判断。

3. 超声心动图　可见心室和心房腔扩大,室间隔和室壁运动幅度减弱,心排血量及射血分数降低。

4. 血流动力学监测　中心静脉压增高，肺动脉楔压及心室充盈压升高，严重者动脉血压下降，外周血管阻力一般增加。

5. 利钠肽的测定　脑利钠肽（BNP）或其 N 终端利钠肽前体（NTPro-BNP）的水平有很高的敏感度和特异度，可作为诊断心力衰竭和判断其预后的重要指标。

6. 血气分析　严重心力衰竭时可同时出现呼吸性酸中毒和代谢性酸中毒。

【诊断及诊断标准】

1. 临床诊断依据

（1）安静时心率增快，婴儿＞180 次/分，幼儿＞160 次/分，不能用发热或缺氧解释者。

（2）呼吸困难，发绀突然加重，安静时呼吸达 60 次/分以上。

（3）肝大达肋下 3cm 以上，或在密切观察下短时间内较前增大，而不能以横膈下移等原因解释者。

（4）心脏扩大，心音明显低钝，或出现奔马律。

（5）突然烦躁不安，面色苍白或发灰，而不能用原有疾病解释。

（6）尿少、下肢水肿，已除外营养不良、肾炎等原因所造成者。

（7）血压偏低，脉压变小，四肢末梢凉，皮肤发花。

（8）急剧增多的肺部水泡音。

2. 其他检查　上述为临床诊断的主要依据，尚可结合辅助检查中胸部 X 线、心电图及超声心动图结果进行综合分析。

【治疗】

应重视病因治疗，先天性心脏病患者的内科治疗通常是术前的准备，而且手术后亦需继续治疗一个时期；心肌病患者，内科治疗可使患儿症状获得暂时的缓解；如心力衰竭由甲状腺功能亢进、重度贫血或维生素 B_1 缺乏、病毒性心肌炎或中毒性心肌炎等引起者需及时治疗原发疾病。心力衰竭的内科治疗有下列几方面。

1. 一般治疗

（1）休息镇静：卧床休息可减轻心脏负担，儿童取半卧位，婴儿可将头部抬高 $20° \sim 30°$。尽力避免患儿烦躁、哭闹，必要时可适当应用苯巴比妥等镇静药，严重烦躁、肺水肿者可皮下或肌内注射吗啡（0.05mg/kg）。

（2）饮食：少量多次给予易消化和富有营养的食物。儿童限制钠盐在 $0.5 \sim 1.0$g/d 或以下。

（3）吸氧：对呼吸急促和发绀患者应及时给氧。

（4）水、电解质及酸碱平衡：要限制输液量及输液速度，婴幼儿 $60 \sim 80$ml/（kg·d），年长儿 $40 \sim 60$ml/（kg·d），要把全日量用输注泵均匀输入。另外，需维持钾、钠、钙、镁等离子在正常范围。

2. 正性肌力药物

（1）洋地黄类药物：除正性肌力作用外，洋地黄还具有负性传导、负性心率等作用。洋地黄对左心瓣膜反流、心内膜弹性纤维增生症、扩张型心肌病和某些先天性心脏病等所致的充血性心力衰竭均有效，尤其是合并心率增快、心房扑动、心房颤动者更有效，而对贫血、心肌炎引起者疗效较差。

1）药物及用法：小儿时期常用的洋地黄类药物有地高辛和毛花苷 C（西地兰），一般首选地高辛，可口服和静脉注射，必要时也可用毛花苷 C，一般使用原则是洋地黄化后给予维持量治疗，儿童常用剂量和用法见表 2-6-1。

2）使用洋地黄类药物注意事项：用药前应了解患儿在 $2 \sim 3$ 周的洋地黄类药物使用情况，以防药物过量引起中毒。各种病因引起的心肌炎患儿对洋地黄类药物耐受性差，一般按常规剂量减去 1/3，且饱和时间不宜过快。未成熟

表 2-6-1 洋地黄类药物常用剂量和用法

洋地黄类药物	给药途径	洋地黄化总量（mg/kg）	每天平均维持量	效力开始时间	效力最大时间	效力完全消失时间	用法
地高辛	口服	年龄<2 岁 0.05~0.06 年龄>2 岁 0.03~0.05	1/5~1/4 洋地黄化量，分两次，洋地黄化量后 12h 给予	2h	4~8h	4~7d	首次给予化量的 1/3 ~ 1/2，余量分 2~3 次，间隔 4~8h
	静脉	年龄<2 岁 0.03~0.04 年龄>2 岁 0.02~0.03	同口服	10min	1~2h		
毛花苷 C	静脉	年龄<2 岁 0.03~0.04 年龄>2 岁 0.02~0.03		15~30min	1~2h	2~4d	首次给予化量的 1/3 ~ 1/2，余量分两次，间隔 4~6h

儿和<2周龄的新生儿因肝肾功能尚未完善，易引起中毒，洋地黄化剂量应偏小，可按婴儿剂量减少 1/2～1/3。钙剂对洋地黄类药物有协同作用，故用洋地黄类药物时应避免用钙剂。此外，低血钾可促使洋地黄类药物中毒，应予以注意。

3）洋地黄类药物毒性反应：肝肾功能障碍、电解质紊乱、低钾血症、高钙血症、心肌炎和大剂量利尿之后的患儿均易发生洋地黄中毒。小儿洋地黄中毒最常见的表现为心律失常，如房室传导阻滞、室性期前收缩和阵发性心动过速等；其次为恶心、呕吐等胃肠道症状；神经系统症状，如嗜睡、头晕、色视等较少见。

4）洋地黄类药物中毒的处理：应立即停用洋地黄类药物和利尿药，同时补充钾盐，轻者每天用氯化钾 0.075～0.10g/kg，分次口服；严重者每小时 0.03～0.04g/kg 静脉滴注，总量不超过 0.15g/（kg·d），静脉滴注时用 10%葡萄糖溶液稀释至 0.3%浓度。

（2）儿茶酚胺类药物：常用的有多巴胺 5～20μg/（kg·min），多巴酚丁胺 2～20μg/（kg·min）。

（3）磷酸二酯酶抑制药：用于儿茶酚胺或洋地黄类药物疗效不佳者，常用米力农，每次 25～75μg/kg 静脉注射，可持续静脉滴注 0.25～0.75μg/（kg·min）。

3. 利尿药　水钠潴留是心力衰竭的一个重要病理生理改变，故合理应用利尿药是治疗心力衰竭的一项重要措施。使用洋地黄类药物而心力衰竭仍未完全控制，或伴有显著水肿患者，宜加用利尿药。对急性心力衰竭或肺水肿患者可选用快速强效利尿药如呋塞米。慢性心力衰竭一般联合使用噻嗪类与保钾利尿药，并采用间歇疗法维持治疗，防止电解质紊乱。脑利钠肽是新近使用的抗心力衰竭药物，有较强的利尿作用。

4. 血管扩张药　小动脉的扩张使心脏后负荷降低，从而可能增加心排血量，同时静脉的扩张使前负荷降低，心室充盈压下降，肺充血的症状也可能得到缓解，对左心室舒张压增高的患者更为适用。

（1）血管紧张素转化酶抑制药：通过对血管紧张素转化酶的抑制，减少循环中血管紧张素Ⅱ的浓度而发挥效应。该药能有效缓解心力衰竭的临床症状，改善左心室的收缩功能，防止心肌的重构，逆转心室肥厚，降低心力衰竭患者的死亡率。卡托普利（巯甲丙脯酸）初始剂量为每天0.5mg/kg，以后根据病情逐渐加量，每周递增1次，每次增加0.3mg/（kg·d），最大耐受量为5mg/（kg·d），分3～4次口服。依那普利（苯脂丙脯酸）剂量为每天0.05～0.10mg/kg，一次口服。

（2）硝普钠：能扩张小动脉、静脉的血管平滑肌，作用强，起效快和持续时间短。硝普钠对急性心力衰竭（尤其是急性左心衰竭、肺水肿）伴周围血管阻力明显增加患者效果显著。该药物使用应在动脉压力监护下进行，剂量为每分钟0.2μg/kg，以5%葡萄糖溶液稀释后静脉滴注，以后每隔5min，可每分钟增加0.1～0.2μg/kg，直至获得疗效或血压有所降低。最大剂量不超过每分钟3～5μg/kg。

（3）酚妥拉明：以扩张小动脉为主，主要是减轻心脏后负荷，剂量为每分钟2～6μg/kg，以5%葡萄糖溶液稀释后静脉滴注。

（王贤柱）

第七节 急性肾损伤

【概述】

儿童急性肾损伤既往被称为急性肾衰竭，是由导致肾结构或功能改变的损伤引起的肾功能突然（48h以内）下降，表现为血肌酐绝对值增加≥0.3mg/dl（26.4μmol/L），或增加≥50%（达到基线值 1.5 倍），或尿量＜0.5ml/（kg·h），持续超过 6h。该疾病是一种涉及多个学科的儿科常见临床危重综合征，其病因繁多、病情复杂、预后较差。

【病因及发病机制】

按照病因与肾关系可分为：肾前性（循环障碍导致肾血流量的急剧减少造成肾小球滤过率的急剧减少）、肾性（肾炎、毒物中毒及肾先天性疾病）和肾后性（双侧尿路梗阻）。急性肾损伤的发病机制复杂，目前仍不是十分清楚，研究认为，其与肾小管上皮损伤、肾血流动力学改变及缺血再灌注损伤有关。

【临床特点】

1. 尿量减少　24h 尿量＜250ml/m² 或学龄儿童尿量＜400ml，学龄前儿童尿量＜300ml，婴幼儿尿量＜200ml。尿量＜50ml 为无尿。

2. 电解质紊乱　高钾血症、高磷血症、高镁血症、低钠血症、低钙血症、低氯血症。

（1）高钾血症：是最严重的并发症之一，血钾浓度＞6.5mmol/L 为危险界限。患儿表现为烦躁不安、嗜睡、恶心呕吐、四肢麻木、胸闷憋气等。患儿查体可见心率缓慢、心律失常。

（2）低钠血症：稀释性低钠血症是由水钠潴留、血钠被稀释而致，患儿表现为体重增加、水肿、头痛倦怠、神志淡漠、严重时昏迷抽搐。失钠性低钠血症是由于呕吐腹泻及大面积烧伤等造成，患儿有脱水和血液浓缩表现。

（3）低钙血症：转移性磷酸钙盐沉积导致的低钙血症，患儿表现为口周感觉异常、肌肉抽搐、癫痫发作、可有幻觉和昏睡等。

（4）高镁血症：与高钾血症症状相似。

3. 氮质血症　突出表现为恶心呕吐、乏力厌食，产生中毒症状即尿毒症。

4. 液体平衡紊乱　水钠潴留导致全身水肿，严重者脑水肿、肺水肿、循环充血及高血压脑病。

5. 代谢性酸中毒　表现有萎靡嗜睡、深大呼吸、面色灰、可有心律失常。

6. 呼吸系统　与肺水肿及心力衰竭有关，表现为咳嗽胸闷、咳粉红色泡沫痰及呼吸困难。

7. 循环系统　充血性心力衰竭、心律失常、心包炎及高血压。

8. 消化系统　厌食、恶心呕吐、腹部不适，严重者出现消化道出血。

9. 神经系统　脑水肿症状，表现为焦虑不安、昏睡、昏迷、抽搐、自主神经紊乱如多汗。

10. 血液系统　贫血、血小板缺陷、出血倾向。

11. 其他　感染。

【辅助检查】

1. 实验室检查

（1）血常规：贫血，白细胞计数可正常，或增高，或降低，血小板可减少。

（2）血生化：血尿素氮、肌酐升高。

（3）血气分析：高钾血症、高磷血症、高镁血症、低钠血症、低钙血症、低氯血症、代谢性酸中毒。

（4）尿常规：外观多浑浊、尿色深，部分有不同程度的血尿及蛋白尿；尿沉渣可见肾小管上皮细胞、上皮细胞管型、颗粒管型、红细胞、白细胞和晶体等。

（5）尿生化：尿钠、钠滤过分数、肾衰竭指数、尿/血渗量、尿素氮或肌酐比值等，有助于鉴别肾前性氮质血症和急性肾小管坏死。

2. 影像学检查

（1）肾 B 超：肾实质回声增强，双肾体积增大。逆行肾盂造影可鉴别有无尿路梗阻。

（2）腹部 DR、CT 可鉴别结石和肿瘤。

（3）X 线胸片可见心脏增大、肺充血。

3. 肾组织活检　判断急性肾损伤的原因及预后评估。

【诊断及诊断标准】

1. 诊断标准　肾功能在 48h 以内迅速减退，血肌酐升高绝对值≥26.4μmol/L，或较基线值升高≥50%（基线值的1.5 倍），或尿量<0.5ml/（kg·h）持续超过 6h（排除梗阻性肾病或脱水状态）（表 2-7-1）。

表 2-7-1　改善全球肾病预后组织的急性肾损伤分期标准（2012 年）

项目	血肌酐	尿量标准
1 期	升高，但肌酐水平 > 26.4μmol/L（0.3mg/dl）或增加>50%	尿量<0.5ml/（kg·h）（时间>6h）
2 期	升高，但肌酐水平>200%～300%	尿量<0.5ml/（kg·h）（时间>12h）
3 期	增加，但肌酐水平>300%或肌酐水平>353.6μmol/L（4mg/dl） 急性升高，但肌酐水平 44.2μmol/L（0.5mg/dl）	尿量<0.3ml/（kg·h）（24h）或无尿>12h

2. 分期标准　见表 2-7-2。

表 2-7-2　儿童肾病 RIFLE 分期标准（2007 年）

分期	eCCl（用 Sehwartz 公式计算）	尿量
危险期	eCCl 下降 25%	尿量<0.5ml/（kg·h），8h
损伤期	eCCl 下降 50%	尿量<0.5ml/（kg·h），8h
衰竭期	eCCl 下降 75% 或 eCCl<35ml/（min·1.73m²）	尿量<0.5ml/（kg·h），24h 或无尿 12h
功能丧失期	持续肾衰竭>4 周	
终末肾病期	持续肾衰竭>3 个月	

注：eCCl. 估计肌酐清除率

【鉴别诊断】

小儿肾性与肾前性急性肾损伤的鉴别诊断见表2-7-3。

表2-7-3 肾性急性肾损伤与肾前性急性肾损伤的鉴别诊断

指标	肾前性	肾性
尿沉渣	偶见透明管型	粗颗粒管型、红细胞管型
$\dfrac{\text{尿肌酐（或BUN）}}{\text{血肌酐（或BUN）}}$	＞14	＜14（常＜5）
肾衰竭指数（RFI）	＜1	＞1
尿钠	＜15mmol/L	＞20mmol/L
尿渗透压（mmol/L）	＞450	＜350
部分钠清除率	＜1%	＞1%

注：肾衰竭指数=尿钠尿钠÷[尿肌酐（或BUN）/血肌酐（或BUN）]

部分钠清除率=尿钠/血钠×尿肌酐（或BUN）/血肌酐（或BUN）

【治疗】

1. 消除病因 快速识别和纠正其可逆因素，防止肾进一步受伤。

（1）肾前性：注意补充液体量，纠正休克，快速恢复有效循环血量。

（2）肾性：针对具体病因治疗。

（3）肾后性：尽快解除梗阻。

2. 减轻肾负荷 合理用药，避免应用对肾可能造成损害的药物。

3. 高血压

（1）利尿：呋塞米每次1mg/kg 静脉注射。

（2）降压药：卡托普利每次0.3～0.5mg/kg，每天2～3次；长效药物：氯沙坦 1mg/（kg·d）。硝普钠 1～6μg/（kg·min）从小剂量起始。

4. 维持水、电解质及酸碱平衡

（1）水平衡：控制入液量，量出为入，20～30ml/（kg·d）；

体重每天减少 10～20g/kg 为宜。

（2）高钾血症

1）减少钾离子摄入，供给热量减少机体蛋白代谢分解。

2）5%碳酸氢钠 3～5ml/kg 应用 5%葡萄糖溶液稀释至 1.4%，5min 内静脉注射。

3）葡萄糖酸钙：10%葡萄糖溶液 10ml+葡萄糖酸钙 10ml，缓慢静脉滴注，期间听诊心音。

4）胰岛素：1U 胰岛素配 3～4g 葡萄糖，1.5g/kg 葡萄糖可降低血钾浓度 1～2mmol/L，持续约 12h 或更长。

5）血液净化。

（3）低钠血症：一般当血钠浓度<120mmol/L 时，给予 3%高张钠 6ml/kg 提高血钠浓度 5mmol/L，可先给予 3～6ml/kg。

（4）酸中毒：当血碳酸氢根浓度<12mmol/L 或动脉血 pH<7.15 时可补碱，5%碳酸氢钠溶液 1ml/kg 提高碳酸氢根浓度 1mmol/L。

5. 肾替代治疗

（1）BUN>28.56mmol/L（80mg/dl）；Scr>530.4mmol/L；血钾浓度>6.5mmol/L 或心电图有高钾表现；严重酸中毒。

（2）尿毒症症状明显，少尿 2～3d，有周围神经或精神症状。

（3）心力衰竭、肺水肿。

（4）化学毒物活药物中毒。

【预后】

急性肾损伤病死率波动较大，很大程度上取决于原发病和血液净化时间的选择。即使同一种疾病，也与年龄、伴随疾病、肾损伤严重程度、血液净化时机和营养支持等有关。

【经验指导】

1. 排除梗阻性肾病或脱水状态。

2. 当患儿有血容量不足时，可应用补液试验（2：1 等渗液 15～20mg/kg，经 30min 输入）初步判断肾前性和肾实质性肾损伤。需要注意心肺功能。

3. 补液后仍无尿，可给予 20%甘露醇行渗透性脱水。若尿量增加不明显，可给予呋塞米利尿，尿量＞40ml/h 可判断为肾前性。

（潘佳丽）

第八节 肝 衰 竭

【概述】

肝衰竭是多种因素引起的严重肝损害，导致合成、分泌、排泄和解毒等功能严重障碍或失代偿，出现以黄疸、凝血功能障碍、肝肾综合征、肝性脑病、腹水等为主要表现的一组临床症候群，常伴发肝性脑病。主要由肝炎病毒、非肝炎病毒感染，以及药物及肝毒性物质中毒引起，进展快，病死率高，预后差。肝衰竭按照病史、起病特点和病情进展速度分为急性肝衰竭、亚急性肝衰竭、慢加急性肝衰竭和慢性肝衰竭。儿童多为急性肝衰竭，且肝再生能力强，其预后较成人略好，本节主要介绍儿童急性肝衰竭的临床特点及诊疗情况。

【病因及发病机制】

儿童肝衰竭病因与年龄关系较大，婴儿主要是由巨细胞病毒（CMV）感染、遗传代谢病和胆道系统疾病等引起，年长儿以甲型肝炎病毒和乙型肝炎病毒感染为主，注意肝豆状核变性疾病的存在。药物或毒物性肝衰竭，尤其是对乙酰氨基酚的广泛应用所致的急性肝衰竭逐年上升，在英美国家，药物引起急性肝衰竭占病因首位。危重患儿因循环衰竭、肝血管闭塞、严重心律失常、休克等造成肝的缺血缺氧也可并发急性肝衰竭。

【临床特点】

1. 急性起病，进展快。早期缺乏特异性，仅表现为全身无力、恶心、呕吐和食欲缺乏等症状。

2. 黄疸进行性加深，进展速度快。

3. 肝性脑病症状，早期表现为神经、精神改变，烦躁、谵妄、计算力与定向力障碍、抽搐、嗜睡，晚期可出现昏迷。

4. 皮肤、黏膜、内脏广泛出血，凝血功能障碍，严重时可危及生命。

5. 部分患者可出现脑水肿，表现为昏迷程度迅速加深、频繁抽搐、瞳孔异常变化、呼吸不规则、血压持续升高、视盘水肿等。

6. 肝有大面积坏死，并可出现肝臭、扑翼样震颤，肝进行性缩小。

7. 急性肝衰竭可诱发急性肾衰竭，患者出现少尿或无尿、酸中毒、氮质血症、高钾血症等表现，大多数为功能性。

【辅助检查】

1. 实验室检查

（1）肝功能检查：血清总胆红素明显升高，常在171μmol/L 以上，与肝衰竭程度成正比，如进行性升高提示预后不佳；谷丙转氨酶水平早期升高，后期肝细胞大量坏死时反而下降，出现酶胆分离。监测谷丙转氨酶/谷草转氨酶比值对诊断肝细胞损伤有意义，比值减小预示肝细胞坏死，预后不良。

（2）凝血功能检查：凝血酶原时间（PT）延长。若伴血小板减少，应考虑弥散性血管内凝血，应做相关检测；若发现纤维蛋白降解产物（FDP）增多，优球蛋白溶解时间缩短，则考虑纤溶亢进。

（3）血浆蛋白水平检测：血浆白蛋白及前白蛋白水平降低。检测甲胎蛋白，若为阳性，提示有肝细胞再生；若有肝细胞进行性坏死时为阴性，而浓度逐渐升高，提示有肝细胞新生，预后良好。

（4）血清胆固醇与胆固醇酯水平检测：胆固醇与胆固醇酯主要在肝细胞内合成，血清胆固醇浓度低于 2.6mmol/L 提示预后不良。

（5）病原检测：检测血清肝炎病毒相关抗原及抗体，对并发感染患者需多次查血培养及真菌培养等。

2. 影像学检查

（1）脑电图：有助于肝性脑病的诊断，表现为节律变慢，呈 Q 波、三项波或高波幅 δ 波。

（2）B 超：有助于检测肝、脾、胆囊大小及有无腹水等。

3. 病理学检查　肝活体穿刺检查，对肝炎、遗传代谢性肝病等弥漫性肝病变能协助诊断，或有助于判断预后。

【诊断及诊断标准】

迅速发生的肝细胞功能衰竭，2 周内出现Ⅱ度及以上肝性脑病并有以下表现者诊断为急性肝衰竭。

1. 极度乏力，并伴有明显厌食、腹胀、恶心、呕吐等严重消化道症状。

2. 短期内黄疸进行性加深，血清总胆红素（TBil）水平≥10×正常值上限（ULN）或每天升高≥17.1μmol/L。

3. 有出血倾向，凝血酶原活动度（PTA）≤40%，或国际标准化比值（INR）≥1.5，且排除其他原因。

4. 肝进行性缩小。

【鉴别诊断】

1. 血友病　患儿常有出血倾向，严重者可出现弥散性血管内凝血。但此类患者多无黄疸及消化道症状，给予补充凝血因子后弥散性血管内凝血可迅速纠正。

2. 肝肿瘤　患儿可有消化道症状或凝血功能异常，可通过影像学检查如增强 CT 加以鉴别诊断。

3. 慢性肝炎　患儿可有黄疸及凝血功能障碍，合并肝硬化可致肝进行性缩小。此类患儿可通过详细询问病史，完善肝炎病毒相关检查及鉴别诊断。

【治疗】

1. **一般支持治疗** 密切监测患儿生命体征、肝功能变化，注意凝血功能异常和肝性脑病的早期表现，注意肺部、口腔和腹腔等感染的发生。高糖、低脂、适当蛋白饮食，酌情补充白蛋白、新鲜血浆或凝血因子、维生素；维持水、电解质及酸碱平衡，纠正低血糖、低钠血症和低钾血症等；维持循环稳定，纠正低血压或休克；绝对卧床休息。

2. **抗病毒治疗** 对病毒性肝炎所致肝衰竭是否应用抗病毒药物治疗，目前还存在争议。有学者认为，如患者确定或疑似为单纯疱疹病毒或巨细胞病毒引起的肝衰竭用阿昔洛韦治疗可有一定的作用。对于甲型、丙型、丁型和戊型肝炎病毒所致肝衰竭目前多不推荐抗病毒治疗。对于乙型肝炎病毒复制活跃的病毒性肝炎肝衰竭患者及时采用有效的抗病毒治疗，如拉米夫定、阿德福韦酯、恩替卡韦和替必夫定等，可阻止肝炎病毒的复制，继而阻止免疫病理损伤，但是在选择抗病毒药物种类时应谨慎，仔细权衡药物的起效速度、抑制乙型肝炎病毒复制的强度、费用、耐药发生率及潜在的不良反应，如肾毒性等。干扰素在肝衰竭时一般不适用。

3. **药物性肝衰竭治疗** 对于药物性肝衰竭，应首先停用可能导致肝损害的药物。对乙酰氨基酚中毒所致肝衰竭者，可给予 N 乙酰半胱氨酸（NAC）治疗，口服给药首剂 140mg/kg，4h 后 70mg/kg 维持；静脉给药首剂 150mg/kg 快速输注，4h 后 50mg/kg 维持，或 16h 后 100mg/kg 维持。为快速降低血药浓度，改善肝功能，对过量摄入在 3~4h 的患者给予口服活性炭减少胃肠道吸收，有条件时可尽快进行血液净化和血浆置换。

4. **抗内毒素治疗** 肝衰竭除免疫病理损伤外，内毒素血症继发肝内微循环障碍也是一个重要环节，肠源性内毒素的释放激活肝内外单核巨噬细胞释放大量的炎性介质,如肿瘤坏死因子-α(TNF-α)、白细胞介素-1、白三烯、转化生长因子-β、血小板活化因子(ARF)等,导致肝内皮细胞损伤,血栓形成,肝内微循环障碍,造成肝细胞缺血缺氧,肝细胞大量坏死。因此,抗内毒素治疗也是肝衰竭治疗的重要环节,但目前尚缺乏疗效满意的药物。间歇应用广谱抗生素以抑制肠道菌内毒素释放,口服乳果糖或拉克替醇以促进肠道内毒素排泄,还可以用生大黄10~20g泡饮,达到缓泻排毒作用。

5. 保肝护肝及促进肝细胞再生　促肝细胞生长因子(HGF)是在胎肝、再生肝和乳幼动物肝中提取的混合物,它能改变其细胞膜离子转运机制调节细胞内 cAMP 的水平,促进肝细胞 DNA 合成,抑制肿瘤坏死因子(TNF)活性。肝细胞生长因子(HGF)还能使肝摄取氨基酸的量增加,为修复肝细胞提供能量和原料,保护肝细胞。前列腺素 E$_1$(PGE$_1$)作为一种改善肝血流的药物,对肝细胞膜具有"稳定"和"加固"作用,国内外文献报道在综合治疗的基础上,加用 PGE$_1$,可以降低病死率,但该药副作用大,易出现高热、头痛及消化道症状,限制了其在临床上的应用。其他如甘草酸等可保肝、降酶和缓解炎症,还原型谷胱甘肽、易善复具有抗氧化作用,氨基酸、肌苷、水飞蓟宾、维生素和门冬氨酸钾镁也有一定保肝退黄作用。

6. 防治并发症

(1)预防感染和抗感染:继发感染是仅次于脑水肿的肝衰竭死亡原因之一。肠道内毒素吸收和细菌移位促进内源性感染、自发性腹膜炎、肺炎、脓毒症和泌尿道感染的发生,常见金黄色葡萄球菌、大肠埃希菌、肠球菌、厌氧菌和白念珠菌等感染。口服乳果糖、生大黄和庆大霉素或新霉素等以清理肠道,加服微生态调节剂调节肠道菌群,并促进神经毒性代谢物质排出。一旦存在感染,应根据细菌培养和药物敏感试验选用抗生素。抗生素预防感染的疗效和抗内毒素治疗效果尚未得到证实。加强无菌操作，无菌管理各类管道，减少院内感染的发生。

（2）肝性脑病：治疗包括积极去除诱因，限制蛋白摄入，调节肠道菌群，促进肠道氨类物质等排出，酌情使用精氨酸、谷氨酸、鸟氨酸-门冬氨酸等降氨药物，补充支链/芳香族氨基酸比例。脑水肿是肝衰竭最严重的并发症，在控制液体摄入量，应用甘露醇、袢利尿药等降低颅内压的同时，要注意维持足够的血容量，重症病例可用亚低温辅助治疗。若有惊厥发生，可应用小剂量止惊药。

（3）出血：由于凝血因子及其抑制物合成不足（如维生素 K 依赖性因子）、消耗增加，血小板异常，几乎所有病例都有凝血功能障碍，应定期补充新鲜血浆、凝血酶原复合物及维生素 K。对门静脉高压性出血患者，首选生长抑素及其类似物，也可使用垂体后叶素，可用三腔管压迫止血，或行内镜下硬化剂注射或套扎治疗止血，内科非手术治疗无效时，可行急诊手术治疗。如发生弥散性血管内凝血，可补充新鲜血浆、凝血酶原复合物和肝素，血小板显著减少者可输注血小板，对有纤溶亢进证据者可应用氨甲环酸或氨甲苯酸等抗纤溶药物。

（4）肝肾综合征（HRS）：急性肝衰竭的患儿常合并肾衰竭，表现为急性肾小管坏死。肝肾综合征治疗的关键在于预防。治疗原则为合理补液，少尿者适当应用利尿药，肾灌注压不足者可用白蛋白扩容或加用多巴胺等血管活性药物，一旦发生尿毒症、容量超负荷和其他代谢紊乱（酸中毒、高钾血症）的肾衰竭，血管活性药物的疗效并不理想，使用人工肾疗法，如连续血液透析，可能效果更好。

（5）人工肝支持治疗：急性肝衰竭需要肝移植时需要等待肝源，人工肝可暂时替代衰竭肝部分功能，辅助肝功能的恢复，甚至可能会部分取代肝整体移植。连续性血液滤过透析与分子吸附再循环系统是近年先后用于急性肝衰竭治疗的新型血液净化技术,均能全面清除蛋白结合毒素及水溶性毒素、降低颅内压、改善肾功能。

（6）肝移植:是目前唯一对各种暴发性肝衰竭均有效的治疗手段,特别对患儿效果佳,其总体生存率高于其他疗法。

【预后】

肝衰竭病死率高,预后差,病因对急性肝衰竭预后的判断至关重要。对于单纯病毒感染或药物或毒物所致的肝衰竭,由于儿童肝再生能力较强,给予对症支持治疗 1～2 周后,就可能有肝细胞再生。遗传代谢病或胆道系统疾病所致肝衰竭,需明确病因,尽早给予对症治疗或手术治疗。而继发性肝衰竭的预后则与原发病的治疗和预后密切相关。

【经验指导】

对于原发性肝衰竭患者,需要尽快明确病因,完善病毒学及遗传代谢性疾病的筛查,并停用可疑药物或毒物;继发性肝衰竭患者,除了肝方面的支持治疗,原发病的治疗也至关重要。另外 PICU 的监护支持对于疾病的治疗具有很大意义。

（张　涛）

第九节　胃肠功能衰竭

【概述】

胃肠功能衰竭常继发于各种危重疾病,如脓毒症、严重缺氧、严重消化道疾病,以胃肠道黏膜损害及运动和屏障功能障碍为主要特点,是影响危重患者预后的重要因素,早期诊断与治疗对改善患者预后至关重要,由于缺乏明确特异性评估标准,目前临床无统一定义和诊断标准,也缺少统一治疗方案。胃肠道是完成消化吸收功能的重要器官,小儿肠管相比成人长而薄，新生儿肠壁肌层较薄，黏膜富于血管和细胞。小儿肠黏膜对不完全的分解产物尤其是微生物通透性比成人高，分泌功能及胃肠蠕动易受场内外因素的影响而发生胃肠功能紊乱，引起全身感染和变态反应性疾病，在危重病状态时甚至出现胃肠功能障碍或衰竭。

【病因及发病机制】

胃肠功能衰竭与危重症关系非常密切，可继发于各种危重病，或为多器官功能障碍综合征（multiple organ dysfunction syndrome，MODS）的组成部分，也可以是胃肠黏膜或消化系统本身疾病所致。肠道是严重感染、组织缺氧缺血时受影响最早和最严重的器官之一。危重状态时，全身炎症反应综合征、毛细血管渗漏综合征、大量液体渗出、血管舒缩功能障碍都会累及胃肠器官。研究显示，胃肠功能衰竭不仅是 MODS 的组成之一，也是 MODS 的启动因子。胃肠功能受损后，将影响胃肠对营养物质和水的消化吸收功能，影响肠道菌群及其产物的吸收和调控功能，进而影响胃肠的内分泌功能和免疫功能。肠道损伤导致大量细菌移位，进而引起肠源性感染和肠源性脓毒症。

【临床特点】

1. 腹胀　即腹部膨隆。由肠腔胀气、肠道自主神经功能紊乱使消化功能失调等原因所致；全身感染、脓毒症、休克、呼吸衰竭等病理状态下，微循环障碍及血液再分配，使胃肠道缺血以致扩张无力而发生腹胀；腹膜炎、腹部损伤时产生肠麻痹气体吸收障碍也可导致。腹胀是一种临床症状，常高出剑突，若持续腹胀不瘪并有张力增加则可认为是病理性，多伴有急性病容和严重中毒症状，麻痹性肠梗阻时有腹痛、呕吐、不排气、不排便，肠鸣音减弱或消失。危重病患儿出现腹胀常是病情恶化和不可逆转的征兆。

2. 应激性溃疡　是机体严重的应激反应。尤其是在严重创伤、烧伤、休克及全身感染等情况下出现的急性上消化道黏膜病变时。胃肠道缺血、黏膜能量代谢障碍及防御机制破坏是发生应激性溃疡的重要原因。早期临床表现通常不十分明显，少数患儿可出现不同程度的腹胀、上腹痛、恶心等，因原发病危重掩盖了消化系统症状，常以出现黑粪（柏油样便）、突然发生呕血或吐咖啡样胃内容物为早期表现。

【辅助检查】

1. 实验室检查

（1）动脉血乳酸浓度监测，正常值为 1mmol/L，危重病时达到 2mmol/L 及以上。应激、休克和低灌注导致高乳酸血症，缺氧时高乳酸血症严重，且常伴有酸中毒。

（2）粪便隐血试验阳性及血红蛋白水平降低可以反映胃肠道出血情况和严重程度。

（3）细胞因子（如 TNF、IL-1、IL-6、IL-8、PAF 等）监测可了解机体的炎症反应和炎性介质的释放情况。

（4）血清电解质水平、血糖浓度、血气分析、血浆渗透压反映机体内环境是否平衡。

（5）肝肾功能、血清心肌酶谱可以监测腹胀患儿全身各器官功能损伤程度。

2. 影像学检查

（1）患儿一旦发生腹胀，应充分排除机械性肠梗阻、肠穿孔等外科急腹症，立位 X 线片可了解有无肠胀气、液气平面或膈下游离气体等。

（2）如果怀疑合并应激性溃疡，X 线片见腹腔内有游离气体时提示溃疡穿孔，超声图像可有胃壁增厚、黏膜皱襞肥大等。选择性血管造影可见造影剂外溢成一团，积聚在血管旁而久不消散。

3. 内镜检查

（1）胃肠黏膜内 pH（phi）监测：选择一根胃内测压导管排空囊内气体后插入胃腔，向囊内注入 4ml 生理盐水，30～90min 后抽出，前 1.5ml 舍弃，保留后 2.5ml 做血气检测，同时抽动脉血做血气分析，然后将测定值进行计算。该指标用于病情的早期监测、指导治疗和预防并发症的发生。

（2）纤维胃镜检查：是早期确诊应激性溃疡的主要方法，镜下可见病变主要位于胃底及胃体部，最早出现点状苍白缺血区，很快发生充血、水肿及点片状出血，甚至浅表糜烂和并发消化道出血，严重者扩展到十二指肠及整个胃肠道黏膜并造成穿孔。

【诊断及诊断标准】

尚无明确诊断标准。在急性危重病状态下突然或逐渐出现严重腹胀、肠鸣音减弱或消失、吐咖啡样物质或便血时，均可考虑胃肠功能障碍。小儿危重病例评分（1996年）将胃肠功能障碍作为10项评分指标之一，出现应激性溃疡记6分，应激性溃疡伴肠麻痹时记4分，把应激性溃疡出血需输血者及出现中毒性肠麻痹有高度腹胀者列为小儿胃肠功能障碍的标准。

【鉴别诊断】

1. *坏死性小肠结肠炎* 因为肠黏膜或肠深层的坏死，可有腹胀、呕吐或血便等症状，严重者可出现肠梗阻或败血症。但该疾病主要在早产儿或患病的新生儿中发生，一般无严重原发病。

2. *机械性肠梗阻* 可出现腹胀和呕吐等症状，也可能是胃肠功能衰竭的并发症，可通过立位X线片鉴别诊断。

3. *肠穿孔* 多伴有剧烈腹痛，腹部检查常有弥漫性腹膜炎表现，全腹压痛、腹胀、反跳痛，肝浊音界可能缩小，肠鸣音减弱或消失。可通过正立侧卧位X线片鉴别诊断。

【治疗】

1. *病因治疗* 积极控制病因是治疗的基础，纠正各系统器官的功能障碍，保护重要器官的功能，改善循环。控制感染和清除病灶，合理选择抗生素。做好液体疗法和热量供给。

2. 缓解腹胀

（1）禁食：在腹胀持续存在且进食后腹胀加重或有胃潴留和上消化道出血时宜禁食，至症状好转后及时喂养。

（2）胃肠减压：可减少吞咽气体的存积，吸出消化道内滞留的液体和气体，减低胃肠内压力，还可尽早发现胃内咖啡样液体。

（3）肠管排气或用 5%生理盐水 20～50ml 灌肠，刺激结肠蠕动。

（4）补充电解质：对缺钾者适当补充氯化钾。

（5）应用新斯的明：每次 0.045～0.060mg/kg 皮下注射，抑制胆碱酯酶，增加肠管蠕动，促进排气。

（6）酚妥拉明：每次 0.2～0.5mg/kg，2～6h 给药 1 次，病情严重时 0.5～1.0h 给予 1 次静脉滴注，能提高肺通气，兴奋肠道平滑肌使肠蠕动增加而减轻腹胀。

3. 防治应激性溃疡　控制原发病是防治的关键，减少胃内氢离子浓度而保护胃黏膜，应用氢氧化铝凝胶、雷尼替丁或西咪替丁（H_2 受体拮抗剂）、奥美拉唑（抑制 H/K 泵）等药物。大出血时应立即建立静脉通道和及时输血，酌情选择云南白药、凝血酶等口服，氨甲环酸、酚磺乙胺、巴曲酶等静脉滴注，选择性插管灌注血管加压素、栓塞或经内镜止血。非手术治疗无效血压不能维持者应考虑手术治疗。

4. 保护胃肠黏膜的屏障功能

（1）避免和纠正持续性低灌注，使胃肠尽早摆脱缺氧状态，使动脉血乳酸水平接近正常。

（2）代谢支持：在循环支持和呼吸支持的基础上保证营养，胃肠外营养不能充分替代肠道营养，尽可能采用经口摄食，提高蛋白质含量及减少糖供给量，静脉营养中宜添加谷氨酰胺。

（3）免疫治疗：全身炎症反应以内毒素为触发剂，可试用人抗血清、免疫球蛋白、抗内毒素的单克隆抗体等调节免疫功能，不滥用皮质激素和免疫抑制剂。

（4）微生态制剂：微生态疗法采用补充大量生理性细菌以保持原籍菌处于优势菌状态的方法，限制肠道细菌异常繁殖。

（5）合理应用抗生素：不滥用和不长期使用，不常规应用抗厌氧菌药物。

【预后】

由于胃肠功能衰竭常继发于各种危重疾病，其预后与原发病预后密切相关。

【经验指导】

胃肠功能衰竭的发生通常提示原发病较为危重或治疗未见好转，除应对原发疾病给予更多关注外，建议尽早排除机械性肠梗阻、肠穿孔等外科急腹症，以免疾病迅速恶化，导致肠坏死或脓毒性休克，增加病死率。

（张　涛）

第十节　儿童意外伤害

一、淹　溺

【概述】

根据国际复苏联盟的定义，淹溺为一种处于液态介质中而导致呼吸障碍的过程。淹溺并非时间上某一点的概念，其含义是气道入口形成一道液-气界面，它可阻止人进一步呼吸，在这一过程之后，无论患者存活或死亡都属于淹溺概念的范畴。淹溺可分为淹没和浸泡。淹没指面部位于水平面以下或受到水的覆盖，此时数分钟后即可出现窒息与心脏停搏。浸泡是指头部露出于水平面之上，大多数情况下是借助于救生衣时的表现。

　　根据世界卫生组织（WHO）的统计，全球每年约有372 000人死于淹溺，意味着每天每小时有40人因淹溺而丧失生命。据不完全统计，我国每年约有57 000人因淹溺死亡，其中56%左右为0～14岁儿童。在青少年意外伤害致死的事故中，淹溺事故是第一位死因，儿童淹溺死亡率约为8.77/10万，1岁左右小儿50%以上淹溺于浴缸，2岁以上小儿户外淹溺明显增加，主要由于失足跌落或野浴所致。如果淹溺者被救，淹溺过程则中断，称为"非致命性淹溺"。如果是因为淹溺而在任何时候导致死亡的，称为"致命性淹溺"。一般非致命性淹溺的发生率比致命性淹溺高。

【病因及发病机制】

　　淹溺的基本病理改变为急性窒息所产生的缺氧状态。窒息是由于呼吸道内因水堵塞或由于水分刺激产生喉痉挛或声门关闭，以致无法进行气体交换和呼吸运动。落水后的挣扎使机体耗氧量增加，在一定程度上加重了缺氧状态。在人体各器官中，脑对缺氧最为敏感，其次为心脏。由于血管舒缩中枢受到抑制及心肌缺氧、变性和坏死，导致出现循环衰竭。肺部除积有大量水分外，可发生肺梗死及肺部微血管损伤破裂。由于缺氧，淹溺者均有代谢性酸中毒。

【临床特点】

　　淹溺发生经过及症状一般分为六期。

　　1. 前驱期（窒息前期）　此期持续时间0.5～1min。当人落水后，由于冷水刺激皮肤感觉神经末梢，引起反射性吸气运动，将液体吸入气道引起呛咳，导致呼吸暂停，可引起体内缺氧和二氧化碳潴留。有学者称此期为呼吸抑制期。

　　2. 呼吸困难期（二氧化碳蓄积期）　此期持续时间1～2.5min。由于缺氧和二氧化碳潴留，刺激呼吸中枢而再次开始呼吸，先出现吸气性呼吸急促，水经呼吸道进入肺内，引起强烈呛咳，同时经食管进入胃内引起呕吐，呛出物和呕吐物再被吸入肺内，从而加重呼吸道梗阻，引起窒息。随后出现呼气性呼吸急促,此时可从口、鼻腔溢出大量泡沫状液体。也有学者称此期为呼吸痉挛期。

3. 失神期(意识丧失期)　此期持续数秒至几十秒,意识逐渐丧失,各种反射功能消失,瞳孔散大,大小便失禁。因吸入了大量的溺液至呼吸道深部,出现惊厥性呼吸运动。

4. 呼吸暂停期　此期持续时间约 1min,呼吸运动暂停,意识完全丧失,瞳孔高度散大。

5. 终末呼吸期　此期持续时间约 1min,此时又发生短暂的数次呼吸运动,继续吸入溺液。

6. 呼吸停止期　呼吸运动完全停止,但心脏仍能微弱地搏动,若在此期及时抢救,仍有复苏希望,否则丧失抢救机会。

【治疗】

1. 离开水面　当发生淹溺事件时,第一目击者应立刻启动现场救援程序,首先应呼叫周围群众,请求援助;尽快通知附近的专业水上救生人员或消防人员,同时应尽快拨打120 急救电话。第一目击者在专业救援到来之前,可向遇溺者投递竹竿、衣物、绳索、漂浮物等。不推荐非专业救生人员下水救援;不推荐多人手拉手下水救援;不推荐跳水时将头扎进水中,因为这样一来施救者可能失去与淹溺者保持视觉接触的机会,并且有可能增加脊柱损伤的风险。

2. 基础生命支持

(1)开放气道:由于淹溺患者的核心病理是缺氧,尽早开放气道和人工呼吸优先于胸外按压。现场抢救应遵循A-B-C-D 顺序,即开放气道、人工通气、胸外按压、早期除颤,而非 C-A-B-D。大多数淹溺者吸入的水分并不多,而且很快会进入到血液循环,没有必要清除气道中的水。有些患者由于发生了喉痉挛或呼吸暂停,气道内并没有吸入水分。因此,上岸后立即清理患者口鼻的泥沙和水草,用常规手法开放气道,而不应为患者实施各种方法的控水措施,如倒提患者或按压腹部等。

（2）人工通气：在终末呼吸期及之前，被救起的淹溺者很可能出现濒死样呼吸，这时不要将其与正常呼吸相混淆。淹溺者上岸后应首先开放气道，口鼻内的泥沙水草要及时清理。用 5～10s 观察胸腹部是否有呼吸起伏，如没有呼吸或仅有濒死样呼吸应尽快给予 2～5 次人工通气。有临床循证研究证明，将最初的 2 次人工呼吸增加到 5 次人工呼吸，可以在第一时间为患者提供充足的氧合。

（3）胸外按压：如果淹溺者对初次通气无反应，接下来应置其于硬平面上开始胸外按压，在水中按压通常由于深度不够而无效。胸外按压具体操作方式参见儿童基础心肺复苏标准。此外，淹溺者接受胸外按压或人工呼吸时，可能出现呕吐。如果患者出现呕吐应立即将其翻转至一侧，用手指、吸引器等清除呕吐物防止窒息。

（4）早期除颤：有研究显示，淹溺者上岸后心搏骤停的心律大多数是心室静止。但是一旦出现可电击心律，自动体外除颤器（AED）仍然可以迅速逆转病情。故 2015 年国际复苏指南、美国心脏协会指南及欧洲复苏指南仍然建议尽快使用 AED。

3. 高级生命支持

（1）恢复呼吸心搏：无呼吸者应立即气管插管，吸出呼吸道内水及污物，给予正压通气及呼气末正压，恢复萎陷的肺泡并防止肺水肿，给予适当的通气以清除体内潴留的二氧化碳，必要时给予呼吸兴奋剂。对于无心搏者，应继续胸外按压，同时监护生命体征，可以静脉或气管导管内给予盐酸肾上腺素，出现心室颤动后立即给予除颤。对于心搏恢复者，应补充血容量，维持有效循环，可以应用血管活性药物，有心力衰竭者可以应用强心药物。

（2）脑复苏：因心脏停搏造成的脑缺血及复苏造成的再灌注损伤会导致缺氧性脑损伤及脑水肿，因此，在循环、呼吸稳定的情况下，应及时开始脑保护措施，如应用脱水药、头部持续物理降温、高压氧治疗、适当过度通气、应用抗氧化剂、控制高血糖等。

（3）肺水肿及急性呼吸窘迫综合征（ARDS）的处理：有肺水肿的患儿应予呼气末正压通气，恢复已经萎陷的肺泡；吸入 NO 可以缓解低氧导致的肺动脉高压，改善通气血流比；应用纳洛酮刺激呼吸，改善意识状态；应用肺表面活性物质；应用激素减轻毛细血管通透性，以减轻肺水肿。

（4）纠正酸中毒及电解质紊乱：淡水淹溺时可导致血液低渗，钠、氯、钙离子降低，钾离子因红细胞破裂而升高；海水淹溺时水中盐类可迅速入血，造成血液高渗，钙、镁、氯、钠等离子水平增加。因此，需要对不同淹溺类型采取不同措施，实时监测血气分析结果，结合呼吸机通气、补液等措施，纠正离子水平及酸碱失衡。

（5）防止继发感染：淹溺者肺部感染常见，应首选广谱抗生素以覆盖革兰阳性菌、革兰阳性菌，而后根据药物敏感试验结果调整抗生素。淹溺于自然水系者应注意真菌感染，及时加用抗真菌药物。同时应注意螺旋体及其他水中可能存在的病原体。

（6）其他对症治疗：对于抽搐发作者，应及时止抽；对于复苏后再灌注损伤，应及时应用营养器官药物及抗氧化药物保护组织及细胞；对于低温淹溺者，应注意监测深部体温，抢救时应意识到低温可能造成机体对复苏无反应，不应过早宣布放弃，同时复温应控制速度，避免过快复温对大脑造成损伤。

【预防】

教育部基础教育司在《致全国中小学生家长的一封信》中指出，希望广大家长经常进行预防淹溺等安全教育，重点教育儿童做到"六不"，即不私自下水游泳；不擅自与他人结伴游泳；不在无家长或教师带领的情况下游泳；不到无安全设施、无救援人员的水域游泳；不到不熟悉的水域游泳；不熟悉水性的学生不擅自下水施救。

根据不同的年龄和容易发生淹溺的地点，具体预防淹溺的要点如下所述。

1. 夏天水上乐园　这种地方相对比较安全，救生设备齐全，并且有专人负责；但是家长也不能离手，儿童一定要在家长的监管之下；要保证儿童不能离家长太远，不能离开家长的监管视线。

2. 游泳馆　游泳馆的水有深有浅，家长一定要带儿童在比较浅的水域游泳；儿童一定要在家长的监管之下；这里也有健全的救生设备和救生员；防止儿童呛水、抽筋，若有异常，及时把儿童抱到岸上；儿童在游泳馆期间，家长也要认真负责，防止儿童淹溺身亡。

3. 小河边　这种地方又脏又不安全，深浅不知，并且周围也无救生设备；一旦发生淹溺事件，即使报警也来不及；特别是不能让儿童独自去河边玩或是游泳，很容易造成淹溺。最好的办法就是禁止儿童到河边去玩或是游泳。

4. 家中的浴缸　家中的浴缸，也是儿童容易淹溺的地方，危险无处不在，所以家长一定要监管好自己的孩子。家中大的浴缸如果装满了水，儿童一不小心就容易呛水，如果家长不在身边，就容易造成儿童的淹溺。浴缸的水虽然浅，但是淹没儿童的头部也绰绰有余，所以家长要特别重视。

（邹　　凝）

二、中　暑

【概述】

小儿在高温、高湿环境下或烈日直射下活动时间较长，导致体温调节功能失调，水及电解质代谢紊乱及神经系统功能损害等一系列症状称为中暑。

【病因及发病机制】

1. **体温调节功能失调**　当周围环境温度高于体表温度，且通气不良时，人体依靠辐射、传导、对流的散热方式发生障碍，此时主要依靠出汗蒸发方式散热，但高温、高湿同时存在时，出汗蒸发方式也受影响，此时体内蓄积大量热量，体温迅速升高，引起中枢神经系统兴奋、内分泌功能增加，蛋白质及糖类分解增加，体内产热增多，进一步加重体内热量蓄积，造成恶性循环。

2. **超高温的影响**　超高温中暑最常见的变化是组织充血、出血、细胞广泛变性和坏死，细胞结构和酶功能改变。出现脑膜血管充血和脑水肿、心内膜下出血、心肌细胞损伤，若高温不能及时控制，可能出现心力衰竭。此外肝、肾也可能出现组织充血和细胞坏死。下丘脑受高温影响使皮肤血管扩张，大量出汗，造成循环衰竭。高热、失水、血液浓缩等可以诱发弥散性血管内凝血。

【临床特点】

1. **高热型**　以高热为主，最初表现为出汗、口渴、乏力，继而引起体温调节功能失调，出现无汗、呼吸增快、速脉，严重者体温迅速升至41℃以上，出现谵妄、惊厥及昏迷。

2. **热衰竭型**　以循环衰竭为主，主要表现为尿少、口渴、呕吐等明显脱水特征，严重者皮肤湿冷、面色苍白、血压下降而休克。此类患儿并无明显发热。

3. **热痉挛型**　表现为四肢疼痛及痉挛，以腓肠肌为主，体温正常或稍高，存在低钠血症及脱水。

4. **热射病型**　以头部高温为主，主要因为小儿在烈日下活动时间过长，主要表现为剧烈头痛、头晕、眼花、恶心、呕吐、耳鸣、烦躁，严重者意识丧失，出现抽搐及昏迷。

【诊断】

接触高温环境或在烈日下暴晒者，突然体温升高、大汗或无汗、皮肤干热、失水、血压下降、烦躁、嗜睡、肌肉抽搐或意识丧失者，均应考虑中暑可能。

【治疗】

1. 降温　对于中暑患儿应立即采取降温措施，因为体温越高，持续时间越长，预后越差。降温一般有物理降温及药物降温两种措施。降温期间须密切监测体温，肛温 38℃以下应停止降温，防止体温过低。

（1）物理降温：立即转移患儿至阴凉通风处或空调房，头部、腋下、腹股沟等处放置冰袋，用冷水或乙醇擦浴，再用风扇吹风，加速散热。同时按摩四肢末梢，防止出现循环不良。

（2）药物降温：氯丙嗪，每次 0.5～1.0mg/kg 加入适量生理盐水，1～2h 静脉滴注完毕，可扩张血管、减少肌肉震颤，达到降温目的，但禁用于面色苍白、肢端凉、血压下降者，应用期间如出现血压下降应停用该药，应用升压药对症治疗。糖皮质激素：氢化可的松 4～8mg/kg 加入适量葡萄糖溶液静脉滴注或地塞米松 0.25～0.5mg/kg 静脉推注，对于高热昏迷患儿有迅速降温作用，并可以减少中暑并发症。

2. 补充水及电解质

（1）轻度中暑、神志清楚的患儿可口服含冰盐汽水饮料或含盐冷开水。

（2）病情较重、发热、口渴、烦躁、血渗透压偏高者，静脉应用1/3 张含钠液；恶心、呕吐、脱水、血钠偏低患者应用2/3 张含钠液或生理盐水静脉滴注。

（3）代谢性酸中毒患者，静脉应用 1.4%碳酸氢钠 10～15ml/kg。

（4）对于热痉挛型患者，应用生理盐水静脉滴注，抽搐频繁者，应用地西泮静脉推注止抽。

3. 治疗并发症

（1）脑水肿：在降温及输液同时，应用甘露醇及呋塞米脱水降低颅内压，如有中枢性呼吸衰竭、呼吸节律改变，应及时行气管插管呼吸机辅助通气，并检测血气分析，保持过度通气状态。

（2）休克：严重中暑高热、大汗后易发生休克，应给予静脉扩容、纠正酸中毒，具体处理方式见休克一章。

（3）弥散性血管内凝血：如中暑患者出现血小板下降、凝血酶原时间延长、纤维蛋白原下降，应高度怀疑发生弥散性血管内凝血，应用肝素抗凝，输新鲜血浆或冷沉淀等对症治疗。

【预防】

1. 减少户外活动　户外活动虽然能锻炼身体，但夏季酷暑天气来临时，应该尽量避免让儿童到高温户外活动。应尽量选择清晨或晚上比较凉爽的时间去活动，外出要给儿童用防晒霜，戴帽子，要保证充足的水分补充，准备小手巾或湿巾。

2. 保持室内通风　即使是开空调的房间，也要在早晚定时开窗通风。开空调时注意不要让室内外温差太大，而且不要让儿童长期处在空调环境里。儿童身体的体温调节功能还未完全发育成熟，当脱离空调环境后就很容易出现中暑。

3. 根据气候增减衣服　只要儿童手脚不凉，就表明穿得合适。特别是在炎热的夏季，儿童衣料的柔软、宽松，可使汗液容易被吸收而感到身体凉爽。

4. 鼓励儿童多饮水　儿童在活动的时候，比较容易失去水分，监护人最好每 30 分钟给予一些水。除了直接饮水，夏季还可以尽量多给儿童煲一些绿豆汤或清凉解暑的汤，自然晾凉，让儿童随时饮用，新鲜的蔬菜和水果中也含有大量的水分，如西瓜、黄瓜、西红柿等，水分占 95%，也可以让儿童适当多吃一些含水丰富的青菜和水果。

（邹　凝）

三、烧 伤

【概述】

烧伤指由火焰、高温固体和强辐射热引起的损伤，也包括由高温液体（水或油）或气体（蒸气）引起的损伤，习惯上常称为烫伤，是小儿常见的意外之一，严重烧伤可造成毁容、终身残疾甚至危及生命。儿童烧伤发生率大于成人，其中各年龄段略有差异，如 1～5 岁儿童最易受伤，占整个儿童烧伤的 2/3，大于 5 岁及小于 1 岁的儿童发生率相对较低。儿童烧伤约 95% 为热力烧伤，其中多数是热液烫伤。新生儿和婴儿烫伤常由热水袋使用不当所致。5 岁以下儿童以热水、热油、热粥或热汤烫伤多见。此外少许烧伤是由火灾、爆炸所致。

【发病机制】

1. 局部组织损伤 被烧伤的局部组织由表及里（皮肤、皮下、肌肉、骨骼甚至内脏）受到不同程度的热损伤，发生水肿、变性乃至坏死。

2. 休克 烧伤早期由于受损局部的毛细血管通透性增强，血管内液体渗透到创面及周围组织间。当患儿烧伤面积超过 10%（头面部超过 5%）时可引起有效循环血量减少，导致低血容量性休克。体液渗出于伤后 4～8h 达高峰，36h 开始回吸收。

3. 感染 由于烧伤，局部皮肤的完整性受到破坏，毒素及病原菌可经创面侵入机体。近年研究证实，伤后菌群移位，病原菌可经胃肠道侵入机体。此外，病原菌可通过呼吸道及各种导管（静脉置管、导尿管等）侵入机体。由于伤后患儿免疫功能降低，可发生局部或全身性感染。

4. 并发症 较大面积烧伤可引起心、脑、肾、肺及肝的损害，严重者可导致多器官功能衰竭。

【诊断】

有明确病史者即可诊断。诊断时应考虑烧伤深度及烧伤面积，以制订治疗方案。

1. 烧伤深度　烧伤深度按三度四分法判断，即一度、浅二度、深二度、三度。

（1）一度：伤及皮肤角质层和透明层，表现为局部皮肤干燥、皮肤红斑、肿胀、疼痛明显。一般 3～5d 痊愈。

（2）二度（浅）：伤及皮肤生发层或真皮乳头层，表现为局部疼痛、皮肤起大水疱，肿胀明显。如无感染一般 2 周愈合。

（3）二度（深）：伤及真皮层，尚残留皮肤附件，表现为局部疼痛，皮肤起中、小水疱、皮肤颜色红白相间。如无严重感染，一般需 3～4 周愈合。

（4）三度：伤及皮肤全层或皮下组织、肌肉、骨骼，表现为皮肤焦痂或蜡白样改变，无明显肿胀，无水疱，无疼痛。一般需切痂植皮愈合，或坏死组织自然脱落后创面植皮愈合。

2. 烧伤面积

（1）改良九分法：此法考虑到患儿年龄不同，头部与下肢比例不同的特点，能较精确地计算出患儿的烧伤面积。头颈部面积（%）=9×1+（12−年龄）；双上肢面积（%）=9×2；胸腹、背、会阴部面积（%）=9×3；双下肢、臀部面积（%）=（9×5+1）−（12−年龄）。

（2）手掌法：即患儿五指并拢，每个手掌的面积约为其体表面积的1%，此法应用简便，适用于烧伤创面较大或较小且分散者。

【治疗】

1. 现场处理

（1）缩短热力与皮肤接触时间，迅速扑灭火焰，抱起患儿脱离热源。脱掉已燃烧或被热液等浸湿的衣物。对于黏附于皮肤的衣服，切忌暴力撕脱。

（2）在伤情允许的情况下，立即用冷水冲洗，用消毒单包裹创面，保持呼吸道通畅。

（3）发生呼吸道梗阻时可出现呼吸困难、气体交换不足、缺氧，表现为烦躁不安、面色苍白、口唇发绀、心率增快。明确诊断后应果断采取气管插管或气管切开、吸氧。在成批烧伤患儿的抢救中，遇到呼吸道梗阻时应放宽气管切开指征，最短时间内转送至治疗单位。为防止休克应及早进行输液、供氧、镇静镇痛、保暖等综合治疗。

2. 创面处理

（1）对于轻度烧伤，多在门诊进行创面处理、镇痛、预防感染。必要时注射破伤风类毒素，酌情给予抗生素预防感染。

（2）对于肢体、躯干等易包扎部位可用紫草油或康复新液纱布贴敷后包扎。

（3）面颈、会阴部小面积浅二度烧伤可用紫草油、京万红、康复新液或络合碘液涂伤口。注意保持干净，防止受压抓搔。

创面处理注意事项：小儿创面感染后，容易加深。但只要处理恰当，防止感染，创面愈合速度比成人快；小儿在气温较高时，若包扎面积太大，易发生高热，甚至抽搐，应多采用暴露疗法，并适当约束固定。当烧伤面积较小时，尤其在四肢，采用包扎疗法；植皮时，自体供皮的厚度不超过0.3mm。植皮区需妥善固定，给予约束；药物浓度不宜过高，使用面积不宜过广，避免引起药物吸收过多中毒，以及药物刺激正常皮肤引起皮炎、湿疹或糜烂，甚至引起脓皮症；创面在愈合过程中，防止患儿因皮肤瘙痒抓破伤口，造成感染或遗留瘢痕；深度烧伤创面，应在病情稳定的状态下，尽可能采取早期切痂植皮术；小儿皮肤薄嫩，对疼痛刺激耐受性差，清创时要轻柔有耐心，把创面刺激降至最低限度。

3. 补液治疗 大面积烧伤时容易出现低血容量性休克，应及时补液治疗。烧伤面积在 10%以上时应静脉输液。根据二度、三度烧伤面积计算总量。伤后第 1 个 24h 输液量为二度、三度烧伤面积百分比（%）×体重（kg）×2.0（婴儿为 2.0，幼儿为 1.8），胶体液和晶体液一般按 1∶2 分配。此输液量加生理需要量为伤后第一个 24h 补液总量。生理需要量可按体重进行计算：第一个 10kg，液体需要量为 100ml/（kg·d）；第二个 10kg，液体需要量为 50ml/（kg·d）；第三个 10kg，液体需要量为 20ml/（kg·d）。

补液速度：伤后第一个 8h，补充输液量的 1/2，余下的 1/2 在 16h 内输完；生理需要量每 8h 输入 1/3。第二个 24h，输液量为前一天的 1/2，生理需要量同前一个 24h。

例如，患儿，6 岁，20kg，二度、三度烧伤面积为 15%，补液计算如下所示。

第一个 24h 输液量为 20×15×1.8=540ml，胶体和晶体分别为 180ml、360ml

生理需要量为 10×100+10×50=1500ml

故烧伤后第一个 24h 总补液量为 540+1500=2040ml

烧伤后 8h 输入 540×1/2+1500×1/3=770ml

烧伤后 16h 输入 540×1/2+1500×2/3=1270ml

烧伤后第二个 24h 输液量为 540×1/2=270ml，生理需要量仍为 1500ml，总补液量为 1770ml。

4. 镇静镇痛 适用于烧伤早期，同时可减轻伤后的应激反应，每次大的换药前需注意，在休克期或并发菌血症时，应在诊断明确后才可给予药物镇静，尤其对中枢神经系统有抑制作用的药物。

5. 预防感染 小儿烧伤创面极易受到污染。一般采用预防性用药，可减少和控制广泛存在的金黄色葡萄球菌、大肠埃希菌、溶血性链球菌和铜绿假单胞菌等的感染，减少创面脓毒症的发生。烧伤全身性感染多由创面引起，应根据创面和细菌种类选用有效药物，可以两种以上联用，足量足疗程静脉给药，同时加强创面分泌物引流，彻底清除坏死组织。可选用注射破伤风类毒素或抗毒素血清，预防破伤风。在长期、大剂量使用抗生素同时，应注意继发真菌和厌氧菌感染的可能，必要时可预防性应用抗真菌药。

【预防】

1. 防止烫伤

（1）冬天洗澡时先放冷水后加热水，取暖时防止热水袋或保温壶内的热水渗漏。

（2）将温度较高的液体及其容器放在小儿不能攀及或撞翻的安全地方。

（3）使用暖宝宝或热水袋时应注意避免"低温烫伤"，低热烫伤是指在 50～60℃的温度下，局部作用时间过长，热力慢慢渗透进软组织而引起的烫伤。其表面看来烫伤似乎不重，但实际上损伤较深，造成深部组织坏死，有的可深达骨质。大多数患儿需要采用手术的方法才能治愈。

2. 防止火、电及其他烧伤

（1）不要将儿童单独留在厨房中或火炉旁。

（2）教育儿童不要玩火，尽量不要燃放烟花爆竹。

（3）教育儿童不随意摆弄家用电器，不玩耍和接近电源开关、插头、电线等。

（4）家里不要存放化学制剂。

（邹　凝）

四、电　击　伤

【概述】

当一定电流或电能量（静电）通过人体引起损伤、功能障碍甚至死亡时，称为电击伤，俗称触电。电击伤分为单线触电、双线触电、跨步触电及雷击。电击伤的严重程度，除了受电流大小、电流频率和电压大小影响外，人体电阻、电流通过途径、接触时间也是重要影响因素。小儿电击伤通常损伤比较严重，大部分合并骨骼、肌肉、肌腱、血管及神经的损伤。我国农村每年因电击死亡约 5000 人。

【病因及发病机制】

电击伤的原因为直接接触低压电源，有电流通过人体；或在高电压、超高电压的电场下，虽未直接接触电源，也有电流或静电电荷击穿空气或其他介质而通过人体，产生触电现象，造成机体损伤。电击时产生的焦耳热是引起电击伤的原因，焦耳热可引起部分组织的破坏，尤其是靠近皮肤接触部位的组织损伤。另有研究指出，电损伤时可引起肌细胞膜的破裂，使大量的肌红蛋白从细胞内释放，花生四烯酸产生增加，细胞内游离钙增加。这些发现阐述了电休克和神经系统损伤发生的机制。

【临床表现】

1. **局部灼伤** 触电后，皮肤接触电源位置和电流出口位置局部组织可发生严重灼伤，形成入电口和出电口。轻者为半圆形黄色或褐色干燥灼伤，可见水疱，与正常皮肤界线清晰。重者创面大，可深达肌肉和骨骼引起坏死，甚至皮肤炭化、骨骼断裂。

2. **全身反应** 接触低电压小电流电击后，可有短时间的头晕、心悸、惊恐、面色苍白、表情呆愣，甚至昏迷等。触电时间长或接触高压电时，可引起肌肉强烈收缩，身体可被弹开而脱离电源，出现心律失常、血压下降、甚至昏迷；或者更紧贴电源发生持续痉挛和严重休克、心室颤动，迅速出现呼吸心搏骤停。

3. **其他损伤** 由于触电时强烈的肌肉痉挛或身体弹跳损伤，可发生骨折、关节脱白、器官损伤及血管损伤。电流刺激脊髓后可发生肌肉麻痹甚至瘫痪。

【治疗】

1. 现场急救

（1）脱离电源：关闭电源；斩断因断裂而触地的电线；用绝缘物品挑开电线；如果触电者手部因痉挛紧握电线，用绝缘干燥物体将患者剥离触电处。切忌用手直接推拉触电者，切忌用潮湿物品分离电源。

（2）现场监护：轻度电击伤患者神志尚清醒，仅感心慌、四肢发麻、头晕乏力等，无须特殊处理，但应立即心脏监护，密切观察心脏、血压和呼吸变化，并警惕迟发性电休克的发生。

（3）心肺复苏：脱离电源后，立即检查患者神志、呼吸、心搏、瞳孔反射等重要生命体征。当呼吸停止而脉搏尚存时，应立即使患儿仰卧，头偏向一侧，张开口，迅速清除口腔中血块及呕吐物等，使呼吸道通畅，行口对口人工呼吸。如果呼吸心搏停止，立即行心肺复苏，同时静脉注射 1：10 000 肾上腺素 0.1ml/kg（0.01mg/kg）。若情况紧急，一时找不到血管，可经环甲膜直接向气管内注入肾上腺素原液，剂量为 0.1mg/kg，5min 后可重复一次。触电后心室颤动发生率很高，发生心室颤动时使用自动体外除颤器是有效的抢救措施。

2. 院内治疗

（1）复苏后处理：入院后监测心电图、脉搏血氧饱和度、血压，监测酸碱平衡及离子水平；注意复苏后器官的再灌注损伤，及时应用抗氧化剂及器官营养药物；预防脑水肿；碱化尿液以保护肾功能，防止肾衰竭；预防继发感染；注意发生心律失常及再次心搏骤停的可能性。

（2）局部处理：清洁创面，消毒包扎。待坏死区域边界与正常组织界线清晰后可行切痂植皮。肢体大面积水肿、坏死，形成小血栓，可能会导致远端肢体坏死。肢体缺血显著的患儿需及时实施肌筋膜和神经包膜切开减张。

【预防】

1. 加强对儿童的教育　要让儿童从小明白电是危险的, 触电的结果非常可怕, 让儿童知道电源或插座是不能去碰的。

2. 防护措施　每个家庭里, 墙壁上插座都会很多, 也有很多插排。尽量放在儿童够不到的地方, 有些能够触及的插座必须安装防护罩或买专门的儿童安全插座。

3. 定期检查线路　家长要定期检查用电器的开关插头和电线, 看是否潮湿或漏电。有的儿童不知道危险, 有时会用剪刀去剪电线, 造成触电事故。

4. 留心周围环境　外出的时候, 避免让儿童在电线杆或电线杂乱的地方玩耍。这些地方可能存在漏电状况, 家长要留心。

5. 及时关闭电源　家里的家用电器, 如电视、洗衣机、电烤箱等, 用完要关闭电源, 一方面可以节省能源, 另一方面可以防止儿童因好奇而触摸, 造成事故。

(邹　凝)

第十一节　儿童中毒概论

【概述】

儿童中毒多为急性中毒, 其原因主要与儿童好奇、不能辨别有毒或无毒及婴儿常喜欢用口咀嚼物体的特点有关, 也与儿童生活环境有关, 因此多发生在婴幼儿至学龄前期, 多数为误服药物或毒物, 年长儿则以有自杀倾向者居多。急性中毒是机体在短期内接触或吸收了对健康有害的物质(食物、药物、有毒动植物和有害气体等), 造成急性器官或组织的生理功能障碍而产生的一系列症状和体征, 严重者危及生命。

【诊断要点】

如有明确的中毒病史, 则诊断容易, 否则, 由于中毒的种类繁多，临床症状及体征通常无特异表现，加之患儿不会陈述病情，有时诊断极为困难。①健康儿童突然起病，病因不明，且症状及体征不能用一种疾病解释的患儿；②集体同时或先后起病，症状相似的患儿；③难于诊断或诊断不明的患儿；④经过"按某种诊断，认为有效的治疗"而收不到应有的效果的患儿，均应考虑有中毒的可能，应从以下几个方面进行诊断。

1. 详细地询问病史　包括病前的饮食内容、生活情况、活动范围、家长的职业（是否有接触毒物的可能）、环境中有无放置杀虫剂、灭蚊药、灭鼠药等，家中有无常备药物等。询问病史应注意是否急性起病，家中其他人或周围小朋友是否同时发病。详细了解中毒毒物名称和中毒量，准确的中毒时间，中毒发生的现场情况，毒物通过何种途径进入体内，有哪些症状，出现时间与发展经过，检查患儿衣袋及活动场所是否有毒物（如杀虫剂、灭蚊药、灭鼠药）及药物，是否有毒动物咬伤或有毒植物接触史，室内是否有煤炉，通风情况如何。现场有无残留毒物。对小儿急性起病，如突然出现的胃肠道症状、惊厥等用其他原因不好解释时，应想到中毒的可能。

2. 临床症状　急性中毒首发症状多为呕吐、腹痛、腹泻，需与胃肠炎、菌痢、腹膜炎、心肌炎等相鉴别，但一般中毒早期不发热。年幼儿尤其是婴儿以惊厥为主要表现，或表现为昏迷等无法解释时应考虑中毒的可能。

3. 体格检查　进行全面仔细的体格检查。注意神志、呼吸、脉搏、血压以判断中毒的轻重；注意口腔黏膜有无糜烂，呼吸有无特殊气味，有无呼吸困难，口唇、甲床及皮肤有无发绀或潮红，有无肺部啰音或肌震颤，瞳孔大小，有无心动过速或心动过缓。不同毒物症状、体征不同，如亚硝酸盐中毒出现发绀，有机磷中毒可有瞳孔小、肌震颤、口流涎、呼吸困难等。而吗啡或类似药物中毒则可有呼吸浅表甚至呼吸抑制（表2-11-1）。

4. **毒物鉴定与特殊检查**　中毒原因、毒物浓度不明时，应尽可能直接采集剩余毒物、药物标本，或收集呕吐物、胃内食物，血、尿、便及其他可疑物送毒物分析中心进行分析，以确定诊断。疑有机磷中毒应测胆碱酯酶活性。疑一氧化碳中毒或亚硝酸盐中毒可测血中一氧化碳血红蛋白及高铁血红蛋白浓度或直接取血通过观察颜色变化来初步判断。

【治疗要点】

1. **去除毒物**　根据毒物的品种、中毒的途径和时间采取不同的排毒手段。

（1）口服中毒：采取催吐、洗胃、导泻及灌洗肠道等措施。

1）催吐：适用于年龄较大，神志清，而食入毒物在4～8h者，或现场无洗胃条件时，越早越好，镇静及安眠药或有机磷中毒可使胃排空时间延迟，故中毒后12h以内仍应进行催吐。腐蚀性毒物中毒者一律不催吐。一般可用手指、筷子、压舌板刺激咽部引起反射性呕吐，如进入毒物过稠，可嘱患儿饮适量微温清水、盐水或选用其他解毒液体，然后再进行催吐，如此反复施行，直至吐出的液体变清为止。催吐时，患儿应采取左侧卧位，头部放低，面向左侧，臀部略抬高；幼儿则应俯卧，头向下，臀部略抬高，以防止呕吐物吸入气管发生窒息或引起肺炎。

2）洗胃：除强酸、强碱中毒禁忌洗胃外，一般食入毒物在4～6h均应进行洗胃。有些毒物如镇静药、麻醉药、有机磷农药等在胃内停留时间较长，对这些中毒者不应受服用时间限制。洗胃早晚，是否彻底洗出胃内毒物，对中毒患儿的预后关系甚大，毒物不明时，抽出的第一管胃液应留做化验。

洗胃时应注意：①患儿取侧卧头低位。②胃管应确实置于胃内。③每次灌入胃内的液体不可超过该年龄患儿胃容量的 1/2（小儿按每次 10～20ml/kg），回流液体应尽可能地抽出。④根据毒液的属性选择适合的洗胃液。食入毒物的原因未查明时，一般采用盐水作为洗胃液。浓度为 0.45%，以免清水过量发生水中毒。无生理盐水也可用温水。若已知毒物的种类，应以相应的解毒剂洗胃。⑤洗胃液的温度一般为25～37℃，以避免低体温发生。⑥反复多次进行洗胃，直至彻底清除胃内食物，一般至回流液清澈无味为止。⑦若有活性炭，洗胃后可由胃管注入适量活性炭。⑧一般选择经口插胃管，因可选用管径较大的胃管，对洗出颗粒较大的胃内容物有益。

3）导泻及灌洗肠道：多数毒物进入肠道后可经小肠或大肠吸收，故欲清除经口进入的毒物，除用催吐及洗胃方法外，尚需导泻及灌洗肠道，使已进入肠道的毒物，尽可能地迅速排出，以减少在肠道内吸收，但如果是腐蚀性毒物中毒或极度衰弱的患儿，则忌导泻及灌洗肠道。当毒物已引起严重腹泻时，不必再行导泻。

泻剂中有硫酸镁、硫酸钠、甘露醇、山梨醇等，常用50%硫酸镁 2ml/kg 配成 10%溶液口服；或 50%硫酸钠溶液每次 0.4×0.5ml/kg，配成 10%溶液口服；甘露醇 2ml/kg，洗胃后由胃管灌入。泻药效果不好或毒物抑制肠蠕动时，可用 1%盐水或肥皂水做肠道灌洗。

（2）皮肤接触中毒：脱去已污染的衣物，撤离已污染的被褥和席子，有机磷用肥皂或清水冲洗（敌百虫不能用肥皂水冲洗）。强酸用 3%～5%碳酸氢钠或淡肥皂水冲洗；强碱可用 3%～5%乙酸或食用醋冲洗。

（3）吸入中毒：立即把患儿移出现场，放置在通风良好空气新鲜的环境，必要时给予氧气吸入。

（4）有毒动物蜇咬中毒：有毒动物咬伤（如蛇咬伤）所致中毒，在近心端加止血带，阻止毒物经静脉或淋巴管弥散，止血带应每 10～30 分钟放松 1 次，局部冰敷及用相应的解毒剂。

2. 加速已吸收的毒物排泄

（1）利尿排毒：多数毒物经肾排出，故利尿是清除毒物的方法之一。①呋塞米每次 1～2ml/kg 静脉注射。②静脉滴注 20%甘露醇 0.5～1g/kg，保证尿量每小时在 3～6ml/kg，可静脉滴注 10%葡萄糖溶液 150～300ml 加维生素 C 稀释毒物，增加尿量。若血压降低或血容量不足时，应给予生理盐水 10～20ml/kg 静脉滴注。能口服者可大量饮水，以促进尿液排泄。③肾功能不良、少尿或无尿者可加用血管扩张剂，如酚妥拉明、多巴胺等。

（2）碱化或酸化尿液：毒物肾的清除率与尿量并不成比例，单独利尿并不意味排泄增加。碱化尿液后可使弱酸如水杨酸和苯巴比妥排除率增加；降低尿 pH 使弱碱类排除增加的方法在临床应用较少。临床常采用碳酸氢钠溶液 1～2mmol/kg 静脉滴注 1～2h，在此期间检查尿 pH，以维持尿 pH7.5～8 为标准。维生素 C1～2g 加入 500ml 溶液中静脉滴注也可获得酸性尿。

（3）血液净化疗法：对病情较重者，可通过血液透析、血浆置换、灌流等血液净化疗法来清除毒物，使用方法视毒物不同而不同。一般可经肾排泄的药物或毒物可采用血液透析、滤过等方法，而与蛋白结合较牢的则宜采用血浆置换或全血置换等。

（4）高压氧疗法：适用于各种中毒引起的严重缺氧。一氧化碳中毒时，应用此法可促使一氧化碳与血红蛋白分离。

3. 解除毒物的毒性

（1）防止毒物进一步吸收：一般常用的有中和、氧化、沉淀或吸附药物，如强碱用弱酸（如食用醋）中和，强酸用弱碱（如肥皂水、氢氧化铝）中和。牛奶或蛋清可作为吸附剂保护黏膜，且对金属中毒有沉淀作用。

（2）特效解毒剂：有机磷中毒用阿托品及解磷定，亚硝酸盐中毒用亚甲蓝（美蓝），乙醇中毒用纳洛酮，金属中毒可用二巯基丙磺酸钠，氟乙酰胺中毒可用乙酰胺，一氧化碳中毒用氧气或高压氧等。其余解毒剂详见表2-11-1。

4. 对症支持治疗　急性中毒的抢救中，对症支持治疗是抢救成功的重要一环，要根据具体情况有计划、有目的的实施，具体针对以下几个方面：①控制惊厥；②抢救呼吸衰竭，必要时可采用机械通气；③积极抗休克；④稳定内环境，纠正酸中毒、离子紊乱、贫血；⑤治疗和保护重要器官，预防多器官功能衰竭，肝肾损伤严重可积极通过血液净化替代治疗；⑥预防和治疗继发感染；⑦营养支持；⑧做好后续监护及护理工作。

表 2-11-1　常见毒物的解毒剂、剂量及用法

中毒种类	有效解毒剂	剂量、用法及注意点
砷、汞、金、锑、铋、铜、铬、镍、钨、锌	二巯基丙醇（BAL）	每次 3～5mg/kg，深部肌内注射，每 4 小时 1 次，常用 5～10d 为一疗程
	二巯基丙磺酸钠	每次 5%溶液 0.1ml/kg，皮下注射或肌内注射，第 1 天 3～4 次，第 2 天 2～3 次，第 3 天以后每天 1～2 次，共用 3～7d，总剂量 30～50ml
	二巯基丁酸（DMSA）	10mg/kg，口服，每 8 小时 1 次，共 5d，再以每 12 小时 1 次，共 14d
	硫代硫酸钠	每次 10～20mg/kg，配成 5%～10%溶液，静脉注射或肌内注射，每天 1 次，3～5d。或 10～20ml 口服，每天 2 次（口服只能作用于胃肠道内未被吸收的毒物）
铅、锰、铀、镭、钒、钴、铁、硒、镉、铜、铬、汞	依地酸二钠钙（Ca-Na₂-EDTA）	1～1.5g/m²，24h，分为每 12 小时 1 次，肌内注射，共 5d
	喷替酸钙钠（促排灵 Diethlenetriamine Pantaacetic Acid, DTPA）	每次 15～30mg/kg，配成 10%～25%溶液肌内注射，或以生理盐水稀释成 0.2%～0.5%溶液静脉滴注，每天 2 次，3d 为一疗程，间隔 3d 再用第二疗程
	去铁胺（去铁敏）	15mg/（kg·h），每天总量不超过 6g
	青霉胺	治疗慢性铅、汞中毒 100mg/（kg·d），分 4 次口服，5～7d 为一疗程

续表

中毒种类	有效解毒剂	剂量、用法及注意点
高铁血红蛋白血症（亚硝酸盐、苯胺、非那西丁、硝基苯、安替比林、氯酸盐类、磺胺类等）	亚甲蓝（美蓝）	每次 1～2mg/kg，配成 1%溶液，静脉注射，或每次 2～3mg/kg，口服，若症状不消失或重现，0.5～1h 后可再重复
	维生素 C	每天 500～1000mg 加在 5%～10%葡萄糖溶液内静脉滴注，或每天口服 1～2g（作用比亚甲蓝慢）
氢氰酸及氰酸化合物（桃仁、杏仁、李仁、樱桃仁、枇杷仁、亚麻仁、木薯）	亚硝酸异戊酯	吸入剂，用时压碎，每1～2分钟吸入15～30s，反复吸入至亚硝酸钠注射为止
	亚硝酸钠	6～10mg/kg，配成 1%溶液静脉注射，3～5min 注入，每次注射前要准备好肾上腺素，当血压急剧下降时应注射肾上腺素
	硫代硫酸钠	25%溶液每次 0.25～0.5g/kg，静脉缓慢注射（10～15min 注射完）
	亚甲蓝（美蓝）	1%溶液每次 10mg/kg，静脉缓慢注射，注射时观察口唇，至口唇变暗紫色即停止注射

以上三种药物，最好先注射亚硝酸钠，继之注射硫代硫酸钠，或先注射亚甲蓝，继之注射硫代硫酸钠，重复时剂量减半，注意血压下降时应注射肾上腺素

有机磷化合物类（1605、1059、3911、敌百虫、敌敌畏、乐果、其他有机磷农药）	解磷定氯磷定	每次 15～30mg/kg（成人每次 0.5～1g），配成 2.5%溶液缓慢静脉注射或静脉滴注，严重患儿 2h 后可重复注射，并与阿托品同时应用，至肌肉颤动停止、意识恢复。氯磷定可做肌内注射
	双复磷	成人每次 0.25～0.75g，皮下、肌内或静脉注射均可，小儿酌减
	阿托品	严重中毒：首次剂量 0.05～0.1mg/kg，静脉注射，以后每次 0.05mg/kg，5～10min 一次，至瞳孔开始散大，肺水肿消退，改为每次 0.02～0.03mg/kg，皮下注射，15～30min 一次，至意识恢复改为每次 0.01～0.02mg/kg，30～60min 一次

续表

中毒种类	有效解毒剂	剂量、用法及注意点
		中度中毒：每次 0.03～0.05mg/kg，15～30min1 次皮下注射，减量指征同上
		轻度中毒每次 0.02～0.03mg/kg，口服或皮下注射，必要时重复
		以上治疗均为瞳孔散大后停药，严密观察 24～48h，必要时应再给药。同时合并应用解磷定比单用阿托品效果好，阿托品的剂量也可减小
烟碱、毛果芸香碱、新斯的明、毒扁豆碱、槟榔碱、毒蕈	解磷定，氯磷定或双复磷	对烟碱、新斯的明、毒扁豆碱中毒有效，剂量同上
	阿托品	每次 0.03～0.05mg/kg，皮下注射，必要时 15～30min 一次
氟乙酰胺	乙酰胺（解氟灵）	0.1～0.3g/（kg·d），分 2～4 次肌内注射，可连续注射 5～7d，危重病例第 1 次可注射 0.2g/kg，与解痉药和半胱氨酸合用，效果更好
阿托品莨菪碱类曼陀罗颠茄	毛果芸香碱（匹罗卡品）	每次 0.1mg/kg，皮下注射或肌内注射，15min 一次，本药只能对抗阿托品类引起副交感神经作用，对中枢神经中毒症状无效，故应加用短作用的巴比妥类药物，如戊巴比妥钠或异戊巴比妥等
	水杨酸毒扁豆碱	重症患儿用 0.5～2mg 缓慢静脉注射，至少 2～3min；如不见效，2～5min 后再重复一次，一旦见效则停药。复发者缓慢减至最小用量，每 30～60 分钟一次。能逆转阿托品类中毒引起的中枢神经系统及周围神经系统症状
四氯化碳草酸盐	葡萄糖酸钙	10%溶液 10～20ml 加等量的 5%～25% 葡萄糖溶液静脉缓慢滴注
氟化物	氯化钙	3%溶液 10～20ml 加等量的 5%～25% 葡萄糖溶液静脉缓慢滴注

续表

中毒种类	有效解毒剂	剂量、用法及注意点
麻醉药镇静药（阿片类、吗啡、可待因、海洛因、哌替啶、美沙酮、水合氯醛、苯巴比妥（鲁米那）、巴比妥、巴比妥钠、异戊巴比妥、司可巴比妥钠、硫喷妥钠）	纳洛酮	每次 0.01mg/kg，静脉注射，如无效增加至 0.1mg/kg，可重复应用。可静脉滴注维持
	丙烯吗啡	每次 0.1mg/kg，静脉注射、皮下注射或肌内注射，需要时隔 10～15min 再注射 1 次
氯丙嗪（冬眠灵）奋乃静	苯海拉明	每次 1～2mg/kg，口服或肌内注射，只对抗肌肉震颤
苯丙胺（安非他明）	氯丙嗪	每次 0.5～1mg/kg，6h 一次，若已用巴比妥类，剂量应减少
异烟肼中毒	维生素 B$_6$	剂量等于异烟肼用量
鼠药（敌鼠）	维生素 K$_1$	10mg/kg 肌内注射，每天 2～3 次
β 受体阻滞剂或钙通道阻滞剂中毒	胰高血糖素	首剂 0.15mg/kg 静脉应用，以 0.05～0.1mg/（kg·h）静脉维持
乙酰水杨酸	乙酰唑胺（醋唑磺胺）	每次 5mg/kg，口服或肌内注射，必要时 24h 内可重复 2～3 次
	碳酸氢钠	纠正脱水后若仍有严重酸中毒，可用 5%碳酸氢钠溶液每次 6ml/kg，静脉滴注，以后必要时可重复一次，治疗开始后每 30 分钟查尿一次，使尿保持为碱性，若变为酸性时，应静脉滴注 1.4%碳酸氢钠溶液 10ml/kg
	乳酸钠	用 1/6mol 浓度的乳酸钠溶液代替上述 1.4%碳酸氢钠溶液亦可，但效果不如碳酸氢钠
	维生素 K$_1$	20～50mg 肌内注射，预防出血

中毒种类	有效解毒剂	剂量、用法及注意点
一氧化碳(煤气)	氧气	100%氧气吸入,高压氧舱
肉毒中毒	多价抗肉毒血清	1万~5万U肌内注射
河豚中毒	半胱氨酸	成人剂量为0.1~0.2g肌内注射,每天2次,儿童酌情减量

(林业鑫)

第十二节　儿童基础心肺复苏

【概述】

心肺复苏(cardiopulmonary resuscitation,CPR)是指采用急救手段恢复已中断的呼吸和循环,心肺复苏最终的目标不仅是重建呼吸和循环,而且要维持脑细胞功能,尽量避免神经系统后遗症,保障生存质量。随着对保护脑功能和脑复苏重要性认识的深化,更宜将复苏全过程称为心肺脑复苏(cardiopulmonary cerebral resuscitation,CPCR)。现代复苏观点将复苏全过程视为3个阶段:基础生命支持主要措施为胸外心脏按压、开放气道、人工呼吸;高级生命支持是指在基础生命支持基础上应用辅助器械与特殊技术和药物等建立有效的通气和血液循环;延续生命支持,即复苏后处理,其目的是保护脑功能,防止继发性器官损害。

【心搏呼吸骤停病因】

引起儿童心搏呼吸骤停的原因甚多,如新生儿窒息、婴儿猝死综合征、喉痉挛、喉梗阻、气管异物、胃食管反流、严重肺炎及呼吸衰竭、药物、严重心律失常、中毒、代谢性疾病、心肌炎、心肌病、心力衰竭、心血管介入治疗操作过程、各种意外损伤等。心肺复苏的措施一旦启动,就应该开始考虑心搏呼吸骤停的原因。心搏呼吸骤停难以预料，但触发的高危因素应引起足够的重视，以便在心搏呼吸骤停发生前进行必要的干预以避免其发生。高危因素包括下述几项。

1. 心血管系统的状态不稳定，如大量失血、难治性心力衰竭、低血压和反复发作的心律失常。

2. 急速进展的肺部疾病，如严重的哮喘、喉炎、重症肺炎、肺透明膜病等。

3. 外科手术后的早期，如应用全身麻醉及大量镇静药足以使患儿对各种刺激的反射能力改变。

4. 有人工气道的患儿气管导管发生堵塞或脱开。

5. 神经系统疾病有急剧恶化时，如昏迷患者常无足够的呼吸驱动以保证正常的通气。

另外，临床的一些操作对于有高危因素的患儿能加重或触发心搏呼吸骤停，包括：①气道的吸引，能引起低氧、肺泡萎陷及反射性心动过缓；②不适当的胸部物理治疗（如拍背、翻身、排痰等），可使更多的分泌物溢出，阻塞气道，也可使患儿产生疲劳；③任何形式的呼吸支持（如人工呼吸机的应用）的撤离，使患儿必须从以前的人工呼吸转变为自主呼吸做功，如降低吸入氧浓度、撤离持续气道正压通气（CPAP）或机械通气、拔除气管导管等；④镇静药的应用，如麻醉药、镇静药和止咳药的应用所致的呼吸抑制；⑤各种操作：如腰椎穿刺时使呼吸屏住，可出现心搏骤停；⑥迷走神经的兴奋性增加：一些临床操作可引起迷走神经的兴奋性增加，如鼻胃管的放置、气管插管操作等。此外，高危婴儿喂养时由于吞咽-呼吸的不协调也可引起心搏呼吸骤停。应特别注意循环的失代偿表现，包括外周循环不良、心动过缓、呼吸形式的改变或呼吸暂停、发绀、对刺激的反应性下降等。有上述表现时应尽可能停止相关的操作，并给予生命支持。

【心搏呼吸骤停临床表现】

1. 突然昏迷 一般心脏停搏 8～12s 后出现。部分病例可有一过性抽搐。

2. 瞳孔扩大 心脏停搏后 30～40s 瞳孔开始扩大，对光反应消失。

3. 大动脉（颈、肱、股动脉）搏动消失 只要体表可触及大动脉搏动，即表示体内重要器官尚有一定量的血液灌注。

4. 心音消失或心动过缓 心音消失或年长儿心率＜30次/分、新生儿心率＜60 次/分伴体循环征象消失，均需要施行心脏按压。

5. 呼吸停止或严重呼吸困难 心脏停搏 30～40s 后即出现呼吸停止。此时胸腹式呼吸运动消失，听诊无呼吸音，面色发绀或灰暗。

6. 心电图常见等电位线、心电机械分离或心室颤动 心电机械分离（electromechanical dissociation，EDM）是指心肌完全停止收缩而心电图上仍显示有心电活动。

【诊断】

心跳呼吸骤停的诊断并不困难，一般在患儿突然昏迷及大血管搏动消失时即可诊断，而不必反复触摸脉搏或听诊心音，以免延误抢救时机。

【复苏方法】

对于心搏呼吸骤停，现场抢救十分必要，应争分夺秒地进行，以保证心、脑等重要器官的血液灌流及氧供应。

1. 循环支持（circulation，C） 胸外心脏按压的指征：新生儿心率＜60 次/分；婴儿或儿童心率＜60 次/分伴有灌注不良的体征。胸外心脏按压方法：对新生儿或小婴儿按压时可用一手托住患儿背部，将另一手两手指置于乳头线下一指处进行按压（图 2-12-1A），或两手掌及四手指托住两侧背部，双手大拇指按压（图 2-12-1B）。对于 1～8 岁的儿童，可用一只手固定患儿头部，以便通气；另一手的手掌根部置于胸骨下半段（避开剑突），手掌根的长轴与胸骨的长轴一致。对于年长儿（年龄＞8 岁），胸部按压方法与成人相同，应将患儿置于硬板上，将一手掌根部交叉放在另一手背上，垂直按压胸骨下半部。每次按压与放松比例为 1∶1，按压深度为胸部厚度的 1/3～1/2，儿童的按压频率为 100 次/分。新生儿胸外心脏按压与呼吸的配合比例为 3∶1，婴儿和其他儿童胸外心脏按压与呼吸的配合比例在单人心肺复苏时为 30∶2，双人心肺复苏时为 15∶2。按压后 1min 判断有无改善，观察颈动脉（对于 1～8 岁儿童）、股动脉搏动，瞳孔大小及皮肤颜色等。在临床上当触及大动脉搏动时提示按压有效；如有经皮血氧饱和度监测，其值上升也提示有效。

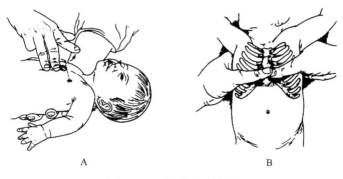

A   B

图 2-12-1   胸外心脏按压

2. 保持呼吸道通畅（airway，A）   患儿低氧血症和呼吸停止可能引起或造成疾病急剧恶化和心搏呼吸停止。因此建立和维持气道的开放和保持足够的通气是基本生命支持最重要的内容。首先应去除气道内的分泌物、异物或呕吐物，有条件时给予口、鼻等上气道吸引。将患儿头向后仰，抬高下颌，一只手置于患儿的前额，将头向背部倾斜处于正中位，颈部稍微伸展，即嗅气位（sniffing position），用另一只手的几个手指放在下颌骨的颏下，提起下颌骨向外上方（图 2-12-2），注意不要让嘴闭上或推颏下的软组织，以免阻塞气道。当颈椎损伤完全不能运动时，通过提下颌来开通气道。

也可放置口咽导管，使口咽部处于开放状态。

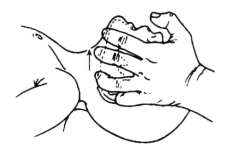

图 2-12-2　保持呼吸道通畅

3. 建立呼吸（breathing，B）　气道通畅后，患儿可能出现自主呼吸。若仍无自主呼吸时应采用人工辅助通气，维持气体交换。对于新生儿，若无自主呼吸或为无效喘息、有自主呼吸但心率<100 次/分、80%浓度的氧吸入后仍有中心性发绀时即可进行正压通气复苏。常用的方法有下述几种。

（1）口对口人工呼吸：此法适合于现场急救。操作者先深吸一口气，如患者是小于 1 岁婴儿，将嘴覆盖婴儿的鼻和嘴；如果是较大的婴儿或儿童，用口对口封住，拇指和示指紧捏住患儿的鼻子，保持其头后倾，将气吹入，同时可见患儿的胸廓抬起。停止吹气后，放开鼻孔，使患儿自然呼气，排出肺内气体。重复上述操作，儿童 18～20 次/分，婴儿可稍加快。口对口呼吸即使操作正确，吸入氧浓度也较低（<18%），操作时间过长，操作者极易疲劳，也有感染疾病的潜在可能，故应尽快获取其他辅助呼吸的方法以便替代。

（2）复苏囊的应用：在多数儿科急诊中，婴幼儿可用气囊面罩进行有效的通气。常用的气囊通气装置为自膨胀气囊，递送的氧浓度为 30%～40%。气囊尾部可配储氧装置，保证输送高浓度的氧气。带有储氧装置的气囊可以提供60%～95%的氧气。将连接于复苏皮囊的面罩覆盖于患儿的口鼻。正确的面罩大小应该能保证将空气密闭在面部，从鼻梁到下颏间隙盖住口鼻，但露出眼睛。操作者用一只手将面罩固定在患儿脸上并将其头或下颌向上翘起。对婴幼儿，操作者用环指、小指钩住其下颌角向上抬，中指根部抵住其下颌，保证面罩与面部紧密接触。在面罩吸氧时，一定程度的头部伸展能保证气道通畅。在上述操作时应观察患儿的胸廓起伏以了解辅助通气的效果；如无有效通气（表现为胸廓抬动不明显），应考虑是否仍存在气道梗阻，如气管异物仍未排出等。对于新生儿复苏的用氧问题：采用空气（21%氧浓度）复苏可能与纯氧同样有效，甚至更为有利。可在开始时用空气复苏，如在出生90s时无改善，则改为纯氧复苏。

（3）气管插管人工呼吸法：当需要持久通气时，或面罩吸氧不能提供足够通气时，就需要用气管插管代替面罩吸氧。气管插管后可继续进行皮囊加压通气，或连接人工呼吸机进行机械通气。

（李玖军）

第十三节　儿童高级心肺复苏

高级心肺复苏又称高级生命支持，是在基础心肺复苏的基础上应用药物、仪器等手段力图恢复自主心搏和自主呼吸并使生命体征稳定的过程。

1. **尽快做好监护**　心电监护有助于尽早确认是否为心室颤动或无脉性室性心动过速等需要除颤的心律，以尽早除颤，提高患儿生存率。住院患儿若已进行中心静脉压及有创动脉血压监测，可为复苏提供更多有用的信息。

2. **建立高级气道**　若操作者快速气管插管技术熟练，应尽快行气管插管，行气管插管前，应先给予气囊面罩加压给氧以使患儿拥有足够的氧气储备，气管导管插入后立刻验证位置是否恰当，确认恰当后固定导管，并开始经气管插管进行正压通气。

3. 建立血管通路 需要复苏的患儿应尽早建立血管通路，其中周围静脉穿刺最常用，周围静脉穿刺困难时可予骨髓穿刺（图 2-13-1），建立骨髓通路。所有需静脉输入的复苏药物都可通过骨髓通路给予。

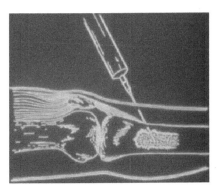

图 2-13-1 骨髓穿刺

4. 药物治疗 复苏药物最好经血管通路输入，血管通路建立困难，并且已经气管插管者，可经气管导管给予肾上腺素、利多卡因、阿托品和纳洛酮，其他药物不能经气管导管给予。常用药物有下述几种。

（1）肾上腺素：儿科患者最常见的心律失常是心搏骤停和心动过缓，肾上腺素有正性肌力和正性频率作用。剂量：0.01mg/kg，（1∶10 000 溶液 0.1ml/kg），静脉或骨髓腔内给予；第二剂和以后的剂量可与首次剂量相同，也可用 1∶1000 溶液，剂量为 0.1～0.2mg/kg；气管内给药 0.1mg/kg。上述给药可间隔 3～5min 重复 1 次。

（2）碳酸氢钠：儿科患者中心搏骤停的主要病因是呼吸衰竭，快速有效的通气对于控制心搏呼吸骤停引起的酸中毒和低氧血症很必要。但心搏骤停常规应用碳酸氢钠并不一定能改善预后。碳酸氢钠应用可促进 CO_2 生成，而 CO_2 比 HCO_3^- 更易通过细胞膜，可以引起短暂的细胞内酸中毒，从而导致心肌功能不全。鉴于这些潜在毒性，轻、中度酸中毒，特别是有通气不足存在时，不宜使用碳酸氢钠。改善通气和扩容一般可以解决酸中毒，心搏骤停较长时间的患儿可考虑使用碳酸氢钠，其剂量为 1mEq/kg，可经静脉或骨髓腔给予。当自主循环建立及抗休克液体输入后，碳酸氢钠的用量可依血气分析的结果而定。

（3）阿托品：应用指征为低灌注和低血压性心动过缓、预防气管插管引起的迷走神经性心动过缓、房室传导阻滞所引起的少见的症状性心动过缓及抗胆碱酯酶类药物中毒等。剂量：0.01～0.02mg/kg，静脉、气管内或骨髓腔给药，间隔 5min 可重复使用。最大剂量儿童不能超过 1mg，青少年不超过 2mg。

（4）葡萄糖：在婴幼儿心脏复苏时，应快速进行床边的血糖浓度检测，有低血糖时应立即给予葡萄糖。当无血糖监测条件而患儿有低血糖症状或临床怀疑有低血糖时，也可给予葡萄糖。剂量：0.5～1.0g/kg，以 25% 葡萄糖溶液静脉滴注。对于新生儿，可用 10% 葡萄糖溶液 1ml/kg 静脉滴注。

（5）钙剂：仅在疑有低钙血症时才可给予钙剂，在治疗高钾血症、高镁血症、钙通道阻滞剂过量时，也可考虑使用。对心脏已停搏者不适用。剂量：葡萄糖酸钙 100～200mg/kg（10% 葡萄糖酸钙 1～2ml/kg）或氯化钙 10～30mg/kg（10% 氯化钙 0.1～0.3ml/kg）。

（6）利多卡因：当存在心室颤动时可用利多卡因。剂量：负荷量为 1mg/kg，负荷量给予后即给予静脉维持，剂量为 20～50μg/（kg·min）。

（7）纳洛酮：用于阿片类药物过量。在新生儿，纳洛酮仅用于在正压通气后心率和皮肤颜色正常而仍有呼吸抑制的患儿，同时患儿母亲在分娩前 4h 内有使用过阿片类药物者。常用剂量为 0.1mg/kg，静脉或气管内给药，必要时可重复给药，最大剂量为 2mg。

5. 电击除颤复律（electricity，E） 尽管患儿可能无基础心脏疾病，在复苏过程中仍可出现心律失常。当出现心室颤动、室性心动过速和室上性心动过速时，可用电击除颤复律。

6. 停止心肺复苏的指征 对自主循环不能恢复者，目前尚无证据支持何时终止心肺复苏最为恰当。意识和自主呼吸等中枢神经系统功能未恢复的表现不能作为终止复苏的指征；在复苏期间不做脑死亡判断。

（李玖军）

第十四节 危重患儿转运

【概述】

危重患儿转运是儿科急救医疗工作重要的一环。基层医疗机构缺少诊断或治疗危重患儿的必要设备和技术力量，要将危重儿转运至具有该种能力的儿科重症监护病房（PICU）或新生儿重症监护病房（NICU）。

随着急救医疗模式的发展，院前急救包括现场急救（从事发地到医院）和院间转诊（基层医院到上级医院）。现场急救是急危重症患者或灾难伤员能否获救并减少并发症的基本保证。院间转运是以三级医院为中心向周围辐射，集转运、通讯联络和培训为一体的特殊医疗系统，故近年来又称转运网络。我国基层医院由于受条件、设备和技术的限制，加上儿科疾病起病急、发展快和调节能力差等特点，重症患儿需要通过院间转诊到三级医院得到有效的治疗。院间转诊是一项主动把流动的重症监护室（ICU）送到危重儿身边的双程转运系统。一般认为,危重患儿转诊应包括转诊前评估、转诊中观察及干预和转诊后入重症监护室三大部分。

危重儿的转运是将整个移动的 PICU 或 NICU 包括人员、设备等送到危重儿的身边,不但要就地抢救,稳定病情,还要将患儿安全护送至 PICU 或 NICU 进行救治,以提高患儿的抢救成功率,降低神经系统后遗症,提高生存质量。安全的转运有很高的要求,不但要有高效率的组织领导,还要有足够的人员配备和医疗设备,良好的通讯联络,以及相关部门、各基层医院医护人员的良好合作与密切配合,同时还需要得到家长的支持与同意。

【院间转诊过程】

1. **转运前评估** 基层医疗机构评估患儿存在需要转诊的指征后,电话联系接收医院,接收医院值班人员接到呼叫电话,详细记录对方医院的地址、科室、患儿年龄、病情、联系电话及家属态度,并由值班人员通知相关专业的医师、护士及司机出诊。转诊医师及时而准确地通过病史、临床表现、实验室与影像检查对危重患儿病情和死亡风险进行评估,告知如何稳定病情,做好转运前各项准备工作,判断重症患儿能否通过转运体系进行安全而有效的院间转诊。通知对方出发时间,要求在 15~20min 出发。转诊护士出发前再次检查转运用物是否处于备用状态。转诊司机确定转运路径。

2. **转诊中观察和干预** 到达当地医院后,由转诊团队携带抢救设备,参与现场抢救,稳定生命体征,建立静脉通道。将转运的必要性和潜在风险告知患者及其家属,获得其知情同意并签字。做好出发前准备与评估,包括当前生命体征、意识、循环、全身状况、静脉通道、引流管情况。重点把握呼吸处理:适当放宽气管插管指征,避免转运途中插管,对已气管插管者要检查导管型号、深度;检查复苏囊的通气效果及是否配套。有烦躁者须用镇静药并有效清理呼吸道。做好病历及各种检查结果的记录,认真交接病情经过和使用药物。在路途中，保持管路通畅，密切监护，病情变化时及时抢救处理并做好记录。

3. 转诊后抢救　在转运患儿即将到达接收医院前30min，联系接收医院，针对患儿目前病情，告知所需入住科室，如需进行抢救则通知相关科室准备好所需设备。对危重患儿开辟绿色通道，采取先入病房、后办手续的方式，减少病情延误时间。向接收科室医师详细交代患儿转运前及转运过程中的情况，做好交接。

【开展危重患儿转运方法】

1. 建立院间转诊网络　建立院间转诊的组织系统和组织机构，县（市）以上地区要建立院间转诊指挥中心，负责统一指挥本地区的院间转诊工作。要实行三级转诊体制，按各医疗机构的急救医疗能力划分为三个等级，组成本地区的转诊医疗服务网络。根据我国的现状和客观条件，大城市以儿童医院为基础，以医院 ICU 和急诊室为龙头，与各级医院儿科组织成立各种形式的儿科和新生儿急救网络，能做到投资少、节约人力和物力、既有较好急救条件又能缩短急救反应时间和互通信息等作用，还可提高医院新生儿病房和ICU 的住院人数，更好地发挥急救效能。结合我国国情，转诊网络半径以 50km 为宜，便于移动式 ICU 在 30min 以内到达现场。

2. 转运中心　医院设立专门、独立的转运中心，实行24h 值班制，负责接听转诊电话，详细记录转诊患儿病情，然后根据患儿病情立即通知相关科室的医师和护士出诊，同时通知急救车辆准备出车。出诊护士和医师根据患儿病情的需要准备面罩、氧气瓶、复苏囊、气管导管及基本急救药物等。司机对急救车辆的油箱、刹车、车胎等关键部件做安全确认检查。

3. 移动式 ICU（救护车）配备

（1）救护车：保持救护车的良好性能，保证行车安全，出车前司机对车辆进行安全检查,包括刹车、轮胎、安全带、转向、雨刮器、灯光、机油和水箱等,司机班班长督导记录。

(2)出诊床、移动温箱或担架,出诊前准备好,转运过程中固定好。

(3)急救箱:每次出诊必须携带急救箱,内装有腕带、电极片、吸痰管、体温计、手电筒、听诊器、不同型号的喉镜和气管导管、复苏囊、面罩、输液用物及常用抢救药物。抢救药物包括肾上腺素、阿托品、地塞米松、呋塞米、多巴胺、毛花苷 C、纳洛酮、西咪替丁、维生素 K_1、地西泮、苯巴比妥、碳酸氢钠、葡萄糖酸钙和血凝酶(立止血)14种。另需携带适量输液液体。

(4)每次出诊必须携带的设备:氧气袋 1 个、氧气瓶 2 个、监护仪或脉氧仪 1 台、输液泵 1 个及便携式吸引器 1 个。

(5)出诊前由出诊医师根据对方医师提供的病情决定是否需要携带其他设备,血糖不稳定需携带快速血糖测定仪,在对方医院已经气管插管上呼吸机或常压给氧下血氧饱和度仍低于85%者需携带车载呼吸机,并加两瓶氧气。

4. 专业转诊团队 转运队伍由执业医师、注册护士和专职司机三人组成。如果一次转运 2 个以上患儿则需要增加医师和护士的人数,路途遥远或夜间出诊应适当增加专职司机。医师和护士必须为本院在职在编的获得执业许可证的人员,至少接受过急救技术培训,掌握如下技术:①掌握气管插管(医师)、气囊加压给氧技术,掌握纠正酸中毒、扩容等技术;能正确处理气胸、窒息、惊厥、低血糖等常见症状;②能熟练地建立周围静脉通路(护士);③能熟练掌握儿科急救用药的剂量和方法;④掌握转运所需监护、治疗仪器的应用和数据评估。

5. 规范重症患儿院间转诊模式和机制 院间转诊是急救医疗服务体系重要的组成部分,必须隶属于政府卫生行政主管部门,借助足够的授权和强制的行政手段来确保所在地区急救医疗体系能够高效科学合理运行。急救医疗网络内的院间转运中心既要解决好出诊抢救等涉及院前急救的所有技术问题,还要解决好接诊后患儿合理去向的管理问题。因此,政府部门为了完善我国急救医疗服务体系,应进一步规范院间转诊模式和运行机制。

【转诊过程中注意事项】

1. 依据儿科患儿的疾病特点,心脏起搏器和除颤仪为非必须携带抢救设备。

2. 心律失常者原则上不转运。

3. 循环衰竭的患儿原则上不宜转运,如需转运,需在当地医院进行初步处理后才能转运,对方医院提供的病史如已有或潜在的循环不稳定者需携带监护仪。

4. 转运前气管插管的指征可以适当放宽。

5. 转运途中患儿发生病情变化需抢救时,应停车进行,如未携带车载呼吸机,由医护人员进行复苏囊加压给氧转运。

6. 转运途中患儿出现气胸,可先用注射器进行穿刺和抽气。

7. 疑似和确诊的传染病患儿,依据相关规定应由具有转运设备的传染病医院负责转运。

(潘佳丽)

第三章

◉ 新生儿疾病

第一节 新生儿概论

一、新生儿分类

【根据胎龄分类】

胎龄从最后 1 次正常月经第 1 天起至分娩时为止。

1. 足月儿 指胎龄满 37～42 周（259～293d）出生。

2. 早产儿 指胎龄不足 37 周（259d）出生。

3. 过期产儿 指胎龄≥42 周（294d）出生，见表 3-1-1。

表 3-1-1 新生儿胎龄分类

分类	出生胎龄
足月儿	≥37 周至<42 周
早产儿	≥28 周至<37 周
极早早产儿	≥22 周至<28 周
过期产儿	≥42 周

【根据出生体重分类】

根据出生体重，患儿分为正常出生体重儿、低出生体重儿、极低出生体重儿、超低出生体重儿和巨大儿，见表 3-1-2。

表 3-1-2 根据出生体重分类

分类	出生体重（g）
正常出生体重儿	≥2500 至≤4000

续表

分类	出生体重（g）
低出生体重儿	＜2500
极低出生体重儿	＜1500
超低出生体重儿	＜1000
巨大儿	＞4000

【根据出生体重与胎龄关系分类】

根据出生体重与胎龄关系，患儿分为适于胎龄儿、小于胎龄儿和大于胎龄儿，见表 3-1-3，图 3-1-1。

表 3-1-3　新生儿体重与胎龄关系分类

分类	出生体重(g)与胎龄
适于胎龄儿	出生体重在同胎龄儿平均体重第 10 至第 90 百分位之间者
小于胎龄儿	出生体重在同胎龄儿平均体重第 10 百分位以下者
足月小样儿	胎龄已足月,出生体重＜2500
大于胎龄儿	出生体重在同胎龄儿平均体重第 90 百分位以上者

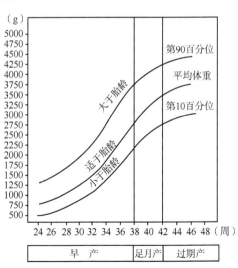

图 3-1-1　新生儿出生体重与胎龄关系曲线图

【根据出生后周龄分类】

1. 早期新生儿　出生 1 周以内的新生儿。

2. 晚期新生儿　出生第 2～4 周的新生儿。

【高危儿】

高危儿是指已发生或可能发生危重疾病而需监护的新生儿。高危因素包括下述几项。

1. 母体妊娠期高危因素　孕母年龄＞40 岁或＜16 岁，慢性疾病如糖尿病、慢性肾病、心脏疾病、肺病、高血压、贫血、血小板减少症等；羊水过多或过少；妊娠早期或晚期出血；羊膜早破和感染。

2. 分娩时高危因素　早产或过期产，急产或滞产，胎位不正、臀位产，胎粪污染，脐带过长、过短或被压迫，剖宫产。

3. 胎儿和新生儿期高危因素　多胎儿、胎儿心率或节律异常，有严重先天畸形，Apgar 评分≤7 分，新生儿出生时面色苍白或发绀，呼吸异常，低血压或出血。

二、简易胎龄评估法

简易胎龄评估法：胎龄周数=27+总分。体重＜2500g，出生后 3d 内住院者，均应评估胎龄，见表 3-1-4。

表 3-1-4　简易胎龄评估法（胎龄周数=总分+27）

体征	0分	1分	2分	3分	4分
足底纹理	无	前半部不明显红痕	红痕>前半部褶痕<前 1/3	折痕>前 2/3	明显深的折痕>前 2/3
乳头形成	难认，无乳晕	明显可见乳晕淡、平，直径<0.75cm	乳晕呈点状边缘不突起，直径<0.75cm	乳晕呈点状边缘突起，直径>0.75cm	
指甲		未达指尖	已达指尖	超过指尖	

续表

体征	0分	1分	2分	3分	4分
皮肤组织	很薄，胶冻状	薄而光滑	光滑，中等厚度，皮疹或表皮翘起	稍厚，表皮皲裂翘起以手足最为明显	厚，羊皮纸样,皲裂深浅不一

（刘　畅　岳冬梅）

第二节　新生儿呼吸窘迫综合征

【概述】

新生儿呼吸窘迫综合征（neonatal respiratory distress syndrome，NRDS）又称新生儿肺透明膜病（hyaline membrane disease，HMD），多见于早产儿，由于缺乏肺表面活性物质所致,临床表现为出生后不久出现进行性加重的呼吸窘迫和呼吸衰竭。肺病理特征为外观暗红，肺泡壁至终末细支气管壁上附有嗜伊红透明膜和肺不张。

【病因及发病机制】

肺表面活性物质（pulmonary surfactant，PS）缺乏是NRDS 的根本原因。病因包括早产、择期剖宫产、糖尿病母亲婴儿、肺表面活性物质蛋白基因缺陷、围生期窒息酸中毒、低温、前置胎盘、胎盘早剥、肺部感染及遗传因素。PS 能降低肺泡表面张力，使肺泡张开，PS 缺乏时，肺泡表面张力增高，肺泡逐渐萎陷，肺不张，发生缺氧、酸中毒、肺小动脉痉挛，肺动脉高压，导致动脉导管和卵圆孔开放，右向左分流，缺氧加重，肺毛细血管通透性增高，血浆纤维蛋白渗出，形成肺透明膜，使缺氧、酸中毒更加严重，导致临床上呼吸困难和发绀等症状进行性加重，多见于早产儿，胎龄越小，发病率越高，见图 3-2-1。

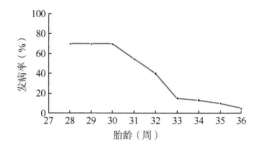

图 3-2-1　NRDS 发病率与胎龄关系

【临床特点】

1. 出生后不久出现进行性呼吸困难和呼吸衰竭。出生时或不久（2～6h）起病，出现进行性呼吸窘迫（呼吸困难）。

（1）呼吸急促（呼吸频率>60 次/分）、鼻翼扇动和吸气性三凹征。

（2）呼气呻吟（与病情轻重成正比）。

（3）发绀，严重时呻吟减弱或消失，面色青灰，常伴有四肢松弛。

（4）心音由强转弱，偶在胸骨左缘可听到收缩期杂音。

2. 查体鼻翼扇动，胸廓扁平、塌陷，呼吸浅表不规则，呼吸暂停，吸气三凹征，肺部听诊呼吸音可正常，也可减弱，深吸气时可闻及细湿啰音。

【辅助检查】

1. **实验室检查**　血气离子分析提示动脉血氧分压（PaO_2）降低、动脉血二氧化碳分压（$PaCO_2$）增高及酸中毒；泡沫试验阴性。

2. **影像学检查**　X 线胸片是目前确诊 NRDS 的适宜手段，动态 X 线更有助于诊断、鉴别诊断及治疗效果的判断。分级：Ⅰ级，两肺野普遍透亮度降低（充气减少），可见均匀散在的细小颗粒（肺泡萎陷）和网状阴影（细支气管过度通气）；Ⅱ级，除Ⅰ级变化加重外，可见支气管充气征（支气管过度充气），延伸至肺叶中外带；Ⅲ级，病变加重，肺野透亮度更加降低，心缘、膈缘模糊；Ⅳ级，整个肺野呈白肺，支气管充气征更加明显，胸廓扩张良好，横膈位置正常，见图3-2-2。

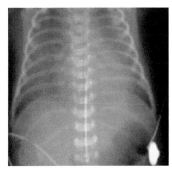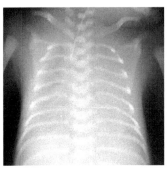

图 3-2-2　NRDS 患儿 X 线特征

3. 彩色多普勒超声检查　确诊动脉导管开放及肺动脉高压。

【诊断及诊断标准】

1. 早产、窒息、孕母糖尿病等病史。

2. 出生后 2～6h 出现呼吸困难、发绀、呼气性呻吟、吸气性三凹征进行性加重。

3. 泡沫试验阴性。

4. X 线早期两肺细小颗粒阴影，最后不透亮、变白、有支气管充气征。

【鉴别诊断】

1. 湿肺　因肺内液体积聚引起，多见于足月儿和剖宫产儿，可有缺氧史（宫内窘迫、窒息史），出生后 2～5h 呼吸急促，唇周绀，哭声响，反应与吃奶好，X 线表现：以肺泡积液、肺间质积液、叶间或胸腔积液，血气分析多正常，肺部粗湿啰音。本病为自限性，预后良好。

2. B 组链球菌肺炎　国外多见。母亲有胎膜早破或宫内感染史，多于宫内及分娩过程中感染。孕母、患儿血细菌培养，以及宫颈、咽拭子中培养出 B 组链球菌。

3. 膈疝 多表现为阵发性呼吸急促及发绀，腹部凹陷空虚，患侧胸部可闻及肠鸣音，呼吸音减弱或消失。胸部 X 线片：可见患侧胸部有充气的肠曲或胃泡影及肺不张，纵隔向健侧移位；钡剂可明确。

【治疗】

《2019 年欧洲呼吸窘迫综合征管理指南》，使用 GRADE 等级反映每个推荐意见的证据支持力度。证据质量从高到低用 A 到 D 表示，1 为强烈推荐，2 为弱推荐。

1. 产前预防 对拟行剖宫产术或提前分娩者，判定胎儿大小和胎肺成熟度；对妊娠 24～34 周需提前分娩或有早产迹象的胎儿，出生 48h 前给孕母肌内注射地塞米松或倍他米松。产前应使用硫酸镁作为神经保护剂（A1）。

2. 产房复苏

（1）脐带结扎：脐带钳夹延迟至少 60s 能提高存活率。

（2）氧气/空气：无论足月儿或早产儿，正压通气均要在脉搏血氧饱和度仪的监测指导下进行，足月儿开始用空气进行复苏，早产儿开始给氧浓度 21%～40%，用空氧混合仪根据血氧饱和度调整给氧浓度，使氧饱和度达到目标值（表 3-2-1）。胸外按压时给氧浓度要提高到 100%。

表 3-2-1 出生后导管前目标氧饱和度

出生后时间（min）	氧饱和度
1	0.60～0.65
2	0.65～0.70
3	0.70～0.75
4	0.75～0.80
5	0.80～0.85
10	0.85～0.90

（3）气管插管或持续正压通气（CPAP）：对于小早产儿来说，CPAP 为首选呼吸支持相比高流量鼻导管（HHFNC）更有效。对存在自主呼吸者应使用面罩或经鼻CPAP，推荐压力 6～9cmH$_2$O（A1）。

3. **肺表面活性物质治疗**

（1）使用方法：与常规气管插管或 INSURE 技术相比，LISA 能减少机械通气，降低 BPD 发生率。

（2）准备工作：不同来源的天然 PS 疗效相似，但猪PS 200mg/kg 优于猪 PS 100mg/kg 和牛 PS100mg/kg。

（3）使用时机：如需要 PS，使用越早效果越好；FiO$_2$＞30%可预测 CPAP 失败。

（4）RDS 欧洲指南推荐 PS 治疗。

1）RDS 患儿应使用天然型 PS（A1）。

2）PS 早期治疗应成为标准化的使用方法，但对出生后需要气管插管的婴儿稳定时可在产房使用 PS（A1）。

3）RDS 患儿应尽早使用 PS 治疗。推荐方案：在呼气末正压通气（PEEP）最优化的前提下，胎龄＜26 周且 FiO$_2$＞0.30，胎龄＞26 周且 FiO$_2$＞0.40 应给予 PS 治疗（B2）。

4）猪 PS 首次剂量 200mg/kg 治疗效果优于 100mg/kg猪 PS 或牛 PS（A1）。

5）对有自主呼吸的新生儿，推荐使用 CPAP 同时采用LISA 技术给予 PS（B2）。

6）若存在 RDS 病情进展证据，如持续需氧或机械通气，应使用第二剂、甚至第三剂 PS 治疗（A1）。

4. **复苏稳定后的氧疗**

（1）吸氧早产儿经皮血氧饱和度目标应控制在 90%～94%（B2）。

（2）为实现这一目标，报警范围应设置为 89% 和 95%（D2）。

5. 无创呼吸支持

（1）所有 RDS 高危患儿，且无须插管复苏者，均应使用 CPAP（A1）。

（2）提供 CPAP 的仪器并不重要，重要的是使用短的双孔鼻塞或鼻罩，起始压力 6～9cmH₂O（A2）。CPAP 联合早期 PS 治疗是 RDS 最佳治疗方案（A1）。

（3）呼吸机提供的无创正压通气（NIPPV）相比双水平 CPAP，可降低拔管失败率（B2）。

（4）高流量鼻导管吸氧可在降级呼吸治疗阶段替代 CPAP（B2）。

6. 机械通气策略

（1）RDS 患儿复苏稳定后，若其他呼吸支持治疗无效可使用机械通气（A1），并尽可能缩短机械通气时间（B2）；推荐使用目标潮气量通气，有助于缩短机械通气时间，降低支气管肺发育不良（BPD）和脑室内出血的发生（A1）；因低碳酸血症（A1）和严重高碳酸血症（C2）可增加脑损伤的风险，故应避免。

（2）撤机时早产儿可耐受允许性高碳酸血症，但需维持 pH＞7.22（B2）；推荐使用咖啡因辅助撤机（A1）。

（3）所有存在机械通气高风险的患儿，如出生体重＜1250g 需无创呼吸支持早产儿，应尽早使用咖啡因（C1）；机械通气超过 1～2 周的患儿，小剂量、短疗程的地塞米松有助于成功拔管（A2）。

7. 合并症的治疗

（1）新生儿持续肺动脉高压（persistent pulmonary hypertension，PPHN）减少刺激，维持体温，建立动静脉通路，监测动脉导管前后血氧饱和度，纠正酸中毒及离子紊乱，维持血糖稳定，维持足够血管内容量，改善心排血量，维持足够体循环血量，减少右向左分流，改善供氧，达到理想肺容量，改善肺容量及通气/血流比值，必要时一氧化氮吸入

（氧合指数＞25），没有条件吸入一氧化氮的医院，可使用西地那非，剂量每次 1～3mg/kg。6～8h 口服一次，注意监测血压；若氧合指数＞40 应考虑使用体外膜肺氧合法（extracorporeal membrane oxygenation，ECMO）。

（2）动脉导管未闭（persistent ductus arteriosus，PDA）：吲哚美辛或布洛芬已被证明治疗动脉导管未闭有同样疗效，但布洛芬可有更少的暂时性肾衰竭或新生儿坏死性小肠结肠炎（NEC）发生（A）。

【预后】

PS 及辅助通气的临床应用可能使重症新生儿呼吸窘迫综合征患儿达到较好的治疗效果。不仅能缩短住院时间、呼吸机使用时间、症状恢复时间，还能降低并发症发生率。

【经验指导】

经鼻间歇正压通气（NIPPV）拔管失败率低于CPAP；对于胎龄超过 28 周早产儿，加温湿化高流量鼻导管通气（HHHFNC）与 CPAP 疗效相似。容量目标通气：目标潮气量通气显著缩短机械通气时间，降低 BPD 发生率；选择性高频振荡通气与常频机械通气疗效相当。

（刘　畅　岳冬梅）

第三节　新生儿感染性肺炎

【概述】

新生儿感染性肺炎为我国新生儿期最常见疾病之一，是引起新生儿死亡的主要原因。新生儿肺炎可发生在宫内、分娩过程中或出生后，由细菌、病毒、真菌或原虫等引起。全球每年约 200 万新生儿死于肺炎。

【病因及发病机制】

病原微生物侵入肺泡所引起的呼吸道感染性疾病,以细菌、病毒最常见,其次还有支原体、衣原体、真菌及原虫等。新生儿感染性肺炎多为病毒与细菌混合感染。

【临床特点】

新生儿感染性肺炎的发病率占新生儿呼吸系统疾病的28.2%,其中发生在宫内和分娩过程中的占活产新生儿的0.5%,其临床表现很不典型。

1. 宫内感染性肺炎 孕母有胎膜早破史,胎儿吸入污染的羊水;或孕母有败血症经血行传播至肺而感染肺炎。孕母阴道内的细菌(大肠埃希菌、克雷伯杆菌、李斯特菌、GBS、金黄色葡萄球菌)和真菌、病毒、支原体、衣原体等病原上行感染所致。大多表现为产后24h内出现口吐泡沫、呼吸困难、呻吟、发绀、体温不稳定,反应差,肺部听诊可有啰音,但出现较晚。

2. 分娩过程中感染性肺炎 多见于急产产道未经消毒时,吸入产妇阴道内含有病原体的污染羊水或分泌物而感染肺炎。细菌感染以革兰阴性菌较多见,其他也有 B 群链球菌、沙眼衣原体、解脲脲原体、巨细胞病毒和疱疹病毒感染。表现为产后 2~3d 出现鼻塞、拒乳、呼吸困难和发绀等,肺部体征逐渐明显,听诊可有或无干、湿啰音。

3. 出生后感染性肺炎 多见于呼吸道感染患者接触感染、脐炎、皮肤感染和败血症经血行传播而感染;医源性传播而感染肺炎。细菌多以金黄色葡萄球菌、大肠埃希菌多见;病毒以呼吸道合胞病毒及腺病毒感染多见;也有少数卡氏肺孢子虫、解脲脲原体或衣原体感染者。通常先有上呼吸道感染症状,1~2d 后出现咳嗽、气促、鼻翼扇动、三凹征等,有时仅表现为不哭、拒乳、体温不稳等症状,肺部听诊可有或无干、湿啰音。

4. 呼吸机相关性肺炎 ①患者机械通气 48h 后发生肺

部炎症；②体温＞37.5℃，呼吸道吸出脓性分泌物，肺部听诊可闻及湿啰音，外周血象白细胞增多；③胸部 X 线片检查示肺部有浸润阴影；④支气管分泌物培养出病原菌；⑤对考虑肺部已经存在感染者，应在上机前和上机后 48h 分别行痰细菌培养，如病原菌不同可考虑呼吸机相关性肺炎的诊断。

【辅助检查】

1. 实验室检查：血常规、C 反应蛋白（CRP）、降钙素原、IL-6、血细菌培养、尿常规、便常规、呼吸道病原检测、痰细菌培养、TORCH、血气离子分析。

2. 非特异性检查：特异性 IgM＞200～300mg/L 或特异性 IgM 升高对产前感染有诊断意义。

3. X 线表现（图 3-3-1）：是诊断肺炎的重要依据，应动态检查。不同病原体感染性肺炎胸部 X 线表现有所不同。宫内感染性肺炎第 1 天胸片可无改变，24h 后显示为间质性或细菌性肺炎改变。病毒性肺炎以间质性肺炎病变、两肺膨胀过度、肺气肿为主；细菌性肺炎常表现为两肺弥漫性模糊影，密度不均；金黄色葡萄球菌合并脓胸、气胸或肺大疱时可见相应的 X 线胸片表现。

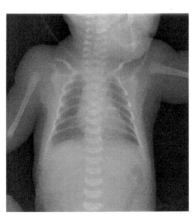

图 3-3-1　新生儿肺炎 X 线胸片特征

4. 纤维支气管镜，选自本院新生儿科感染性肺炎患儿（图 3-3-2）重者可出现塑形性支气管炎（图 3-3-3）。

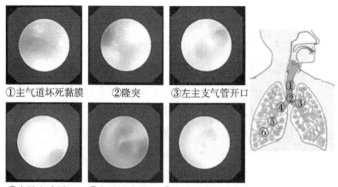

①主气道坏死黏膜　②隆突　③左主支气管开口

④右肺上叶开口　⑤右肺下叶开口　⑥右肺下叶B8亚段痰栓

图 3-3-2　新生儿肺炎（肺实变）气管镜下改变

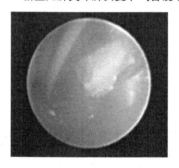

图 3-3-3　新生儿肺炎形成塑形性支气管炎镜下改变

【诊断及诊断标准】

结合患儿临床症状、体征，实验室和 X 线胸片等辅助检查结果，即可确诊。

【鉴别诊断】

1. 湿肺　一般于出生后立即或数小时内出现呼吸困难，多因肺泡内及间质内液体过多、吸收延迟导致。但持续2～3d 症状消失；X 线胸片可见双肺透亮度下降、斑片状渗出影、网状、增粗、肺泡及间质积液等。

2. 新生儿呼吸窘迫综合征　起病早，呼吸困难呈进行性加重比较明显，很快出现发绀和呼吸衰竭。X线胸片表现为普遍性的双肺透亮度下降，呈磨玻璃样改变，随着病程的进展出现白肺，可见支气管充气征。

3. 胎粪吸入综合征　多为足月儿，有窒息史，羊水被胎粪污染，有吸入混合胎粪和羊水的证据。

【治疗】

1. 加强护理　温度、湿度。

2. 供氧及呼吸道管理　保持呼吸道通畅，雾化、吸痰等。

3. 抗病原治疗　诊断明确后尽早给药，在未明确以前，可经验性选用抗生素。

4. 胸部物理治疗　雾化、吸痰、体位引流、叩击或振荡。

5. 营养、液体疗法及支持疗法　限制液体入量避免肺水肿；胸腔积液必要时行闭式引流。

【预后】

新生儿肺炎在临床医学中属于比较常见的疾病，这种病症起病急，进展快，肺部病变快，有时还会出现呼吸衰竭的症状，引发多器官功能出现问题，甚至死亡。对新生儿肺炎疾病实施治疗时间越早，其能够保证的预后效果则越好。

【经验指导】

新生儿咳痰能力弱，避免呛奶，加强呼吸道管理对缩短病程至关重要。

（刘　畅　岳冬梅）

第四节　新生儿湿肺

【概述】

新生儿湿肺（wet lung of newborn）又称新生儿暂时性呼吸困难或Ⅱ型呼吸窘迫综合征。是由于经肺内淋巴管排除肺内液体延迟使之积聚引起。是一种自限性疾病。多见于足月儿，亦可见于早产儿。其发病率为 0.3%～12%，其中经自然分娩为 0.3%～3%，择期剖宫产为 0.9%～12%。

【病因及发病机制】

早产、剖宫产、男婴、围生期窒息、妊娠期高血压疾病、麻醉镇静剂为本病的危险因素。肺液吸收清除延迟是本病主要原因。在正常生产过程中通过狭窄的产道，当头部娩出而胸廓受挤压时有 1/2～2/3 的肺泡液被挤出体外。自主呼吸建立后，空气进入肺泡，剩下的肺液即被肺泡壁毛细血管所吸收。如肺泡内及间质内液体过多，吸收延迟，或有液体运转困难，以致出生 24h 内肺泡存留较多液体而影响气体交换，出现呼吸困难。

【临床特点】

病史中具有上述危险因素。

1. 轻症多见，仅持续 12～24h，主要表现为出生后立即或在数小时内出现呼吸急促（＞60 次/分）、呻吟、发绀、三凹征、鼻翼扇动、氧饱和度降低等，但反应正常，吃奶基本不受影响。肺部阳性体征少，仅呼吸音减低或粗音，一般轻症可自行缓解，多为自限性。

2. 重症少见，表现为难以纠正的严重低氧血症，呼吸急促（＞100 次/分）、呻吟、反应差、不吃不哭，如果 12h 内未缓解，常并发 RDS、持续肺动脉高压等，X 线胸片显示双肺呈白肺，肺动脉压力高，病情危重，需要机械通气等治疗，病死率高。

【辅助检查】

1. 血气离子分析中 pH、$PaCO_2$、BE，轻症在正常范围，重症可出现呼吸性酸中毒、代谢性酸中毒、低血氧症和高碳酸血症。

2. 胸部 X 线检查（图 3-4-1）　肺部病变广泛多样，但吸收快，24h 吸收约 71%，72h 吸收约 97.8%，偶有延长至

4d 吸收。

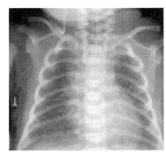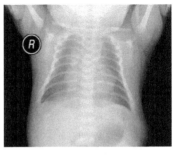

图 3-4-1 新生儿湿肺胸部 X 线表现

（1）肺泡积液症两肺野密度淡而均匀的斑片状阴影，可融合成片或呈结节状。

（2）肺气肿由部分肺泡呈代偿性膨胀所致。

（3）肺间质积液可见血管和细支气管周围增宽的条状阴影。

（4）叶间和（或）胸腔积液多为右侧叶间胸膜腔积液，占 26.19%。

（5）肺纹理增多和增粗因间质液的增加，使淋巴管和静脉的转运量增加，造成淋巴管和静脉扩张。

【诊断及诊断标准】

1. 主要依据病史、临床表现及肺影像学检查 湿肺一般于出生后立即或数小时内出现呼吸困难，轻症者症状持续数小时逐渐减轻，重症病例呼吸困难严重，症状可持续数天。

2. X 线胸片 可见双肺透亮度下降、斑片状渗出影、网状、增粗、肺泡及间质积液、肺淤血、肺气肿、叶间、胸腔积液等。

【鉴别诊断】

1. 新生儿呼吸窘迫综合征 起病早，出生后数小时出现呼吸困难，呈进行性加重比较明显，很快出现发绀和呼吸衰竭。X 线胸片表现为普遍性的双肺透亮度下降，呈磨玻璃样改变，随着病程的进展出现白肺，可见支气管充气征。

2. 羊水吸入 此病有窒息或呼吸窘迫史，呼吸急促在复苏后发生，而新生儿湿肺则出生时正常，呼吸窘迫发生较晚，X 线检查亦有助于鉴别。

3. 脑性过度换气 此为脑水肿所致。常见于足月儿伴窒息，气促，但无肺部体征，预后与病因有关。

【治疗】

加强监护和对症治疗。

1. 一般不须治疗，当呼吸急促和出现发绀时给予氧疗及血气离子分析，Ⅰ型呼吸衰竭可给予 CPAP，Ⅱ型呼吸衰竭可给予间歇正压通气（IPPV）+PEEP，注意复查胸片及血气离子分析，动态监测病情变化。

2. 当新生儿出现烦躁、呻吟的症状，可用苯巴比妥每次 3～5mg/kg。

3. 新生儿两肺湿啰音多时可用呋塞米 0.5～1mg/kg，并注意纠正心力衰竭。

【预后】

预后良好，病程短 5～6h，或 1d 内呼吸正常，长者 4～5d 恢复。

【经验指导】

新生儿湿肺大多在 48h 内吸收，72h 内基本全部吸收；所以当临床或 X 线胸片拟诊为新生儿湿肺时，短期 X 线胸片复查很有必要。

（刘　畅　岳冬梅）

第五节　胎粪吸入综合征

【概述】

胎粪吸入综合征(meconium aspiration syndrome，MAS)

是产前或产时发生的最常见的吸入性肺炎。由胎儿在宫内或产时吸入混有胎粪的羊水,而导致以呼吸道机械性阻塞及肺部化学性炎症为主要病理特征,以出生后出现呼吸窘迫为主要表现的临床综合征。多见于足月儿或过期产儿。

【病因及发病机制】

1. 胎粪吸入 若胎儿在宫内或分娩过程中缺氧,使肠道及皮肤血流量减少,迷走神经兴奋,导致肠壁缺血痉挛,肠蠕动增加,肛门括约肌松弛而排出胎粪。同时缺氧使胎儿产生呼吸运动(喘息),将胎粪吸入气管内或肺内,或在胎儿娩出建立有效呼吸后,使其吸入肺内。

2. 不均匀气道阻塞和化学性炎症 ①肺不张:因小气道被较大胎粪颗粒完全阻塞,其远端肺泡内气体吸收,引起肺不张,使肺泡通气/血流降低,导致肺内分流增加,从而发生低氧血症。②肺气肿:黏稠胎粪颗粒不完全阻塞部分肺泡的小气道,则形成"活瓣",吸气时小气道扩张,使气体进入肺泡,呼气时因小气道阻塞,气体不能完全呼出,导致肺气肿,致使肺泡通气量下降,发生 CO_2 潴留。若气肿的肺泡破裂则发生肺气漏,如间质气肿、纵隔气肿或气胸。③正常肺泡:部分肺泡的小气道虽无胎粪,但通、换气功能代偿性增强。

3. 继发性炎症 胎粪内胆酸、胆盐、胆绿素、胰酶、肠酸等的刺激作用,以及随后的继发感染均可引起肺组织化学性、感染性炎症反应,产生低氧血症和酸中毒。

4. 继发新生儿持续肺动脉高压(persistent pulmonary hypertension of the newborn,PPHN) 在胎粪吸入所致的肺不张、肺气肿及肺组织炎症,以及 PS 继发性灭活的基础上,严重缺氧和混合性酸中毒使肺小动脉痉挛,甚至血管平滑肌肥厚,导致肺动脉阻力增加,右心压力升高,发生卵圆孔水平的右向左分流,肺血管阻力持续增加,使肺动脉压超过体循环动脉压,从而导致功能性已关闭或尚未关闭的动脉导管发生导管水平的右向左分流。上述变化将进一步加重低氧血症及混合性酸中毒，并形成恶性循环。

【临床特点】

1. 吸入混胎粪的羊水：分娩时可见羊水混胎粪，患儿皮肤、脐带、指（趾）甲胎粪污染的痕迹，口鼻腔、气管插管声门或气管内吸引物见胎粪。

2. 呼吸窘迫病情轻重差异很大，吸入较少者出生时可无症状；多数患儿常在生后出现呼吸急促＞60 次/分、发绀、鼻翼扇动和吸气性三凹征等呼吸窘迫表现，少数患儿也可出现呼气性呻吟。

3. 肺部体征胸廓前后径增加：两肺先常有鼾音、粗湿啰音，以后出现中、细湿啰音。

【辅助检查】

1. 实验室检查　血气分析：pH（7.35～7.45）、PaO_2（60～80mmHg）降低，$PaCO_2$（35～45mmHg）升高；血常规、血糖、血生化，气管内吸引物、血液培养等。

2. X 线检查　出生后 12～24h 显著。X 线表现为肺纹理增粗，轻度肺气肿，膈轻度下降，心影正常；或出现散在粗颗粒、片状、团块状、云絮状影，或节段肺不张，心影常缩小；重者双肺广泛粗颗粒状或斑片状影、肺气肿，常并发气漏、纵隔积气（图 3-5-1）。

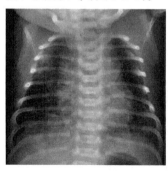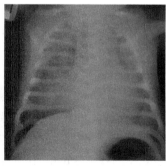

图 3-5-1　胎粪吸入综合征胸部 X 线表现

3. 彩色多普勒检查　用于评估和监测肺动脉压力，若探测到动脉导管或卵圆孔水平的右向左分流，以及三尖瓣反流征象，更有助于新生儿持续性肺动脉高压（PPHN）的诊断。

【诊断及诊断标准】

1. 患儿多为足月儿，有窒息史，羊水被胎粪污染。

2. 有吸入混合胎粪和羊水的证据是诊断的必需条件：①分娩时可见羊水混胎粪；②患儿皮肤、指（趾）甲、脐部留有胎粪污染的痕迹；③经口鼻腔吸引物中含有胎粪；④气管插管时声门处或气管内吸引可见胎粪（及有典型 X 线胸片表现可做出诊断）。

【鉴别诊断】

1. 大量羊水吸入　患儿吸入大量羊水后，因羊水内脱落的上皮细胞阻塞气道，可出现呼吸困难。呼吸急促多在复苏后即发生，一般 48～72h 后恢复正常，预后良好。

2. 新生儿感染性肺炎　患儿有感染症状，肺部听诊可闻及干、湿啰音，X 线胸片示两肺点状浸润影，片状、大小不一、不对称的浸润影，常伴有肺气肿、肺不张。

3. 足月儿 RDS　见于择期剖宫产儿，患儿常无胎粪污染羊水证据，临床表现与早产儿 RDS 相同，但临床症状可更重，易并发 PPHN。

【治疗】

1. 促进气管内胎粪排出：清理呼吸道，保持呼吸道通畅。

2. 氧疗：当 $PaO_2 < 50mmHg$ 或 $TcSO_2 < 90\%$，应依据患儿缺氧程度选用鼻导管、面罩、头罩，维持 $PaO_2 50\sim 80mmHg$ 或 $TcSO_2 90\%\sim 94\%$ 为宜。

3. 机械通气：部分患儿可能需机械通气治疗。

（1）$FiO_2 > 40\%$，可用经鼻塞 CPAP 治疗，压力 4～5cmH$_2$O，胸部 X 线提示肺过度充气时，因可诱发肺气漏，应慎用。

（2）FiO_2=60%，PaO_2＜50mmHg 或 $TcSO_2$＜85%。

（3）$PaCO_2$＞60～70mmHg 伴 pH＜7.25。

（4）严重或药物治疗无效的呼吸暂停。

4. 肺表面活性物质。

5. 抗生素：合并感染者使用抗生素，一般选择广谱抗生素，并依据相关病原学结果调整抗生素及其疗程。

6. 合并症治疗：合并严重气漏须胸腔引流，合并持续肺动脉高压应选择降低肺动脉压力的综合治疗(包括机械通气、纠正酸中毒、提高体循环压、吸入一氧化氮及其他扩血管药物)。

7. 其他对症支持治疗：限制入液量，维持正常循环，保暖、镇静，满足热能需要，维持血糖和血钙浓度正常等。

【预后】

分娩时羊水混胎粪的发生率为 5%～15%，但仅其中5%～10%发生 MAS；而 MAS 中 10%～20%患儿并发气胸，5%患儿可死亡。

【经验指导】

1. 有学者根据早产儿很少发生羊水混有胎粪，而过期产儿发生率高于 35%这一现象，推断羊水混有胎粪也可能是胎儿成熟的标志之一。

2. 预防肺气漏：需机械通气病例，吸气峰压（PIP）和PEEP 不宜过高，以免引起气胸等。

3. 如患儿出现气促、呼吸困难、发绀加重时，有可能合并气胸，应紧急胸腔穿刺抽气，可立即改善症状，然后根据胸腔内气体的多少，反复胸腔穿刺抽气或行胸腔闭式引流。

4. 如患儿出现烦躁不安、心率加快、呼吸急促、肝在短时间内迅速增大时，提示可能合并心力衰竭，应立即吸氧，给予强心、利尿药物，控制补液量和补液速度。

（刘　畅　岳冬梅）

第六节 新生儿呼吸暂停

【概述】

新生儿呼吸暂停（apnea of prematurity，AOP）是指新生儿呼吸停止时间≥20s，伴有心率缓慢<100 次/分并出现发绀、血氧饱和度下降和肌张力低下。呼吸暂停是一种严重现象，会导致低氧血症，从而导致组织缺氧和器官缺氧损伤。呼吸暂停多见于早产儿，其发病率可高达 50%～60%，胎龄越小发病率越高。胎龄越小，AOP 消失需要的时间越长（图 3-6-1）。

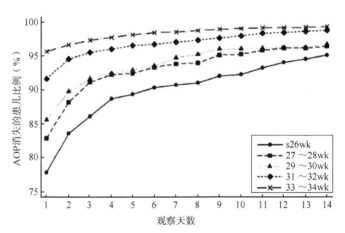

图 3-6-1　AOP 的终止时间与胎龄呈负相关

【病因及发病机制】

1. 原发性呼吸暂停　是指由于呼吸中枢发育不完善、无明显发病因素所致的呼吸暂停。

2. 继发性呼吸暂停　是指因各种不同基础疾病及其他附加因素所致的呼吸暂停，常见情况有组织供氧不足、感染性疾病、中枢神经受损、代谢紊乱、环境温度不稳定、高胆红素血症、气道梗阻、剧烈疼痛及母亲用过量麻醉镇痛药、早产儿视网膜病变（ROP）检查过程中等。

【分类】

根据发作的类型分为中枢性,阻塞性,混合性呼吸暂停。

1. 中枢性呼吸暂停患儿没有自主呼吸或呼吸动作, 但无呼吸道阻塞。

2. 阻塞性呼吸暂停有呼吸动作, 但是缺乏上部气道开放的神经肌肉控制, 尽管患儿持续进行呼吸动作, 气流仍无法进入患儿肺内。

3. 混合性呼吸暂停是中枢性、阻塞性两种呼吸暂停的联合。它能以中枢性或阻塞性呼吸暂停任一种形式开始, 以后可以两种形式交替或同时存在。

三种呼吸暂停的发生率以混合性最多, 占 53%～71%。阻塞性和中枢性分别为 12%～20% 及 10%～25%。

【临床特点】

小于 35 周的早产儿均有发生呼吸暂停的可能, 尤其小于 34 周的患儿, 应注意有无颅内病变、抽搐、感染、代谢紊乱、体温不稳定, 胃食管反流等原发病。

【辅助检查】

1. **实验室检查** 血常规识别贫血, 血细菌培养明确有无败血症, 血生化检查可排除电解质紊乱和代谢紊乱。

2. **X 线检查** X 线胸片能发现肺部疾病如肺炎、肺透明膜病等, 并对先天性心脏病诊断有一定帮助。腹部摄片可排除坏死性小肠结肠炎。

3. **头颅 CT 或 MRI** 有助于诊断新生儿颅内出血和中枢神经系统疾病。

4. **超声检查** 心脏超声检查有助于先天性心脏病的诊断。

【诊断及诊断标准】

根据病史、临床表现及实验室检查可以诊断。诊断原发性呼吸暂停需排除引起呼吸暂停的继发因素。频繁的呼吸暂停是指每小时发作一次，超过 12h。

呼吸暂停依其发作严重程度分为 4 级。

Ⅰ级：有呼吸暂停发作，但能自行恢复。

Ⅱ级：发作时需用氧气（常用鼻导管），给予鼻前部吹气刺激才能恢复。

Ⅲ级：经上述方法处理无效，需经足底刺激才能恢复。

Ⅳ级：用一般的刺激方法无效，需经复苏气囊-面罩加压给氧才能恢复自主呼吸者。

【鉴别诊断】

早产儿呼吸暂停 AOP 的诊断是排除性的，应排出其他原因引起的呼吸暂停（如中枢神经系统障碍、抽搐、原发性肺部疾病、贫血、败血症、代谢紊乱、心血管异常或咽喉部的上气道梗阻）。

【治疗】

1. 病因治疗　积极治疗原发病。

2. 一般治疗　保持舒适安静的环境，避免环境温度过高或过低。

3. 机械刺激呼吸　一旦发现患儿发生呼吸暂停，应立即进行弹足底、摸脊背、软毛刷刷头、托背加唤醒等刺激呼吸；如未能奏效，出现发绀等，应立即气囊加压给氧。

4. 药物治疗

（1）枸橼酸咖啡因：负荷剂量 20mg/kg（相当于咖啡因 10mg/kg），24h 后给维持量，每次 5mg/kg（相当于咖啡因 2.5mg/kg），每天 1 次，静脉滴注，吸收较好，0.5h 达到有效血药浓度，有效血药浓度一般在 5～25mg/L 比较稳定，也可口服 5mg/kg，在 30min 至 2h 时，血浆浓度达到 6～10mg/L，血药浓度＜50mg/L，很少出现不良反应，如＞60mg/L 可出现烦躁不安或惊厥、心动过速。少见的不良反应有胃食管反流、便秘、尿钠尿钙排泄增加等。咖啡因的半衰期很长（100h），停药后 7～10d 仍可测得一定水平的血药浓度。

（2）氨茶碱：负荷剂量 5mg/kg，静脉滴注，12h 后给维持量，每次 2mg/kg，每天 2～3 次，氨茶碱治疗血药浓度范围较窄，一般在 5～13mg/L，并且血药浓度不稳定，即使每天给相同的剂量，波动范围也比较大，要定期监测血药浓度，根据血药浓度调整剂量，如血药浓度 >13mg/L 可出现不良反应。常见不良反应有烦躁、心动过速、低血压、惊厥、恶心呕吐、喂养不耐受、腹胀、胃肠道出血、高血糖及电解质紊乱等，也有报道可能会影响神经发育。

（3）纳洛酮：是阿片受体拮抗剂，可全面拮抗和阻断人 β-内啡肽（β-EP）对人体的生物作用，清除或减轻对人体细胞的损伤，针对性拮抗及阻断 β-EP 对呼吸循环及中枢系统的抑制作用。0.01～0.03mg/kg 静脉推注，继而 0.5μg/（kg·min）持续静脉维持。

（4）多沙普仑：是一种主要通过外周化学感受器作用影响呼吸的较强呼吸兴奋剂。当甲基黄嘌呤治疗呼吸暂停无效时应用，小剂量（0.5～1.0mg/kg）可刺激外周化学感受器，提高每分通气量、潮气量，大剂量时能对中枢系统产生兴奋作用。推荐剂量为 1～2.5mg/（kg·h），持续静脉给药。当呼吸暂停发作频率减少时，可减量到 0.5～0.8mg/（kg·h）。

5. 无创呼吸支持及机械通气

（1）对频繁发作的呼吸暂停，可采用 CPAP，压力一般用 0.29～0.48kPa（3～5cmH$_2$O）；吸入氧浓度为 0.25～0.4。

（2）高流量（1～2.5L/min）鼻导管给氧也可达到与 CPAP 相似的疗效。

（3）无创呼吸支持方法（NIPPV）可用于治疗早产儿呼吸暂停，减少机械通气的使用。

（4）气管插管和机械通气。

呼吸机参数一般不需要很高，初调值可为：FiO$_2$ 0.25～0.4，PEEP 0.29kPa（3cmH$_2$O），PIP 0.98～1.47kPa（10～15cmH$_2$O），呼吸频率（RR）20～30 次/分，吸气时间（TI）

0.4～0.5s。以后根据病情变化和血气分析结果调节参数。

【预后】

国外报告胎龄 34 周以下的早产儿发病率高达 85%，胎龄越小发生比例越高；国内近年来报道 AOP 发病率约为 23%，在极低出生体重儿中发病率高达 90%。预后与发作原因有关，继发于中枢疾病者预后差，单纯性早产儿特发性呼吸暂停及时治疗者，预后良好。低氧血症及心动过缓反复发作处理不当者易发生脑缺氧缺血性损害及脑白质软化。

【经验指导】

监护仪报警时首先检查患儿有无呼吸暂停、心动过缓、发绀、肌张力及呼吸道梗阻等，手指弹足底，或快速摩擦背部刺激呼吸，或用气囊面罩加压呼吸。努力寻找呼吸暂停原因，如供氧不足、感染性疾病、中枢神经受损、代谢紊乱、环境温度不稳定、高胆红素血症、气道梗阻、剧烈疼痛及母亲用过量麻醉镇痛药等。咖啡因治疗早产儿呼吸暂停临床试验结果显示，咖啡因组三种水平的呼吸支持（气管插管正气压、无创正气压和补充氧气）时间显著缩短，降低 BPD 发生率。

（刘　畅　岳冬梅）

第七节　动脉导管未闭

【概述】

动脉导管未闭（patent ductus arteriosus，PDA）是常见的先心病之一，占先心病的 15%～20%。早产儿 PDA 的发病率更高，胎龄越小、出生体重越低，PDA 发生率越高。

【病因及发病机制】

动脉导管连接于主动脉弓降部和肺动脉分叉近左肺动

脉之间,是胎儿血液循环的重要通道,出生后由于呼吸建立,肺动脉压力和阻力迅速下降,流经动脉导管的血液中血氧含量急剧上升,前列腺素 E 分泌减少等原因,促使动脉导管逐渐关闭。PDA 的发生率与胎龄有关,一般足月儿出生后 72h 几乎全部发生功能性关闭,而早产儿 PDA 发生率约为 20%,胎龄不足 28 周的早产儿 PDA 发生率高达 60%。且早产儿动脉导管不仅关闭延迟,即使关闭,也可能因某些因素再次开放。RDS 的患儿在恢复期随着肺顺应性的改善,肺血管阻力下降,动脉导管更易再次开放。PDA 分流量的大小与导管的粗细及主、肺动脉脉压差有关。一般情况下,新生儿主动脉压力超过肺动脉,使肺循环、左心房、左心室血流量增加,左心容量负荷增加,导致左心房、左心室扩大,甚至发生充血性心力衰竭。当存在肺动脉高压或肺循环阻力超过体循环时,来自肺动脉的静脉血分流至主动脉,患儿呈现差异性发绀,即下半身发绀,右上肢正常。

【临床特点】

1. 症状 分流量小者可无症状,分流量大者出现气急、呛咳、多汗,体重不增,甚至心力衰竭。并发肺动脉高压产生右向左分流者,可见差异性发绀。恢复期 RDS 患者,其原发病已明显好转,突然出现对氧气的需求增加、难以矫正和解释的代谢性酸中毒、喂养困难、呼吸暂停、周身发凉发花及肝在短时间内进行性增大,可能提示 PDA。

2. 体征 典型病例于胸骨左缘第二肋间有响亮粗糙的连续性机器样杂音,但新生儿期由于肺动脉压力较高,往往仅能听到收缩期杂音。早产儿动脉导管未闭时,可出现周围动脉搏动洪大,锁骨下或肩胛间闻及收缩期杂音,心前区搏动明显。

3. 并发症 在早产儿中,即使分流量不大,早产儿坏死性小肠结肠炎、肾功能减低、颅内出血、早产儿脑室周围白质软化、支气管肺发育不良的发生率也会增加。

【辅助检查】

1. 心电图　分流量大者出现左心室舒张期负荷过重图形，即左胸前导联见高的 R 波和深的 Q 波，T 波高耸直立，ST 段可有抬高。若合并肺动脉高压则出现左、右心室合并肥大。

2. X 线胸片　分流量大者心胸比率增大，左心室增大，左心房也可增大。肺动脉高压时，右心室也增大，肺动脉段突出。

3. 超声心动图　是诊断 PDA 最简单而直接的检查方法。

4. 心导管检查和造影　单纯 PDA 一般不需做心导管检查和造影检查，怀疑合并其他心血管畸形而超声心动图未能明确诊断者，才需考虑。

【诊断】

1. 临床表现　心血管系统的症状体征和呼吸系统的情况。

2. X 线胸片　可见双肺充血、心影增大等。

3. 心脏超声检查　证实导管水平的左向右分流，监测左心房的大小。

【鉴别诊断】

其他先天性心血管畸形所致的心脏杂音及血流动力学改变；可根据杂音位置、性质、是否伴有发绀等判断，常采用多普勒超声心动图进行鉴别。

【治疗】

1. 一般治疗

（1）保证足够的肺氧合。

（2）限制液体量。

（3）输注悬浮红细胞，维持 HCT＞35%。

（4）机械通气时，维持适当 PEEP，减少左向右分流，增加体循环血量。

（5）如存在液体潴留，可适当应用利尿药。

2. **药物治疗** 动脉导管的开放依赖于前列腺素，通过环氧化酶抑制剂（COX 抑制剂）以抑制前列腺素产生，可使 PDA 关闭。常用的 COX 抑制剂有吲哚美辛和布洛芬，两者的疗效均为 60%～80%。

（1）吲哚美辛：静脉制剂为首选剂型，口服剂型胃肠道反应多见。常见剂量：出生<48h，首剂 0.2mg/kg，第 2、第 3 剂为 0.1mg/kg；对于 2～7d 的患儿，分别为 0.2mg/kg、0.2mg/kg、0.2mg/kg；出生>7d 的患儿，分别为 0.2mg/kg、0.25mg/kg、0.25mg/kg。上述间隔时间为 12～24h。常见不良反应为胃肠道出血、穿孔、肾功能损害、低钠血症和脏器血流暂时性减少等。吲哚美辛的禁忌证：在使用前 24h 内发生Ⅲ度以上脑室内出血；血肌酐水平≥1.5mg/dl；血小板计数≤100×10^9/L，有出血倾向；有需要换血的严重高胆红素血症。

（2）布洛芬：推荐剂量为第 1 天 10mg/kg，第 2 天、第 3 天 5mg/kg，静脉给药或口服。布洛芬对脏器血流影响较小，尤其对肾的副作用更小。

3. **手术治疗** 反复发生或持续 PDA，伴有显著左向右分流，需对呼吸支持依赖或肺部情况恶化的患儿（特别是超低出生体重儿），在药物第二疗程失败后，或有药物治疗禁忌证者建议手术治疗。

（乔　琳　岳冬梅）

第八节　早产儿喂养

【概述】

在新生儿期，高危早产儿有很大的营养需求，出生后需要完成营养物质的储备和追赶性生长，早期热量和蛋白质的供给直接影响其出生后的体格发育。而早产儿胃肠道功能不成熟，难以满足早产儿对热量、蛋白质及各种营养素的要求，易导致宫外生长发育受限（EUGR），使近期和远期并发症增加。目前推荐早产儿肠内营养策略是：早期肠内营养性喂养；优先选择母乳和母乳强化剂、缺乏母乳时选择早产儿配方奶；适度增加奶量，减少 NEC；最终由管饲喂养过渡为奶瓶喂养或母乳喂养；完成追赶性生长。

【推荐摄入量】

1. 热量　早产儿需提高能量供应量为 110～135kcal/（kg·d），部分超低出生体质量儿（ELBW）需 150kcal/（kg·d）才能达到理想体质量增长速度。

2. 蛋白质　3.5～4.5g/（kg·d），早产儿蛋白质：热量为 3.2～4.1g：100 kcal。

3. 脂肪　5～7g/（kg·d），占总能量 40%～50%。

4. 糖类　10～14g/（kg·d），占总能量的 40%～50%。

【早期肠道内喂养】

1. 喂养指征　无先天性消化道畸形及严重疾病、血流动力学相对稳定者尽早开奶；出生体重＞1000g 者可于出生后 12h 内开始喂养；有严重围生期窒息、脐动脉插管或出生体重＜1000g 者可适当延迟至 24～48h 开奶。

2. 禁忌证　先天性消化道畸形等原因所致消化道梗阻；怀疑或诊断 NEC；血流动力学不稳定：如需要液体复苏或血管活性药多巴胺＞5μg/（kg·d）、各种原因所致多器官功能障碍等情况下暂缓喂养。

3. 微量肠道营养（MEN）　适用于无肠内营养支持禁忌证，但存在胃肠功能不良的新生儿，其目的是促进胃肠道功能成熟，改善喂养耐受性，不属于营养性喂养。应在出生后尽早开始，用输液泵持续或间歇输注法经鼻胃管输注配方奶或母乳 10～20ml/（kg·d），可持续 3～5d。

【喂养制剂的选择】

1. 母乳　早产儿如无肠道内喂养禁忌证及母乳喂养禁

忌证（如母亲某些特殊病毒感染等），应首选母乳喂养，母乳喂养至少持续至出生后 6 个月。

2. 母乳强化剂（HMF）　　推荐体重<2000g 的早产儿在母乳喂养量达到 50～100ml/（kg·d）时使用 HMF。初始时半量强化，根据耐受情况增加至全量强化。建议定期监测生长指标以做出个体化喂养方案选择，全量强化至矫正胎龄 38～40 周，转换为半量强化至矫正月龄 3 个月；而高危、并发症较多和有宫内发育迟缓（IUGB）、宫外发育迟缓（EUGR）的早产儿可强化至矫正月龄 6 个月，个别早产儿可至 1 岁。需注意的是，即使营养风险程度相同的早产儿其强化营养的时间也存在个体差异，要根据体格生长各项指标在矫正同月龄的百分位数决定是否继续或停止强化营养，最好达到生长曲线图 P_{25}～P_{50}，注意避免体重/身长>P_{90}。达到追赶目标，则可逐渐终止强化喂养。

3. 早产儿配方　　适用于胎龄在 34 周以内或体重<2000g 的早产儿。

4. 早产儿出院后配方　　对于胎龄>34 周的早产儿或出院后的早产儿。建议定期监测生长指标以做出个体化喂养方案选择，至矫正月龄 3 个月；而高危、并发症较多和有 IUGR、EUGR 的早产儿可强化至矫正月龄 6 个月，个别早产儿可至 1 岁，最好生长指标达到生长曲线图 P_{25}～P_{50}。

5. 标准婴儿配方　　适用于胃肠道功能发育正常的足月新生儿或胎龄≥34 周，体重≥2000g 的早产儿。

6. 水解蛋白配方和游离氨基酸配方　　出生时有高度过敏风险的新生儿首选适度水解蛋白配方；出生后已经发生牛奶蛋白过敏的新生儿，推荐使用深度水解蛋白配方或游离氨基酸配方。游离氨基酸配方由于其渗透压高，不适用于早产儿。不耐受整蛋白配方乳喂养的肠道功能不全（如短肠、小肠造瘘等）者，可选择不同蛋白水解程度配方。虽然水解蛋白配方营养成分不适合早产儿喂养，但当发生喂养不耐受或内外科并发症时可以考虑短期应用。

7. 无（低）乳糖配方 适用于原发性或继发性乳糖不耐受的新生儿及肠道功能不全（如短肠和小肠造瘘）患儿。

8. 特殊配方 适用于代谢性疾病患儿（如苯丙酮尿症、枫糖尿病者）。

【喂养方式】

1. 经口喂养 适用于胎龄≥32～34 周或以上，吸吮、吞咽和呼吸功能协调的新生儿。

2. 管饲喂养

（1）适应证：胎龄＜32～34 周；吸吮和吞咽功能不全、不能经口喂养者；因疾病本身或治疗的因素不能经口喂养者；作为经口喂养不足的补充。

（2）管饲途径：①口或鼻胃管喂养：是管饲喂养的首选方法。喂养管应选用内径小而柔软的硅胶或聚亚胺酯导管。②胃造瘘术或经皮穿刺胃造瘘术（PEG）：适用于长期管饲、食管气管瘘和食管闭锁等先天性畸形、食管损伤和生长迟缓者。③经幽门或幽门后喂养：包括鼻十二指肠、鼻空肠、胃空肠和空肠造瘘或经皮空肠造瘘，适用于上消化道畸形、胃动力不足、吸入高风险、严重胃食管反流者。

（3）管饲方法：①重力喂养或推注法：适合于较成熟、胃肠道耐受性好、经口或鼻胃管喂养的新生儿，但不宜用于胃食管反流和胃排空延迟者，目前更推荐重力喂养代替推注法。②间歇输注法：每次输注时间应持续 0.5～2h（建议应用输注泵），根据患儿肠道耐受情况间隔 1～4h 输注。适用于胃食管反流、胃排空延迟和有肺吸入高危因素的婴儿。③持续输注法：连续 20～24h 用输注泵输注喂养法，输液泵中的配方奶应每 3 小时内进行更换。此方法仅建议用于上述两种管饲方法不能耐受的新生儿。

【喂养量及添加速度】

初始喂养量和添加速度随出生体重不同而不同，目前国内推荐喂养量及添加速度见表 3-8-1，完全肠内喂养是指肠内喂养量达到 140～160ml/（kg·d）。2015 年加拿大早产儿喂养指南推荐，出生体重＜1000g 的早产儿自 15～20ml/（kg·d）开始营养性喂养，每天增加 15～20ml/（kg·d），观察 2～3d，如果可以耐受再考虑提高加奶速度。出生体重＞1000g 的早产儿自 30ml/（kg·d）开始营养性喂养，每天加奶 30ml/（kg·d）。

表 3-8-1　新生儿管饲喂养用量与添加速度［ml/（kg·d）］

出生体重（g）	间隔时间	开始用量	添加速度	最终喂养量
体重＜750	q2h	≤10（1 周）	15	150
750～1000	q2h	10	15～20	150
1001～1250	q2h	10	20	150
1250～1500	q3h	20	20	150
1501～1800	q3h	30	30	150
1800～2500	q3h	40	40	165
体重＞2500	q4h	50	50	180

（乔　琳　岳冬梅）

第九节　消化道出血

【概述】

新生儿消化道出血包括上消化道出血和下消化道出血，上消化道出血患儿远多于下消化道出血患儿。

【病因及临床表现】

1. 假性消化道出血

（1）咽入母血：新生儿口服铁剂、铋制剂、酚酞或中草药等可引起假性消化道出血，但较少见。分娩时咽入母亲产道中的污血，或吸入乳母乳头皲裂、糜烂处的母血，引起新生儿假性呕血和（或）便血较常见。小儿一般情况良好，无贫血貌或失血性休克，血红蛋白抗碱变试验（Apt 试验）阳性，可明确血液为母血。

（2）咽入自己的血液：新生儿由于咽入自己鼻咽腔或气道中的血液，亦可引起呕血和（或）便血，需要与真正的胃肠道出血相鉴别。通常情况下，常由插管等外伤史和局部损伤、出血所致。有黑色柏油便，大便边缘的尿布湿润处有血红色，隐血或镜检红细胞可呈阳性。

2. 全身性出、凝血性疾病　某些疾病所致 DIC，维生素 K_1 所致新生儿出血症，血小板减少性紫癜或各种先天性凝血因子缺乏症。

3. 消化道疾病

（1）反流性食管炎：胃食管反流致食管炎伴发溃疡时可出现呕血、黑粪，并有顽固性呕吐、营养不良和生长发育迟缓。

（2）急性胃黏膜病变：指各种应激因素引起的胃黏膜急性糜烂、溃疡和出血，如窒息缺氧、颅内出血、颅内压增高、败血症、低血糖、剧烈呕吐、应用非甾体抗炎药、皮质类固醇药物等。多于出生后 1～2d 起病。

（3）急性胃肠炎：可见发热、呕吐、腹泻，严重者伴有呕血、便血。

（4）肠梗阻：可表现为呕吐、腹胀、呕血、便血。肠旋转不良、肠重复畸形等可因反复呕吐引起胃肠黏膜撕裂从而引发出血。

（5）奶粉不耐受引起的过敏性肠炎也可以出现消化道出血。

（6）先天性巨结肠：可出现腹胀，排便困难，并引起下消化道出血。

（7）坏死性小肠结肠炎：可出现腹胀，呕吐，肠鸣音减弱，以及下消化道出血。

（8）肛门、直肠及乙状结肠疾病：多呈血便而非黑色柏油便。大多有严重便秘、息肉、肛门-直肠裂引起。

（9）血管畸形（血管瘤、动静脉瘘）：根据其不同部位可引起呕血和便血。

4. **全身性症状**　除呕血与便血等上述表现外，还可由大量失血而引起一系列的全身性症状,可表现为失血性贫血和（或）失血性休克。临床出现心率增快、四肢端发绀、发凉，血压下降、皮肤发花、精神萎靡和烦躁交替出现等。

【辅助检查】

1. **实验室检查**

（1）常规检查：血常规，血小板，出、凝血时间，凝血酶原时间等一般性检查。全身性出、凝血疾病时，出、凝血相检查有异常改变，如 DIC 或维生素 K 缺乏症等。先天性同种免疫性或被动免疫性血小板减少性紫癜或各种先天性凝血因子缺乏症出、凝血相异常。

（2）粪便检查：发现红细胞，隐血试验强阳性。急性胃肠炎患儿可有黏液血便，鲜血便等。

（3）Apt 试验：以鉴别血液为母血还是新生儿自身的血、新生儿咽入自己鼻咽腔或气道中的血液,主要为胎儿型血红蛋白（HbF）。

2. **影像学检查**

（1）腹部超声：适用于怀疑坏死性小肠结肠炎、肠套叠患者。

（2）腹部平片：采取仰卧、直立或侧卧位腹部平片，适用于怀疑肠梗阻、肠穿孔、新生儿小肠扭转、坏死性肠炎者。

（3）核素扫描：是一种有效而准确的检查方法。利用^{99m}Tc-硫胶或其他锝酸盐标记的红细胞扫描，对亚急性或间歇性出血者最有价值。

3. **内镜**　用纤维或电子胃镜、十二指肠镜检查能确定出血部位及情况，能在直视下活检和止血并发现浅表及微小病变。纤维或电子胃、十二指肠镜检查对下消化道出血的诊断和治疗有帮助。

【诊断及诊断标准】

详细询问病史及体格检查，做包括肛查在内的全面体格检查，吐泻物性状的观察或化验检查，确定是否存在消化道出血。遵循诊断疾病的定位与定性原则，迅速做出判断。

1. 确定出血是否来自新生儿　首先确定出血是来自于母亲还是新生儿自身，可做 Apt 试验。

2. 确定出血部位　确定出血来自上消化道还是下消化道，对出血进行初步定位。

（1）上消化道出血：急性上消化道出血的主要临床表现是呕血与黑粪，其中主要根据血便的性状来判断，黑粪者往往是上消化道出血，因一般情况下，上消化道出血时，血中血红蛋白的铁与肠内硫化物结合成为硫化铁，大便呈柏油样黑色，但如出血量大，肠蠕动过快，则出现暗红色甚至鲜红色的血便。洗胃后胃抽取液带有鲜血时则为胃以上消化道出血，但应排除因胃管对黏膜的操作性损伤。

（2）下消化道出血：下消化道出血所排出的多是较鲜红或鲜红色的血便；呕血带胆汁时往往为下消化道出血，但出血部位往往在下消化道的上段；此外，还应参照失血量与呕血和（或）便血性状间的相互关系来分析。

3. 排除全身性疾病和凝血障碍所致的出血　急性消化道出血大多数是由消化道疾病所致，少数病例可能是全身性疾病的局部表现。一般来说，前者的临床征象主要表现在消化道局部，后者则全身症状较显著，除消化道出血外，往往并有其他部位出血现象。详细的病史与体检及其他血液学方法检查将有助于诊断。

【鉴别诊断】

排除假性呕血和（或）便血：包括咽入母体的血液和新生儿自身胃肠道外的血液。Apt 试验有助于此鉴别诊断。

【治疗】

对消化道出血患者，首先对症止血、纠正失血性休克，然后查找出血的部位和病因，以决定进一步的治疗方针和判断预后。消化道假性出血，如因咽入分娩时产道的血液或吮吸皲裂的乳头引起，大多无须处理。消化道真性出血采取以下治疗措施。

1. 一般治疗　活动性出血应禁食，病情稳定者可母乳或低渗透压配方少量试喂养。必要时镇静，保证呼吸道通畅。

2. 纠正失血性休克、补充有效循环血量　首选晶体液，如生理盐水或新鲜冷冻血浆。

出血严重、Hct 下降明显者，可适量输浓缩红细胞或新鲜全血。

3. 根据出血原因和性质选用药物

（1）黏膜损害、炎症性疾病引起出血：①局部止血用冰生理盐水加 1/10 000 肾上腺素溶液洗胃。②黏膜保护剂可用谷氨酰胺、硫糖铝、蒙脱石散等经胃管注入。③H_2受体拮抗剂如西咪替丁、雷尼替丁、法莫替丁。④质子泵抑制剂如奥美拉唑等。⑤凝血酶制剂以适量生理盐水溶解，胃管注入。

（2）新生儿出血症：维生素 K_1 1～2mg 肌内注射或静脉缓慢注射，连续 3d；酚磺乙胺、新鲜冷冻血浆、凝血酶原复合物等可适当应用。

（3）抗感染治疗：有感染指征时选择适当抗生素抗感染治疗。

4. 内镜下止血　内镜直视下可选用高频电凝、微波、激光、热凝等方式止血，还可喷洒止血剂、注射血管收缩药或硬化剂，放置血管缝合夹子等。

5. 外科治疗　经非手术治疗，活动性出血未能控制，休克进展，宜及早考虑手术治疗。出血不止或反复出血，中毒休克严重，考虑为胃穿孔、新生儿坏死性小肠结肠炎（NEC）、肠坏死穿孔等危及生命者需急诊探查手术。

【预后】

绝大多数消化道出血的新生儿预后良好。失血量超过全身血容量的 1/5 以上时，可发生失血性贫血和（或）失血性休克，应积极处理。

（乔 琳 岳冬梅）

第十节 胃食管反流

【概述】

胃食管反流（gastroesophageal reflux，GER）是指由于全身或局部原因引起下端食管括约肌功能不全、胃动力紊乱、排空延迟，而致胃和（或）十二指肠内容物反流入食管的一种疾病，分为生理性和病理性两种。GER 易发生于新生儿期，尤其是早产儿更多见。根据 Carre 早期统计，约占新生儿的 1/500，反流症状持续存在，常合并吸入性肺炎、窒息和生长发育障碍等。

【病因及发病机制】

过去认为食管下括约肌（cardiac sphincter）是防止胃内容物反流的唯一解剖结构。但现在认为 GER 并非是食管下括约肌功能低下单一的作用，而是由许多因素综合产生。其中食管下括约肌是首要的抗反流屏障，食管正常蠕动，食管末端黏膜瓣、膈食管韧带、腹段食管长度、横膈脚肌钳夹作用及 His 角等结构亦在防止反流中起一定作用。若上述解剖结构发生器质或功能上病变，胃内容物即可反流到食管而致食管炎。

【临床特点】

1. 反流本身引起的症状：主要表现为呕吐，喂奶后呕吐为典型表现，约 85%患儿出生后第 1 周即出现呕吐。仅少数患儿表现为反复呕吐,并逐渐加重,由此可导致营养不良和生长发育迟缓。

2. 反流物刺激食管所引起的症状:频繁胃酸反流可致反流性食管炎,患儿表现不安,易激惹或拒食,可出现呕血或吐咖啡样物及便血,此类患儿多见贫血。

3. 患儿因吸入反流物而引起的窒息、呼吸暂停、发绀,甚至死亡,或反复发作的肺炎。

【辅助检查】

1. 食管钡剂造影 Mc Cauley 对胃食管反流 X 线影像做了分级表,对判别胃食管反流产生程度有一定帮助。胃食管反流的 X 线分级为 0 级:无胃内容物反流入食管下端;Ⅰ级:少量胃内容物反流入食管下端;Ⅱ级:反流主要在食管,相当于主动脉弓部位;Ⅲ级 反流主要在咽部;Ⅳ级:频繁反流主要在咽部,且伴有食管运动障碍;Ⅴ级:反流主要在咽部,且有钡剂吸入。X 线诊断胃食管反流的阳性率仅 25%～75%,Meyers 等报道其假阴性率 14%,假阳性率高达 31%,故可作为初筛。

2. 24h 食管 pH 监测 为目前最可靠的诊断方法,检测期间食管 pH 突然降低至<4,可以明确胃食管反流的存在。

3. 胃食管放射性核素闪烁扫描 用胶体硫酸锝与牛乳混合喂入后做扫描检查,可测出食管反流情况,确定有无肺吸入。

4. 食管内镜检查 此为最适宜的明确食管炎的方法,结合病理学检查,能反映食管炎的严重程度,但此法不能反映反流严重程度。

5. 胃食管核素闪烁扫描记录 自胃管内注入核素 ^{99m}Tc 标定液,然后在患儿安静状态下行闪烁扫描记录。此检查可提供有无胃食管反流的信息,并观察食管功能,且可连续摄片。同时了解胃排空、食管清除等作用,当肺内出现标记的核素,即可证实呼吸道症状与胃食管反流有关。Rudd 提示诊断儿童胃食管反流中此法敏感度达 80%。

6. 其他 腔内多电极电阻抗技术、超声、食管压力测定等检查方法。

【诊断及诊断标准】

根据患儿反流、呕吐等临床表现，结合上述放射学、食管 pH 监测，或食管镜及组织活检做出诊断。

【鉴别诊断】

1. 牛奶蛋白过敏症 可出现反流，呕吐，哭闹，体重增长差等表现，但应用水解蛋白配方粉喂养可改善。

2. 便秘 通便后可好转。

3. 中枢神经系统疾病 颅内压增高可引起呕吐，哭闹。可通过其他神经系统症状及腰椎穿刺，影像学检查鉴别。

【治疗】

1. 一般治疗 新生儿胃食管反流治疗中，体位与饮食喂养十分重要。

（1）前倾俯卧位：患儿体位以前倾俯卧 30° 位最佳（包括睡眠时间）。

（2）喂养可采用黏稠厚糊状食物，少量、多餐。重症患儿采用十二指肠管鼻饲或胃肠道外营养。

2. 药物治疗

（1）促胃肠动力药：红霉素能增加胃窦收缩，促进胃排空，可试用，一般用小剂量 3～5mg/（kg·d），分 3 次口服。

（2）抑酸药和质子泵抑制剂：①抑酸药。组胺 H_2 受体阻断药，此药可减少胃酸分泌，如雷尼替丁、西咪替丁。②质子泵抑制剂。抑制 H^+-/K^+-ATP 酶，可阻断胃壁细胞 H 分泌的最后共同通道，如奥美拉唑。

（3）黏膜覆盖药物：蒙脱石散，每次 1/3 袋，每天 3 次口服。

3. 手术治疗 胃食管反流需行手术治疗的仅占全部患儿的 5%～10%，经内科系统治疗 6 周无效，有严重并发症、严重食管炎或缩窄形成，有反复呼吸道并发症等为手术指征。现多采用 Nissen 胃底折叠术。

（王　忻　岳冬梅）

第十一节　新生儿贫血

【概述】

健康足月儿脐血的血红蛋白浓度为 140～200g/L。出生后不久，由于血浆容量减少及胎盘红细胞输血，使血红蛋白浓度上升。1 周恢复出生水平，以后逐渐下降。出生后第 1 周贫血定义为静脉血血红蛋白<140g/L。新生儿贫血原因众多，有生理性和病理性之分，后者一般是由出血、溶血、红细胞生成障碍三种原因之一引起。

【病因】

新生儿贫血的原因可分为红细胞生成减少、红细胞破坏增加、血液丢失三大类。

1. 红细胞生成减少

（1）新生儿期原发性再生不良性贫血极少见，如先天性再生不良性贫血、儿童短暂幼红细胞减少症、难治性铁粒幼细胞贫血综合征、先天性红细胞生成不良性贫血、运钴胺蛋白Ⅱ缺乏等。

（2）感染：风疹和梅毒最常见。

（3）营养性缺陷。

（4）先天性白血病。

2. 红细胞破坏增加

（1）免疫性溶血性贫血：Rh、ABO 或少见血型不合；母亲自身免疫性溶血性贫血；药物性溶血性贫血。

（2）感染：获得性（细菌性败血症）；先天性（TORCH 感染）。

（3）维生素 E 缺乏。

（4）红细胞膜疾病：遗传性球形红细胞增多症；遗传性椭圆形红细胞增多症；遗传性口形红细胞增多症。

（5）红细胞酶缺陷：G-6-PD 缺陷；丙酮酸激酶缺陷；己糖激酶缺陷。

（6）血红蛋白病：地中海贫血。

3. 血液丢失

（1）出生前失血：胎盘出血；脐带异常；胎盘异常；胎儿胎盘输血；双胎输血；胎儿母体输血。

（2）出生时出血：胎儿母体失血；脐带创伤性破裂；产伤。

（3）新生儿出血：先天性凝血因子缺陷；消耗性凝血因子缺陷；维生素 K 缺乏；血小板减少；医源性失血。

【临床特点】

与病因、失血量及贫血的速度有关。皮肤黏膜苍白是最常见的症状。伴有心率快、气急、低血压和休克，一般无发绀。内出血、溶血性贫血可出现黄疸。

【实验室检查】

1. RBC 计数、Hb、Hct 及红细胞平均值测定：确定是否有贫血，贫血性质及程度。

2. 网织红细胞计数：重要的鉴别诊断线索。

3. 周围血涂片：可发现红细胞形态异常。

4. 血清胆红素。

5. 抗人球蛋白试验（Coombs 试验）：溶血性贫血。

6. 其他：血、尿或脑脊液培养有助于感染诊断；巨细胞病毒检查有助于宫内感染的诊断；DIC；超声查内出血；必要时骨髓穿刺。

【诊断】

1. 病史：家族史、母亲病史、产科病史、贫血出现的时间及是否存在医源性失血。

2. 贫血的症状和体征。

3. 实验室检查。

【治疗】

病因治疗。

1. 输血疗法

（1）输血指征：存在争议。①新生儿出生＜24h，静脉血＜130g/L。②急性失血≥10%血容量。③静脉采血≥5%～10%血容量。④合并严重心肺疾病，应维持 Hct＞40%、Hb≥130g/L。⑤出现气急、烦躁不安、呼吸困难、淡漠、喂养困难等贫血症状。对于无症状性轻度贫血，仅需补充铁剂。

（2）早产儿输血指征，见表 3-11-1。

表 3-11-1　早产生输血指征

Hct/Hb（g/L）	机械通气和贫血症状	输血量、种类及方法
Hct≤0.35/Hb≤100	婴儿需要中度机械通气［MAP＞8cmH₂O，FiO₂＞40%］	15ml/kg，红细胞悬液（PRBC）2～4h
Hct≤0.30/Hb≤100	婴儿需要轻度机械通气（任何种类机械通气或 CPAP＞6cmH₂O，FiO₂＜40%）	15ml/kg，PRBC2～4h
Hct≤0.25/Hb≤80	婴儿需要供氧但不需要机械通气，有以下表现： （1）心动过速（＞180 次/分），气急（＞80 次/分），超过 24h （2）需氧量较前 48h 增加 （3）鼻导管流量 1/4L/分到 1L/分（增加 4 倍） （4）鼻塞 CPAP10～12cmH₂O（增加＞20%） （5）乳酸浓度升高（≥2.5mmol/L） （6）体重增加＜10g/（kg·d），能量≥100kcal/（kg·d） （7）呼吸暂停及心动过缓增加（24h 内≥2 次，需要面罩呼吸），并接受甲基黄嘌呤治疗量 （8）手术	20ml/kg，PRBC2～4h（可分 2 次，每次 10ml/kg）
Hct≤0.20/Hb≤70	婴儿无症状，网织红细胞绝对值＜0.1×10¹²/L	20ml/kg，PRBC2～4h（可分 2 次，每次 10ml/kg）

（3）输血量计算：所需全血量（ml）=体重（kg）×[预期达到的 Hb 浓度（g/L）–实际 Hb 浓度（g/L）]×0.6。严重贫血输注悬浮红细胞，输血量为所需全血量的 1/2。

（4）不良反应：溶血反应、血液传播性疾病等。

2. 铁剂治疗　2～4mg/（kg·d）元素铁。

3. 重组人红细胞生成素（rhEPO）　但具体使用时间、剂量及方法未得出具体公认的方案，使用原则仍有争议。

（王　忻　岳冬梅）

第十二节　新生儿出血症

【概述】

新生儿出血症（hemorrhagic disease of newborn，HDN）又称新生儿自然出血症、新生儿低凝血酶原血症、维生素 K 缺乏症等。由于维生素 K 缺乏，维生素 K 依赖的凝血因子 Ⅱ、凝血因子 Ⅶ、凝血因子 Ⅸ、凝血因子 Ⅹ 减少而引起的出血性疾病。本病为新生儿期常见疾病，特别是早产儿和小于胎龄儿在出生后常发生出血的倾向。自 1894 年 Townsend 首次报道，此病一度相当多见。至 20 世纪 60 年代，由于新生儿出生后常规注射维生素 K_1 预防，该病的发生已明显减少。

【病因及发病机制】

1. 根本原因为维生素 K 缺乏。维生素 K 缺乏的原因有下述几项。

（1）维生素 K 储存量低。

（2）摄入不足：母乳中维生素 K 的含量（15μg/L）仅为牛奶（60μg/L）的 1/4。

（3）合成不足：维生素 K 主要由正常肠道菌群合成，初生新生儿肠道菌群尚未建立，影响维生素 K 的合成。

（4）其他：患儿有肝胆疾病，可影响维生素 K 的吸收，加重维生素 K 缺乏；母亲产前应用某些药物，如抗惊药、抗凝药（双香豆素）、利福平、异烟肼等，妊娠或分娩过程发生合并症等，可加重维生素 K 缺乏。

2. 发病机制：某些凝血因子的凝血生物活性直接依赖于维生素 K 的存在。凝血因子 Ⅱ、凝血因子 Ⅶ、凝血因子 Ⅸ、凝血因子 Ⅹ 又称维生素 K 依赖因子。若发生维生素 K 缺乏，这 4 种凝血因子就没有活性，从而发生凝血功能障碍，导致出血。

【临床特点】

主要特点是患儿突然发生出血，而其他情况都很正常，也没有严重的潜在疾病，血小板计数和纤维蛋白原均正常，血液中没有纤维蛋白降解产物。注射维生素 K_1 后，可在 1h 左右停止出血。根据发病日龄及合并症的不同，可分为 3 种类型。

1. 早发性出血　出生后 24h 内发生，临床罕见，多与孕母用药有关。出血程度轻重不一，出血部位不同，从轻微的皮肤出血、脐残端渗血至大量胃肠道出血及致命性颅内、胸腔或腹腔出血等。

2. 经典型　出生后 2～7d 发病，较常见。病情轻者具有自限性，预后良好。多数于第 2 天或第 3 天发病，最迟可于出生后 1 周发病，早产儿可迟至 2 周。与单纯母乳喂养、肠道菌群紊乱及肝发育不完善有关。出血程度轻重不等，出血部位以胃肠道（便血和呕血）最常见，其他部位有脐带残端、皮肤，其中皮肤出血以受压处及穿刺处最多见。鼻出血、肺出血、尿血、阴道出血等偶可见到。严重颅内出血常遗留各种后遗症。

3. 迟发型（晚发型）　出生后 2～12 周发生，常见。此型发生隐蔽，出血前常无任何征兆，多以突发性颅内出血为首发临床表现。临床上出现惊厥和急性颅内压增高表现。颅内出血可单独出现，也可与胃肠道（便血和呕血）出血、皮肤受压处及穿刺处出血同时存在。大多留有神经系统后遗症，主要发生于单纯母乳喂养患儿，也可继发于肝胆疾病、慢性腹泻和长期应用抗生素者。

【辅助检查】

1. 凝血功能检测：新生儿出血症患儿凝血酶原时间（为对照的 2 倍以上）及部分凝血活酶时间延长，但出血时间、血小板计数正常。

2. PIVKA-Ⅱ测定：无凝血活性的凝血酶原前体蛋白≥2μg/L 为阳性。

3. 有条件的医院可直接测定血中维生素 K 的水平。

4. 其他辅助检查：如疑有颅内出血者，进行 B 超、CT 或 MRI 检查有助于诊断，不仅可以了解出血情况，确定出血部位、范围，还可随访疗效，进行预后判断。

【诊断及诊断标准】

主要根据病史特点、临床表现、实验室检查和维生素 K 治疗效果等诊断，其中 PIVKA-Ⅱ测定是诊断的金标准，直接测定血清维生素 K 水平也是诊断的可靠指标。全国维生素 K 缺乏研究协作组提出如下诊断标准：凡具备 3 项主要指标或 2 项主要指标加 3 项次要指标者可诊断。

主要指标：①突然出现的出血。②实验室检查。③维生素 K 治疗后出血停止。

次要指标：①3 个月以内的小婴儿。②纯母乳喂养。③母亲妊娠期用药史。④肝胆疾病。⑤长期应用抗生素。⑥慢性腹泻。

【鉴别诊断】

1. 新生儿咽下综合征　是新生儿出生时咽下母亲产道的血液或带血的羊水等在生后不久即发生呕血，也可有血便，洗胃后可止吐。另外，碱变性试验（Apt 试验）有助于鉴别母血及儿血。

2. 消化道出血 除呕血或便血外，还可见腹胀、腹腔内游离气体和休克等表现。患儿可无凝血障碍。

3. 其他 先天性血小板减少性紫癜、DIC、先天性凝血因子缺乏症等。

【治疗】

1. 维生素 K_1 一旦怀疑本病，应立即给予维生素 K_1 治疗，治疗量为每次 1～2mg 肌内注射或缓慢静脉注射。

2. 输新鲜冷冻血浆或新鲜全血 出血量较多的患儿，会导致急性失血性贫血和失血性休克，应立即给予生理盐水纠正休克，同时根据患儿血红蛋白水平，给予输血，每次输新鲜全血 10～20ml/kg。轻者可输新鲜冷冻血浆以补充凝血因子。早产儿因肝功能不成熟，肝不能合成凝血因子，虽用维生素 K_1 治疗，常不能迅速奏效，可加用凝血酶原复合物治疗。

3. 禁食 对消化道出血者，要暂时禁食，从肠道外补充营养。

4. 其他 脐部出血要做好包扎。穿刺部位出血要压迫止血。

【预后】

与出血部位、程度及治疗是否及时有关。一般预后良好。出血过多，治疗延误者可导致死亡，颅内出血者预后差，重者死亡，幸存者常留后遗症。

【预防】

出生后常规给予维生素 K_1 肌内注射 1 次，0.5mg（体重＜1.5kg）；1mg（体重≥1.5kg）或口服维生素 K_1 2mg。然后分别于出生 1 周和 4 周时各口服 5mg，共 3 次。有肝胆疾病、长期应用抗生素、慢性腹泻者每周维生素 K_1 0.5～1mg 肌内注射 1 次，可有效防止本病的发生。

（王　忻　岳冬梅）

第十三节 新生儿溶血病

【概述】

新生儿溶血病主要是指母婴血型不合引起的胎儿或新生儿同族免疫性溶血病，临床以胎儿水肿和（或）黄疸、贫血、肝脾大为主要表现。以 ABO 和 Rh 血型系统母婴不合引起溶血者为多见。

【病因及发病机制】

由于母亲的血型与胎儿（或婴儿）的血型不合，如 Rh 血型不合或 ABO 血型不合引起的同族免疫性溶血病，Rh 血型不合所致溶血常比 ABO 血型不合严重。

1. Rh 血型不合 Rh 血型不合引起的新生儿溶血症在我国的发病率较低。通常是母亲为 Rh 阴性，胎儿为 Rh 阳性而血型不合，并引起溶血，一般第一胎不发病，而从第二胎起发病，但如果 Rh 阴性的母亲在第一胎前曾接受过 Rh 阳性的输血，则第一胎也可发病。

2. ABO 血型不合 本病以 ABO 血型不合最常见，其中最多见的是母亲血型为 O 型，胎儿（或婴儿）血型为 A 型或 B 型，第一胎即可发病。尚可见于母亲血型为 A 型或 B 型，胎儿（或婴儿）血型为 B 型或 A 型，但极少见。胎儿（或婴儿）血型为 O 型者，可排除本病。

发病机制：胎儿由父亲方面遗传来的显性抗原恰为母亲所缺少，胎儿血因某种原因进入母体，母体产生相应的 IgM 抗体，当胎儿血再次进入母体，母体发生二次免疫反应，产生大量 IgG 抗体，通过胎盘进入胎儿，使胎儿、新生儿发生溶血。只要 0.1～0.2ml 的胎儿红细胞进入母体循环就足以使母亲致敏。

【临床特点】

新生儿溶血病的临床表现轻重不一，与溶血程度一致。Rh 溶血病临床表现较为严重，进展快，而 ABO 溶血病的临床表现多数较轻。Rh 溶血病一般不发生在第一胎，而 ABO 溶血病可发生在第一胎。

1. 黄疸 为 ABO 溶血病的主要症状或轻症患儿的唯一症状，因红细胞破坏产生大量非结合胆红素所致。溶血病患儿黄疸出现早，一般在出生后 24h 内出现黄疸，并很快发展，血清胆红素以未结合胆红素为主。当游离的非结合胆红素增高并通过血脑屏障进入中枢神经系统时可致胆红素脑病或核黄疸。

2. 贫血 溶血病患儿有不同程度的贫血，以 Rh 溶血病较为明显。如血型抗体持续存在可导致溶血继续发生，患儿可出现晚期贫血，多见于未换血者和已接受换血的早产儿。

3. 肝、脾大 严重患儿因髓外造血，出现肝、脾大。

4. 胎儿水肿 严重者表现为胎儿水肿，主要发生在 Rh 溶血病，在胎儿期有大量红细胞破坏，患儿全身水肿、苍白、皮肤瘀斑、胸腔积液、腹水、心音低、心率快、呼吸困难、肝脾大。胎盘也明显水肿，严重者可发生死胎。胎儿水肿与严重贫血所致的心力衰竭、肝功能障碍所致的低蛋白血症和继发于组织缺氧的毛细血管通透性增高等因素有关。

【辅助检查】

1. 产前超声检查 对诊断胎儿重度水肿并发腹水有帮助。特别是结合超声检查证实肝脾大或水肿，提示预后危重，需要在超声引导下行腹腔内输血，如果胎儿接近足月应尽快结束妊娠。

2. 红细胞血型检查 ABO 溶血病者母亲为 O 型，新生儿为 A 型或 B 型。Rh 溶血病者母亲为 Rh 阴性（D 抗原阴性），新生儿为 Rh 阳性。如母亲为 Rh 阳性（但 C 或 E 抗原阴性，胎儿 C 或 E 抗原阳性），婴儿 Rh 阳性，也可发生抗 E、抗 C 引起的溶血病。

3. 溶血性贫血的证据　血清胆红素迅速增高，以未结合胆红素为主；红细胞及血红蛋白下降；网织红细胞增高；外周血有核红细胞增高。

4. 致敏红细胞和血型抗体测定

（1）改良直接抗人球蛋白试验即 Coombs' 试验，检查特异性血型抗体，如阳性说明患儿红细胞已被致敏，为确诊试验。

（2）抗体释放试验，如阳性说明患儿红细胞已被致敏。为确诊试验。

（3）游离抗体试验，如阳性说明新生儿血清中存在来自母体的游离血型抗体，可能引起溶血。非确诊试验，可用于估计是否存在继续溶血或换血后的效果评价。

【诊断及诊断标准】

1. 产前诊断　①不良产史，新生儿严重高胆红素血症史的夫妇均应做血型检测，血型不合者进一步做血清抗体检测。②母亲血中 IgG 抗 A 或抗 B＞1∶64，提示有发生 ABO 溶血的可能。③Rh 阴性母亲在孕 16 周时应检测 Rh 血型抗体，以后每 2～4 周检测一次。④如有明显抗体效价升高，并伴有胎儿水肿，提示已经出现了胎儿宫内溶血。

2. 出生后诊断　①母子血型不合。②血清胆红素迅速增高，以未结合胆红素为主，红细胞及血红蛋白下降。宫内已出现严重溶血者，出生后水肿、贫血和肝脾大。③Coombs' 试验阳性，可确诊。④抗体释放试验阳性，可确诊。⑤游离抗体试验阳性，新生儿血清中存在来自母体的游离血型抗体，可能引起溶血，非确诊试验。

【鉴别诊断】

1. 胎儿宫内水肿：应与先天性肾病、宫内感染、心脏疾病、染色体病相鉴别。

2. 新生儿贫血：应与新生儿胎-胎输血、胎-母输血和其他溶血性疾病相鉴别。

3. 严重高胆红素血症：应与其他溶血性疾病相鉴别。

4. 生理性黄疸。

【治疗】

1. 产前治疗　①提前分娩；②血浆置换；③宫内输血；④苯巴比妥。

2. 新生儿治疗

（1）光疗：如怀疑溶血病，达到光疗指征时给予积极光疗。光疗指征应根据不同胎龄、出生体重、日龄的胆红素值而定（光疗标准见本章第十九节）。可采用光疗箱、光疗灯、光疗毯等设备。可出现发热、腹泻、皮疹和青铜症的不良反应，停止光疗可自行缓解。光疗过程中密切监测胆红素水平变化，并适当补充水分。

（2）药物治疗。①静脉注射免疫球蛋白（IVIG）：0.5～1g/kg。IVIG封闭新生儿网状内皮系统巨噬细胞FC受体，抑制溶血。②人血白蛋白：如胆红素明显上升，接近换血水平，且血白蛋白水平<25g/L，可每次输血浆 10～20ml/kg或人血白蛋白 1g/kg。③纠正代谢性酸中毒。④肝酶诱导剂：常用苯巴比妥每日 5mg/kg，分 2～3 次口服，共 4～5d。

（3）换血疗法：换血疗法是治疗新生儿严重高胆红素血症的有效方法。可换出部分血中游离抗体和致敏红细胞，减轻溶血；换出血中大量胆红素，防止发生胆红素脑病；纠正贫血，改善携氧能力，防止心力衰竭。

1）换血指征：大部分 Rh 溶血病和个别严重的 ABO 溶血病需换血治疗。①出生胎龄 35 周以上的早产儿和足月儿可参照美国儿科学会 2004 年版新生儿高胆红素血症管理指南中的参考标准（见本章第十九节）。在准备换血的同时应先给予患儿强光疗 4～6h，若血清总胆红素水平未下降甚至持续上升，或对于免疫性溶血患儿在光疗后血清总胆红素下降幅度未达到 2～3mg/dl 时，应立即给予换血。②严重溶血，出生时脐血胆红素＞4.5mg/dl，血红蛋白＜110g/L，伴有水肿、肝脾大和心力衰竭者。③已有急性胆红素脑病表现者应给予换血。

2）血源选择：Rh 血型不合采用与母亲相同的 Rh 血型系统，ABO 血型与新生儿相同。ABO 血型不合采用 AB 型血浆和 O 型红细胞混合的血。

3）换血量：为新生儿血容量的 2 倍（150～180ml/kg），大约可换出 85%的致敏红细胞和 60%的胆红素和抗体。

4）换血途径：传统方法为通过脐血管换血，近年多采用周围血管同步换血。

（4）其他治疗：缺氧、酸中毒、感染可促使核黄疸的发生，应积极治疗。保持水、电解质平衡，供给足够能量，维持体温正常，改善循环功能。

【预防】

RhD 阴性妇女在孕 28 周先肌内注射 1 剂全量 Rh 免疫球蛋白（RhD IgG），在分娩 Rh 阳性婴儿后 72h 之内再肌内注射一剂 RhD IgG。

（王　忻　岳冬梅）

第十四节　新生儿缺氧缺血性脑病

【概述】

新生儿缺氧缺血性脑病(hypoxic-ischemic encephalopathy，HIE）是指围生期窒息引起的部分或完全缺氧、脑血流减少或暂停而导致的胎儿或新生儿脑损伤。其有特征性的神经病理和病理生理改变及临床上脑病症状。HIE 发生率报道不一：我国足月儿为活产儿的 3‰～6‰，与发达国家相似（3‰～5‰）。其中 15%～20%在新生儿期死亡，存活者中

20%～30%可能遗留不同程度的神经系统后遗症。因此，尽管近年来围生医学已取得巨大进展，HIE 仍是导致新生儿急性死亡和慢性神经系统损伤的主要原因之一。

【病因及发病机制】

缺氧是 HIE 发病的核心，围生期窒息是引起 HIE 的最主要原因，凡能引起窒息的各种因素均可导致 HIE，包括①母亲因素：缺氧、胎盘循环功能障碍；②胎盘因素：前置胎盘、胎盘早剥、胎盘老化等；③胎儿因素：早产儿、小于胎龄儿、巨大儿、宫内感染、呼吸道阻塞、某些呼吸系统畸形、先天性心脏病等；④脐带因素：脐带受压、脱垂、绕颈、打结、过短、牵拉等；⑤分娩因素：难产，高位产钳，胎头吸引，产程中麻醉药、镇痛药、催产药使用不当等；⑥新生儿因素：严重心肺疾病导致的缺氧等。缺氧后，一系列病理生理过程"瀑布"式发生，多种发病机制交互作用，逐渐导致不可逆的脑损伤。

1. **血流动力学改变** 严重缺氧后，很快出现全身代偿性血流重新分布，即心、脑、肾上腺血流增加，肺、肾、胃肠道、皮肤血流减少。当严重的缺氧持续存在时，代偿机制丧失，脑血流最终会因心排血量的减少和低血压的出现而锐减。对脑血流的另一影响因素是缺氧时脑血管的自主调节功能障碍。新生儿脑的自主调节功能尚未发育完善，缺氧后脑血管的舒缩功能减弱或丧失，脑的血液灌注完全随系统血压的变化而波动，脑血流出现低灌注或过度灌注。

2. **脑细胞能量代谢衰竭** 缺氧缺血后脑细胞能量代谢过程是最早受到影响的环节之一。新生儿脑内糖原储备极少，耗氧量是全身耗氧量的 50%。缺氧时，由于脑组织无氧酵解增加，组织中乳酸堆积，能量产生急剧减少，最终引起能量衰竭并导致脑细胞死亡：①细胞膜上钠-钾泵、钙泵功能不足，使 Na^+、水进入细胞内，造成细胞毒性脑水肿；②Ca^{2+}通道开启异常，大量 Ca^{2+}进入细胞内，导致脑细胞不可逆损伤的同时还可激活某些受其调节的酶，引起细胞膜磷脂成分分解，从而进一步破坏脑细胞膜的完整性及通透性；③当脑组织缺血时 ATP 降解，腺苷转变为次黄嘌呤，当脑血流再灌注期时重新供氧，次黄嘌呤在次黄嘌呤氧化酶的作用下产生氧自由基；④能量持续衰竭时，兴奋性氨基酸，尤其是谷氨酸在细胞外聚积产生毒性作用，进一步诱发上述生化反应，引起细胞内 Na^+、Ca^{2+}内流，自由基生成增多，以及脑血流调节障碍等相继发生，最终导致脑细胞水肿、凋亡和坏死。

【临床特点】

1. 意识障碍主要表现为不同程度的兴奋与抑制。过度兴奋：易激惹，肢体颤抖，睁眼时间长，凝视等。过度抑制：嗜睡，失去正常的醒觉睡眠周期，大部分时间在睡眠中，饥饿时不会自然醒来，甚至昏迷。

2. 肌张力异常。肌张力增强常表现为肢体过度屈曲，被动活动阻力增高，下肢往往重于上肢，严重时表现为过伸。肌张力减弱则表现为头竖立差，围巾征（＋），腘角＞90°，甚至四肢松软。

3. 原始反射异常主要是吸吮、拥抱反射，轻时表现为活跃，重时则减弱、消失。

4. 颅内压升高随脑水肿加重，可表现出前囟张力增高，颅缝分离。严重颅内压升高时常伴呼吸异常和不同形式的惊厥，以微小型、阵挛型多见，可间断发作或频繁发作，脑损伤更重者，可出现持续强直发作。

5. 脑干症状在重度脑病中多出现，如中枢性呼吸衰竭、呼吸节律不整、呼吸暂停。瞳孔对光反应迟钝或消失，也可出现眼球震颤等表现，见表 3-14-1。

表 3-14-1　HIE 的临床分度

分度	轻度	中度	重度
意识	激惹	嗜睡	昏迷
肌张力	正常	减低	松软

分度	轻度	中度	重度
原始反射			
拥抱反射	活跃	减弱	消失
吸吮反射	正常	减弱	消失
中枢性呼吸衰竭	无	有	明显
惊厥	可有肌阵挛	常有	有，可呈持续状态
瞳孔改变	扩大	缩小	不等大，对光反应迟钝
EEG	正常	低电压，可有痫样放电	爆发抑制，等电位
病程及预后	症状在 72h 内消失，预后好	病程 14d 内消失，可能有后遗症	数天至数周死亡，症状可持续数周，病死率高，存活者多有后遗症

【辅助检查】

1. **实验室检查** 出生时可将脐动脉血、新生儿血进行血气分析，了解缺氧及酸中毒程度。检测血糖、血钠、血钙、肝肾功能及心肌酶谱等指标，了解代谢紊乱及多器官损害情况。缺氧后的脑损伤往往与全身代谢紊乱及其他器官损害并存，缺氧、酸中毒后血钠、血钙水平大多降低，心肌酶谱及肌钙蛋白、肌酐、尿素氮水平升高。有条件的情况下，也可检测血清磷酸肌酸激酶脑型同工酶（CK-BB）、神经元特异性烯醇化酶（NSE）、S100 蛋白、髓鞘碱性蛋白（MBP）或超氧化物歧化酶（SOD）的活性。

2. **脑电生理检查** 最常用的是脑电图（EEG），在出生后 1 周内进行。表现为脑电活动延迟（落后于实际胎龄）、异常放电、缺乏变异、背景活动异常（以低电压和爆发抑制为主）等。有条件时，可在出生早期进行振幅整合脑电图（aEEG）连续监测，与常规脑电图相比，具有经济、简便有效和可连续监测等优点。

3. **影像学检查** 脑影像学检查的基础是新生儿 HIE 的病理改变。常采用的检查方法是 B 超、CT、MRI，三种方法具有各自的诊断特点，临床上应互补应用。

（1）B超：可在HIE病程早期（72h内）开始检查。有助于了解脑水肿、脑室内出血、基底节损伤、丘脑损伤和脑动脉梗死等HIE的病变类型。脑水肿时可见脑实质不同程度的回声增强、结构模糊、脑室变窄或消失，严重时脑动脉搏动减弱。基底节和丘脑损伤时显示为双侧对称性强回声。脑梗死早期表现为相应动脉供血区呈强回声，数周后梗死部位可出现脑萎缩及低回声囊腔。

（2）CT：脑水肿时，可见脑实质呈弥漫性低密度影伴脑室变窄。基底节和丘脑损伤时呈双侧对称性高密度影，脑梗死表现为相应供血区低密度影。有病变者3～4周后复查。

（3）MRI：对HIE病变性质与程度评价方面优于CT，对矢状旁区和基底节损伤的诊断尤为敏感，弥散加权成像（DWI）所需时间短，对缺血脑组织的诊断更敏感，病灶在出生后第1天即可显示为高信号，见图3-14-1，而T_1加权像（T_1WI）脑水肿时可见脑实质呈弥漫性高信号伴脑室变窄；随时间进展，DWI高信号逐渐消失，T_1WI基底节和丘脑损伤呈双侧对称性高信号，见图3-14-2、图3-14-3。

【诊断及诊断标准】

1. 有明确的可导致胎儿宫内窘迫的异常产科病史，以及严重的胎儿宫内窘迫表现［胎心＜100次/分，持续5min以上；和（或）羊水Ⅲ度污染］或在分娩过程中有明显窒息史。

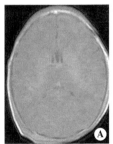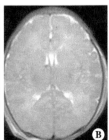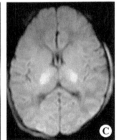

图3-14-1　出生后1d MRI DWI可见基底节区细胞毒性水肿

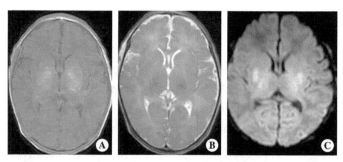

图 3-14-2   出生后 7d MRI T₁WI 基底节区呈双侧对称性高信号

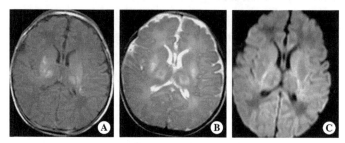

图 3-14-3   出生后 21d MRI T₁WI 基底节区对称性高信号明显，
DWI 基底节区高信号基本消失

2. 出生时有重度窒息，指 Apgar 评分 1min≤3 分，并延续至 5min 时仍≤5 分；和（或）出生时脐动脉血气 pH≤7。

3. 出生后不久出现神经系统症状，并持续至 24h 以上。如出现意识改变（过度兴奋、嗜睡、昏迷）、肌张力改变（增高或减弱）、原始反射异常（吸吮、拥抱反射减弱或消失）。病重时可有惊厥、脑干症状（呼吸节律改变、瞳孔改变、对光反应迟钝或消失）和前囟张力增高。

4. 排除电解质紊乱、颅内出血和产伤等原因引起的抽搐，以及宫内感染、遗传代谢性疾病和其他先天性疾病所引起的脑损伤。

同时具备以上 4 条者可确诊，第 4 条暂时不能确定者可作为拟诊病例。

【鉴别诊断】

1. 电解质紊乱 严重的低钙血症、低钠血症、高钠血症等均可引起惊厥，从病史中可以采集到造成这些电解质紊乱的原因，经生化检查很容易确诊。严重的低血糖症也会出现反应差、自主活动少、出汗甚至震颤、惊厥等异常表现，这些患儿通常存在低血糖的发病基础，如糖尿病母亲的婴儿、早产儿、小于胎龄儿、热量摄入不足等。

2. 颅内出血和产伤 严重的脑室内出血、脑实质出血、严重的硬膜下出血等均可出现神经系统症状，影像学检查可确诊。

3. 宫内感染 不同病原造成的宫内感染和妊娠期不同时间发生的宫内感染在新生儿中的表现不同，需与 HIE 相鉴别。分娩前后感染急性发病阶段，可有不同程度的意识障碍、惊厥等表现；妊娠中期或更早发生的宫内感染如累及中枢神经系统，新生儿出生后可无意识障碍，但存在肌张力异常的表现，有时影像学检查见脑室周围、丘脑、基底核区域存在钙化点。最终需病原学检查确诊。

4. 遗传代谢性疾病和其他先天性疾病 此类疾病为少见病，最值得与 HIE 鉴别的早期症状是惊厥和意识障碍。常有惊厥频繁发作，难以控制，化验检查常见代谢性酸中毒，低血糖，高血氨，乳酸、丙酮酸水平增高等，遗传代谢病筛查可确诊。

5. 先天性脑发育异常 新生儿早期以惊厥为突出表现的脑发育异常最多见于灰质病，如巨脑回、多小脑回、灰质异位等。此类患儿频繁惊厥但无缺氧病史，行头部磁共振检查可确诊。

【治疗】

1. 常规治疗 围生期窒息缺氧后导致全身多器官缺氧缺血性损害，需维持机体内环境稳定和各器官功能正常，尽可能及早治疗，最迟不得超过出生后 48h，否则脑损伤会进一步进展和加重。

三项支持疗法

（1）维持良好的通气、换气功能，维持血气和 pH 在正常范围。酌情给予不同方式的氧疗，必要时呼吸机辅助通气。根据血气结果，酌情应用 5%碳酸氢钠纠正酸中毒，尽可能在 24h 内使血气达到正常范围。

（2）维持各器官血流灌注，使心率、血压保持在正常范围。根据病情应用多巴胺 3～5μg/（kg·min）。如效果不佳，可加用多巴酚丁胺 3～5μg/（kg·min）及营养心肌药物。

（3）维持血糖水平在正常高值，保证神经细胞代谢所需能量，及时监测血糖，调整静脉输入葡萄糖的浓度，一般静脉补糖 6～8mg/（kg·min），必要时可上调至 8～10mg/（kg·min）。根据病情尽早开奶，保证热量摄入。

三项对症处理

（1）控制惊厥：首选苯巴比妥，负荷量 20mg/kg，若不能控制惊厥，1h 后加用 10mg/kg，12～24h 后给予维持量 5mg/（kg·d）。肝功能不良者改用苯妥英钠，用量与苯巴比妥相同。顽固性抽搐者加用咪达唑仑，每次 0.05～0.15mg/kg 静脉滴注，也可加用 10%水合氯醛 0.5ml/kg，稀释后保留灌肠。

（2）降低颅内压：如有颅内压升高表现，可应用甘露醇，宜小剂量，0.25～0.5g/kg，静脉推注，酌情 6～12h 一次，必要时加呋塞米 0.5～1mg/kg，争取 2～3d 使颅内压明显下降。同时避免输液过量。

（3）消除脑干症状：当重度 HIE 临床出现呼吸节律异常、瞳孔改变时，可应用纳洛酮，剂量 0.05～0.1mg/kg，静脉注射。

2. 亚低温治疗 是指用人工诱导方法将体温下降 2～5℃以降低脑组织氧耗量，保护血脑屏障，抑制乙酰胆碱、儿茶酚胺及兴奋性氨基酸等内源性毒性物质对脑细胞的损害，从而起到保护脑细胞的作用。亚低温治疗应起始于发病6h 之内，即在继发性能量衰竭前进行，持续 72h。亚低温有选择性头部亚低温（冰帽系统）和全身亚低温（冰毯系统）两种方式。可根据临床应用经验选择，目前没有证据表明哪种方式治疗新生儿 HIE 临床效果更好。亚低温治疗新生儿HIE 的选择标准：胎龄≥36 周且出生体重≥2500g，并且同时存在下列情况：

（1）有胎儿宫内窘迫的证据，至少包括以下 1 项：①急性围生期事件，如胎盘早剥、脐带脱垂或严重胎心异常变异或迟发减速；②脐血 pH<7.0 或 BE>−16mmol/L。

（2）有新生儿窒息的证据（满足以下 3 项中的任意一项）：①5min Apgar 评分<5 分；②脐血或出生后 1h 内动脉血气分析 pH<7.0 或 BE>−16mmol/L；③需正压通气至少 10min。

（3）有新生儿 HIE 或 aEEG 脑功能监测异常的证据。aEEG 脑功能监测至少描计 20min 并存在以下任意一项。①严重异常：上边界电压≤10μV；②中度异常：上边界电压>10μV 和下边界电压<5μV；③惊厥。

3. 新生儿期后的治疗 对出现神经系统发育异常者进行功能训练、神经康复治疗。

【预后】

脑损伤的严重程度与缺氧的严重程度相平行，不同程度的脑损伤，病情演变过程不同，不同的病期有不同的评估内容。出生后 24h 内评估 HIE 是否发生；72h 左右判断脑损伤的严重程度，对预后初步评估；10～14d 对神经系统后遗症的可能性及严重性进行评估；28d 时评估恢复情况，并制订后期干预措施。轻、中度 HIE 影像学异常改变一般在 7～10d 恢复正常；部分中度及重度病例，如在 10～14d 后影像学改变仍不恢复，即不再是脑水肿的病理过程，而是神经元变性坏死的晚期病理改变；3～4 周后影像学出现脑软化、萎缩性改变，提示预后不良。HIE 伴有 EEG 改变，2 周内完全恢复正常者，预后大多良好；EEG 表现出"爆发抑制""低电压""电静息"等严重改变，尤其持续时间较长者，提示预后不良。

【经验指导】

预防胎儿宫内窘迫，进行孕产期监护，及时诊断并迅速处理，提高新生儿窒息复苏水平。

（杨雨晨　岳冬梅）

第十五节　新生儿颅内出血

【概述】

颅内出血（intracranial hemorrhage，ICH）是新生儿脑损伤的常见形式，与围生期窒息及产伤密切相关，病死率高，严重者常留有神经系统后遗症。根据出血部位分为脑室周围-脑室内出血（periventricular- intraventricular hemorrhage，PIVH）、原发性蛛网膜下腔出血（primary subarachnoidhemorrhage，SAH）、硬膜下出血（subdural hemorrhage，SDH）、脑实质出血（intraparenchymal hemorrhage，IPH）及小脑出血（cerebellar hemorrhage，CH）。早产儿多见，胎龄越小，发病率越高。

【病因及发病机制】

1. **早产**　胎龄 32 周以下的早产儿，在脑室周围的室管膜下及小脑软脑膜下的颗粒层均存留胚胎生发层基质（germinal matri，GM）。GM 的血液供应源于大脑前动脉及中动脉，其管壁是由仅含内皮细胞的毛细血管网组成，缺乏胶原和弹性纤维的支撑。GM 的内皮细胞富含线粒体，耗氧量大，对缺氧及酸中毒极其敏感，易因发生坏死、崩解而出血。此外，基质区域静脉系统通过"U"字形回路汇于大脑Galen静脉，这种特殊的走行，容易因血流动力学的变化而发生血流缓慢或停滞，致使毛细血管床因压力增加而破裂出血。32周以后GM逐渐退化，至足月时基本消失，故脑室内出血多见于早产儿。

2. 血流动力学异常　缺氧、酸中毒等均可损害脑血流的自主调节功能，使其变为"压力被动性脑循环"，此时压力的波动可直接作用于末端毛细血管，使其破裂出血。低氧血症和高碳酸血症可使脑血管扩张，静脉淤滞，压力增高而引起栓塞和出血。

3. 损伤　主要为产伤所致。如胎位不正、胎儿过大、产程过长、以及使用高位产钳、胎头吸引器等，可导致天幕、大脑镰撕裂和因脑表浅静脉破裂而导致硬膜下出血。此外，使用面罩加压给氧、头皮静脉穿刺、气管插管等操作时使头部过分受压，也可导致颅内出血的发生。

4. 其他　新生儿患有凝血机制障碍和同族免疫或自身免疫性血小板减少症，母亲妊娠服用苯妥英钠、苯巴比妥、利福平等药物,脑血管发育畸形,不适当地输入高渗溶液(如碳酸氢钠、葡萄糖酸钙、甘露醇等)等均可导致血管破裂而发生出血。

【临床特点】

主要与出血部位和出血量有关。轻者可无症状，大量出血者可在短期内因病情恶化而死亡。主要症状与体征有①神志改变：激惹、嗜睡或昏迷；②呼吸改变：节律不规则或呼吸暂停；③颅内压增高：前囟隆起、血压增高、抽搐、角弓反张、脑性尖叫；④眼征：凝视、斜视、眼球震颤等；⑤瞳孔不等大或对光反应消失；⑥肌张力增高或减弱，原始反射减弱或消失。此外，如患儿存在不明原因的贫血、黄疸及休克时均应注意颅内出血的发生。

按出血部位不同，临床上分为以下几种类型。

1. **脑室周围-脑室内出血**　常见于胎龄＜32 周、体重＜1500g 的早产儿，多在出生后 72h 内发生。根据出血程度不同临床表现有 3 种类型。

（1）临床无表现型：最常见，见于出血量较少者，多于早产儿出生后常规头颅影像学检查中发现。

（2）断续进展型：临床少见，症状在数小时至数天内断续进展，由出血量较大或渐进性出血所致。首先表现为兴奋性增高，如易激惹、脑性尖叫、肌震颤、惊厥、呕吐，继而出现皮质抑制症状，如神志异常、四肢肌张力减低、自主活动减少、呼吸异常。

（3）急剧恶化型：极少见，发生于短时间内严重出血的早产儿，在数分钟至数小时内病情急剧进展，很快出现意识障碍、中枢性呼吸衰竭、前囟隆起、瞳孔对光反应消失、四肢松软，常在短时间内死亡。

2. **原发性蛛网膜下腔出血**　指原发出血部位在蛛网膜下腔，不包括硬膜下、脑室内、小脑等其他部位出血后向蛛网膜下腔扩展。少量出血者无临床症状。由于出血对脑皮质的刺激可诱发惊厥，部分典型病例表现为间歇性抽搐，发作间歇正常，常始于出生后第 2 天。严重出血者表现为意识障得、反复惊厥、肌张力减低和中枢性呼吸衰竭。出血量较大者可因脑脊液的循环通路受阻或吸收障碍而导致脑积水。

3. **硬膜下出血**　此类出血主要与产伤有关，常发生在巨大儿、胎位异常难产或高位产钳助产的新生儿中。少量出血可无症状，出血量较大者常在出生 24h 后出现惊厥、偏瘫和斜视等神经系统症状。严重者由于大量出血压迫脑干，出生后很快出现尖叫、惊厥、瞳孔不等大，数分钟至数小时后出现进行性意识障碍加重、昏迷、瞳孔固定、散大的表现，伴心动过缓及中枢性呼吸衰竭，可在出生后数小时内死亡。也有患儿在新生儿期症状不明显，数月后发生慢性硬膜下积液。

4. **脑实质出血**　常见于足月儿。多由于小静脉栓塞后毛细血管压力增高导致破裂而出血。临床表现与出血部位和出血量多少密切相关。若出血位于脑干,早期可见瞳孔变化、呼吸不规则和心动过缓,前囟张力可不高,常留有不同程度的神经系统后遗症如脑瘫、癫痫和精神发育迟缓等。出血部位可液化形成囊肿,若囊肿与脑室相通,称之为脑穿通性囊肿。

5. **小脑出血**　包括原发性小脑出血,脑室内或蛛网膜下腔出血蔓延至小脑、静脉出血性梗死、小脑撕裂和血管破裂所致。多有产伤和缺氧史,早产儿较足月儿多见,足月儿多由产伤引起。主要表现为脑干受压的症状,如屏气、呼吸不规则,心动过缓,眼球偏斜、面瘫、间歇性肢体张力增高、角弓反张等。

【**辅助检查**】

1. **实验室检查**　可进行血常规、血清胆红素、血细胞比容及脑脊液常规和生化等检查。颅内出血量多者存在失血性贫血及血细胞比容降低,生理性黄疸常加重及延长。脑室内出血或蛛网膜下腔出血者脑脊液可呈血性,红细胞或皱缩红细胞计数增加,蛋白质含量增高。

2. **影像学检查**　ICH 在 CT 中表现为密度增加,在 B 超中则呈现为回声增强。一般 CT 诊断 ICH 的最佳时间在出生后 1 周内。B 超由于对低血红蛋白浓度的敏感性,数月后仍可探查到残余血块。MRI 对新鲜颅内出血分辨率稍差,在 T_1 加权像上可呈等信号或低信号,T_2 加权像上呈高信号,出血 3d 以后,T_1 加权像上转呈高信号,T_2 加权像上为低信号,2 个月左右,MRI 中表现可与新鲜出血时相似。

（1）脑室周围-脑室内出血:PIVH 筛查与诊断的首选方法为头颅超声,超声对此类出血具有特异性的诊断价值,且价廉方便。原本无回声的脑室腔内,出血区呈现回声增强。CT 和 MRI 亦能明确脑室内出血。影像学检查对 PIVH 出血程度的判断按 Papile 分级法分为 4 级：Ⅰ级：单纯室管膜下生发基质出血；Ⅱ级：出血进入脑室内，但无脑室扩大；Ⅲ级：脑室内出血伴脑室扩大；Ⅳ级：脑室扩大，同时伴脑室旁白质损伤或发生出血性梗死，见图 3-15-1。

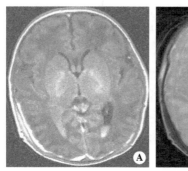
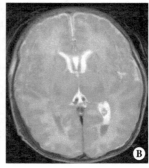

图 3-15-1　脑室内出血、蛛网膜下腔出血 MRI 影像

（2）硬膜下出血：MRI 有利于显示小的 SDH，包括颅后窝内的小血肿。SDH 在 CT 中表现为天幕上或颅后窝内紧贴颅板处新月形密度增高影，或在颅脑中线（脑镰撕裂）或天幕孔周围（大脑大静脉或直窦等撕裂）见密度增高影，但 CT 对大脑表浅 SDH 诊断欠佳，B 超对 SDH 的分辨力较差，仅在邻近于额顶叶的大量 SDH 可被探查到。此外，B 超中显示大脑半球裂隙增宽要考虑表浅 SDH 的可能，见图 3-15-2。

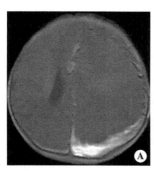
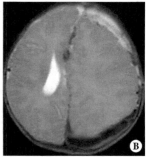

图 3-15-2　硬膜下出血 MRI 影像

（3）原发性蛛网膜下腔出血：首选 CT 检查，表现为①脑池、脑、脑裂部位高密度影；②颅骨内板下方沿脑沟回呈高密度影；③增宽的直窦、窦汇高密度影，呈"Y"形；④沿小脑幕上呈"火山口"形。超声对 SAH 出血诊断不敏感。

（4）小脑出血：CT 和 MRI 均可精确诊断，CT 上表现为颅后窝小脑部位呈密度增高阴影，除严重 CH 外，B 超一般难以诊断，见图 3-15-3。

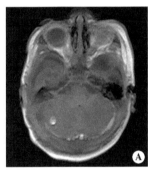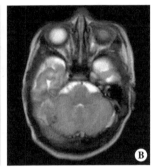

图 3-15-3　小脑出血 MRI 影像

【诊断及诊断标准】

1. 详细询问妊娠史、分娩史、窒息及复苏等情况。

2. 观察患儿临床表现，尤其是详细进行神经系统体格检查。

3. 注意有无出、凝血机制的异常，动态观察血红蛋白及血细胞比容有无进行性下降。

4. 影像学检查是确诊的重要依据。B 超对 PIVH 诊断敏感，CT 对原发性蛛网膜下腔出血、小脑和脑干部位的出血较为敏感，MRI 是目前明确出血部位及程度、预后评价的最重要检查手段。

5. 脑脊液检查有助于脑室内出血或蛛网膜下腔出血的诊断。通常表现为脑脊液压力升高，可呈血性，镜下可见红细胞或皱缩红细胞。

【鉴别诊断】

1. 新生儿缺氧缺血性脑病与颅内出血的病史和临床表现相似,但新生儿缺氧缺血性脑病的围生期窒息史更为明确,出生后不久出现明显的神经系统症状和体征。新生儿缺氧缺血性脑病常与颅内出血并存。可通过影像学检查进行鉴别。

2. 与导致中枢神经系统抑制状态的疾病鉴别:如低血糖、低血钾、遗传代谢病等,可通过血糖、血清离子检测及遗传代谢病筛查以鉴别。

3. 与其他导致惊厥的疾病鉴别:如电解质紊乱、低血糖、颅内感染、先天中枢神经系统发育畸形等,可通过血糖、血清离子检测、脑脊液检查及头 MRI 检查以鉴别。

【治疗】

1. 支持疗法　保持患儿安静,避免搬动、减少刺激性操作,维持呼吸通畅及血压正常,保证足够热量供给,注意液体平衡,纠正酸中毒。

2. 止血　可选择使用新鲜冷冻血浆、维生素 K_1($1\sim$ 2mg,肌内注射或静脉注射)和血凝酶等。

3. 控制惊厥　可用苯巴比妥(10mg/kg)、咪达唑仑($0.05\sim0.15$mg/kg)等抗惊厥药物,有脑水肿和颅内压增高者可选用呋塞米($0.5\sim1$mg/kg 每次,Q12h 或 Q8h)及小剂量的甘露醇(每次 $0.25\sim0.5$g/kg,Q12h 或 Q8h)。

4. 脑积水的治疗

(1)药物治疗:乙酰唑胺可减少脑脊液的产生,$10\sim 30$mg/(kg·d),分 $2\sim3$ 次口服,疗程不超过 2 周。

(2)连续腰椎穿刺治疗(有争议):指征为Ⅲ级以上 PIVH,经影像学检查确诊有梗阻性脑积水存在,且侧脑室进行性增大,呈高张力改变。每次放液量宜在 $8\sim10$ml,操作频率因人而异,最初可每天 1 次,以后间隔时间逐渐延长,使脑室不继续增大。

(3)外科治疗:梗阻性脑积水、侧脑室进行性增大者,可于病情稳定后 2 周左右行脑室外引流,常用的方法有顶骨帽状腱膜下埋置储液器, 亦可行脑室-腹腔分流术, 以缓解脑室内压力。

【预后】

预后与出血量、出血部位、胎龄及围生期并发症等多种因素有关。早产、双侧、Ⅲ级 PIVH、Ⅳ级 PIVH、伴有脑实质出血性梗死者预后差。严重颅内出血死亡率高达27%~50%。幸存者常留有不同程度的神经系统后遗症, 如脑瘫、癫痫、感觉运动障碍及行为、认知障碍等。

【经验指导】

1. 以烦躁不安、易激惹、脑性尖叫、惊厥等神经系统症状为表现的颅内出血, 较易做出诊断, 但以非神经系统症状为主要表现或无症状者也应受到重视, 以免误诊及漏诊延误治疗时机。

2. 脑脊液检查对硬膜下出血和脑实质出血诊断没有帮助, 且有诱发脑疝可能。因此, 脑脊液检查正常亦不能除外本病, 且病情危重时不宜进行此操作。

(杨雨晨 岳冬梅)

第十六节 新生儿惊厥

【概述】

新生儿惊厥(neonatal seizures)是新生儿常见症状。惊厥是指全身性或身体某一局部肌肉运动性抽搐, 由骨骼肌不自主强烈收缩而引起。国外报道新生儿惊厥的发生率足月儿为 1‰~3‰, 早产儿及低出生体重儿惊厥的发生率约为足月儿的 10 倍。新生儿惊厥本身常提示体内存在严重的原发病, 如缺氧缺血性脑病、颅内出血、颅内感染等。同时新生儿惊厥亦可影响新生儿后期的脑发育，产生一系列神经系统后遗症，因此对新生儿惊厥的发生应迅速给予积极有效的诊治。

【病因及发病机制】

新生儿惊厥的病因较多，不同病因的发病时间和预后大相径庭，只有明确新生儿惊厥的病因才能对症进行有效抗惊厥治疗。近年来缺血缺氧脑病已跃居病因首位，感染和单纯代谢因素所占比例明显下降。常见新生儿惊厥原因包括：

1. 围生期合并症　窒息、缺血缺氧性脑病、颅脑损伤、颅内出血、脑梗死等。

2. 感染　宫内感染或出生后感染引起脑炎、脑膜炎及败血症等。

3. 代谢-内分泌因素　低血糖、低血钙、低血镁、低钠或高钠、胆红素脑病、高氨血症。

4. 氨酸血症和维生素　维生素 B_6 缺乏症、甲状旁腺功能低下等。

5. 药物相关惊厥　药物中毒和撤药综合征。

6. 其他　良性非家族性新生儿惊厥、良性家族性新生儿惊厥、先天性脑发育不全、染色体病、基因缺陷病等。

【临床特点】

根据临床表现将新生儿惊厥分为：微小型，局灶性或多灶性阵挛型，局灶性或全身性强直型，局灶性、多灶性、全身性肌阵挛型，肌痉挛。许多病例可发生不止一种类型的惊厥。

1. 微小型　新生儿期最常见惊厥表现形式，可表现为眼部异常运动（阵发性斜视、眼球震颤、突然凝视、眨眼等）、口-颊-舌运动（咀嚼、吸吮和咂嘴，常伴突然流涎增多、吐舌等）、连续的肢体动作（踏步样、骑车样、拳击样、划船样或游泳样运动）或复杂的无目的性运动，交感神经功能异常（心率或呼吸大幅度有节律的波动、呼吸暂停、血压增高、阵发性面红或苍白等）。由于这些运动由皮质下中枢控制，故发作时 EEG 常无相应变化，而且抗惊厥药物治疗效果常较差。

2. 局灶性或多灶性阵挛型　阵挛型是指重复有节律的四肢、面部或躯干肌肉的快速收缩和缓慢放松运动。局灶性阵挛型为身体某个部位局限性阵挛，常见于单个肢体或一侧面部，后扩大到身体同侧其他部位，常意识清醒，多见于代谢异常，脑局部损伤如出血或梗死，EEG 表现为局灶性的节律尖慢波，一般预后较好。多灶性阵挛型发作时可出现多个肌群阵发性频繁地节律性抽搐，具有迁移性特点，常表现为身体同侧或双侧多个肢体或多个部位同时或先后交替、或快速从一侧发展至另一侧，无一定的顺序。常伴有意识障碍，多见于缺血缺氧性脑病、颅内出血和感染等。EEG 可有多灶性脑电异常表现。

3. 局灶性或全身性强直型　强直型表现为持续肌肉收缩（数秒）而无重复特征，单侧肢体的持续姿势异常或躯干持续的非对称性的姿势异常。全身性强直惊厥常伴有呼吸暂停，意识障碍等。一般此型是疾病严重征象，EEG 背景多为多灶或广泛电压抑制，某些患儿可有明显异常的爆发抑制，强直型一般预后较差。

4. 局灶性、多灶性、全身性肌阵挛型　肌阵挛型是无节律且单一的四肢、面部或躯干肌肉的快速收缩，可无重复发作。肌阵挛型可以是局灶性、多灶性或全身性。全身性肌阵挛型惊厥 EEG 可表现为爆发抑制。此型新生儿期少见，往往提示弥漫性脑损害，预后不良。

5. 肌痉挛　是全身屈肌和（或）伸肌持续 1～2s 的快速肌肉收缩。EEG 可见一个单一的、短暂的全身放电表现。

【辅助检查】

结合病史及临床表现安排检查，进一步明确诊断。

1. 生化检查　血糖、血气离子、血氨、血乳酸等，必要时行血尿代谢筛查。

2. 感染检测　血常规、CRP、血培养、TORCH 及脑脊液等相关化验。

3. 染色体基因检测　有遗传家族史尤其注意行遗传代谢筛查、染色体及基因分析。

4. 影像学检查　颅脑超声、头 CT、头 MRI（或加MRS/MRA 等）。

5. 脑电图　对病因诊断意义不大，但有助于判断是否为惊厥发作及判断疗效和预后。目前考虑视频 EEG 监测是新生儿惊厥的诊断金标准。

【诊断及诊断标准】

1. 详细询问病史及查体：特别注意母亲妊娠情况：接触史、疾病史、家族史、用药史及患儿出生时是否存在宫内窘迫，产程异常、羊水胎粪情况，询问患儿喂养史、黄疸、感染，惊厥发作时间、表现等。

2. 结合病史进行合理检查，做出病因诊断。①生化检查对急性代谢紊乱予以评价，持续代谢异常应注意遗传代谢病（IEM）可能，应进一步行血尿代谢筛查；②有感染病史及表现者应注意感染监测，尤其是脑脊液检查，注意脑脊液葡萄糖、蛋白变化及培养情况；③有家族遗传史应注意留取血尿代谢物筛查，必要时行染色体、基因检测；④为排除脑发育结构异常及准确诊断获得性脑损伤建议行影像学检查，如头 MRI，头 CT、颅脑超声等，对于某些怀疑 IEM 患儿可考虑行 MRS 检查，有助于进行快速诊断；⑤脑电图、视频脑电图及振幅整合脑电图对于惊厥诊断及鉴别诊断有重要意义，同时对于严重脑损伤预后评价很有帮助。

【鉴别诊断】

1. 新生儿良性睡眠肌阵挛　常见于足月、健康新生儿，一般发病于出生至出生 3 个月，后可自发缓解。临床表现单侧或双侧、同步或不同步肢体抽动，持续 10～20s，仅发生在睡眠中，醒后可立即停止。脑电图检查正常，一般无须治疗。

2. 新生儿颤抖 可因声音、皮肤刺激或牵拉某一关节诱发，表现为踝部、膝部和下颌部的抖动。但一般在发作时无眼球凝视，当轻握着或压制抖动部位时，颤抖可制止，不伴有脑电图异常。

3. 非惊厥性呼吸暂停 多出现于早产儿，表现为呼吸暂停伴有心率减慢，但一般无眼球异常活动改变，经过刺激后可缓解，且呼吸兴奋治疗有效。

【治疗】

原则：及时控制惊厥；查找病因；进行脑保护及对症治疗。

1. 一般治疗 保温，保持呼吸道通畅，建立静脉通路，维持水、电解质平衡，监护生命体征。

2. 病因治疗 一旦出现惊厥，应尽量查找病因，去除原发病，在不明病因时应先立即止惊，一般首选苯巴比妥20mg/kg，静脉注射。

3. 对症止惊

（1）对于难以控制的惊厥可进一步选用苯二氮䓬类药物，如劳拉西泮、咪达唑仑等，此外惊厥难以控制时，可使用维生素 B_6 50～100mg，静脉给药。常用抗惊厥药物见表 3-16-1。

表 3-16-1 传统常用抗惊厥药

药物名称	初始剂量	给药方式	维持剂量	注意事项
苯巴比妥（首选）	20mg/kg	静脉注射	5mg/（kg·d）间隔 12h，分 2 次	为肝酶诱导剂，治疗水平 20～40mg/L
苯妥英钠（难治惊厥）	15～20mg/kg	静脉注射	5mg/（kg·d）间隔 12h，分 2 次	低血压、心动过缓和心律失常，外渗组织坏死

药物名称	初始剂量	给药方式	维持剂量	注意事项
地西泮 （难治惊厥）	0.3～0.5mg/kg	静脉注射	15～20min 可重复使用	心肺抑制
劳拉西泮 （难治惊厥）	0.05～0.1mg/kg	静脉注射	—	呼吸抑制，节律性肌阵挛
氯硝安定 （难治惊厥）	0.05mg/kg	静脉注射	20min 后可重复使用	增加唾液和支气管分泌物
咪达唑仑 （难治惊厥）	0.05～0.15mg/kg	静脉注射	0.01 ～ 0.06mg/（kg·h）	呼吸抑制及低血压
利多卡因 （难治惊厥）	2mg/kg	静脉注射	6mg/（kg·h）持续 6h 4mg/（kg·h）持续 12h 2mg/（kg·h）持续 12h	心律失常、高钾血症、肝肾损害
水合氯醛 （检查用药）	25～75mg/kg	口服或灌肠	—	早产儿心动过缓

（2）新型抗惊厥药

1）左乙拉西坦：在新生儿期，被用作二线抗惊厥药物，用于对苯巴比妥和其他抗惊厥药疗效不佳时。新生儿 10mg/kg，每天一次，静脉给药或口服，婴儿期每次 10mg/kg，每 12 小时一次。每 1～2 周上调剂量至最大 30mg/kg。在新生儿惊厥治疗中是相对安全的，除了嗜睡外，未观察到其他明显不良反应。

2）布美他尼：是一种快速起效和失效的袢利尿药，0.05～0.1mg/kg，作为抗癫痫药物添加治疗使用时，常见不良反应包括液体丢失、脱水、低血压、心动过速及电解质紊乱等。

3）托吡酯：新生儿药动学研究资料有限，有研究表明为 3～25mg/（kg·d）口服，可耐受。

4）其他：有维生素 B_6、磷酸吡哆醛、亚叶酸等。

【预后】

新生儿惊厥的近期和远期预后，主要取决于原发病和脑损伤的程度，以下几点作为参考：惊厥病因、脑电图表现、影像学检查、惊厥类型、持续时间及治疗反应等，同时做好妊娠管理及新生儿护理可以减少新生儿惊厥的发生。

【经验指导】

新生儿惊厥诊治流程图见图 3-16-1。

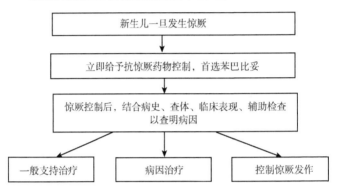

图 3-16-1　新生儿惊厥诊治流程图

（于文婷　岳冬梅）

第十七节　泌尿系统感染

【概述】

新生儿泌尿系感染（urinary tract infection，UTI）是指病原微生物入侵泌尿系统，并在尿中繁殖、侵入泌尿道黏膜或组织所引起的炎症反应。新生儿 UTI 与婴幼儿和儿童 UTI 存在较大差异，主要体现在发病率较高，临床症状不典型，男性多见，可单独发生，也可为败血症的一部分。新生儿 UTI 如果处理不当，可导致脱水、尿脓毒症及远期预后不良，如高血压、肾脏瘢痕形成、肾功能不全等。正常足月新生儿尿路感染发病率未见报道,但在发热足月新生儿中尿路感染发病率为 7%~15%,而早产儿较足月儿更易发生 UTI,胎龄越低,发病率越高,有资料显示早产儿发病率可达 8%,超低出生体重儿可达 13%。

【病因及发病机制】

泌尿系感染可由多种细菌引起,其中以大肠埃希菌最常见,占 60%~80%,其他导致疾病的阴性杆菌包括克雷伯菌、肠杆菌、枸橼酸菌等,阳性菌包括金黄色葡萄球菌、凝固酶阴性葡萄球菌及肠球菌等,同时新生儿也要注意真菌所致的尿路感染。新生儿尿路感染以血行感染为主,特别是早产儿,也可存在上行感染,应注意与泌尿系畸形等有关。

【临床特点】

UTI 临床表现不具有特异性,有时仅表现为脓毒症症状,如发热、黄疸、反应低下、拒乳、呕吐、体重不增等,严重者可出现呼吸暂停、心动过缓、低血糖、感染性休克等。

【辅助检查】

1. **尿常规** 尿液沉淀后沉渣镜检,白细胞>10 个/HP,未离心尿镜检,白细胞>5 个/HP,即应考虑泌尿系感染。

2. **尿培养** 确诊重要依据,同时可明确感染的细菌种类及细菌对药物敏感试验。最理想尿液留取是在新生儿裸露时排尿,或外阴清洁无菌后使用尿袋留取。如需侵入性技术留取时,应选择耻骨上膀胱穿刺或导尿管留取尿液标本。

3. **血常规及 C 反应蛋白** 血常规提示白细胞总数及中性粒细胞升高,C 反应蛋白升高。

4. **血培养** 尿路感染为败血症的一部分,血行感染常见,血培养可为阳性。应用抗生素前采集。

5. **其他检查** 尿液涂片、尿试纸检查等。

6. **影像学检查** 因新生儿 UTI 易伴有先天肾脏发育异常,因此需进行泌尿系影像学检查:①泌尿系超声检查;②排泄性膀胱尿道造影(voiding cystourethrography,VCUG):

是诊断输尿管反流（VUR）的重要方法；③静脉肾盂造影；④肾脏核素扫描等。

【诊断及诊断标准】

临床症状缺少特异性，易发生误诊、漏诊。对于新生儿UTI的诊断主要依靠尿液实验室检查。当新生儿出现不明原因的发热、体温不升、反应差、呕吐、腹泻等症状时，应及时考虑进行尿液检查，尽早诊断。

【鉴别诊断】

泌尿系发育异常可明显增加 UTI 的发病率。为排除潜在发育畸形，如输尿管反流、多囊肾、肾积水等，应对 UTI 新生儿进行常规泌尿系统超声等影像学检查。

【治疗】

1. 一般治疗　注意外阴部清洁，避免尿道口污染，保持电解质和酸碱平衡。对于存在败血症的患儿，注意休克的早期治疗。

2. 抗生素治疗　应根据尿检及药物敏感试验结果选择有效抗生素。无病原学诊断结果时，多选择对革兰阴性菌有效药物，如氨苄西林或舒巴坦和第 3 代头孢抗生素，如头孢噻肟 100mg/（kg·d），Q12h，静脉滴注。院内感染耐药率较高，可选用碳青霉烯类，即亚胺培南、美罗培南。用药疗程为 2～4 周，或根据尿液检查或尿培养决定疗程。

【预后】

与是否存在解剖学畸形、膀胱输尿管反流、败血症等因素有关。

【经验指导】

UTI 是新生儿期常见疾病，以革兰阴性菌感染为主，尿培养阳性可确诊。在 UTI 时，应排除一些泌尿系发育畸形，完善泌尿系影像学检查，如超声、造影等。

（于文婷　岳冬梅）

第十八节 新生儿败血症

【概述】

新生儿败血症是指新生儿期细菌或真菌侵入血液循环并在其中生长繁殖，产生毒素所造成的全身性感染。其发生率占活产婴的 4.5‰～9.7‰。出生体重越轻，发病率越高，极低出生体重儿（VLBW）可高达 16.4%，长期住院者可更高达 30%。根据发病时间，新生儿败血症又被分为早发败血症（early-onset sepsis，EOS）及晚发败血症（late-onset sepsis，LOS）。EOS 一般发生于≤3 日龄新生儿，LOS 一般发生于＞3 日龄新生儿。

【病因及发病机制】

1. EOS 大多是母体病原菌垂直传播（产前或产时感染）所致。

（1）早产和（或）低出生体重儿：早产和（或）低出生体重儿是 EOS 最重要的危险因素。胎龄越小，出生体重越低，风险越大。

（2）胎膜早破（premature rupture of fetal membranes，PROM）≥18h：PROM 常伴随着早产，79%的 EOS 患儿母亲有 PROM≥18h 的病史。一方面，PROM 可能是母体绒毛膜羊膜炎的表现；另一方面或为病原菌的入侵提供了机会，PROM 的母体羊膜腔微生物检出率是胎膜完整的母体羊膜腔微生物检出率的 2.3 倍。

（3）羊膜腔内感染：包括羊水、胎盘、绒毛膜感染，在临床上主要是指绒毛膜羊膜炎。

2. LOS 系院内感染和社区获得性感染。

（1）早产和（或）低出生体重儿：与 EOS 相似，早产和（或）低出生体重儿是 LOS 首要的危险因素。出生胎龄越小，体重越轻的新生儿住院时间越长，发生院内感染的风险越大。

（2）有创诊疗措施：机械通气、中心静脉置管、脐动脉或静脉置管及肠外营养等都是 LOS 明确的危险因素，这些有创操作增加了细菌进入新生儿血液循环的可能性。

（3）不合理应用抗菌药物：延长经验性使用抗菌药物的疗程是 LOS 的高危因素。

（4）不恰当的新生儿处理：在我国部分欠发达地区，仍有一些新生儿处理不当，如不洁处理脐带、挑"马牙"、挤乳房、挤痈疖等，都是 LOS 重要的高危因素。

【病原菌】

细菌谱因地区不同而有差异，在西方发达国家或地区，EOS 常见的病原菌为 GBS 及大肠埃希菌，而在国内则以肠杆菌属为主（如大肠埃希菌），但近年来 GBS 有逐渐增多的趋势，李斯特菌虽然检出率不高，但其致死率及并发症发生率极高；对于 LOS，国外以凝固酶阴性葡萄球菌（coagulase negative Staphylococcus，CONS）主要是表皮葡萄球菌为最多，多见于早产儿，尤其长期动脉或静脉置管者。国内的 LOS 除 CONS 外，金黄色葡萄球菌主要见于皮肤化脓性感染；气管插管机械通气患儿以革兰阴性菌如铜绿假单胞菌、肺炎克雷伯菌、沙雷菌等多见。

【临床表现】

新生儿败血症临床表现多样，详见表 3-18-1。部分 EOS 患儿临床表现不典型（尤其是早产儿），刚出生时无明显症状，但很快出现休克、弥散性血管内凝血及死亡，此时临床诊断将更多依靠产前高危因素及实验室检查。

表 3-18-1　新生儿败血症的常见临床表现

系统位置	临床表现
全身	发热，体温不稳，反应差，喂养差，水肿，Apgar 评分低
消化系统	黄疸，腹胀，呕吐或胃潴留，腹泻及肝脾大

系统位置	临床表现
呼吸系统	呼吸困难及呼吸暂停，发绀等；其中早发败血症可以呼吸暂停或呼吸窘迫为首要表现且持续超过 6h
循环系统	面色苍白，四肢冷，心动过速、过缓，皮肤大理石样花纹，低血压或毛细血管充盈时间>3s
泌尿系统	少尿及肾衰竭
血液系统	出血，紫癜

【辅助检查】

1. 病原学检查

（1）血培养：是诊断败血症的金标准，然而出结果时间慢，一般至少需要 2d；敏感度低，EOS 患儿尤其低，生长速度慢及培养条件苛刻的细菌检出率更低。由于新生儿尤其低、极低或超低出生体重儿取血量的限制，导致血培养敏感度更差，故要求每次抽血量不少于 1ml。

（2）尿培养：需采用清洁导尿或耻骨上膀胱穿刺抽取的尿液标本，仅用于 LOS 的病原学诊断。

（3）核酸检测：随着分子生物学的发展，越来越多的检测病原体核酸，如检测细菌 16 S rRNA 基因的 PCR 试剂盒用于临床。

2. 血液非特异性检查

（1）白细胞计数：采血时间一般应待出生 6h 以后（EOS）或起病 6h 以后（LOS）。出生 6h～3d WBC≥30×10⁹/L，超过 3d WBC≥ 20×10⁹/L，或任何日龄 WBC<5×10⁹/L，均提示异常。该项指标在 EOS 中诊断价值不大，WBC 减少比增高更有价值。

（2）不成熟中性粒细胞（包括早、中、晚幼粒细胞和杆状核细胞）/总中性粒细胞（immature/tota neutrophil，I/T）：出生至 3d I/T≥0.16 为异常，超过 3d I/T≥0.12 为异常。I/T 可能在 25%～50%的无感染患儿中升高，故只是该项升高，诊断新生儿败血症的证据不足，但其阴性预测值高达99%。

（3）血小板计数：在诊断败血症中其特异度及敏感度均不高，且反应较慢，不能用于抗菌药物效果及时评判，但血小板减低与预后不良有关。

（4）C反应蛋白（C-reactive protein，CRP）：临床上常用的急相反应蛋白包括CRP及降钙素原。CRP在感染后6～8h升高，24h达到顶峰，当发生炎症时，首先募集白细胞介素6，随后刺激释放CRP。因此，如产时感染发生的EOS，患儿刚出生时CRP值可能不高，出生6h内CRP≥3mg/L、出生6～24h≥5mg/L提示异常，出生超过24h≥10mg/L提示异常。在出生后或者怀疑感染后6～24h及再延24h后连续2次测定如均正常，对败血症（包括EOS及LOS）的阴性预测值达到99.7%，可以作为停用抗菌药物的指征。

（5）降钙素原：其水平≥0.5mg/L提示异常，通常在感染后4～6h开始升高，12h达到峰值，比CRP更快地诊断或排除感染。3d内降钙素原有生理性升高，参考范围应该考虑出生后日龄。降钙素原在EOS和LOS中的指导价值不完全一样，在EOS疑似病例，降钙素原更多作为抗菌药物停药的指征，一般连续2次（间隔24h）降钙素原值正常可考虑停用抗菌药物；而在LOS中降钙素原在诊断及停药方面都有一定指导价值。

（6）血液非特异性检查的筛查组合：尽管很多非特异性检查在EOS中阳性预测价值不高，但对LOS的诊断及指导停药方面仍有一定价值。由于新生儿各系统发育成熟度不一，机体对感染的反应也不固定，所以必须综合判断，不同非特异性检查批次中≥2项阳性有一定的诊断价值。需要注意的是，这样组合非特异性指标，其对新生儿败血症的阳性预测值仍然不高。

3. 脑脊液检查 有报道称23%的新生儿败血症患儿可能合并脑膜炎，腰椎穿刺检查在诊断中极为重要。新生儿脑膜炎中血培养阴性率高达 38%，所以血培养阴性不能作为排除新生儿脑膜炎和败血症的指标。腰椎穿刺指征（下列 3 项任意一项）：①血培养阳性；②有临床表现且非特异性感染指标≥2 项阳性；③抗感染治疗效果不佳。值得注意的是，足月儿只有实验室检查异常（指不包括血培养阳性的实验室检查）而无临床表现的 EOS，不需常规做脑脊液检查。取脑脊液后 2h 内完成检验，否则糖浓度和白细胞计数会下降。通常多数足月正常新生儿脑脊液白细胞计数＜20×10^6/L，正常新生儿脑脊液蛋白＜1.7g/L 及糖＞400mg/L（或大于当时血糖的 40%），与年长儿童类似。

【诊断】

1. 新生儿 EOS

（1）疑似诊断为 3d 内有下列任何一项：①异常临床表现；②母亲有绒毛膜羊膜炎；③早产 PROM≥18h。如无异常临床表现，血培养阴性，间隔 24h 的连续 2 次血非特异性检查小于 2 项阳性，则可排除败血症。

（2）临床诊断为有临床异常表现，同时满足下列条件中任何一项：①血液非特异性检查≥2 项阳性；②脑脊液检查为化脓性脑膜炎改变；③血中检出致病菌 DNA。

（3）确定诊断为有临床表现，血培养或脑脊液（或其他无菌腔液）培养阳性。

2. 新生儿 LOS　临床诊断和确定诊断均为大于 3d 龄，其余条件分别同新生儿 EOS。

【治疗】

无论是 EOS 还是 LOS 新生儿，一旦怀疑即应使用抗生素，然后根据血培养及药物敏感试验结果及其他非特异性检查结果，判断继续使用、换用还是停用。疑似 EOS 的新生儿即使暂时没有异常临床表现，在出生后应尽早用抗生素，依据围生期的高危因素及早产（不成熟）的程度，或有新生儿败血症表现，或母亲有绒毛膜羊膜炎。疑似 EOS 新生儿如在 2～3d 龄排除诊断，则必须停用抗生素；而 LOS 新生儿用抗生素既要考虑高危因素如插管等，也要考虑患儿的临床表现及实验室检查数据。EOS 应用抗生素的指征主要依靠高危因素及临床医师对患儿临床表现的判断，实验室检查可作为停用抗生素的依据。

1. 抗生素应用　见表 3-18-2。

表 3-18-2　新生儿败血症常用抗生素的用法及间隔时间（mg/kg）

抗生素	<1200g	1200～2000g		>2000g	
	0～4 周	0～7d	>7d	0～7d	>7d
青霉素*（万 U）	2.5～5, q12h	2.5～5, q12h	5～7.5, q8h	2.5～5, q8h	2.5～5, q6h
苯唑西林*	25, q12h	25, q12h	25～50, q8h	25～50, q8h	25～50, q6h
氯唑西林*	25, q12h	25, q12h	25～50, q8h	25～50, q8h	25～50, q6h
氨苄西林*	25, q12h	25, q12h	25～50, q8h	25～50, q8h	25～50, q6h
哌拉西林	50, q12h	50, q12h	100, q12h	50, q12h	75, q8h
头孢唑林	20～25, q12h	20～25, q12h	20～25, q12h	20～25, q12h	20～25, q8h
头孢呋辛	25～50, q12h	25～50, q12h	25～50, q8h	25～50, q8h	25～50, q8h
头孢噻肟	50, q12h	50, q12h	50, q8h	50, q12h	50, q8h
头孢哌酮	50, q12h	50, q12h	50, q12h	50, q12h	50, q8h
头孢他啶	50, q12h	50, q12h	50, q8h	50, q8h	50, q8h
头孢曲松	50, qd	50, qd	50, qd	50, qd	75, qd
头孢吡肟	50, q8h	50, q8h	65, q8h	50, q8h	65, q8h
万古霉素**	15, qd	10, q12h	15, q12h	15, q12h	15, q8h
阿米卡星△	7.5, qd	7.5, qd	10, qd	10, qd	7.5, q12h
奈替米星	2.5, qd	2.5, q12h	2.5, q8h	2.5, q12h	2.5, q8h
氨曲南	30, q12h	30, q12h	30, q8h	30, q8h	30, q6h
亚胺培南+西司他丁	10, q12h	10, q12h	10, q12h	10, q12h	15, q12h

续表

抗生素	<1200g	1200~2000g		>2000g	
	0~4周	0~7d	>7d	0~7d	>7d
克倍宁	10, q12h	10, q12h	15, q12h	15, q12h	20, q12h
甲硝唑	7.5, q48h	7.5, q12h	7.5, q12h	7.5, q12h	15, q12h

注：*并发化脓性脑膜炎时剂量加倍；**用药大于3d应监测血药浓度，最佳峰浓度20~32μg/ml，谷浓度<10μg/ml；△用药大于3d应监测血药浓度，最佳峰浓度6~8μg/ml，谷浓度<2μg/ml

（1）EOS：在血培养和其他非特异性检查结果出来前，经验性选用广谱抗生素组合，尽早针对革兰阳性菌、革兰阴性菌，用氨苄西林（或青霉素）+第三代头孢菌素作为一线抗菌药物组合。尽管第三代头孢菌素较氨基糖苷类药物抗菌谱更广，但是患儿的病死率、引起新生儿坏死性小肠结肠炎等严重并发症发生率较高，诱导耐药菌产生及继发真菌感染可能性也较高。西方国家最常使用氨苄西林+氨基糖苷类（主要是庆大霉素），对GBS和李斯特菌有很好的协同杀菌作用，但用氨基糖苷类需要进行血药谷浓度监测，对于体重1500g以下患儿还需完善耳聋相关基因检测，因有发生耳毒性和肾毒性的可能性。我国有关部门已明确规定在小于6岁患儿禁用氨基糖苷类抗生素，若药物敏感试验提示病原菌仅对该类药物敏感并取得家长知情同意的情况下可考虑使用，但不作为首选和常规使用。

（2）LOS：在得到血培养结果前，考虑到CONS及金黄色葡萄球菌较多，经验性选用苯唑西林、萘夫西林（针对表皮葡萄球菌）或万古霉素代替氨苄西林联用第三代头孢。若怀疑铜绿假单胞菌感染则用头孢他啶。对于极低出生体重儿或者出生胎龄<28周早产儿预防性使用氟康唑等抗真菌药尚有争议。

（3）血培养阳性结果：原则上应根据药物敏感试验结果进行抗生素调整，能单用不联用，如果经验性选用的抗生素不在药物敏感试验所选的范围内，临床效果好则继续用，否则改为药物敏感试验中敏感的抗生素种类。如果患儿已经进行经验性两联抗生素治疗，确认 GBS 感染后，因其对青霉素敏感，可以考虑停用另一种，仅用氨苄西林或青霉素即可，合并脑膜炎者可考虑联合三代头孢。对李斯特菌一般选用氨苄西林，或必要时联用氨基糖苷类药物（在查血药浓度、体重 1500g 以下患儿查耳聋基因及家长知情同意条件下）。对于厌氧菌应当使用克林霉素或甲硝唑；对于耐甲氧西林金黄色葡萄球菌（methicillin-resistant Staphylococcusaureus，MRSA）和 CONS，建议使用万古霉素或利奈唑胺，可考虑联用萘夫西林。对于多重耐药的 MRSA 且万古霉素效果欠佳时，若有药物敏感试验结果支持，可在临床药师会诊同意后选用氟喹诺酮、磺胺甲噁唑联合甲氧苄氨嘧啶等药物。若为产内酰胺酶的病原菌应采用碳青霉烯类抗生素如亚胺培南或美罗培南，怀疑或确诊合并脑膜炎，应选用美罗培南。抗生素疗程在 10~14d，血培养在用药 2~3d 或以后应该转阴，持续阳性需要考虑换用抗生素。置管者导管相关感染如血培养出革兰阴性菌、金黄色葡萄糖球菌或者真菌，则应拔除导管，如果是 CONS 可应用抗菌药物后复查。

（4）并发脑膜炎：一般用头孢噻肟+氨苄西林，如果脑脊液培养出金黄色葡萄球菌，用万古霉素或利奈唑胺。CBS 引发的脑膜炎通常疗程需要 14~21d。革兰阴性菌则需要 21d 或者脑脊液正常后再用 14d，少数有并发症（室管膜炎、脑炎、硬膜下积液等）者需要更长时间，铜绿假单胞菌需要使用头孢他啶或根据药物敏感试验调整，脆弱类拟杆菌需要用甲硝唑。

2. 支持治疗　纠正电解质紊乱及酸碱失衡，对于感染性休克患儿，则应在用抗生素的同时，积极抗休克治疗。

【经验指导】

预防院内感染尽早肠内喂养，以减少肠源性感染。尽早拔除各种导管，以防导管相关性感染。强化洗手，防止交叉感染。在病情允许的情况下尽早出院。然而对 LOS，有关 IVIG

的 19 篇文献荟萃分析，虽然可降低 3%～4% 的 LOS，但与降低死亡率或其他严重预后不良无关，故不常规推荐使用。

（杨宇婷　岳冬梅）

第十九节　新生儿高胆红素血症

【概述】

新生儿黄疸（neonatal jaundice）是因胆红素在体内积聚引起的皮肤或其他器官黄染，是新生儿期最常见的临床问题。新生儿血清总胆红素超过 5～7mg/dl（成人超过 2mg/dl）可出现肉眼可见的黄疸。未结合胆红素增高是新生儿黄疸最常见的表现形式，重者可引起胆红素脑病（核黄疸），造成神经系统的永久性损害，严重者可死亡。胆红素毒性作用引起的慢性和永久性的损害称为核黄疸。新生儿高胆红素血症按照形成的机制不同分为新生儿生理性高胆红素血症和新生儿非生理性高胆红素血症。

【病因及发病机制】

1. **生理性高胆红素血症病因**　新生儿出生时红细胞以胎儿红细胞为主，破坏使胆红素生成增多。在胎儿期，肝脏相对不活跃，不能及时将为结合胆红素转化成结合胆红素，且排泄能力有限，胎儿红细胞破坏后所产生的胆红素主要由母亲肝脏处理。如胎儿红细胞破坏过度，母亲肝脏不能完全处理所有的胆红素，脐带和羊水可呈黄染。此外，当骨髓和髓外造血不能满足需要时，可出现胎儿贫血。胎儿肝脏也能处理少量胆红素，当胎儿溶血或肝脏处理能力降低时，可使新生儿出生时脐血中也可以检测到较高水平的胆红素。出生早期肠道细菌较少肠道内葡萄糖醛酸苷酶水化水平较高，将结合胆红素转变为未结合胆红素使胆红素的肠肝循环增加，血清胆红素水平增加。摄入奶量较少胎粪排出延迟，胎粪中的胆红素被重新吸收，使血清胆红素增加。在新生儿期，多数胆红素来源于衰老红细胞。红细胞经网状内皮系统破坏后所产生的血红素约占 75%，它与其他来源的血红素（约占 25%）在血红素加氧酶的作用下转变为胆绿素，后者在胆绿素还原酶的作用下转变成胆红素；在血红素转变至胆绿素的过程中产生内源性的一氧化碳（CO），故临床上可通过呼出气 CO 的产量来评估胆红素的产生速率。1g 血红蛋白可产生 35mg 未结合胆红素；母亲某些药物应用可致新生儿溶血增多；约 25%胆红素来源于肝脏骨髓中红细胞前体和其他组织中的含血红素蛋白。

2. 新生儿非生理性高胆红素血症常见病因

（1）新生儿溶血病：如母婴血型不合性溶血（ABO、Rh 溶血病）；G6PD 缺乏等。

（2）感染性疾病：各种细菌、病毒和其他微生物的感染。

（3）代谢和内分泌疾病：如 Crigler-Najjar 综合征，Gilbert 综合征等。

（4）先天畸形先天性胆道闭锁，先天性胆总管囊肿，先天性胃肠道畸形等。

（5）其他新生儿红细胞增多症：头颅血肿、母乳性黄疸、新生儿用药等。

【诊断及诊断标准】

新生儿高胆红素血症包括生理性高胆红素血症和非生理性高胆红素血症。由于新生儿胆红素代谢特点导致的血清胆红素水平增高，在生理性高胆红素血症范围内称之为新生儿生理性高胆红素血症。超出新生儿生理性高胆红素血症范围者，称为新生儿非生理性高胆红素血症。在国际疾病分类中能够明确诊断病因即可按照病因诊断，如新生儿溶血症。暂时不能明确病因者可诊断为新生儿高胆红素血症。

1. 新生儿生理性高胆红素血症

（1）一般情况好：在出生后 2～3d 开始出现皮肤黄染。

正常足月新生儿出生后 5~7d 胆红素水平达到高峰,血清胆红素峰值尚未达到高胆红素血症的光疗水平。早产儿为依据胎龄出生体重和日龄的干预值以下的胆红素水平。

（2）足月儿：人工喂养者黄疸大多在 2 周左右消退。母乳喂养或混合喂养以母乳为主者黄疸消退时间需要更长。黄疸消退后不再反复。

（3）在出生 1 周内胆红素上升期间，每天胆红素水平上升＜5mg/dl（85μmol/L）或每小时＜0.5mg/dl（8.5μmo/L）。

（4）结合胆红素＜2mg/dl（34μmol/L）。

2. 新生儿非生理性高胆红素血症 新生儿非生理性高胆红素血症是由于非生理因素产生的黄疸或生理因素产生的黄疸在某些潜在的病理因素影响下使胆红素水平高出第 95 百分位，见图 3-19-1，包括病理性黄疸和需要干预的生理性黄疸及母乳性黄疸。

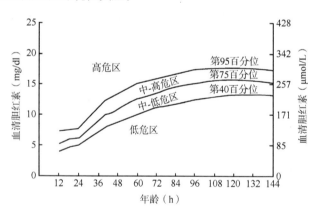

图 3-19-1 新生儿小时胆红素列线图

非生理性黄疸的诊断主要依据以下几点：

（1）皮肤黄染在出生后 24h 内出现。

（2）足月儿胆红素高峰值高于日龄/时龄干预值，或具有相关危险因素的干预值，见光疗标准表 3-19-1。

表3-19-1　不同胎龄/出生体重的早产儿黄疸干预推荐标准（总胆红素界值，μmol/L）

胎龄/出生体重	出生~24h		~48h		~72h	
	光疗	换血	光疗	换血	光疗	换血
~28周/<1000g	≥17~86 （≥1~5）	≥86~120 （≥5~7）	≥86~120 （≥5~7）	≥120~154 （≥7~9）	≥120 （≥7）	≥154~271 （≥9~10）
28~31周/1000~1500g	≥17~103 （≥1~6）	≥86~154 （≥5~9）	≥103~154 （≥6~9）	≥137~222 （≥8~13）	≥154 （≥9）	≥188~257 （≥11~15）
32~34周/1500~2000g	≥17~103 （≥1~6）	≥86~171 （≥5~10）	≥103~171 （≥6~10）	≥171~257 （≥10~15）	≥171~205 （≥10~12）	≥257~291 （≥15~17）
35~36周/2000~2500g	≥17~120 （≥1~7）	≥86~188 （≥5~11）	≥120~206 （≥7~12）	≥206~291 （≥12~17）	≥205~239 （≥12~14）	≥274~308 （≥16~18）

注：括号内数值为mg/dl值，1mg/dl=17.1μmol/L

（3）每天胆红素水平上升＞5mg/dl（85mmoI/L）或每小时＞0.5mg/dl（8.5mmol/L）。

（4）黄疸持续时间过长，人工喂养的足月儿＞2周，早产儿＞4周（母乳喂养者黄疸消退时间可更长）。

（5）黄疸退而复现（一定要积极寻找病因）。

（6）结合胆红素＞2mg/dl（34μmol/L）。

非生理性高胆红素血症常见病因的诊断要点：

（1）新生儿溶血症：主要指新生儿 Rh 或 ABO 血型不合的溶血。诊断要点为：①有母子 Rh 血型不合或 ABO 血型不合；②新生儿出生早期黄疸出现早，胆红素水平上升快；③血红蛋白或血细胞比容下降快；④直接 Coombs 试验阳性或抗体释放试验阳性。

（2）新生儿葡萄糖 6-磷酸酶（G-6-PD）缺乏病诊断要点：①祖籍为高发地区（地中海沿岸国家和我国华南地区、有可疑或阳性家族史的新生儿高胆红素血症应该警惕。②有明显的血清胆红素水平升高和血红蛋白或血细胞比容下降。③G-6-PD 活性检测满足 1 项可以诊断：a. 筛选试验中 1 项明显缺乏；b. 活性测定定量值＜40%；c. 筛选试验中 1 项中间型伴变性珠蛋白小体试验阳性；d. 筛选试验中 1 项中间型伴明确家族史；e. 筛选试验中 2 项中间型。

（3）新生儿丙酮酸激酶缺乏症：①临床上有重度黄疸、贫血、肝脾大；②产前可表现为非免疫性胎儿水肿；③外周血涂片可见靶形、皱缩、棘状、不规则的红细胞和有核红细胞；④确诊需要丙酮酸激酶活性测定。

（4）新生儿球形红细胞增多症：①临床表现急性溶血性贫血、严重高胆红素血症和脾大；②外周血涂片可见明显的小球网织红细胞（＞10%）；③红细胞平均血红蛋白浓度增加，网织红细胞增多，红细胞脆性增加；④有阳性家族史有助于诊断。

（5）感染性高胆红素血症：①有各种病原菌（或微生物）

感染的证据，确诊需要相应的血清学证据和（或）病原学证据；②宫内感染和生后感染均可表现为黄疸出现早，峰值较高，消退延迟；③出生后新生儿晚期感染可表现黄疸退而复现；④在感染控制之前光疗效果不满意；⑤根据病因可表现为不同程度的结合胆红素升高。

（6）母乳性黄疸：①出生后纯母乳喂养；②生长发育良好；③血清胆红素水平峰值时间相对较晚，消退时间延迟；④大便颜色金黄，小便颜色基本不黄；⑤除外其他非生理性黄疸的可能；⑥改变喂养方式胆红素水平有所下降。

（7）Crigler - Najjar综合征：①先天性葡萄糖醛酸转移酶缺乏。如果有酶学检测证据可确诊；②Ⅰ型常染色体隐性遗传，酶完全缺乏，酶诱导剂苯巴比妥治疗无效。Ⅱ型多为常染色体显性遗传，酶部分缺乏，苯巴比妥治疗有效。

（8）Gilbert综合征：①常染色体显性遗传；②葡萄糖醛酸转移酶缺乏，确诊需要酶学或基因诊断；③亚洲人群常见基因外显子G7IR基因突变；④临床上主要表现胆红素峰值高，以及胆红素消退延迟，多为慢性良性经过。

（9）Lucey-Driscoll综合征：①有严重高胆红素血症家族史或前一胎严重高胆红素血症史；②出生后48h内出现严重高胆红素血症；③出生早期高胆红素血症较严重，但2～3周可自然消退；④如能检测到葡萄糖醛酸转移酶活性暂时被抑制有助于诊断。

（10）先天性甲状腺功能减退：①由甲状腺功能检测证实甲状腺功能减退；②黄疸出现时间与生理性黄疸重叠，峰值较高；③大多表现为黄疸消退延迟。

（11）先天性胆管闭锁：①新生儿出生早期总胆红素增高，以未结合胆红素为主，随日龄增加结合胆红素逐渐增加；②大便颜色逐渐变淡直至灰白色，小便颜色逐渐加深；③胆道超声、核素扫描、CT及MRI等影像学检查有助于诊断；④先天性胆道闭锁多有甲胎蛋白明显增高。

（12）半乳糖血症：常染色体隐性遗传病，包括①经典型：是 1-磷酸半乳糖尿苷转移酶基因突变导致的酶缺陷；②半乳糖激酶缺乏；③尿苷二磷酸半乳糖-4-差向酶缺陷导致的三种疾病。经典型由于 1-磷酸-半乳糖尿苷转移酶缺陷，半乳糖不能转化为葡萄糖，而导致血中半乳糖蓄积。临床表现：新生儿进食乳类后，出现黄疸、呕吐、肝脏增大、体重不增、白内障、低血糖和氨基酸尿等。诊断依据为尿中出现非葡萄糖的还原物质，可测尿还原糖试验，如还原糖试验强阳性，但测葡萄糖为阴性，支持半乳糖血症的诊断。确诊需测定红细胞 1 磷酸半乳糖尿苷转移酶活性若酶活性降低，1-磷酸半乳糖增高可确诊，还可做基因分析。治疗：对症处理，纠正低血糖，给予无乳糖配方奶粉或饮食。一些发达国家已开展用滤纸片法对新生儿进行本病的筛查。

（13）染色体病：17/18/21-三体综合征，Alagille 综合征等往往合并有新生儿肝炎和胆管闭锁。

【鉴别诊断】

按照实验室检查结果鉴别诊断，见图 3-19-2。

【治疗】

新生儿高胆红素血症治疗的目的是降低血清胆红素水平，预防重度高胆红素血症和胆红素脑病的发生。

1. 光疗

（1）光疗指征：①各种原因所致的高未结合胆红素达到光疗标准时均应及时光疗；②结合胆红素＞2mg/dl 不应光疗；③极低和超低出生体重儿可采取预防性光疗。

（2）光疗标准：新生儿高胆红素血症的光疗标准很难用一个标准界定。不同胎龄、不同日龄以及不同围生期合并症以及是否存在胆红素脑病的影响因素，其光疗标准也不同。

1）推荐出生胎龄 35 周以上的晚期早产儿和足月儿可参照 2004 年美国儿科协会推荐光疗标准（图 3-19-3）及 2014 年中华医学会儿科学分会新生儿学组所颁布的《新生儿高胆

红素血症诊断和治疗专家共识》。

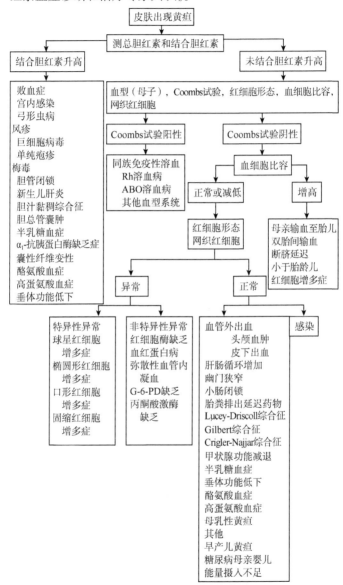

图 3-19-2 新生儿高胆红素血症鉴别诊断

引自:《新生儿疾病诊疗规范》人卫版. 中华医学会儿科学分会编著

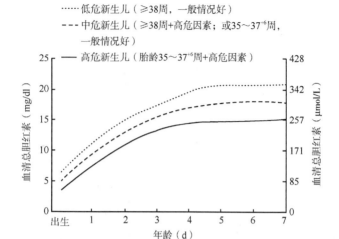

······ 低危新生儿（≥38周，一般情况好）

--- 中危新生儿（≥38周+高危因素；或35～37⁺⁶周，
一般情况好）

—— 高危新生儿（胎龄35～37⁺⁶周+高危因素）

图 3-19-3　胎龄 35 周以上早产儿及足月儿光疗参考标准

（高危因素包括：同族免疫性溶血，葡萄糖-6-磷酸脱氢酶缺乏，窒息、显著的嗜睡、体温不稳定、败血症、代谢性酸中毒、低白蛋白血症）

2）早产儿的光疗标准应以胎龄、日龄作为主要界定标准，如果合并高胆红素脑病的危险因素光疗标准应进一步放宽。早产儿依据胎龄的光疗标准（见表 3-19-1）。

（3）光疗设备与方法

1）光疗设备可采用光疗箱、光疗灯和光纤毯。

2）光疗方法有单面光疗、双面光疗和多面光疗。光源可选择蓝光、绿光或白光。光疗的效果与光疗的面积、光疗的强度和光疗时间有关。对于血清胆红素水平接近换血标准者建议使用双面强光疗或多面光疗，以增加光疗面积，保证光疗效果。强光疗是指光疗强度 >30μW/（cm²·nm），标准光照强度为 8～10μW/（cm²·nm）。当胆红素水平下降后可以选用单面光疗。光疗强度以光照对象表面所受到的辐照度计算。

3）光疗时间在接近换血标准时建议采用持续光疗，当血清胆红素下降至光疗标准以下时可在密切监测胆红素情况下选择间断光疗,间断光疗的时间及光疗的频率应依据患儿的需要选择。

（4）光疗中应注意的问题

1）监测患儿体温，避免体温过高。

2）因光疗时采用的光波波长为 425～510nm，最易对黄斑造成伤害。光疗时应用遮光眼罩遮住双眼，会阴部最好用遮光的尿布遮盖。

3）光疗时不显性失水增加，应注意补充液体，保证有足够的尿量排除。

4）光疗过程中仍需要密切监测胆红素。监测间隔时间依据胆红素水平决定。胆红素水平越高监测间隔时间越短。

5）长时间持续光疗，建议补充核黄素（光疗时每天 3次，每次 5mg；光疗结束后每天 1 次，连服 3d）。

6）光疗时出现发热、腹泻、皮疹等，依据程度决定继续光疗或停止光疗。轻者停止光疗后可自行缓解。

2. 换血疗法

（1）换血指征：①各种原因所致的高胆红素血症达到换血标准时均应进行换血，>35 周早产儿和足月儿可参照2004 年美国儿科学会推荐的换血标准（图 3-19-4）；出生体重<2500g 的早产儿换血标准可参考表 3-19-1。②产前新生儿 Rh 溶血症诊断明确，出生时脐血胆红素>4.5mg/dl，血红蛋白<110g/L，伴有水肿、肝脾大和心力衰竭。③在出生后 12h 内每小时胆红素上升>0.7mg/dl（12μmol/L）。④接近换血标准，光疗失败者，即光疗 4~6h，血清胆红素仍上升 0.5mg/dl（8.6μmol/L）。⑤已有急性胆红素脑病的临床表现者。⑥以 B/A 作为换血参考附加依据（表 3-19-2）。

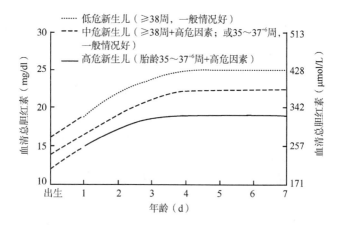

图 3-19-4　胎龄 35 周以上早产儿以及足月儿换血参考标准

（高危因素包括同族免疫性溶血、葡萄糖-6-磷酸脱氢酶缺乏、窒息、显著的嗜睡、体温不稳定、败血症、代谢性酸中毒、低白蛋白血症）

表 3-19-2　胆红素/白蛋白参考换血推荐标准

危险因素	胆红素/白蛋白 mg/dl/Alb，g/dl	mmol/L/Alb，mol/L
≥38 周	8.0	0.94
35～36⁺⁶周一般情况好；或≥38 周有高危因素或新生儿溶血病或 G-6-PD	7.2	0.84
35～36⁺⁶周有高危因素或新生儿溶血病或 G-6-PD	6.8	0.80

（2）换血标准

1）推荐美国儿科学会 2004 年版新生儿高胆红素血症管理指南及 2014 年中华医学会儿科学分会新生儿学组所颁布的《新生儿高胆红素血症诊断和治疗专家共识》中胎龄 35 周以上早产儿和足月儿依据不同胎龄、日龄及是否存在胆红素脑病的高危因素的换血参考标准（图 3-19-4）。

2）采用胆红素/白蛋白参考换血推荐标准（表 3-19-2）。早产儿换血应依据胎龄和日龄的参考标准。

（3）换血方法

1）血源的选择：Rh 溶血病换血选择 Rh 血型同母亲，ABO 血型同患儿，紧急情况下也可选择 O 型血。ABO 溶血病如母亲 O 型血，患儿为 A 型或 B 型，首选 O 型红细胞和 AB 型血浆的混合血。紧急情况下也可选择 O 型血或同型血。建议红细胞与血浆比例（2～3）：1。

2）换血量：为新生儿血容量的 2 倍或 150～180ml/kg。

3）换血途径：可选用脐静脉和较粗大的静脉换血。也可选用脐动脉和静脉同步换血或外周静脉换血。

（4）换血中应注意的问题

1）换血过程中应注意监测生命体征（体温、心率、血压和氧饱和度），并做好记录。

2）注意监测血气、血糖、电解质、血钙、血常规。

3）换血时需等容量匀速地抽出和输入血液。一般控制全程在 90～120min。

4）换血后可发生血清胆红素反弹，应继续光疗，每 4 小时监测血胆红素水平直至胆红素下降后可延长监测的间隔。如监测胆红素超过换血前水平应再次换血。

3. 药物治疗

（1）一般治疗：如存在引起胆红素脑病的高危因素，应给予对症治疗。

（2）酶诱导剂：苯巴比妥 5mg/（kg·d），分 2～3 次口服。

（3）抑制溶血过程：大剂量丙种球蛋白，一般用于重症溶血病的早期，用量为 1g/kg，4～6h 静脉滴注，必要时 24h 可重复使用。

（4）白蛋白：①当血清胆红素水平接近换血值；②血清胆红素与白蛋白的比值接近换血标准；③白蛋白水平较低的新生儿，血白蛋白水平<25g/L，补充白蛋白 1g/kg，以增加胆红素和白蛋白的联结，减少游离胆红素，预防急性胆红素脑病。

【经验指导】

1. 任何分娩机构在新生儿出院前或出生后5d内至少要检测1次胆红素。依据检测日龄和检测胆红素水平所在的百分位决定再次监测的时间。患儿一般情况好，在胆红素峰值达到之前，建议达到第75百分位者出院后1～2d监测一次胆红素，第40～75百分位2～3d监测一次胆红素，直至胆红素峰值水平下降。

2. 不能及时监测胆红素的医疗机构应放宽光疗标准。

3. 母乳喂养的新生儿，要给予充分的母乳喂养指导，在出生早期确实保证母乳的摄入量和吸吮频次。用体重增长，大、小便量作为母乳摄入量的判断依据。

（杨宇婷　岳冬梅）

第二十节　新生儿低血糖

【概述】

新生儿低血糖（neonatalhypoglycemia）指血糖值低于正常同年龄婴儿的最低血糖值，低血糖可使脑细胞失去基本能量来源，脑代谢和生理活动无法进行，若不及时纠正会导致永久性脑损伤，即低血糖脑病，造成不可逆性中枢神经系统损伤，因此要积极防治。新生儿低血糖的界限值尚存在争议，多主张采用不论胎龄和日龄，低于2.2mmol/L诊断低血糖症，而低于2.6mmol/L为临床需要处理的界限值。

糖代谢紊乱在新生儿期非常常见，新生儿低血糖症是新生儿期常见病。多发生于早产儿、足月小样儿、糖尿病母亲的婴儿及新生儿缺氧窒息、硬肿症、感染、败血症等。新生儿低血糖症足月儿发生率为1%～5%，低出生体重儿可达15%～25%，新生儿窒息20%～30%。低血糖持续或反复惊厥发作可引起严重的中枢神经系统损害,使脑细胞能量代谢障碍、脑细胞肿胀、软化、坏死,临床上出现智力低下、脑瘫等神经系统后遗症。

【病因及发病机制】

1. 糖原和脂肪储存不足　低出生体重儿包括早产儿和小于胎龄（SGA）儿的糖原和脂肪储存量少,另一方面,出生后代谢所需的能量相对较高,因而易发生低血糖症。

2. 耗糖过多　新生儿患严重疾病如窒息、RDS、硬肿症等均容易发生血糖低下。这些应激状态常伴有代谢率增加、缺氧、体温和摄入减少。缺氧可促使低血糖症发生。

3. 高胰岛素血症　暂时性高胰岛素血症常见于母亲患糖尿病的婴儿、胰岛细胞增生或功能亢进、严重溶血、胰岛B细胞肿瘤、Beckwith 综合征、母亲服用 β-肾上腺受体激动剂（沙丁胺醇、特布他林等）、氯磺丙脲等。

4. 内分泌和代谢性疾病　患半乳糖血症的新生儿因血中半乳糖增加,葡萄糖相应减少。糖原贮积病的患儿糖原分解减少,致血中葡萄糖量低。患亮氨酸过敏症的新生儿,母乳中的亮氨酸可使其胰岛素分泌增加。其他如脑垂体、甲状腺或肾上腺等先天性功能不全也可影响血糖含量。

【临床特点】

新生儿低血糖,常缺乏症状,同等血糖水平时患儿的症状轻、重差异很大,原因尚不明。无症状性低血糖较症状性低血糖多 10～20 倍。

1. 症状和体征　症状和体征常为非特异性,多出现在出生后数小时至 1 周内,或因伴发其他疾病过程而被掩盖。主要表现为反应差、阵发性发绀、震颤、眼球不正常转动、惊厥、呼吸暂停、嗜睡、不吃等,有的出现多汗、苍白及反应低下等。

2. 低血糖脑病　低血糖会导致中枢神经系统损伤,严重时可出现延髓生命中枢功能障碍的症状。

【辅助检查】

1. 血糖测定

（1）血糖筛查：血糖测定是确诊和早期发现本症的主要方法。葡萄糖氧化酶试纸法测血糖简便易行，但因误差较大，仅可作为筛查及动态监测手段。出生后 1h 内应监测血糖。对有可能发生低血糖者（如 SGA 儿），应于出生后第 3、第 6、第 12、第 24 小时监测血糖。但筛查血糖＜45mg/dl 时，不必等待实验室检测结果即应开始干预治疗。

（2）实验室生化法测定：全血血糖低于正常值可确诊低血糖。但必须及时监测，标本放置可使葡萄糖酵解，每小时可使血糖下降 18mg/dl。

2. 其他检查　诊断不明确者，根据需要检查血型、血红蛋白、血钙、血镁、尿常规与酮体，必要时做脑脊液检查。

3. 其他辅助检查　X 线胸片、心电图、超声心动图、脑电图、脑 CT 等检查。

【诊断及诊断标准】

1. 病史　常有母亲糖尿病史，妊娠高血压综合征史，婴儿患红细胞增多症、ABO 或 Rh 血型不合溶血病、围生期窒息、感染、硬肿症、RDS 等病史，特别是早产儿、SGA 儿以及开奶晚、摄入量不足等情况。

2. 临床表现　有上述临床表现、特别是经滴注葡萄糖液症状好转者，或具有无原因解释的神经系统症状、体征患儿，均应考虑本症。

3. 血糖测定及其他检查　血糖测定是确诊和早期发现本症的主要手段。出生后 1h 内应监测血糖。对有可能发生低血糖者（如 SGA 儿），于出生后第 3、第 6、第 12、第 24 小时监测血糖。诊断不明确者，根据需要查血型、血红蛋白、血钙、血镁、尿常规与酮体，必要时做脑脊液、X 线胸片、心电图或超声心动图等检查。

【鉴别诊断】

1. 低钙血症 低钙血症是新生儿惊厥的重要原因之一。低血糖和低血钙均可发生在新生儿早期，但低血钙发生在任何类型的新生儿，血钙总量低于 1.75～2mmol/L（7.0～8.0mg/dl）或游离钙低于 0.9mmol/L（3.5mg/dl）。而低血糖多见于低出生体重儿，有相应病史和临床表现特点，实验室检测血糖降低可助诊断。

2. 缺氧缺血脑病 多发生在早产儿和窒息儿，颅内超声检查有助于诊断。

【治疗】

1. 对可能发生低血糖者应从出生后 1h 及开始喂奶（或鼻饲），可喂母乳或婴儿配方奶，24h 内每 2 小时喂 1 次。如血糖低于需要处理的界限值 2.6mmol/L，患儿无症状，应静脉滴注葡萄糖液 6～8mg/（kg·min）。经上述处理，低血糖仍不缓解，则逐渐增加输注葡萄糖量至 12～15mg/（kg·min）。外周静脉输注葡萄糖的最大浓度为 12.5%，若超过此浓度，应放置中心静脉导管。出现低血糖症状时，应立即静脉输注 10%葡萄糖液 2ml/kg，输注速度为 1ml/min。

治疗期间每小时 1 次监测微量血糖，每 2～4 小时监测静脉血糖，如症状消失，血糖正常 12～24h，应逐渐减少至停止输注葡萄糖，并及时喂奶。出生 24～48h 后溶液中应给予生理需要量氯化钠和氯化钾。

$$\frac{输糖速度：}{mg/（kg·min）} = \frac{葡萄糖溶液浓度\%\times ml/（kg·d）}{144}$$

2. 激素疗法：如用上述方法补充葡萄糖，当糖速＞12mg/（kg·min）时仍不能维持血糖水平，可加用氢化可的松 5～10mg/（kg·d），分 2 次静脉滴注，至症状消失、血糖恢复正常后 24～48h 停止。激素疗法可应用数天至 1 周。

3. 持续性低血糖，且糖原储备充足者，可用胰高血糖素（glucagon）0.1～0.3mg/kg 肌内注射，必要时 6h 后重复应用。

4. 二氮嗪（diazoxide，DZ）是高胰岛素血症最常用的第一线药物。通常为 5～20mg/（kg·d）分 3 次口服，可抑制胰岛素释放。由于 DZ 有钠、水潴留的不良反应，因此可与氯噻嗪联合用药。另外，对于为了能供给足够的葡萄糖而接受大量静脉补液的新生儿，二氮嗪应慎用。

5. 奥曲肽（octreotide）是长效天然生长抑素（somatostatin，SMS）类似物，能够诱导 β 细胞超极化直接抑制 Ca^{2+} 通道，从而减少胰岛素的分泌。奥曲肽适用于禁用 DZ 的危重患儿，或与 DZ 联合应用。剂量为 5～25μg/（kg·d），每 12 小时静脉滴注或皮下注射，必要时每 6～8 小时使用。该药能够降低内脏的血流，因而存在 NEC 风险的患儿慎重使用。

6. 病因治疗：此外，应积极治疗原发病。如半乳糖血症应完全停止乳制品，代以不含乳糖的食品；亮氨酸过敏的婴儿，应限制蛋白质；糖原贮积症应昼夜喂奶；先天性果糖不耐受症则应限制蔗糖及水果汁等。

7. 治疗期间还需保持一定环境温度，以降低热能消耗，并监测血糖变化。

【预后】

由于新生儿高度依赖葡萄糖作为脑代谢的能量来源，新生儿低血糖可导致脑组织能量代谢失调，影响脑组织代谢，从而造成脑细胞变性、坏死，持续反复的低血糖可造成不可逆的损伤。严重的持续性新生儿低血糖既可损伤大脑皮质的神经元，也可损伤皮质下白质的胶质细胞，特别是后部的顶-枕部区域。存活者常留有不同程度的脑瘫、智力低下、视觉障碍、惊厥和小头畸形，严重低血糖可导致患儿残疾甚至死亡。

（宛　洋　岳冬梅）

第四章
⊙ 神经系统疾病

第一节　热　性　惊　厥

【概述】

热性惊厥是指在发热状态下（肛温≥38.5℃，腋温≥38℃)出现的惊厥发作,排除中枢神经系统感染导致的惊厥。热性惊厥是儿童时期常见的神经系统疾病之一,首次发作多见于 6 个月至 5 岁幼儿。

【病因及发病机制】

各种发热性疾病均可以导致惊厥发作,包括常见的上呼吸道感染、中耳炎、支气管肺炎、急性胃肠炎、泌尿系感染等,其中病毒感染是主要原因。热性惊厥的确切发病机制目前尚不明确,主要与脑发育尚未成熟、髓鞘形成不完善及遗传易感性等多方面因素有关。本病具有明显的年龄依赖性及家族遗传倾向,常为多基因遗传或常染色体显性遗传伴不完全外显。

【临床特点】

1. 单纯性热性惊厥　发病年龄 6 个月至 5 岁,高发年龄段 1～3 岁,体温骤升时很快出现惊厥,持续时间不超过5～10min，发作前后神经系统检查正常,无惊厥后瘫痪或其他异常,热退 1 周后脑电图正常。

2. 复杂性热性惊厥　发病年龄<6 个月或在 6 岁以上仍有发作,抽搐时体温<38℃,发作形式有部分性发作表现,起病24h 内出现 2 次或多次发作,惊厥时间较长,甚至可达

20～30min，发病前可能已有神经系统异常（如智力低下和发育迟缓等），热退1周后脑电图仍有异常。

【辅助检查】

1. 实验室检查　血常规、尿常规及病原学检查明确病原，血生化检查明确有无内环境紊乱。对于不能除外中枢神经系统感染的患儿要完善脑脊液检查。

2. 影像学检查　脑电图及头颅MRI检查对于单纯性热性惊厥患儿不必列为常规检查项目，但是对于复杂性热性惊厥及怀疑中枢神经系统有病变的患儿要及时检查，甚至需要定期随访。

【诊断及诊断标准】

对于热性惊厥的诊断是一个综合性诊断。典型热性惊厥诊断的最低标准：①发病年龄6个月至5岁；②惊厥时体温38℃以上，可以先发热，后惊厥，也可以惊厥后立即发现发热；③惊厥呈全身性发作，持续时间不超过5～10min；④无中枢神经系统感染及其他脑损伤。

对于以下情况不能诊断热性惊厥：①新生儿的发热伴有惊厥；②既往有无热惊厥病史；③中枢神经系统感染伴惊厥；④有明显的全身性生化代谢紊乱（如低血糖、低血钙等）、遗传代谢病及神经系统疾病。

【鉴别诊断】

1. 中枢神经系统感染　除发热惊厥外还要注意有无意识障碍、头痛、呕吐、前囟膨隆等表现。查体注意有无巴氏征阳性及脑膜刺激征，有无肢体运动障碍等，必要时完善脑电图、头颅MRI及脑脊液检查。

2. 神经系统急、慢性疾病　有一些神经系统本身的急慢性疾病，如一些神经皮肤综合征，脑血管疾病或者血液系统疾病所致的颅内出血，先天性脑发育畸形等在发热时容易出现惊厥发作，需要详细地询问病史、仔细地查体及相应的辅助检查来进一步明确诊断。

3. 生化、代谢紊乱引起的惊厥 有低钙血症、低血糖、低镁血症、低钠血症时伴有发热,此时出现惊厥容易误诊。要注意仔细询问病史,完善相关生化检查。

【治疗】

1. 急性发作期治疗

(1)保持呼吸道通畅。

(2)立即止惊:惊厥发作>5min,可用地西泮0.3mg/kg,缓慢静脉注射,单次最大剂量≤10mg;或5%水合氯醛1~2ml/kg灌肠;或咪达唑仑肌内注射。

(3)处理高热。

(4)积极寻找并治疗原发病。

2. 间歇性预防 对于短期内频繁惊厥发作(6个月内发作次数≥3次或1年内发作次数≥4次)或既往惊厥持续状态或者家长对于发作过于焦虑,可在发热性疾病初期间断口服地西泮至热退。

3. 长期预防 单纯性热性惊厥远期预后良好,不推荐使用抗癫痫药物长期预防治疗。对于间歇性预防治疗无效(1年内发作≥5次)、热性惊厥持续状态或者复杂性热性惊厥等预测癫痫高风险的患儿,在家长充分知情同意的前提下可以使用丙戊酸或左乙拉西坦持续治疗1~2年。

【预后】

对于单纯性热性惊厥预后较好,绝大多数患儿在6岁之后不再出现惊厥发作,但是对于复杂性热性惊厥及有癫痫家族史的患儿要密切随访观察。

【经验指导】

1. 并不是所有伴有发热的惊厥都是热性惊厥,鉴别诊断很重要。

2. 对于1岁以下及3岁以上首次出现热性惊厥的患儿,要注意除外颅内感染等疾病的可能。

(张俊梅)

第二节 化脓性脑膜炎

【概述】

化脓性脑膜炎（简称化脑）是指各种化脓性细菌感染引起的软脑膜的炎症，是儿童时期比较严重的中枢神经系统感染性疾病，临床上主要表现为发热、头痛、呕吐、脑膜刺激征阳性及脑脊液改变。6～12个月患儿是化脑的高发年龄，冬季为高发季节。

【病因及发病机制】

1. 细菌感染是导致化脑的主要病因。对于年长儿较常见的细菌是脑膜炎球菌、肺炎链球菌及流感嗜血杆菌，3个月以下的小婴儿以大肠埃希菌和金黄色葡萄球菌为主。除了积极寻找致病菌还要注意患儿是否存在解剖缺陷如皮肤窦道、脑脊膜膨出等，以及是否存在原发或继发的免疫缺陷。

2. 细菌首先在上呼吸道或者皮肤等原发感染灶定植下来，从局部感染灶侵入血流，通过血液循环到达脑膜并繁殖引起脑膜和脑组织的炎症性病变。

【临床特点】

1. 前驱感染病史，如上呼吸道感染、中耳炎、乳突炎、脐部及皮肤等处软组织感染等。

2. 大多数患儿急性起病，表现为发热、头痛、呕吐、惊厥、嗜睡、易激惹、甚至昏迷。奈瑟脑膜炎双球菌感染时可呈急骤起病，皮肤瘀点或瘀斑，少数伴有感染性休克，极个别患儿可在发病24h内死亡。

3. 中枢神经系统表现：患儿脑膜刺激征阳性，如颈项强直、克氏征阳性、布氏征阳性。常伴不同程度的颅内压升高，如前囟饱满、球结膜水肿、剧烈头痛、喷射性呕吐。患儿可有不同程度的意识障碍，有些患儿还可出现局灶性神经系统受累体征，如肢体瘫痪、脑神经受累等。

4. 新生儿化脑的临床特点：新生儿化脑多数起病隐匿，缺乏典型的症状和体征。可有发热或体温不升，黄疸加重，呼吸节律不整，拒乳等表现，可有前囟隆起。由于缺乏典型的脑膜刺激征，容易误诊。

5. 并发症

（1）硬膜下积液：是化脑最常见的并发症，常见于囟门未闭的婴儿，以肺炎链球菌、流感嗜血杆菌多见。多发生于起病后 7~10d，临床特点：①化脑经有效治疗 3d 左右体温仍不降，或退而复升；②病程中出现进行性前囟饱满、颅缝分离、头围增大及呕吐等颅内压增高征象，或出现意识障碍、局灶性或持续性惊厥发作或其他局灶性体征。颅骨透照或 CT 扫描有助于确诊。

（2）脑室管膜炎：多见于小婴儿革兰阴性杆菌脑膜炎，诊断治疗不及时者发生率更高。一旦发生症状凶险，病死率或严重后遗症发生率较高，对于可疑病例应及时行侧脑室穿刺确诊。

（3）脑积水：发生率 2%~3%，常见于治疗延误或不恰当的患儿，新生儿和小婴儿多见，可以是交通性脑积水，也可以是梗阻性脑积水。

（4）其他：还可发生抗利尿激素异常分泌综合征，继发性癫痫，失明、智力低下或学习障碍、肢体活动障碍等。

【辅助检查】

1. 实验室检查

（1）血常规：白细胞计数明显升高，以中性粒细胞为主。

（2）血培养、CRP、PCT 检查，腰椎穿刺同时做血气分析和血糖浓度测定。

（3）脑脊液检查：对高度怀疑者尽早做腰椎穿刺检查。典型化脑的脑脊液特点是外观浑浊，压力升高；白细胞总数明显增多，可达（500~1000）×10^6/L，分类以中性粒细胞为主；糖定量显著降低，蛋白质常明显升高，多大于1g/L，氯化物偏低或正常。涂片及培养有助于找到病原菌。

（4）可进行病因相关检查，如化脓灶做细菌涂片及培养，呼吸道感染者做咽拭子或痰液细菌学检查，疑有内耳先天畸形的，可以做内耳三维CT检查，可做尿液和粪便细菌培养寻找致病菌。

2. 影像学检查　头颅CT、MRI的平扫及增强扫描有助于了解颅内病变情况，发现并发症，明确是否合并其他疾病，如乳突炎、鼻窦炎、局部窦道等。部分婴儿颅脑MRI可出现异常，包括软脑膜强化、脑梗死、硬膜下积液或积脓、脑室扩大、脑脓肿等。

【诊断及诊断标准】

对于发热的患儿，要密切观察患儿的精神状态。对于小婴儿注意观察有无异常哭闹、烦躁、前囟隆起，惊厥等情况出现。对于幼儿及年长儿应注意观察有无意识障碍、头痛、喷射性呕吐、脑膜刺激征、惊厥及局灶性神经功能障碍。对于疑诊患儿，尽早完善脑脊液等实验室检查，配合必要的影像学检查。对于院外经过不正规治疗的不典型化脑患儿，要仔细询问病史、详细体格检查进行综合分析，必要时24h后复查腰椎穿刺，以免延误诊治。

【鉴别诊断】

1. 病毒性脑膜炎　起病较缓，感染中毒症状较轻。脑脊液检查外观清亮，细胞数轻至中度升高，以淋巴细胞为主，糖含量正常，蛋白可正常或轻度升高，氯化物正常。脑脊液涂片或细菌培养无细菌生长。

2. 结核性脑膜炎　多数呈亚急性病程，容易出现脑神经受累，要仔细询问有无结核接触史及卡介苗接种史，注意寻找身体其他部位的结核病灶。脑脊液检查外观呈磨玻璃状，细胞数中度升高，以淋巴细胞升高为主，糖含量降低，蛋白升高，氯化物降低，涂片或留膜抗酸染色发现结核杆菌则可确诊。

3. 新型隐球菌脑炎 呈亚急性或者慢性起病，进行性颅内压升高为主要表现，常有眼底视盘水肿，脑脊液检查与结核性脑膜炎相似，墨汁染色可发现致病菌。

【治疗】

1. 一般治疗 及时退热、止惊、降低颅内压力，维持水、电解质和酸碱平衡，保持皮肤、黏膜清洁、呼吸道通畅。

（1）发热：给予适当药物降温，高热不退时可加用物理降温，如中枢降温仪等。使用冰枕、冰帽等降低头部温度，降低脑耗氧量。

（2）颅内压增高：首选20%甘露醇，每次2.5~5ml/kg，根据病情需要选用6h一次，8h一次，12h一次或每天一次给药，还可在半小时后配合使用利尿药。

（3）惊厥：可使用水合氯醛或地西泮止惊，必要时还可使用鲁米那或咪达唑仑等药物。

2. 抗生素治疗 原则是早期、足量、足疗程，能透过血脑屏障，在脑脊液中能达到有效杀菌浓度，静脉分次给药，必要时联合用药。

（1）病原菌未明时的早期经验治疗：对于怀疑化脑的患儿，腰椎穿刺后应该立即给予抗生素治疗，首选头孢曲松钠100mg/（kg·d），头孢噻肟200mg/（kg·d），疗效不显著尽早联合用药，如万古霉素、头孢吡肟，病情严重者可联合使用美罗培南和斯沃等。对于化脑顽固、经济条件差者可在完全知情同意条件下选择氯霉素、青霉素或氨苄西林，静脉分次滴注。对于疗效不佳的患儿应该及时更换或者联合其他药物，或根据院外用药情况选择适当药物。

（2）已知病原菌的治疗：应参照药物敏感试验选择有效抗生素。

3. 激素治疗 目前认为在足量使用抗生素的同时应给予糖皮质激素治疗，荟萃分析表明激素的使用可减少脑积水、脑神经麻痹等后遗症,改善总体预后,但疗程不宜过长,一般 3～5d 即可。常用地塞米松,每次 0.2～0.4mg/kg,每天 2～3 次。

4. 硬膜下积液的治疗　如积液量不多则不必处理,若积液量大,出现明显颅高压或局部刺激症状,则应进行穿刺放液,每天或隔天一次,每次每侧不超过 30ml,大多于穿刺 7～10 次后好转,若仍无减少也可暂停穿刺,观察患儿临床情况,一旦出现症状再行穿刺,完全治愈有时需数月之久,硬膜下积脓时可以局部冲洗并注入适当抗生素。

5. 鞘内注射　用于诊断延误未及时治疗的晚期病例,或起病凶险,脑脊液中细胞数不甚高而细菌很多的危重病例及患有脑室管膜炎者。每次选用青霉素 5000～10 000U,氨苄西林 30～50mg,庆大霉素 2000～5000U,耐药病例可选用万古霉素、头孢曲松、头孢吡肟、美罗培南等,但是经验有限,应根据患儿实际情况谨慎用药。鞘注同时加用地塞米松 1mg,每天 1 次,5～7d 为一疗程,必要时可重复 2～3 个疗程。

【预后】

虽然随着科技的进步及抗生素的日新月异,化脑仍具有较高的死亡率,癫痫、瘫痪、脑积水、失明、耳聋及智力低下等后遗症仍较为常见。

【经验指导】

化脑的早期识别及确诊非常重要,一旦诊断立即开始恰当抗生素治疗。密切监测并发症的发生。

（张俊梅）

第三节　病毒性脑炎

【概述】

病毒性脑炎是一组由各种病毒感染引起的脑实质的炎

症，是儿童时期最常见的中枢神经系统感染性疾病之一。85%～95%病毒性脑炎由肠道病毒引起，其他还有疱疹病毒、呼吸道病毒等，还可因脑膜受累而表现为脑膜脑炎。夏秋季是病毒性脑炎的好发季节。

【病因及发病机制】

病毒通过呼吸道、消化道、蚊虫叮咬等途径进入机体并在局部复制，经淋巴系统进入血液形成病毒血症，经血液循环扩散到中枢神经系统。另外病毒还可侵入局部周围神经并沿着周围神经轴索侵入中枢神经。机体对病毒抗原的免疫反应可造成神经系统的脱髓鞘病变及血管和血管周围的损伤，而血管的损伤又可影响脑循环而加重脑组织损伤。

【临床特点】

1. 发病前1～4周大多数患儿有呼吸道或消化道感染症状，如发热、流涕、咳嗽、腹泻、呕吐、头痛、乏力等表现，少数患儿有疱疹性口炎、疱疹性咽峡炎、手足口病、水痘等感染征象。

2. 一般急性起病，主要临床表现为发热、头痛、呕吐。可有不同程度的意识障碍，如易激惹、嗜睡或昏睡等。早期可出现惊厥发作。还要注意有无瘫痪及共济失调等。查体时要注意神经系统以外的伴随症状，如有无腮腺肿大、皮疹、淋巴结肿大等。

【辅助检查】

1. 实验室检查

（1）血常规：白细胞计数一般正常，少数患儿减低或升高，细胞分数以淋巴细胞为主，部分患儿早期也可以中性粒细胞为主。

（2）脑脊液检查：外观清亮或微浑浊，压力可以正常或轻至中等程度升高，细胞数正常或轻度升高，个别可达300×10⁶/L，淋巴细胞为主，糖和氯化物多为正常，蛋白定量正常或轻度升高，涂片检菌及细菌培养阴性。

（3）病原学检查：病毒分离和血清学试验有助于寻找病原。在发病早期采集脑脊液、血液、尿液、粪便、呼吸道黏膜甚至必要时的脑活检进行病毒分离。血清学试验是采用发病早期和恢复期的血清或脑脊液样本进行抗体滴度测定，如果有 4 倍以上升高则可确诊。

2. 影像学检查

（1）脑电图检查：多数患儿有弥漫性慢波增多，个别可见痫样放电。重症昏迷时间长者可出现低电压，甚至电静息。部分年龄<3 岁、小脑受累、脑干脑炎及发病超早期患儿的脑电图也可正常。

（2）头部影像学检查：头颅 MRI 对于合并有脑实质受累的病毒性脑膜脑炎的早期诊断、鉴别诊断意义较大。头部增强 CT 扫描可见脑回样或花边样增强效应。

【诊断及诊断标准】

病毒性脑炎的诊断主要依靠详细的病史、临床表现、仔细地查体、脑脊液检查及病原学鉴定。

【鉴别诊断】

1. 化脓性脑膜炎　典型的化脓性脑膜炎通过脑脊液检查不难与病毒性脑炎相鉴别。但有些经过不规则治疗的化脑的脑脊液改变与病脑相似，此时应该结合患儿病史，治疗经过，特别是病原学检查进行鉴别。

2. 结核性脑膜炎　多数呈亚急性病程，容易出现脑神经受累，要仔细询问有无结核接触史及卡介苗接种史。要注意寻找身体其他部位的结核病灶。脑脊液检查外观呈磨玻璃状，细胞数中度升高，以淋巴细胞升高为主，糖含量降低，蛋白升高，氯化物降低，涂片或留膜抗酸染色发现结核杆菌则可确诊。

3. 新型隐球菌脑炎　呈亚急性或者慢性起病，进行性的颅内压升高为主要表现，常有眼底视盘水肿，脑脊液检查与结核性脑膜炎相似，墨汁染色可发现致病菌。

4. **急性播散性脑脊髓炎** 病前有前驱感染史或免疫接种史，除脑部症状外有些患儿会出现脊髓功能障碍表现，包括运动障碍、感觉障碍及括约肌功能障碍。脑脊液改变与病毒性脑炎类似。头颅 MRI 显示脑白质多发、散在的非对称性长 T_2 信号，可侵犯基底节、丘脑等灰质核团，甚至有脑干和脊髓的受累。

【治疗】

多数病毒引起的病毒性脑炎缺乏特异性的治疗，主要是采取对症、支持等综合性治疗措施。

1. **一般治疗** 保证热量及营养的供应，维持水、电解质的平衡，密切观察患儿的生命体征及病情变化，注意眼部、口腔、肛周及生殖器官的护理，昏迷患儿要定期更换体位，防止压疮及各种感染的发生。

2. **病因治疗** 可根据病情适当选择抗病毒药物。

（1）利巴韦林：10～15mg/（kg·d），连用 7～14d。

（2）阿糖腺苷：主要用于腺病毒和疱疹病毒，5～20mg/（kg·d），连用 7～10d。

（3）阿昔洛韦（无环鸟苷）：每次 5～10mg/kg，连用 10～14d，对疱疹病毒有效。

3. **对症治疗**

（1）退热：应该给予适当的药物降温，高热不退时可采用物理降温，如中枢降温仪、冰枕、冰帽等，必要时还可采用亚冬眠疗法。

（2）降颅压：对昏迷、抽搐及颅内压增高者应及时给予降颅压药物，每次 20% 甘露醇 2.5～5ml/kg，根据病情需要选择 6h 一次，8h 一次，12h 一次或者每天一次。还可联合应用利尿药、地塞米松等。

（3）止惊：首选 5% 水合氯醛 1ml/kg 灌肠，地西泮每次 0.3～0.5mg/kg，最大量不超过 10mg，灌肠或静脉推注（注意静脉注射速度要慢），或者选用苯巴比妥每次 5～8mg/kg，肌内注射，严重时还可应用咪达唑仑持续静脉滴注。

4. 免疫疗法 对于中、重度患儿首选大剂量丙种球蛋白冲击疗法，剂量 400mg/（kg·d），根据病情需要连用 3～7d，多数效果较好。

【预后】

病毒性脑炎的病程一般为数日至 2 周，多数患儿恢复期过后完全康复，但有些患儿在随后的一段时间内仍有头痛、头晕，个别患儿持续数月或数年。远期随访还发现，有些患儿遗留有学习困难、行为异常、反复惊厥发作，甚至继发性癫痫。

【经验指导】

要按时进行免疫接种，可以降低甚至避免一些传染病病毒导致的脑炎，平时注意增强体质，注意饮食卫生。

（张俊梅）

第四节 儿童自身免疫性脑炎

【概述】

自身免疫性脑炎（autoimmune encephalitis，AE）泛指一类由自身免疫机制介导的脑炎，是机体对神经元抗原成分的异常免疫反应所致。以急性或亚急性发作的癫痫、精神行为障碍、认知功能减退及运动障碍（不自主运动）等为主要临床特点。儿科临床上以抗 *N*-甲基-D-天冬氨酸（N-methyl-D-aspartate，NMDA）受体脑炎相对常见，女性多于男性。

【病因及发病机制】

现阶段，AE 可以被认为是 T 淋巴细胞激活后杀伤神经元或 B 淋巴细胞，产生自身抗体协同其他炎性因子（如补体）作用于神经元表面受体、离子通道所导致的脑炎，属于非感染性或感染后性脑炎。按抗原成分分布部位不同，可以将 AE 分为细胞内抗原抗体相关脑炎和细胞表面抗原抗体相关脑炎。小细胞肺癌、睾丸生殖细胞瘤等特定肿瘤组织表达的抗体多作用于神经元内的抗原，如抗 Hu、Ma2 等抗体，故将所致脑炎归为细胞内抗原抗体相关脑炎；突触受体抗体、离子通道和其他细胞表面蛋白抗体，如抗 NMDA 受体（NMDAR）抗体、富亮氨酸胶质瘤失活蛋白 1（LGI1）等作用于神经元表面抗原，因此其所致脑炎归为细胞表面抗原抗体相关脑炎。

【临床特点】

根据不同的抗神经元抗体和相应的临床综合征，AE 可分为 3 种主要类型。临床上常见的儿童 AE 主要包括抗 NMDAR 脑炎和自身免疫性边缘叶脑炎，以抗 NMDAR 脑炎最为多见，重点介绍如下所述。

1. 12 岁以下的儿童，50% 以癫痫发作或者运动障碍（不自主运动）起病。

2. 年龄越小的患儿，其运动障碍（不自主运动、言语缺陷、共济失调以及偏瘫等症状）的出现率越高。

3. 症状常呈阶段性进展，各期之间无严格分界，惊厥发作可出现在各期。

（1）前驱期：包括发热、头痛、呕吐、腹泻或上呼吸道感染等前驱症状。

（2）精神症状期：前驱感染后数天至 2 周出现精神症状，表现为焦虑、烦躁、易激惹、幻听、幻视、行为异常及刻板动作等。

（3）无反应期：疾病的进展或治疗不及时，出现意识水平下降，对刺激反应减弱，可与紧张、焦虑交替出现。

（4）不随意运动期：锥体外系症状，肢体震颤、口咽面部运动障碍最常见，如舐唇、咀嚼动作、做鬼脸等。

（5）恢复期：部分患者会遗留后遗症。

4. 90%的抗 NMDAR 脑炎患儿不伴发肿瘤,伴发的肿瘤主要为畸胎瘤,年龄越小合并肿瘤的发生率越低,但随年龄增长合并肿瘤的概率逐渐增大。由于诊断抗 NMDAR 脑炎可先于肿瘤出现,因此对确诊或怀疑为该病的患儿均应行肿瘤排查,并定期复查随诊。

【辅助检查】

1. 实验室检查:患儿血和脑脊液中均可检测到抗 NMDA 受体抗体。脑脊液白细胞增多数个至数百个$\times 10^6$/L,以淋巴细胞增多为主;蛋白轻度增加;特异性寡克隆区带阳性。

2. 影像学检查:MRI 异常率较成人患者低,50%的患儿显示正常;无特异性改变,海马、皮质和皮质下 T_2 高信号,水抑制成像(FLAIR)序列较敏感,基底神经节、脑干和小脑也可能有类似改变,增强扫描受累区域、脑膜可能有轻度强化。

3. 脑电图异常几乎见于所有患儿,表现为非特异性弥散性 δ 、θ 频率慢波背景,偶尔可见癫痫样放电和电发作。特征性极端 δ 刷,在儿科病例中则较少见。

【诊断及诊断标准】

目前儿童抗 NMDA 受体脑炎尚无统一诊断标准,主要依靠临床综合分析及相关辅助检查。目前倾向认为对于儿童临床出现原因不明的皮质-皮质下功能损害表现,包括精神症状、惊厥发作、记忆受损、运动障碍、意识水平降低、自主神经功能紊乱等,尤其是女童,在排除其他疾病后均应考虑本病;血清和(或)脑脊液中检出抗 NMDAR 抗体可确诊。头颅 MRI 和脑电图检查有助于诊断。对于确诊或怀疑为该病的患儿均应积极行肿瘤排查,包括腹部及盆腔 MRI 检查或胸腹部 CT 检查、睾丸超声检查等。

【鉴别诊断】

1. 病毒性脑炎 尤其单纯疱疹病毒性脑炎早期可表现

为精神症状、不自主运动、肌张力改变，脑脊液改变为淋巴细胞、蛋白轻度升高。但单纯疱疹病毒性脑炎起病更急，临床表现以高热、抽搐、精神症状和意识障碍多见，血或脑脊液中可查到相应的病毒抗体、而抗 NMDAR 抗体阴性，头颅 MRI 显示颞叶病变范围更广并可有出血性改变，应用阿昔洛韦等抗病毒治疗后患者的症状可缓解。如合并肿瘤尤其是畸胎瘤也有助于鉴别。

2. 精神病和抗精神病药后反应　许多抗 NMDAR 脑炎患儿早期精神症状明显，常被误诊为精神疾病，如精神分裂症、妄想障碍，短暂精神病性障碍、精神活性物质（如氯胺酮、甲基苯丙胺）所致的精神障碍、分离（转换）障碍、急性应激障碍、抑郁障碍等。当患儿出现运动障碍等其他神经系统症状时，应考虑 AE。但抗精神病药导致的恶性综合征也会出现肌强直、自主神经功能紊乱、肌酶升高，故应及时对患儿进行 AE 特异性抗体检测。

3. 线粒体脑病　儿童线粒体脑病主要包括 Leigh 综合征、线粒体脑病-乳酸酸中毒-卒中样发作综合征（MELAS）、Alpers 综合征，临床表现为进行性加重的精神运动障碍、共济失调、惊厥、构音困难、认知功能减退等，从临床症状上难以与 AE 进行区分，需行辅助检查协诊。多数线粒体脑病患儿有代谢性酸中毒，血和 CSF 中乳酸、丙酮酸浓度增高，而自身抗体检测为阴性；肌活检可发现大量异常线粒体；EEG 多为背景异常，可见癫痫样放电。Leigh 综合征 MRI 典型表现为对称性双基底节、脑干长 T_1、长 T_2 病变，以壳核为著；MELAS 多表现为顶、颞、枕叶多发脑梗死样信号；Alpers 综合征表现为颞、枕叶的进行性萎缩，后期可呈全脑萎缩样改变。此外，基因突变可证实线粒体病的诊断。

4. 原发性脑血管炎　病因尚不清楚，典型临床症状为头痛、意识改变，也可伴有急性缺血性脑卒中、认知功能障碍及难治性惊厥等。缺乏特异性实验室检查，可通过脑血管造影进行诊断。动脉造影可提示动脉节断性狭窄、外周动脉瘤、血管闭塞或完全不显影等改变，头颅 MRI 提示病灶缺血性改变。

【治疗】

目前 AE 缺乏特效治疗，无统一治疗方案。儿童抗NMDAR 脑炎的治疗主要包括免疫治疗、对癫痫发作和精神症状的症状治疗、支持治疗、康复治疗。合并肿瘤者进行切除肿瘤等抗肿瘤治疗。

1. 免疫治疗　分为一线、二线和长程免疫治疗。一线免疫治疗包括糖皮质激素[甲泼尼龙 20mg/（kg·d），1g/d，5d]、静脉滴注免疫球蛋白（IVIG）[0.4g/（kg·d）·5d]和血浆置换，单独和联合应用均可起效。当一线免疫治疗无效，或者应用一线药物 10 d 后病情仍未改善，可采用二线免疫治疗，主要包括利妥昔单抗（美罗华）[375mg/（m²·周），共 4 次]、环磷酰胺[750mg/（m²·m）]或二者同时应用等。对复发或不伴肿瘤的重症抗 NMDAR 脑炎患儿常用长程免疫治疗，如吗替麦考酚酯、硫唑嘌呤等。

2. 肿瘤切除　目前主张一旦发现肿瘤，应及时切除，既有利于病情的恢复，也可降低复发率。

【预后】

12%～25% 的患儿可能复发，且常见于不伴畸胎瘤者。首次发作时未接受免疫治疗者更易复发。不同年龄患儿伴发肿瘤的发生率不同，对于尚未发现肿瘤的 12 岁以上女性患者，推荐每半年行腹腔和盆腔肿瘤排查 1 次，持续 4 年。

【经验指导】

1. 儿童 AE 临床表现多样而复杂，常被误诊，但是一类可治的疾病，早期免疫治疗可改善预后，而且部分患者伴潜在肿瘤，提高临床医师对该病的认识有重要意义。

2. 如果患儿突然出现精神行为改变、运动异常、记忆缺失、自主神经功能紊乱等症状，且不能用癫痫、感染性脑炎等其他疾病解释时，应考虑本病。

（刘雪雁）

第五节　急性感染性多发性神经根神经炎

【概述】

急性感染性多发性神经根神经炎，又称为吉兰-巴雷综合征（GBS），是一类免疫介导的急性多发性神经病，通常由前驱感染引发，GBS 有多种变异型的临床综合征，GBS经典临床表现始于足趾和指尖的感觉异常，随后出现下肢对称性或稍微不对称性的肌无力，无力可在数小时至数日内向上蔓延，直至累及双上肢，严重病例可累及呼吸肌。夏秋季多发，男性略多于女性。

【病因及发病机制】

本病是一种自身免疫性疾病，与多种因素有关，其中感染是重要因素。有研究证实，空肠弯曲菌菌体的某些成分与周围神经中的神经节苷脂等分子结构类似，从而产生交叉免疫反应，导致周围神经脱髓鞘甚至轴突损伤。

【临床特点】

1. 大多呈急性起病，多数患儿在发热性呼吸道或胃肠道感染后 2～4 周出现神经系统症状。

2. 临床表现

（1）运动障碍：患儿出现进行性、对称性肢体无力，从远端开始，逐渐加重和向上发展，最后出现四肢对称性弛缓性麻痹。

（2）感觉障碍：一般出现在发病初期，患儿有肢体麻木，蚁走感，针刺感或灼热感，有的还出现神经根刺激症状。体格检查可见手套、袜套样感觉减退或消失。

（3）脑神经损害：可发生在病程各个阶段，少数以此为首发，常见受累的脑神经有三叉神经、面神经、舌咽神经、迷走神经和副神经，可单个脑神经受累，也可多组脑神经受累，表现为咀嚼无力，吞咽困难，饮水呛咳，声音嘶哑，眼睑闭合不全，鼻唇沟不对称及咽反射减弱或消失等。

（4）自主神经功能障碍：多汗、便秘，一过性尿潴留，血压轻度增高或心律失常等。自主神经功能紊乱是 GBS 患儿猝死的常见原因之一。

（5）呼吸肌麻痹：由于颈胸段神经根受累而出现呼吸肌麻痹，表现为呼吸困难、口周发绀、三凹征阳性，甚至矛盾呼吸。

3. 由于前驱感染病原体的不同及患儿机体免疫状态的不同，导致了不同的病理损害类型和临床表现，目前主要分为以下四种类型。

（1）急性炎症性脱髓鞘性多神经根神经病（AIDP）：最常见，损伤的主要部位为周围神经的髓鞘部分，轴索相对完整，运动和感觉纤维均受累。

（2）急性运动轴索神经病（AMAN）：周围神经的轴索变性，仅有轻微的髓鞘脱失和炎症反应，与空肠弯曲菌的感染关系密切。

（3）急性运动感觉轴索性神经病（AMSAN）：周围神经的轴索明显变性，同时波及运动和感觉神经纤维，此型少见，病情较重，恢复慢。

（4）Miller-Fisher 综合征（MFS）：为 GBS 的一种特殊类型，主要表现为眼肌麻痹、共济失调和腱反射消失三联征，无肢体瘫痪。

【辅助检查】

1. 实验室检查　主要是脑脊液检查：疾病早期正常，一般于发病后 1 周蛋白水平开始升高，在 2～3 周达高峰，于第 4 周蛋白水平开始下降。外观清亮，压力正常，细胞数正常，蛋白水平升高，糖和氯化物正常，出现蛋白、细胞分离现象。

2. 影像学检查 主要是肌电图检查，呈神经源性损害，运动和（或）感觉神经传导速度减慢，F 波潜伏期延长。

【诊断及诊断标准】

根据患儿呈急性或亚急性起病，无发热，进行性对称性弛缓性麻痹，脑脊液呈蛋白-细胞分离现象，肌电图呈神经源性损害，诊断不难。

【鉴别诊断】

1. 脊髓灰质炎 发热在先，体温下降时出现肢体瘫痪，体温正常后病情不再进展。瘫痪以单侧下肢多见，无感觉障碍，脑脊液呈现细胞-蛋白分离现象。粪便病毒培养或血清病毒学检查可确诊。

2. 急性脊髓炎 可有肢体瘫痪，在脊髓休克期可出现腱反射消失，脊髓休克期过后可出现腱反射亢进等表现，脊髓炎还有感觉障碍平面和括约肌功能障碍。

3. 急性脑干脑炎 会有脑神经受累表现，但肌电图正常，要注意与 MFS 相鉴别。

【治疗】

本病尚无特效治疗方法，主要是采用综合疗法及对症、支持治疗。

1. 一般治疗 监测生命体征，注意呼吸情况，保持呼吸道通畅，必要时行人工辅助通气，吞咽困难者及早鼻饲，保证营养及热量供应，维持水、电解质和酸碱平衡。

2. 大剂量丙种球蛋白冲击治疗 尽早应用效果明显，400mg/（kg·d），每天 1 次，连用 5~7d。

3. 血浆置换 血浆置换被推荐用于快速进行性肌无力、呼吸状态恶化、不能独立行走、需要机械通气或有严重延髓性肌无力的患者。由于血浆置换的费用、风险及会引起患者不适，故其通常不用于病情较轻的可走动患者或症状已稳定的患者。

4. 对症治疗

（1）镇痛：疼痛是 GBS 初期常见的症状，可根据病情需要适当给予镇痛药物。

（2）脱水剂：可减轻神经根水肿，可以选择甘露醇、呋塞米，必要时可选择激素。

（3）呼吸肌麻痹的处理：由于呼吸肌和后组脑神经麻痹导致的周围性呼吸衰竭是本病死亡的主要原因，对出现呼吸衰竭或者后组脑神经受累导致咽喉分泌物积聚而出现呼吸功能障碍者应及时气管插管，进行呼吸机辅助通气治疗。

（4）对瘫痪肌群尽早进行康复训练，防止肌肉萎缩，促进恢复。

【预后】

多数患儿可完全恢复，个别患儿恢复较慢，严重者可在急性期由于呼吸肌麻痹而危及生命。

【经验指导】

要密切观察患儿有无呼吸肌麻痹的出现，要检测有无心律失常，必要时行心电血氧监护。

（张俊梅）

第六节 急性脊髓炎

【概述】

急性脊髓炎是非特异性炎症引起脊髓白质脱髓鞘病变或坏死，导致急性横贯性脊髓损害，又称急性横贯性脊髓炎。以病损以下平面肢体运动障碍、感觉障碍及括约肌功能障碍为主要临床表现。

【病因及发病机制】

本病病因尚不完全清楚,可能是细胞免疫和体液免疫共同介导的免疫性疾病。多数患儿有前驱感染或者全身性疾病史。微生物的超抗原可以通过淋巴细胞的大量激活而导致免疫介导的组织破坏。另外多种病原包含与脊髓相似的抗原决定簇,从而使机体产生针对脊髓的交叉免疫反应。

【临床特点】

1. 急性起病:病前 1～2 周常有发热、周身不适、或上呼吸道感染症状,部分病例可有受凉、过劳、外伤等诱因。

2. 运动障碍:是脊髓炎的主要症状,患儿多先有神经根刺激症状,如肢体麻木,颈、背、腰、腹疼痛,感觉异常等。早期常见脊髓休克,表现为受损节段以下肢体截瘫、肌张力低和各种反射减弱或消失,病理征阴性。休克期多为 2～4 周或更长。休克期过后患儿肌张力逐渐增强,腱反射亢进,病理征阳性,肢体肌力自远端逐渐恢复。

3. 感觉障碍:病损节段以下深浅感觉均丧失,在感觉消失水平上缘可有感觉过敏区或束带样感觉异常,随着病情恢复,感觉平面逐渐下降。

4. 括约肌功能障碍:早期出现尿便潴留,无膀胱充盈感,呈无张力性神经源性膀胱,会出现充盈性尿失禁。随着脊髓功能的恢复,膀胱容量缩小,出现反射性神经源性膀胱。

5. 自主神经功能障碍:受累节段以下皮肤干燥,少汗或无汗,皮温降低,皮肤脱屑,指甲松脆和角化过度。

6. 特殊类型的脊髓炎

(1)非横贯性脊髓炎:部分脊髓炎可出现半横贯性损害,部分双侧损伤不对称,故双侧运动、感觉及自主神经障碍不完全一致。

(2)上升性脊髓炎:起病急骤,瘫痪由下肢迅速上升,波及上肢甚至延髓,出现吞咽困难、构音障碍甚至呼吸困难,严重者可导致死亡。

（3）播散性脑脊髓炎：多见于感染后或疫苗接种后，出现脑和脊髓同时受累的症状和体征。

【辅助检查】

1. 实验室检查

（1）血常规：白细胞可正常或略有升高，个别患儿可有降低。根据病情，明确病因还可做血病原学、生化、免疫方面检查。

（2）脑脊液：外观无色透明，压力正常或轻度升高，细胞数正常或轻度升高，以淋巴细胞或单核细胞为主，蛋白含量一般正常或轻度升高，糖和氯化物正常。

2. 影像学检查

（1）脊髓 MRI 检查：急性期可见病变节段水肿，呈不规则长 T_1、长 T_2 信号，恢复期可见受累脊髓变细，软化灶形成。脊髓 MRI 检查前要仔细查体，根据感觉障碍平面及神经反射选择以哪一节段为中心进行脊髓 MRI 检查。

（2）其他检查：根据病情，还可以选择脑干听觉、视觉诱发电位、肌电图、头颅 MRI、脑电图等相关检查。

【诊断及诊断标准】

诊断主要依靠病史、临床表现及辅助检查。患儿一般急性起病，迅速出现脊髓横贯性损伤表现，胸髓最容易受累。运动平面以下肢体瘫痪、感觉障碍及括约肌功能障碍，通过脊髓影像学检查和脑脊液检查可以确诊。

【鉴别诊断】

1. 脊髓血管病　常见的脊髓血管病为脊髓前动脉综合征，一般在运动后（如跳舞）出现背痛，之后迅速出现肢体活动障碍、感觉障碍及括约肌功能障碍。脊髓影像学及脑脊液检查与急性横贯性脊髓炎类似。重要的鉴别点是脊髓血管病时查体有深感觉存在。

2. 脊髓肿瘤　起病缓慢，慢性进展，临床表现类似，脊髓 MRI 可以协助诊断。

【治疗】

1. 一般治疗 急性期卧床休息,保证热量及营养供应,维持水、电解质和酸碱平衡,加强护理,避免泌尿系感染及压疮等的发生。

2. 大剂量丙种球蛋白冲击治疗 疗效确切,尽早使用,400mg/（kg·d）,每天 1 次,连用 5～7d。

3. 激素 急性期主张应用甲泼尼龙冲击治疗,10～20mg/（kg·d）,每天 1 次,3～5d 为一个疗程。或用地塞米松 0.2～0.3mg/（kg·d）,每天 1 次,连用 10～14d,以后改为泼尼松口服并逐渐减量,总疗程 3～4 周。

4. 其他治疗

（1）早期有脊髓水肿,可使用 20%甘露醇或呋塞米等药物减轻水肿,改善血液循环及缺氧状态。

（2）神经营养药物:纳洛酮 0.01～0.03mg/（kg·d）,每天 1～3 次静脉滴注,连用 10～14d。还可应用 B 族维生素（维生素 B_1、维生素 B_6、维生素 B_{12}）、胞磷胆碱等促进神经恢复。

【预后】

预后与病情严重程度有关,无合并症者通常 3～6 个月恢复,严重者需要康复训练,个别患儿会遗留肢体不同程度的运动障碍。

【经验指导】

急性期的积极治疗及恢复期的康复训练都很重要,要防止并发症的发生。

（张俊梅）

第七节 癫 痫

【概述】

癫痫（epilepsy）是指由多种原因引起的脑部慢性疾病,

其特征为脑部神经元异常过度同步放电引起的突发性、暂时性脑功能紊乱，临床表现为意识、运动、感觉、精神或自主神经功能障碍等，具有反复发作的特点。每次发作均起病突然、持续短暂、恢复较快，但有时可呈持续状态。发病率为5‰，大多数癫痫患者起病于儿童时期。

【病因及发病机制】

癫痫病因可分为六类：①遗传性，由已知或推测的基因缺陷直接导致；②结构性，由可辨别的脑结构性损伤或疾病导致；③感染性，由感染因素直接导致的；④免疫性，由某些因素造成的免疫反应导致的；⑤代谢性，由具有多种临床表现的代谢性功能障碍或疾病导致的；⑥未知病因。每例患者可以有一个或多个病因。癫痫的发病机制仍不完全清楚，一般认为与以下因素有关：①离子通道异常，神经组织兴奋性异常改变；②神经突触传递异常或脑内神经元之间形成异常的突触联系；③神经血管单元完整性的破坏；④神经胶质细胞功能的改变；⑤免疫遗传因素。

【临床特点】

1. 主要症状

（1）局灶性发作：神经元异常过度放电起源于一侧大脑的某一区域。

1）单纯局灶性发作

运动性发作：表现为身体某一局部的抽搐，多见于一侧手、足、口角、眼睑等，也可涉及一侧面部或肢体。当运动发作后，抽搐部位可出现短暂性瘫痪，称为 Todd 麻痹（Todd palsy）；当神经元异常放电沿大脑皮质扩展时，表现为发作先从一侧口角开始，依次发展至手、臂、肩、躯干、下肢等，称为杰克逊发作（Jachsonian seizures）；少数患者可出现旋转发作或姿势性发作。

感觉性发作：表现为发作性躯体感觉异常或特殊感觉异常。

自主神经症状发作：发作时可有各种自主神经症状，如腹部不适、恶心、呕吐、面色苍白、出汗、竖毛、瞳孔散大等。

精神症状性发作：表现为幻觉、错觉、记忆障碍、认知障碍、定向力障碍、情感或语言障碍等。精神症状性发作很少单独出现，多见于复杂局灶性发作过程中。

2）复杂局灶性发作：该类发作都有不同程度的意识障碍，通常有幻觉、焦虑、恐怖等精神症状，常伴反复刻板的自动症（automatism），如吞咽、咀嚼、舐唇、拍手、摸索、自言自语等。可从单纯局灶性发作发展而来，也可以一开始即有意识障碍，伴精神行为异常。

3）局灶性发作演变为全面性发作：由单纯局灶性发作或复杂局灶性发作泛化为全面性发作。

（2）全面性发作：发作一开始就有两侧半球同时放电，通常伴有不同程度的意识障碍。

1）强直-阵挛性发作（tonic-clonic seizure）：又称大发作，是临床最常见的发作类型。发作时意识突然丧失，全身肌肉强直收缩，呼吸暂停、面色发绀、双眼上翻、瞳孔散大、四肢躯干强直等，即强直期。持续数秒至数十秒进入阵挛期，出现全身节律性抽搐。阵挛后常表现为头痛、嗜睡、乏力等现象，称为发作后状态。

2）失神发作：典型失神发作时正在进行的活动突然停止，双目凝视，持续数秒钟后恢复，一般不超过30s，发作后可继续原来的活动，对发作不能回忆。失神发作常没有先兆，且发作频繁，每天可达数次至数十次。过度换气可以诱发典型失神发作。非典型失神发作与典型失神发作相比，开始及恢复速度均较其慢。

3）强直性发作：持续而强烈的肌肉收缩，表现为固定体位，如头眼偏斜、双臂外旋、角弓反张、呼吸暂停等。

4）阵挛性发作：肢体、躯干或颜面部呈节律性抽动而无强直发作。

5）肌阵挛发作：某一部位肌肉或肌群突然、快速有力地收缩，常表现为突然点头、前倾或后仰，而两臂快速抬起，轻者感到患儿"抖"了一下，重者甚至跌倒。

6）失张力发作：由于肌张力的突然短暂性丧失而引起姿势改变，伴有意识障碍，表现为头下垂、双肩下垂、屈髋屈膝或跌倒。

7）痉挛发作：表现为点头、伸臂、弯腰、踢腿或过伸样动作。其肌肉收缩持续 1～3s，持续时间比肌阵挛长，但比强直性发作短。

（3）儿童常见的癫痫综合征

1）伴中央-颞区棘波的儿童良性癫痫（benign children epilepsy with centro-temporal spikes，BECTS）：这是儿童癫痫最常见的类型之一。本病多于 2～14 岁发病，8～9 岁达高峰。患儿常在入睡后不久及睡醒前发作，发作多局限于口面部，表现为一侧口角抽动，咽部、舌及颊部感觉异常，喉头异常发声，唾液不能吞咽而外流，患儿意识清醒但不能言语。有时累及同侧肢体抽搐，甚至泛化为全面性发作。发作间期脑电图背景波正常，在中央区和颞中区出现负性、双向或多向的棘波或尖波。预后良好，16 岁前大多停止发作。

2）婴儿痉挛（infantile spasms）：又称 West 综合征，4～8 月龄患儿高发，主要特点为婴儿期起病、频繁的强直痉挛发作、高峰失律脑电图和智力发育障碍。多数患儿发作时表现为两臂高举，头和躯干前屈，似点头状；少数可呈头背后屈；嗜睡或刚醒时容易连续发作。脑电图表现为高峰失律。常合并严重的智力和运动发育迟滞，并可进行性减退，易转为 Lennox-Gastaut 综合征或其他形式的发作。

3）儿童失神癫痫（childhood absence epilepsy，CAE）：起病多于 3～13 岁，5～7 岁多见，女孩多于男孩，与遗传有关。发作频繁，每日数次甚至上百次，每次持续不超过 30s。

可分为单纯失神、失神伴失张力、失神伴轻微阵挛、失神伴强直、失神伴自动症、失神伴自主神经症状 6 种亚型。患儿对发作中情况不能回忆，无头痛、嗜睡等发作后症状。脑电图为特征性两侧对称同步发放 3Hz 的棘慢波。预后大多良好。

4）伴枕区放电的儿童良性癫痫（benign children epilepsy with occipital paroxysms）：为原发性部分性癫痫，分为下述两型。

早发型良性儿童枕叶癫痫，又称 Panayiotopoulos 型，起病年龄常在 3～6 岁，13 岁前停止发作。发作多在夜间，表现为呕吐、精神行为异常、眼球偏斜、自主神经症状、抽搐等，发作频率较低，每次持续时间较长，可达 5～10min 或更长，发作间期脑电图在正常背景波的基础上，枕区可有棘波或棘慢波发放。

晚发型儿童枕叶癫痫，又称 Gastaut 型，起病年龄在 3～16 岁，发病率较早发型低，主要表现为幻觉、失明等视觉症状，发作后伴有头痛，偶有意识障碍和抽搐。发作间期脑电图表现为枕叶棘慢波发放，闭眼时易诱发，背景波正常。

5）Lennox-Gastaut 综合征：发病高峰年龄在 2～5 岁，发作形式多样，主要表现为强直发作、失张力和肌阵挛、不典型失神，也可有强直-阵挛发作。发作间期脑电图显示在异常慢波背景活动基础上，出现广泛 1.5～2.5Hz 棘慢波发放。该病治疗困难，预后欠佳。多伴有智力发育落后。

2. **体格检查** 应注意与脑部疾病相关的阳性体征，如头围、智力低下、瘫痪、肌力和肌张力、锥体束征及各种神经皮肤综合征等。

【辅助检查】

1. **实验室检查** 根据需要可选做血、尿、粪便常规检查，脑脊液、血生化、遗传代谢病筛查，基因分析和染色体检查等，对诊断有一定的意义。

2. **脑电图** 是诊断癫痫和确定发作类型的重要客观指

标之一，如果出现棘波、尖波、棘-慢波、尖-慢波、多棘慢波等痫性放电波，对癫痫的诊断有重要意义。但是癫痫患儿发作间期常规脑电图近 40%正常，因此一次正常脑电图不能排除癫痫，必要时可做动态脑电图或视频脑电图检查。

3. 影像学检查　CT 与 MRI 扫描可发现脑结构异常，凡有局灶性症状体征、抗癫痫治疗效果不佳、或有颅内压增高症状者均应及时做 CT 或 MRI 检查，以明确病因。单光子发射计算体层扫描（SPECT）和正电子体层扫描（PET）可检测脑血流量和代谢率，有利于确定癫痫灶。

【诊断及诊断标准】

确立癫痫诊断，应力求弄清以下三个问题：其发作是否为痫性发作；若是痫性发作应弄清发作类型，或属于某一特殊的癫痫综合征；最后尽可能明确或推测癫痫发作的病因。一般按以下步骤搜集诊断依据。

1. 相关病史

（1）发作史：应注意抽搐发作的起始年龄、发作的先兆、发作过程、有无意识障碍、是局限性或是全面性发作、发作后的表现，发作次数及持续时间，有无任何诱因，以及与睡眠的关系等。

（2）提示与脑损害相关的个人与既往史。

（3）癫痫、精神病、遗传代谢病家族史及母亲妊娠史等。

2. 体格检查　查体应仔细，特别是头面部、皮肤和神经系统的检查。

3. 脑电图　对诊断癫痫、确定发作类型和转归分析均有重要价值。

4. 影像学检查　凡有局灶性症状体征、抗癫痫治疗效果不佳、或有颅内压增高症状者均应行颅脑 CT 或 MRI 检查。

【鉴别诊断】

儿童时期存在多种形式的非癫痫发作性疾病，如屏气发作、擦腿综合征、各种睡眠障碍、晕厥、癔症性发作及各种抽动性疾病等，应注意与癫痫相鉴别。总的来说，除晕厥和屏气发作外，非痫性发作均无意识丧失和发作后症状。发作中脑电图均无痫样放电。

【治疗】

1. 一般治疗 应使患儿、家庭、学校和社会正确认识癫痫，帮助患儿树立战胜疾病的信心，坚持正规、合理的治疗。合理安排患儿生活与学习，避免一切诱发因素，注意安全。

2. 药物治疗

（1）早期诊断、早期治疗：对已有多次发作者，或曾有癫痫持续状态发作史者，一旦诊断成立，即应开始治疗。对首次发作，症状不重者，特别是具有"中央-颞区棘波的小儿良性癫痫"的患儿，可暂不用药，密切观察。

（2）正确选药：根据发作类型选择抗癫痫药物（表4-7-1）。常用的传统抗癫痫药物有卡马西平（CBZ）、丙戊酸（VPA）、苯巴比妥（PB）、苯妥英（PHT）、氯硝西泮（CZP）；抗癫痫新药：托吡酯（TPM）、拉莫三嗪（LTG）、奥卡西平（OCBZ）、左乙拉西坦（LEX）硝西泮（NZP）、（表4-7-2）。

表 4-7-1　不同类型癫痫发作的药物选择

发作类型	抗癫痫药物
强直-阵挛发作	VPA、CBZ、PB、PHT、CZP、TPM、LTG
肌阵挛、失张力发作	VPA、CZP、NZP、TPM、LTG
失神发作	VPA、CZP、ESM、LTG
局灶性发作	CBZ、VPA、PHT、PB、CZP、TPM、OCBZ
婴儿痉挛	ACTH、NZP、CZP、VPA、VGB、TPM、LTG

表 4-7-2　传统抗癫痫药物与抗癫痫新药

药物	剂量	有效血浓度（μg/ml）	清除半衰期	主要不良反应
丙戊酸	15～40mg/（kg·d）	50～100	6～16h	食欲和体重增加、肝功能损害

续表

药物	剂量	有效血浓度（μg/ml）	清除半衰期	主要不良反应
卡马西平	10～30mg/（kg·d）	4～12	8～20h	头晕、皮疹、白细胞减少、肝功能损害
苯妥英	3～8mg/（kg·d）	10～20	22h	牙龈增生、共济失调、皮疹、白细胞减少
苯巴比妥	3～5mg/（kg·d）	20～40	96h	多动、注意力不集中、皮疹
乙琥胺	20～40mg/（kg·d）	40～120	55h	胃肠道反应、头痛、白细胞减少
氯硝安定	0.01～0.2mg/（kg·d）	20～80	20～30h	嗜睡、共济失调、流涎、全身松软
促肾上腺皮质激素	25～40U	—	4～6周	肾上腺皮质功能亢进
托吡酯	2～5mg/（kg·d）	10～20	15h	嗜睡、思维慢、食欲缺乏、体重降低、少汗
拉莫三嗪	5～15mg/（kg·d）	1～6	20～30h	皮疹、嗜睡、头痛、共济失调、胃肠道反应
奥卡西平	10～30mg/（kg·d）	12～36	7.5～11h	嗜睡、头痛、皮疹、共济失调
左乙拉西坦	30～50mg/（kg·d）	5～40	5～7.2h	嗜睡、易激动、食欲缺乏、乏力和头痛

（3）尽可能以单药治疗为主，必要时联合；联合时应注意药物间的相互作用、相互干扰和副作用。

（4）服药应规则、不间断，用药剂量个体化，简化服药次数。

（5）定期监测血药浓度：一般抗癫痫药（AED）给有效剂量约 5 个半衰期可达稳定血药浓度。而卡马西平在儿童有 3～4 周的自身诱导，才能达到稳定血药浓度。

（6）药物更换应逐渐过渡。

（7）疗程要长，缓慢停药。

（8）注意药物的毒副作用。

3. **生酮饮食疗法** 可应用于各种发作类型的癫痫，对复杂部分性发作的疗效可能不如其他发作类型。对难治性癫痫综合征（如 Lennox-Gastaut 综合征）、婴儿严重肌阵挛癫痫、肌阵挛-站立不能癫痫、婴儿痉挛等均应考虑应用。

4. **手术治疗** 经过正规合理的抗癫痫药物治疗不能控制的癫痫，有频繁发作，或病因为局灶性病损或发育畸形、有局部癫痫病灶时，可选择手术治疗。主要手术方法有癫痫灶切除、胼胝体部分切除、病变半球切除术等。

【预后】

80%左右的患者用目前抗癫痫药能完全控制发作，正规减量后，50%以上患者终身不再发病。特发性全身性癫痫复发的概率较小。青年期失神发作发展成全面性强直-阵挛性发作的可能性较大，青春期肌阵挛癫痫易被丙戊酸控制，但停药后易复发。

【经验指导】

1. 应尽可能完整地采集癫痫患者及其家族的病史，不要仅局限于发作类型的描述，注意力不应仅放在神经系统上，更应注意其他系统的主诉。对于症状性癫痫而言，早期治疗其潜在的病因能够预防疾病的恶化，在某些情况下可避免使用抗癫痫药物治疗。

2. 在临床工作中经常遇到临床表现疑似癫痫发作或症状不典型的情况，在做出诊断前，应认真、全面地评估患者的发作。更多情况下，在未行视频脑电图监测时，就做出了非癫痫性发作的诊断，这是不科学的，部分患者我们甚至要经过多次视频脑电图监测来确诊或排除诊断。

3. 如果癫痫没有得到有效控制，我们需要重新评估病情，尽早复查视频脑电图或动态脑电图，在随访中更加关注患者的病史和家族史，不可用普通脑电地形图或发作间期视频脑电图来指导癫痫的诊断和治疗。

（吴 琼）

第八节 抽动障碍

【概述】

抽动障碍（tic disorders，TD）是指一种以不自主、无目的、快速、刻板肌肉收缩为主要临床表现的神经精神疾病，常伴有其他心理行为障碍，如注意力缺陷多动障碍、强迫障碍、学习困难等。男童多见，好发年龄2～15岁，学龄前期和学龄期儿童为发病高峰人群。发病率国内尚无准确资料。

【病因及发病机制】

TD的病因和发病机制尚未明了，其发病与遗传因素、神经递质失衡、心理因素和环境因素等诸多方面有关，可能是多种因素在发育过程中相互作用所致的结果。TD发病的三项主要危险因素是男性、年轻和TD家族史。基底神经节、额叶皮质和边缘系统是TD的主要病变部位。

【临床特点】

1. 首发症状：表现为运动性抽动或发声性抽动，通常以眼部、面部或头部的抽动作为首发症状，如眨眼、歪嘴动作或摇头等，而后逐步向颈、肩、肢体或躯干发展。眨眼是TD最常见的首发症状。

2. 主要症状：抽动表现复杂多样，分为简单抽动和复杂抽动。此外，在抽动类型上，抽动还可分为：

（1）运动性抽动：如眨眼、皱眉、张口、伸舌、噘嘴、舔嘴唇、点头、摇头、耸肩等。

（2）发声性抽动：如反复发出似动物的叫声、哼声、清嗓声或者反复发出似有意义的语词声等。

（3）感觉性抽动：许多TD患儿于运动性抽动或发声性抽动之前自诉身体局部有不适感，包括压迫感、痒感、痛感、热感、冷感或其他异样不适感，这种身体局部的不适感被看作是前驱症状，年长儿尤为多见，40%~50%的TD于运动性抽动或发声性抽动之前表现有感觉性抽动症状。

3. 神经心理障碍：本病的神经心理发育延迟，可表现出人格缺陷、智力缺陷、记忆缺陷、注意缺陷、感知觉缺陷等多种神经心理问题。

4. 共病：TD常与注意缺陷多动障碍（ADHD）、OCD、学习困难、睡眠障碍、情绪障碍、自伤行为和猥亵行为等发生共病。其中ADHD最常见，其次是强迫障碍。

5. 重点检查患儿抽动发生部位及抽动类型。

【辅助检查】

1. 实验室检查　无特异性检查，根据需要可选做血生化常规检查、微量元素、过敏原、淋巴细胞亚群及病原学检查等，对诊断有一定意义。

2. 脑电图　TD患儿显示正常儿童脑电地形图或非特异性慢波增多，可排除癫痫、肌阵挛发作。

3. CT或MRI　头颅CT或MRI检查对TD的价值不在于诊断，而在于排除其他脑器质性病变。

4. 智商测定　大多数正常。

5. 神经递质测定　包括兴奋性和抑制性神经递质。

6. 儿童行为量表测定　与ADHD进行区别。

【诊断及诊断标准】

由于TD的病因和发病机制迄今尚未明确，而各种检查包括实验室检查、脑电图、诱发电位、神经影像学检查（CT、MRI）和神经心理测验等，虽属客观指标，但这些检查仅在部分TD患儿中发现有非特异性异常，只能作为诊断的辅助依据。在TD诊断方面，目前主要依据患儿的临床表现（病史和临床症状）来进行诊断，国内外学者均采用临床描述性诊断方法来对TD进行诊断，并且必须排除风湿性舞蹈病、肝豆状核变性、癫痫肌阵挛性发作、药源性不自主抽动及其他锥体外系疾病。

DSM-5 中的诊断标准：

1. 短暂性 TD ①一种或多种运动性抽动和（或）发声性抽动；②抽动 1 天发作多次，几乎每天发作，持续时间至少 4 周，但不超过 1 年；③18 岁以前起病；④TD 症状不是直接由某些药物（如兴奋剂）或内科疾病（如亨廷顿舞蹈病或病毒感染后脑炎）所致；⑤既往无慢性 TD 或 TS 病史。

2. 慢性 TD ①一种或多种运动性抽动或发声性抽动，但在病程中不同时出现；②抽动可每天或频繁发作，病程超过 1 年；③18 岁以前起病；④TD 症状不是由某些药物（如兴奋剂）或内科疾病（如病毒感染后脑炎）所致；⑤既往无 TS 病史。

3. TS（tourette syndrome，TS） ①在病程中具有多种运动性抽动及一种或多种发声性抽动，不必在同一时间出现；②抽动可每天发作多次（通常为丛集性）或间歇发作，抽动病程在 1 年以上；③18 岁以前起病；④抽动症状不是直接由某些药物（如兴奋剂）或内科疾病（如病毒感染后脑炎）所致。

【鉴别诊断】

1. 风湿性舞蹈病 实验室检查可有红细胞沉降率升高、抗链球菌溶血素 O 抗体阳性、C 反应蛋白升高，抗风湿治疗有效。

2. 肝豆状核变性 通常有肝损害，眼角膜可见 Kayser-Fleisher 环。实验室检查肝功能异常、血清铜蓝蛋白降低、尿铜排泄增加可资鉴别。

3. 癫痫 癫痫在同一患儿身上发作形式比较固定，且抽搐发作次数远较 TD 少。TD 抽动能够受意志控制一段时间，而癫痫发作则无法用意志控制。TD 发作时脑电图多数无癫痫样放电，而癫痫发作时脑电图为癫痫样放电。

4. ADHD 表现为活动过多、任性冲动，患儿有时故作怪相及大声叫喊可混淆。TD 是以肌群抽动为主，而单纯

ADHD 无抽动表现。

【治疗】

治疗前应确定治疗的目标症状，通常是对患儿日常生活、学习或社交活动影响最大的抽动症状。在某些共患病患儿中，目标症状可以是多动、冲动、强迫观念等。治疗原则是药物治疗和心理行为治疗并重，注重个体化治疗。

1. 非药物治疗

（1）心理行为治疗：对于轻症患儿，多数单纯心理行为治疗即可奏效。其中习惯逆转训练、暴露与反应预防是一线行为治疗。

（2）神经调控治疗：重复经颅磁刺激、脑电生物反馈和经颅微电流刺激等神经调控疗法，可尝试用于药物难治性 TD 患儿。

2. 药物治疗　对于中至重度 TD 患儿，单纯心理行为治疗效果不佳时，需加用药物治疗，包括多巴胺受体阻滞剂、α 受体激动剂及其他药物。药物治疗要求疗程足，剂量适宜，不宜过早换药或停药。常用药物主要包括以下 4 类。

（1）多巴胺受体阻滞剂：是治疗 TD 最有效的药物。

1）氟哌啶醇：通常作为首选药物，有效率为 70%～80%。起始剂量为 0.5～1mg，每晚睡前顿服；以后每 4～7 天增加剂量 0.25～0.50mg，儿童常用治疗量为 2～8mg/d，分 2～3 次口服。通常加用等量安坦（苯海索），以防止氟哌啶醇可能引起的药源性锥体外系反应。常见不良反应为嗜睡、乏力、头晕、便秘、心动过速、排尿困难及锥体外系反应。

2）硫必利（泰必利）：可作为抗抽动的首选药物之一。起始剂量为每次 50mg，每天 2～3 次口服；治疗剂量一般在 150mg/d 以上时出现症状改善，并随剂量增加疗效也见显著，以 300～400mg/d 为适宜治疗量，分 2～3 次口服，最大剂量为 600mg/d。主要不良反应为头晕、无力、嗜睡、恶心、呕吐。

3）匹莫齐特（哌迷清）：其疗效与氟哌啶醇相当，有效率为 60%～70%。起始剂量一般为 0.5～1mg，于夜晚睡前一次口服，儿童每天剂量为 1～6mg，分 2～3 次服用。不良反应包括镇静、体重增加、抑郁、静坐不能、帕金森症状、急性肌张力障碍等。

（2）中枢性 α 受体激动剂

1）可乐定：有效率为 20%～70%，但见效时间较长。临床上常将其作为治疗轻至中度 TD 患儿的首选药物，尤其适用于 TD+ADHD 等相关行为问题的治疗。口服起始剂量为 0.025～0.05mg/d，通常每 3～5 天增加 0.05mg，学龄儿童治疗剂量为 0.15～0.25mg/d。主要不良反应包括镇静、易激惹、口干、失眠、心率增快等。

2）胍法辛：比较适用于 TD+ADHD 的治疗。口服起始剂量为每晚睡前 0.5mg，通常每 3～4 天增加 0.5mg，每天剂量 0.5～3.0mg。主要不良反应包括轻度镇静、疲劳和头痛等。

（3）选择性 5-羟色胺再摄取抑制剂：如氟西汀、帕罗西汀、舍曲林等。

（4）其他药物：氯硝西泮、丙戊酸钠、托吡酯等。

3. **手术治疗**　属试验阶段，疗效不详。手术包括额叶手术、边缘系统手术、背侧丘脑手术及小脑手术。

联合治疗或新药探索已成为难治性 TD 治疗的趋势。治疗过程中，注意并发症的诊断和治疗。

【预后】

目前认为本病是一种与遗传有关的发育障碍性疾病，至青春期后有自然完全缓解的可能，预后相对良好。TD 的自然完全缓解率为 5%～50%。儿童期起病的 TD，在青春期过后 40%～50% 的患者抽动症状自然缓解，25%～30% 的患者抽动症状明显减轻，剩下 25%～30% 的患者抽动症状迁延至成年。

【经验指导】

1. TD 是一种慢性反复性疾病,对于病程初期出现单纯眨眼、清嗓等症状不能首先考虑本病,应注意鉴别诊断,应建议患者于相关科室就诊,如眼科、耳鼻喉科、口腔科等。

2. 在治疗方面,要仔细分析病因,针对不同病因进行治疗,如微量元素缺乏,要相应给予补充微量元素;高敏体质,我们要让患者注意避免过敏原;其他病原学阳性,我们要给予相应药物抗感染治疗。

3. 积极对患者家属进行宣教,要求他们参与到患儿治疗当中,增加患者家属对疾病的认识及对治疗的依从性。

(吴　琼)

第九节　头　　痛

【概述】

头痛(headache)是小儿神经系统疾病最常见的症状之一,是指头颅上半部至枕下部之间部位的疼痛,而不包括面部、咽喉及耳内的疼痛。头痛患病率随年龄增长而逐渐增加,7 岁前儿童为 37%～51%,15 岁前为 57%～82%。且随年龄增长逐渐从以男孩发病多见转为以女孩发病多见。

【病因及发病机制】

目前认为头痛的发病机制:伤害性刺激作用于皮肤时可产生两种痛觉,即快痛、慢痛。快痛是一种尖锐而定位清晰的“刺痛”;由各类纤维传导;慢痛是一种定位不明确的烧灼痛,由 C 类纤维传导。头部各组织,如皮肤、皮下组织、帽状腱膜、颅骨、脑膜、颅内外血管及三叉神经、舌咽神经、迷走神经和第 1～3 颈神经对疼痛敏感,局部各种刺激导致缺血缺氧、炎症介质及神经递质释放,产生痛觉神经冲动,最后到达人类痛觉投射皮质第一、第二感觉区（中央后回、中央前回与脑岛之间）和扣带回进行分析、整合产生痛觉。

【临床特点】

1. 偏头痛　是指一种慢性反复发作性头痛，其特点为一侧头部的搏动性头痛，伴恶心或呕吐，以及各种视觉异常。

（1）典型偏头痛

1）无先兆的偏头痛（普通型偏头痛）：是儿童时期偏头痛最常见的发作形式。表现为一侧或双侧额部、颞部搏动性头痛，持续 1h 至 14d，平均 24h 左右。伴随症状有腹痛、呕吐、恶心、畏光、畏声、面色苍白、头晕，以及手、足的感觉异常。患儿多有偏头痛阳性家族史，尤其是母亲。

2）伴先兆的偏头痛（典型偏头痛）：占全部偏头痛患者的 15%～20%。偏头痛发作的 5～60min 前多有先兆发生，如视物不清、视野暗点、黑矇、视物变形，有些患儿还有眩晕、头晕、周期性感觉异常、手足麻木。儿童患者典型视觉先兆不常见。先兆消失后随之出现前额、颞顶、眼眶区的搏动性（与脉搏一致）、跳动性头痛（与脉搏不一致）。多于单侧，少数为双侧或左右两侧交替性头痛，持续 4～72h。

（2）不典型偏头痛

1）周期性呕吐：主要表现频发呕吐，严重时每月发作几次，甚至出现脱水、酸中毒、电解质紊乱。每次发作持续数天后停止，患儿恢复正常的日常生活。

2）急性精神混乱状态：临床上少见。表现为患儿突然行为怪异，精神混乱，多动，定向力障碍，反应迟钝，记忆力减退，呕吐及倦怠。神经系统检查触、痛觉感觉反应迟钝，偶见屈跖反射阳性。

3）良性阵发性眩晕：常见于婴幼儿。主要表现为突然发病，共济失调，不能独走、站、坐，还伴有眼球水平震颤、恶心、呕吐、面色苍白、乏力、恐惧等。神经系统检查可见共济运动障碍及前庭功能检测异常。

（3）复杂性偏头痛

1）基底动脉型偏头痛：由基底动脉和大脑后动脉痉挛所致，主要症状包括：①视觉障碍，如视觉暗点、黑矇、视物模糊、复视、偏盲；②脑干受累，如眩晕、耳鸣、构音障碍、共济失调、四肢感觉异常等；③头痛，先兆持续数分钟后出现枕部或一侧头部剧烈头痛，伴恶心、呕吐。

2）眼肌麻痹型偏头痛：儿童相对少见。由于血液供应障碍，患儿在头痛的同时出现受累侧动眼神经麻痹症状，如上睑下垂、复视、瞳孔散大。

3）偏瘫型偏头痛：儿童较成人多见，表现为头痛开始或头痛不久出现头痛对侧肢体瘫痪、偏身感觉减退，有时出现较轻的意识障碍和失语。

2. 紧张性头痛　表现为持续性钝痛，非搏动性或搏动性头痛，部位多在前额、双侧太阳穴、头顶、枕部、颈部、甚至整个头部。患儿自述头部紧箍感、重压感、束带感，无恶心、呕吐。头痛于睡觉醒后、清晨少见，多在学习后、紧张、焦虑、烦躁、失眠时加重。头痛一般持续 30min 至数天。

3. 丛集性头痛　头痛多于夜间入睡后突然发作，无任何先兆，表现为一侧眼眶或眼球后额颞部的锐痛、灼痛或钻痛，不伴恶心、呕吐。男性比女性多见。发作时痛侧皮肤发红、发热、结膜充血、流泪、流涕。约 1/4 病例于痛侧出现霍纳综合征。头痛发作时疼痛难忍，不能卧床，常地上踱步，持续 15～30min 后迅速停止。不影响以后的学习和生活。

体格检查：对于头痛的患儿应做全面而详细的体格检查，包括全身各系统检查和神经系统检查，尤其注意头围、颅缝、前囟、球结膜、瞳孔、眼底、意识状态、局限性神经功能障碍及脑膜刺激征。

【辅助检查】

1. 血常规及生化检查。

2. 脑脊液相关化验：颅内压明显增高及颅后窝病变者慎用。

3. 脑电图、脑血流图。

4. 头颅 CT、MRI 检查：对颅内占位病变、颅内出血及颅脑外伤具有诊断价值。

5. 脑血管造影：诊断先天性脑血管畸形。

【诊断及诊断标准】

1. 病史：问诊时应包括：①起病时间、急缓、部位、性质、程度、频率、激发和缓解因素；②伴随症状：有无发热、外伤、恶心、呕吐、五官功能改变，意识状态及运动异常；③诊断与治疗经过及其反应；④既往疾病、毒物接触史。小儿头痛的病因很多，必须全面考虑、分析，并结合必要的辅助检查，最后确诊。

（1）起病情况：①急性起病的头痛：各种脑膜炎、脑炎、蛛网膜下腔出血、代谢紊乱、神经痛。少见情况有腰椎穿刺后头痛、中暑、急性中毒；②亚急性起病的头痛：颅内占位病变、引起良性颅高压的各种因素、结缔组织疾病和血液系统病变伴神经系统损害；③慢性起病的头痛：颅内占位病变、全身各种慢性疾病。

（2）头痛部位：①全部性头痛，见于颅内或全身感染性疾病、蛛网膜下腔出血、颅内压增高；②一侧头痛，见于偏头痛、颅内占位病变初期；③小脑幕上病变的头痛，表现为额、颞、顶区头痛；④小脑幕下病变的头痛，位于耳后、枕、颈上部；⑤五官病变的头痛，即器官局限部位较为表浅的疼痛。

（3）头痛的性质：血管性头痛多为胀痛、跳痛或搏动性头痛；神经痛多呈电击样、火烙样或刺痛；紧张性头痛呈紧箍样、束带样或重压感；功能性及精神性头痛则性质多样、易变、且不固定。

（4）头痛的时间：肿瘤及各种颅内压增高引起的头痛

呈晨重午后轻；血管性头痛晨起轻，多在学习、紧张、活动后重。

（5）加重、缓解头痛的因素：用力后，如咳嗽、蹦跳、晃头可使颅内压增高性头痛、颅内占位病变及感染性头痛、血管性头痛加重；清除鼻腔分泌物后可使鼻炎、副鼻窦炎引起的头痛缓解；暗室中休息及睡眠充足后可减轻血管性及紧张性头痛。卧床减轻、直立加重是腰椎穿刺后颅内低压性头痛的特点。

（6）头痛伴随症状：发热、精神行为异常、脑膜刺激征阳性、抽搐等多与颅内感染性疾病有关，局限性定位性神经功能障碍见于颅内疾病，发作性眩晕、视物黑矇、视野缺损、恶心、呕吐多提示偏头痛。

2. 结合体格检查和辅助检查结果做出最终诊断。

【鉴别诊断】

小儿头痛的原因颇多，主要见于下述几种，应予以鉴别。

1. **颅内病变**　①炎症：各种脑膜炎、脑炎；②脑血管疾病：脑血管炎、血管痉挛、扩张、脑出血、血栓形成及脑栓塞；③颅内压增高、颅内占位病变、脑积水；④颅脑外伤、蛛网膜下腔出血、颅内血肿；⑤发作性疾病：癫痫；⑥先天畸形：颅底凹陷症、颅缝早闭。

2. **头部五官病变**　①头颅：头皮撕裂伤、骨折；②颈部：肌肉紧张、关节错位、脱臼；③眼：屈光不正、近视、远视、眶内占位病变；④鼻：鼻炎、副鼻窦炎；⑤耳：中耳炎、乳突炎；⑥口腔：龋齿、牙周炎。

3. **全身性疾病**　①全身急、慢性感染性疾病；②心血管疾病；③代谢性疾病；④急、慢性中毒；⑤急、慢性缺氧。

【治疗】

头痛的治疗必须根据病因进行恰当的治疗，头痛严重时可给予对症治疗。注意避免滥用麦角制剂、镇痛药，以防产生药物反跳性头痛。镇痛药首选非麻醉性制剂。对于紧张性头痛、偏头痛、功能性和精神性头痛应多做解释工作，保证生活质量。另外，病因不明的头痛应定期随诊。

【预后】

头痛的预后与发生头痛的病因密切相关，除此之外，头痛的病程特点、发作类型、发作频率、发作持续时间、有无先兆、加重及缓解因素、有无伴随症状及家族史等也会影响到预后。

【经验指导】

1. 头痛病因复杂，牵涉系统众多，因此要详细问诊、系统查体、有针对性完善辅助检查，注意多学科会诊。

2. 在治疗方面，要仔细分析病因，针对不同病因进行治疗，可应用对乙酰氨基酚、布洛芬等暂时缓解头痛，但应注意药物滥用问题。因某些患儿伴焦虑、心理压力等，应注意心理治疗。

3. 由于儿童自身特点，头痛患儿常选用中药制剂，预防用药不被患儿和家长所接受。病情严重、影响学业者应该用药防治，近年来临床使用小剂量抗癫痫药物，如托吡酯、丙戊酸钠等治疗头痛，效果肯定。

（吴　琼）

第五章

◉ 呼吸系统疾病

第一节　急性上呼吸道感染

【概述】

急性上呼吸道感染简称上感，俗称感冒，是小儿最常见的疾病。它主要侵犯鼻、鼻咽和咽部。广义的上感不是一个疾病诊断，而是一组疾病，包括普通感冒、喉炎、疱疹性咽峡炎、咽结膜热、急性咽炎、急性扁桃体炎。狭义的上感又称普通感冒，是最常见的急性呼吸道感染性疾病，多呈自限性，但发生率较高。本病全年皆可发病，冬、春季较多。

【病因及发病机制】

90%儿童急性上呼吸道感染由病毒引起。引起本病的病毒包括鼻病毒、冠状病毒、腺病毒、流感和副流感病毒、呼吸道合胞病毒、艾柯病毒、柯萨奇病毒等。少部分的上感由细菌引起。细菌感染可直接感染或继发于病毒感染之后，最常见的是溶血性链球菌感染，其次为流感嗜血杆菌、肺炎球菌、葡萄球菌等感染，偶或为革兰阴性细菌感染。

【临床特点】

婴幼儿局部症状不显著而全身症状重，多骤然起病，表现为高热、咳嗽、食欲缺乏，可伴有呕吐、腹泻，甚至热性惊厥。年长儿症状较轻，主要表现为鼻部症状，如打喷嚏、鼻塞、流清水样鼻涕，也可表现为咳嗽、咽干、咽痒或灼热感，甚至鼻后滴漏感。发病的同时或数小时后患儿可有打喷嚏、鼻塞、流清水样鼻涕等症状。2～3d后鼻涕变稠，常伴咽痛、流泪、味觉减退、呼吸不畅、声嘶等症状。患儿一般无发热及全身症状，或仅有低热、不适、轻度畏寒、头痛等症状。有些患儿在发病早期会有阵发性脐周疼痛，这与发热所致阵发性肠痉挛或肠系膜淋巴结炎有关。查体可见咽部充血，扁桃体肿大，鼻腔黏膜充血、水肿、有分泌物等。肺部呼吸音正常。肠道病毒感染会有不同形态的皮疹。

【辅助检查】

1. 病毒感染者血常规中白细胞计数正常或偏低；细菌感染者血白细胞及中性粒细胞会增高。

2. 由于病毒类型繁多，且明确类型对治疗无明显帮助，一般无须明确病原学检查。必要时可用鼻咽分泌物病毒分离、抗原及血清学检测明确病原。

【诊断及诊断标准】

主要依据典型的临床症状诊断，并在排除其他疾病的前提下确诊。

【鉴别诊断】

1. 流行性感冒　由流感病毒、副流感病毒所致，有明显流行病学史，突然起病，畏寒高热，体温可达39～40℃，多伴头痛、全身肌肉关节酸痛、极度乏力、食欲缺乏等全身症状，常有咽喉痛、干咳，也有鼻塞、流涕、胸骨后不适等症状。

2. 急性传染病　早期上感常有各种传染病的前驱症状，如麻疹、流行性脑脊髓膜炎、百日咳、猩红热、脊髓灰质炎等，应结合流行病学史、临床表现及实验室资料综合分析，并观察病情演变加以鉴别。

3. 急性阑尾炎　上感伴腹痛应与急性阑尾炎鉴别。急性阑尾炎腹痛常先于发热，以右下腹为主，但儿童阑尾炎病初时腹痛部位不确切，若腹痛呈持续性，有腹肌紧张和固定压痛点，血白细胞及中性粒细胞增高，应警惕。

4. 过敏性鼻炎　起病急骤，鼻腔发痒、喷嚏频繁、鼻涕呈清水样，无发热，咳嗽较少。其多由过敏因素如螨虫、灰尘、动物皮毛、低温等刺激引起；体检可见鼻黏膜苍白、水肿。

【治疗】

普通感冒具有一定自限性，症状较轻，无须药物治疗，症状明显影响日常生活者则需服药，以对症治疗为主，并注意休息、适当补充水分、避免继发细菌感染等。

1. 对症治疗

（1）应卧床休息，忌烟、多饮水，室内保持空气流通。

（2）体温38.5℃以上者，应给予物理降温，如解热贴、头部冷敷、枕冰袋、腹股沟处放置冰袋等，也可遵照医嘱给予解热药物等药物降温。常用解热药物如下：布洛芬，口服，每次 5～10mg/kg；对乙酰氨基酚，口服，每次 10～15mg/kg；两次用药的最短间隔时间为 4h，24h 用药不超过 4 次。

2. 病因治疗

（1）抗菌药物治疗：单纯病毒感染无须使用抗菌药物，有白细胞计数升高、咽部脓苔、咳黄痰等细菌感染证据时，可酌情使用青霉素类、第一代头孢菌素、大环内酯类或喹诺酮类。极少需要根据病原菌选用敏感的抗菌药物。

（2）抗病毒药物治疗：目前尚无针对普通感冒的特异性抗病毒药物，普通感冒者无须全身使用抗病毒药物，考虑流感时可于病初口服磷酸奥司他韦治疗，疗程 5d。若病情重、有继发细菌感染，或有并发症则可加用抗菌药物，常用青霉素类、头孢菌素类、大环内酯，疗程 3～5d。

3. 中医中药治疗　具有清热解毒和抗病毒作用的中药也可选用，有助于改善症状，缩短病程。

【预后】

普通感染具有一定自限性，病情轻，自然病程为 1～2 周，多数患者预后良好。流感可出现严重并发症，应尽早治疗。

【经验指导】

普通感冒多数能自愈，但流感起病急，传染性强，进展快，可出现严重并发症，如呼吸窘迫综合征、病毒性心肌炎、多脏器受累甚至死亡，如何区分普通感冒及流感是关键。流感起病急，全身症状重，持续高热不退，鼻咽部症状较轻，有流行病学接触史，在流行季节冬、春季，一旦疑似流感，应早期服用奥司他韦治疗，以减少并发症的发生。

（程 琪）

第二节 疱疹性咽峡炎

【概述】

疱疹性咽峡炎（herpangina）是由肠道病毒引起的以急性发热和咽峡部疱疹溃疡为特征的急性传染性咽颊炎，发病率高，四季散发，春、夏季是流行季节，经粪-口途径、呼吸道飞沫、接触患儿口鼻分泌物及被污染的手和物品而感染。本病多见于 6 岁以下学龄前儿童，潜伏期为 3~5d，临床表现为发热、咽痛、口痛、咽峡部疱疹，小婴儿因咽痛影响进食，少数可并发高热惊厥、脑炎等。本病为自限性疾病，一般病程为 4~6d，重者可延至 2 周。同一患儿可重复多次发生本病，是由不同型病毒引起。

【病因及发病机制】

本病由肠道病毒引起，肠道病毒属于小 RNA 病毒科肠道病毒属，主要致病血清型为柯萨奇病毒 A 组 2、4、5、6、8、10、16 型和艾柯病毒 A 组 71 型，艾柯病毒（echovirus）3、6、9、16、17、25、30 型也可以引起此病。肠道病毒感染人体后，主要与咽部和肠道上皮细胞表面相应的病毒受体结合，病毒和受体结合后经细胞的胞吞作用进入细胞，组装成病毒颗粒。肠道病毒主要在扁桃体、咽部和肠道的淋巴结大量复制后释放入血液,可进一步播散到皮肤及黏膜、神经系统、呼吸系统、心脏、肝脏、胰腺、肾上腺等处,相应组织和器官发生一系列炎症反应,导致相应的临床表现。

【临床特点】

疱疹性咽峡炎急性起病,常突发发热和咽痛,多为低热或中度发热,部分患儿为高热,也可高达 40℃以上,可引起惊厥,热程为 2～4d,可伴咳嗽、流涕、呕吐、腹泻,有时出现头痛、腹痛或肌痛,咽痛重者可影响吞咽;发热期间年龄较大儿童可出现精神差或嗜睡、食欲缺乏,年幼患儿因口腔疼痛出现流涎、哭闹、厌食,个别患儿症状重,多发生在 3 岁以下儿童,表现为持续发热且不易退、易惊、肢体抖动、呼吸心率增快等类似重症手足口病临床表现。

局部体征:疾病初起时咽部充血,并有散在灰白色疱疹,周围有红晕,直径为 2～4mm,数目多少不等,1～2d 后破溃形成小溃疡,此种黏膜疹多见于咽腭弓、软腭、悬雍垂及扁桃体,也可见于口腔的其他部位,部分手足口病的初期可表现为疱疹性咽峡炎症状。

病程一般为 4～6d,偶有延至 2 周者。部分手足口病患儿以疱疹性咽峡炎为首发症状,随后可在手掌、足底、臀部等部位出现红色皮疹。

【辅助检查】

1. 实验室检查　白细胞计数和分类大多正常。如白细胞总数增多,中性粒细胞比例升高,C 反应蛋白明显高于正常,应考虑合并细菌感染。

2. 其他　取咽部疱液或粪便,经组织培养或接种于乳鼠可得致病病毒,同时可取急性期及恢复期血清进行特殊的中和抗体、补体结合或血凝抑制试验,以帮助确诊。

【诊断及诊断标准】

结合流行病学史、典型症状、特征性咽峡部损害可做出临床诊断,如病原学检查即可做出病原学诊断。

【鉴别诊断】

1. 疱疹性口炎 是由单纯疱疹病毒Ⅰ型（herpes simplex virus-I，HSV-1）引起的急性口腔黏膜感染，有发热和局部淋巴结肿大，疱疹可发生于口腔黏膜任何部位，但常见于牙龈和颊黏膜。

2. 溃疡性口腔炎 以婴幼儿发病较常见，多由革兰阳性球菌引起，病初口腔黏膜广泛充血、水肿，黏液增多，继之表现为大小不等、界线清楚的糜烂，可融合成大片并有纤维素渗出，形成的假膜呈灰白色或浅黄色，擦去假膜呈出血性糜烂面，取假膜做涂片或培养可发现病原菌。血常规中白细胞明显增高，中性粒细胞增多，C反应蛋白升高。

3. 麻疹 是由麻疹病毒引起的传染性很强的急性呼吸道传染病，病程早期出疹前 24～48h 可见麻疹黏膜斑（Koplik 斑），常见于颊黏膜近臼齿处，直径为 0.5～1.0mm，也可见于下唇内侧面与牙龈之间、软腭及咽弓等处黏膜，外有红色晕圈，开始仅见于对着下臼齿的颊黏膜上，但在 1d 内很快增多，可累及整个颊黏膜并蔓延至唇部黏膜，黏膜斑在皮疹出现后逐渐消失，应注意鉴别。

4. 水痘 病原体为水痘-带状疱疹病毒，其感染所致疱疹可见于口腔任何部位，口腔黏膜也可看到水疱破溃后形成的溃疡，常有疼痛。

【治疗】

1. 一般治疗

（1）注意隔离，避免交叉感染，做好呼吸道隔离，居家隔离 2 周。

（2）注意休息，保持室内清洁及空气流通。

（3）口腔护理，饭后应用淡盐水或生理盐水漱口，低龄患儿可以用生理盐水擦拭口腔。

2. 对症治疗

（1）对于轻度、中度发热，以物理降温为主。体温超过

38.5℃时，可给予布洛芬等解热药。

（2）进食困难及高热不退的患儿应适当补液，以防止电解质紊乱。

3. 病因治疗　尚无特效抗肠道病毒药物。不应使用阿昔洛韦、更昔洛韦、单磷酸阿糖腺苷等药物治疗疱疹性咽峡炎，此类药物是抗 DNA 病毒药物，对 RNA 病毒无效。部分病例病初白细胞计数、中性粒细胞比例及 C 反应蛋白升高，建议次日复查以上指标，若明显下降或正常，无细菌感染的依据，则无须使用抗菌药物。

INF-α 喷雾或雾化有一定疗效，具有使用便捷、儿童易接受、安全有效等特点。IFN-α_2b 喷雾剂：100 万 U/d，每 1～2 小时 1 次，疗程 3～4d。INF-α（赛若金，注射用重组人干扰素 α_1b）雾化吸入：每次 2～4μg/kg 或每次 20 万～40 万 U/kg，1～2 次/天，疗程 3～4d。

【预后】

大多数为轻型病例，有自限性（1～2 周），预后良好。偶有腮腺炎、心肌炎等并发症。极少数病情进展迅速，可合并脑炎、肺水肿、肺出血等严重并发症。

【经验指导】

部分手足口病患儿以疱疹性咽峡炎为首发症状，随后可在手掌、足底、臀部等部位出现红色皮疹，或有些重症手足口病患者手、足、臀部皮疹并不明显。在临床对于以下情况应高度重视：年龄 3 岁以下、病程 3d 以内和 EV-A71 感染，持续高热，体温高于 39℃，常规退热效果不佳；出现精神萎靡、呕吐、肢体抖动等；呼吸增快，心率增快，外周血白细胞计数升高外周血白细胞计数≥15×10⁹/L，除外其他感染因素；出现以上情况应收住院治疗，警惕为重症手足口病。

（程　琪）

第三节 咽-结合膜热

【概述】

咽-结合膜热（pharyngo-conjunctival fever）由腺病毒 3、7 型所致，常发生于春、夏季，可在儿童集体机构中流行，通过呼吸道传播，腺病毒也可从口进入小儿胃肠道，游泳池水污染有此型腺病毒时也可能导致咽-结合膜热。本病以发热、咽炎、结合膜炎为特征。患儿多表现为高热、咽痛、眼部刺痛、咽部充血、一侧或两侧滤泡性眼结合膜炎，颈部、耳后淋巴结肿大，有时伴有胃肠道症状。

【病因及发病机制】

本病由 B 组腺病毒 3、7 型所致，部分患者病毒感染后呼吸道黏膜失去抵抗力，细菌可乘虚而入，并发细菌感染。

【临床特点】

1. 急性起病，高热、咽部充血，疼痛明显，睑结膜滤泡增生、充血、水肿。

2. 体温可达 39～40℃或更高，高热时间比普通感冒要长，常可持续 3～5d。

3. 咽-结合膜热的眼发红多数仅限于一侧眼，并且眼分泌物少，这是区别其他疾病的眼发红的关键。本病也可以两侧眼发红，但发红的程度是不同的。

4. 患儿的颈部、耳后及颌下的淋巴结常肿大；有时有胃肠道症状，如恶心、呕吐、腹痛或腹泻等。

【辅助检查】

1. 血常规中白细胞计数正常或偏低。

2. 鼻咽分泌物病毒 DNA、抗原及血清学检测可明确病原。

【诊断及诊断标准】

本病主要依据典型的临床症状，并在排除其他疾病的前提下确诊。

【鉴别诊断】

1. **急性结膜炎**　俗称"红眼病"，是由细菌引起的，表现为两只眼睛均充血发红，分泌物较多，会封住眼睛使其睁不开，清晨醒来时更为明显。急性结膜炎很少发高热。咽结合膜热与急性结膜炎的主要区别是有高热、单侧眼睛充血和无明显眼分泌物。

2. **川崎病**　多表现可有发热、皮疹、颈部非脓性淋巴结肿大、眼结合膜充血、口腔黏膜弥漫充血、杨梅舌、掌跖红斑、手足硬性水肿等。临床常以高热（39℃以上）为最初表现，持续5d以上，发热数日两侧眼结膜充血，球结膜尤重，仅少数并发化脓性结膜炎。川崎病与咽结合膜热的主要区别是发热病程5d，杨梅舌，皮疹，掌跖红斑、手足硬性水肿。

【治疗】

1. 此病属于自限性疾病，治疗的目的在于预防继发感染及并发症，如中耳炎、鼻窦炎、扁桃体炎、喉炎、支气管炎及肺炎等。应隔离患儿，避免交叉感染。患儿要多饮水，摄入丰富的维生素C，进食易消化的半流食，不要吃过热的食物，避免加重口腔部的疼痛。

2. 抗病毒治疗，多应用清热解毒中成药物。

3. 继发感染者要选用抗菌药物，如青霉素类、头孢菌素类及大环内酯类抗生素。

4. 积极处理发热。

【预后】

咽-结合膜热为自限性疾病，自然病程为1～2周，一般无后遗症。

【经验指导】

腺病毒3、7型感染可引起咽-结合膜热，也可发展为腺病毒肺炎，当患儿症状不见好转，呼吸急促，咳嗽加重，持续高热不退，应警惕肺炎的发生。部分患儿病毒感染后呼吸道黏膜屏障破坏，并发细菌感染，血常规化验中白细胞增高者，应选用抗菌药物治疗。

（程　琪）

第四节　急性化脓性扁桃体炎

【概述】

急性化脓性扁桃体炎是常见疾病，春秋两季多发。扁桃体窝内常积聚分泌物，是细菌滋生场所。细菌感染导致扁桃体炎症出现化脓。临床表现中咽痛明显，伴有高热，扁桃体肿大、充血，表面有黄色脓性分泌物。如处理不规范，易引起反复感染、细菌耐药，甚至由感染过敏状态导致全身性疾病如风湿热、肾炎等。

【病因】

扁桃体是一对位于咽腭弓和舌腭弓之间的淋巴组织，与舌扁桃体、腺样体共同构成咽淋巴环。扁桃体是咽部的主要免疫组织，它起着呼吸道第一屏障的作用。咽扁桃体至 1 岁末逐渐增大，4～10 岁达发育高峰，14～15 岁逐渐退化。2 岁以后易患扁桃体炎，学龄期达发病高峰。主要病原体为乙型溶血性链球菌，其次为流感嗜血杆菌、肺炎链球菌、葡萄球菌等，病原体可通过飞沫或直接接触传播。

【临床特点】

1. 全身症状　起病急，表现为恶寒，高热，体温可达39～40℃，头晕，头痛及全身酸痛，尤其是幼儿，可因高热而抽搐、呕吐或昏睡、食欲缺乏、全身乏力等症状。

2. 局部症状　咽痛明显，吞咽时尤甚，幼儿哭闹不安。儿童因扁桃体肥大影响呼吸时会妨碍睡眠，出现夜间打鼾及惊醒。

3. 体格检查　临床上扁桃体的大小分为三度：扁桃体

超过舌腭弓，没有超过咽腭弓者为一度；超出咽腭弓者为二度；达到或接近正中线者为三度。口咽部黏膜呈弥漫性充血，扁桃体肿大，隐窝内及扁桃体表面有黄色或白色分泌物，易拭去。局部可并发扁桃体周围脓肿、颌下淋巴结肿大、中耳炎。

4. 全身并发症　风湿热、急性肾炎。

【辅助检查】

1. 血常规　白细胞及中性粒细胞升高。C反应蛋白升高。

2. 细菌培养　分泌物培养可发现阳性致病菌，如乙型溶血性链球菌、金黄色葡萄球菌及肺炎链球菌。分泌物涂片有利于发现致病菌。

【诊断及诊断标准】

患儿发热、咽痛症状；查体：扁桃体肿大，隐窝内及扁桃体表面有黄色或白色分泌物。

【鉴别诊断】

1. EB病毒感染　是由EB病毒（EBV）感染所致的急性传染病。临床上以发热、咽峡炎、淋巴结及肝脾大、外周血中淋巴细胞增加并出现异型淋巴细胞等为其特征。

2. 白喉　在扁桃体、鼻、喉、气管处有白色假膜，不易拭去，擦之易引起出血。咽拭子涂片及培养检查中有白喉杆菌可确诊。

3. 猩红热　可见咽部扁桃体充血，上有脓性分泌物，同时可见全身鲜红色皮疹、口周苍白圈、杨梅舌。

【治疗】

1. 对症治疗　积极处理发热。

2. 抗生素治疗　青霉素、第一代头孢菌素均有较好的治疗作用。过敏患儿可选用大环内酯类抗生素。应用抗生素静脉滴注方法治疗的患儿，在体温平稳48h以上、扁桃体脓苔减少或消失时可改为口服抗生素治疗。有效治疗2d可有明显效果，治疗时间为7～14d。

3. **局部用药** 复方硼砂溶液加 4～5 倍温水稀释后含漱，3～6 次/天；1%氧化锌溶液或 1%～2%碘甘油涂扁桃体表面，1 次/天，10 次为 1 个疗程。

4. **反复发作性化脓性扁桃体炎者** 应进行系统治疗，防止病原菌耐药。可在急性期缓解后提高机体免疫力，给予免疫调节类药物治疗。对反复发作治疗效果不佳者，或合并有扁桃体周围脓肿者，在急性炎症消退后可选择手术治疗。

【预后】

一般患儿预后良好，部分患儿治愈后仍易病情反复，应及时治疗，可考虑择期行扁桃体摘除。极少数患儿易继发风湿热、急性肾炎等疾病，应及时根治原发病灶，防止再度感染。

【经验指导】

1. 化脓性扁桃体炎需要注意与猩红热、单核细胞增多症、咽白喉等相鉴别。

2. 化脓性扁桃体炎可以引起局部和全身并发症，局部并发症有扁桃体周脓肿、急性中耳炎、急性鼻窦炎、咽后脓肿等；全身并发症主要与链球菌所产生的Ⅲ型超敏反应有关，如急性风湿热、急性肾炎等。

3. 对反复发生化脓性扁桃体炎的患者可进行扁桃体摘除，但需要严格掌握摘除指征，需要结合患者年龄、免疫状态、是否有并发症及扁桃体局部情况综合考虑。

（王 菲）

第五节 急性喉炎

【概述】

急性喉炎为喉部黏膜的急性炎症，多发生在冬、春季节，发病以婴幼儿为主。急性感染性喉炎是小儿较为常见的呼吸道疾病，因小儿喉部解剖特点，急性炎症引起的充血水肿很容易导致喉部梗阻。小儿急性喉炎是引起气道梗阻的常见原因，如不及时有效治疗，病情可进行性加重，严重者可造成窒息和呼吸循环衰竭，危及患儿生命。

【病因及发病机制】

急性喉炎的病因可分为感染性和非感染性。急性感染性喉炎较为常见，通常继发于上呼吸道感染之后。急性喉炎通常是由病毒引起的，常常很快继发细菌感染。常见致病病毒包括鼻病毒、副流感病毒、呼吸道合胞病毒、冠状病毒、腺病毒、流感病毒。常见的致病细菌包括肺炎链球菌、流感嗜血杆菌和卡他莫拉菌。麻疹、水痘和百日咳等发热也与急性喉炎有关。非感染性喉炎常见于声带创伤、过敏、胃食管反流病、吸入特殊药物、环境污染、吸烟及喉热烧伤或化学烧伤等。感染性喉炎以早期喉部充血为特征。随着愈合阶段的开始，白细胞侵入感染部位以清除病原体。这一过程会加重声带水肿，患者出现声音嘶哑甚至失声。急性喉炎炎症一般在2周内消退。

【临床特点】

1. 本病常以上呼吸道感染起病，包括发热、咳嗽、咽喉痛和流涕。

2. 小儿急性喉炎多起病急，病情进展快，常见症状有喉部不适疼痛、犬吠样咳嗽、声音嘶哑甚至失声及吸气性喉鸣，症状常以夜间为重。严重时可有吸气性呼吸困难、鼻翼扇动及三凹征阳性，发绀、烦躁、脉搏加快，甚至有衰竭症状。

3. 查体可见咽喉部充血，声门下黏膜呈梭形肿胀，根据病变的程度有时可出现喉鸣及吸气性呼吸困难，肺部听诊可闻及喉传导音或管状呼吸音。

【辅助检查】

本病无特异性实验室检查和影像学检查。喉镜检查结果随疾病的严重程度而变化。喉镜下可见喉黏膜充血、肿胀，声带也充血呈红色,上有扩张血管,声门常附有黏稠性分泌物,声门下黏膜肿胀向中间凸出而成一狭窄腔。在早期阶段,会厌、会厌皱襞、喉黏膜出现红斑和水肿,但声带则是正常和白色的。随着病情发展,声带也会变红和水肿。声门下区域也可能会受到影响。声带和软骨间区之间也可见黏性分泌物。严重时声带也可能出现黏膜下出血。

【诊断及诊断标准】

1. 急性喉炎根据其临床症状即可诊断,喉镜检查可以辅助确诊。

2. 喉梗阻分为4度

(1)Ⅰ度:安静时如正常人,但活动后出现吸气性喉鸣及呼吸困难,肺呼吸音清晰,心率无改变。

(2)Ⅱ度:安静时也出现喉鸣及吸气性呼吸困难,肺部听诊可闻及喉传导音或管状呼吸音,心率稍快。

(3)Ⅲ度:除有Ⅱ度喉梗阻的症状外,患者因缺氧而出现烦躁不安、口唇发绀、恐惧、出汗,肺部听诊呼吸音明显减低,心音低钝,心率加快,>140次/分。

(4)Ⅳ度:患儿渐显衰竭、昏睡状态,三凹征不明显,呼吸微弱,面色苍白发灰,肺部听诊呼吸音几乎消失,仅有气管传导音,心音微弱,心率或快或慢,心律失常。

【鉴别诊断】

1. **呼吸道异物** 起病急,多有异物吸入史,常伴有剧烈的咳嗽、喘息或呼吸困难等症状,肺部听诊及肺部影像学检查可帮助鉴别。而急性喉炎起病前常有发热、流涕、咳嗽等上呼吸道感染病史。

2. **急性会厌炎** 是以急性暴发的高热、咽痛、呼吸困难和快速进展的呼吸阻塞过程为特征。患儿可有流涎、颈部后仰等症状。需要及时治疗,否则会有完全性气道梗阻而危及生命,喉镜检查可以看到樱桃红样肿胀的会厌。

3. **小儿喉痉挛** 喉痉挛常见于较小婴儿,多由病毒感染引起,过敏和心理因素也是重要病因。吸气时可有喉喘鸣,声调尖而细,特征性的破竹音样和金属音样咳嗽,发作时间较短暂,症状可突然消失,无声嘶、发热等。

4. **喉部先天性疾病** 如先天性喉软化症等喉部先天性疾病,可以通过喉镜检查鉴别。

【治疗】

1. 急性喉炎应该及时治疗,尽快解除喉梗阻,由于病情进展迅速且常合并细菌感染,因此应该及早使用抗生素控制感染,同时给予糖皮质激素促进喉部水肿消退,并加强给氧、解痉、化痰等治疗,严密观察患儿呼吸情况。对于轻中度喉梗阻患儿可采用雾化吸入布地奈德混悬液治疗,对于重度喉梗阻患儿常使用全身糖皮质激素治疗,常用的口服激素有泼尼松、甲泼尼龙;也可用地塞米松、氢化可的松等肌内注射或静脉给药。

2. 重症患者应该收入院治疗,加强监护及对症支持疗法,有呼吸困难、发绀予以吸氧。有烦躁不安、剧烈哭闹患者可予以镇静治疗。注意保证患儿营养和水、电解质平衡。重度喉梗阻激素治疗无效者应及时进行气管切开。

3. 注意声带休息,喉炎时过度发声会导致恢复不完全或延迟,吸入加湿空气可提高上呼吸道的湿度,有助于去除分泌物和渗出物。应避免吸烟和饮酒。

【预后】

急性喉炎属于自限性疾病,经过治疗一般预后良好。少数重症患儿可由于喉梗阻而危及生命。

【经验指导】

1. 由于儿童喉部的解剖学特点,小儿急性喉炎的病情常比成人严重,若不及时治疗,病情容易快速进展,也更容易发生呼吸困难,甚至危及生命。在临床工作中如遇到诊断为急性喉炎的患儿,应该向患儿家属充分交代病情,有义务提示家属注意患儿呼吸症状变化,特别是在夜间,一旦有吸气性喉鸣加重趋势应及早来医院处理。

2. 吸入糖皮质激素如布地奈德等有助于缓解喉部水肿，对喉炎的恢复有利。但是在临床中很多婴幼儿不能配合雾化，常在雾化过程中剧烈哭闹，这种情况下雾化过程中的剧烈哭闹会加重喉部水肿，弊大于利，所以医师应该权衡利弊。

3. 急性喉炎常容易并发下呼吸道感染，对于病程较长或病情加重的患儿，应该注意肺部听诊并及时完善肺部影像学检查，早期识别急性支气管炎和肺炎。

4. 由于急性喉炎进展迅速，即使早期由病毒感染引起，化验血常规 C 反应蛋白正常，但多数也继发细菌感染，建议早期使用抗生素治疗。对于有喉部梗阻症状的患儿可及时应用激素治疗以减轻喉部水肿，通常能取得较好的疗效，在治疗过程中需要向家属耐心解释，消除家属对激素的恐惧。

（刘　思）

第六节　急性支气管炎

【概述】

急性支气管炎指气道黏膜发生的炎症，常继发于上呼吸道感染之后，也常为肺炎的早期表现。因该病常存在气管及支气管同时受累，故也称急性气管支气管炎。本病是儿童常见的呼吸道疾病，婴幼儿多见，如不及时治疗则容易加重。

【病因及发病机制】

1. 感染　引起本病的病毒有腺病毒、流感病毒、呼吸道合胞病毒、副流感病毒；细菌有流感嗜血杆菌、肺炎链球菌、链球菌、葡萄球菌等。病毒和细菌可以直接感染气管-支气管，也可先侵犯上呼吸道，继而引起本病。近年来由支原体和衣原体引起者逐渐增多。

2. 物理、化学刺激 吸入冷空气、粉尘、刺激性气体或烟雾（如二氧化硫、二氧化氮、氨气、氯气、臭氧等）等可以引起气管-支气管黏膜的急性炎症。

3. 超敏反应 引起气管和支气管超敏反应的常见变应原包括花粉、有机粉尘、细菌蛋白质、真菌孢子及在肺内移行的钩虫、蛔虫的幼虫。

【临床特点】

1. 急性支气管炎通常先有急性上呼吸道感染的症状，如鼻塞、不适、寒战、低热、背部和肌肉疼痛及咽喉痛。3～4d 开始出现咳嗽症状，初为干咳无痰，1～2d 后转为湿咳，少量黏痰，稍后出现较多的黏液或黏液脓性痰。

2. 婴幼儿症状较重，常有发热及伴随咳嗽后的呕吐、腹泻，呕吐物中常有黏液。如不及时治疗可引起肺炎，持续发热也提示合并肺炎的可能性较大。

3. 查体一般无气促或发绀，双肺听诊呼吸音粗糙，可有不固定的干啰音、痰鸣音或大中水泡音，咳嗽后或体征变化后湿啰音减少或消失。

4. 病程一般为 7～10d，发热者先退热，咳嗽有时可持续 2～3 周。但如果咳嗽症状一直较重或肺部体征持续存在则需注意支气管肺炎的发生。

【辅助检查】

1. 胸部 X 线检查 肺纹理增粗或正常，偶有肺门阴影增浓。

2. 血液生化检查 周围血白细胞总数正常或偏低，由细菌引起或合并细菌感染时白细胞总数升高，中性粒细胞增多。

【诊断及诊断标准】

通常根据症状和体征做出诊断，但如果病情严重或迁延，需进一步完善胸部 X 线检查，明确是否有肺炎等情况。必要时需进一步完善肺部 CT，以明确是否存在肺实变肺不张、迁延性细菌性支气管炎、支气管扩张等情况。

对抗生素治疗无效或有特殊情况(如免疫抑制)的患者,应做痰革兰染色和培养、血的炎症指标及病原学检测或咽拭子聚合酶链反应(PCR)检测,以明确致病菌。

【鉴别诊断】

1. **急性喉炎** 咳嗽为犬吠样,哭声嘶哑,重症可有喉梗阻表现,即吸气性呼吸困难、鼻翼扇动、三凹征、发绀、烦躁等症状,以夜间为主。

2. **急性毛细支气管炎** 多表现为咳嗽剧烈,有呼气性呼吸困难及阵发性喘憋,小婴幼儿可有痰憋,喉部可闻及"咝咝"声。

【治疗】

1. **一般治疗** 通风、保温、保湿,加强营养,多饮水,适当地湿化气道及变换体位有助于排痰,小婴儿需防止呛奶。

2. **控制感染** 由于病原体多为病毒,一般不用抗生素;婴幼儿有发热、黄痰、白细胞增多时,疑为细菌感染,可适当选用有效抗生素。

(1)氨苄西林:轻度、中度时口服 50~100mg/(kg·d),分 3 次口服,重度感染时静脉给药,100~200mg/(kg·d),分 2 次输入。

(2)阿莫西林:轻度、中度时口服 50~100mg/(kg·d),分 3 次口服,重度感染时静脉给药,100mg/(kg·d),分 2 次输入。

(3)大环内酯类抗生素:若为肺炎支原体肺炎,选用红霉素、罗红霉素或阿奇霉素。红霉素每次 15mg/kg,每 12 小时给药 1 次;阿奇霉素每天 10mg/kg,3d 为 1 个疗程。

3. **对症治疗** 一般不用镇咳药或镇静药,以免抑制咳嗽反射,影响黏液咳出。刺激性咳嗽应用含中药成分化痰镇咳药物如肺力咳等,氨溴特罗是儿童常用的复方制剂的镇咳化痰药物,具有稀释痰液、促进痰液排出的作用;憋喘严重的可雾化布地奈德及 β₂ 受体激动剂扩张气道；有研究报道，对于无喘息、痰液较多的情况，可雾化吸入 N-乙酰半胱氨酸（富露施）以促进痰液排出。

【预后】

急性支气管炎多数预后较好，但有部分治疗不及时或进展较快合并肺炎的，需要更进一步的系统治疗。

【经验指导】

急性支气管炎是儿童呼吸系统常见疾病，多数经过适当的治疗预后均较好。在临床诊治过程中要注意一些患儿自身是否有高危因素，包括居住环境差、空气污染、免疫功能低下、营养不良、佝偻病及贫血等情况，这样的患儿病情容易加重或进展迅速。所以对于临床医师来说，应能够识别哪些患儿容易病情加重或进展迅速，需要高度重视，避免漏诊尤为重要。

（陈 丽）

第七节 支气管肺炎

【概述】

支气管肺炎（bronchopneumonia）是儿童尤其是婴幼儿常见的感染性疾病，是儿童住院的最常见原因，也是 5 岁以下儿童死亡的首位病因。支气管肺炎又称小叶性肺炎，多发生于冬、春寒冷季节及气候骤变时，但华南地区反而在夏天发病较多。肺组织急性炎症使呼吸膜增厚及下呼吸道阻塞而导致通气与换气功能障碍，主要表现为发热、咳嗽和气促、发绀，以及肺部中、细湿啰音。

【病因及发病机制】

由于婴幼儿特殊的呼吸系统生理解剖特点，如气管、支气管管腔狭窄，黏液分泌少，纤毛运动差而清除能力差而易患感染；肺弹力组织发育差，血管丰富、间质发育旺盛，肺泡数少，肺含气量少，易为黏液所阻塞引起间质炎症、肺气肿等。另外婴幼儿由于免疫系统的发育不完善而容易患肺炎。支气管肺炎最常由细菌、病毒、肺炎支原体等引起，也可由病毒、细菌混合感染。病毒是婴幼儿肺炎主要病原体，其中呼吸道合胞病毒最为常见，其次为副流感病毒（Ⅰ型、Ⅱ型、Ⅲ型）、流感病毒（A型、B型）及腺病毒。随年龄增长病毒感染发病率下降，支原体和细菌成为年长儿肺炎的常见病原体。细菌感染以肺炎链球菌多见。近年来肺炎支原体、肺炎衣原体和流感嗜血杆菌感染有增加趋势，病原体多由呼吸道入侵，少数经血行入肺。

【临床特点】

1. **一般表现** ①发热：热型不定，多为不规则发热，也可为弛张热或稽留热。新生儿和部分患儿可不出现发热。②咳嗽：早期为干咳，极期咳嗽可减少，恢复期咳嗽增多、有痰。新生儿、早产儿可无咳嗽，仅表现为口吐白沫或呛奶等。细菌感染多有黄痰，支原体肺炎或病毒性肺炎常少痰或无痰。③喘息性病毒性肺炎和支原体肺炎：常出现喘鸣，要注意与哮喘相鉴别。④呼吸频率增快：提示肺炎，尤其是5岁以下儿童。平静时：<2月龄≥60次/分；2月龄≥50次/分；1～5岁≥40次/分；>5岁≥30次/分。但需除外因发热、哭吵或精神等因素对呼吸频率的影响。⑤呼吸困难：吸气性肋间或锁骨上凹陷不仅提示肺炎，而且提示病情严重。⑥发绀：出现口鼻周及指（趾）末端发绀多提示重症肺炎。⑦肺部固定细湿啰音：胸部体征早期可不明显或仅呼吸音粗糙或稍降低，以后可闻及固定的中、细湿啰音或捻发音，通常在哭闹、深呼吸时才能听到，以背部两侧下方及脊柱两旁较多，深吸气末更为明显。

2. **轻度肺炎** 患儿状态好，多无全身感染中毒表现，多有发热、咳嗽，肺部固定性的中、细湿啰音为主要临床表现。

3. 重症肺炎　除呼吸系统严重受累外，还可累及循环、神经和消化等系统，出现相应的临床表现。

（1）呼吸系统：①拒食、脱水表现；②呼吸频率明显增快：婴儿＞70 次/分，年长儿＞50 次/分，排除发热、哭闹等因素的影响；③呼吸困难：呻吟、鼻翼扇动、三凹征和（或）发绀；④SaO_2≤0.92（海平面）或动脉血 PO_2≤60mmHg；⑤影像学多表现为肺叶受累或 2/3 肺叶受累；⑥胸腔积液；⑦小婴儿出现间歇呼吸暂停。

（2）循环系统：心力衰竭，表现如下。①安静状态下呼吸频率突然加快，超过 60 次/分；②心率突然加快，超过160～180 次/分；③骤发极度烦躁不安，明显发绀，面色发灰，指（趾）甲微血管充盈时间延长；④心音低钝，奔马律，颈静脉怒张；⑤肝脏在短时间内迅速增大；⑥少尿或无尿，颜面眼睑或双下肢水肿。

（3）神经系统：中毒性脑病。①烦躁、嗜睡，昏迷、惊厥；②球结膜水肿，前囟隆起；③瞳孔改变：对光反应迟钝或消失；④呼吸节律不整；⑤有脑膜刺激征。脑脊液检查除压力增高外，其他均正常。或在肺炎的基础上，出现中枢神经系统感染（脑炎、脑膜炎）。

（4）消化系统：缺氧中毒性肠麻痹时表现为频繁呕吐、严重腹胀、听诊肠鸣音消失。严重还可呕吐咖啡样物，大便隐血阳性或柏油样便。

（5）抗利尿激素（ADH）异常分泌综合征：①血钠≤130mmol/L，血渗透压＜275mmol/L；②肾脏排钠增加，尿钠≥20mmol/L；③临床上无血容量不足，皮肤弹性正常；肾功能正常；④肾上腺皮质功能正常；⑤ADH 升高。

（6）弥散性血管内凝血（DIC）：可表现为血压下降，四肢凉，脉速而弱，皮肤、黏膜及胃肠道出血。

【辅助检查】

1. 外周血检查

（1）外周血白细胞计数和分类计数：细菌性肺炎白细胞计数升高，中性粒细胞增多，并有核左移现象，胞质可有中毒颗粒。病毒性肺炎的白细胞计数大多正常或偏低，也有少数升高者，淋巴细胞增高或出现异型淋巴细胞。支原体感染者外周血白细胞计数大多正常或偏高，以中性粒细胞为主。在重症金黄色葡萄球菌或革兰阴性杆菌肺炎，白细胞计数可降低。

（2）C 反应蛋白（CRP）和降钙素原（PCT）：过去一直认为 CRP、PCT 升高是细菌感染的征象。目前认为这些非特异性炎症指标的敏感性及特异性均较低，不能区分细菌感染或病毒感染，需结合临床病史及其他实验室检查综合判断。当 C 反应蛋白明显升高，白细胞正常时，应注意支原体肺炎。

2. 病原学检查

（1）细菌学检查：①细菌培养和涂片，采取气管吸取物、肺泡灌洗液、胸腔积液、脓液和血标本做细菌培养及药物敏感试验以明确病菌并指导临床选择抗生素。由于鼻咽部寄居正常菌群，因此鼻咽部分泌物培养对肺炎病原学诊断价值较低。②其他检查，对于一些重症疑难病例，必要时采用经皮肝穿刺和开胸肺活检取材方法进行病理学诊断。

（2）病毒学检查：①病毒分离，取感染肺组织、支气管肺泡灌洗液、鼻咽部分泌物进行病毒分离是诊断的金标本，因较难培养，临床少用。②血清学抗体检测，血清中特异性 IgM 升高可早期诊断。急性期和恢复期（14d 后）采取双份血清测定特异 IgG 抗体水平，若升高≥4 倍为阳性，多作为回顾性诊断。③应用 PCR 等技术检测呼吸道分泌物中病毒基因片段，可用于早期诊断。

（3）肺炎支原体：①冷凝集试验≥1：32 有很大参考价

值,但其敏感性与特异性均差,临床少用;②血清特异性抗体诊断,包括支原体分离培养或特异性 IgM 和 IgG 抗体测定;③鼻咽标本、肺泡灌洗液、胸腔积液均可行 PCR 检测支原体,其特异性强和敏感性高。

(4)衣原体:能引起肺炎的衣原体为沙眼衣原体(CT)、肺炎衣原体(CP)。检测方法为酶联免疫吸附试验、放射免疫电泳法检测双份血清特异性抗体或抗原、核酸探针及 PCR 技术检测抗原。

3. 影像学检查 支气管肺炎的病因不同,因此在 X 线片上所表现的变化既有共同点,又各有其特点。早期可见肺纹理增粗,以后出现小斑片状浸润影,以双肺下野、中内带及心膈区居多。由于支气管内分泌物和肺炎的渗出物阻塞,可伴有肺不张或肺气肿,随病情进展,斑片状浸润影也可融合成大片,甚至波及整个叶段。

4. 支气管镜检查 不作为常规检查。当出现同一部位反复肺炎或经常规静脉抗感染治疗胸部影像学无明显好转,影像学加重,甚至出现肺不张时,建议行支气管镜下局部灌洗治疗,其可有效解除气道阻塞、吸取肺泡灌洗液进行病原检测,有利于明确病原而进行针对性抗炎治疗。

【诊断及诊断标准】

1. 根据典型临床症状,结合胸部 X 线片所见,诊断多不困难。根据急性起病,发热,咳嗽,气促,肺部固定性的中、细湿啰音,胸部影像学有肺炎的改变均可诊断为支气管肺炎。

2. 诊断支气管肺炎后需要进一步确定肺炎的严重程度及病原体。

【鉴别诊断】

1. 急性支气管炎 多无全身感染中毒表现,低热或无热,咳嗽,有痰,肺部听诊闻及不固定的干、湿啰音,胸部 X 线片显示肺纹理增多、紊乱。

2. 支气管哮喘 部分哮喘患儿症状不典型,可有反复咳嗽，喘息不明显，肺部听诊阴性，或可闻及大、中水泡音或少许喘鸣，胸部 X 线片表现为肺纹理增强、紊乱或肺气肿。有时其与肺炎不好鉴别。如患儿抗炎治疗效果不佳、每 1～2 个月均出现类似表现要注意哮喘，可以做变应原检测、支气管舒张试验来鉴别。

3. 肺结核　根据临床表现及影像学有无纵隔、肺门淋巴结肿大鉴别原发性肺结核；根据临床表现及影像学有无空洞和支气管播散病灶鉴别继发性肺结核；根据临床表现、胸腔积液检查及影像学有无肺结核特征性表现和肺实变鉴别结核性胸膜炎。一般肺结核患儿多有结核接触史，结核菌素试验（PPD）阳性，但在重症肺炎或传染病急性期 PPD 可以出现假阴性。结核斑点试验特异性及敏感性较高。

【治疗】

采用综合治疗，原则为控制炎症、改善肺通气、对症治疗、防止和治疗并发症。

1. 一般治疗　病室应保持空气流通,室温维持在 20℃左右，湿度以 60%为宜。给予足量的维生素和蛋白质，经常饮水及少量多次进食。保持呼吸道通畅，经常变换体位，减少肺淤血，改善通气功能，以利炎症吸收及痰液的排出。

2. 氧疗　临床上出现呼吸急促、烦躁、面色或口周发绀、肋间及胸骨上凹陷多提示低氧表现。当 $SaO_2 \leqslant 0.92$ 或 $PaO_2 \leqslant 60mmHg$ 时需吸氧；可通过鼻前庭导管给氧，经湿化的氧气的流量为 0.5～1L/min。新生儿或婴幼儿可用面罩、氧帐、鼻塞给氧，面罩给氧流量为 2～4L/min。如低氧仍不缓解多提示病情危重。在吸氧不能改善低氧，或 $PaCO_2 \geqslant 70mmHg$ 时应行气管内插管、机械通气治疗。

3. 抗感染治疗

（1）抗菌药物治疗原则：①根据病原菌选用敏感药物，在使用抗菌药物前应采集呼吸道分泌物进行细菌培养和药物敏感试验，以便指导治疗，在未获培养结果前，可根据经验选择敏感的药物；②选用的药物在肺组织中应有较高的浓度；③轻度肺炎患者可口服抗生素；④重症患儿宜静脉联合用药；⑤用药应足量、足疗程。

（2）抗菌药物使用指征：应限于细菌性肺炎、支原体肺炎和衣原体肺炎、真菌性肺炎等。单纯病毒性肺炎无使用抗菌药物指征，但要排除混合感染。

（3）抗菌药物的选择依据：β内酰胺类和大环内酯类最为常用。初始经验选择抗菌药物是以儿童社区获得性肺炎诊治指南为依据，结合个人临床经验，综合患儿发病年龄、临床表现、严重程度、病程、影像学特点、当地细菌耐药的流行病学资料、之前抗菌药物使用情况，来初步判断可能的病原体及严重程度，并结合患儿肝功能、肾功能等，择优选取最适宜的、有效而安全的抗菌药物。

（4）抗菌药物疗效评估：初始治疗后48～72h应进行病情和疗效评估，重点观察体温，全身症状包括烦躁、气促、对氧依赖程度等，若无改善，可能是初选抗菌药物未能覆盖致病菌或细菌耐药；也要考虑特殊病原体感染的可能性，如真菌、某些特殊病毒；以及感染激发机体过度炎症反应。结合临床，必要时调整抗生素治疗方案。

（5）抗菌药物疗程：抗菌药物一般用至热退5～7d，症状、体征消失后3d停药。病原体、病情轻重、是否存在菌血症等因素均影响疗程。金黄色葡萄球菌肺炎在体温平稳后2～3周停药，疗程一般4～6周；肺炎支原体肺炎、肺炎支原体肺炎疗程平均为10～14d。

（6）不同类型肺炎抗生素选择：①轻度肺炎，可在门诊口服抗菌药物治疗，不强调抗菌药物联合使用，也不需要考虑病原菌耐药问题。3个月以下儿童有沙眼衣原体肺炎可能，而5岁以上者肺炎支原体肺炎、肺炎衣原体肺炎比率较高，首选大环内酯类抗生素。对4个月至5岁患儿进行抗菌药物治疗，尤其重症患儿，应考虑是对大环内酯类耐药肺炎链球菌，可首选大剂量阿莫西林或头孢菌素治疗，但近年肺炎支原体肺炎发病率较高，必要时加用大环内酯类覆盖。②重度肺炎需住院治疗，静脉给药。初始经验性抗菌药物要选择的抗菌药物能够覆盖肺炎链球菌、流感嗜血杆菌、卡他莫拉菌和金黄色葡萄球菌，还要考虑支原体和衣原体的可能及病原菌耐药状况。③针对性抗炎治疗，病原菌一旦明确，根据抗菌谱选择对该病原体敏感的抗菌药物。

4. 抗病毒治疗　对于病毒性肺炎的治疗目前有肯定疗效的抗病毒药物较少。

（1）流感病毒：奥司他韦、扎那米韦和帕那米韦是神经氨酸酶的抑制剂，对流感病毒 A 型、B 型均有效。儿童口服奥司他韦每次 2mg/kg，每天 2 次，连服 3～5d。强调在发病36～48h用药，但病情严重者在发病48h后治疗仍有效。

（2）巨细胞病毒：更昔洛韦是儿童巨细胞病毒感染的一线用药。要注意该药的骨髓毒性，可致粒细胞、血小板减少，当外周血中性粒细胞≤0.5×10^9/L 或血小板≤25×10^9/L 时停药。

5. 糖皮质激素治疗　①社区获得性肺炎患儿无常规使用糖皮质激素的指征，不能将糖皮质激素作为"解热药"。②当临床出现严重喘憋或呼吸窘迫者；全身中毒症状明显，如合并缺氧中毒性脑病、休克、脓毒者；胸腔短期有大量渗出者；肺炎高热持续伴过强炎性反应者。有细菌感染者必须在有效抗菌药物使用的前提下加用糖皮质激素。上述情况可以短疗程（3～5d）使用糖皮质激素。③治疗剂量：甲泼尼龙 1～2mg/（kg·d）或琥珀酸氢化可的松 5～10mg/（kg·d）或地塞米松 0.2～0.4mg/（kg·d）。

6. 生物免疫制剂　重症患儿可以酌情给予血浆及静脉注射丙种球蛋白，因含有特异性抗体，中和毒素。丙种球蛋白用量为 400mg/（kg·d），3～5d。

7. 并发症治疗

（1）肺炎合并心力衰竭治疗：吸氧、镇静、利尿、强心、扩血管减轻心脏前后负荷。①镇静:5%水合氯醛 1～2ml/kg 口服或灌肠；苯巴比妥 5mg/kg 静脉注射。②利尿：呋塞米每次 1mg/kg，静脉注射。③强心：地高辛或毛花苷 C 治疗。④扩血管降低肺动脉压，可以口服巯甲丙脯酸或酚妥拉明等。

（2）腹胀的治疗：低钾血症儿童，应补充钾盐。中毒性肠麻痹时，应禁食和行胃肠减压，也可使用酚妥拉明加 5% 葡萄糖溶液 20ml 静脉滴注，最大量每次≤10mg。

（3）肺炎合并中毒性脑病的治疗：①降颅压，甘露醇 0.25～1.0g/kg，每 6～12 小时 1 次；②糖皮质激素，非特异性抗炎，降低血管通透性，甲泼尼龙每次 1mg/kg；③促进脑细胞康复药物，如 B 族维生素、胞磷胆碱等。

（4）胸腔积液的治疗：积液量的多少及性质决定治疗方案。少量积液通常不需要干预治疗，可密切观察。中等量积液（受累面积超过胸腔 1/4）或患儿出现呼吸窘迫需要胸腔穿刺放液。肺炎支原体肺炎并发胸腔积液多不需要行胸腔闭式引流。细菌性肺炎并发脓胸时，在有效的抗感染治疗基础上多需要行脓胸液的胸腔闭式引流。包裹性积液引流困难，多需要胸腔镜治疗。

【预后】

本病经积极治疗多预后较好，不留后遗症。个别重症肺炎支原体肺炎或病毒性肺炎会损伤气道，造成气道不可逆损伤、狭窄或闭塞，可导致肺不张或闭塞性细支气管炎。

【经验指导】

肺炎初始治疗都是经验性治疗。初始病原体判断是治疗成功的关键。在病原学未回报前，病原体的判断除结合患儿年龄、流行病学表现外，需结合患儿临床表现来推断。不同病原体肺炎的临床表现有一定的差异。

1. 细菌性肺炎　最常见的是肺炎链球菌感染的大叶性肺炎，全身感染中毒症状重，呼吸困难明显，由于细菌多定植在肺泡，可闻及两肺干、湿啰音，而喘息症状少见；临床体征和胸部 X 线片呈肺实变征象，而不是肺不张征象；肺炎链球菌肺炎可并发坏死性肺炎和脓胸。

2. 金黄色葡萄菌肺炎　发热、中毒症状明显，进展急剧，易在短时间内形成肺脓肿，早期胸部 X 线片征象少，而后期胸部 X 线片的多形性则是其特征，可同时出现肺浸润、肺脓肿、肺大疱、脓胸或脓气胸等。血行感染导致肺脓肿较常见。其可通过血行感染到周身组织、器官。肺部表现多发类圆形结节，很快出现多发空洞。金葡菌肺炎早期可表现血常规正常甚至降低，而 CRP 及 PCT 异常升高。

3. 流感嗜血杆菌肺炎　以婴幼儿为主，常伴有痉挛性咳嗽，可有喘鸣，全身症状重，中毒症状明显，胸部 X 线片可显示粟粒状阴影或沿支气管壁渗出。本病常继发于流行性感冒。

4. 病毒性肺炎　特征：多见于婴幼儿，由于病原体多定植在支气管黏膜上皮，喘鸣症状常见。

5. 腺病毒肺炎　多见于 2 岁以下婴幼儿，多在冬、春季节发病，具有一定流行性，多表现为稽留高热，全身感染中毒症状重，多有精神萎靡、面色不佳，喘憋明显，肺部密集湿啰音，喘鸣为突出表现，胸部影像学表现为大片不规则肺实变。

6. 支原体肺炎　临床表现多样。感染中毒症状不明显。临床症状与体征表现不平衡、临床表现与影像学表现不平衡、肺部体征与影像学表现不平衡是疾病的特点。白细胞正常，CRP 显著升高在本病更为多见。其常见影像学改变如下：①表现为树芽征支气管肺炎，沿支气管周围散在渗出，肺 CT 表现为树芽征；②大叶性肺炎，累及整叶或叶段；③肺门淋巴结肿大；④胸腔积液较为常见，可为一侧或双侧，多为非包裹性胸腔积液。

（陈　宁）

第八节　毛细支气管炎

【概述】

毛细支气管炎（bronchiolitis）是由多种致病原感染引起的急性细支气管（主要在直径为 75～300μm 的气道）炎症。其主要见于 2 岁以下婴幼儿，尤以 2～6 个月婴儿多见。在我国南方本病多发生于夏、秋季，北方则多发生在冬、春季，多为散发，有时也呈流行性。

【病因及发病机制】

本病多由嗜支气管上皮细胞的病毒感染所致，其中呼吸道合胞病毒（RSV）最为常见。此外，副流感病毒、腺病毒、流感病毒、鼻病毒、肺炎支原体等也可引起，也可出现混合感染。病理改变为细支气管黏膜肿胀，黏膜下炎性细胞浸润，黏膜上皮损伤脱落，黏液分泌增多；由于细支气管内腔狭窄，管壁又无软骨支撑，加之毛细支气管的不同程度痉挛，常引起喘憋性呼吸困难；细支气管的管壁薄，炎症易扩展累及周围的肺间质和肺泡，形成细支气管周围炎。

【临床特点】

1. 症状　早期常有病毒性上呼吸道感染前驱症状，如鼻部卡他症状等。体温多正常或呈低热，无继发感染者少见高热。随后患儿可出现剧烈咳嗽、喘息及呼吸困难，家属常述喉部可闻及"咝咝"声。症状常呈阵发性，夜间及晨起好发作，剧烈活动、哭闹或吃奶后加重，休息及改善通气后有时可自行缓解。严重者可合并急性呼吸衰竭、心力衰竭及中毒性脑病等。3 个月以下的小婴儿可骤然出现呼吸暂停及窒息。除呼吸系统表现外，患儿可有呕吐、烦躁、易激惹、喂养量下降等症状。

2. **体征** 呼吸频率及心率增快，常表现为呼吸浅表，脉快而细。轻者烦躁不安，重者呈喘憋状，面色苍白、口周发绀，可见明显的鼻翼扇动及三凹征，嗜睡甚至昏迷。胸部叩诊呈过清音，肺肝界下移；听诊双肺呼气相延长，可闻及典型的呼气性哮鸣音；喘憋时常听不到湿啰音，缓解时可闻及弥漫性细湿啰音。喘憋严重时喘鸣音有时反而减弱，不要误认为病情缓解。腹部查体肝脏增大多见，但通常并非因充血性心力衰竭所致，经常为肺气肿引起的肺肝界下移。

3. **病情严重程度分级** 见表 5-8-1。

表 5-8-1　病情严重程度分级

项目	轻度	中度	重度
喂养量	正常	下降至正常一半	下降至正常一半以上或拒食
呼吸频率	正常或稍增快	>60 次/分	>70 次/分
吸气性三凹征	轻度（无）	中度（肋间隙凹陷较明显）	重度（肋间隙凹陷极明显）
鼻翼扇动或呻吟	无	无	有
血氧饱和度	>92%	88%～92%	<88%
精神状况	正常	轻微或间断烦躁、易激惹	极度烦躁不安、嗜睡、昏迷

注：中重度毛细支气管炎判断标准为存在其中任何 1 项即可判定

【辅助检查】

1. **实验室检查**

（1）血常规：外周血白细胞多正常。

（2）动脉血气分析：病初时 PaO_2 及 $PaCO_2$ 降低，疾病严重时 $PaCO_2$ 增高。

（3）病原学检查：鼻咽拭子或气管内分泌物行病毒抗原检测（免疫荧光法、酶联免疫吸附测定和金标法）或核酸检测（PCR、RT-PCR 等），有助于确定病原体。

2.影像学检查　胸部 X 线检查显示双肺多有不同程度肺过度充气或肺纹理增强改变;有的可见支气管周围炎性阴影或节段性肺不张;肺泡受累时,可出现间质性肺炎及肺浸润病变。胸部 X 线片的特异性不强,轻者不推荐常规行胸部 X 线片检查,重者或治疗反应欠佳,需进一步评估病情严重程度或怀疑其他诊断时,则应行影像学检查。

【诊断及诊断标准】

目前尚无统一诊断标准,以临床诊断为主。

(1)好发年龄:2 岁以下婴幼儿,尤其是 6 个月以内的婴儿。

(2)高发季节:在我国南方本病多发生于夏、秋季,北方则多发生在冬、春季。

(3)症状:在上感样症状后,出现咳嗽、阵发性喘息、气促及呼吸困难。

(4)体征:肺部听诊呼气相延长,可闻及哮鸣音及细湿啰音。

有上述表现即可做出临床诊断,但需要注意除外其他原因引起的喘息。

【鉴别诊断】

本病应与该年龄段引起喘息或呼吸困难的相关疾病鉴别,包括支气管哮喘的首次发作、急性喉气管支气管炎、喉/气管/支气管软化症、呼吸道合胞病毒性肺炎、粟粒性肺结核、先天性气道发育异常、血管环、先天性肺疾病、胃食管反流、气管食管瘘、百日咳、心内膜弹性纤维增生症、充血性心力衰竭、异物吸入、囊性纤维化等。

毛细支气管炎与婴幼儿哮喘首次发作的临床表现极其相似,就诊当时难以鉴别时,需要日后定期随访观察。哮喘的早发型或病毒感染诱发的喘息很可能和毛细支气管炎的诊断重叠。如反复发作超过 3 次以上,支气管扩张剂治疗有效且除外其他肺部疾病,则应考虑支气管哮喘的诊断;个人过敏体质、有哮喘或过敏体质家族史、长期被动吸烟等是毛细支气管炎患儿将来发展为哮喘的高危因素。

【治疗】

基本处理原则包括监测病情变化、供氧、维持水电解质内环境稳定、改善通气、防治并发症及合并症。根据表 5-8-1 对毛细支气管患儿进行病情严重程度分级，轻度者呈自限过程，有条件时可以在家护理，关注饮食及液体摄入、呼吸及体温情况。中度、重度患儿需要住院治疗，密切监测病情变化，病情加重和恶化及时处理。对于给予浓度 50%的氧吸入仍不能纠正严重呼吸困难或窒息的患儿，需要转入 ICU，必要时可行气道持续正压通气或气管插管机械通气。

1. 一般治疗

（1）吸氧：既往体健的患儿若睡眠时血氧饱和度（SpO_2）持续低于 88%或清醒时持续低于 90%，则为氧疗指征；对于有明显血流动力学异常的心肺疾病史或早产史的患儿，需要积极用氧，且停用氧疗时应给予密切监测。

（2）保持呼吸道通畅：有痰随时吸出。痰液黏稠者可给予祛痰药以稀释痰液，给药途径可为口服、静脉输注或雾化吸入。雾化吸入时，应使用吸入型药物，如吸入用乙酰半胱氨酸溶液，静脉剂型不推荐用于雾化吸入。雾化治疗时，最好具备吸痰条件，避免痰液稀释后堵塞气道引起呼吸困难；另外，应使用以压缩空气（或气流量＞6L/min 氧气）为动力的雾化器装置通过面罩吸入，忌用对气道有较大刺激作用的超声雾化吸入装置。

（3）镇静：极度烦躁时可考虑镇静。可用 5%水合氯醛，每次 1ml/kg，口服或灌肠；或复方氯丙嗪肌内注射（异丙嗪和氯丙嗪每次各 1mg/kg）。应用镇静药时要密切注意呼吸节律的变化。

2. 药物治疗

（1）支气管舒张剂：在毛细支气管炎治疗中的疗效尚不

确切。对于有哮喘高危因素（哮喘家族史或个人史）或有早产儿肺部疾病史的毛细支气管炎患儿，或重症患儿，可以试用支气管舒张剂，然后观察临床效果，如果用药后无改善，则考虑停用。

1）β_2 受体激动剂：可以试验性雾化吸入 β_2 受体激动剂或联合应用 M 受体阻滞剂，尤其是当有过敏性疾病，如哮喘、过敏性鼻炎等疾病家族史时。推荐剂量：硫酸沙丁胺醇溶液雾化吸入，<6 岁，每次 2.5mg，用药间隔视病情轻重而定；特布他林雾化液，体重<20kg，每次 2.5mg。视病情轻重每天给药 2～4 次。

2）抗胆碱能药物：异丙托溴铵联合沙丁胺醇及布地奈德雾化吸入治疗小儿毛细支气管炎提高治愈率、缩短疗程。推荐剂量为<12 岁，每次 250μg。

3）肾上腺素雾化吸入：收缩气管黏膜小动脉，减轻黏膜水肿、降低支气管黏膜厚度，从而增大气道直径而改善通气。用法：肾上腺素（1∶1000），<2 岁，每次 1.5ml，每 8～12 小时 1 次。应用肾上腺素雾化吸入时，应密切观察心率及血压变化。如果治疗无效不再增加剂量应用。

（2）吸入性糖皮质激素（ICS）：可抑制气道局部炎症，有利于改善通气及缓解喘息症状，治疗时应遵循足剂量、足疗程和规范用药的原则。

1）急性期治疗：可采用布地奈德混悬液（每次 1mg）和支气管舒张剂联合雾化吸入，对于特应性体质患儿效果可能更好。轻度喘息患儿，一般 2～3 次/天，可有效缓解喘息症状。中重度喘息患儿，如病情需要，可联合雾化吸入，每 30 分钟 1 次，连续 3 次，以有效减轻喘息症状；随病情缓解，雾化吸入药物与剂量不变，但雾化吸入的间隔时间可逐渐延长，可按需 4～8h 再重复。喘息进一步缓解可改为 2 次/天，建议门诊治疗继续维持 3～5d，住院治疗可以继续维持 5～7d。

2）缓解期治疗：毛细支气管炎临床症状明显缓解可进一步减量治疗，尤其是对于过敏体质及具有家族过敏性疾病的患儿。布地奈德混悬液，每次 0.5mg，2 次/天；以后视病情逐渐减量，整个雾化吸入治疗时间建议不少于 3 周。

（3）重组人干扰素（IFN）α：具有广谱抗病毒作用，疾病早期（72h 内）使用，尤其对呼吸道合胞病毒感染者，具有良好效果。用法：雾化吸入，每次 2～4μg/kg[重组人 IFNα₁b（赛若金）或 20 万～40 万 U/kg（重组人 IFNα₂b）]，2 次/天，疗程 5～7d。由于尚缺乏利巴韦林静脉注射或雾化吸入对毛细支气管炎治疗的确切循证依据，故不推荐常规应用。

（4）白三烯受体拮抗剂（LTRA）：对有过敏体质或有家族遗传倾向的患儿，日后有发展成哮喘的可能，恢复期可根据病情需要口服孟鲁司特治疗 4～12 周。

（5）抗菌药物：不作为常规使用。但明确或疑似肺炎支原体感染者可予以大环内酯类抗生素治疗。有继发细菌感染时需酌情加用青霉素类或头孢菌素类抗生素。

（6）抗呼吸道合胞病毒单克隆抗体（palivizumab®）：对高危婴儿（早产儿、支气管肺发育不良患儿、先天性心脏病患儿、免疫缺陷病患儿）和毛细支气管炎后反复喘息发作者有确切的预防作用；抗呼吸道合胞病毒单克隆抗体上市后研究也显示，预防治疗可显著降低住院率。但值得注意的是，该药不能治疗呼吸道合胞病毒感染。

3. 其他治疗　及时纠正酸碱失衡及离子紊乱；有心力衰竭时积极强心、利尿、减轻心脏负荷；出现脑水肿时及时降颅压及保护脑细胞；有呼吸衰竭时需要气管内插管、机械通气治疗。

【预后】

毛细支气管炎属于自限性疾病，绝大多数患儿的自然病程为 2 周左右，并能够完全康复，不遗留后遗症。住院患儿中 3%～7%需要机械通气，毛细支气管炎死亡率为 1%～22%，多数发生于小于 6 个月的患儿及合并心肺疾病或免疫缺陷的患儿。34%～50%毛细支气管炎患儿日后会继发气道高反应性疾病，尤其是呼吸道合胞病毒感染者。

【经验指导】

毛细支气管炎的诊断主要依靠临床特点,需要详细地询问病史、认真地进行体格检查,尤其注意好发年龄及高发季节。要根据临床表现,对毛细支气管炎患儿进行病情严重程度分级, 根据严重程度选择合适的治疗方式,并在治疗中不断评估。治疗上,一般不需要静脉输注抗生素或抗病毒药物,以对症支持治疗为主,雾化吸入是相对安全且有效的治疗方式。部分毛细支气管炎患儿日后可能发展为哮喘,对于喘息反复发作、有个人过敏体质或过敏性疾病家族史者,可早期给予适当的干预治疗;虽不能改变哮喘的自然病程,但可减轻反复喘息所致的气道及肺功能损伤。

（冯　雍）

第九节　气管异物

【概述】

气管异物是指物体误入气道,引起咳嗽、喘息、呼吸困难等症状,是儿科常见的急危疾病,是导致儿童意外死亡常见原因之一,也是儿科呼吸系统慢性疾病的病因之一,以 3 岁以内幼儿最多见。其严重程度取决于异物的性质和造成气道阻塞的程度,如不及时妥善处理,轻者可致肺部损伤,重者可窒息死亡。

【病因及发病机制】

小儿容易发生气管异物是由于婴幼儿神经和运动发育

特点，即好动、好奇、随手将物品放入口中，进食时爱哭笑打闹，牙齿发育不够完善、咀嚼功能较差，而且喉防御反射功能差等。

气管异物主要有两种类型，分别是内源性异物与外源性异物，临床上的呼吸道异物主要指外源性异物。吸入呼吸道的异物按性质划分可分为动植物性、化学合成物品及矿物性物品等。最常见的异物为植物性异物（包括花生、瓜子、核桃、玉米粒、核桃仁、米饭、果冻等）和动物性异物（包括动物骨刺如鸡骨等），非食物性异物如笔帽、玩具零件，大头针等也比较多。

异物进入气管、支气管后引起的病理变化与异物的性质、异物停留时间及形状和有无感染有关。植物性食物，如花生、豆类等，因含游离脂肪酸，对黏膜刺激性强，进入气管 2～3d 即可发生支气管黏膜炎症反应，黏膜充血、肿胀、分泌物增多，出现阻塞症状；如异物停留的时间过长，可发生肺炎、肺脓肿、脓胸等。异物较小、气道不完全阻塞可致远端肺叶肺气肿，严重者肺泡破裂形成气胸或纵隔气胸；异物大、气道完全阻塞可致远端肺不张。

【临床特点】

气道异物的临床表现包括刺激性咳嗽、喘息等症状，但异物停滞在喉、气管、支气管所致的临床征象各不相同。喉部的较大异物可堵塞气管，导致窒息，体积较小的可导致吸气性呼吸困难、三凹征、声音嘶哑等；气管的异物表现为刺激性咳嗽、喘鸣、呼吸困难等临床症状；支气管内的异物比较细小，容易引起细菌感染而继发肺炎，也会出现肺不张、肺气肿等并发症。

活动的气管异物患儿能闻及拍击音，同时可伴有不同程度的呼吸音减弱及喘鸣音、痰鸣音等。若异物存在于支气管的一侧，则主要表现为一侧或某肺叶不张，或出现肺气肿的体征，患侧肺部叩诊呈鼓音或浊音；若继发感染则可闻及中小水泡音。

【辅助检查】

1. 胸部 X 线片及胸透　检查无创伤，且能获得典型气管支气管异物征象并提示未出现明显体征的气胸、皮下及纵隔气肿、肺气肿、肺不张等并发症。

2. 胸部 CT 三维重建　相对于 X 线检查，胸部 CT 三维重建敏感度较高，从而漏诊病例明显减少。但对处于深部肺组织或体积小的异物也会出现漏诊现象。

3. 纤维支气管镜　具有可弯曲、直视等特点，可直接显示患儿呼吸道内的形态及异常组织结构等，还可以深入硬质支气管镜无法检查到的上叶或深部段支气管，有助于诊断和治疗深部支气管异物，可成为其临床诊断的金标准。

【诊断及诊断标准】

根据典型异物吸入史，突发性的呛咳、呼吸困难、窒息、呼吸音减弱等症状和影像学检查，可做出气管支气管异物的临床诊断。但本病大多发生在 3 岁以下儿童，婴幼儿表达能力有限，家属观察不细致或不在身边，通常容易发生误诊和漏诊。

对于有不明原因反复咳嗽、喘息、发热的患儿，对曾经有过突然呛咳史随后几天出现发热、咳嗽、喘息的患儿，对于长期喘息但无哮喘家族史或无哮喘病史，且经过正规平喘治疗无效的患儿，对于影像学显示反复同一部位肺炎、肺不张的患儿，需高度怀疑气管支气管异物。

【鉴别诊断】

1. 急性喉炎　容易发生喉梗阻，起病急，可出现喉鸣、发绀、呼吸困难等，易与气道异物混淆，但喉炎一般继发于上感之后，有发热、空空样咳嗽等症状，给予雾化吸入布地奈德或使用地塞米松静脉注射治疗后症状多可缓解。

2. 支气管哮喘　气道异物的症状有咳嗽、喘息、呼吸困难等，应与支气管哮喘相鉴别。支气管哮喘常有喘息发作病史及个人和家长过敏史,急性发作与感染或接触变应原有关发作时为双侧肺部的呼气相为主的哮鸣音,经支气管扩张剂或激素治疗有效。

3. **肺炎** 通常有发热、咳嗽等症状,查体肺部可有干、湿啰音,无明显的一侧呼吸音减弱。但长期异物存留也可继发肺炎。

【治疗】

一旦发生小儿气管支气管异物,现场急救是把伤害降至最低的有效手段。

1. **背部叩击法(0~1 岁婴儿)** 让婴儿俯卧在救护者前臂上,用手托住其下巴(手可放在膝盖上),使婴儿身体略向前倾(头部低于躯干),用另一手掌根在婴儿两肩胛骨中间用力向内、向上叩击 5 次,使异物排出。若异物未排出,将婴儿翻转为仰卧位,在婴儿两乳头连线中部下一横指位置用示指和中指快速冲击性按压胸部 5 次。重复进行背部叩击和胸部冲击。

2. **海姆立克手法**

(1)立位腹部冲击法:对于意识清醒的儿童,救护者站在患儿身后,用两双臂紧环绕儿童腰腹部,一手握空心拳,拳眼顶在胸骨下缘与脐连线的中点,另一手紧握此拳,快速向内、向上冲击 5 次,然后放松,反复操作。儿童应低头张口,以便异物排出。

(2)仰卧位腹部冲击法:对于无知觉患儿,让其仰卧,救护者一只手的掌根置于患儿腹部正中线、脐上方两横指处,不要触及剑突。另一只手放在第一只手手背上,两手掌根重叠,放在上腹部,快速向内、向上有节奏地冲击性按压,连续 5 次,重复操作若干次。检查口腔,如异物被冲出,迅速用手将异物取出。检查呼吸心搏,若无,立即采取心肺复苏进行施救。

气管支气管异物一旦确诊或高度怀疑应尽早行支气管

镜检查及异物取出术。纤维支气管镜可发现 CT 与硬质支气管镜无法发现的体积较小及肺深部组织的异物。另外，纤维支气管镜可冲洗局部肺组织的炎性渗出物，清理异常增生的肉芽组织，局部使用药物，有助于局部炎性渗出物的吸收、排出和缩短疾病进程。体积过大的异物需选择硬质支气管镜钳取。

【预后】

气管异物取出后一般预后良好。由异物引发的肺部炎症也较普通肺炎恢复较快。若处理不及时可造成患儿窒息死亡或发展为肺部慢性疾病。

【经验指导】

1. 支气管异物在儿科较为常见，多数患儿有明确异物呛咳史，并且临床伴有阵发性咳嗽及喘息，结合肺部影像学检查不难诊断支气管异物。但由于儿童，特别是婴幼儿，表达能力有限。呛咳异物时不在家长视野范围内和看护者因为涉及责任问题而隐瞒病史，当咳嗽经常治疗效果不佳或同一部位肺炎迁延不愈时，一定要注意排查是否有支气管异物。

2. 即使是肺部 CT+三维重建结果阴性也不能完全除外气道异物。因为若异物较小或异物呈中空而未引起气管阻塞就会造成胸部影像学缺乏气管异物的特异征象，所以高度怀疑异物的影像学阴性者还需要行纤维支气管镜的检查。

3. 对于有不明原因反复咳嗽、喘息、发热的患儿，对于曾经有过突然呛咳史随后几天出现发热、咳嗽、喘息的患儿，对于长期喘息但无哮喘家族史或无哮喘病史，且经过正规平喘治疗无效的患儿，对于影像学显示反复同一部位肺炎、肺不张的患儿，需高度怀疑气管支气管异物。不仅需要进行胸部 X 线片、肺部 CT 三维重建检查，而且需要及时进行纤维支气管镜检查以明确诊断。

4. 应加强对家属的宣教，对 3 岁以内的幼儿应避免给予坚果类食物及勿吸食果冻等食物，不要在进食时打闹哭笑。避免给其能放入口、鼻内的小玩具，纠正其喜欢口内含物的习惯。教会家长发生意外时的急救措施。如果不慎发生支气管异物，应鼓励小儿大声咳嗽，让其俯倾并拍背，挤压腹腔喷出异物，使用海姆立克手法进行现场急救。怀疑支气管异物的患儿，应及时就诊并尽早行支气管镜检查。

（刘　思）

第十节　支气管哮喘

【概述】

支气管哮喘（简称哮喘）（asthma）是一种以慢性气道炎症和气道高反应性为特征的异质性疾病，以反复发作的喘息、咳嗽、气促、胸闷为主要临床表现，常在夜间和（或）凌晨发作或加剧；呼吸道症状的具体表现形式和严重程度具有随时间变化的特点，并常伴有可变的呼气气流受限。哮喘是儿童时期最为常见的慢性肺部疾病，近年来发病率在世界范围内逐年增加。1990 年我国城市儿童哮喘的累积患病率为 1.09%，2000 年为 1.97%，2010 年为 3.02%。我国儿童哮喘总体控制水平尚不理想，严重影响儿童的身心健康，也给家庭和社会带来了沉重的经济负担。

【病因及发病机制】

哮喘的病因复杂，大体上可分为宿主因素和环境因素。宿主因素包括基因、性别和肥胖。特应性体质是哮喘的重要危险因素，已有研究发现特应性是通过多基因以一种复杂的方式进行遗传。性别是儿童哮喘的另一个危险因素，男孩的哮喘发病率约为女孩的 2 倍，可能与男孩的气道相对狭窄和高反应性有关。环境因素，如变应原、呼吸道感染、吸烟、空气污染、运动、情绪激动等，与哮喘的发生和反复发作密切相关。变应原可分为室内变应原和室外变应原，前者包括室内尘螨、动物变应原（恒温动物皮屑等）、蟑螂变应原和真菌（曲霉菌、交链孢霉、分枝孢子菌属、念珠菌属等），后者包括花粉和真菌（交链孢霉和分枝孢子菌属）；变应原不仅可以诱发哮喘急性发作，也与哮喘的发生有关。呼吸道病毒感染是诱发儿童反复喘息的重要因素，肺炎支原体感染也与哮喘发作密切相关。

哮喘的发病机制尚不完全清楚，但哮喘是气道慢性炎性疾病已得到共识。气道黏膜可见大量炎性细胞浸润，如嗜酸性粒细胞、肥大细胞、中性粒细胞、嗜碱性粒细胞等。炎性细胞合成并释放多种炎性介质，如白三烯、血小板活化因子、组胺、前列腺素及嗜酸性粒细胞阳离子蛋白等。气道炎症可导致气道上皮损伤与脱落、气道黏液栓形成、气道神经支配异常等，出现气道高反应性，甚至引起气道重塑。

【临床特点】

1. **症状** 反复咳嗽、喘息（喉部闻及"咝咝"的喘鸣声，有家属比喻为"拉风箱"声）、呼气性呼吸困难是其典型的临床症状。上述症状可在诱发因素的刺激下突然出现；也可在去除诱因后予以良好通风、保持安静时哮喘症状自发性减轻或缓解，反之则可使症状突然加重。"突发突止"是本病区别于肺内其他炎症的重要特征。接触变应原、冷空气及运动等因素诱发的哮喘，一般无发热；感染因素诱发的哮喘，可伴有发热及相应的上（下）呼吸道感染症状。并发变应性鼻炎的患儿，发作前常伴有流清水样鼻涕、打喷嚏、鼻痒、鼻塞等症状。

部分患儿缺乏典型的发作性喘息症状，仅在夜间和（或）清晨咳嗽，诱发因素刺激后加重，少痰，临床无感染征象，咳嗽持续超过1个月，又称咳嗽变异性哮喘；或仅在体力活动时患儿出现乏力或胸闷，又称胸闷变异性哮喘。

2. **体征** 非急性发作期多无阳性肺部体征，但合并变应性鼻炎的儿童表现为眼周皮肤发绀（又称过敏性眼影），或常年流涕而用手掌揉搓鼻部（过敏性敬礼）。轻度哮喘发作时呼吸困难多不明显，安静时肺内哮鸣音可消失，但活动后双肺可闻及呼气相的哮鸣音，呼气相延长。中重度哮喘发作时，患儿可出现呼吸困难、窘迫性咳嗽、三凹征、发绀、烦躁不安、恐惧；双肺叩诊呈过清音，肺肝界下移，听诊双肺闻及以呼气相为主的弥漫性哮鸣音，呼气相延长。需要特别强调的是，肺部哮鸣音的强弱并非与哮喘病情完全一致，在危重度哮喘发作时，由于气道阻塞明显，此时哮鸣音可反而减弱甚至消失。

【辅助检查】

1. 肺功能检查

（1）评价是否存在气流受限：①肺通气功能检查，是评价气流受限的最常用方法，但需要患儿主动配合，适用于4岁及以上能够配合完成用力呼气过程的儿童；急性发作期，第一秒用力呼气量占用力肺活量百分率（$FEV_1/FVC\%$）减少，提示存在气流受限，同时可有第一秒用力呼气容积（FEV_1）降低，不同肺容积的呼气流量有不同程度降低（以低容积呼气流量降低为著），最大呼气中期流量（MMEF）降低，流量-容积曲线向横轴凹陷；用力肺活量（FVC）多正常，部分患儿可由气道陷闭导致残气量（RV）增高，出现FVC降低；非急性发作期，肺通气功能检查多正常，或仅有低容积呼气流量降低，称为小气道功能障碍。②脉冲振荡肺功能检查，有辅助价值，无须患儿主动配合，适用于3岁及以上儿童；急性发作期患儿可有气道阻力增高，尤其是外周弹性阻力，非急性发作期可有潜在性气道阻力增高。③潮气呼吸肺功能检查，有辅助价值，无须患儿主动配合，适用于婴幼儿，但该检查方法的影响因素较多，结果解读须紧密结合临床。

（2）评价气流受限的可逆性：当肺通气功能检查提示存

在气流受限时,给予患儿吸入支气管舒张剂,15min 后再次检查肺功能,若 FEV_1 改善率≥12%即为支气管舒张试验阳性,提示存在可逆性气流受限,是确诊哮喘的重要依据。

(3)评价是否存在气道高反应性:哮喘缓解期,肺通气功能检查正常或轻度异常时,可进行直接或间接激发试验,前者主要包括乙酰胆碱、组胺、白三烯 D_4 等,后者包括运动、甘露醇、腺苷、高渗盐水、冷空气等。支气管激发试验阳性也是确诊哮喘的重要依据。

2. **变应原检查** 了解患儿特应性变应原致敏分布,识别危险因素或触发因子,可分为体内试验和体外实验,前者常用皮肤点刺试验,包括吸入性变应原和食物性变应原;后者主要进行血清特异性 IgE 测定,可根据检测结果进行程度分级。

3. **气道炎性标志物检查**

(1)呼出气一氧化氮(eNO):其检测方法大致可分为在线检测和离线检测两种模式,方法的选择主要取决于患儿的年龄及配合程度。eNO 的检测结果受多种因素影响,包括环境中的 NO、鼻腔 NO、呼气流速效应、性别、年龄、气道阻塞、进食、呼吸道感染等,其中在线检测技术的影响因素相对少,结果相对更可靠。eNO 增高提示存在嗜酸性气道炎症,但需要注意的是 eNO 不能作为哮喘诊断或排除诊断的依据,因哮喘的慢性气道炎症是由多种细胞参与的,部分患儿可能是非嗜酸性气道炎症。然而,动态监测 eNO 比单次检测的意义更大,可用于协助哮喘管理。

(2)诱导痰液细胞学检查:显示有较多的嗜酸性粒细胞,并可见嗜酸性粒细胞脱颗粒现象。但该检查方法操作相对复杂,仅在部分大型医院可以进行。

4. **其他实验室检查**

(1)血常规:部分患儿外周血嗜酸性粒细胞占比可增高至 6%以上,有特应性体质的患儿占比可高达 20%~30%。

(2)动脉血气分析:值得注意的是,轻中度哮喘发作时

$PaCO_2$ 降低，疾病严重时 $PaCO_2$ 增高。

5. **影像学检查** 无合并症的哮喘患儿胸部 X 线检查多正常。急性发作时其可呈双肺通气过度、肺气肿、肺不张等改变，早期也可正常。影像学检查对除外引起咳、喘的其他肺部疾病很有帮助，尤其是胸部 CT 对鉴别诊断价值更大。

【诊断及诊断标准】

2016 年，中华医学会儿科学分会呼吸学组对儿童哮喘诊断标准修订如下。

1. **儿童哮喘**

（1）反复喘息、咳嗽、气促、胸闷，多与接触变应原、接触冷空气、物理性刺激、化学性刺激、呼吸道感染、运动及过度通气（如大笑和哭闹）等有关，常在夜间和（或）凌晨发作或加剧。

（2）发作时双肺可闻及散在或弥漫性以呼气相为主的哮鸣音，呼气相延长。

（3）上述症状和体征经抗哮喘治疗有效，或自行缓解。

（4）除外其他疾病所引起的喘息、咳嗽、气促和胸闷。

（5）临床表现不典型者（如无明显喘息或哮鸣音），应至少具备以下 1 项

1）证实存在可逆性气流受限：①支气管舒张试验阳性，吸入速效 β_2 受体激动剂（如沙丁胺醇压力定量气雾剂 200～400μg）后 15min FEV_1 增加≥12%；②抗炎治疗后肺通气功能改善，给予吸入糖皮质激素和（或）抗白三烯药物治疗 4～8 周，FEV_1 增加≥12%。

2）支气管激发试验阳性。

3）最大呼气峰流量（PEF）日间变异率（连续监测 2 周）≥13%。

符合第 1～4 条或第 4、5 条者，可诊断为哮喘。

2. **咳嗽变异性哮喘**

（1）咳嗽持续＞4 周，常在运动、夜间和（或）凌晨发

作或加重，以干咳为主，不伴有喘息。

（2）临床上无感染征象，或经较长时间抗生素治疗无效。

（3）抗哮喘药物诊断性治疗有效。

（4）排除其他原因引起的慢性咳嗽。

（5）支气管激发试验阳性和（或）PEF日间变异率（连续监测2周）≥13%。

（6）个人或一级、二级亲属过敏性疾病史，或变应原检测阳性。

以上第1～4项为诊断基本条件。

3. <6岁儿童哮喘的诊断线索

（1）多于每个月1次的频繁发作性喘息。

（2）活动诱发的咳嗽或喘息。

（3）非病毒感染导致的间歇性夜间咳嗽。

（4）喘息症状持续至3岁以后。

（5）抗哮喘治疗有效，但停药后又复发。

喘息儿童如具有以上临床特点则高度提示哮喘的诊断。

4. 分期　根据临床表现，哮喘可分为急性发作期、慢性持续期及临床缓解期。急性发作期是指突然发生喘息、咳嗽、气促、胸闷等症状，或原有症状急剧加重；慢性持续期是指近3个月内不同频度和（或）不同程度地出现过喘息、咳嗽、气促、胸闷等症状；临床缓解期是指经过治疗或未经治疗症状、体征消失，肺功能恢复到急性发作前水平，并维持3个月以上。

5. 分级　哮喘的分级包括哮喘控制水平分级、病情严重程度分级和急性发作严重程度分级。

（1）控制水平的分级：包括对目前哮喘症状控制水平的评估（表5-10-1、表5-10-2）和未来危险因素评估。哮喘预后不良的未来危险因素评估包括未来发生急性发作、不可逆肺功能损害和药物相关不良反应风险的评估。

表 5-10-1　≥6 岁儿童哮喘症状控制水平分级

评估项目 a	良好控制	部分控制	未控制
日间症状>2 次/周 夜间因哮喘憋醒 应急缓解药物使用>2 次/周 因哮喘而出现活动受限	无	存在 1～2 项	存在 3～4 项

a 用于评估近 4 周的哮喘症状

表 5-10-2　＜6 岁儿童哮喘症状控制水平分级

评估项目 a	良好控制	部分控制	未控制
持续至少数分钟的日渐症状>1 次/周 夜间因哮喘憋醒或咳嗽 应急缓解药物使用>1 次/周 因哮喘而出现活动受限(较其他儿童跑步/玩耍减少,步行/玩耍时容易疲劳)	无	存在 1～2 项	存在 3～4 项

a 用于评估近 4 周的哮喘症状

（2）病情严重程度分级：依据达到哮喘控制所需的治疗级别进行回顾性评估分级,因此通常在控制药物规范治疗数月后进行评估。一般而言,轻度持续哮喘：使用第 1 级或第 2 级阶梯治疗方案治疗能达到哮喘良好控制；中度持续哮喘：使用第 3 级阶梯治疗方案治疗能达到哮喘良好控制。重度持续哮喘：需要使用第 4 级或第 5 级阶梯治疗方案治疗哮喘。哮喘的严重度并不是固定不变的,会随着治疗时间而变化。

（3）急性发作严重程度分级：根据哮喘急性发作时的症状、体征、肺功能及血氧饱和度等情况,进行严重程度分级,见表 5-10-3、表 5-10-4。

表 5-10-3　≥6 岁儿童哮喘急性发作严重程度分级

临床特点	轻度	中度	重度	危重度
气短	走路时	说话时	休息时	呼吸不整

续表

临床特点	轻度	中度	重度	危重度
体位	可平卧	喜坐位	前弓位	不定
讲话方式	能成句	成短句	说单字	难以说话
精神意识	可有焦虑、烦躁	常焦虑、烦躁	常焦虑、烦躁	嗜睡、意识模糊
辅助呼吸肌活动及三凹征	常无	可有	通常有	胸腹反常运动
哮鸣音	散在，呼气末期	响亮、弥漫	响亮、弥漫、双相	减弱甚至消失
脉率	略增加	增加	明显增加	减慢或不规则
PEF占正常预计值或本人最佳值的百分数（%）	SABA治疗后：>80	SABA治疗前：>50~80 SABA治疗后：>60~80	SABA治疗前：≤50 SABA治疗后：≤60	无法完成检查
血氧饱和度（吸空气）	0.90~0.94	0.90~0.94	0.90	<0.90

注：判断急性发作严重程度时，只要存在某项严重程度的指标（不必全部指标存在），就可归入该严重程度等级；小龄儿童较年长儿和成人更易发生高碳酸血症（低通气）；PEF. 最大呼气峰流量；SABA.速效 β_2 受体激动剂

表 5-10-4　<6 岁儿童哮喘急性发作严重程度分级

症状	轻度	重度[c]
精神意识改变	无	焦虑、烦躁、嗜睡或意识不清
血氧饱和度（治疗前）[a]	≥0.92	<0.92
讲话方式[b]	能成句	说单字
脉率（次/分）	<100	>200（0~3岁） >180（4~5岁）
发绀	无	可能存在
哮鸣音	变化的	减弱，甚至消失

a 血氧饱和度是指在吸氧和支气管扩张剂治疗前的测得值；b 需要考虑儿童的正常语言发育过程；c 判断重度发作时，只要存在一项就可归入该严重程度等级

【鉴别诊断】

1. 喘息者，尤其是小婴幼儿，首先应与急性喉炎、慢性喉炎、毛细支气管炎、急性支气管肺炎等常见的感染性疾病相鉴别。

2. 早期起病者，需要与先天性结构异常（如先天性气道狭窄、气管食管瘘）、纤毛不动综合征等相鉴别。

3. 经过抗哮喘治疗效果不佳者，需要注意各种原因所致的气管或支气管受压也可产生喘鸣症状，如血管环等；另外，气道异物也是引起喘息的常见原因，尤其是 1～3 岁幼儿。

4. 咳嗽变异性哮喘需与百日咳、慢性咽炎、呼吸道感染、慢性支气管炎、支气管异物、肺结核、习惯性咳嗽等相鉴别。

5. 以分泌物增多的湿性咳嗽为主者，需要与迁延性细菌性支气管炎、肺囊性纤维化、免疫缺陷、肺结核等相鉴别。

6. 反复喘息或咳嗽患儿，经规范哮喘治疗无效，怀疑其他疾病，或哮喘合并其他疾病，应考虑予以相关检查，如肺功能检查、胸部影像学检查、支气管镜检查等，以进一步明确诊断。

【治疗】

儿童哮喘的治疗目标：①达到并维持症状控制；②维持正常活动水平，包括运动能力；③维持肺功能水平尽量接近正常；④预防哮喘急性发作；⑤避免因哮喘药物治疗导致的不良反应；⑥预防哮喘导致的死亡。控制哮喘的治疗应尽早开始，要坚持长期、持续、规范、个体化的治疗原则。急性发作期应快速缓解症状，给予平喘、抗炎治疗；慢性持续期和临床缓解期应防止症状加重和预防复发，如避免触发因素、抗炎、降低气道高反应、防止气道重塑，并做好自我管理。药物选择、吸入方法、减量及停药等，必须在专科医师的指导下进行。

1. 去除发病诱因　　儿童哮喘的常见发病诱因为上呼吸道感染、天气变化（受凉）、运动、劳累、食物（鱼虾、鸡蛋、牛奶等）、刺激性气体（被动吸烟、油漆、油烟等）及药物等（阿司匹林、酒精等）。此外，所有温血动物的皮毛、室内尘螨、真菌、蟑螂、花草（花粉）等也可诱发哮喘。

2. 控制哮喘急性发作　　儿童哮喘急性发作期需根据患

儿年龄、发作的严重程度及诊疗条件选择合适的初始治疗方案，并不断评估患儿对初始治疗措施的反应，在原基础上进行个体化治疗。哮喘急性发作需在第一时间内予以及时恰当的治疗，缓解气道平滑肌痉挛、减轻气道黏膜水肿、减少黏液分泌及减少气道炎症，以迅速缓解气道阻塞症状。应正确指导哮喘患儿和（或）家长在出现哮喘发作征象时及时使用吸入性速效 β_2 受体激动剂，建议使用压力定量气雾剂经储雾罐（单剂给药，连用 3 剂）或雾化吸入方法给药。如治疗后喘息症状未能有效缓解或症状缓解维持时间短于 4h，应即刻前往医院就诊。

（1）氧疗：有低氧血症者，采用鼻导管或面罩吸氧，以维持血氧饱和度＞0.94。

（2）吸入速效 β_2 受体激动剂：是治疗儿童哮喘急性发作的一线药物。如具备雾化给药条件，雾化吸入应为首选。可使用氧驱动（氧气流量 6～8L/min）或空气压缩泵雾化吸入，药物及剂量：雾化吸入沙丁胺醇（≤5 岁，每次 2.5mg；＞5 岁，每次 5mg）或特布他林（体重≤20kg，每次 2.5mg；体重＞20kg，每次 5mg），第 1 小时可每 20 分钟 1 次，以后根据治疗反应逐渐延长给药间隔，根据病情可每 1～4 小时重复吸入治疗。如不具备雾化吸入条件，可使用压力型定量气雾剂（pMDI）经储雾罐吸药，每次单剂喷药，连用 4～10 喷（＜6 岁 3～6 喷），用药间隔与雾化吸入方法相同。快速起效的 LABA（如福莫特罗）也可在≥6 岁哮喘儿童作为缓解药物使用，但需要与 ICS 联合使用。

经吸入速效 β_2 受体激动剂及其他治疗无效的哮喘重度发作患儿，可静脉应用 β_2 受体激动剂。药物剂量：沙丁胺醇 15μg/kg 缓慢静脉滴注，持续 10min 以上；病情严重需静脉维持滴注时剂量为 1～2μg/(kg·min)[≤5μg/(kg·min)]。静脉应用 β_2 受体激动剂时容易出现心律失常和低钾血症等严重不良反应，使用时要严格掌握指征及剂量，并进行必要的心电图、血气及电解质等监护。

（3）糖皮质激素：在应用 β_2 受体激动剂的基础上联合使用糖皮质激素，除发挥其抗炎的作用外，还能增加气道平滑肌对 β_2 受体激动剂的效应，起到药物协同作用，从而更有利于缓解气道痉挛。全身应用糖皮质激素是治疗儿童哮喘重度发作的一线药物，早期使用可以减轻疾病的严重程度，给药后 3～4h 即可显示明显的疗效。可根据病情选择口服或静脉途径给药。

药物及剂量：①口服，泼尼松或泼尼松龙 1～2mg/（kg·d），疗程 3～5d。口服给药效果良好，副作用较小，但对于依从性差、不能口服给药或危重患儿，可采用静脉途径给药。②静脉，注射甲泼尼龙每次 1～2mg/kg 或琥珀酸氢化可的松每次 5～10mg/kg，根据病情可间隔 4～8h 重复使用。若疗程不超过 10d，可无须减量直接停药。③吸入，早期应用大剂量 ICS 有助于哮喘急性发作的控制，可选用雾化吸入布地奈德混悬液每次 1mg，或丙酸倍氯米松混悬液每次 0.8mg，或丙酸氟替卡松混悬液每次 0.5mg，每 6～8小时 1 次。但病情严重时不能以吸入治疗替代全身糖皮质激素治疗，以免延误病情。

（4）抗胆碱能药物：主要通过阻断节后迷走神经传出支，降低迷走神经张力而舒张支气管。短效抗胆碱能药物（SAMA）是儿童哮喘中重度发作联合治疗的组成部分，可以增加支气管舒张效应，尤其是对 β_2 受体激动剂治疗反应不佳的重症者，应尽早联合使用。药物剂量：体重≤20kg 患儿，异丙托溴铵每次 250μg；体重＞20kg 患儿，给予异丙托溴铵每次 500μg，加入 β_2 受体激动剂溶液行雾化吸入，间隔时间同吸入 β_2 受体激动剂。如果无雾化条件，也可给予 SAMA 气雾剂吸入治疗。

（5）硫酸镁：主要通过干扰支气管平滑肌细胞钙内流而起到松弛气道平滑肌的作用，有助于危重哮喘症状的缓解，安全性良好。药物及剂量：静脉应用硫酸镁 25～40mg/（kg·d）（≤2g/d），分 1～2 次，加入 10%葡萄糖溶液 20ml 缓慢静脉滴注（20min 以上），酌情使用 1～3d。不良反应包括一过性面色潮红、恶心等，通常在药物输注时发生。如过量可静脉滴注 10%葡萄糖酸钙拮抗。

（6）茶碱：由于氨茶碱平喘效应弱于 SABA，而且治疗窗窄，从有效性和安全性考虑，在哮喘急性发作的治疗中，一般不推荐静脉使用茶碱。如哮喘发作经上述治疗后仍不能有效控制，可酌情考虑使用茶碱，但治疗时需密切观察，并监测心电图、血药浓度。药物及剂量：负荷量 4～6mg/kg（≤250mg），缓慢静脉滴注 20～30min，继之根据年龄持续滴注维持剂量 0.7～1mg/（kg·h），如已用口服氨茶碱者，直接使用维持剂量持续静脉滴注。也可采用间歇给药方法，每 6～8 小时缓慢静脉滴注 4～6mg/kg。

（7）其他对症治疗：哮喘发作不缓解与脱水、酸中毒及低钾血症存在关系密切；低氧血症、酸中毒可明显减低 β_2 受体激动剂的疗效；故应高度重视并及时纠正。出现心力衰竭时积极予以抗心力衰竭治疗。有细菌感染指征者，可给予抗生素治疗。需注意脱水及给予糖皮质激素治疗后，外周血白细胞可明显增高，应与感染相鉴别；胸部 X 线片上，斑点状肺不张可与肺炎相混淆。勿大量、长期使用抗生素，否则青霉素类药物可增加气道的敏感性。红霉素类药物对气道的反应性影响不大，较为安全，但可减慢氨茶碱的代谢。经合理联合治疗，但症状持续加重，出现呼吸衰竭征象时，应及时给予辅助机械通气治疗。在应用辅助机械通气治疗前禁用镇静药。

3. 哮喘的长期治疗 根据年龄分为≥6 岁儿童哮喘的长期治疗方案（图 5-10-1）和<6 岁儿童哮喘的长期治疗方案（图 5-10-2），分别分为 5 级和 4 级，从第 2 级开始的治疗方案中都有不同的哮喘控制药物可供选择，其中 ICS 是哮喘长期控制的首选药物，可有效控制哮喘症状、改善生活质量、

改善肺功能、减轻气道炎症和气道高反应性、减少哮喘发作、降低哮喘死亡率。对以往未经规范治疗的初诊哮喘患儿，根据哮喘控制水平选择第 2 级、第 3 级或第 4 级治疗方案。在各级治疗中，每 1～3 个月审核 1 次治疗方案，根据病情控制情况适当调整治疗方案。如哮喘控制，并维持至少 3 个月，治疗方案可考虑降级，直至确定维持哮喘控制的最低剂量。如部分控制，可考虑升级或强化升级治疗，直至达到控制。但升级治疗之前首先要检查患儿吸药技术、遵循用药方案的情况、变应原回避和其他触发因素等情况。还应该考虑是否诊断有误，是否存在鼻窦炎、变应性鼻炎、阻塞性睡眠呼吸障碍、胃食管反流和肥胖等导致哮喘控制不佳的共存疾病。

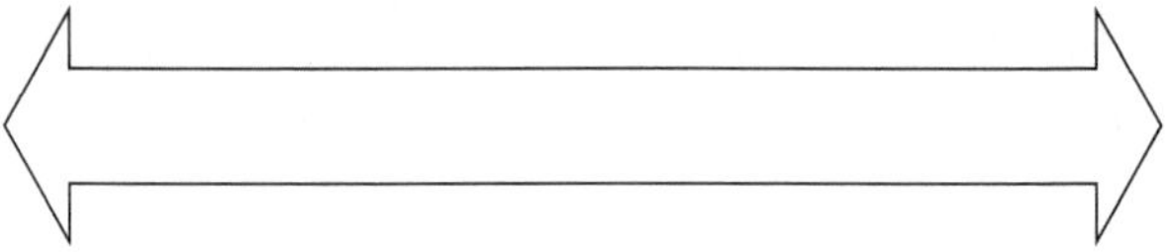

干预措施		第 1 级	第 2 级	第 3 级	第 4 级	第 5 级
非药物干预		哮喘防治教育、环境控制				
缓解药物		按需使用速效 β₂ 受体激动剂				
控制药物	优选方案	一般不需要	低剂量 ICS	低剂量 ICS/LABA	中高剂量 ICS/LABA	中高剂量 ICS/LABA+LTRA 或缓释茶碱+口服最低剂量糖皮质激素
	其他方案		• LTRA • 间歇（高）剂量 ICS	• 低剂量 ICS+LTRA • 中高剂量 ICS • 低剂量 ICS+缓释茶碱	• 中高剂量 ICS+ LTRA • 中高剂量 ICS+缓释茶碱 • 中高剂量 ICS/LABA+LTRA 或缓释茶碱	• 中高剂量 ICS/LABA+LTRA 或缓释茶碱+抗 IgE 治疗 a

ICS：吸入性糖皮质激素；LTRA：白三烯受体拮抗剂；LABA：长效 β₂ 受体激动剂；ICS/LABA：吸入性糖皮质激素与长效 β₂ 受体激动剂联合制剂；a 抗 IgE 治疗适用于≥6 岁儿童

图 5-10-1　≥6 岁儿童哮喘的长期治疗方案

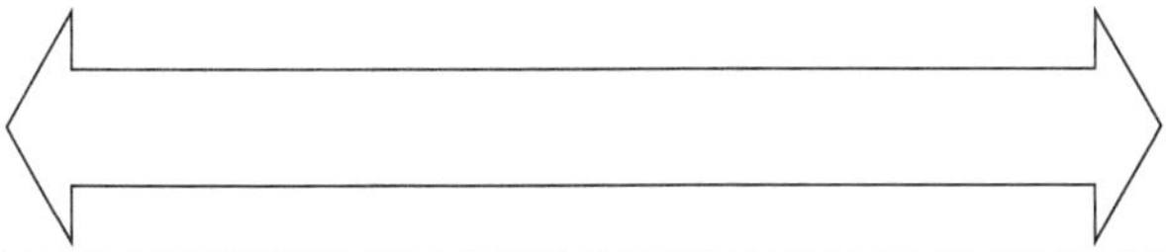

干预措施	第1级	第2级	第3级	第4级
非药物干预	哮喘防治教育、环境控制			
缓解药物	按需使用速效 β_2 受体激动剂			
控制药物 优选方案	一般不需要	低剂量 ICS	中剂量 ICS	中高剂量 ICS+LTRA
控制药物 其他方案		• LTRA • 间歇（高）剂量 ICS	• 低剂量 ICS+LTRA	• 中高剂量 ICS/LABA • 中高剂量 ICS+缓释茶碱 • 中高剂量 ICS+LTRA（或 LABA）与口服最低剂量糖皮质激素

ICS：吸入性糖皮质激素；LTRA：白三烯受体拮抗剂；LABA：长效 β_2 受体激动剂；ICS/LABA：吸入性糖皮质激素与长效 β_2 受体激动剂联合制剂

图 5-10-2 ＜6 岁儿童哮喘的长期治疗方案

总疗程有一定的个体差异，一般需要 1～2 年或更长，如使用第 2 级治疗方案患儿的哮喘能维持控制，并且 6 个月至 1 年内无症状反复，可考虑停药。有相当比例的＜6 岁哮喘患儿的症状会自然缓解，因此对此年龄段儿童的控制治疗方案，每年至少要进行 2 次评估以决定是否需要继续治疗，经过 3～6 个月的控制治疗后病情稳定，可以考虑停药观察，但是要重视停药后的管理和随访。

（1）常用吸入性糖皮质激素的每天用量与互换关系：见表 5-10-5、表 5-10-6。

表 5-10-5 ≥6 岁儿童常用吸入性糖皮质激素的每天剂量换算（μg）

药物种类	低剂量		中剂量		高剂量	
	＜12 岁	≥12 岁	＜12 岁	≥12 岁	＜12 岁	≥12 岁
二丙酸倍氯米松 CFC	100～200	200～500	～400	～1000	＞400	＞1000
二丙酸倍氯米松 HFA	50～100	100～200	～200	～400	＞200	＞400

续表

药物种类	低剂量		中剂量		高剂量	
	<12 岁	≥12 岁	<12 岁	≥12 岁	<12 岁	≥12 岁
布地奈德 DPI	100~200	200~400	~400	~800	>400	>800
布地奈德雾化悬液	250~250	无资料	~1000	无资料	>1000	无资料
丙酸氟替卡松 HFA	100~200	100~200	~500	~500	>500	>500

注：此剂量非各药物间的等效剂量，但具有一定的临床可比性。绝大多数患儿对低剂量 ICS 治疗有效。CFC：氟利昂；HFA：氢氟烷；DPI：干粉吸入剂

表 5-10-6　<6 岁儿童吸入性糖皮质激素每天低剂量（μg）

药物种类	低剂量
二丙酸倍氯米松 HFA	100
布地奈德 pMPI+储雾罐	200
布地奈德雾化悬液	500
丙酸氟替卡松 HFA	100

注：此剂量为相对安全剂量。HFA：氢氟烷；pMDI：压力定量气雾剂

（2）吸入装置的选择：各种吸入装置都有一定的吸入技术要求，医护人员应熟悉各种吸入装置的特点，根据患儿的年龄选择不同的吸入装置，训练指导患儿正确掌握吸入技术，以确保临床疗效。吸入装置的具体使用要点见表 5-10-7。

表 5-10-7　吸入装置的选择和使用要点

吸入装置	适用年龄	吸入方法	注意点
压力定量气雾剂（pMDI）	>6 岁	在按压气雾剂前或同时缓慢地深吸气（30L/min），随后屏气 4~10s	吸 ICS 后必须漱口
pMDI 加储雾罐	各年龄	缓慢地深吸气或缓慢潮气量呼吸	同上，尽量选用抗静电的储雾罐，<4 岁者加面罩
干粉吸入剂（DPI）	>5 岁	快速深吸气（理想流速为 60L/min）	吸 ICS 后必须漱口

吸入装置	适用年龄	吸入方法	注意点
压缩气体雾化器	各年龄	缓慢潮气量呼吸伴间隙深吸气	选用输出直径 3~5μm 有效雾化颗粒的雾化器；选用合适的口器（面罩）；普通超声雾化器不适用于哮喘治疗

（3）治疗中应注意的问题

1）在考虑升级治疗前，必须审核其吸入方法是否正确、用药是否规范、诱发因素是否避免等。

2）ICS 剂量的调整必须遵循原则，勿操之过急。疗程未结束随意减量或停药将使病情反复，有时不得不增加剂量才能奏效，得不偿失。

3）吸入治疗较为安全，勿过分担心激素的副作用。按常规量及要求吸入，对下丘脑-垂体-肾上腺轴无抑制作用，一般不会影响儿童生长发育。与严重哮喘带来的风险相比，激素对身高影响的作用较小。另外，哮喘控制不良对儿童身高也有不良影响。吸入后及时漱口，可有效避免鹅口疮的发生。

（4）控制和预防与哮喘相关的疾病：有些疾病可诱发和加重小儿哮喘的病情，或降低 ICS 及 β_2 受体激动剂的疗效，使哮喘反复发作，不能按期有效控制，如反复发生上呼吸道感染、下呼吸道感染、慢性过敏性鼻炎、胃食管反流等。在治疗哮喘的同时必须积极治疗和预防上述疾病。对机体免疫力低下的哮喘患儿，可适当应用免疫增强剂或中药治疗；对过敏体质较重或对特定变应原极为敏感且难以避免者，可酌情采用脱敏治疗。

（5）哮喘的管理与教育：对哮喘的预防、用药的依从性及能否达到满意疗效至关重要。医师应让家属了解什么是哮喘；为什么哮喘需长期治疗；为什么要吸入激素治疗；长期吸入激素为什么不用担心副作用；为什么激素不能随意减量或停药；吸入的正确的方法；峰流速仪的使用和哮喘日志的记录；常见的诱发因素有哪些，帮助回忆和寻找该患儿的特异性诱发因素，制定预防措施；定期复诊的重要性。鼓励患儿坚持每天定时测量 PEF、监测病情变化、记录哮喘日记。

【预后】

绝大部分哮喘经过规范化治疗可以达到良好控制，肺功能维持稳定。但仍有部分哮喘患儿经过吸入中高剂量糖皮质激素和长效 β_2 激动剂两种或更多种的控制药物规范治疗 $3\sim6$ 个月仍不能达到良好控制，称为难治性哮喘。儿童难治性哮喘较成人相对少，多数可找到难治的病因，如诊断问题、用药的依从性和吸入技术问题、存在哮喘加重的危险因素等。儿童哮喘若不及时诊断和治疗，可导致肺功能持续下降，一方面可增加急性发作的风险，增加死亡率，另一方面哮喘可持续至成年期，并可增加慢性阻塞性肺疾病的发生风险。

【经验指导】

随着我国环境、经济及社会的变化，过敏性疾病逐渐增多，儿童哮喘的发病率逐年增加，要注意早期识别儿童哮喘，给予规范化治疗。呼吸道感染是儿童哮喘的重要诱发因素，因此在呼吸道感染的过程中有哮喘症状者，需要注意是否合并哮喘，不能只关注呼吸道感染而忽略了哮喘的诊断。详细询问病史，注意家长描述"喘息"的确切性，有时仅为呼吸增快，并非真正的喘息。认真的体格检查，轻度哮喘发作者肺部听诊可无异常，无条件进行肺功能检查时，可嘱患儿用力呼气或运动后再听诊，可有哮鸣音出现。

吸入治疗是儿童哮喘最直接、有效、安全的治疗方式，无确切细菌或肺炎支原体感染者，不需要常规使用抗生素，避免对哮喘患儿过度使用抗生素。哮喘急性发作的早期治疗尤为重要，早期识别并予以相应的治疗方案。轻者雾化吸入治疗可缓解，重者需要早期给予全身性糖皮质激素的治疗，不能以吸入治疗替代。氨茶碱的治疗窗较窄，使用需谨慎，注意氨茶碱中毒。哮喘是一种慢性气道炎性疾病，其治疗应长期、规范、个体化，在长期管理中遵循不断回顾—评估—调整治疗的原则，切勿病情好转后即停药。

（冯　雍）

第十一节　胸　腔　积　液

【概述】

胸膜腔是胸壁与肺部之间的潜在间隙。因肺、心脏或全身性疾病导致胸膜腔内液体生成过快或吸收过缓，即可产生胸腔积液（pleural effusion）。胸腔积液为胸部或全身性疾病的一部分，依据病因治疗尤为重要。按发生机制胸腔积液可分为漏出性胸腔积液和渗出性胸腔积液两类。漏出液常在纠正病因后可吸收。渗出性胸膜炎的常见病因为肺炎、结核和结缔组织病。按有无感染胸腔积液可为可分为感染性胸腔积液、非感染性胸腔积液。引起成人胸腔积液的主要病因是肿瘤和结核；而在儿童感染性胸腔积液占绝大多数，常见病原依次为支原体、细菌。胸腔积液病因复杂，该病严重影响儿童身体健康，临床应尽早明确胸腔积液的原因来制订相应的治疗方案。

【病因及发病机制】

1. 胸腔积液产生原因　　以渗出性胸膜炎最多见，感染为最常见病因。

（1）胸膜毛细血管通透性增加如胸膜炎症、结缔组织病、肿瘤，产生胸腔渗出液。

（2）胸膜毛细血管内静水压增高如充血性心力衰竭、缩窄性心包炎，产生胸腔漏出液。

（3）胸膜毛细血管胶体渗透压降低如低蛋白血症、肝硬化、肾病综合征等，产生胸腔漏出液。

（4）壁层胸膜淋巴引流障碍癌症淋巴管阻塞、发育性淋巴管引流异常等，产生胸腔渗出液。

（5）外伤所致胸腔内出血、食管破裂、胸导管破裂等产生血胸、脓胸、乳糜胸。

2. 胸腔积液性质判断（表 5-11-1） 明确胸积液是渗出液还是漏出液是临床查找积液产生病因的重要线索。渗出液常见病因是心力衰竭和低蛋白血症；渗出液常见病因是炎症、肿瘤等。

表 5-11-1　渗出液和漏出液的区别

	漏出液	渗出液
病因	非炎症所致	炎症、创伤、肿瘤
外观	淡黄色、透明，浆液性	深黄浑浊，血性、脓性、乳糜性
比重	<1.018	>1.018
凝固性	多不能自凝	易凝固
细胞数	<100×10^6/L	>500×10^6/L
蛋白定量	<25g/L	>30g/L
糖定量	接近血糖	多低于或接近血糖

【临床特点】

1. 症状

（1）呼吸系统常见症状：积液量少时，可无临床异常症状，或有明显胸痛，吸气时加重，随着积液增加，胸痛减轻或消失。中、大量胸腔积液可出现气短、胸闷、呼吸困难，甚至出现端坐呼吸并伴有发绀。

（2）原发病症状：有些胸腔积液原发于肺或胸膜，也可能是全身性疾病在胸膜腔的一个表现,可能伴有严重的基础疾病,如心血管疾病、肾脏疾病及全身消耗性疾病等,故仔细询问病史和观察患者症状,进行全面体格检查,对于胸腔积液的病因诊断十分重要。

2. 体征 胸腔积液的体征与积液的多少有关。少量积液时,患儿可无体征,患儿也可有胸痛致患侧胸部呼吸运动受限、胸式呼吸减弱,触及胸膜摩擦感。中至大量胸腔积液,患侧叩诊呈浊音,触觉语颤减弱或消失,听诊时患侧浊音区呼吸音减弱或消失,在积液上方和健侧呼吸音增强。大量胸腔积液时,患侧胸廓饱满,气管、纵隔向健侧移位。

【辅助检查】

1. 影像学检查

(1)胸部 X 线片:可见大片致密阴影,没有肺纹理,肺底部积液,可见患侧膈肌升高。通过胸部 X 线片可初步判断积液量:①少量胸腔积液时肋膈角变钝,其上缘在第 4 肋前端以下;②中等量胸腔积液时上缘在第 4 肋前端以上,第 2 肋前端平面以下;③大量胸腔积液时上缘达第 2 肋前端以上;④包裹性积液局限于一处,不随体位而改变。

(2)胸部 CT:清晰显示积液的同时,还能显示肺内、纵隔及胸膜病变情况,有助于分析积液的病因。

(3)胸部超声:可估计积液量,还可鉴别胸腔积液、胸膜增厚及积液内有无分隔等。另外对于包裹性积液超声可提供较准确的定位诊断,积液定位有助于抽取胸腔积液。

2. 胸腔穿刺液的检查

(1)外观:脓胸患儿的胸腔积液多为脓性、浑浊,有臭味;结核性胸腔积液多为黄绿色、易凝结;支原体性胸腔积液,淡黄色、清亮或略浑浊;乳糜胸患儿的胸腔积液为白色或黄白色乳状液。

(2)比重、细胞计数及分类、蛋白等检查:脓胸白细胞显著升高,>10 000×10^6/L,以中性粒细胞为主;结核细胞数多为（500～5000）×10⁶/L，以淋巴细胞为主；寄生虫感染多有嗜酸性粒细胞增加；乳糜胸富含淋巴细胞数多为1000×10⁶/L，以淋巴细胞（>80%）为主；血胸更多见于肿瘤和结核。

（3）pH、葡萄糖测定：有助于鉴别胸腔积液的病因。脓胸胸腔积液多呈酸性（pH多小于7.25），支原体肺炎合并胸腔积液的积液多呈碱性（pH多大于7.45）。葡萄糖显著降低最常见于脓胸，另外类风湿全身型伴发胸腔积液也可出现葡萄糖明显降低。支原体肺炎合并胸腔积液的积液内葡萄糖含量接近血糖。

（4）酶：如乳酸脱氢酶（LDH）、淀粉酶、腺苷脱氨酶（ADH）等酶活性测定，区别漏出液和渗出液，或鉴别恶性胸腔积液和结核性胸腔积液。LDH反映胸膜炎症，脓胸多大于1000U/L；如胸腔积液LDH/血液LDH>3，应注意淋巴瘤。如血性胸腔积液中淀粉酶升高超过血淀粉酶，则应注意胰腺原性血胸。结核性胸腔积液中ADA升高，但也有文献表明，ADA在区别结核和感染性胸腔积液方面意义不大。

（5）脂类测定：有助于鉴别乳糜胸和假性乳糜胸。胸腔积液三酰甘油>1.26mmol/L提示乳糜胸。

（6）病原体：胸腔积液涂片和细菌培养有助于明确感染性胸腔积液的病原体。

（7）胸腔积液肺炎支原体-DNA或RNA检测可以协助肺炎支原体肺炎的诊断。

3. 经皮胸膜活检　在B超或CT引导下经皮胸膜活检对胸膜病变所致积液病因有重要的意义。

4. 胸腔镜或开胸活检　经上述检查仍不能确诊者，必要时行经胸腔镜或开胸直视下活检，其是诊断胸膜病变最直接、准确的方法。

【诊断及诊断标准】

1. 本病患儿主要表现为胸痛、胸闷，严重者出现呼吸困难,查体患侧呼吸音减弱。进一步做超声或 CT 可以诊断。

2. 当胸腔积液深度超过 2cm 时, 可以行胸腔穿刺以明确积液的性质, 结合原发病的检查明确病因。

【治疗】

胸腔积液为胸部疾病或全身性疾病的一部分,临床表现形式多样,针对病因治疗尤为重要。一般极少量胸腔积液不需处理;一些少量胸腔积液的患者只需进行诊断性穿刺, 或无须抽液, 治疗原发病即可。中等、大量胸腔积液可做胸腔穿刺以明确积液的性质,并结合病史及各项辅助检查明确胸腔积液的病因,针对原发病进行治疗,另外通过抽液解除心脏、肺组织、血管等受压情况,避免纤维蛋白沉着、胸膜增厚, 改善呼吸, 从而保护肺功能。

1. 脓胸　急性脓胸治疗原则是控制感染、引流胸腔积液及促使肺复张。针对脓胸的病原菌尽早、全身应用敏感抗菌药物治疗。引流是脓胸最基本的治疗方法,可反复穿刺抽取脓液或行闭式引流。可用 2%碳酸氢钠溶液或生理盐水反复冲洗胸腔, 或注入尿激酶和链激酶, 减少或清除胸膜粘连或间隔, 使脓液变稀易于引流。慢性脓胸出现胸膜增厚、肺不张、胸廓塌陷、脓腔不能闭合、限制性通气功能障碍, 应考虑胸膜剥脱术等治疗。

2. 结核性胸膜炎　多数患者用抗结核药物治疗效果满意。大量胸腔积液者每周抽液 2～3 次, 每次抽液不宜超 1L, 直至胸腔积液完全吸收。急性结核性渗出性胸膜炎全身毒性症状严重、胸腔积液较多者, 在抗结核药物的同时, 可加用糖皮质激素。

3. 肺炎支原体肺炎合并胸腔积液　单纯肺炎支原体肺炎合并胸腔积液如果没有明显呼吸窘迫症状,多不需要胸腔闭式引流或胸腔穿刺放液,只需积极控制原发病,纠正低蛋白血症,必要时给予糖皮质激素或丙种球蛋白抑制全身炎症反应, 中和毒素, 胸腔积液多可自行吸收。如胸腔积液合并细菌感染，则需按脓胸处理原则处理。

4. 乳糜胸　因胸腔积液含有大量淋巴细胞及免疫因子，很少合并感染，多不需抗生素。非手术治疗多可自愈。给予胸腔穿刺放液，如每天穿刺量达 10ml/（kg·d），则考虑胸腔闭式引流。同时禁食长链脂肪酸，食用中链脂肪酸或无脂饮食，严重乳糜胸需禁食，给予全静脉营养支持 3～4周，减少胸导管液体产生，促进胸导管裂口愈合。如非手术治疗无效，可给予生长抑素[3～5μg/（kg·h）]抑制淋巴液在肠道生成。也可于胸腔内注射红霉素（30mg/kg 加入 10ml 25%葡萄糖溶液内，缓慢注入胸腔，夹闭 12h，视乳糜液减少程度决定使用次数，间隔 48h 可重复），引起胸膜腔无菌性炎症，从而促使胸导管闭口处胸膜腔粘连闭塞。经过上述治疗多可治愈。

5. 儿童恶性胸腔积液　最常见原因是恶性淋巴瘤。胸腔积液也可继发于神经母细胞瘤、肺癌、乳腺癌等，以及原发于胸膜的肿瘤如恶性间皮瘤。恶性胸腔积液预示着肿瘤患者预后不良。针对原发病化疗或放疗，少量积液可不处理，待自然吸收，中等量以上积液有压迫症状者，应行胸腔穿刺抽出积液，每周 2～3 次。抽液量不宜过多过快，防止发生胸膜性休克及同侧扩张性肺水肿。在抽吸胸腔积液后，胸腔内注入抗肿瘤药物、生物免疫调节剂、胸膜粘连剂。

6. 全身性疾病引起胸腔积液　如全身消耗性疾病、低蛋白血症、心脏疾病、肾脏疾病等引起胸腔积液，其多为漏出液，应积极治疗原发病，提高胶体渗透压，纠正低蛋白血症，降低心脏后负荷，降低胸膜毛细血管静水压，从而减少胸腔积液的生成，促进积液的回吸收。

【预后】

一般感染性胸腔积液，在感染得到控制，预后较好。慢性脓胸因胸膜明显增厚，胸膜腔内分隔较多，形成包裹性胸腔积液，治疗效果不佳，此时需要胸腔镜治疗。

恶性肿瘤、结缔组织病等引起的胸腔积液，因原发病不能被有效控制，胸腔积液可反复发作，多需反复多次穿刺抽液，预后较差。

【经验指导】

明确病因，确定胸腔积液的性质，是胸腔积液治疗的前提。

1. 肺炎支原体感染引起的胸腔积液是儿科最常见的积液类型，多同时伴有大叶性肺炎。肺炎支原体肺炎合并胸腔积液积液特点：积液多清亮，呈淡黄色或血性；白细胞计数＜8000×10⁶/L，多以中性粒细胞为主；葡萄糖含量接近血糖水平；胸腔积液呈碱性，pH≥7.45，PO_2＞100mmHg，PCO_2＜30mmHg。支原体引起胸腔积液一般不需要多次穿刺或胸腔闭式引流，多可自行吸收。当支原体致大量胸腔积液，出现呼吸窘迫时，可紧急穿刺放液，多不需要胸腔闭式引流治疗。

2. 当患儿出现发热、胸腔积液，伴或不伴有胸膜增厚，特别是包裹性胸腔积液，而肺实质没有明确炎症，以肺膨胀不良为主要表现，排除全身性疾病及胸膜病变，考虑肺部感染性疾病时，即使没有结核接触史或肺部钙化灶，也应高度怀疑结核性胸膜炎，行积液相关检查，并做 PPD 及外周血结核感染 T 细胞检测（T-SPOT）。

（陈　宁）

第十二节　气　　胸

【概述】

气胸（pneumothorax）指胸膜腔内蓄积气体，可为自发性，或继发于疾病、外伤或手术。根据胸膜腔压力，气胸可以分为闭合性气胸、开放性气胸和张力性气胸三类。游离胸膜腔内积气都位于不同体位时的胸腔上部。当胸膜腔因炎症、手术等原因发生粘连时,胸腔积气则会局限于某些区域,出现局限性气胸。

【病因及发病机制】

当胸膜破裂时,气体进入胸膜腔胸膜腔内的负压消失,肺发生萎陷,直至破口愈合或两个相同的腔内的压力变得相等为止。如果胸膜破口形成了活瓣性阻塞,即形成张力性气胸。

【临床特点】

1. 小量局限性气胸患儿可无症状,如果气胸范围较大,患儿可有胸痛、持续性咳嗽、发憋和发绀。

2. 轻者可无阳性体征。重者胸部叩诊鼓音及患侧呼吸音减弱或消失等。胸腔内大量积气,特别是张力性气胸时,可见肋间饱满,膈肌下移,气管与心脏均被推移至健侧,同时气促加重,严重缺氧,脉搏减弱,血压降低,发生低心排血量综合征,此都是张力性气胸所致的危象。

【辅助检查】

1. 影像学检查 胸部 X 线片可见萎陷肺边缘(即气胸线),压迫性肺不张的肺组织被推向肺门呈一团状。气胸部分呈过度透明,不见任何肺纹理。张力性气胸时可见气管及心脏被推向健侧,横膈下移。胸部 CT 相比于胸部 X 线片在发现气胸病因方面有一定优势。

2. 血气分析及肺功能检查 由于肺组织萎缩后肺泡通气量降低,部分肺通气与血流灌注比值下降,因而可发生低氧血症,肺泡-动脉血氧分压差增大,但一般无二氧化碳潴留。继发性自发性气胸者血气分析的改变与其基础疾病有关。

【诊断及诊断标准】

1. 气胸诊断 根据症状、体征和 X 线检查诊断一般不困难,胸部 X 线片是诊断小量气胸的主要手段。

2. 病因诊断　除详细病史、全面检查可得到病因诊断材料外, 对于无特殊病史且疑为胸膜下肺大疱引起者, 胸部 X 线片, 尤其胸部 CT 可直接发现肺大疱的存在。

【鉴别诊断】

1. 膈疝　胸部 X 线片可见病变侧多发气液影或大液面, 患侧肺受压, 看不到膈影。

2. 急性心肌梗死　有急性胸痛、胸闷、呼吸困难、休克等临床表现, 但患者常有冠心病、高血压病史, 心音性质及节律改变, 无气胸体征, 心电图或胸部 X 线检查有助于鉴别。

3. 慢性阻塞性肺疾病(COPD)和支气管哮喘　有气急、呼吸困难表现, 支气管哮喘患者有多年哮喘反复发作史, 当 COPD 或哮喘患者呼吸困难突然加重且有胸痛时, 应考虑并发气胸的可能, 胸部 X 线检查有助于鉴别。

4. 肺栓塞　有剧烈胸痛、呼吸困难及发绀等酷似气胸的临床表现, 有时可有发热、咯血、白细胞升高, 有栓子来源的基础疾病, 无气胸体征, 胸部 X 线片有助于鉴别。

5. 肺大疱　临床特点是起病缓慢, 呼吸困难不明显, 胸部 CT 有助于鉴别诊断。需注意肺大疱破裂时可形成自发性气胸。

【治疗】

1. 一般治疗　小容积的气胸, 如气胸占胸腔容积不到 20%, 可先观察, 经过 1~2 个月空气大多可自行吸收。大容积的气胸可吸纯氧 1~2h 使肺膜腔及血液的氧梯度差增大, 有利于气胸吸收。气胸量较大引起呼吸困难时, 应在锁骨中线第2肋或第3肋间隙或腋中线乳头水平行胸腔穿刺抽气急救, 然后采用胸腔闭式引流。

2. 出现下列表现时应考虑手术治疗　①经水封瓶引流 1 周气胸未愈; ②CT 扫描发现肺部疾病; ③复发性气胸; ④肺不能完全复张。手术方法为开胸或经胸腔镜行瘘口闭合和脏层胸膜切除。

3. 抗感染 对有肺部感染基础病变或有合并感染证据的患者，以及行胸膜腔闭式引流时间较长者，需酌情使用抗菌药物以防治感染。

4. 并发症处理

（1）血气胸：气胸出血是胸膜粘连带内血管被撕断所致，肺复张后出血多能自行停止。如持续出血不止，排气、止血、输血等处理无效，应开胸手术止血。

（2）脓气胸：由结核分枝杆菌、金黄色葡萄球菌、肺炎杆菌、厌氧菌等引起的干酪性肺炎、坏死性肺炎及肺脓肿可并发脓气胸。应紧急抽脓和排气，并选择有效的抗菌药物治疗（全身和局部）。支气管胸膜瘘持续存在者需手术治疗。

【预后】

本病一般预后良好。

【经验指导】

气胸为常见临床症状，可无明显表现，对于有高危因素的患儿，如哮喘急性重度发作、肺大疱、肺囊肿合并感染，应及时完善胸部影像学检查，以评估患儿肺部病变。对于小量气胸，可观察；对于存在明显呼吸困难的大量气胸或张力性气胸，应及时处理。

（王　菲）

第十三节　咯　　血

【概述】

咯血（hemoptysis）是指喉及喉以下呼吸道任何部位的出血，经口腔排出的一种临床症状，可表现为咯鲜血或痰中带血。目前对于儿童咯血量界定尚无统一标准。一般认为24h 内咯血量＞8ml/kg 或 200ml 为大咯血，大咯血是儿科危重症之一，可以引起窒息、失血性休克，如不及时救治会危及患儿生命，需积极处理。

由于儿童咳嗽反射弱或不会将血液咯出，这一症状往往被忽视。很多儿童仅表现为贫血、咳嗽，只有在大量咯血或反复发作时才被发现。因此，在临床上，如何早期发现咯血相关症状、早期诊断至关重要。

【病因】

儿童咯血病因多样，不仅包括呼吸系统疾病，还包括心血管疾病和其他系统疾病，明确咯血的病因是合理治疗的前提。一般应从以下几个方面分析：①呼吸系统疾病。气管、支气管、肺部疾病，如感染性疾病，包括急慢性支气管炎、肺炎、肺结核、肺侵袭性真菌感染等；支气管、肺结构发育异常，如肺动静脉瘘、肺隔离症等；支气管扩张症、囊性纤维化；其他，如创伤、肿瘤、支气管异物、特发性肺含铁血黄素沉着症。②循环系统疾病，如先天性心脏病、肺动脉高压、肺栓塞、肺血管畸形等。③全身性疾病，如出凝血功能障碍、血管炎等结缔组织病。西方国家以囊性纤维化引起的支气管扩张症咯血多见，我国则以感染性疾病相对多见。④内分泌因素，女性与月经关系密切，如子宫内膜异位症。儿童咯血病因见表5-13-1。

表5-13-1　咯血的临床特点及可能病因

除咯血，伴有的其他临床特点	可能的疾病
发热、咳嗽、咳痰	支气管炎、肺炎
反复下呼吸道感染，咳脓痰，杵状指	支气管扩张、肺脓肿
反复咳嗽，缺铁性贫血，肺部弥漫性病变	特发性肺含铁血黄素沉着症
胸痛，呼吸困难	肺栓塞
劳力性呼吸困难，乏力，夜间呼吸困难，咳粉红色泡沫痰	充血性心力衰竭、左心室功能不全、二尖瓣狭窄
抗凝剂的使用	药物引起的凝血功能异常
旅行史，传染病接触史	结核病、寄生虫病
与月经关系密切	子宫内膜异位

【临床特点】

1. 首先明确是咯血　详细询问咯血时的情况，包括咯血量、颜色和性状，与咳嗽的关系，是否伴有鼻出血或呕吐等，首先要注意排除鼻出血和呕血。临床易误把鼻咽部的上呼吸道出血当成咯血。因此，咯血时要仔细检查有无鼻腔或口咽部出血，必要时请耳鼻喉科或口腔科医师会诊以明确诊断。

2. 判断咯血量　咯血量不同，其病因及预后及紧急处理方法不同。需要注意的是儿童通常会将痰液或出血咽下，在年龄较小的患儿中甚至问不出咯血病史，而以贫血为首发症状。

3. 临床表现及体征　咯血通常是突出的临床表现之一，多同时伴有其他的临床表现。因此，要详细询问病史，进行全面的体格检查，根据患儿的临床特点来分析导致咯血可能病因，具体见表 5-13-1。

（1）支气管炎、肺炎：小儿咯血最常见原因，常伴有发热、咳嗽、咳痰。铁锈色痰多见于大叶性肺炎，砖红色胶冻样血痰见于肺炎克雷伯菌肺炎，刺激性干咳伴有血丝多见于肺炎支原体肺炎。结合临床表现可确诊。

（2）肺结核：多起病缓慢，患儿有长期低热、咳嗽、乏力、盗汗、食欲缺乏、消瘦等中毒症状，应想到肺结核咯血的可能。空洞性肺结核、支气管内膜结核等也可发生咯血。询问卡介苗接种史及结核接触史，结合胸部 X 线片、PPD 及 T-SPOT、痰及胃液涂片抗酸染色有助于诊断。

（3）支气管扩张：长期咳嗽、咳脓痰，与体位变化有关，反复咯血，有发绀和杵状指（趾），肺部持续存在局限性湿啰音，应考虑支气管扩张，胸部 CT 协助诊断。注意引起支气管扩张的原发基础疾病，如原发性纤毛不动综合征、免疫缺陷病、囊性纤维化、变应性曲霉菌病等。

（4）肺含铁血黄素沉着症：是一组特发性弥漫性肺泡毛

细血管出血性疾病，常反复发作，表现为反复咳嗽、咯血或咳铁锈色痰及缺铁性贫血。急性期 CT 显示双侧呈磨玻璃样或云絮状阴影；慢性期双肺可见网粒状阴影。痰、胃液或支气管肺泡灌洗液找到含铁血黄素细胞是诊断的主要依据。

（5）支气管异物：小婴儿突发咯血，伴有咳嗽、喘息或呼吸困难表现，有或无异物吸入史或呛咳史，应高度怀疑支气管异物。

（6）先天性心脏病：如房间隔缺损、室间隔缺损、法洛四联症、大动脉转位、先天性肺静脉闭锁等，通常以少量咯血为主要表现。主动脉-肺动脉侧支循环，支气管动脉扩张，多引发大量咯血。左心衰竭肺水肿可引起咯血，咳粉红色泡沫样痰，肺部有大量水泡音，通过病史可协助诊断。

（7）咯血伴皮肤瘀点、瘀斑、贫血等全身表现：应注意全身出血性疾病如血小板减少性紫癜、白血病；咯血伴其他多器官多系统损害者，应考虑结缔组织病如系统性红斑狼疮、韦格纳（Wegener）肉芽肿的可能等。

（8）肺血管畸形：少见病因，包括肺动静脉瘘、肺动脉缺如、支气管支动脉瘤等，是引起大咯血的主要病因之一。临床表现为突发性大量咯血，部分患儿因大量咯血可出现窒息、失血性休克等。胸部 CTA 及支气管镜等可协助诊断。

【辅助检查】

1. **实验室检查**

（1）全血细胞计数及凝血检查：红细胞计数与血红蛋白测定有助于判断贫血、出血程度；嗜酸性粒细胞增多提示寄生虫病的可能性；血小板减少见于原发血小板减少性紫癜。如怀疑出血、凝血功能异常，应进行毛细血管脆性试验、血小板计数、弥散性血管内凝血等检查。

（2）病原学检查：如果怀疑肺部感染性疾病引起的咯血，需要进行痰病原学检查，包括细菌、真菌、抗酸杆菌培养；病毒核酸或抗原测定。PPD 和 T-SPOT 有助于结核病的诊断；G 试验、GM 试验有助于侵袭性肺真菌病的诊断；寄生虫抗体检测，有助于诊断包括肺吸虫、肺包虫在内的寄生虫感染。

（3）细胞学检查：如怀疑肺含铁血黄素沉积症应于痰液、胃液，必要时于支气管肺泡灌洗液（BALF）找含铁血黄素细胞等。

（4）结缔组织病检查：如果怀疑结缔组织病导致咯血，应进行以下检查，尿常规、血清肌酐及尿素氮、抗核抗体（ANA）、抗中性粒细胞胞质抗体（ANCA）、抗肾小球基底膜抗体（抗 GBM）、补体、红细胞沉降率和 C 反应蛋白等。

2. 胸部影像学检查　可定位出血部位，判断病灶范围，帮助选择治疗方案。

（1）胸部 X 线片：临床上较容易获得，是诊断咯血的第一步，可协助判断病灶的范围和出血部位。然而约 33% 的咯血患儿胸部 X 线片正常，仅 46% 的出血部位和 35% 的出血原因可由胸部 X 线片明确。因此，胸部 X 线片在咯血病因诊断中的作用有限。

（2）胸部 CT 及胸部 CTA：对于咯血的诊断和病因探寻非常重要。有助于发现出血部位，而且对于一些疾病可明确诊断，如炎症、支气管腔内占位或异物等，并可用于随访及评估治疗效果。如果病变部位较隐匿，或体动脉来源血管管径较细，就很难有阳性结果，对于亚段及以下节段的肺栓塞诊断价值有限。

（3）数字减影血管造影（DSA）：是诊断血管病变的金标准，可同时进行栓塞治疗，达到止血的目的。禁忌证为严重出血倾向、未能控制的全身感染及重要脏器功能衰竭。

3. 心脏超声　可发现心脏病变和心脏周围大血管异常。如咯血患儿伴有心脏杂音、发绀等表现，或胸部 X 线片发现心影增大，肺血增多或稀少，首先应行心脏超声及大血管的检查。

4. 支气管镜　是诊断和治疗咯血的重要工具，不仅可辅助明确咯血的病因，发现出血部位，而且可行病原学、细胞学、组织学和免疫学分析以协助诊断。

支气管镜在大咯血抢救中起到至关重要的作用，可准确、迅速地明确出血部位，清理凝血块，保持呼吸道通畅，直接进行局部止血治疗。但要注意咯血期间进行支气管镜检查有一定的危险性，严重出血会阻碍探查呼吸道的视野，检查本身也会导致支气管黏膜刺激和出血，因此，应用受到一定限制。原则上有明显心力衰竭、严重心律失常和出凝血功能障碍未纠正者，为支气管镜检查的禁忌证。在施行支气管镜检查时应做好必要的抢救准备，除必要的药物和急救设备外，还包括双腔气管内插管及后续开胸手术准备。

5. 基因检测　对明确由基因缺陷所导致的疾病有重要价值，如检测 *ENG* 和 *ALK1* 基因突变有助于诊断遗传性出血性毛细血管扩张症。怀疑遗传性肺动脉高压可检测 *BMPR2*、*SMAD9* 等基因。

【诊断及诊断标准】

病史：咳嗽、咯鲜血或痰中带血，排除鼻咽部出血及食管、胃病变导致的呕血。由于儿童咳嗽反射弱或不会将血液咯出，这一症状通常被忽视。很多儿童仅表现为贫血、咳嗽，在出现不能解释的贫血时应注意贫血为咯血咽下所致。结合查体及辅助检查多可诊断。

诊断咯血只是第一步，关键是明确咯血病因所在，其是指导治疗，控制咯血的关键所在。

【鉴别诊断】

咯血需与呕血及上气道出血相鉴别。

1. 呕血　一般呕血前多有上腹部不适、恶心、呕吐等表现，多为呕出，严重时可呈喷射性，没有明显的咳嗽，颜色为棕黑色，出血量大时可为鲜红色或暗红色血块。血中可以含有食物残渣及胃液，甚至含有绿色胆汁。同时一般可有黑粪、柏油样便。呕吐液为酸性。而咯血前多有胸闷、咳嗽、喉部不适，多为咯出新鲜血，咳出物除新鲜血外还伴有痰，为碱性，结合有肺部病变或心脏等病变不难诊断。

2. 鼻咽部出血　鼻咽部较多量出血与咯血不难鉴别。但当鼻部有少量出血或出血沿鼻后孔向下流至咽喉壁刺激咳嗽后会出现血性痰液，多为鲜血痰，可以有血痂。咽部查体可以看到咽喉壁血性分泌物。鼻镜看到鼻道或鼻后孔及梨状窝附近有破溃点、结痂或出血。

【治疗】

治疗原则：针对病因治疗，止血，以及预防咯血引起的窒息、失血性休克。

1. 一般治疗　保持安静，卧床休息，避免活动。年长儿注意心理疏导，消除恐慌情绪。有呼吸困难者给予吸氧。对精神紧张及严重咳嗽者，可适当予镇静镇咳治疗，同时注意加强护理，及时清理呼吸道分泌物，保持呼吸道通畅。一侧肺疾病致大出血时应向患侧侧卧，以保持健侧呼吸道通畅。急性大咯血致循环血容量不足或重度贫血者给予输血治疗。合并感染者必要时予以抗感染治疗。

2. 药物止血治疗

（1）垂体后叶素：大咯血时使用。该药起效迅速且效果显著，有收缩肺的小动脉和毛细血管的作用，减少肺血流量，从而使咯血减少。参考使用剂量如下：0.1～0.2U/kg，加 50g/L 葡萄糖注射液 20ml，20min 静脉滴注，之后 0.1～0.2U/kg，加 50g/L 葡萄糖注射液 200ml 持续静脉滴注。用药过程中需监测心率、血压等。若滴注过程中出现头痛、面色苍白、心悸、恶心、出汗、胸闷、腹痛、排便感、血压升高应减慢输注速度或立即停药。

（2）其他止血药物：血凝酶静脉滴注、肌内注射或皮下注射，儿童 0.3～0.5U，每 12 小时皮下注射 1 次。

3. 原发病治疗　咯血明确诊断后应积极进行原发病

的治疗，如特发性肺含铁血黄素沉着症、自身免疫性疾病，可给予激素或其他免疫抑制剂治疗，参考相关疾病治疗方案。

4. 介入治疗

（1）支气管镜：在大咯血抢救中起至关重要的作用，可局部应用止血药物，快速镜下注入冷盐水 2ml 和 1∶10 000 肾上腺素 2ml 反复灌洗，或应用血凝酶（巴曲亭）直接注射到出血部位，期间勿使出血流入正常支气管。也可应用球囊压迫，至出血停止数小时后可以撤出。对于黏膜出血可直接应用激光和冷冻止血。吸出分泌物或血凝块，解除呼吸道阻塞，镜下直接确诊并取出支气管异物等，为进一步治疗创造条件。但应注意其禁忌证。

（2）选择性支气管动脉栓塞术：采用介入放射学行选择性支气管动脉造影术联合支气管动脉药物灌注和栓塞术治疗儿童咯血，具有微创、止血快、疗效好、并发症少等优点，已广泛应用于临床。其适应证如下：非手术治疗不能控制的大咯血；病变虽适宜手术治疗，但正值咯血期，手术风险较大，可先行栓塞术控制出血，再择期手术；无手术治疗指征的反复咯血，虽然咯血量不大，但严重影响患儿的正常生活；经各种影像学检查和支气管镜检查仍不能明确出血来源者，可先行诊断性支气管动脉造影，然后酌情行栓塞治疗。

5. 手术治疗　　动脉栓塞治疗失败或大咯血出血部位明确、病变局限于肺叶内、无手术禁忌证者，可行肺叶切除。

6. 并发症的处理　　窒息和失血性休克是大咯血的严重并发症，也是致死的重要原因。发生大咯血时，应严密监测患儿生命体征，患侧卧位，保持呼吸道通畅。对出现休克者需要迅速给予扩容、输血等抗休克治疗，同时注意抗感染、纠正酸中毒等支持疗法。对于病因未明的咯血患儿，病情稳定期仍需警惕再次大咯血。

总之，导致儿童咯血原因复杂，临床医师需详细询问病史，进行全面体格检查，选择合理的辅助检查，积极寻找病因，并能够做到正确评估病情，采取综合治疗。

【经验指导】

在儿科咯血较易误诊,咳血性痰在临床最常见的是鼻出血所致。如果出血量少，位置靠近后鼻孔，可没有鼻出血表现，而是咳出血性痰，引起家长惊慌而就诊，所以来诊咯血量不多，带有血丝或血痂，间歇出现，如无肺部表现及全身性疾病一定要首先排除鼻咽部出血因素,在基层最容易操作的就是用压舌板看咽后壁有从鼻后孔下流的血,结合有鼻出血病史即可诊断。排除口鼻咽部因素，一般痰中带血在儿童最多见于支气管炎、肺炎，通过病史、影像学及查体可诊断。因慢性病如结核、支气管扩张所致的咯血一般通过既往慢性咳嗽病史结合肺部影像多可确定。大咯血在儿童多见于继发肺动静脉瘘、肺血管畸形。大咯血急性期行支气管镜检查危险较大，可以做 DSA 以明确出血部位，同时行出血部位血管栓塞术可以达到迅速止血的目的。

（陈　宁）

第十四节　慢性咳嗽

【概述】

咳嗽是儿童呼吸系统疾病最常见的症状之一。慢性咳嗽指咳嗽为主要或唯一的临床表现，病程>4 周，胸部 X 线片未见明显异常。近年来儿童慢性咳嗽发病率逐渐增高，但因慢性咳嗽的病因及发病机制较复杂，所以慢性咳嗽的诊断及治疗并不容易。而慢性咳嗽无法得到正确的治疗加重了儿童及其家长的生活及心理负担，因此能够早期明确慢性咳嗽的病因，并给予对症治疗，对于患儿及其家长尤为重要。

【病因及发病机制】

根据《中国儿童慢性咳嗽诊断与治疗指南（2013年修订）》，将儿童慢性咳嗽的病因依照年龄特点分为以下情况。

婴幼儿期及学龄前期（0～6岁）的慢性咳嗽病因主要包括呼吸道感染和感染后咳嗽、咳嗽变异性哮喘、上气道咳嗽综合征、迁延性细菌性支气管炎、胃食管反流等。

学龄期（>6周岁）至青春期的慢性咳嗽病因主要包括咳嗽变异性哮喘、上气道咳嗽综合征、心因性咳嗽等。

不同病因的慢性咳嗽其发病机制并不相同，需根据不同的病例特点进行分析。

【临床特点】

慢性咳嗽的病因不同，其临床特点也不相同。

1. 咳嗽变异性哮喘（cough variant asthma，CVA） 是引起我国儿童尤其是学龄前和学龄期儿童慢性咳嗽的最常见原因。其临床特征如下：持续咳嗽4周以上，通常为干咳，常在夜间和（或）清晨发作，运动、遇冷空气后咳嗽加重，临床上无感染征象或经过较长时间抗菌药物治疗无效，应用支气管舒张剂诊断性治疗，咳嗽症状明显缓解。

2. 上气道咳嗽综合征（upper airway cough syndrome，UACS） 是引起儿童尤其是学龄前与学龄期儿童慢性咳嗽第2位主要病因。各种鼻炎、鼻窦炎、慢性咽炎、腭扁桃体和（或）增殖体肥大、鼻息肉等上气道疾病均可能引起慢性咳嗽。其临床特点如下：持续咳嗽4周以上，伴有白色泡沫痰（过敏性鼻炎）或黄绿色脓痰（鼻窦炎），咳嗽以晨起或体位变化时为甚，伴有鼻塞、流涕、咽干并有异物感和反复清咽等症状。查体可见咽后壁滤泡明显增生，有时可见鹅卵石样改变，或见黏液样或脓性分泌物附着。

3.（呼吸道）感染后咳嗽（post-infection cough，PIC）是引起幼儿和学龄前儿童慢性咳嗽的常见原因，也是儿童慢性咳嗽病因中诊断修正率最高者。其临床特征如下：近期有明确的呼吸道感染病史，咳嗽持续 4 周以上，呈刺激性干咳或伴有少许白色黏痰。查体无明显异常。

4. **胃食管反流性咳嗽**（gastroesophageal reflux cough，GERC） 国内有报道 GERC 占儿童慢性咳嗽的 4.7%。儿童 GERC 的临床特征如下：阵发性咳嗽好发的时相在夜间，咳嗽也可在进食后加剧。查体未见明显异常。

5. **心因性咳嗽**（psychogenic cough） 美国胸科医师学会（ACPP）建议：儿童心因性咳嗽应在除外多发性抽动症，并且经过行为干预或心理治疗后咳嗽能得到改善时才能诊断，常见于学龄期和青春期儿童。心因性咳嗽的临床特征如下：年长儿多见，日间咳嗽为主，专注于某件事情或夜间休息时咳嗽消失，可呈雁鸣样高调的咳嗽，常伴有焦虑症状，但不伴有器质性疾病。

6. **其他原因引起的慢性咳嗽** ①非哮喘性嗜酸性粒细胞性支气管炎（non-asthma eosinophilic bronchitis，NAEB）；②过敏性（变应性）咳嗽（atopic cough，AC）；③药物诱发性咳嗽；④耳源性咳嗽。以上几种咳嗽临床特点仅有慢性咳嗽症状，并无其他明显的临床表现及查体异常。

【辅助检查】

1. **实验室检查** 对于慢性咳嗽的患儿应完善血常规检查以明确炎症情况，尤其近年来肺炎支原体感染导致气道高反应性，出现慢性咳嗽概率逐渐增加；同时对怀疑与过敏相关的慢性咳嗽应完善血清总 IgE，食物呼吸变应原的特异性 IgE，有条件可以做皮肤点刺试验，有助于进一步明确患儿的过敏情况，可以有目的地回避变应原，减少过敏诱发的风险和概率；近年来也有研究报道血清维生素 D 缺乏可导致患儿出现慢性咳嗽，有条件时也可同时完善血清维生素 D 检测。

2. **影像学检查** 慢性咳嗽患儿应常规行胸部 X 线检

查，依据胸部 X 线片有无异常，决定下一步的诊断性治疗或检查。如果胸部 CT 线片仍不能明确诊断或病情复杂，可以行胸部 CT 检查以明确诊断。对怀疑增殖体肥大/肿大的患儿，可以摄头颈部侧位片，了解增殖体增大的情况。鼻窦部 CT 若显示鼻窦黏膜增厚 4mm 以上，或窦腔内有气-液平面，或模糊不透明，则是鼻窦炎的特征性改变。考虑到放射线对儿童可能的损害，鼻窦部 CT 不宜列为常规检查，而对其结果的解释尤其在 1 岁以下小儿也需慎重，因为儿童鼻窦发育尚不完善（上颌窦、筛窦出生时虽存在，但很小，额窦、蝶窦 5～6 岁才出现）、骨结构不清晰，单凭影像学检查容易造成"鼻窦炎"的过多诊断。

3. 肺功能　5 岁以上患儿应常规行肺通气功能检查，并可根据 FEV_1 进一步做支气管舒张试验或支气管激发试验，以帮助 CVA、NAEB 和 AC 的诊断与鉴别诊断。

4. eNO 测定　eNO 的升高与嗜酸性粒细胞相关性气道炎症有关，测定 eNO 可作为辅助诊断 CVA、嗜酸性粒细胞性支气管炎（EB）的非侵入性检查方法。

5. 鼻咽喉镜检查　对怀疑有鼻炎、鼻窦炎、鼻息肉、增殖体肥大/肿大的患儿，可以做鼻咽喉内镜检查以明确诊断。

6. 支气管镜检查　对怀疑气道发育畸形、气道异物（包括气道内生异物、痰栓）、慢性迁延性细菌性支气管炎等引起的慢性咳嗽可以做支气管镜检查及灌洗，其可以明确气道内的情况，并明确气道内病原菌定植情况，尤其对怀疑慢性迁延性细菌性支气管炎的情况，同时能进一步明确肺泡灌洗液内细胞计数，有助于 NAEB 的诊断。

7. 24h 食管下端 pH 监测　是确诊 GERC 的金标准。对怀疑 GERC 患儿，应进行此项检查，也可行上消化道造影检查。

【诊断及诊断标准】

不同疾病的诊断依据各有不同。但对于慢性咳嗽都应该详细询问病史,包括患儿年龄、咳嗽持续时间、咳嗽性质(如犬吠样、雁鸣样、断续性或阵发性、干咳或有痰咳嗽、夜间咳嗽或运动后加重等)、有无打鼾,有无异物或可疑异物吸入史,服用药物史尤其是较长时间服用血管紧张素转化酶抑制剂,既往有无喘息史、有无过敏性疾病或过敏性疾病阳性家族史等,要注意患儿暴露的环境因素(如被动吸烟、环境污染、大气污染等)。查体应该注意评估患儿生长发育情况、呼吸频率、胸廓有无畸形、腭扁桃体和(或)增殖体有无肥大/肿大、咽后壁有无滤泡增生、有无分泌物黏附、有无发绀、杵状指等,尤其要注意检查肺部及心脏。

1. 咳嗽变异性哮喘(cough variant asthma,CVA) ①持续咳嗽 4 周以上,通常为干咳,常在夜间和(或)清晨发作,运动、遇冷空气后咳嗽加重,临床上无感染征象或经过较长时间抗菌药物治疗无效;②支气管舒张剂诊断性治疗咳嗽症状明显缓解;③肺通气功能正常,支气管激发试验提示气道高反应性;④有过敏性疾病病史,以及过敏性疾病阳性家族史。变应原检测阳性可辅助诊断;⑤除外其他疾病引起的慢性咳嗽。

2. 上气道咳嗽综合征(upper airway cough syndrome,UACS) ①持续咳嗽 4 周以上,伴有白色泡沫痰(过敏性鼻炎)或黄绿色脓痰(鼻窦炎),咳嗽以晨起或体位变化时为甚,伴有鼻塞、流涕、咽干并有异物感和反复清咽等症状;②咽后壁滤泡明显增生,有时可见鹅卵石样改变,或见黏液样或脓性分泌物附着;③抗组胺药、白三烯受体拮抗剂和鼻用糖皮质激素对过敏性鼻炎引起的慢性咳嗽有效,化脓性鼻窦炎引起的慢性咳嗽需要抗菌药物治疗 2～4 周;④鼻咽喉镜检查或头颈部侧位片、鼻窦 X 线片或 CT 可有助于诊断。

3. (呼吸道)感染后咳嗽(post-infection cough,PIC) ①近期有明确的呼吸道感染病史;②咳嗽持续 4 周以上,呈刺激性干咳或伴有少许白色黏痰;③胸部 X 线片检查无异常,或仅显示双肺纹理增多;④肺通气功能正常,或呈现一过性气道高反应性;⑤咳嗽通常有自限性,如果咳嗽时间超过 8 周,应考虑其他诊断;⑥除外其他原因引起的慢性咳嗽。

4. 胃食管反流性咳嗽(gastroesophageal reflux cough,GERC) ①阵发性咳嗽最好发的时相在夜间;②咳嗽也可在进食后加剧;③24h 食管下端 pH 监测呈阳性;④除外其他原因引起的慢性咳嗽。

5. 心因性咳嗽(psychogenic cough) ①年长儿多见;②日间咳嗽为主,专注于某件事情或夜间休息时咳嗽消失,可呈雁鸣样高调的咳嗽;③常伴有焦虑症状,但不伴有器质性疾病;④除外其他原因引起的慢性咳嗽。

6. 其他

(1)非哮喘性嗜酸性粒细胞性支气管炎(non-asthma eosinophilic bronchitis,NAEB):①刺激性咳嗽持续 4 周以上;②胸部 X 线片显示正常;③肺通气功能正常,且无气道高反应性;④痰液中嗜酸性粒细胞相对百分数>3%;⑤支气管舒张剂治疗无效,口服或吸入糖皮质激素治疗有效;⑥除外其他原因引起的慢性咳嗽。

(2)过敏性(变应性)咳嗽(atopic cough,AC):①咳嗽持续 4 周以上,呈刺激性干咳;②肺通气功能正常,支气管激发试验阴性;③咳嗽感受器敏感性增高;④有其他过敏性疾病病史,变应原皮试阳性,血清总 IgE 和(或)特异性 IgE 升高;⑤除外其他原因引起的慢性咳嗽。

(3)药物诱发性咳嗽:血管紧张素转化酶抑制剂、肾上腺素受体阻断剂(如普萘洛尔)等药物可诱发慢性咳嗽,通常表现为持续性干咳,夜间或卧位时加重,停药 3~7d 咳嗽明显减轻甚至消失。

(4)耳源性咳嗽:当中耳发生病变时,迷走神经受到刺激会引起慢性咳嗽。

【鉴别诊断】

1. **先天性呼吸道疾病** 主要见于婴幼儿，尤其是 1 岁以内，包括先天性食管气管瘘、先天性血管畸形压迫气道、喉-气管-支气管软化和（或）狭窄、支气管-肺囊肿、原发性纤毛运动障碍、胚胎源性纵隔肿瘤等。

2. **异物吸入** 咳嗽是气道异物吸入最常见的症状，明确诊断则应归属于特异性咳嗽。异物吸入是儿童尤其是1～3 岁儿童慢性咳嗽的重要原因，可有咳嗽、呼吸音降低、喘鸣等，咳嗽通常表现为阵发性剧烈呛咳，也可仅表现为慢性咳嗽伴阻塞性肺气肿或肺不张。

3. **特定病原体引起的呼吸道感染** 多种病原微生物如百日咳杆菌、结核杆菌、病毒、肺炎支原体和衣原体等引起的呼吸道感染也可导致小儿慢性咳嗽。

4. **迁延性细菌性支气管炎**（protract/persistent bacterial bronchitis，PBB） 是引起婴幼儿期和学龄前期儿童特异性慢性咳嗽的病因之一，需要引起儿科临床医师的关注。引起 PBB 致病菌主要是流感嗜血杆菌（特别是未分型流感嗜血杆菌）和肺炎链球菌等，极少由革兰阴性杆菌引起。PBB 临床特征和诊断线索：①湿性（有痰）咳嗽持续 4 周以上；②胸部高分辨 CT 可见支气管壁增厚和疑似支气管扩张，但很少有肺过度充气，这有别于哮喘和细支气管炎；③抗菌药物治疗 2 周以上咳嗽可明显好转；④支气管肺泡灌洗液检查中性粒细胞升高和（或）细菌培养阳性；⑤除外其他原因引起的慢性咳嗽。

【治疗】

不同原因引起的慢性咳嗽，其治疗方案也各不相同。

1. **咳嗽变异性哮喘** 可予以口服 β_2 受体激动剂（如丙卡特罗、特布他林、沙丁胺醇等）行诊断性治疗 1～2 周，也有使用透皮吸收型 β_2 受体激动剂（妥洛特罗），咳嗽症状缓解者则有助于诊断。一旦明确诊断 CVA，则按哮喘长期规范治疗，选择吸入糖皮质激素或口服白三烯受体拮抗剂或两者联合治疗，疗程至少 8 周。

2. 上气道咳嗽综合征　根据引起患儿慢性咳嗽的上气道不同疾病，采取不同的治疗方案：①过敏性（变应性）鼻炎，予以抗组胺药物、鼻喷糖皮质激素治疗，或联合鼻黏膜减充血剂、白三烯受体拮抗剂治疗；②鼻窦炎，予以抗菌药物治疗，可选择阿莫西林或阿莫西林联合克拉维酸钾或阿奇霉素等口服，疗程至少 2 周，辅以鼻腔灌洗，选用鼻腔局部减充血剂或祛痰药物治疗；③增殖体肥大，根据增殖体肥大程度，轻中度者可鼻喷糖皮质激素联用白三烯受体拮抗剂，治疗 1~3 个月并观察等待，无效可采取手术治疗。

3. 感染后咳嗽　通常具有自限性，症状严重者可考虑使用口服白三烯受体拮抗剂或吸入糖皮质激素等治疗。

4. 胃食管反流　主张使用 H_2 受体拮抗剂西咪替丁和促胃动力药多潘立酮，年长儿也可以使用质子泵抑制剂。改变体位取半卧位或俯卧前倾 30°，改变食物性状，少食多餐等对 GERC 有效。

5. 非哮喘性嗜酸性粒细胞性支气管炎　一般支气管舒张剂治疗无效，吸入或口服糖皮质激素治疗有效。

6. 过敏性咳嗽　主张使用抗组胺药物、糖皮质激素治疗。

7. 药物诱发的咳嗽　最好的治疗方法是停药观察。

8. 心因性咳嗽　可给予心理疗法。

9. 迁延性细菌性支气管炎　予以抗菌药物，可优先选择 7：1 阿莫西林/克拉维酸制剂或第二代以上头孢菌素或阿奇霉素等口服，通常疗程需 2~4 周。

【预后】

因慢性咳嗽的病因较多，机制复杂，如果能尽早诊断明确，对症治疗预后较好。但部分慢性咳嗽的病因本身为慢性疾病，所以需要长期规律治疗后才能达到较好的治疗效果。

【经验指导】

慢性咳嗽性疾病由于病因较多，所以当有慢性咳嗽症状，但不能明确诊断时，一定要详细地询问相关的病史，包括个人史、接触史、过敏史等情况，对于提供诊断思路尤为关键；另外查体也必须要全面，因多个系统疾病均可以出现慢性咳嗽症状，生长发育情况，咽部、扁桃体、耳部情况，心脏及肺部查体都非常重要；此外完善全面检查也尤为重要，如肺部影像学检查、肺功能检查、鼻咽喉镜、支气管镜、血的嗜酸性粒细胞、病原检测、变应原及总 IgE 检测、呼出气体一氧化氮检测，对于怀疑胃食管反流的情况 24h pH 监测及上消化道造影也需完善。慢性咳嗽性疾病的诊断通常是个曲折的过程，所以需要我们临床医师更加细心，不能放过任何可疑的情况，抓住线索抽丝剥茧才能得出准确诊断，给予针对性治疗，改善患儿的病痛，减轻家长的心理负担。

（陈　丽）

第十五节　支气管镜检查

【概述】

儿童支气管镜操作技术近 10 年来发展迅速，其在临床诊断与治疗中的作用正日益受到儿科医师的广泛重视。随着支气管镜安全性及有效性越来越高，其适应证不断扩大，已成为儿科呼吸系统疾病尤其是疑难性疾病诊治中不可缺少的手段。新的介入技术在儿科呼吸系统的感染、变态反应、间质性肺疾病、先天性发育异常、部分气道疾病的诊疗方面均起到了推动的作用。

【支气管镜适应证及禁忌证】

1. 适应证

（1）喉鸣。

（2）反复或持续性喘息。

（3）局限性喘鸣。

（4）不明原因的慢性咳嗽。

（5）反复呼吸道感染。

（6）可疑异物吸入。

（7）咯血。

（8）撤离呼吸机困难。

（9）胸部影像学异常：①气管、支气管肺发育不良和（或）畸形；②肺不张；③肺气肿；④肺部团块状病变；⑤肺部弥漫性疾病；⑥纵隔气肿；⑦气道、纵隔占位；⑧血管、淋巴管、食管发育异常；⑨胸膜腔病变需鉴别诊断者。

（10）肺部感染性疾病的病原学诊断及治疗。

（11）胸部外伤、怀疑有气管支气管裂伤或断裂者。

（12）需经支气管镜行各种介入治疗者。

（13）心胸外科围术期患儿的气道评估和管理。

（14）引导气管内插管、胃管置入。

（15）其他：如不明原因的生长发育迟缓、睡眠障碍等需鉴别诊断者。

2. 相对禁忌证 ①严重心肺功能减退者；②严重心律失常：心房、心室颤动及扑动，三度房室传导阻滞者；③高热：持续高热而又急需行支气管镜术者，可将体温降至38.5℃以下再行手术，以防高热惊厥；④活动性大咯血、严重的出血性疾病、凝血功能障碍、严重的肺动脉高压及可能诱发大咯血者等；⑤严重营养不良，不能耐受手术者。

【儿科支气管镜的分类及型号】

应用于儿童的支气管镜主要为可弯曲支气管镜,常用类型为纤维支气管镜、电子支气管镜、结合型支气管镜等。型号最细为直径2.2mm,常用的带工作孔道的支气管镜插入部分直径多为2.8～4.9mm,工作孔道直径分别为1.2mm、2.0mm等。

【支气管镜操作的术前准备】

术前应做好病情轻重、手术时机、麻醉方式及手术耐受程度等评估，并制订应急预案。签署知情同意书，完善术前检查，包括血常规、凝血功能、乙型肝炎和丙型肝炎血清学指标、血型、肝肾功能、人类免疫缺陷病毒、梅毒、胸部 X 线或胸部 CT、心电图等。根据食物在胃内被排空的时间长短，制订不同患儿的禁食时间，包括轻饮料 2h、母乳 4h、牛奶、配方奶、淀粉类固体食物 6h，脂肪类固体食物 8h。婴儿及新生儿因糖原储备少，禁食 2h 后可在病房内静脉输注含糖液体，以防止发生低血糖和脱水。

【支气管镜术操作】

选择合适的麻醉方法对于支气管镜检查的顺利实施至关重要。一般情况下选择局部表面麻醉，"边麻边进"（局部表面麻醉）复合清醒镇静。术前应用 1%或 2%利多卡因雾化吸入，入室后给予咪达唑仑 0.1～0.3mg/kg，总量≤10mg。

术中常规监测心电、呼吸、脉搏及血氧饱和度。支气管镜多经鼻孔轻柔送入，注意观察鼻腔、咽部有无异常（经口腔进入者观察口腔、舌）；进入扁桃体、会厌及声门时，观察会厌有无塌陷、声带运动是否良好及对称；进入气管后，观察气管位置、形态、黏膜色泽、软骨环的清晰度、隆嵴的位置等。观察两侧主支气管及自上而下依次检查各叶、段支气管。一般先查健侧再查患侧,发现病变可吸引留取分泌物、毛刷涂片、钳夹活检及留取灌洗液。病灶不明确时先查右侧，后查左侧。支气管异物患者直接进入患侧钳取异物。检查过程中注意观察各叶、段支气管黏膜外观，有无充血、水肿、坏死及溃疡，有无出血及分泌物，管腔及开口是否通畅、有无变形，是否有狭窄、异物及新生物等。

【支气管镜下诊断】

1. 形态学诊断　气管、支气管壁异常：黏膜改变（充血、水肿、粗糙不平、肥厚、萎缩、环行皱襞、纵行皱襞、溃疡、坏死脱落、瘢痕、结节）、肉芽、肿瘤、瘘管、憩室、血管扩张或伴纡曲、黏液腺孔扩大、色素沉着、钙化物质、支气管残端、气管支气管膜部增宽、完全性气管环、囊性变等。气管支气管管腔异常：阻塞、狭窄、扩张、闭锁、气管和支气管异常分支。气管支气管管腔异常物质：①分泌物，浆液性、黏液性、脓性及血性、牛奶样；②出血，鲜血或陈旧性血凝块；③异物，分为外源性和内源性；④干酪样物。气管支气管动力学改变：①声带麻痹，双侧或单侧；②隆嵴波动消失；③气管舒缩运动障碍，如完全性气管软骨环、气管骨化症等；④支气管痉挛；⑤软化，气管、支气管在呼气相时管腔内陷，管腔直径缩窄不足 1/2 为轻度，1/2～3/4 为中度，3/4 以上管腔缩窄近闭合为重度，可原发或继发于血管、心脏、肿物等压迫。

2. 介入诊断技术　支气管肺泡灌洗术（BAL）既可协助疾病的病因诊断，又可进行治疗。首次灌洗液多用于病原学的染色和培养，也可收集所有回收的肺泡灌洗液用于实验室检查。特殊的染色可明确相应的病原微生物和病因。

经支气管镜工作孔道放置管壁病变部位后，下穿刺针、毛刷、活检钳到达病变处，进行黏膜活检，或毛刷头刷检留取标本后进行涂片、印片、特殊染色、病理和培养等。还可以经支气管镜进行 TBLB 术、TBNA 术、TBLCB 等。

【支气管镜下治疗技术】

BAL 分为全肺灌洗和支气管肺段灌洗术。支气管肺段灌洗术主要用于肺部感染性疾病、肺不张、支气管扩张症、迁延性细菌性支气管炎、过敏性肺泡炎、少量咯血或痰中带血等治疗，用于解除气道阻塞，改善呼吸功能，控制感染。全肺灌洗术主要用于肺泡蛋白沉积症等疾病的治疗。通过支气管镜可局部喷洒及注射药物而用于止血、稀释分泌物、抗感染治疗等。毛刷刷除分泌物、拖拽内生性异物等可达到畅通气道的方法。钳取术包括钳除气道管腔内外源性异物、增生组织及坏死物等的治疗方法。网篮多用于难于以普通异物钳钳取的异物取出。

【支气管镜术常见并发症】

常见并发症：①药物过敏；②缺氧或血氧饱和度下降、窒息；③心律失常；④喉痉挛或支气管痉挛；⑤出血；⑥感染、发热；⑦气胸、纵隔及皮下气肿。

（程　琪）

第十六节　儿童肺功能检查

【概述】

肺功能检查是运用特定的手段和仪器对受检者的呼吸功能进行检测、评价，是描述呼吸功能的一种重要方法，涉及呼吸力学、流体力学和热力学等，理论上复杂，但经过一定的测试和计算机计算后，能用比较简单的方式回答临床问题。肺功能检查可用于儿童健康评估、呼吸系统疾病的诊断和治疗等方面，尤其是在喘息性疾病的诊断、鉴别诊断、治疗及预后评估方面有重要意义。目前，我国儿童肺功能检查的普及率不高，尤其是欠发达地区和基层医院更低，检测质量参差不齐。

肺功能检查方法很多，包括肺通气功能（又称肺量计检测）、脉冲振荡、体描仪、弥散功能、潮气呼吸法，以及在此基础上进行的支气管舒张试验或支气管激发试验。其中目前临床应用最广泛、价值最大的是肺通气功能检查、支气管舒张试验和支气管激发试验，其他检查方法一方面普及率不高，另一方面在儿童应用时间尚短，其结果的解读尚需进一步深入探究。

一、肺通气功能检查

肺通气功能检查又称肺量计检测，是肺功能检查中最常用的一种方式，也是一系列肺功能检查中的初始项目。根据检查原理的不同此检查分为容积型和流量型，前者也称为直接描记法，后者又称为间接描记法，其通过开放的管路可同步测定流量和容积（流量对时间的积分为容积）。因流量型体积小、操作简便，此检查是目前临床上常用的方法。

【适应证】

肺通气功能检查适用于 4 岁及以上能够主动配合完成检查的儿童，主要用于呼吸系统疾病的诊断、鉴别诊断和治疗的评估。

1. 生长发育的评估。

2. 呼吸功能的评价。

3. 病情评估、治疗反应和预后的判断，尤其是对哮喘。

4. 运动能力的评价。

5. 手术前后的评估。

6. 呼吸肌功能监测等。

【禁忌证】

以下患者应作为暂时肺通气功能检测的禁忌。

1. 气胸、肺大疱者。

2. 有明显心律失常等病史者。

3. 儿童中耳炎鼓膜穿孔者。

4. 近 1 个月内有过咯血者。

5. 正在接受抗结核药物治疗或有活动性肺结核者。

6. 有呼吸道传染病者。

7. 近 1~3 个月接受过胸部、腹部或眼科手术者。

8. 癫痫发作需要药物治疗者。

9. 腹股沟疝、脐疝等疝环较松易嵌顿的患者。

10. 不能配合肺功能测试（如认知问题）者。

【检查方法】

1. 检查前准备

（1）肺功能检查室的要求：宽敞、通风，保持相对稳定的温度和湿度，具备消毒条件。一般推荐理想室内温度为18～24℃，理想湿度为50%～70%。同时肺功能检查室应备有急救措施和物品，以防万一，如哮喘急性发作等情况。

（2）校准：每天开机后首先进行校准。

1）环境温度、湿度、大气压的校准：需将测试环境校准为生理条件，达到 BTPS（body temperatureand pressure saturated）状态，即正常体温（37.0℃）、标准大气压（760mmHg，1mmHg=0.133kPa）、饱和水蒸气的状态。部分大型肺功能仪配备了上述各指标的检测模块，部分简易肺功能仪则无，此时需要人工检测，并将数据输入仪器，以校准。

2）容积、流量的校准：用 1～3L 的定标筒，容积误差应小于±3%。若能用定标筒做不同流量的线性验证（L/s）（0.5～1.5、1.5～5.0、5.0～12.0）将更加准确。

（3）患儿的准备：常规测体重（精确到 0.1kg）、身高（精确到 0.5cm），记录性别、出生日期。胸廓畸形影响身高测量时，可通过测量指尖到指尖的臂距来估算身高。避免在检查前 2h 内大量进食、半小时内剧烈运动或穿戴严重限制胸部和腹部舒张的衣物。

（4）技术员的准备：应在开始检查前向患儿耐心解释检查的目的和过程，让患儿放松，不要紧张、哭闹，并做必要的演示，让患儿练习经口呼吸，用力呼气、吸气，尽可能长时间地呼气。

（5）体位：儿童检测尽量取站立位。要求患儿站直，头保持正直，下颌自然水平。一般情况差、衰弱或不能站立的儿童，可取坐位，但每次检查应尽量采取相同体位。

2. 检查过程　鼻夹夹住两侧鼻翼。患儿应牙齿轻含咬口，口唇包紧，不能漏气，舌位于咬口下面，不能堵住咬口。右手握住传感器手柄或机器上的支撑臂，为了提高儿童的积极性、配合度，部分肺功能检测仪还配有动画辅助程序。嘱患儿潮气呼吸，从平静呼气末开始，尽可能深地快速吸气至肺总量（TLC）位。之后立即用最大爆发力呼气，尽可能快地达到呼气峰值流量（PEF），保持并尽可能长地呼气至残气量（RV）位，不得中断。完全呼净后应立刻尽最大努力再快速吸气至 TLC 位。后再回到潮气呼吸，形成 1 个轮回。

检查的质量控制尤为重要，是肺功能检查的生命线。一条合格的流量-容积曲线具有以下特征：潮气呼吸均匀，基线平稳，深吸气后不停顿、不犹豫立即开始用爆发力呼气，起始点外推容积低；呼气过程中上升支陡直，迅速上升至顶端并出现明显峰值；下降支平滑，呼气末曲线逐渐出现平台并接近零坐标轴；呼气过程中不停顿、不咳嗽、不漏气等，用力吸气曲线饱满光滑。

测定过程中要求患儿至少测定 3 次，一般最多不超过 8 次，避免呼吸疲劳。对检查的质量进一步评估分级，并根据所选取的最佳值进行报告判读。书写报告时要注明有异常的指标，异常的程度，并给出判读结果，对于配合不佳的患儿，需要单独注明。

【主要参数及临床意义】

1. 肺活量　由潮气容积（VT）、补吸气容积（IRV）和补呼气容积（ERV）共同构成，是反映肺容积的指标。根据检测肺活量时受试者用力程度，肺活量（VC）可分为用力肺活量（FVC）和慢肺活量（SVC，VC_{max}）。其中前者是在受试者做快速、最大用力呼气时测得的，后者是在受试者做缓慢、最大用力呼气时测得的，通常仅以 VC_{max} 表示。正常情况下两者基本相等，若 FVC 明显小于 VC_{max}，可能与阻塞性病变时气道陷闭有关，如哮喘急性发作。

根据肺活量的实测值/预计值百分比，分级判定标准如下：≥80%，正常；60%～80%（不包括 80%），轻度下降；40%～60%（不包括 60%），中度下降；<40%，重度下降。肺活量是肺最大扩张和收缩的幅度，与性别、年龄、身高、体重、胸廓和肺的弹性、呼吸肌肌力、气道阻力等因素均有

关，个体差异较大。肺活量降低主要见于限制性病变，如肺不张、肺实变、肺叶切除、肺纤维化、胸腔积液、肥胖等。部分阻塞性病变可导致 RV 增高，从而导致 VC 的间接性下降。

2. FEV_1　指最大吸气至 TLC 位后用最大力量最快速度在第一秒内所呼出的气量，简称 1 秒量。FEV_1既是容积指标，也是流量指标，在阻塞和限制性病变中均可有不同程度下降。FEV_1的异常分级判定标准同 FVC，可用来判定阻塞性或混合性病变的程度。

3. 第一秒用力呼气量占用力肺活量百分率（FEV_1/FVC%，FEV_1/VC_{max}%）　是用力呼气第一秒所呼出的容积占肺部全部可呼出气体容积的比例，即 FEV_1 与 FVC 或 VC_{max} 的比值。一般用 FEV_1/FVC%表示，但若同时行 VC_{max} 检测，则 FEV_1/VC_{max}%更为准确。其以实测值占预计值百分比≥92%为正常。降低见于阻塞性病变，但该指标受多种因素影响，其降低的程度与阻塞的程度通常不平行，因此仅用于定性判断有无阻塞性病变。

4. 流量指标　在流量-容积曲线上，可获得不同容积下的瞬间流量和不同呼气时期的平均流量。呼气流量随容积的变化取决于气道通畅程度、肺的弹性、胸廓的弹性、呼吸肌肌力和受试者配合程度。在曲线初始、高容积部分，流量大小与气道通畅程度、用力程度和肺容积都有密切关系，但与用力程度关系更大，称为用力依赖部分；反之，在曲线末期、低容积部分，流量大小主要与气道通畅程度有关，称为非用力依赖部分。

（1）PEF：是指最大吸气至肺总量位后，用最大力量、最快速度呼气所产生的最大瞬间流量，称为最大呼气流量。出现在流量-容积曲线的初始高容积部分，与大气道通畅程度和用力程度密切相关，因此该指标能反映患儿用力程度是否达到质控标准。PEF 与 FEV_1 有较好的相关性，其异常分级判定标准同 FEV₁。PEF 连续监测较单次结果的临床意义更大，如 PEF 日间变异率（连续监测 2 周）≥13%是儿童哮喘诊断的重要依据之一，哮喘患儿 PEF 持续降低常提示有急性发作的风险，是增加临时用药的指征。

（2）用力呼出 25%、50%、75%肺活量时的瞬间流量（FEF_{25}、FEF_{50}、FEF_{75} 或 MEF_{75}、MEF_{50}、MEF_{25}）：其中 FEF_{25} 出现在呼气早期、流量-容积曲线的初始高容积部分，与 PEF 的意义相似，除了受用力程度影响外，也与气道通畅程度有关，尤其是大气道阻塞时明显降低，小气道明显阻塞时也会引起该指标的间接性下降。FEF_{50} 出现在流量-容积曲线的中期，用力程度对其影响较 FEF_{25} 小。FEF_{75} 则出现在呼气后期、流量-容积曲线末期的低容积部分，主要受小气道通畅程度影响，在小气道阻塞时明显降低。FEF_{75} 是评价小气道功能的敏感指标，但其变异性相对较大，因此需要在合格质控的前提下进行判读。根据 FEF_{25}、FEF_{50}、FEF_{75} 实测值/预计值百分比，分级判定标准如下：≥65%，正常；55%～65%（不包括 65%），轻度下降；45%～55%（不包括 55%），中度下降；<45%，重度下降。

（3）最大呼气中期流量（MMEF）：指用力呼出 25%～75%肺活量时的平均呼气流量，也可表示为 $FEF_{25~75}$。MMEF 大部分处于 FVC 的非用力依赖部分，主要受中小气道直径影响，其下降主要反映小气道的阻塞。MMEF 对小气道功能的评价敏感性不如 FEF_{75}，但稳定性相对较好。MMEF 异常分级判定标准同 FEF。

【报告解读】

在具体参数解读之前，应首先判断检查结果是否符合质控标准，进行质量分级。对于完全不可靠的结果，需要重新进行测试；若患儿确实不能配合则取消检查，不能因质控不合格而发出错误的报告，误导临床。在符合质控标准的前提下，根据主要参数的测试结果，判断通气功能障碍的性质和类型，总体上可分为阻塞性、限制性和混合性通气障碍。阻塞性通气功能障碍者，根据 FEV_1 下降程度判断阻塞的严重程度，根据不同容积下流量变化的特点，初步估计阻塞的部位；另外，可结合支气管舒张试验，判断阻塞是否具有可逆性。限制性通气功能障碍者，则根据 FVC 下降程度判断通气功能障碍程度。

1. **阻塞性通气功能障碍** 是指气流受限或气道狭窄所引起的通气障碍。引起阻塞性通气功能障碍的常见原因有气管和支气管疾病（如哮喘）、阻塞性肺气肿和支气管肺炎等。主要参数变化特点：$FEV_1/FVC\%$ 下降，FEV_1 下降，流量指标下降，而 FVC 多正常；流量-容积曲线向横轴凹陷。

2. **限制性通气功能障碍** 是指肺扩张受限所引起的通气功能障碍。引起限制性通气功能障碍的常见疾病有胸膜疾病、胸壁疾病、肺间质疾病、肺实质疾病、肺叶切除术后、心脏疾病、神经肌肉病变、胸腔外疾病等。主要参数变化特点：FVC 下降，FEV_1 下降，流量指标可正常或下降，而 $FEV_1/FVC\%$ 多正常或升高；流量-容积曲线陡直。

3. **混合性通气功能障碍** 是指气流阻塞与肺扩张受限因素同时存在所引起的通气障碍，表现为以阻塞为主或以限制为主。引起混合性通气功能障碍的常见原因有结节病、肺结核、肺炎、支气管扩张、肺源性心脏病。主要参数变化特点：FVC 与 $FEV_1/FVC\%$ 同时下降，FEV_1 下降，流量指标下降；流量-容积曲线既向横轴凹陷又陡直改变。

4. **小气道功能障碍** 表现为低容积呼气流量下降，而常规通气其他指标正常（或有限制性病变），称小气道功能障碍。FEF_{50}、FEF_{75}、MMEF 均可反映小气道功能，其中 FEF_{50} 和 FEF_{75} 更为敏感，MMEF 更为稳定。

【经验指导】

1. 肺功能质控是肺功能检查的生命线，优良的质控可以为临床医师提供准确的信息，帮助诊断和治疗，反之则会误导临床医师。质控固然重要,但儿童配合程度远不及成人,有时也不必苛求,如果能做出合格的呼气曲线则可以反映出临床实际,但需要有经验的技术员谨慎判断。

2. 重视飞沫传播,加强肺功能检查室的通气和消毒。患儿反复呼吸,部分患儿剧烈咳嗽,都会污染整个检查管道,故必须在检查时加用一次性呼吸过滤器,可有效减少交叉感染的发生。

3. 有时肺功能检查结果提示限制性通气功能障碍,而临床判定并非限制性疾病,两者的不一致与限制性通气功能障碍的判定标准有关。ATS/ERS 等多个肺功能指南以 TLC 下降来判定限制性通气功能障碍,而非 FVC 下降。TLC 是 FVC 与 RV 之和,在一些阻塞性疾病中,可有 RV 增高,导致间接性 FVC 降低,而 TLC 正常或增高,故此时虽然有 FVC 下降,但并非真正的限制性疾病。但由于 TLC 的检测需要特殊的设备和方法,如体描法或一口气弥散法,一方面设备相对昂贵、普及率不高,另一方面检查过程需要受试者很好的配合,年龄较大儿童方能完成,因此在儿童肺功能结果判读时以 FVC 代替 TLC。

4. FEF_{50}、FEF_{75}、MMEF 下降,而常规通气其他指标正常(或有限制性病变),称小气道功能障碍,如同时出现 $FEV_1/FVC\%$ 下降就不再诊断小气道功能障碍,而称为阻塞性通气功能障碍,但并不等于此时一定没有小气道功能下降。在中重度小气道功能下降时,不仅有 FEF_{50}、FEF_{75} 显著下降,也会同时出现 FEF_{25}、PEF、FEV_1 或 $FEV_1/FVC\%$ 不同程度下降,但 FEF_{25}、PEF 下降明显程度低于 FEF_{50}、FEF_{75}。另外,低容积的呼气流量也受肺容量的影响,因此在限制性通气功能障碍时,即使没有小气道阻塞,也可能出现流量下降;故此时 FEF_{25}、FEF_{50}、FEF_{75} 三者呈"阶梯状"下降(FEF_{75} 下降最显著,FEF_{50} 其次,FEF_{25} 下降最轻),诊断小气道功能障碍更为确切。

二、支气管激发试验

【概述】

支气管激发试验是通过吸入抗原或非特异性刺激物来诱发气道平滑肌收缩及气道炎性反应的一种方法，以通过测定刺激前后肺功能指标的改变，判定气道收缩程度，对气道高反应性（AHR）做出定性或定量判断。支气管激发试验是检测 AHR 最常用的临床检查。根据刺激物的作用机制，支气管激发试验可分为直接和间接激发试验，前者主要包括醋甲胆碱（Mch）、组胺、白三烯 D_4 等，后者包括运动、甘露醇、腺苷、高渗盐水、冷空气等。目前我国儿科临床应用最为广泛的是 Mch 直接支气管激发试验、运动激发试验和高渗盐水激发试验，本文将以此三种激发试验为例，进行阐述。

【适应证】

1. 协助支气管哮喘的诊断。

2. 协助哮喘治疗效果的评估。

3. 对变应性鼻炎患者下气道炎症状态的评估。

4. 辅助了解哮喘及其他呼吸道疾病的发病机制。

5. 了解哮喘的流行病学情况。

【禁忌证】

1. 绝对禁忌证

（1）气流受限，FEV_1 < 60% 的预计值。

（2）曾有过致死性哮喘发作，或近 3 个月内曾有因哮喘发作需机械通气治疗者。

（3）对吸入的激发剂有明确的超敏反应。

（4）主动脉瘤。

（5）不能解释的荨麻疹。

（6）有其他不适宜用力通气功能检查的禁忌证。

（7）哮喘发作或急性加重期。

2. 相对禁忌证

（1）基础肺功能呈中度以上损害（FEV_1占预计值百分比<70%），但如严格观察并做好充足的准备，则FEV_1占预计值百分比>60%者仍可考虑行支气管激发试验。

（2）基础肺功能检查配合不佳，不符合质控要求。

（3）近期呼吸道感染（<4周）。

（4）正在使用胆碱酯酶抑制剂（治疗重症肌无力）的患者不宜行 Mch 激发试验，正在使用抗组胺药物的患者不宜行组胺激发试验。

【检查方法】

1. 患儿准备 试验前详细了解患儿的病情，排除禁忌证。试验前停用影响气道收缩或反应性的药物，以避免影响结果的判读。

2. 检查过程

（1）Mch 直接支气管激发试验：依据吸入 Mch 的雾化方式（手动简易或自动触发的雾化设备）、呼吸模式（深吸气或潮气呼吸）、激发剂最大浓度和递增剂量浓度区间设定、评价肺功能的方法参数等的不同，Mch 直接支气管激发试验可分为定量雾化吸入法、Cockcroft 测定法、Yan 测定法、Chai 五次吸入测定法和 Astograph 测定法，本文简述定量雾化吸入法。操作步骤：①患儿先休息 15min。②测定肺通气功能，FEV_1取 3 次中高值为基线值。③吸入 9g/L 盐水，2min后重复上述肺通气功能检查（参照值），与基线值比较。若FEV_1下降≥10%，则休息 5min，然后重复，若仍≥10%则终止；若 FEV_1下降<10%，则继续。④从最低浓度开始吸入 Mch，通过气雾激发系统定量雾化器已设计完善的激发规程自动触发雾化药物，患儿从残气位缓慢深吸气至肺总量位，要求按照标准吸气方式完成各浓度下设定的吸入次数。每一剂量吸入后 2min 测定肺通气功能，若 FEV_1 下降<

20%，则吸入下一浓度，直至完成激发规程中的所有浓度；若 FEV_1 下降达 20%，激发试验阳性，则立即停止激发，记录患儿的症状、体征。即刻吸入支气管舒张剂。⑤15min 后复查肺通气功能，至 FEV_1 恢复至基线值，若未恢复，持续观察 15min 再次复查，复查患儿的体征。

（2）运动激发试验：常用运动器械是平板或踏车，可通过调节平板的坡度、速度或踏车的功率而调节运动量。戴鼻夹，呼吸空气的相对湿度＜50%，环境温度 20～25℃，同时监测心率及血氧饱和度。运动 4～6min，使心率达到最高预计值的 80%～90%，最高预计值为 220–年龄（岁），通气量达到最大通气量预计值的 40%～60%，运动停止后 1min、5min、10min、15min、20min 分别测定 FEV_1，任一监测时间点 FEV_1 下降≥10%为运动激发试验阳性。

（3）高渗盐水激发试验：可采用固定浓度的高渗盐水，通过逐渐加倍延长吸入时间（0.5min、1min、2min、4min、8min）的方式，多用 4.5%的高渗盐水，通过超声雾化产生雾化液吸入，吸入前和吸入后 60～90s 测定 FEV_1，若 FEV_1 下降≥15%诊断为高渗盐水激发试验阳性，试验停止。也可以逐步增加高渗盐水吸入浓度，每一浓度吸入时间固定，依次雾化吸入浓度为 2.5%～10%的高渗盐水，每一浓度吸入 2min，任一浓度高渗盐水吸入后 FEV_1 下降≥15%或出现咳嗽、胸闷、气促且肺部哮鸣音时，试验终止，诊断为高渗盐水激发试验阳性。

【报告解读】

1. 支气管激发试验阳性　典型哮喘患者的支气管激发试验阳性通常以中重度多见，或在激发试验过程中出现明显的喘息、胸闷等症状，而经过治疗达哮喘控制状态者可见激发阳性的程度较治疗前减轻，可用于监测治疗疗效。慢性咳嗽患者支气管激发试验阳性支持哮喘诊断。此外，其他相关因素导致的 AHR，如接触暴露环境变应原、变应性鼻炎、慢性支气管炎、上气道感染等也可出现支气管激发试验阳性，但程度较典型哮喘患者轻。对于结果可疑者（如 FEV_1 下降 15%～20%，无气促喘息发生），可预约 2～3 周复查，必要时 2 个月后复查。

2. 支气管激发试验阴性　可考虑排除哮喘。但应除外是否有以下可能原因所致直接支气管激发试验假阴性。①药物因素：是否曾使用影响气道反应性的药物或停药时间不足，如 β_2 受体激动剂、抗胆碱能药、抗组胺药、茶碱类药物、白三烯受体拮抗剂、糖皮质激素等；②仪器的影响：如雾化装置及雾化量等未达到质控标准；③操作人员的影响：如手捏式雾化吸入时，操作人员未能充分捏橡皮球，使受试者吸入雾化液量不足；④受试者配合不佳，吸入激发剂不足；⑤激发剂过期或未按要求保存；⑥部分运动诱发哮喘患者可能对 Mch 等直接支气管激发试验不敏感，需通过间接支气管激发试验等才可诱导出来。

【经验指导】

提高支气管激发试验的安全性，若检查过程中出现喘息、剧烈咳嗽等，应及时终止支气管激发试验转为吸入支气管舒张剂，直至 FEV_1 恢复至基础值的 90%以上。备有急救药品，如吸入的速效 β_2 受体激动剂、氧气等。要有经验丰富的医师在场；若患儿出现哮喘急性发作，应及时按照相应的救治方案进行处理。

三、支气管舒张试验

【概述】

支气管舒张试验又称呼吸道可逆性试验，是指对于已有气流阻塞的患者，应用一定剂量的支气管舒张剂后重复测定肺功能，以评价气流阻塞可逆程度的试验，是哮喘等疾病重要的诊断和鉴别诊断方法。支气管平滑肌痉挛是引起气流阻塞的重要原因之一,支气管扩张剂可迅速缓解支气管痉挛和改善气流阻塞,支气管舒张试验即应用这一原理来了解气流阻塞可逆性的程度。

【适应证】

1. 呼吸道痉挛的疾病,如支气管哮喘、过敏性肺泡炎、弥散性泛细支气管炎等的诊断和鉴别诊断。

2. 支气管哮喘治疗随访。

3. 有呼吸道阻塞现象,需排除非可逆性呼吸道阻塞的疾病。

【禁忌证】

1. 绝对禁忌证　包括对已知支气管舒张剂过敏者、伴严重危及生命的疾病或体征者、有通气功能检测禁忌证患儿。

2. 相对禁忌证　有心脏疾病的患儿(如心律失常)。

【检查方法】

1. 患儿准备　详细了解患儿的病史,进行基础肺功能测定确认存在气流阻塞,尤其需了解有无对所使用支气管舒张剂的过敏史或禁忌用药史,是否有严重的心脏病病史。此外,需停用影响试验结果的药物,如因病情需要未能停用相关药物,应在报告中注明。

2. 支气管舒张剂的剂型和剂量选择　常选用速效 β_2 受体激动剂作为支气管舒张剂,包括沙丁胺醇及特布他林,可采用雾化溶液经雾化途径给药或 pMDI 剂型经储雾罐途径给药,规格、剂型和剂量具体见表 5-16-1。

表 5-16-1　各类支气管舒张剂的规格、剂型和剂量

药物规格和剂型	<6 岁	6~12 岁	>12 岁
0.50%硫酸沙丁胺醇溶液(ml)	0.500	0.75	1.000
0.20%硫酸沙丁胺醇溶液(ml)	1.250	1.875	2.500
沙丁胺醇气雾剂(100μg/揿)	200μg	200μg	400μg
0.25%特布他林溶液(ml)	体重<20kg 者 1ml,体重≥20kg 者 2ml		

3. 检查过程　在支气管舒张剂吸入前和吸入后 15min 分别测定肺功能,计算所选用肺功能检查方法主要参数的改善率。参数改善率计算公式,以常规通气法的 FEV_1 为例,改善率计算公式为[FEV_1(吸入支气管舒张剂后)−FEV_1(吸入支气管舒张剂前)]/FEV_1(吸入支气管舒张剂前)%。FEV_1 改善率≥12%即为支气管舒张试验阳性。

【报告解读】

1. 支气管舒张试验阳性　是呼吸道可逆性气流受限的客观指标之一,已作为支气管哮喘的诊断标准之一。部分临床控制的哮喘患儿,可表现为基础肺通气功能正常而支气管舒张试验阳性,提示患儿存在潜在呼吸道痉挛因素和应用支气管舒张剂有益。因此,对于有临床症状的患儿,虽然基础肺功能 FEV_1≥80%预计值,仍可进行支气管舒张试验,尤其是伴有有小气道功能障碍者,可获得阳性结果,也能支持哮喘诊断。

2. 支气管舒张试验阴性

（1）不存在可逆性气流阻塞。

（2）轻度呼吸道缩窄,肺功能接近正常,用药后呼吸道舒张的程度较小。

（3）较多的分泌物堵塞呼吸道,如重症哮喘患者支气管腔内常有大量黏液栓,影响吸入药物在呼吸道的沉积和作用。

（4）质控存在疑问,包括药物吸入方法不当、使用药物剂量不足、试验前未按照检查前准备停用支气管舒张剂或影响结果的药物。

（5）缩窄的呼吸道对该种支气管舒张剂不敏感,但并不一定对所有舒张剂都不敏感,此时应考虑联合应用其他支气管舒张剂再做检查,如尝试联合应用异丙托溴铵。

（6）部分患儿对支气管舒张剂的起效时间慢,在吸入支气管舒张剂后 15min 未表现出阳性,但延长时间至 20~

30min 就可能出现阳性。

（7）如果受试者在吸入支气管舒张剂后，肺功能不但没有改善，反而大幅度下降，此时多与患儿呼吸道雾化后湿化、痰液分泌有关；但也需要注意排除受试者是否对某种成分或对吸入冷的液体存在呼吸道高反应性，或对支气管舒张剂及其辅助成分过敏，并适时予以处理。

【经验指导】

1. 关于儿童支气管舒张试验判定标准，与成人不同的是，在儿童中仅 FEV_1 改善率≥12%即判定为阳性，而不要求 FEV_1 绝对值增加超过 200ml。儿童的肺容积相对小，且阻塞时 FEV_1 降低，因此基础值明显低于成人，故仅改善率超过 12%即可判定为阳性。

2. 目前尚缺乏关于儿童脉冲振荡和潮气呼吸法支气管舒张试验的阳性判定标准，虽有部分临床研究结果，但缺乏验证，故在解读时需要密切结合临床。

3. 基础肺功能检查的质控尤为重要，否则容易造成假阳性或假阴性。基础肺功能正常或无阻塞性通气功能障碍，而支气管舒张试验阳性者，需要谨慎解读。此时应注意基础肺功能的检查质量是否合格，部分受试者随着检查次数的增多，逐渐掌握了呼气方法，使得检查结果越来越好，造成假阳性。

（冯　雍）

第六章

◉ 消化系统疾病

第一节　小儿腹泻病

【概述】

小儿腹泻病是一组由多病原、多因素引起的以大便次数增多和大便性状改变为特点的儿科常见病，以 6 个月至 2 岁婴幼儿发病率高。临床主要表现为大便次数增多且大便性状改变，呈稀便、水样便、黏液便或脓血便，可伴有发热、呕吐、腹痛，重者可出现水、电解质、酸碱平衡紊乱和全身中毒症状。

【病因及发病机制】

按病因本病分为感染性腹泻及非感染性腹泻，其中感染性腹泻包括病毒感染，如轮状病毒、柯萨奇病毒、ECHO 病毒、肠道腺病毒；细菌感染（非法定传染病），如致病性大肠埃希菌（又分为致病性、产毒素、侵袭性、出血性、黏附-集聚性大肠埃希菌肠炎）、空肠弯曲菌、耶尔森菌、沙门菌等；真菌以白假丝酵母菌婴儿多见；寄生虫包括蓝氏贾第鞭毛虫、阿米巴原虫、隐孢子菌等；以及其他与感染相关因素，如抗生素相关性腹泻、肠外感染。

非感染性腹泻包括饮食因素，如喂养不当、过敏性腹泻、原发性或继发性双糖酶（主要为乳糖酶）缺乏、气候因素等。

【临床特点】

1. 轻型腹泻　多数由饮食不当或肠道外感染引起，少数可因致病性大肠埃希菌或肠道病毒感染所致。

（1）轻型腹泻常由饮食因素及肠道外感染引起，起病可急可缓。

（2）主要是胃肠道症状：食欲缺乏，偶有溢乳或呕吐，大便次数增多，但每次大便量不多，稀薄或带水，呈黄色或黄绿色，带奶瓣和（或）泡沫。

（3）无明显全身症状，无脱水症状，多可在数日内痊愈。

2. 重型腹泻　多由感染引起。除有较重的胃肠道症状外，还有较明显的脱水和电解质紊乱及全身感染中毒症状（发热或体温不升、精神萎靡、嗜睡、面色苍白、昏迷、休克）。

（1）胃肠道症状：食欲缺乏、呕吐、腹泻频繁每天 10余次至数十次，蛋花汤或水样，少量黏液，部分患儿也可有少量血便。

（2）水、电解质及酸碱平衡紊乱。

1）脱水：由于呕吐、腹泻丢失体液及摄入量不足，使体液总量尤其是细胞外液量减少。脱水的性质分为等渗、低渗、高渗性脱水，临床上以前两者多见，主要表现为眼窝、囟门凹陷，尿少、泪少，皮肤黏膜干燥、弹性下降，以及血容量不足引起的末梢循环障碍。

2）代谢性酸中毒：患儿此时可出现精神不振、唇红、呼吸深大、呼出气凉而有丙酮味等症状，小婴儿症状可不典型。

3）低钾血症：在腹泻脱水合并代谢性酸中毒时，钾离子由细胞内向细胞外转移，血清钾多数正常。但随着脱水和酸中毒被纠正、排尿后钾排出增加、大便继续失钾及输入葡萄糖合成糖原时使钾离子从细胞外进入细胞内等，血钾会迅速下降，出现不同程度的缺钾症状。此时可表现为精神不振、无力、腹胀、心律失常、碱中毒等。

4）低钙血症和低镁血症：脱水、酸中毒时由于血液浓缩、钙离子增多等原因,不出现低钙的症状,待脱水、酸中毒纠正后则出现低钙症状(如手足搐搦和惊厥)。应用钙治疗无效时应考虑有低镁血症的可能。

5)低磷:进食减少、吸收不良及腹泻失磷,患儿多有磷缺乏,但一般缺磷不重,在进食改善后不需要额外补充即可恢复。

按脱水程度分为轻、中、重度,见表 6-1-1。

表 6-1-1 脱水程度及表现

表现程度	轻度脱水	中度脱水	重度脱水
失水量	5%(50ml/kg)	5%~10% (50~100ml/kg)	>10% (100~120ml/kg)
神态	精神稍差,略有烦躁不安	精神萎靡,烦躁不安	昏睡,昏迷
眼眶、前囟	稍凹陷	明显凹陷	深陷
皮肤	皮肤略干,弹性稍差	干燥,苍白,弹性较差	皮肤发灰、发花,干燥,弹性极差
口唇黏膜	略干燥	干燥	极干燥
眼泪	有	少	无
尿量	稍少	明显减少	极少或无
末梢循环	正常	四肢稍凉	四肢厥冷、脉弱、休克

【辅助检查】

1. 血常规:病毒性肠炎,白细胞可正常或降低;细菌性肠炎,白细胞可升高。

2. 粪便常规。

3. 血气分析:明确有无酸碱失衡、离子紊乱。

4. 病原学检测:粪便病毒抗原检测或便细菌培养。

【诊断及诊断标准】

根据发病季节、病史(包括喂养史和流行病学资料)、临床表现和大便形状可做出诊断。

【鉴别诊断】

1. 大便无或偶见少量白细胞者

（1）生理性腹泻：多见于 6 个月以内婴儿，外观虚胖，出生后不久即出现腹泻，除大便次数增多外，常有湿疹，无其他症状，食欲好，不影响发育，添加辅食后，大便即转为正常。

（2）导致小肠消化吸收功能障碍的各种疾病：如乳糖酶缺乏、葡萄糖-半乳糖吸收不良、失氯性腹泻、原发性胆酸吸收不良、过敏性腹泻等。

2. 大便有较多白细胞者

（1）细菌性痢疾：起病急，全身症状重。便次多，量少，脓血便伴里急后重，大便镜检有较多脓细胞、红细胞和吞噬细胞，大便细菌培养有志贺痢疾杆菌生长。

（2）坏死性肠炎：中毒症状较严重，腹痛、腹胀、呕吐频繁、高热、大便暗红色糊状，可发展成为赤豆汤样血便，常伴有休克。腹部立位、卧位 X 线显示小肠局限性充气扩张，肠间隙增宽，肠壁积气。

【治疗】

治疗原则：调整饮食，预防和纠正脱水，合理用药，加强护理，预防并发症。

1. 饮食疗法　轻型腹泻可继续平日饮食，鼓励患儿进食、进水，吐泻严重者禁食（6～8h）。待脱水基本纠正，吐泻好转时逐渐恢复饮食。疑有双糖酶缺乏，给予去乳糖喂养。

过敏性腹泻：应用去乳糖喂养腹泻不改善时，应考虑蛋白质（如牛奶或大豆蛋白等）过敏的可能性，应进一步检查以确诊，如对牛奶蛋白过敏，可予以水解氨基酸配方或深度水解蛋白配方营养粉喂养。

2. 控制感染　根据中华医学会消化病学分会，2016 年中国儿童急性感染性腹泻病临床实践指南推荐，对感染性腹泻各病原菌的抗生素推荐意见表 6-1-2。

表 6-1-2　针对儿童急性感染性腹泻各病原菌的抗生素推荐意见

病原菌	抗生素	剂量	推荐意见
大肠埃希菌	磷霉素	口服：50～100mg/（kg·d），分 3～4 次 静脉：100～300mg/（kg·d），分 2～4 次	选择
	头孢噻肟	50～100mg/（kg·d），分 2～4 次静脉滴注	推荐
	头孢唑肟	40～150mg/（kg·d），分 2～3 次静脉滴注	推荐
	头孢曲松	20～100mg/（kg·d），单次或分 2 次静脉滴注	推荐
	头孢他啶	30～100mg/（kg·d），分 2～3 次静脉滴注	推荐
	头孢克肟	5～10mg/（kg·d），分 2 次口服	推荐
	头孢哌酮	50～200mg/（kg·d），分 2～3 次静脉滴注	推荐
	阿米卡星	首剂 10mg/kg，继以每 12 小时 7.5mg/kg，或每 24 小时 15mg/kg，肌内注射或静脉滴注	推荐
	亚胺培南[a]	30～60mg/（kg·d），重症可增至 100mg/（kg·d），每天总量不超过 2g，分 3～4 次静脉滴注（每 6～8 小时）	推荐
空肠弯曲菌	红霉素	40～50mg/（kg·d），分 3～4 次口服，总疗程 5～7d，重症感染者疗程延至 3～4 周	选择
	阿奇霉素	10mg/（kg·d），口服或静脉滴注（>6 个月患儿，体重<45kg）；1 次/天，每周 3d 为 1 个疗程；或采用 5d 疗法：首日 10mg/（kg·d），后 4d 减半使用。一般 1 个疗程即可，严重者需治疗 2～3 个疗程	推荐
鼠伤寒沙门菌	头孢噻肟	50～100mg/（kg·d），分 2～4 次静脉滴注	选择
	头孢曲松	20～100mg/（kg·d），单次或分 2 次静脉滴注	选择
	头孢他啶	30～100mg/（kg·d），分 2～3 次静脉滴注	选择

病原菌	抗生素	剂量	推荐意见
	头孢哌酮	50～200mg/（kg·d），分 2～3 次静脉滴注	选择
	哌拉西林-他唑巴坦	60～150mg/（kg·d），分 3～4 次静脉滴注	选择
	亚胺培南[a]	30～60mg/（kg·d），重症可增至100mg/（kg·d），每天总量不超过2g，分 3～4 次静脉滴注（每6～8 小时）	强烈推荐
肺炎克雷伯菌	头孢哌酮-舒巴坦	80～160mg/（kg·d），分 2～3 次静脉滴注	选择
	亚胺培南	30～60mg/（kg·d），重症可增至100mg/（kg·d），每天总量不超过2g，分 3～4 次静脉滴注（每6～8 小时）	强烈推荐
金黄色葡萄球菌（停用原来抗生素）	万古霉素	20～40mg/（kg·d），静脉滴注，每12 小时或每 8 小时分次使用	推荐
艰难梭菌（停用原来抗生素）	利奈唑胺	每次 10mg/kg，每 8 小时分次使用	选择
	甲硝唑	每次 30mg/kg，分 4 次	推荐
	万古霉素	20～40mg/（kg·d），口服，分 4 次	推荐
白念珠菌	制霉菌素	5 万～10 万 U/（kg·d），分 3 次口服	选择
	氟康唑	3mg/（kg·d），单次口服	选择
	克霉唑	25～50mg/kg，分 2～3 次口服	选择
	酮康唑	3～5mg/kg，单次或分 2 次口服	选择

a 不作为儿科临床抗生素首选药物，针对产超广谱 β-内酰胺酶的大肠埃希菌及多重耐药鼠伤寒沙门菌

病毒性肠炎和非侵袭性细菌所致的腹泻，以饮食和支持疗法为主，不宜长期滥用抗生素，以免发生菌群失调。

3. 对症治疗

（1）肠黏膜保护剂：能吸附病原体和毒素，维持肠细胞的吸收和分泌功能，与肠道黏液糖蛋白相互作用，可增强其屏障功能，阻止病原微生物的攻击，如蒙脱石制剂每次 1～3g，每天 3 次。

（2）抗分泌治疗：脑啡肽酶抑制剂消旋卡多曲可以通过加强内源性脑啡肽来抑制肠道水、电解质的分泌，可以用于治疗分泌性腹泻。

（3）避免用止泻剂，如洛哌丁醇，因为它抑制胃肠动力，增加细菌繁殖和毒素的吸收，对于感染性腹泻有时是很危险的。

（4）补锌治疗：对于急性腹泻患儿，应每天给予元素锌 20mg（＞6 个月），6 个月以下婴儿每天 10mg，疗程为 10～14d。

4. 微生态制剂　近年来大多被应用，补充肠道正常菌群恢复微生态平衡，提高肠道抗病原微生物的能力，有利于腹泻的恢复。常用酪酸梭菌二联活菌（常乐康）、鼠李糖乳杆菌（LGG）、酵母菌、罗伊乳杆菌 DsM 17938、嗜酸乳杆菌等。

5. 液体疗法

（1）口服补液：口服补液盐（ORS）Ⅲ 的成分为每 1000ml 含无水葡萄糖 13.5g、氯化钠 2.6g、氯化钾 1.5g、枸橼酸钠 2.9g。

此方法适用于腹泻时预防脱水及轻度、中度脱水。补给累积损失量：轻度脱水 50～80ml/kg，中度脱水 80～100ml/kg，频频喂给（＜2 岁患儿每 1～2 分钟喂 1 小勺，＞2 岁患儿每次 10～20ml，每 5～10 分钟 1 次），所需液量要求在 8～12h 服完。

（2）静脉补液：适用于中度以上脱水、吐泻重或腹胀的患儿。

1）第1天补液量=累积损失量+生理需要量+继续损失量。

A. 累积损失量：轻度脱水 50ml/kg，中度脱水 50～100ml/kg，重度脱水 100～120ml/kg

液体种类：等渗性脱水用 1/3～1/2 张含钠液；低渗性脱水用等张至 2/3 张含钠液；高渗性脱水用 1/5～1/3 张含钠液。

B. 继续损失量：选用 1/5～1/3 张含钠液。

C. 生理需要量：60～80ml/kg，补 1/3 张维持液。

2）补液速度

A. 扩容阶段：适用于各种性质的脱水患儿伴有周围循环障碍者。2：1 等张含钠液 20ml/kg，30～60min 静脉推注或快速滴注。

B. 纠正脱水：补足累积损失量，如无明显周围循环障碍可不必扩容，直接从本阶段开始补液，8～10ml/（kg·h），8～12h 滴完。

C. 维持补液：补继续损失和生理需要量，5ml/（kg·h），12～16h 滴完，1/3～1/2 张含钠液体。

3）纠正离子紊乱

补钾原则：见尿补钾；不能静脉推注；浓度<0.3%；补钾速度不能过快，一天补钾总量静脉输液时间不少于6～8h；静脉补钾需维持 4～6d。

轻度低钾血症：氯化钾 200～300mg/（kg·d），口服。

重度低钾血症：氯化钾 300～400mg/（kg·d），静脉滴注。

4）纠正酸中毒：提高二氧化碳结合力 5mmol/dl，需 5% $NaHCO_3$ 5ml/kg。临床常用 5% $NaHCO_3$=−ABE×kg/2，先补 1/2 量，复查血气后再补。

5）补钙：在脱水纠正后易发生低钙抽搐。10%葡萄糖酸钙 1～2ml/kg，一次用量<10ml，监测心率，防外渗。

6）补镁：补钙抽搐不见缓解，需补镁。

7）第2天补液：补充生理需要量和继续损失量，继续补钾。生理需要量 60～80ml/（kg·d）；异常损失量：丢多少补多少，用 1/3～1/2 张含钠液。两部分于 12～24h 输入。

（3）营养不良患儿腹泻，需补维生素 A、维生素 B、维生素 C、维生素 D，少量输血。注意纠正离子紊乱和酸碱失衡。

【预后】

急性腹泻病经积极补液多可很快恢复机体正常状态。

【经验指导】

腹泻病的治疗要点在于预防和治疗脱水,轻型腹泻可向家长介绍潜在的并发症、转归和相关治疗措施,小婴儿注意臀部的护理、液体出入量监测和脱水表现的观察;指导口服补液盐的配制、喂养方法和注意事项。重型腹泻病患儿早期纠正脱水状态有利于疾病的恢复。

（王　洋）

第二节　消化性溃疡

【概述】

随着近年来消化内镜检查方法的推广,小儿消化性溃疡病检出率明显提高。胃酸的消化作用是本病形成的基本因素。与酸性胃液接触的任何部位都可发生溃疡,包括食管下段、胃、十二指肠、胃肠术后吻合口。小肠梅克尔憩室出现胃黏膜异常增生时也可发生溃疡。绝大部分消化性溃疡位于胃和十二指肠。依发病部位消化性溃疡可分为胃溃疡、十二指肠溃疡和吻合口溃疡等。依病因消化性溃疡分为原发性溃疡和继发性溃疡。依病程消化性溃疡分为急性溃疡和慢性溃疡。各年龄儿童均可发病,以学龄儿童多见。其临床表现与患儿年龄相关,年龄越小则临床表现越不典型。婴幼儿多为急性、继发性溃疡,常有明确的原发疾病,胃溃疡和十二指肠溃疡发病率相近。年长儿多为慢性、原发性溃疡,以十二指肠溃疡多见。

【病因及发病机制】

原发性消化性溃疡的病因与诸多因素有关,确切发病机制至今尚未完全阐明,目前认为溃疡的形成是由于对胃和十二指肠黏膜有损害作用的侵袭因子(酸、胃蛋白酶、胆盐、药物、微生物及其他有害物质)与黏膜自身的防御因素(黏膜屏障、黏液重碳酸盐屏障、黏膜血流量、细胞更新、前列腺素等)之间失去平衡的结果。一般认为,与酸增加有关因素对十二指肠溃疡的意义较大,而组织防御机制减弱对胃溃疡有更重要的意义。

【临床特点】

患儿的年龄不同,临床表现也不相同,年龄越小,临床症状越不典型。新生儿和婴儿缺乏表述能力,不能表达自觉症状,学龄前儿童多数也难以准确地形容症状的部位和性质。故可根据年龄不同进行临床症状的描述。

1. 新生儿期 急性、继发性溃疡多见,男女发病比例相似,常见原发因素有早产、窒息、败血症、低血糖、呼吸窘迫综合征和中枢神经系统疾病等,以出生后 24~48h 发病多见。临床上多表现为呕血、便血、消化道穿孔,属于新生儿危重症,早期诊断及治疗十分重要。

2. 婴儿期 急性、继发性溃疡多见,首发症状可为消化道出血和穿孔。原发性以胃溃疡多见,表现为食欲缺乏、呕吐、进食后啼哭、腹胀、生长发育迟缓,也可表现为呕血、黑粪。

3. 幼儿期 胃和十二指肠溃疡发病率相等,常见进食后呕吐,脐周及上腹部疼痛间歇发作,烧灼感少见,夜间及清晨可痛醒,可发生呕血、黑粪甚至穿孔。该年龄段患儿由于不能详细描述疼痛的部位及性质,多描述为全腹疼痛或脐周疼痛。

4. 学龄前期及学龄期 以原发性十二指肠溃疡多见，主要表现为反复发作脐周及上腹部胀痛、烧灼感，饥饿时或夜间多发。严重者可出现呕血、便血、贫血。并发穿孔时疼痛剧烈并放射至背部或左右上腹部。也有患儿仅表现为贫血，少数患儿表现为无痛性黑粪、晕厥甚至休克。

【辅助检查】

1. 实验室检查 消化道出血时，可有外周血白细胞稍增高、失血性贫血等提示；溃疡活动期可表现为粪隐血阳性。

2. 影像学检查 X线钡剂检查：适用于对胃镜检查有禁忌或不愿接受胃镜检查的患儿，虽然应用较广泛，但特异度和敏感度不高。直接征象：胃部和十二指肠部存在龛影，对溃疡有确诊的价值；间接征象：十二指肠球部激惹、球部畸形和充盈欠佳，胃大弯侧痉挛性切迹，钡剂通过缓慢提示可疑溃疡，有参考价值。小儿溃疡大多相对表浅，当溃疡处于急性期时，钡剂不容易在溃疡表面沉积，故有假阴性的可能。当溃疡处于球后壁时，钡剂或胃镜检查均不易发现。

3. 纤维胃镜检查 是确诊消化性溃疡的首要检查方法，对诊断及鉴别诊断具有非常重要的价值。胃镜检查不仅可以对胃及十二指肠的黏膜进行直接观察、摄像，可明确溃疡部位、数目、大小、深浅、形态、性质及有无出血，同时还可直视下进行黏膜活检和细菌学检查，并进行局部止血治疗，对治疗效果追踪观察。儿童消化性溃疡以十二指肠球溃疡多见，发生部位多见于球部前壁，单个发生多见，其次为多部位多发性，后壁最少。

4. 黏膜活检 送病理检查，进行幽门螺杆菌培养等。合并幽门螺杆菌感染相关情况详见本章第十节幽门螺杆菌感染。

【鉴别诊断】

1. 腹痛 是儿科临床上常见的症状，主要由消化系统器质性或功能性异常及其他器官病变引起。除消化性溃疡以外,以下疾病也常常引起腹痛:反流性食管炎,可出现胸骨后疼痛;急慢性胃炎和十二指肠炎,症状与消化性溃疡相似;小肠和大肠的急慢性炎症及功能性动力紊乱,肝、胆、胰腺和泌尿生殖系统的急慢性炎症,以及呼吸系统感染出现腹腔淋巴结炎,也都出现腹痛症状。临床上只要进行认真检查、全面考虑,再结合各自不同器官的疼痛特点及伴随症状就可以做出判断。

2. 呕血　新生儿和小婴儿呕血可见于新生儿自然出血症、食管裂孔疝等,年长儿本病需与肝硬化致食管静脉曲张破裂及全身出血性疾病相鉴别,有时还应与咯血相鉴别。

3. 便血　消化性溃疡出血多为柏油样便,鲜红色血便仅见于大量出血者。本病应与肠套叠、梅克尔憩室、息肉、腹型过敏性紫癜及血液病所致出血相鉴别。

【治疗】

目的是缓解和消除症状,促进溃疡愈合,防止复发,并预防并发症。对于没有严重并发症的患儿均应首先进行内科非手术治疗。当内科治疗无效或伴有大出血、穿孔、幽门梗阻等并发症时,才考虑根据个人情况进行手术治疗。

1. 一般治疗

(1)休息:培养良好的生活习惯,避免过度疲劳及精神紧张。有消化道出血等并发症或严重病例应卧床休息,积极监护、治疗,防止失血性休克。监测生命体征如血压、心率及末梢循环。禁食同时注意补充足够血容量。消化道局部止血(如喷药、胃镜下止血等治疗)及全身止血。如失血严重时应及时输血。对于继发性溃疡,应积极治疗原发病。

(2)饮食:需定时定量,营养丰富、食物宜软且易消化,避免过冷、过硬、过酸、粗糙、辛辣的食物和酒类及含咖啡因的饮料,改变睡前进食的习惯。病变严重者,可暂时进食流食或半流食,少食多餐以减轻对胃的刺激。慎用对胃黏膜有损害的解热镇痛药及抗生素。

2. 药物治疗 原则为抑制胃酸分泌和中和胃酸，强化黏膜防御能力，抗幽门螺杆菌治疗。

（1）抑制胃酸治疗：是消除侵袭因素的主要途径。①质子泵抑制剂（PPI）：作用于胃黏膜壁细胞，抑制壁细胞 H^+-K^+-ATP 酶的活性，减少 H^+ 转移到胃腔，从而抑制胃酸分泌。常用奥美拉唑（商品名洛赛克），剂量为每天 0.6～0.8mg/kg，清晨顿服，疗程为 2～4 周。②H_2 受体拮抗剂：可直接抑制组胺、阻滞乙酰胆碱分泌，达到抑酸和加速溃疡愈合的目的。雷尼替丁，每天 3～5mg/kg，每 12 小时 1 次或睡前 1 次服用，疗程为 4～8 周；西咪替丁，每天 10～15mg/kg，每 12 小时 1 次或睡前 1 次服用，疗程为 4～8 周；法莫替丁，每天 0.9mg/kg，睡前 1 次服用，疗程为 2～4 周。③中和胃酸的抗酸剂：起缓解症状和促进溃疡愈合的作用。比较常用的是氢氧化铝凝胶、复方氢氧化铝片（胃舒平）、铝碳酸镁（胃达喜）、复方碳酸钙等，饭后 1h 服用。

（2）胃黏膜保护剂：①硫糖铝，在酸性胃液中与蛋白形成大分子复合物，凝聚成糊状物覆盖于溃疡表面起保护作用，还可增强内源性前列腺素合成，促进溃疡愈合。常用剂量为每天 10～25mg/kg，分 4 次服用，疗程为 4～8 周。②铋剂类，胶体次枸橼酸铋钾（CBS）、果胶酸铋钾、复方铝酸铋。前者剂量每天 6～8mg/kg，分 3 次服用，疗程为 4～6 周。作用机制可能为隔离溃疡作用，保护黏膜；促进胃上皮细胞分泌黏液，抑制人体胃蛋白酶对黏液层的降解，促进前列腺素分泌，与表皮生长因子形成复合物，使生长因子聚集于溃疡部位，从而促进再上皮化和溃疡愈合，且具有抗幽门螺杆菌的作用。铋剂可导致神经系统不可逆性损害和急性肾衰竭，尤其长期、大剂量应用时，小儿尤应谨慎，严格掌握剂量和疗程，最好有血铋监测。③柱状细胞稳定药，如麦滋林-S、替普瑞酮、吉法酯等，主要为溃疡病的辅助用药。

（3）抗幽门螺杆菌治疗：详见本章第十节幽门螺杆菌感染。

3. 内镜治疗　若合并有出血时，可选择内镜直视下止血治疗。禁忌证：心肺严重器质性疾病或休克、出血倾向严重、凝血异常明显、行内镜治疗有危险者。

4. 手术治疗　消化性溃疡一般不需要手术治疗。但如有以下情况，应根据个体情况考虑手术治疗：①溃疡合并穿孔；②难以控制的出血，失血量大，48h内失血量超过血容量的 30%；③有幽门完全梗阻，经胃肠减压等非手术治疗72h仍无改善；④非手术治疗无效的顽固性溃疡、溃疡癌变者，慢性难治性疼痛。

【预后】

内科治疗通常是有效的，预后佳。应注意并发症的发生，特别是大出血和急性穿孔，预后不良，可造成死亡的发生。

【经验指导】

消化性溃疡需结合患儿的临床表现、病史、胃镜检查及影像学检查明确诊断，应注意并发症的发生及对症治疗。由于早期溃疡病的临床表现不典型，缺乏特异性的症状和体征，故早期诊断相对困难，对反复腹痛、恶心、呕吐、食欲缺乏、消化道出血或原因不明的贫血及营养不良患儿应尽早完善相关检查。

（林　楠）

第三节　消化道出血

【概述】

消化道出血可由全身性疾病和（或）胃肠道局部病变引起。急性大量出血可引起失血性休克甚至危及生命，而小量出血仅为便隐血阳性，若长期存在可导致贫血和营养不良。

【病因及发病机制】

以十二指肠 Treitz 韧带为界，从食管至 Treitz 韧带的出血被称为上消化道出血，Treitz 韧带至肛门的出血为下消化道出血，不同部位出血致病原因不同，并且引起儿童消化道出血的病因随年龄增长而有所变化。

1. 新生儿消化道出血原因

（1）新生儿期儿童上消化道出血罕有发生，一旦发现首先要鉴别是吞入母体血液，还是病理性出血，后者病因主要包括食管炎、胃炎及胃十二指肠溃疡，早产、新生儿呼吸窘迫综合征和机械通气等是导致应激性溃疡的高危因素。

（2）全身性疾病：新生儿出血性疾病、牛奶蛋白过敏等。

（3）母体或新生儿用药：用于治疗新生儿动脉导管未闭的吲哚美辛等非甾体抗炎药、用于维持胎儿循环持续开放的妥拉唑林、用于促进胎肺成熟的地塞米松及头孢类抗生素和苯巴比妥等药物，均可导致新生儿消化道出血。

（4）新生儿下消化道出血的原因：最常见的病因是肛裂、细菌性肠炎、肠套叠等，少见原因包括肠扭转、动静脉畸形、坏死性小肠结肠炎（尤其是早产儿）、梅克尔憩室等。

2. 婴幼儿期儿童消化道出血原因

（1）上消化道出血以原发性和继发性消化性溃疡、胃炎、反流性食管炎、食管胃底静脉曲张、食管贲门黏膜撕裂综合征等常见，吞入腐蚀性异物也是常见病因。

（2）下消化道出血中幼年型结肠息肉、肠套叠（尤其是6～18 个月的婴儿）、坏死性小肠结肠炎、先天性巨结肠的小肠结肠炎、肠重复畸形、肠扭转、梅克尔憩室、血管畸形及肛裂等较为常见。如果发现隐匿性或反复下消化道出血还需注意炎性肠病、牛奶蛋白过敏所致结肠炎等可能。

3. 学龄前期及学龄期儿童消化道出血原因

（1）上消化道出血最常见原因是胃十二指肠溃疡、食管炎、胃炎和食管贲门黏膜撕裂综合征,其他如凝血功能障碍、免疫性血小板减少性紫癜、吞入腐蚀性异物、血管畸形、寄生虫感染等病因也属常见。对所有年龄组患儿而言,门静脉高压均可导致食管胃底静脉曲张,其所致上消化道出血在本年龄段高发。其他一些罕见病因,如胃恒径动脉综合征(Dieulafoy病变)可能导致剧烈出血,需要重视。

(2)下消化道出血的最常见原因是幼年型肠道息肉、炎性肠病、肛周疾病等。下消化道出血伴严重腹泻时需警惕感染性腹泻,最常见的病原体是大肠埃希菌和志贺菌。各种血管病变、先天畸形、过敏性紫癜、溶血尿毒综合征、结缔组织病等病因也应考虑。

【临床特点】

1. 上消化道出血者,呕前有上腹部不适感。呕出深红色或深咖色胃内容物,呕吐物混有食物及胃液,和(或)排柏油样或深棕色便。

2. 少量出血可仅为粪便隐血阳性。

3. 若远端结肠、直肠、接近肛门处出血,常为便后滴血,或便附着血。患有肠套叠、阿米巴病者可为果酱样便。

4. 腹痛见于肠套叠、肠旋转不良、出血性坏死性小肠炎、肠系膜栓塞、消化性溃疡、过敏性紫癜等。

5. 失血量大者,可出现精神萎靡,面色苍白,脉搏快,血压下降。

6. 长期慢性出血可有贫血和营养不良表现。

7. 全身性疾病引起的消化道出血,有全身性疾病的其他表现,如腹部包块、皮肤出血点或紫癜、肝脾大、腹壁静脉曲张、发热、中毒症状等。

【辅助检查】

1. 实验室检查

(1)便常规:粪便隐血试验。

(2)血常规:红细胞计数、血红蛋白、网织红细胞、血细胞比容、血小板、白细胞计数。

2. X 线检查　出血停止 1~2 周后进行。

（1）钡剂透视：常规钡剂有下列缺点。①阳性率低（仅30%左右），特别是对黏膜病变和贲门的黏膜撕裂症不能诊断；②活动性出血时，胃内积血和血块使钡剂检查困难；③发现病变也不能肯定是出血灶；④有诱发再出血的危险。

（2）钡剂灌肠。

（3）选择性腹主动脉血管造影：出血期进行该项检查，可找到出血灶。适应证：对活动性出血，经内镜检查阴性时，应行选择性腹主动脉血管造影，出血量＞0.5ml/min 时，血管造影可见外渗现象。在钡剂检查后 24~48h，不能进行血管造影。造影对出血部位和病变性质可做出迅速正确诊断，并可动脉灌注垂体后叶素治疗出血。此检查对肝、胰、脾及血管病变的诊断也有一定价值。出血停止期假阴性率高，不宜进行造影检查。

3. 放射性核素检查　只能明确出血部位，不能确定病变性质。应用 ^{99m}Tc 标记红细胞进行扫描，小量渗血时 ^{99m}Tc 标记的红细胞在出血部位堆积。^{99m}Tc 腹部扫描特别适用于胃黏膜异位先天性病变（梅克尔憩室、肠重复畸形）的诊断。梅克尔憩室通常为回肠黏膜，有一部分含胃黏膜，^{99m}Tc 易被胃黏膜吸收并聚集，此类梅克尔憩室可于静脉注射 ^{99m}Tc 后显影。如肠区呈索条状影则考虑肠重复畸形。

4. 内镜检查

（1）胃镜检查：上消化道大量出血后 24~48h 紧急行内镜检查，可以达到以下目的。①迅速明确出血部位、性质；②可行止血治疗；③查出浅表、细微的黏膜病变；④决定急诊手术适应证。

（2）纤维结肠镜：用于确定结肠以下的出血部位、性质。

（3）小肠镜检查：适用于小肠病变。双气囊推进式小肠镜和胶囊内镜的应用可提高小肠出血诊断的准确性。

【诊断及诊断标准】

首先分辨消化道出血的部位、判断出血缓急、估计出血量。

1. 分辨出血部位

（1）粪便和血混合的情况：血便混合较均匀多为上消化道出血；而在下消化道出血，尤其在直肠与肛门之间出血时，血常附在成形粪便表面或表现为大便后滴血。

（2）粪便颜色：①鲜红血便，远端结肠、直肠、接近肛门的出血，常为便后滴血，或粪便附着血。②暗红血便，出血部位多在近端结肠或小肠。③柏油样便，伴呕血，常见于十二指肠以上的消化道出血且量较大；不伴呕血，见于十二指肠以下的消化道出血（尤其小肠）。④果酱样便，肠套叠、阿米巴病。血便的颜色与出血部位、血液在肠道内停留的时间和出血量有关。如上消化道出血量多，肠道蠕动快，也可为鲜红血便。

2. 判断失血缓急

（1）急性出血特点：出血量较大时贫血可迅速出现，血常规特点为正细胞正色素性贫血，血细胞比容正常，血小板和白细胞可能增高；若一次出血量超过全血量的1/5，患儿可迅速发生休克。

（2）慢性出血特点：血常规显示为小细胞低色素性贫血，血细胞比容下降，生化检查为低蛋白血症。

3. 估计出血量

（1）失血量少：精神状况良好，面色正常，脉搏、血压正常，少量鲜红血便或仅粪便隐血（+），红细胞$>3\times10^{12}$/L，血红蛋白>70g/L。

（2）失血量多：可有大量血便或呕血，精神萎靡，面色苍白，脉搏快，血压下降，血常规特点是红细胞$<3\times10^{12}$/L，血红蛋白<60g/L。但急性出血的早期，血红蛋白、红细胞计数可无变化。

（3）出血量的估计：①1000ml 胃液中混有 1ml 血即可出现呕吐咖啡样物；②出血量约 5ml/d 即可出现粪便隐血阳性；③下消化道出血 40～60ml 可出现柏油样便；④出血量一次超过全血量的 1/5 可出现休克或明显贫血。

4. 伴随症状与体征

（1）便血伴有剧烈腹痛：见于肠套叠、肠旋转不良、出血性坏死性小肠炎、肠系膜栓塞、消化性溃疡、过敏性紫癜等。

（2）无痛性血便：见于肠道息肉、回肠远端憩室病等，十二指肠溃疡、肠套叠也可出现无痛性出血。

（3）便血伴腹部包块：肠套叠、肠重复畸形、消化道肿瘤等。

（4）便血伴皮肤出血点或紫癜：常见于腹型过敏性紫癜，也应注意血小板减少性紫癜。

（5）便血伴发热、中毒症状：败血症、弥散性血管内凝血等。

（6）便血、呕血伴肝脾大、腹壁静脉曲张：常见于肝硬化。

【鉴别诊断】

1. 详细询问病史，确定是否有出血。注意以下情况：进食动物血等食物，进食巧克力等咖啡色食物，服用铁剂等可引起黑粪和粪便隐血阳性的食物。

2. 其他部位出血

（1）如口内、鼻腔出血吞咽而导致的黑粪或粪便隐血阳性，则在口内、鼻腔可发现出血灶。

（2）呼吸道疾病导致的咯血见表 6-3-1。

表 6-3-1 呕血和咯血的鉴别

呕血	咯血
呕出	咳出
无泡沫，深红色或深咖色	泡沫状，呈鲜红色

呕血	咯血
可混有食物及胃液	可混有痰液
呈酸性反应	呈碱性反应
呕前伴有上腹部不适感	咳前可有咽部痒感
痰中无血	痰中带血
有柏油样或深棕色便	无吞咽血液时粪便无改变

【治疗】

消化道出血的治疗原则：评估并稳定生命体征，恢复和维持血容量及机体正常氧供，确定出血的来源和部位，终止消化道出血。

1. 一般治疗

（1）卧床休息，下肢抬高。

（2）避免误吸，保持呼吸道通畅。必要时吸氧。

（3）严密观察生命体征和出血情况，监测生命体征（包括血压）、贫血情况等。

2. 饮食管理 不是所有的消化道出血都禁食，饥饿可增加胃肠蠕动而加重出血或引起疼痛，病情允许可进食少量流食，同时给予抗酸药、解痉药。大量出血或剧烈呕吐、休克、胃胀满时要禁食。食管胃底静脉曲张破裂应禁食 2～3d，在停止出血后至少 24h 尝试进食少量流食，溃疡病出血停止后进食温凉流食，逐渐改为半流食或软食。

3. 输血 输血指征：血红蛋白<70g/L、血压下降、脉搏快。大量出血时可先用 2∶1 液 20～30ml/kg 静脉滴注以维持有效循环血量，同时积极准备输血。输血过程中注意心功能。对有活动性消化道出血和凝血病的患儿应考虑输注新鲜冷冻血浆，尤其适用于凝血功能检查提示国际标准化比率（INR）>1.5 或凝血酶原时间（PT）延长者，新鲜冷冻血浆初始输注剂量为 10ml/kg，活化部分凝血活酶时间（APTT）

延长者可输冷沉淀,有血小板减少的活动性出血者也应考虑输注血小板。对于血细胞比容＞24%,且血流动力学稳定的患儿不需要输血,治疗时应严格把握输血指征,避免过度输血造成容积过度扩张,尤其是治疗食管胃底静脉曲张所致消化道出血时,为避免增加门静脉压力,加重消化道出血,输血治疗时血细胞比容不应超过30%。对于下消化道出血,如果临床病情恶化,但未见明显失血,应考虑是肠腔中的隐匿性出血,在血流动力学不稳定的情况下也需输血。

4. 药物止血

(1)复方五倍子液口服,每次 1ml/kg,可连服 3 次。

(2)去甲肾上腺素 4~8mg 加入 100ml 生理盐水内,分次口服或胃管滴入。

(3)凝血酶 250U 加水 10~20ml 口服或胃内注入,也可内镜直视创面喷洒,本品只有直接与创面接触才能起到止血作用。

(4)巴曲亭 1kU 静脉注射或肌内注射,重症 6h 后可再次注射 1kU,然后每天 1kU 共 2~3d。

(5)抑酸药:常用质子泵抑制剂(PPI)和 H_2 受体阻滞剂。奥美拉唑 0.6~0.9mg/(kg·d);法莫替丁 0.5~0.9mg/(kg·d),静脉滴注,每天 2 次。

(6)生长抑素及其类似物:具有减少内脏血流量,降低门静脉压力,抑制许多胃肠激素的作用,但不伴全身血流动力学改变。临床常用两种:①生长抑素类似物(octreotide),如奥曲肽,成年人 100μg(儿童酌减),每 6~8 小时 1 次,皮下注射,可连用 3~7d。②生长抑素(somatostatin),如施他宁、14 肽生长抑素,首剂 250μg,加入生理盐水或 5% 葡萄糖溶液 10ml 在 3~5min 缓慢静脉推注,之后 3.5μg/(kg·h)维持静脉滴注,可连续 5~7d 或至病情缓解。

(7)垂体升压素:每次 10~20U,加 5%葡萄糖溶液

150～250ml，于 20min 内缓慢静脉滴注，每天不超过 3 次。

5. 内镜下止血

（1）内镜直视下局部喷洒止血药物，如凝血酶、巴曲酶、去甲肾上腺素等。

（2）内镜下行直肠息肉、结肠息肉高频电凝切除术。

（3）组织黏合剂止血。

（4）硬化剂治疗。

（5）食管静脉曲张套扎术。

（6）金属夹止血。

（7）其他，如电凝止血、微波止血、激光凝血。

6. 选择性动脉内滴注升压素　通过插管滴注垂体升压素，对胃黏膜损害、溃疡、食管贲门黏膜撕裂等引起的出血有止血作用。

7. 三腔气囊管压迫止血　食管、胃底静脉曲张破裂出血时，防止血液反流入气管而致窒息。止血 24h 后放出囊内空气，继续观察 24h，如不再出血可拔管。

8. 手术治疗　手术指征如下。

（1）出血后迅速出现休克或反复呕血。

（2）经 6～8h 输血观察，血压仍不稳定或止血后再次出血。

（3）既往有反复大出血，特别是近期又反复出血。

（4）胃、十二指肠有较大动脉出血不易止血。

【预后】

大多数消化道出血预后良好，当出现大出血时容易危及生命，应密切关注患儿生命体征变化，及时救治。

【经验指导】

消化道出血可发生于任何年龄，病因多样。儿童总血容量相对较小，对失血耐受能力较差，易发生严重并发症，甚至出现低血容量性休克而危及生命。即使小量出血若长期存在也可导致贫血和营养不良。因此，早期明确儿童消化道出血的病因并进行早期治疗十分重要。

（林　楠）

第四节　急性胰腺炎

【概述】

儿童急性胰腺炎（pediatric acute pancreatitis，PAP）是临床常见的急危重症，是指多种病因引起的胰酶激活，继以胰腺局部炎症反应为主要特征的疾病，病情较重者可发生全身炎症反应综合征，并可伴有器官功能障碍。发病率逐年上升，最新研究估计儿童急性胰腺炎年发病率为1/10 000，中度重症急性胰腺炎或重症急性胰腺炎病情凶险，结局较差，病死率高达10%～15%。

【病因及发病机制】

解剖因素、阻塞性因素（包括胆源性的）、感染、创伤、中毒、代谢、全身性疾病、先天性代谢异常、遗传倾向和特发性等都是儿童急性胰腺炎、急性复发性胰腺炎和慢性胰腺炎的可能病因。特发性或其他占24%，创伤占17%，全身性疾病占15%，结构异常占14%，药物占10%，感染占8%。

【临床特点】

1. 轻型：恶心、呕吐、上腹部疼痛为主要症状，腹痛多为持续性剧痛，常放射至背部、左背部，可有腹胀。

2. 重型：起病急、病情重、腹痛剧烈、高热、恶心呕吐、腹胀、全身中毒症状重。有的发生肠麻痹，有的有局限性或全腹膜炎。腹水为血性或脓性。少数皮下毛细血管破出血，则局部皮肤呈青紫色，于脐周可见到紫斑（Cullen征），两侧腹部皮肤可见到紫斑（Grey Turner征）。有的发生中毒性休克、脱水、电解质紊乱、低钙血症、肺水肿、肺不张、胸腔积液。当胰头充血,水肿严重时可压迫胆道引起阻塞性黄疸,但在儿童较少发生。

3. 监测呼吸状态可警示临床医师注意患者由轻度到中度或重度进展。

【辅助检查】

1. 实验室检查

(1)血白细胞增高,白细胞总数及中性粒细胞计数升高。

(2)血清脂肪酶或淀粉酶超出正常值上限 3 倍是胰腺炎的标准之一。脂肪酶和淀粉酶在病程早期常常都升高,但是它们与疾病严重程度的相关性却很差,脂肪酶是一个更敏感和特异的指标。重症胰腺炎血淀粉酶、尿淀粉酶可不高,但腹水、胸腔积液淀粉酶可明显升高,对诊断急性重型胰腺炎有重要价值。

(3)血清电解质、血尿素氮、血肌酐和全血细胞计数、血细胞比容对监测体液/水化状态和肾功能非常重要。

(4)肝酶检查可用于鉴别胆源性或胆石症病因,并用于评估器官受累情况。

(5)钙和三酰甘油水平是基本的检测指标。

2. 影像学检查 可用于确诊胰腺坏死、胰腺炎并发症,包括积液和病因,如胆结石/胆道疾病或解剖异常。

(1)胰腺超声:最初的影像学检查通过经腹超声成像完成。

(2)胰腺增强 CT(CECT):胰腺炎的影像学诊断标准仍是增强 CT。早期的影像学表现可能会低估病变的程度,随后出现的急性胰腺炎并发症不会在早期影像学中表现出来,因而 CECT 最好在起病后 96h 进行检测。

(3)MRI:通常不作为初期急性胰腺炎患者首选的影像学检查,但它有助于评估后期并发症。MRI 在评估坏死组织上比 CECT 更敏感。磁共振胰胆管造影在急性胰腺炎中多用于检测胆总管远端胆结石或诊断急性胰腺炎的胆道病因。

【诊断及诊断标准】

儿童急性胰腺炎沿袭亚特兰大成人急性胰腺炎定义,急性胰腺炎的诊断需要至少以下标准中的 2 项及以上。

（1）与急性胰腺炎相符合的腹痛症状。

（2）血清淀粉酶和（或）脂肪酶高于正常值上限 3 倍。

（3）腹部影像学检查符合急性胰腺炎的影像学特征。

【鉴别诊断】

急腹症,如肠穿孔、肠梗阻、肠坏死时,患儿也表现为腹痛、恶心、呕吐等,且血清淀粉酶也可升高,但很少超过 $300\sim500U$,脂肪酶一般不升高。腹部 X 线平片或 B 型超声等检查可帮助鉴别。

【治疗】

1. 内科治疗

（1）急性胰腺炎的液体治疗:儿童急性胰腺炎初始液体复苏应用晶体液,根据脱水情况或血流动力学的评估结果决定输液速度,如果血容量不足,推荐快速滴注 $10\sim20ml/kg$ 的液量,$24\sim48h$ 给予生理需要量的 $1.5\sim2$ 倍静脉维持,并监测尿量。

（2）急性胰腺炎的疼痛管理:对有剧烈疼痛的病例,咨询急性疼痛相关专家,静脉输注吗啡或其他阿片类药物应该用于对乙酰氨基酚或非甾体抗炎药无效的急性胰腺炎。

（3）急性胰腺炎的肠内营养（EN）和肠外营养（PN）:除了存在胃肠喂养的直接禁忌证,轻度急性胰腺炎患儿早期（起病 $48\sim72h$）应用 EN 可获益,降低住院时间（length of stay, LOS）和器官功能障碍的风险。在长时间（超过 $5\sim7d$）不能应用 EN 的情况下,如肠梗阻、复杂瘘、腹腔间隔室综合征,为了减少机体分解代谢,需要考虑应用 PN。在病情许可的情况下,EN 应尽快开始,EN 和 PN 联合优于单一应用 PN。

（4）抑制胰液分泌:H_2 受体抑制药或质子泵抑制剂通

过抑制胃酸间接抑制胰酶的分泌。生长抑素及其类似物（奥曲肽）可以通过直接抑制胰腺外分泌而发挥作用。

（5）抗生素：根据成人资料，急性胰腺炎治疗不应该经验性或预防性使用抗生素，除了明确有感染性坏死胰腺炎或住院患者未经抗生素治疗临床无改善的坏死性胰腺炎。感染性坏死胰腺炎的治疗应使用能穿透坏死组织的抗生素，如碳青霉烯类、喹诺酮类和甲硝唑，因为其可减少需要手术干预的情况，降低病死率。

2. 手术治疗　急性胰腺炎紧急手术干预治疗的指征包括病情不稳的腹部创伤和（或）探查腹部创伤时累及其他相关器官损伤。胆源性胰腺炎时，胆囊切除术不仅是安全的，而且可以预防复发。成人文献提示胰腺坏死的早期手术干预可增加病死率。胰腺坏死清创术能导致病情不稳，最好延迟至起病后 4 周，并且最好采用内镜下或经皮方式进行。

在处理急性坏死性积液时，手术干预应该避免和延迟，即使是感染性坏死，因为延期处理（＞4 周）的结局更优；当必须进行引流或坏死组织清除术时，非手术方法包括内镜（内镜超声、辅助性内镜逆行胰胆管造影）或经皮的方法优于开腹坏死组织清除术或开放性假性囊肿引流术。

【预后】

1. 轻型胰腺炎　一般经过非手术治疗 3～7d 后症状消失，逐渐痊愈。

2. 中度重症急性胰腺炎或重症急性胰腺炎　病情凶险，结局较差，急性期缓解后恢复期病程较长，也可形成局限性脓肿，并可后遗假性胰腺囊肿、糖尿病等，病死率高达 10%～15%，尚无可预测病情的临床评估方法。

【经验指导】

1. 病史和发病诱因：了解患儿有无身体其他部位的细菌或病毒严重感染，如流行性腮腺炎、重症肺炎、细菌性痢疾等；了解患儿有无应用大量肾上腺皮质激素、免疫抑制药、吗啡和抗白血病药,如天冬酰胺酶等;了解患儿有无全身系统性疾病,如红斑狼疮、甲状腺功能亢进等;了解患儿有无上消化道疾病或胆胰交界部位畸形等。

2. 要确立是轻型还是重型。一般轻型内科治疗多能治愈。而重型胰腺炎要认真断定病情轻重及病情的转化,对急性胰腺炎患者的监测可警示并发症的发生,包括全身炎症反应综合征和器官功能不全或衰竭,起病后前 48h 要严密监测心脏、呼吸和肾功能情况,因为大部分并发症都会发生在这一时间段。尿量是液体复苏是否充分的重要指标。

3. 症状反复发作,或反复出现酶学的改变,或胰腺影像学出现慢性改变,注意胰腺先天发育异常或先天性遗传性疾病,应行内镜逆行胰胆管造影检查或基因检查。

(许玲芬)

第五节 功能性胃肠病

功能性胃肠病(functional gastrointestinal disorder,FGID)是一组慢性或反复发作的、与心身因素相关的、消化道功能紊乱性非器质性疾病。本书现介绍临床上常见的功能性消化不良、肠易激综合征、功能性便秘和肠绞痛。

一、功能性消化不良

【概述】

功能性消化不良(functional dyspepsia,FD)是起源于胃和十二指肠区域的功能紊乱,主要表现为反复发作的餐后饱胀、早饱、恶心、呕吐、厌食、嗳气、上腹痛或上腹烧灼感,而经各项检查排除器质性、系统性或代谢性疾病的一组常见的临床综合征，在儿童中非常常见，据统计目前儿童 FD 的患病率为 3%～10%。

【病因及发病机制】

FD 的病因及发病机制尚不清楚，目前认为可能与遗传因素、胃肠运动功能障碍、内脏高敏感性、免疫系统活化、幽门螺杆菌感染、肠黏膜屏障损伤、自主神经和肠神经系统功能紊乱及精神心理因素等相关。

【临床特点】

FD 临床上通常表现为反复发作的餐后饱胀、早饱、恶心、呕吐、厌食、嗳气、上腹痛、上腹烧灼感或反酸，症状可单一出现，也可多个症状同时出现，查体多无阳性体征。对于 4 岁以上儿童，可根据主要症状将 FD 分为餐后不适综合征（postprandial distress syndrome，PDS）和上腹痛综合征（epigastric pain syndrome，EPS）两个亚型，PDS 主要表现为餐后饱胀或早饱，EPS 主要表现为与进食无关的上腹痛或烧灼感。

【辅助检查】

FD 患儿进行辅助检查的目的是排除器质性疾病，血常规、便常规及隐血、胃镜和肝胆胰腺超声检查可作为 FD 的一线检查。多数情况下根据此 4 项检查可明确 FD 诊断。如不能完全排除，可以根据患者的临床症状选择适当的检查，如对于不明原因的难治性贫血或一级亲属有胃癌的患儿应行幽门螺杆菌检查；有严重腹痛或反复呕吐史，应行上消化道造影以排除解剖异常或机械阻塞，如肠旋转不良或十二指肠狭窄。

【诊断及诊断标准】

1. 诊断要点　诊断主要依据病史和临床表现，并需排除可能出现类似消化不良症状的器质性疾病。常见的提示器质性疾病的报警症状主要有生长发育迟缓、不明原因贫血、右下腹痛、夜间痛醒、吞咽困难、呕血、黑粪、腹部肿块、黄疸、不明原因发热、持续呕吐及不明原因的体重减轻，若出现上述报警症状，则高度提示可能存在器质性疾病，需完善相关辅助检查以进一步明确诊断；若患儿无上述报警症状，也可暂给予经验治疗，尽快缓解临床症状，避免过度检查，若经验治疗 2～4 周症状缓解，也可排除其他器质性疾病。

2. 目前罗马Ⅳ对 FD 的诊断标准　每个月至少 4d 符合以下 1 项或多项症状：①餐后饱胀；②过早饱感；③与排便无关的上腹痛或烧灼感；④经过适当评估，这些症状无法用其他疾病完全解释。诊断前符合诊断标准至少持续 2 个月。

【鉴别诊断】

1. 胃食管反流　多表现为进食后呕吐，症状呈持续性，多数患儿少食多餐及体位疗法后症状可减轻，而 FD 症状多间断出现，多数更换体位后症状无改善，行上消化道造影及 24hpH 监测可明确鉴别。

2. 嗜酸细胞性胃肠炎　虽可出现腹痛、恶心、呕吐、腹胀等消化不良症状，但症状较 FD 严重，并多数伴有体重减轻，此外浆膜型嗜酸细胞性胃肠炎通常伴有大量腹水，可行胃镜取病理活检计数黏膜嗜酸细胞数目明确鉴别。

3. 消化性溃疡　多发生于年长儿童，腹痛位置常局限于剑突下，疼痛性质较剧烈，可有夜间痛醒表现，行胃镜检查可明确鉴别。

4. 与其他功能性疾病相鉴别　如功能性腹痛、肠易激综合征，首先疼痛的部位不同，儿童功能性腹痛部位通常不十分明确，肠易激综合征腹痛多位于下腹部，而 FD 腹痛主要位于上腹部；其次就发生频率而言，功能性腹痛的腹痛性质呈持续性，而 FD、肠易激综合征腹痛则间断出现；最后是发病的诱因，肠易激综合征患儿腹痛多发生在排便之前，便后缓解是其典型特点，功能性腹痛患儿症状常无明显诱因，而 FD 患儿腹痛多为进食诱发。

【治疗】

治疗包括一般治疗、药物治疗和心理治疗3个方面。

1. 一般治疗 避免一切可能引起症状的诱发因素，建立良好的生活习惯，加强体育锻炼，培养良好的睡眠习惯，合理饮食，避免食用生冷辛辣刺激食物加重症状，避免高脂饮食导致胃排空延迟，避免食用产气过多的食物加重腹胀。

2. 药物治疗 目的是缓解临床症状，包括抑酸药、促胃动力药及中药等。可根据患儿的临床症状与进食之间的关系判断其可能的发病机制是胃酸分泌过多或是胃肠动力障碍，餐前不适，进餐后症状减轻或消失多提示与胃酸分泌有关，治疗上可首选抑酸类药物，如质子泵抑制剂奥美拉唑 [0.6~1.0mg/（kg·d），分1~2次，每次最大量20mg]，疗程为2周；进餐前无症状，进餐后出现不适多提示与胃肠动力障碍有关，治疗首选促胃肠动力药，小剂量红霉素 [10mg/（kg·d），分2次口服]治疗；或多潘立酮：一般按每次0.3mg/kg，每天3次，饭前30min口服，每次最大量不超过10mg，疗程为4周，但由于多潘立酮的不良反应较大，心脏病患儿需慎用；也可选择枸橼酸莫沙必利分散片每次5mg，每天3次，餐前30min服用。

3. 心理治疗 部分FD发病与心理因素密切相关，要关注患儿的心理情况，必要时需心理科评估患儿是否存在焦虑、抑郁等情况，给予一定的心理治疗。

【预后】

FD疾病本身不会影响患儿预期寿命，绝大多数FD患儿经过适当的药物及心理治疗，症状都可缓解。

【经验指导】

此病诊断要点为排除性诊断，要除外其他易合并消化不良症状的器质性疾病，注意报警症状，治疗要根据不同的临床表现对症治疗，同时要注意心理干预，解除患儿及其家长的心理负担。

二、肠易激综合征

【概述】

肠易激综合征（irritable bowel syndrome，IBS）是一组持续或间断发作，以腹痛、腹胀、排便习惯和（或）大便性状改变为主要临床特点，而缺乏胃肠道结构和生化异常的肠道功能紊乱性疾病。目前儿童 IBS 的发病率约为 7.26%，是儿科门诊常见病之一。

【病因及发病机制】

IBS 的发病机制及病因尚不明确，IBS 可能是遗传因素、精神心理因素、脑-肠轴功能紊乱、内脏高敏感性、肠道动力异常、食物过敏或不耐受等多种因素共同作用造成的。

【临床特点】

IBS 主要临床表现为局限性或弥漫性腹痛，可发生于腹部任何部位，排便后腹痛缓解，伴有排便频率异常及大便性状改变，排便次数每周≤2 次或每天≥4 次，大便粗、硬或黏液样、稀水样，排便过程异常，如捧力、便急或排便不尽感，症状具有明显日重夜轻特点，白天明显，夜间睡眠后减轻，查体通常无阳性体征，或仅有腹部轻压痛。

罗马Ⅳ根据患者的排便习惯的改变，将其分为便秘型、腹泻型、混合型和不定型。

1. 便秘型 IBS 至少 25% 的所排粪便为硬便或干球便，糊状便或水样便<25%。

2. 腹泻型 IBS 至少 25% 的所排粪便为糊状便或水样便，硬便或干球便<25%。

3. 混合型 IBS 至少 25% 的所排粪便为硬便或干球便，至少 25% 的所排粪便为糊状便或水样便。

4. 不定型 IBS 患者符合 IBS 的诊断标准，但其排便习惯无法准确归入以上 3 型中的任何一型，故称为不定型。

【辅助检查】

辅助检查的目的是除外器质性疾病,根据患者的临床症状选择适合的检查,要求既不漏诊器质性疾病,又尽量减少不必要的检查。

1. **实验室检查** 血常规、尿常规、便常规、粪便细菌培养、肝肾功能、血糖、红细胞沉降率、甲状腺功能。

2. **影像学检查** 腹部超声、钡剂灌肠及结肠镜。

【诊断及诊断标准】

1. **诊断要点** 诊断主要依据患者的病史和典型临床症状,并排除可能出现类似症状的器质性疾病,此外,IBS 的临床表现具有一定的特点,如腹痛或腹部不适与排便的关系,这组症状有别于其他功能性胃肠病(如功能性便秘、功能性腹痛)。对于出现常见提示器质性疾病的报警症状如便血、粪便隐血试验阳性、贫血、腹部包块、腹水、发热、体重减轻等,以及其他不能用功能性疾病来解释的症状和体征时,应进行相关的检查以除外器质性疾病。

2. **目前罗马 IV 对 IBS 的诊断标准** 反复发作的腹痛,近 3 个月内平均发作至少每周 1 天,伴有以下 2 项或 2 项以上:①与排便相关;②伴有排便频率的改变;③伴有粪便性状(外观)改变。经过适当评估,这些症状无法用其他疾病完全解释。诊断前症状出现至少 6 个月,近 3 个月符合以上诊断标准。

【鉴别诊断】

1. **腹泻型 IBS** 要与炎性肠病、感染性腹泻相鉴别。

(1)炎性肠病:炎性肠病常伴有便血、体重减轻和发热等,且炎性肠病的腹痛通常不随排便而缓解,无 IBS 典型日重夜轻特点,腹部影像学检查可见炎性肠病患儿肠壁水肿增厚,肠镜下可见黏膜溃疡、炎症改变。

(2)感染性腹泻:常急性起病,伴有发热、呕吐等症状,行粪便常规及粪便培养可明确鉴别。

2. 便秘型 IBS 要与功能性便秘相鉴别；两者都有便秘表现，但功能性便秘腹痛程度不如 IBD 剧烈，多数排便后无缓解。

【治疗】

1. 调整饮食习惯，提倡低 FODMAP 饮食。FODMAP 是指人体很难吸收的一些短链碳水化合物，包含可发酵低聚糖、单糖、双糖和多元醇，IBS 患者应该尽量避免食用这一类食物，这类食物会在结肠内发酵产气，导致肠动力改变，引起腹胀等不适症状。低 FODMAP 饮食包括三个阶段：消除、重新引入和维持。首先维持低 FODMAP 饮食 1~2 个月，然后在医师指导下逐步在饮食中添加一些高 FODMAP 食物，确定引起症状的食物，从而避免食用引起症状的食物。

常见高 FODMAP 食物和低 FODMAP 食物分类见表 6-5-1。

表 6-5-1 高 FODMAP 食物和低 FODMAP 食物分类

食品种类	高 FODMAP 食物	低 FODMAP 食物
蔬菜类	洋葱、小葱、芦笋、芹菜、甜玉米、豌豆、大白菜	黄瓜、胡萝卜、番茄、西葫芦、小白菜
水果类	苹果、桃子、西瓜、梨、李子、芒果	橙子、柑橘、香蕉、葡萄、菠萝、草莓
乳制品	牛奶、酸奶、冰淇淋、奶油、软奶酪	无乳糖牛奶/酸奶、硬奶酪
谷物	黑麦、小麦	无麸质面食、米饭、燕麦

2. 行为和心理治疗 包括解除患儿精神因素，减轻患儿心理负担。

3. 药物治疗 根据不同的临床症状选择特定的药物治疗。

（1）止泻药：对于腹泻型 IBS，应用止泻药，常用药物有蒙脱石散。

（2）通便剂：对于便秘型 IBS，可增加膳食纤维类食物及多饮水，若饮食不能缓解症状，则可使用导泻药（如聚乙二醇、乳果糖等）。

（3）促动力剂：适用于有腹胀和便秘型患者。常用的有西沙必利（每次 0.2mg/kg，3 次/天）或莫沙必利（每次 0.2mg/kg，3 次/天）等。

（4）解痉剂：目前使用较为普遍的是选择性肠道平滑肌钙通道阻滞剂，或离子通道调节剂，如匹维溴铵（得舒特），成人每次 50mg，每天 3 次，进餐时口服，儿童根据年龄和体重酌减。抗胆碱能药如阿托品（每次 0.01～0.03mg/kg，3 次/天）、山莨菪碱（0.3～1mg/kg，3 次/天）也能改善腹痛症状，但需注意药物不良反应。

（5）益生菌：研究表明，在 IBS 常规对症治疗的基础上添加益生菌可以提高临床疗效。在常规治疗的基础上加用益生菌如常乐康（酪酸梭菌二联活菌）[2～3 粒（袋）/次，2 次/天]，可以减轻 IBS 伴随的腹痛和腹胀，抑制结肠黏膜低度炎症，改善 IBS 内脏超敏反应。

【预后】

作为功能性胃肠疾病的一种，本病不影响患儿的预期寿命，但会影响患儿生活质量。

【经验指导】

诊断的要点是排除其他器质性疾病，根据临床症状选择适当的药物治疗，要注意随访的重要性，随诊有助于发现隐匿的器质性疾病，特别是对没有经过检查的患者。

三、功能性便秘

【概述】

功能性便秘（functional constipation）是指缺乏器质性病因，没有结构异常或代谢障碍的慢性便秘，表现为排便次数减少、粪便干硬和（或）排便困难。排便次数减少指每周排便少于 3 次，排便困难包括排便费力、排出困难、排便不尽感、排便费时及需手法辅助排便，目前儿童功能性便秘发病率为 5%～27%，为儿童消化科最常见的病症之一，平均中位年龄为 2.3 岁，幼儿发病率高于婴儿。

【病因及发病机制】

功能性便秘的病因及发病机制尚不十分明确，目前认为其由行为和心理因素共同造成，在行为因素中，"憋便"是重要的致病因素，可能导致粪便嵌塞，直肠或腹部存在大量粪便，其次不良的饮食习惯，摄入膳食纤维不足，导致肠道反射性蠕动减弱造成便秘。此外，精神心理因素也在便秘的发病中发挥重要作用，如经历重大生活事件，行为障碍，如自闭症和注意力缺陷/多动障碍，社会经济地位、教育程度、父母养育子女的态度等因素造成精神抑郁或过分激动，分布在肠壁的胸腰交感神经作用加强，因而产生便秘。

【临床特点】

典型临床表现：主要包括大便干燥、排便疼痛和便失禁；可有伴发症状包括易激惹、食欲缺乏和（或）早饱、嗳气、恶心、腹痛等表现，由于粪块在乙状结肠与直肠内过度堆积，年长儿童有时有左下腹胀压感，常有里急后重等症状。多数患儿查体无明显阳性体征，体型偏瘦的患儿左下腹常可触到粪块，肛门指诊时触到坚实粪块。

【辅助检查】

辅助检查的目的首先是排除器质性疾病，包括常规化验、钡灌肠造影、腹盆腔其他影像学检查。对于进食特殊食物后出现便秘、湿疹，怀疑食物过敏的患儿，应行食物变应原检查；对于出生后胎粪排出延迟、黄疸消退延迟、腹胀、智力发育落后的患儿应行甲状腺功能检查；对于出生后胎粪排出延迟、严重腹胀伴有营养不良的患儿应行消化道造影和钡灌肠检查，前者可通过钡剂在胃肠道内运行情况了解其运动功能及有无梗阻性疾病;后者可了解结肠病变情况,如先天性巨结肠可见典型的痉挛肠段、移行段和扩张的结肠,肠旋转不良可发现回盲部位于右上腹,并可除外结肠内肿瘤或结肠外肿瘤压迫等器质性病变;对于怀疑脊柱裂和椎体畸形者应行腰骶椎 X 线造影。对于考虑功能性便秘的患儿,首选肛门直肠测压,借助于此项检查可区分终末性和其他类型的便秘,常用的参数有肛管内括约肌压力及长度、肛管最大收缩压、直肠敏感性及直肠肛门反射等。

【诊断及诊断标准】

1. **诊断要点** 儿童功能性便秘的诊断首先应除外器质性便秘,要充分了解病史,要详细询问便秘发生和持续的时间、便秘的特点和伴随症状,新生儿还要询问胎便排出时间,提示有器质性病因的症状包括胎粪排出延迟、便血、营养不良、严重腹胀、无肛裂时大便带血和生长发育迟缓,此外,体格检查要注意生长发育是否正常,有无严重腹胀,肛门位置有无异常,有无肛门瘢痕,脊柱发育是否正常,此外,需要特别关注心理社会问题和生活事件;详细的用药史应包括使用口服泻药和灌肠,并可能影响胃肠动力的其他药物的使用。

2. **罗马Ⅳ诊断标准** 必须至少每周发作 1 次,至少持续 1 个月,符合以下 2 项或多项条件,但不符合肠易激综合征诊断标准:①4 岁以上儿童每周在厕所排便≤2 次;②每周至少出现 1 次大便失禁;③有保持强迫体位或过度意念克制致粪便潴留史;④有排便疼痛或排便困难史;⑤直肠有巨大粪块;⑥有粪块粗大致抽水马桶堵塞史。经过适当评估,这些症状无法用其他疾病完全解释。

【鉴别诊断】

1. **先天性巨结肠** 首先两者便秘的发生时间不同,功能性便秘多发生于年长儿,而先天性巨结肠多发生于出生后不久;其次,便秘的严重程度不同,相比后两者,功能性便秘的症状相对较轻,且多数不合并严重腹胀,不影响正常生长发育。完善钡灌肠造影及肛门直肠测压可明确鉴别。

2. 甲状腺功能低下 甲状腺功能低下便秘发生时间较早，伴有腹胀，此外，多数患儿合并黄疸消退延迟、特殊面容，智力发育低下等，完善甲状腺功能可明确鉴别。

【治疗】

治疗的目的是缓解症状、恢复正常肠道动力和防止便秘反复发生。

1. 非药物治疗 包括饮食治疗、心理治疗和如厕训练，饮食应侧重于适量的膳食纤维的摄入，并注意补充饮水量；要进行适宜的心理指导和暗示，减轻患儿心理负担，针对≥4岁的患儿，可进行如厕训练，包括每次饭后坐在马桶上5min，利用胃结肠反射，增加结肠蠕动，促进排便。

2. 药物治疗 第一步是去除阻塞，可增加治疗的成功率，可口服高剂量聚乙二醇[1～1.5g/（kg·d）]，每天1次，口服，3～6d，第二步是维持治疗，目的是软化大便，促进排便，聚乙二醇口服是第一选择，剂量为0.2～0.8g/（kg·d），每天1次，也可口服乳果糖（1～2g/kg，每天1～2次），维持治疗应至少持续2个月，维持用药应逐渐减少，而不是突然停止，以防止复发。联合使用益生菌治疗，如酪酸梭菌二联活菌（常乐康）[3粒（袋）/次，2次/天]，能增强肠道的运动频率，使排便次数和粪便黏稠度明显改善，缓解便秘相关症状，显著降低复发率。

【预后】

功能性便秘大多数经过系统治疗都可治愈，不影响患儿生长发育。

【经验指导】

本病是临床常见病，诊断的要点是除外器质性疾病，治疗的关键是注意饮食和心理干预的重要性，另外，在药物治疗过程中，要注重宣教，要逐渐减量，切忌突然停药，导致便秘反复，增加再次治疗难度。

四、婴儿肠绞痛

【概述】

婴儿肠绞痛（infantile colic）是一种行为综合征，表现为健康婴儿难以安抚的烦躁或哭闹行为，通常于出生后数周出现，6~8 周达高峰，症状大部分在 4~5 个月消失。据统计约 20%的小婴儿受其困扰。

【病因及发病机制】

婴儿肠绞痛的病因及发病机制尚不清楚，可能与胃肠动力异常、肠激素失调、肠道菌群失调、食物过敏、乳糖不耐受、胃食管反流、妊娠期抑郁、烟草暴露及自主神经系统失调有关。

【临床特点】

主要临床特点为 1~4 个月婴儿出现难以安抚的哭闹或烦躁行为，可持续数小时，也可间断发作，多表现为无诱因的哭闹发作，多发生于下午或夜晚，每天出现 3h 以上，每周累计≥3d，并持续 3 周以上，哭闹时多表现为面部潮红、口周苍白、双腿多向上蜷起、双足发凉、双手紧握，哭闹间歇患儿一切正常，不影响生长发育，体格检查无阳性体征。

【辅助检查】

辅助检查的目的是除外器质性疾病，前提是详细询问病史和全面查体，根据病史和阳性体征选择适合的检查，实验室检查如血常规、C 反应蛋白、肝肾功能、血糖、血气分析、粪常规等，影像学检查如腹部超声等。

【诊断及诊断标准】

1. 诊断要点　诊断需要详细的病史、全面的体格检查和必要的辅助检查以除外器质性疾病，病史包括喂养史和围生期病史，特别注意婴儿的喂养情况是否合理。是否有跌落及其他外伤病史，是否嗜睡及四肢活动减少；此外，要询问哭闹的发生时间和持续时间，是否存在诱发因素，应用何种方式可以让婴儿安静下来，是否合并其他问题，如腹泻、便秘、呕吐、发热等。体格检查一定要全面、仔细，因绝大多数器质性病变也都会导致婴儿哭闹，首先评估婴儿生命体征、精神状态和生长发育情况，在出生后前3个月是否每周至少增长125g，检查囟门张力、皮肤黏膜、阴囊和腹股沟区有无肿胀（嵌顿性疝、睾丸扭转），触诊长骨、锁骨和头骨（有无骨折），心、肺、腹部及神经系统也需全面仔细检查。

2. 罗马Ⅳ诊断标准　①症状开始和停止的年龄段<5个月；②由照料者反映，婴儿出现反复、长时间的哭闹、烦躁或易激惹，且均无明显原因、无法预防或解决；③婴儿无生长迟缓、发热或生病的迹象。除了需要满足上述条件外，还需满足以下两方面：①照料者主诉婴儿哭闹或烦躁不安7d内至少发生3次，每次持续3h及以上，且由临床医师或研究者在电话或面对面的探视中观察到；②研究组婴儿在总时长24h的观察中，哭闹和烦躁的持续时间应≥3h，且至少一次由前瞻性、持续24h行为日记所记录。

【鉴别诊断】

鉴别的要点为要除外器质性疾病，注意器质性疾病的其他症状，需要注意的是肠绞痛婴儿的哭闹多在下午及夜晚发生，哭闹间歇时一切正常，不影响生长发育。

1. 感染类疾病　如脑膜炎、中耳炎、泌尿系统感染等。

2. 胃肠道疾病　胃食管反流、便秘、肠套叠、腹股沟疝。

3. 代谢疾病　低血糖、先天性代谢疾病。

4. 神经系统疾病　脑积水。

【治疗】

由于婴儿肠绞痛的发病机制尚不明确，目前的治疗主要是改进护理和喂养，益生菌及其他药物治疗的效果有待观察研究。

1. **护理**　治疗的第一步是给家长建议和安慰，减轻家长及看护人的心理负担，应将家长的注意力转移至如何给予婴儿更适当的护理，包括减少过度刺激、增加更有效的抚慰方面。

2. **饮食干预**　母乳喂养是最适合婴儿的喂养方式，但各种原因导致母乳量不足时，婴儿很可能出现哭闹和烦躁的行为。含低聚果糖（FOS）/低聚半乳糖（GOS）的部分水解蛋白配方奶可能有缓解婴儿肠绞痛，减少婴儿哭闹发作次数的作用；对于怀疑食物过敏的婴儿，应饮食中剔除可疑过敏食物。

3. **药物治疗**　主要是减轻临床症状，研究表明，特定益生菌如罗伊氏乳杆菌 DSM 17938 可以减少婴儿哭闹；西甲硅油通过减少肠道气体产生，对于部分婴儿可能有效；抗胆碱能药物：西托溴铵通过对内脏平滑肌的竞争性拮抗作用，可能减短婴儿哭闹的持续时间。

【预后】

婴儿肠绞痛是一种自限性疾病，大多数肠绞痛婴儿可在 4～5 个月完全恢复，但有研究对婴儿期患有肠绞痛儿童的随访研究发现，这些儿童在学龄前和学龄期更易表现出情绪和行为问题、注意力缺陷与认知功能障碍及精细运动和大运动发育落后，还有研究显示，婴儿期肠绞痛与青少年期的偏头痛、频繁腹痛密不可分。

【经验指导】

诊断要通过详细地询问病史及进行全面的体格检查以除外器质性疾病。此外，虽然婴儿肠绞痛具有自限性，但会给父母和家庭带来困扰，临床医师不仅需要关注婴儿，更需要安抚和消除父母或照料者的焦虑和恐惧情绪，饮食干预可能比药物治疗更合适，适当应用益生菌等可能有助于缓解婴儿肠绞痛。

（叶晓琳）

第六节 食物过敏性胃肠疾病

食物过敏性胃肠疾病是指食物过敏引起的消化道黏膜损伤,以消化道症状为主要表现的一类疾病的总称,临床表现包括呕吐、腹泻、腹胀、便秘、厌食、贫血、消化道出血、低蛋白血症及生长发育迟缓等,常见疾病包括口腔过敏综合征、食物蛋白诱导的小肠结肠炎综合征、食物蛋白诱导的肠病、食物蛋白诱导的直肠结肠炎、乳糜泻、嗜酸细胞性食管炎及嗜酸细胞性胃肠炎等,本节现介绍临床上常见的牛奶蛋白诱导的直肠结肠炎和嗜酸细胞性胃肠炎。

一、牛奶蛋白诱导的直肠结肠炎

【概述】

牛奶蛋白诱导的直肠结肠炎是指摄入牛奶蛋白后引起直肠、结肠炎症改变为特征的一类疾病,以便血、腹泻为主要临床表现,目前我国缺乏大规模关于牛奶蛋白过敏的流行病学调查,有限的资料显示中国 0~3 岁婴幼儿牛奶蛋白过敏的患病率为 0.83%~3.5%。

【病因及发病机制】

牛奶蛋白诱导的直肠结肠炎以非 IgE 介导的过敏反应为主。

【临床特点】

本病多发生在 6 个月以内,超过 1 岁的幼儿发生的概率较低,出生后 2~8 周最常见,主要表现为腹泻、粪便带血和(或)黏液血便,甚至血便,患儿一般状况良好,体重无减轻,多不影响饮食,无贫血及生长发育迟缓等表现,查体多无阳性体征,部分患儿伴有湿疹。

【辅助检查】

1. **实验室检查**　现有的实验室检查对本病诊断的灵敏度和特异度均不强。多数患儿血常规及血生化检查均正常，粪便常规可见红白细胞，粪便隐血阳性，粪便细菌培养阴性，少数患儿可有贫血、低蛋白血症或外周血嗜酸细胞增多。特异性 IgE、总 IgE 对于疾病的诊断有一定的意义，总 IgE 水平与免疫耐受的程度有关，总 IgE 越低，越易形成免疫耐受，特异性 IgG 对于疾病的诊断意义不大，不常规推荐。

2. **影像学检查**　部分患儿腹部超声可检测到肠黏膜增厚。

3. **内镜检查**　内镜下表现呈非特异性，可有黏膜水肿、糜烂、溃疡，多发性小结节和血管减少，结肠活检可有少量嗜酸细胞浸润，很少形成隐窝脓肿。

4. **目前临床上常见的食物过敏检测手段**

（1）血清特异性 IgE 检测：判断 IgE 介导的食物过敏情况，由于其结果受年龄、变应原检测方法影响，阴性结果的临床意义大于阳性。

（2）皮肤点刺试验：用于检测 IgE 介导的过敏反应，根据变应原及阳性对照液所致风团面积而评定其反应级别，以排除对特定食物的致敏作用和可能共存的 IgE 介导的疾病。

（3）食物激发试验：包括双盲安慰剂对照食物激发试验、单盲食物激发试验、开放性食物激发试验等。其中双盲安慰剂对照食物激发试验是目前诊断食物过敏反应疾病的金标准。但由于盲法试验的食品需要加工，且操作时间长、步骤烦琐等限制，临床更多应用开放性食物激发试验。开始试验前需停用一切可影响激发试验结果的药物（如组胺、激素等）1～2 周，并回避可疑致敏食物 2～4 周，待临床症状缓解后，逐步添加可疑致敏食物以激发症状出现。

（4）斑贴试验：对于非 IgE 介导的食物过敏有一定诊断

价值。将小剂量接触性变应原直接接触皮肤 48h 后移除，观察皮肤的变化及是否有其他临床表现，红斑的面积大小与过敏强度相关。

【诊断及诊断标准】

诊断主要依据病史询问、回避可疑食物及重新引入可疑食物的反应，口服激发试验是本病诊断的金标准。

【鉴别诊断】

1. 感染性腹泻　相比牛奶蛋白诱导的直肠结肠炎，感染性腹泻病程相对较短，急性起病，部分患儿伴有高热、呕吐等症状，针对变应原有效治疗腹泻可好转，行粪便常规及粪便培养可明确鉴别。

2. 肛裂　首先两者发病时间不同，牛奶蛋白诱导的直肠结肠炎多发生于小婴儿，肛裂则幼儿多见，其次，肛裂患儿多有便秘病史，多表现为便后滴血，血、便分离是其特点，排便时多伴有疼痛，行肛门指诊可明确鉴别。

【治疗】

治疗主要以回避牛奶蛋白为主，如果要维持母乳喂养，则需要母亲饮食中剔除一切奶制品，如人工喂养婴儿，则需要应用深度水解蛋白配方奶粉或氨基酸配方奶粉。

【预后】

本病整体预后良好，研究表明，约 55% 的患儿在 1 岁内能耐受牛奶蛋白；>75% 的患儿在 3 岁之内获得免疫耐受；而 >90% 的患儿则在 6 岁之内可耐受牛奶蛋白。

【经验指导】

本病的临床表现大部分呈现非特异性，应注意避免误诊和漏诊。在诊断时需要仔细询问病史，特别是喂养史。饮食回避和开放性食物激发试验有助于明确诊断。治疗主要是针对牛奶制品进行回避，牛奶蛋白过敏的母乳喂养儿继续母乳喂养时，母亲需回避牛奶蛋白饮食，人工喂养儿则需要应用深度水解蛋白配方奶粉或氨基酸配方奶粉。

二、嗜酸细胞性胃肠炎

【概述】

嗜酸细胞性胃肠炎（eosinophilic gastroenteritis，EG）是一种以胃肠道嗜酸细胞异常浸润为特征的胃肠道疾病，可伴有外周血嗜酸性粒细胞增高，各年龄段均可发生，在儿童时期相对少见，多发于20～50岁青壮年，因临床表现缺乏特异性，本病易发生漏诊和误诊。

【病因及发病机制】

目前嗜酸细胞性胃肠炎的病因及发病机制尚不明确，普遍认为由于内源性或外源性致敏物质刺激嗜酸性粒细胞产生抗原抗体复合物反应，致使肥大细胞脱颗粒，释放组胺、趋化因子、细胞因子等物质，引起相应的临床症状。

【临床特点】

嗜酸细胞性胃肠炎以年长儿多见，临床表现多无特异性，通常以腹痛为首发症状，腹痛部位多以中上腹为主，伴有恶心、呕吐，也可出现腹泻，严重者呈黏液脓血便，合并腹水时多伴有腹胀。症状通常有周期性发作和自发性缓解的特点，除此之外，也可伴有全身症状，如低热、生长发育迟缓、贫血、内分泌紊乱等。

根据其浸润深度，临床分为3型，以下3型可单独或混合出现。

1. 黏膜病变型　此型较为多见，患者主要表现为蛋白丢失性肠病、出血和吸收不良，常伴有腹痛、腹泻、贫血和营养不良。

2. 肌层病变型　较为少见，患者可表现为肠壁增厚和肠梗阻表现，常表现为腹胀、腹痛、腹泻和呕吐，部分患者可并发肠套叠。

3. 浆膜病变型　较为罕见，患者可表现为嗜酸细胞性胸腔积液、腹水，积液中可见大量嗜酸性粒细胞。

【辅助检查】

1. 实验室检查 外周血、骨髓和腹水中嗜酸性粒细胞可升高，血清 IgE 多会增高，常合并缺铁性贫血，粪便隐血阳性，红细胞沉降率增快，血清白蛋白多因胃肠道病变丢失而降低。

2. 影像学检查 腹部 B 超或 CT 可提示非特异性胃肠壁增厚、腹腔内淋巴结肿大及腹水等；消化道造影：表现为食管、幽门、肠道等部位狭窄及黏膜改变，如肠壁增厚、幽门梗阻、结节样充盈缺损、蠕动消失、胃窦或小肠狭窄等。

3. 内镜和组织病理学检查 有助于确诊，内镜下可见黏膜充血、水肿、糜烂、结节、溃疡等改变，胃窦部位皱襞增大，并有鹅卵石样结节或息肉，胃窦和幽门壁僵硬、狭窄，偶有溃疡；空肠肠壁增厚、肠管扭曲，病理组织学检查见大量嗜酸细胞浸润，需要注意的是黏膜组织活检至少需采集 6 个活检标本以上才能提高确诊率。

【诊断及诊断标准】

目前多采用 Talley 等提出的标准。

1. 有典型的腹痛、腹泻、呕吐和腹胀等胃肠道症状和体征。

2. 胃肠道黏膜组织活检应在病变部位多点活检标本至少 6 处，每高倍视野嗜酸细胞计数＞20 个有助于诊断。

3. 需排除寄生虫感染和消化道以外的嗜酸性粒细胞增多性疾病。

【鉴别诊断】

1. 嗜酸性粒细胞增多症 多累及多系统，单一的消化道受侵犯者罕见，根据所累及的组织器官不同，临床症状表现不一，可表现为发热、皮疹、乏力、咳嗽、气短、肌肉酸痛或腹泻等，体格检查可发现皮疹、淋巴结肿大、肝脾大、肺内啰音、腹部压痛或神经系统异常等，外周血嗜酸细胞绝对值计数增高，＞$1.5×10^9$/L，并至少持续 6 个月。

2. **肠道寄生虫感染** 也可引起各种非特异性消化道系统症状，同时出现外周血嗜酸性粒细胞增高，反复检查粪便虫卵可以鉴别。

3. **嗜酸性肉芽肿** 主要发生在胃、大小肠，呈局限性包块，外周血嗜酸性粒细胞一般不升高，病理学特点为嗜酸性肉芽肿混于结缔组织基质中。

【治疗】

1. **回避饮食** 饮食中剔除可疑过敏食物，有条件者可以进行要素饮食。无明确过敏食物时，采取经验性饮食剔除疗法，如回避牛奶、大豆、小麦、鸡蛋、花生、树木坚果和鱼或贝类等容易引起过敏的食物。

2. **营养支持** 给予高热量营养支持，纠正水和电解质失衡。

3. **药物治疗** 常用泼尼松[0.5～1mg/（kg·d）]口服，服用2～4周后症状好转逐渐减量，一般疗程为6～8周，如病情严重出现肠梗阻等并发症时，可静脉用甲泼尼龙琥珀酸钠 1～2mg/（kg·d）；白三烯受体拮抗剂孟鲁司特钠可与激素合用，常用剂量为4～5mg/d，每天 1 次；长期应用激素疗效不明显的患者可加用酮替芬，每天 0.5～1.0mg 口服，每天1～2次；也可考虑加用免疫抑制剂，如口服硫唑嘌呤[2～2.5mg/（kg·d）]；其他治疗包括应用质子泵抑制剂，其可改善十二指肠嗜酸细胞浸润程度。

4. **手术** 胃肠道狭窄时，可行内镜引导下扩张治疗。外科手术适用于症状重、内科治疗不能缓解、肠穿孔、肠套叠、肠梗阻等情况。手术不能完全切除受浸润的部位，容易复发，术后仍需内科治疗。

【预后】

大多数患儿对糖皮质激素治疗反应好，多数预后较好，部分患者可能反复发作。

【经验指导】

嗜酸细胞性胃肠炎以年长儿多见，临床表现多无特异性，易发生漏诊和误诊，在临床上，遇到反复恶心、呕吐、上腹痛，外周血嗜酸细胞升高及血清总 IgE 升高的患儿应行胃镜取胃黏膜组织活检计数每高倍视野嗜酸细胞数目以明确诊断，需要注意的是黏膜组织活检至少需采集 6 个活检标本以上才能提高确诊率。

（叶晓琳）

第七节　黄　　疸

【概述】

高胆红素血症是指胆红素产生过多或胆红素运输、摄取、结合和排泄障碍致血清胆红素浓度增高，肉眼可见黄疸。血清间接胆红素增高称为高间接胆红素血症，血清直接胆红素超过 34μmol/L 或直接胆红素超过总胆红素 20%，称为高直接胆红素血症，同时合并胆汁酸浓度增加称为胆汁淤积性黄疸。

【病因及发病机制】

临床上常见的引起高间接胆红素血症的疾病有母乳性黄疸、溶血性黄疸、感染如泌尿系统感染所致的高间接胆红素血症、先天性甲状腺功能低下症、上消化道梗阻等，一些遗传性疾病如 Crigler-Najjar 综合征及 Gilbert 综合征较少见。常见的引起高直接胆红素血症的疾病有感染性因素如巨细胞病毒、肝炎病毒、梅毒螺旋体、单纯疱疹病毒、风疹病毒、弓形虫、细菌、肺炎支原体等引起的高直接胆红素血症，先天性胆道闭锁，静脉营养相关性胆汁淤积症，遗传代谢性疾病如希特林蛋白缺乏导致的希特林蛋白缺乏症（NICCD）、Alagille 综合征、Rotor 综合征、Dubin-Johnson 综合征等。

【临床特点】

1. 高间接胆红素血症

（1）肉眼表现为"阳黄"，查体肝脾可不增大。

（2）母乳喂养患儿精神状态良好，多数由母乳性黄疸引起，停止母乳喂养 3～5d，黄疸可在 24～72h 明显下降（血清胆红素下降≥50%）或消退可诊断。

（3）精神状态差，皮肤黏膜干燥、弹性差，腹胀、便秘，吃奶少，哭声弱的患儿需注意有无先天性甲状腺功能低下。

（4）同时合并呕吐的患儿需要注意有无上消化道梗阻如幽门肥厚。

（5）高间接胆红素血症严重时可引起胆红素脑病，所以需要注意有无神经系统表现，如拒食、嗜睡、肌张力改变、惊厥等。

（6）部分患儿由隐匿感染引起，注意进行尿常规、尿培养检查等。

2. 高直接胆红素血症

（1）黄疸为最突出表现，表现为黄疸持续不退或退后再发，黄疸肉眼表现为"阴黄"。

（2）肝脾大。

（3）肝功能障碍，影响凝血因子Ⅱ、Ⅶ、Ⅸ、Ⅹ的合成，因此患儿常有出血倾向。

（4）肝病影响维生素 D 和钙磷吸收和利用，常有佝偻病和维生素 D 缺乏性手足搐搦症。

（5）本症伴发脐疝、腹股沟疝、先天性心脏病等先天疾病时需要注意有无巨细胞病毒感染，有无遗传代谢性疾病。

（6）病史中部分患儿有白陶土样便史，尿黄染尿布史，此时本症要和胆道闭锁相鉴别。出生后可有脐炎、臀炎、挑马牙、挤乳头等感染史。

（7）母亲妊娠早期有感染史或服药史。

【辅助检查】

1. 高间接胆红素血症

（1）血常规+网织红细胞比值：细菌感染时白细胞可增高，巨细胞病毒感染时单核细胞增多，可同时伴有贫血及血小板计数下降。考虑溶血时同时完善患儿及母亲血型鉴定及Coombs 试验等，以及尿常规、尿培养、血培养。

（2）甲状腺功能三项检测。

（3）高间接胆红素血症患儿，总胆红素超过 222μmol/L，建议完善脑干听觉诱发电位及头颅 MRI 检查。

2. 高直接胆红素血症

（1）肝功能检查：转氨酶升高，程度不一。

（2）血清学检查：血清总胆红素升高，直接胆红素增高为主，胆汁酸可增高，γ-谷氨酰转肽酶（γ-GT）增高明显；同时检查凝血功能、空腹血糖。

（3）病原学检查：血常规、尿培养，血清特异性抗原抗体，必要时行粪便、脑脊液等检查。

（4）影像学检查：怀疑胆道畸形者，可行 B 超检查、放射性核素肝胆显影、胆道造影、MRI 等。

（5）明确巨细胞病毒感染的患儿需完善头颅 MRI 和脑干听觉诱发电位检测。

（6）其他：疑似遗传代谢性疾病者，完善血氨、血乳酸、血氨基酸及尿有机酸、特异性酶学检查，必要时行肝穿刺活检。

【诊断及诊断标准】

血清直接胆红素超过 34μmol/L 或直接胆红素超过总胆红素 20%，同时合并胆汁酸浓度增加。

【鉴别诊断】

1. 先天性胆道闭锁 为小儿常见的胆道畸形，是一种严重的先天性畸形，可引起持续存在且进行性加重的黄疸，排白陶土样大便及尿色加深。完善肝胆脾彩超+胆囊收缩及磁共振胰胆管造影（MRCP）有助于疾病的诊断。

2. 甲状腺功能减退　该病在新生儿期无特异性，部分患儿因黄疸持续时间较长而认为是母乳性黄疸，完善新生儿疾病筛查可明确鉴别。

3. 部分遗传代谢病　可以黄疸为首发症状，区别于生理性黄疸，该类疾病常表现为黄疸出现早、消退延迟、持续时间久及皮肤呈暗黄色等特点，主要疾病包括半乳糖血症、果糖不耐受、尼曼-皮克病、戈谢病、Wolman病、酪氨酸血症、Dubin-Johnson综合征、Roter综合征、Alagille综合征等，可完善染色体核型分析、血氨基酸分析及尿有机酸分析等检查进行诊断，必要时可根据基因诊断来确定。

【治疗】

1. 高间接胆红素血症

（1）考虑母乳性黄疸者可以暂停母乳1周左右，必要时可以配以中药退黄。

（2）碱化血液，5%碳酸氢钠3～5ml/（kg·d），每天1次，连用3～5d。

（3）输白蛋白，0.5～1g/（kg·d），连用1～2次。

（4）益生菌，如酪酸梭菌二联活菌（常乐康）、布拉氏酵母菌等。

2. 高直接胆红素血症

（1）退黄：口服退黄汤，每次10ml，每天3次。

（2）保肝治疗，可给予复方甘草酸苷等。

（3）利胆：苯巴比妥钠，5mg/（kg·d），每天2次口服。思美泰利胆。

（4）对症治疗：有出血倾向，给予维生素K；补充各种维生素；输血或血浆提高免疫力，纠正贫血。

（5）合并感染患儿，可应用敏感抗生素。

（6）若为巨细胞病毒感染，可给予更昔洛韦（丙氧鸟苷）。诱导疗法：5mg/kg，间隔 12h 一次静脉滴注，每次液体量不少于 50ml，输注时间不少于 1h，治疗 2 周，维持治疗 1 周。须注意更昔洛韦不良反应：中性粒细胞计数、血红蛋白、血小板计数下降；恶心、呕吐、厌食、腹泻等消化道症状；转氨酶升高等。

（7）合并胆汁淤积时建议高中链脂肪酸配方奶粉喂养。

（8）希特林蛋白缺乏症时建议去乳糖奶粉喂养。

【预后】

高间接胆红素血症预后相对较好，母乳性黄疸很少能累及引起胆红素脑病。胆汁淤积性黄疸预后需要根据原发病而定。巨细胞病毒感染所致者预后相对较好，胆道闭锁可能需要手术干预。希特林蛋白缺乏症经饮食干预预后大部分较好。

【经验指导】

1. 大便白或浅一定要和先天性胆道闭锁相鉴别。

2. 胆汁淤积性肝炎时建议高中链脂肪酸含量配方奶粉喂养，减轻肝负担。

3. 胆汁淤积性肝炎时需加强脂溶性维生素供给。

4. 胆汁淤积，同时 γ-GT 不高，需要和进行性家族性肝内胆汁淤积症相鉴别。

（郭　静）

第八节　过敏性紫癜

【概述】

过敏性紫癜（Henoch-Schonlein purpura，HSP）是儿童时期最常见的一种以小血管炎为主要病变的血管炎性疾病，好发年龄为 3～10 岁，秋冬季节多见。HSP 可侵害多系统，根据受侵害系统不同分为皮肤型、腹型、关节型、肾型及混合型。

【病因及发病机制】

各种致敏因素，包括感染（细菌、病毒、特别是柯萨奇B 型病毒、寄生虫）、食物（牛奶、鸡蛋、鱼虾、肉类、巧克力粉、西红柿、马铃薯等）、药物（抗生素、磺胺类、解热镇痛药、镇静止惊药等）、花粉、虫咬、预防接种等使具有敏感素质的机体发生变态反应，由于免疫复合物沉积造成毛细血管炎性改变，使其通透性增加，血浆及血细胞渗出，引起水肿和出血。

【临床特点】

HSP 主要是机体对致敏物质出现变态反应，导致系统性血管炎，主要临床表现如下。

1. **皮肤紫癜** 多见于下肢及臀部，对称分布，伸侧较多，分批出现；初呈紫红色斑丘疹、高出皮面、压之不褪色，数天转为暗红色，后呈棕褐色而消退；少数融合成大疱伴出血性坏死；部分伴有荨麻疹和血管神经性水肿；皮肤紫癜4～6 周后消失，可反复出现。

2. **关节肿痛** 以单个关节为主，主要累及双下肢，尤其是踝关节及膝关节，但鲜有侵蚀性关节炎发生。

3. **消化道症状** 患儿可表现为腹痛、恶心、呕吐、食欲缺乏、便血等非特异性胃肠道症状，多发生于皮肤紫癜之后。腹痛症状明显，但腹部体征较轻微，仅有轻微压痛而无肌紧张或固定压痛点，症状体征分离是腹型 HSP 的重要特征。消化道出血量不大，常以便血为主，有时仅为隐血阳性。严重者可发生呕血，极少数患儿可发生消化道大出血甚至失血性休克。少数患儿可并发肠套叠、肠穿孔、假膜性结肠炎、阑尾炎和胆囊积液。

4. **肾损害** 临床上肾受累发生率为 20%～60%，常见有镜下血尿和（或）蛋白尿，肉眼血尿也常见。

【辅助检查】

1. 实验室检查

（1）外周血检测中白细胞、血小板计数正常或升高，红细胞沉降率增快；出血和凝血时间正常；血免疫球蛋白 A（IgA）可升高。

（2）腹型 HSP 患儿肾受累时尿蛋白、隐血阳性（尿常规监测每周 1～2 次），尿微量蛋白可高于正常值，粪便隐血多为阳性。

（3）其他检查：^{13}C 尿素酶呼气试验；食物不耐受及食物+呼吸变应原；尿淀粉酶和血淀粉酶、血脂肪酶检查；必要时查抗核抗体系列。

2. 影像学检查

（1）内镜检查：消化道内镜能直接展现 HSP 患儿的胃肠道改变。①上消化道病变主要分布于十二指肠降段，其次是十二指肠球部、胃窦、胃体，罕见累及食管；②下消化道病变以回肠末端、回盲部和升结肠为重，横结肠、乙状结肠轻；③黏膜病理改变特点：黏膜下大小不一的斑片状略高于黏膜表面的出血点，部分融合成片，重者形成瘀斑及黏膜下血肿，并见黏膜充血水肿、糜烂、大小深浅不等的溃疡，病变间黏膜基本正常；④胃镜病变与腹部症状严重程度无一致性。

（2）超声检查：HSP 患儿病变主要侵及小肠，超声检查在皮疹出现前可显示受累的肠管节段性扩张；肠壁增厚、黏膜粗糙、肠腔狭窄，也可显示腹腔淋巴结肿大，部分融合，此外可伴腹水。

（3）X 线、CT 检查：腹部 X 线平片的价值有限，对并发胃肠穿孔、肠梗阻、肠套叠有提示意义。CT 平扫可见消化道多发节段性损害，受累肠壁水肿、增厚，密度降低，肠管狭窄，受侵肠管周围常有少量积液渗出。

【诊断及诊断标准】

典型病例诊断不难，若临床表现不典型，皮肤紫癜未出现时，容易误诊为其他疾病。

【鉴别诊断】

以消化道症状为首发表现的腹型 HSP 易误诊为外科急腹症，甚至误行手术治疗仍不能解决症状。在儿内科中腹型 HSP 易误诊为急性肠系膜淋巴结炎、急性胃肠炎、消化性溃疡、出血坏死性小肠炎和上消化道出血等。因为这些疾病的治疗无须使用激素，所以腹型 HSP 的腹痛症状通常不能改善。

【治疗】

1. 基础治疗：急性期患儿需卧床休息，避免服用可疑药物及食物，严重者需禁食，并给予肠外营养；伴呕吐、腹泻时需要注意补充血容量及保持水、电解质平衡，伴感染患儿需给予抗感染治疗。

2. 口服维生素 C、芦丁、维生素 E、双嘧达莫等，口服开瑞坦，体重＞30kg 开瑞坦 10mg，每天 1 次口服，体重＜30kg 开瑞坦 5mg，每天 1 次口服。

3. 如有腹痛，可加用奥美拉唑或兰索拉唑每天 1 次或分 2 次静脉滴注。

4. 微生态制剂与抗幽门螺杆菌治疗：腹型 HSP 与胃肠道菌群失调关系密切。患儿出现肠道菌群失调后可给予微生态制剂如酪酸梭菌二联活菌（常乐康），通过抑制肠道致病菌生长，促进正常菌群繁殖，从而改善微生态环境，保护胃肠道。有幽门螺杆菌感染者可抗幽门螺杆菌治疗。

5. 糖皮质激素：单纯抑酸护胃、解痉镇痛疗效欠佳时可选用糖皮质激素治疗。甲泼尼龙 5～10mg/（kg·d），每天 1 次或分 2 次静脉滴注。应用激素治疗时注意监测血压并补充维生素 D 和钙剂。

6. 对于严重的病例，可用大剂量丙种球蛋白冲击治疗。免疫球蛋白可调节免疫，降低血管通透性，减轻平滑肌痉挛，清除潜在感染。丙种球蛋白的使用剂量为 400mg/（kg·d），持续冲击 3～5d。

7. 血液净化技术：可消除患儿机体中的抗原-抗体复合物，能明显稳定病情，改善远期预后。

【预后】

HSP 大多数是自限性疾病，>80%患儿 2 周内可恢复，第 1 年 30%～40%患儿复发。预后较好，部分患儿死于肠出血、肠套叠、肠坏死等并发症。

防止复发：出院后脱敏饮食 1～2 周，添加动物蛋白以少量为原则，切勿过急。避免剧烈运动，定期门诊复查，检测尿常规、肾小管功能。检查未发现异常者观察至少 6 个月，发现异常者应随访至少 3～5 年。

【经验指导】

目前临床可见部分无明显皮疹紫癜患儿，早期影像学检查、内镜检查对于鉴别诊断具有指导意义；一旦确诊激素的早期足量足疗程治疗对于患儿的临床症状改善具有重要意义；恢复期的治疗要适当控制饮食，消化道症状为主的患儿不宜过早食用刺激性食物。

（王　洋）

第九节　巨细胞病毒感染

【概述】

人巨细胞病毒（human cytomegalovirus，HCMV），为人疱疹病毒 5 型（human hexes virus 5，HHV-5），为人类先天性病毒感染最常见的病原体，一般人群 HCMV 抗体阳性率为 86%～96%，孕妇为 95%左右，婴幼儿期为 60%～80%。HCMV 是引起病理性和生理性免疫低下人群，包括发育性免疫缺陷的胎儿和新生儿发生疾病的常见病原体，HCMV

感染是造成儿童神经功能损伤、肝功能损伤、听力丧失、学习无能的主要原因。

HCMV 感染呈全球性分布，绝大多数人一生中不同时期均可发生 HCMV 感染，感染的发生与地区、环境、经济状况、性别、居住条件、年龄等有关。亚洲、非洲地区感染率高于北美和欧洲，发展中国家高于发达国家，经济、卫生条件差的人均感染率高，女性高于同龄男性。HCMV 感染高发人群：①母亲妊娠期有原发感染或再发感染的新生儿；②1 岁以下婴儿；③艾滋病患儿；④接受骨髓、干细胞或实体器官移植者；⑤接受大剂量或长期免疫抑制剂或糖皮质激素治疗者；⑥其他免疫抑制的患儿。

1. 传染源　HCMV 感染者是唯一传染源，HCMV 存在于感染者的鼻咽分泌物、尿液、宫颈及阴道分泌物、乳汁、血液等各种体液中。HCMV 感染分为原发感染和再发感染，无论有无症状，原发感染尤其是先天性感染者可持续从唾液、尿液等体液中排病毒数年之久；再发感染者也可间歇排病毒较长时间。因此，人群中始终存在相当数量的传染源。

2. 传播途径

（1）垂直传播：是指母亲直接感染胎儿、新生儿、婴儿。①出生前感染：经胎盘或子宫颈感染胎儿为宫内感染。无论孕妇为原发感染或潜伏活化再感染，新生儿出生后可无临床症状，而在尿液、唾液及其他体液排出病毒成为带病毒者，成为威胁易感者的重要传染源。②出生时感染：胎儿在分娩过程中吸入生殖道中被 HCMV 污染的分泌物而感染。③出生后感染：出生后新生儿接触母亲含有 HCMV 的唾液、尿液或通过母乳中 HCMV 引起感染，其中母乳中 HCMV 感染是出生后感染的重要因素。

（2）水平传播：①家庭内传播，家庭中父母、兄弟姐妹存在 HCMV 感染，可向与其密切接触的易感儿童水平传播；②集体机构内传播，日托中心的玩具和环境中可以检出

HCMV 病毒，在缺乏良好卫生习惯的幼儿中，相互传播较为常见。

（3）医源性传播：HCMV 可以通过医疗措施如输注血液、血制品及器官或骨髓移植而传播。输血后 HCMV 感染与输血量、供体与受体血清免疫状况等有关，输血血源应事先进行 HCMV 抗体筛查，以预防输血后的获得性感染。

【病因及发病机制】

HCMV 感染细胞主要有两种类型：①产毒性感染，也称活动性感染，感染细胞内有病毒复制，可致细胞病变和溶解破坏；②潜伏感染，不能分离到病毒和检出病毒复制标志物，仅能检出 HCMV-DNA。两种类型在机体特定条件下可互相转换。

HCMV 的细胞嗜性非常广泛，上皮细胞、内皮细胞和成纤维细胞是主要靶细胞，外周血白细胞是易感细胞，特殊实质细胞如脑和视网膜的神经细胞、胃肠道平滑肌细胞和肝细胞也能被感染，唾液腺和肾是最主要的排毒部位。HCMV 的组织嗜性与宿主年龄和免疫状况密切相关。在胎儿和新生儿期，神经细胞和唾液腺对 HCMV 最为敏感，肝脾常受累。在年长儿和成人免疫正常时，病毒感染多局限于唾液腺和肾，少数累及淋巴细胞；在免疫抑制个体，肺部最常被侵及，常造成全身性感染。由于血-脑屏障和血-视屏障的防护作用，眼内和颅内 HCMV 感染主要见于先天性感染和免疫缺陷者。

【临床特点】

1. 先天性感染 于出生后 14d 内（含 14d）证实有 HCMV 感染为先天性感染，常有多系统器官受损或以下 1 种或多种表现不同组合形式。黄疸（直接胆红素升高为主）和肝脾大最常见。可有血小板减少性紫癜，中枢神经系统受累如小头畸形、脑室扩大伴周边钙化灶、感音神经性耳聋、神经肌肉异常、惊厥和视网膜脉络膜炎。外周血异形淋巴细胞增多,脑脊液蛋白增高和肝功能异常。常见腹股沟斜疝等畸形。感音神经性耳聋发生率在症状性感染高达 25%～50%,无症状性感染可达 10%～15%,可呈晚发性或进行性加重。

2. HCMV 肝炎　多见于婴幼儿期原发感染者,可呈黄疸型或无黄疸型或亚临床型,有轻中度肝大和质地改变,常伴脾大;黄疸型常有不同程度胆汁淤积;血清肝酶轻中度升高,轻症有自愈性。

3. HCMV 肺炎　多见于 6 个月以下原发感染的幼婴,多无发热,可有咳嗽、气促、肋间凹陷,偶可闻及肺部啰音。影像学检查多见弥漫性肺间质病变,可有支气管周围浸润伴肺气肿和结节性浸润,可伴有肝损害。

4. 输血后综合征　多见于新生儿期输血后原发感染者。临床表现多样,可有发热、黄疸、肝脾大、溶血性贫血、血小板减少、淋巴细胞和异形淋巴细胞增多,常见皮肤灰白色休克样表现,可有肺炎征象,甚至呼吸衰竭。在早产儿,特别是极低体重儿病死率可达 20%以上。

5. 单核细胞增多症样综合征　多为年长儿原发感染的表现,婴幼儿期也可发生,有不规则发热、不适、肌痛等,全身淋巴结肿大较少见,渗出性咽炎极少。多在病程后期(发热 1～2 周后)患儿出现典型血常规改变:白细胞总数达(10～20)×10⁹/L,淋巴细胞百分百>50%,异形淋巴细胞>5%;90%以上患儿血清肝酶轻度增高,约 25%患儿有肝脾大,黄疸极少见。

6. 免疫抑制儿童的症状性感染　原发感染和再发感染时都易发生。最常表现为类传染性单核细胞增多症,但异形淋巴细胞少见。部分因免疫抑制治疗有白细胞减少伴贫血和血小板减少,其次为肺炎。肝炎在肝移植受者常与急性排斥反应同时存在,以持续发热、肝酶升高、高胆红素血症和肝衰竭为特征。肾移植受者可发生免疫复合物性肾小球肾炎。

胃肠炎常见于艾滋病及骨髓、肾和肝移植受者。此类儿童还可发生脑膜脑炎、脊髓炎、周围神经病和多发性神经根炎等神经系统疾病。

【辅助检查】

1. 病理学检查

（1）组织病理学检查：应用苏木精-伊红或吉姆萨染色后镜检，在光镜下检查受染细胞，可发现细胞及细胞核巨大化且有包涵体，核内包涵体有诊断价值，但阴性结果不能除外。

（2）脱落细胞检查：唾液或尿液中脱落细胞检查，可发现与组织病理检查中相同的病理改变，细胞核内有核内或胞质内包涵体，此法阳性率为 50%左右，阳性者应与其他疱疹病毒感染相鉴别。

2. 病毒学检查 在血样本（全血、单个核细胞、血清或血浆）、尿液及其他体液包括肺泡灌洗液（最好取脱落细胞）和病变组织中获得如下病毒学证据：①病毒分离，是诊断活动性 HCMV 感染的金标准，采用小瓶培养技术检测培养物中病毒抗原可缩短检出时间；②电子显微镜下找病毒颗粒和光学显微镜下找巨细胞包涵体（阳性率低）；③免疫标记技术检测病毒抗原，如 IEA、EA 和 pp65 抗原等；④反转录 PCR 法检测病毒特异性基因转录产物，阳性表明活动性感染；⑤实时荧光定量 PCR 法检测病毒特异性 DNA 载量。HCMV-DNA 载量与活动性感染呈正相关，高载量或动态监测中出现载量明显升高提示活动性感染可能。血清或血浆样本 HCMV-DNA 阳性是活动性感染的证据；全血或单个核细胞阳性时存在潜伏感染的可能，高载量支持活动性感染。在新生儿期检出病毒 DNA 是原发感染的证据。

3. 血清中抗体检测 原发感染证据：①动态观察到抗 HCMV-IgG 抗体的阳转；②抗 HCMV-IgM 阳性而抗 HCMV-IgG 阴性或低亲和力 IgG 阳性。近期活动性感染证据：①双份血清抗 HCMV-IgG 滴度增高≥4 倍；②抗 HCMV-IgM 和 IgG 阳性。新生儿期抗 HCMV-IgM 阳性是原发感染的证据。6 个月内婴儿需考虑来自母体的 IgG 抗体；严重免疫缺陷者或幼婴可出现特异性 IgM 抗体假阴性。

【诊断及诊断标准】

1. 临床诊断　具备活动性感染的病毒学证据，临床上又具有 HCMV 性疾病相关表现，排除现症疾病的其他常见病因后可做出临床诊断。

2. 确定诊断　从活检病变组织或特殊体液如脑脊液、肺泡灌洗液内分离到 HCMV 病毒或检出病毒复制标志物（病毒抗原和基因转录产物）是 HCMV 疾病的确诊证据。特殊部位 HCMV-DNA 检测有临床诊断意义，如艾滋病患儿脑脊液内检出 HCMV-DNA 可诊断中枢神经系统感染；先天性感染新生儿脑脊液内检出 HCMV-DNA 提示神经发育不良预后；眼玻璃体液检出 HCMV-DNA 是 HCMV 视网膜炎的证据；新生儿和免疫抑制个体血清或血浆 HCMV-DNA 载量与 HCMV 疾病严重程度和病毒播散有正相关性。羊水中检出病毒或复制性标志物提示宫内感染，但出生时需再次证实诊断。出生 2 周后病毒学检测不再能区分先天性和围生期感染，诊断先天性感染只能根据临床特征予以推测或利用出生时新生儿筛查干血点样本回顾性检测病毒基因。因唾液腺和肾是无症状 HCMV 感染者常见排毒部位，单从这些组织中分离到病毒或检出病毒复制标志物需谨慎解释。当病情严重程度不能完全用 HCMV 疾病解释时，尤其应注意寻找其基础疾病或伴随疾病。

【鉴别诊断】

鉴别诊断时应注意与病毒性肝炎及其他病因所致的肝大、黄疸等疾病相区别。对于先天性畸形、死胎、流产、早产等 TORCH 综合征的患者，则应与导致此类疾病的其他病因即弓形虫病、风疹病毒感染、单纯疱疹病毒感染及其他可能的病原体感染（如梅毒螺旋体等）相鉴别。

【治疗】

1. 抗 HCMV 药物应用指征　抗病毒治疗对免疫抑制者是有益的；而免疫正常个体的无症状感染或轻症疾病无须抗病毒治疗。主要应用指征包括：①符合临床诊断或确定诊断的标准并有较严重或易致残的 HCMV 疾病，包括间质性肺炎、黄疸型或淤胆型肝炎、脑炎和视网膜脉络膜炎（可累及黄斑而致盲），尤其是免疫抑制者如艾滋病患儿；②移植后预防性用药；③有中枢神经损伤（包括感音神经性耳聋）的先天性感染者，早期应用可防止听力和中枢神经损伤的恶化。

2. 常用抗 HCMV 药物

（1）更昔洛韦（ganciclovir，GCV）：为首个获准应用的抗 HCMV 药物，目前仍然为首选，需静脉给药，大部分以原药形式从肾排出，脑脊液浓度为血浆浓度的 25%～70%。诱导治疗：5mg/kg（静脉滴注＞1h），间隔 12h 1 次，共 2～3 周；维持治疗：5mg/kg，1 次/天，连续 5～7d，总疗程为 3～4 周。若诱导期疾病缓解或病毒血症、病毒尿症清除可提前进入维持治疗；若诱导治疗 3 周无效，应考虑原发或继发耐药，或现症疾病为其他病因所致；若维持期疾病进展，可考虑再次诱导治疗。若免疫抑制因素未能消除则应延长维持疗程，采用以下方案：①5mg/kg，1 次/天；②6mg/kg，每周 5d；③序贯缬更昔洛韦口服，以避免病情复发。用药期间应监测血常规和肝肾功能，若肝功能明显恶化、血小板和粒细胞下降≤$25×10^9$/L 和 $0.5×10^9$/L 或至用药前水平的 50%应停药。粒细胞减少重者可给予粒细胞集落刺激因子，若需要再次治疗，仍可使用原剂量或减量，或联合应用集落刺激因子以减轻骨髓毒性。有肾损害者应减量，如透析患者剂量不超过 1.25mg/kg，每周 3 次，在透析后用药。

（2）缬更昔洛韦（valganciclovir，VGCV）：为 GCV 的

缬氨酸酯，口服后在肠壁和肝代谢为活化型 GCV，生物利用度为 62.4%，于 2000 年获批准用于治疗 18 岁以上艾滋病患者巨细胞病毒视网膜炎和移植患者预防用药。在先天性感染新生儿的 II 期临床研究显示，单剂 16mg/kg，每天 2 次与静脉用 6mg/kg 更昔洛韦等效。主要不良反应有胃肠反应、骨髓抑制和眩晕、头痛、失眠等。

（3）膦甲酸（foscarnet，FOS 或 PFA）：为焦磷酰胺类似物，能抑制病毒 DNA 聚合酶活性，于 1991 年获批准应用，需静脉用药，主要经肾排泄；能迅速分布于脑脊液，主要不良反应是肾毒性。本药在儿童一般作为替代用药，特别是单用 GCV 仍出现疾病进展时，可单用或与 GCV 联用。国外介绍儿童参照成人方案：诱导治疗；60mg/kg，每 8 小时 1 次（持续静脉滴注 1h），连用 2～3 周；免疫抑制者需维持治疗，90～120mg/kg，1 次/天。维持期间疾病进展，则再次诱导或与 GCV 联用。

【预后】

先天性 HCMV 感染死亡率高，存活者常留有后遗症，尤以中枢神经系统后遗症居多，如智力低下、自闭症、学习障碍、脑瘫、癫痫、耳聋或听力损害、视觉缺陷等，特别是在妊娠早期感染者。10%～20%的先天性 HCMV 感染儿童存在神经系统发育异常，与神经发育结局异常相关的因素是小头畸形和颅脑影像学异常，颅脑影像学正常和头围正常可提示认知发育结局良好。所有先天性 HCMV 感染儿童中听力障碍的发生率为 10%～15%，新生儿期为症状性先天性 HCMV 感染的儿童听力丢失的发生率可高达 30%～65%。症状性先天性 HCMV 感染的新生儿中脉络膜视网膜炎的发生率为 15%～30%。后天性 HCMV 感染多为自限性，预后好。

【经验指导】

巨细胞病毒为致病力较弱的病毒，常危害 6 个月以下婴儿,对于 6 个月以上患儿要注意寻找现症感染证据及做出鉴别诊断。患儿出生后早期肝功能异常除常见 CMV 感染等原因,也可能是外科原因如胆道闭锁及先天代谢性疾病等。考虑更昔洛韦并不能完全清除病毒及药物不良反应,对于轻症和临床症状已缓解患儿可以缩短疗程。

(宋诗蓉 吴 捷)

第十节 幽门螺杆菌感染

【流行病学】

幽门螺杆菌(*Helicobacter pylori*,Hp)感染是儿童常见病原体感染。Hp 是慢性活动性胃炎的主要致病因素,是消化性溃疡发病的重要因素。Hp 的长期感染也与胃腺癌和胃黏膜相关淋巴组织(MALT)淋巴瘤的发生相关。全球超过 50% 的人口感染 Hp。绝大部分成人 Hp 感染在儿童期获得,大多发生在儿童早期,感染后一般难以自发清除而导致终身感染。与成人相比,儿童 Hp 感染后发生严重疾病的概率低;可选择的药物种类少,对药物不良反应耐受力低;Hp 根除后的再感染率高。

Hp 在人群中的流行率与患儿所居住国家或地区的社会经济是否处在发达或发展中的地位有关。过去数十年,儿童 Hp 感染率总体呈下降趋势,但在社会经济水平较低的人群中仍有较高感染率。全球儿童 Hp 感染率区域分布差异很大,感染率为 3.1%~73.3%。发展中国家整体感染率较高,大部分人群在儿童期感染;而发达国家整体感染率较低,儿童感染率更低。我国的研究显示,自然人群中儿童和青少年 Hp 总感染率约为 29%,显著高于日本(约 4%)。有症状与无症状儿童的 Hp 感染率相似。

【病因及发病机制】

Hp 的致病机制有赖于细菌的定植因素和致病因素，Hp 的螺旋形和能动性，具有适应性酶和蛋白及黏附于细胞和黏膜的能力，使其能在胃腔内生存，其分泌的毒素和诱导的炎性介质直接破坏胃黏膜屏障，导致胃黏膜损伤。尿素酶是 Hp 最主要的定植因子，尿素酶分解尿素产生的氨可以中和盐酸，使细菌能够顺利穿过胃黏液层到达黏膜表面，并在此碱性微环境中定植和生存。在致病因素中，儿童 40%～70% Hp 菌株发现有细胞毒素相关基因 *cagA*，由其编码的细胞空泡毒素 vacA 可引起十二指肠上皮细胞的空泡形成，进而导致十二指肠溃疡。

【临床特点】

Hp 为慢性感染源，进入体内后主要定居在胃黏膜，产生一系列病理变化，引起不同的临床症状，儿童常见的 Hp 相关性疾病主要为慢性活动性胃炎、十二指肠溃疡和胃溃疡，少见的有胃 MALT 淋巴瘤，罕见胃腺癌。Hp 感染的临床表现也即为这些疾病的症状，如上腹痛、饱胀、早饱、厌食或上消化道出血等。

1. **慢性胃炎** 患儿有不同程度的消化不良症状，临床表现的轻重程度不一，病程迁延。主要表现为反复无规律性腹痛，进食后加重。疼痛部位不确切，多位于脐周。幼儿腹痛可表现不安和正常进食行为改变，年长儿症状类似成人，常诉上腹痛，其次有嗳气、早饱、恶心、上腹部不适、反酸。进食硬、冷、辛辣等食物或受凉、气温下降可引发或加重症状。部分患儿可有食欲缺乏、乏力、消瘦及头晕，伴有胃糜烂者可出现黑粪。体征多不明显，压痛部位可在中上腹或脐周，范围较广泛。

2. **小儿消化性溃疡** 临床表现各种各样，不同的年龄症状差异较大。

（1）新生儿期：以突发性上消化道出血或穿孔为主要

特征，常急性起病，以呕血、便血、腹胀及腹膜炎表现为主，易被误诊，此期多为急性应激性溃疡，死亡率较高。出生后 24～48h 发病最多。

（2）婴幼儿期：此期患儿以急性起病多见，烦躁不安，食欲缺乏，突然出现呕血、黑粪，前期可能有食欲缺乏、反复呕吐和腹痛、生长发育迟缓等。

（3）学龄前期：此期患儿腹痛症状明显，多位于脐周，呈间歇性发作，与饮食关系不明确，恶心、呕吐、反酸、贫血与上消化道出血也较常见。

（4）学龄期：随着年龄递增，临床表现与成人接近，症状以上腹痛、脐周痛为主，有时有夜间痛，或反酸、嗳气或慢性贫血，少数人表现无痛性黑粪、晕厥甚至休克。

【辅助检查】

1. Hp 的检测指征　①消化性溃疡；②胃黏膜相关淋巴组织（mucosa associated lymphoid tissue，MALT）淋巴瘤；③慢性胃炎；④一级亲属中有胃癌的患儿；⑤不明原因的难治性缺铁性贫血；⑥计划长期服用非甾体抗炎药；⑦不建议常规检测：目前尚无足够证据显示 Hp 感染与中耳炎、牙周疾病、食物过敏、特发性血小 板减少性紫癜及生长发育迟缓有关。临床检查的目的是寻找潜在病因，而不是检测是否存在 Hp 感染。因此对于功能性腹痛患儿不建议行 Hp 检测。

2. 各种 Hp 检测方法的特点　检测方法包括侵入性和非侵入性两类。侵入性 方法依赖胃镜检查及胃黏膜组织活检，包括快速尿素酶试验（rapid urease test，RUT）、胃黏膜组织切片染色和胃黏膜 Hp 培养、核酸检测等。非侵入性检测方法包括尿素呼气试验（urea breath test，UBT）、粪便 Hp 抗原检测（Helicobacter pylori stool antigen，HpSA，或 stool antigen test，SAT）和血清 Hp 抗体检测等。除了血清抗体检查，进行其他检查前均需停质子泵抑制剂（proton pump inhibitor，PPI）2 周、抗生素和铋剂 4 周。

（1）RUT：敏感度为 75%～100%，特异度为 84%～100%，操作简便、费用低、省时，但检测结果易受试剂 pH、取材部位、组织大小、细菌量及分布、观察时间、环境温度和胃炎严重程度等因素影响，故存在假阴性结果的情况。同时取 2 块组织进行检测（胃窦和胃体各 1 块）可以提高检测敏感性。

（2）组织学检测：敏感度为 66%～100%，特异度为 94%～100%，检测 Hp 的同时，可对胃黏膜病变进行诊断（HE 染色），是唯一能确诊 Hp 感染同时判断其损伤程度的方法，但 Hp 在胃内呈灶性分布，其检出率易受取材部位及大小、细菌数量及一些疾病，如消化道出血、胃黏膜萎缩等的影响。

（3）Hp 培养：敏感度为 55%～96%，特异度为 100%，是诊断 Hp 现症感染的金标准，Hp 培养可进行药敏试验和细菌学研究。但本检查复杂、耗时，需一定实验室条件，标本转送培养需专门的转送液并保持低温。

（4）UBT：敏感度为 75%～100%，特异度为 77%～100%，可反映全胃 Hp 感染状况，不会出现因细菌灶性分布而造成的假阴性结果。^{13}C UBT 无放射性，适用于儿童，可用于诊断 Hp 现症感染，还可用于治疗后的复查。

（5）SAT：敏感度为 97%～98%，特异度为 95%～100%，检查时不需要口服任何试剂，是唯一一项诊断准确性不受患儿年龄影响的无创性检测方法。该方法的准确性可与 UBT 相当。SAT 可用于 Hp 治疗前诊断和治疗后复查。

（6）血清抗体检测：敏感度为 50%～100%，特异度为 70%～98%，检测的抗体反映一段时间内 Hp 感染情况，Hp 根除后血清抗体可以维持很久，因此不能用于诊断现症感染，多用于流行病学调查。

（7）分子生物学检测：可用于检测粪便或胃黏膜组织等标本。其中 PCR 应用较为广泛。目前 PCR 主要用作分子生物学及分子流行病学研究，尤其适用于菌株的 DNA 分型、耐药基因突变的检测。

【诊断及诊断标准】

符合下述四项之一者可判断为 Hp 现症感染：①细菌培养阳性；②组织病理学检查和 RUT 均阳性；③若组织病理学检查和 RUT 结果不一致，需进一步行非侵入性检测，如 UBT 或 SAT；④消化性溃疡出血时，病理组织学或 RUT 中任一项阳性。

【鉴别诊断】

本病需与其他原因所至慢性胃、十二指肠炎症和溃疡相鉴别，主要依靠实验室检查结果鉴别。

【治疗】

1. Hp 感染根除治疗的适应证　消化性溃疡、胃 MALT 淋巴瘤必须根治。以下情况可考虑根治：①慢性胃炎；②胃癌家族史；③不明原因的难治性缺铁性贫血；④计划长期服用非甾体抗炎药（包括低剂量阿司匹林）；⑤监护人、年长儿童强烈要求治疗。

2. 根除 Hp 的常用药物

（1）抗生素：阿莫西林 50mg/（kg·d），分 2 次（最大剂量 1g，2 次/天）；甲硝唑 20mg/（kg·d），分 2 次（最大剂量 0.5g，2 次/天）；替硝唑 20mg/（kg·d），分 2 次；克拉霉素 15～20mg/（kg·d），分 2 次（最大剂量 0.5g，2 次/天）。

（2）铋剂：胶体次枸橼酸铋剂（>6 岁），6～8mg/（kg·d），分 2 次（餐前口服）。

（3）抗酸分泌药：PPI，奥美拉唑，0.6～1.0mg/（kg·d），分 2 次（餐前口服）。

3. 根除 Hp 的治疗方案

（1）一线方案（首选方案）：适用于克拉霉素耐药率较低（20%）的地区，含铋剂的三联疗法（阿莫西林+甲硝唑+胶体次枸橼酸铋剂）及序贯疗法（PPI+阿莫西林 5d，PPI+克拉霉素+甲硝唑 5d）可作为一线疗法。

（2）二线方案：用于一线方案失败者，PPI+阿莫西林+甲硝唑（或替硝唑）+胶体次枸橼酸铋剂或伴同疗法（PPI+克拉霉素+阿莫西林+甲硝唑），疗程为10d或14d。

4. 根除 Hp 的个体化治疗　个体化治疗是针对 Hp 根除治疗失败的患儿，分析其失败原因和提出处理方法。具体建议如下：①了解患儿以前治疗时用药的依从性，判断治疗失败的原因。②有条件者根据药敏试验结果选择有效抗生素，无条件者用分子检测方法（如原位免疫荧光杂交）检测克拉霉素的耐药性。③无条件行药敏试验，再次治疗时应尽量避免重复使用初次治疗时的抗生素或加用铋剂，对青霉素过敏的患儿可供选择的药物有限，能否选用氟喹诺酮类等药物，需根据儿童的年龄来考虑使用。④延长治疗时间或加大药物剂量（建议不超过药物说明书用量）。⑤抑酸剂在根除治疗中起重要作用，但 PPI 代谢的 CYP2C19 基因多态性会影响根除效果。因此，可选择作用稳定、疗效高、受 CYP2C19 基因多态性影响较小的 PPI，如埃索美拉唑，可提高根除率。⑥对多次治疗失败者，可考虑停药3个月或6个月，使细菌恢复一定的负荷量，以便提高下一次治疗时 Hp 的根除率。⑦根除治疗失败，但症状缓解者，可暂缓再次根除治疗。

5. 根除 Hp 的辅助治疗　国内外成人 Hp 共识和 Meta 分析均指出联合应用微生态制剂可辅助治疗 Hp 感染，减少 Hp 根除过程中的不良反应，提高患者的依从性。微生态制剂是否可以提高儿童 Hp 的根除率，目前没有明确的结论。

6. 根除 Hp 的疗效判断　应在根除治疗结束至少4周后进行，即使患儿症状消失也建议复查，首选 UBT。符合下述三项之一者可判断为 Hp 根除：①UBT 阴性；②SAT 阴性；③基于胃窦、胃体两个部位取材的 RUT 均阴性。

【预后】

本病一般预后良好，但易复发，至病情迁延而影响小儿营养状况和生长发育。

【经验指导】

严格掌握 Hp 患儿检测适应证，只有出于治疗目的才需检测，多数为消化性溃疡、慢性胃炎等患儿。非侵入性检测方法如单纯 ^{13}C UBT 不是 Hp 感染的确诊依据，需建立在内镜检查基础上的双阳性结果才能确诊。

（宋诗蓉 吴 捷）

第十一节 上消化道异物

【概述】

上消化道异物是指在上消化道内不能被消化，且未及时排出而滞留的各种物体，是临床常见急症之一，若处理不及时，可能造成严重并发症甚至危及生命。常见的异物主要为以下三类：无意吞服（最常见）；故意吞服；以及植物性、动物性及药物性结块。如果异物处理不及时，易导致上消化道出血、梗阻、穿孔等并发症。先天性消化道畸形或有消化道手术史的患者是并发症的高危因素。

【临床特点】

1. **临床表现** 患者临床表现取决于异物对人体的影响，小而光滑的异物可无任何症状。较大的锐利异物可引起梗阻、胃肠黏膜损伤，甚至胃肠出血、穿孔及急性腹膜炎。食管内异物多嵌顿在颈部食管狭窄处，出现疼痛、不适、持续异物感、进食哽噎。胃内异物则有上腹部隐痛，刺入胃壁内则疼痛剧烈，大异物会引起幽门梗阻。食管异物并发症发生率与异物在食管内存留时间呈正相关。

2. **上消化道异物的诊断** 主要依据以下几方面。

（1）清醒、有沟通能力的大龄儿童，可以确定吞食的异物，指出不适部位。

（2）患儿并不知道吞食了异物，数小时、数天后出现与并发症有关的症状。

（3）幼儿及精神病患儿对病史陈述不清，如果出现呛咳、拒绝进食、呕吐、流涎、血性唾液或呼吸困难等症状及体征，应高度怀疑。

（4）结合病史、临床表现和辅助检查可诊断上消化道异物。胸、腹正侧位 X 线片，CT 扫描或三维重建成像，内镜检查是最常用的辅助检查手段，金属异物经 X 线检查诊断和定位，非金属异物经钡剂造影和腹部 B 超可辅助确诊、定位。如考虑尖锐异物可能已经造成消化道穿孔，则禁止应用钡剂造影。另外，钡剂造影可能影响内镜下对异物的寻找，需要慎重选择。

【治疗】

1. 异物的处理主要有三种方式　自然排出、内镜处理和外科手术。

（1）自然排出适应证：非尖锐、无腐蚀、长度较小异物可尝试自然排出，如咀嚼过的口香糖，体积较小的水果核，五角钱以下面值的硬币多数是可以自行排出的，不必急于做内镜检查，可观察误食异物 10d 内的大便，寻找异物。

（2）急诊内镜适应证：尖锐异物；腐蚀性异物；多个磁性异物或磁性异物合并金属；食管异物滞留≥24h；食管异物致气管严重受压；食管异物完全梗阻；胃内或十二指肠内异物出现胃肠道梗阻、损伤。

（3）急诊手术适应证：出现腹膜炎，膈下有游离气体；异物长度在 12cm 以上、胃镜取出失败；多个异物聚集在一个部位，2～3 周无进展，或出现肠梗阻或有呕血、黑粪；怀疑吞食毒品袋有破损可能。

2. 内镜处理

（1）治疗前需要充分掌握患者消化道异物的基本情况，包括异物类型和异物停滞时间等。为进一步观察异物的位置和异物的形态、大小，借助 CT 诊断的方式，明确异物信息。

（2）术前 6～8h，患儿禁食水，并按照异物形态，准备适合清除异物器械。

（3）准备好常规抢救药品，口服利多卡因胶浆 10ml，行无痛胃镜患儿需建立静脉通道、吸氧和心电监护。选择常规麻醉方式，观察麻醉效果，麻醉起效后，开始进行消化道异物钳取。

（4）根据异物的性质、形状和所在部位，选择合适的治疗器械，如异物钳、三爪钳、圈套器、网篮等，对于不规则锐利异物可选择应用透明帽。

（5）对于预测治疗风险较高或术前 CT 怀疑异物已穿透食管壁的患者，在详细评估异物的整体方位、异物端与动脉的关系后再行内镜治疗。取出异物后均放置胃管和（或）小肠营养管，转入胸外科采取进一步治疗。

（6）术中黏膜损伤和出血的内镜下处理包括喷洒去甲肾上腺素、钛夹夹闭创面等。

（滕　旭）

第十二节　肝功能异常

【概述】

　　肝是具有多种生理功能的人体器官，富含多种生化代谢酶，当肝病变时，这些酶可以释放至血液循环中，反映肝细胞的损伤，从而临床诊断肝功能异常。目前临床上肝功能异常的发病率较高，且病因不明的肝功能异常占比升高。

　　【病因及发病机制】

　　临床上各种疾病累及肝时均可以使转氨酶升高。感染因素导致肝转氨酶升高是儿童肝损伤最常见的病因，病原感染引起的免疫损伤等累及肝时即可以导致转氨酶升高，如 EB 病毒、巨细胞病毒、肝炎病毒、肺炎支原体、轮状病毒、肠道病毒、风疹病毒、单纯疱疹病毒感染等。重症肺炎、川崎病等疾病时转氨酶也可升高，需结合原发病具体分析。全身性疾病如自身免疫性肝炎、风湿性疾病肝损伤如系统性红斑狼疮、幼年类风湿关节炎、结节性多动脉炎、硬皮病、干燥综合征等疾病累及肝时均可以出现转氨酶升高的表现。遗传代谢性肝病由于其先天遗传物质异常的特点，通常都在儿童期发病，所以是儿童肝功能异常特有的病因。常见的遗传代谢性肝病有肝豆状核变性、肝糖原贮积症、尼曼-皮克病、戈谢病、希特林蛋白缺乏症所致新生儿肝内胆汁淤积症。随着社会的发展及临床用药的扩大，药物性肝损伤发生率逐渐升高。随着生活条件的改善及生活方式的改变，脂肪肝所致肝功能损伤患儿逐渐增多。

【临床特点】

1. 单纯肝功能异常可无任何临床表现，部分患儿可合并恶心、呕吐、食欲缺乏等。

2. 当同时存在胆汁淤积时临床可见黄疸、皮肤瘙痒等。

3. 合并肝性脑病时患儿可出现嗜睡、昏迷、步态不稳、情绪改变等神经系统症状。肝豆状核变性可有锥体外系改变。

4. 急性肝衰竭患儿可同时有凝血功能障碍，可见周身出血点等。

5. 肝功能异常患儿可伴有或不伴有肝脾大，肝脾大程度等均与原发病有关。

【辅助检查】

1. 实验室检查

（1）肝功能：①丙氨酸转氨酶（ALT），又称谷丙转氨酶，主要存在于肝细胞内。当肝细胞变性、坏死、细胞膜通透性增加时，胞内的 ALT 会借助浓度梯度而逸出，进入间质液和血液循环。ALT 是反映肝细胞损害的最直接和最敏感的指标。但 ALT 增高的程度与肝细胞损伤数量并不一定成正比，在重症肝炎伴发急性肝衰竭时，由于肝细胞短时间内大量坏死，无能力生成 ALT，此时血清中酶值却正常或反而降低；血清中胆红素值却显著升高，出现酶-胆分离现象，提示预后不良。②天冬氨酸转氨酶（AST），又称谷草转氨酶，在人体内分布较广，按其浓度多少，依次为肝、心肌、骨骼肌、肾、脑、胰、肺、白细胞和红细胞。所以 AST 不能特异地反映肝细胞损伤。临床上常以血清 AST/ALT 比值变化来帮助判断病情。ALT 主要分布于肝细胞细胞质中，而 AST 主要分布于线粒体中，当肝细胞病变严重时，AST 从线粒体中释放出来，使 AST/ALT 比值升高。③白蛋白，肝细胞病变时，白蛋白合成减少。由于白蛋白半衰期较长，因此在急性肝细胞病变时，血白蛋白减少不太明显，但在慢性和大量肝细胞病变时就会明显减少,故临床上其常作为慢性肝病和重症肝病的一个指标。

（2）凝血功能检测：严重肝疾病时，凝血因子V和纤维蛋白原的合成也减少,临床上常用的检测方法有凝血酶原时间（PT）、凝血酶时间（TT）和活化部分凝血活酶时间（APTT）。

（3）血氨、血乳酸：肝是唯一能解除氨毒性的器官，人体内大部分氨在肝通过鸟氨酸循环生成尿素，经肾排出体外。在肝硬化、暴发性肝衰竭等肝严重疾病时，如果 80% 以上肝组织破坏，此种合成功能发生障碍，血氨就会显著增高并在中枢神经系统聚集，引起肝性脑病。临床疑诊代谢性肝病时需要完善血氨、血乳酸检查。

（4）铜蓝蛋白（Cp）：Wilson 病是一种常染色体隐性遗传病，患儿 Cp 常＜0.1g/L，因血浆 Cp 减少，血浆游离铜增加，肝是体内含铜量最大器官，故游离铜可沉积在肝引起肝硬化，也可沉积在脑基底核的豆状核导致豆状核变性，引起锥体外系表现，故该病又称肝豆状核变性。

（5）甲胎蛋白（AFP）：临床上 AFP 常作为诊断肝恶性肿瘤的指标，畸胎瘤患儿也可明显升高。新生儿出生后，因为仍保留有少量的较原始的肝细胞，因此血 AFP 值较成人显著增高。以后随着年龄增长而减少，约在 3 个月后接近成人正常值。在肝细胞大量增殖时，无论成人或小儿患者，都可见到血 AFP 值增高，重症肝病时血 AFP 值增高通常提示预后较好。

（6）肝病自身抗体：怀疑自身免疫性肝炎的患儿需完善该项检查。

（7）血尿遗传代谢病或基因检测：反复发作无诱因的肝功能异常患儿，或同时合并其他遗传代谢病表现时建议完善血尿遗传代谢性疾病或基因检测。

2. 影像学检查

（1）肝胆脾彩超：简单、便宜、无辐射，可以发现脂肪肝、肝肿瘤、胆道发育情况、脾脏情况等，为病因诊断提供依据。

（2）肝 CT：可更精准地发现肝脏病变，有辐射。

（3）肝磁共振：胆道发育异常如先天性胆道闭锁时可完善该检查。

【诊断及诊断标准】

临床上化验肝功能 ALT 伴或不伴 AST 2 倍以上升高即可诊断肝功能异常。具体诊断需要根据病史进一步查找病因，进行病因诊断。

【鉴别诊断】

部分疾病如肌肉病变或心肌病变时可出现 AST 升高，或同时伴有 ALT 升高，若没有结合原发病及时诊断容易与肝炎相混淆。常见的需和肝炎相鉴别的疾病有小儿皮肌炎、进行性肌营养不良、川崎病、横纹肌溶解综合征等。部分健康儿童，若短时间内进行了剧烈运动，如长跑或舞蹈等，肌肉损伤时也可出现转氨酶 ALT 及 AST 升高，若未进行肌钙蛋白激酶（CK）、肌钙蛋白激酶同工酶（CK-MB）及肌红蛋白等其他检查时容易误诊为肝炎。

【治疗】

1. 复方甘草酸苷胶囊：婴幼儿 1 粒/次，每天 2 次，儿童 1~2 粒/次，每天 2~3 次，疗程根据原发病决定。重症肝炎时可加用双环醇(50mg/片)，婴儿 1/4 片每次，每天 2~3 次；幼儿 1/3 片每次，每天 2~3 次；儿童 1 片每次，每天 2 次，需要逐渐减量停药。

2. Wilson 病时在保肝的基础上需要采取低铜饮食，口服青霉胺、锌剂等治疗。

3. 感染相关性肝炎在保肝的基础上可适当给予抗病原体治疗。

4. 希特林蛋白缺乏症时在保肝的基础上需要去乳糖奶粉喂养。

5. 药物性肝损伤治疗的前提是停用导致肝损伤的药物，同时保肝治疗。

【预后】

感染相关性肝炎预后较好，一般保肝治疗半个月后大部分均能恢复正常，若出现急性暴发性肝衰竭，患儿死亡率较高。Wilson 病也是目前唯一能够通过药物及饮食控制的一种遗传代谢性肝病。其他预后需要结合原发病而定。

【经验指导】

1. 肝功能异常一定是以 ALT 异常为前提的，单纯 AST 异常不能诊断肝功能异常，需要和其他疾病相鉴别。

2. 感染相关性肝炎时肝功能损伤是滞后于感染的，所以可以出现感染控制后患儿转氨酶仍持续升高的情况，动态监测即可。

3. 当没有任何诱因发现转氨酶异常时如幼儿园体检发现转氨酶异常，一定要警惕有无遗传代谢性肝病，如肝豆状核变性。

4. 肥胖患儿需要注意有无脂肪肝, 脂肪肝导致的肝功能异常如单纯口服保肝药物降酶效果不佳, 需要结合减肥、锻炼及降脂治疗。

5. 药物性肝损伤越来越多, 尤其是中药制剂及抗生素制剂, 需提高警惕。

（郭　静）

第十三节　肝　脾　大

【概述】

肝及脾是腹腔中重要的器官, 儿童的肝、脾与成人相比是相对大的, 年龄越小, 相对越大。<1 周岁者, 肝于右锁骨中线、肋缘下 1～3cm 可及, 1～3 岁右肋下 1～2cm 可及, 4 岁以后仅少数能触及 1cm 以下的肝缘。在剑突下, 7 岁以内可触及 2～2.5cm 的肝。正常的肝质地柔软, 触之如唇。触诊肝超过正常标准者, 应注意肝上界, 如上界也相应降低, 肝上下径正常, 则为肝下移。凡有肝质地变硬, 无论肝大小均为病理体征。

正常情况下, 脾不能触及, 如能除外左侧胸腔积气、积液等所致脾下移, 则触诊到脾提示脾增大至正常 2 倍以上。如临床遇到脾明显增大, 则应使用第 I 线、第 II 线及第 III 线加以标示, 并作图表示。

肝、脾分属消化系统及血液、淋巴系统, 但两者有相似组织, 且血供丰富, 之间还有门静脉系统相连, 所以很多疾病可以引起肝脾大。

【病因及发病机制】

临床上引起肝和（或）脾增大的疾病较多, 也较复杂,分类上大致分为感染性疾病、风湿免疫类疾病、遗传代谢性疾病、血液系统疾病及恶性疾病等。主要的发病机制一般包括肝脾实质细胞或间质细胞的增生肿胀、血液淤积、肝脾外细胞或物质的浸润等。

【临床特点】

1. 肝增大为主

（1）各种微生物感染或毒素毒性物质的损害所致肝细胞变性、肿胀、增生等，最常见巨细胞病毒性肝炎、感染性肝炎（如甲型肝炎、乙型肝炎）、药物中毒性肝病等。

（2）肝细胞内有异常代谢产物堆积，常见有肝糖原贮积症、非酒精性脂肪肝等。

（3）胆汁淤积所致，如先天性肝内胆管囊性扩张症（Caroli 病）、胆总管囊肿、先天性胆道闭锁及原发性硬化性胆管炎等，此类患儿通常有梗阻性黄疸表现。

（4）肝细胞异常增生所致，如肝母细胞瘤、肝细胞癌、其他肝肿瘤性疾病等。

（5）肝显微组织增生所致，可见于先天性肝纤维化或继发所致的慢性肝病和肝硬化，此类病例肝质地坚硬多伴有门静脉高压。

（6）血液循环障碍和血源性浸润所致，前者多见于肝脏供血过多或回血较少，如肝内肝动脉瘤或各种原因所致门静脉高压后肝充血；后者见于经血液浸润大量肿瘤细胞所致肝增大，如淋巴瘤、白血病等。

上述情况肝增大为主要变化，可致门静脉高压，进而引起脾静脉回流受阻，脾淤血导致脾脏增大。

2. 脾增大为主

（1）门静脉主干或脾静脉缺陷所致，门静脉回流受阻所致脾脏淤血，见于门静脉海绵样变、脾静脉栓塞等，在疾病早期肝不增大。

（2）溶血性贫血所致脾内巨噬细胞吞噬和增生所致脾

增大，常见于各种溶血性贫血。

3. 肝脾同时增大

（1）感染性疾病，如 EB 病毒感染，巨细胞病毒感染，要注意一些法定传染病如疟疾、伤寒、结核等。

（2）遗传代谢性疾病：糖代谢异常，如糖原贮积症Ⅲ型；氨基酸代谢异常，如酪氨酸血症Ⅰ型；脂质代谢性疾病如戈谢病、尼曼-皮克病、神经节苷脂贮积病、胆固醇酯贮积病等。

（3）肝脾组织同时受到外来异常细胞浸润，如噬血细胞综合征、朗格汉斯细胞组织细胞增生症、吞噬细胞活化综合征等。

【辅助检查】

1. 影像学检查　包括超声、CT、MRI 的影像学检查，是常见检查手段。

2. 实验室检查

（1）肝增大应根据临床表现积极检查肝功能、血脂、血糖等生化指标，以及血常规、病原学、感染指标、红细胞沉降率、抗链球菌溶血素 O 试验、抗核抗体谱、肿瘤标志物等，必要时可行肝穿刺活检及基因全外显子检查。

（2）脾增大时注意血液系统变化，如血红蛋白降低、网织红细胞、幼稚细胞异常升高及骨髓穿刺活检中出现的异常活化组织细胞及泡沫细胞等。

【诊断思路】

1. 涉及肝脾大的疾病较多而且复杂，认真询问病史及进行体格检查是非常重要的。

2. 病史中有发热症状者，首先考虑感染性疾病，如 EB 病毒、结核杆菌、伤寒杆菌等感染，其次考虑血液系统疾病如白血病、恶性淋巴瘤、噬血细胞综合征等，另外还应该注意风湿免疫性疾病如幼年类风湿关节炎、系统性红斑狼疮等。

3. 无发热症状者多数以肝脏疾病为首发病变的多见，详细分析病史及完善相关检查多可以得到诊断线索。如果临床遇到巨大的肝脾，应想到脂类代谢障碍性疾病如戈谢病、尼曼-皮克病，糖代谢障碍性疾病如糖原贮积症Ⅰ型等，同时注意鉴别腹腔内占位性病变。

4. 综合全身临床表现及理化指标分析病情，反复详细询问病史，仔细查体，结合实验室及特殊检查结果综合分析，通常可以理清诊断思路。

【鉴别诊断】

1. 腹腔内占位性病变，可能误以为增大的肝脾，通过超声检查可以鉴别。

2. 肾下垂或肾肿大可能会误以为是肝脾大，可通过超声鉴别。

【治疗】

肝脾增大是一系列疾病的重要症状、体征，通过病史、查体、理化检查分析得出准确诊断，以指导进一步治疗。原发病的治疗通常是最关键的。

【预后】

根据原发病的不同，预后不同。

【经验指导】

肝脾增大在临床较为常见，如果临床发现肝脾增大，首先应确实增大的部分是否是肝及脾脏，其次应注意质地的坚硬度，一般中等以上硬度多为病理性增大，还应注意查体时是否有触痛或叩击痛，肝-颈静脉回流征是否阳性。

如果临床遇到巨大的肝、脾，医师触诊手法切忌粗暴，以避免过度充血的脾脏被膜破损出血，必要时先行肝胆脾彩超检查，做到心中有数，然后在有经验医师指导下进行体格检查。

（滕　旭）

第十四节　腹　　胀

【概述】

　　腹胀是临床最常见的消化道症状之一，一般有腹部饱胀感和腹部膨胀两种，腹部饱胀感是一种主观感觉，自觉全腹部或局部有胀满感；而腹部膨胀指客观上有腹围增加，可表现为全腹部或局部胀满。腹胀可由肠腔、腹腔内积气、积液，腹部巨大肿物或腹肌无力引起，小儿腹胀多以气胀最为多见。既可以是消化系统疾病本身表现，也可以是全身性疾病或其他系统的伴随或继发症状。

【病因及发病机制】

　　腹胀原因很多，目前认为与肠道菌群失调、小肠细菌过度增殖、肠腔气体蓄积、胃肠动力障碍、异常的腹膈反射、内脏高敏感性、食物不耐受和碳水化合物吸收不良、便秘、性别与性激素等有关。

　　儿童期患儿的腹胀原因大致有以下几种。

　　1. 吞气症　　由于咽入胃内的空气过多而发生腹胀，多以胃部胀气为主。吞气症患者多见于顽固的焦虑状态或口腔中有异物等。

　　2. 消化功能不良　　胃肠液排空不畅，肠道菌群失调，发酵而产生大量气体。

　　3. 各种原因引起的胃肠道功能障碍　　急性胃扩张、幽门梗阻、胃轻瘫、机械性或麻痹性肠梗阻、假性肠梗阻、肠易激惹综合征、功能性便秘、全身性感染或心力衰竭。

　　4. 各种原因引起的腹水　　先天性胆道闭锁晚期、肝硬化顽固性腹水、乳糜性腹水（淋巴管发育异常或外伤、手术损伤淋巴管、炎症、肿瘤等因素致大量乳糜液潴留于腹腔）等。

5. 因腹腔肿物过大发生的腹胀　常见于先天性肝囊肿、大网膜囊肿、胰腺囊肿、各种腹腔或后腹膜来源肿瘤等。

6. 急腹症造成的严重腹胀　如急性肠梗阻、急性腹膜炎及腹间隔综合征等。

7. 其他　呼吸衰竭时由于肺排出 CO_2 障碍，血中 PCO_2 大于肠管中 PCO_2，血中 CO_2 弥散入肠道而发生腹胀。

对于新生儿期腹胀的病因分析中，先天畸形为早期腹胀新生儿的主要病因，在足月早期的腹胀新生儿中更常见，如先天性巨结肠、肛门闭锁、肠旋转不良、肠闭锁、后尿道瓣膜及肠重复畸形等。就单病因而言，早产儿引起腹胀的第一位原因为败血症，其次为先天性巨结肠；而足月儿相反。

【临床特点】

在正常情况下，2 岁以上小儿与成人一样，除胃与结肠外，小肠内均无气体，新生儿小肠内正常均应充气，无积气则多为病理现象。特别是饱食后全腹膨胀，常高出剑突，饥饿时则腹部空瘪，如果持续膨胀不瘪，并有张力则可认为是腹胀，严重的腹胀可影响呼吸，不能平卧。

【辅助检查】

1. 腹部 X 线片　可见膈肌抬高，两侧腹壁外隆，胀气扩张的肠管，增大的肝轮廓，尿潴留时下腹正中扩张的膀胱轮廓，巨大肿瘤时的软组织影，机械性或麻痹性肠梗阻时的肠腔内液-气平面，坏死性小肠结肠炎时肠壁和门静脉积气，急性胃扩张时的胃扩张影像等。立位片可见到胃肠穿孔时的膈下游离气体，腹水时的下腹密度增高。

2. 钡灌肠检查　提示先天性巨结肠、肠旋转不良。新生儿如看到扩张的小肠同时有细小结肠，则提示肠闭锁或全结肠无神经节细胞症。

3. 超声检查　提示肝脾大、肠套叠、肠旋转不良、腹水、肿瘤、肾盂积水等。

4. 腹部 CT　提示肝脾大、肠旋转不良、腹水、肿瘤及肝、脾、胰、肾挫裂伤等。还可显示肠壁增厚。如高度扩张和细瘪的肠管并存，多提示机械性肠梗阻。

【诊断及诊断标准】

1. 病史采集

（1）年龄：腹胀原因因年龄不同而有差异。新生儿期腹胀的内科病因多为感染，而外科性病因要考虑除外先天发育异常，要了解产前检查有无异常，如羊水过多、腹腔内巨大囊肿占位、肠管扩张及肾盂积水等。出生后原因有胎粪未排出及排空时间延迟、排尿异常，尤其是新生儿早期就出现症状者；其次为感染；再次原发性或继发性乳糖不耐受或先天性甲状腺功能减低等。而婴儿期及儿童期腹胀原因各异，包括消化不良、食物蛋白过敏等。

（2）观察是否有导致胃肠功能衰竭的病因。

（3）了解有无肝胆疾病及外伤手术史。

（4）伴随症状：发热或低体温、呕吐及呕吐物性状，腹痛、排便排尿情况，有无血便。新生儿腹胀的伴随症状无论是早产儿还是足月儿多为呕吐。

2. 体格检查

（1）一般情况：严重腹胀可影响呼吸，不能平卧；伴有严重感染、多器官功能障碍综合征的患儿，一般状况较差。

（2）腹部检查：望诊，腹部隆起高于胸部，不对称腹胀，或见肠型，肿瘤或囊肿时见局部隆起。腹壁红，注意新生儿腹膜炎、先天性巨结肠合并小肠结肠炎或肠坏死。门静脉高压可见腹壁静脉显露。高度腹胀时，腹壁发亮，阴囊肿胀、积液；腹膜炎时阴囊皮肤可发红。需注意漏诊腹股沟疝嵌顿。触诊：胆道闭锁患儿可触及肿大的肝脾，肠梗阻、腹膜炎患儿可有拒按，提示压痛、反跳痛，肿瘤患儿可触及巨大肿物。叩诊：了解肠道充气情况，腹腔内有无积液，肝浊音界是否消失。听诊：肠鸣音亢进及高调气过水声，提示机械性肠梗阻。肠鸣音消失提示麻痹性肠梗阻。直肠指检：了解有无肛门直肠狭窄，直肠后及盆腔内肿物，指检后有无气便排出，指套是否染血。腹腔穿刺：高度腹胀时，当影像学检查证实有腹水时，可进行腹腔穿刺。穿刺液为不凝血提示肝脾等实质器官破裂、血友病腹腔内出血等；血性渗液见于绞窄性肠梗阻、坏死性小肠炎、出血坏死性胰腺炎、卵巢扭转；脓性渗液考虑原发性或继发性腹膜炎；淡黄色积液多见于机械性或麻痹性肠梗阻、低蛋白血症、肝硬化腹水；含粪质积液考虑肠穿孔或刺入肠腔；胆汁性积液考虑胆道或十二指肠破裂；尿性腹水考虑膀胱破裂、尿道梗阻（后尿道瓣膜）等。

【鉴别诊断】

首先要判断腹胀主要是由肠管扩张引起的，还是由腹水、肿瘤引起的。如果腹胀是肠管扩张所致，需要判断属机械性肠梗阻还是麻痹性肠梗阻。常见的内外科病因主要如下：①全身性疾病或腹外疾病，如多器官功能障碍综合征、低血钾、重症肺炎等。②肠道炎症，如坏死性小肠结肠炎、严重的肠炎。临床上也可见艰难梭菌重症感染或重症抗生素相关性腹泻，可以腹胀为主要表现之一。③弥漫性腹膜炎，多由消化道穿孔、胆道穿孔、化脓和坏疽性阑尾炎引起。由于儿科急腹症症状与体征不典型，临床上应特别重视以下常见急腹症的鉴别。

（1）急性阑尾炎：小儿最常见的急腹症，5～12 岁高发，细菌感染及阑尾管腔梗阻等为可能的致病因素，一般分类为单纯性（卡他性）阑尾炎、化脓性阑尾炎及坏疽性阑尾炎，后两类可造成阑尾穿孔。典型表现：转移性右下腹压痛，呕吐，发热，右下腹固定性压痛伴肌紧张及反跳痛。血白细胞总数增高，中性粒细胞比例上升。如果病程超过 3d，发炎的阑尾被大网膜及周围肠管粘连包裹可形成阑尾脓肿，可由于阑尾穿孔、弥漫性腹膜炎而出现腹胀。形成阑尾脓肿也可以表现为局限性腹胀。

（2）急性肠套叠：婴幼儿时期最常见的急腹症之一，3

个月至 6 岁期间引起肠梗阻的最常见原因，可表现为腹痛、
呕吐、血便、腹部包块、腹胀等程度轻重不一的临床表现，
随着病程延长，病情加重，并发肠坏死或腹膜炎时，全身
情况恶化，常有严重脱水、高热、嗜睡、昏迷及休克等中
毒症状。

（3）嵌顿疝：疝气是小儿较为常见的疾病之一，腹股沟
斜疝也是小儿外科最常见的疾病之一。出生后早期即可发
病，2 岁以下就诊者约 50%，此年龄组最易发生嵌顿，嵌顿
器官多为肠管。本病局部表现为腹股沟部肿块不能被还纳和
触痛，但首次出现时可不被家长注意而进而继发腹胀或呕吐
前来就诊。

（4）新生儿出现腹胀相关的疾病可表现为进展迅速、病
情凶险，甚至有生命危险。早期新生儿腹胀通常有可能提示
急腹症，具有腹胀体征的急腹症通常提示肠梗阻，多见于十
二指肠闭锁，空肠、回肠闭锁，先天性巨结肠、肠回转不良、
肠重复畸形引起的肠绞窄、肠坏死，或者严重感染所致麻痹
性肠梗阻。患儿通常表现为胆汁性呕吐，如肠闭锁常为胶冻
状胎粪，如伴有肠坏死则有血便，X 线表现在梗阻部位远端
无气体，可伴有血感染指标升高。

【治疗】

1. 病因治疗　如外科性疾病则需给予外科处理；控制
感染，治疗过敏、乳糖不耐受及抗生素相关性腹泻，必要时
进行心理干预。

2. 促胃肠动力药物　多潘立酮（吗丁啉）：每次
0.3mg/kg，餐前 15～30min 口服，每天 3 次。

3. 饮食与运动　腹部胀气多是由饮食引起，必须改变
饮食习惯，建议少食多餐，避免产气饮料。少吃含有果糖或
山梨醇的食物或甜点；减少豆类食物摄入等，必要时请临床
营养科会诊。温和的运动有助于帮助消化。

4. 益生菌　特异性益生菌可减轻部分肠易激惹综合征

患者腹胀症状，以及改善肠易激惹综合征和抗生素相关性腹泻。在评估不同益生菌在抗生素相关性腹泻的作用下，鼠李糖乳杆菌或布拉酵母菌可能有最新生期耐受性，不良反应罕见。

5. 急症处理

（1）胃扩张：禁食，胃肠减压。

（2）肠梗阻

1）机械性肠梗阻：禁食、胃肠减压，纠正水及电解质紊乱，应用抗生素等治疗。与外科保持密切联系，出现以下情况及时手术干预：中毒症状加重，脉搏、呼吸异常，体温上升，脱水不能纠正；腹胀加重，出现腹肌紧张、压痛；腹腔穿刺液中有脓细胞或红细胞或粪液样物；钡剂不能下行或固定一处不变。

2）麻痹性肠梗阻：禁食、胃肠减压、肛门排气或灌肠等，积极治疗原发病，如应用抗菌药物、补充血容量、改善微循环。酚妥拉明可改善肠道微循环，促进肠蠕动，0.2～0.5mg/kg，必要时每 2～4 小时重复；新斯的明皮下注射，抑制胆碱酯酶，增强肠蠕动，0.045～0.06mg/kg；低钾血症者注意补钾治疗。

（3）腹水：原发病治疗。少量积液可自行吸收，积液量大者可穿刺放液以减轻压迫症状。注意补充白蛋白；使用利尿药，如呋塞米每次 1～2mg/kg。

【预后】

预后取决于原发疾病的转归。

【经验指导】

腹胀不是一种疾病，而是一种非特异性临床症状。对于腹胀的治疗，笔者认为，首先需要分年龄段来看。对于新生儿期出现腹胀，要高度注意器质性疾病，尤其当腹胀新生儿伴随呕吐，呕吐物中含血样物质、绿色胆汁甚至粪质，哭闹、拒乳等预警症状时，要警惕，积极完善相关检查。而新生儿期腹胀，多注意有无先天性发育畸形问题，同时注意腹腔感染，出现腹膜炎等急腹症的发生。随年龄逐渐增大，儿童出现腹胀情况，应该说，很大一部分儿童为功能性消化不良，要做的就是详细询问病史，观察是否出现较重的伴随症状，同时注重查体，尤其腹部查体。确定腹胀为局部还是全腹胀，有无固定压痛点，注意不要漏诊急腹症。治疗上，病因治疗永远是首位，只有明确病因，才能有效解决患儿腹胀。总之，儿童腹胀病因不一，临床轻重程度不一，需要临床医师结合病史、体格检查、必要的影像学检查及实验室检查做出综合判断。

（陈　莹）

第十五节　腹　　痛

【概述】

腹痛是儿科临床极其常见的症状，也是促使患儿就诊的重要原因。腹痛大多由腹部器官疾病所致，但腹腔外疾病及全身性疾病也可引起。病变的性质可为器质性或功能性。引起腹痛病因复杂、机制各异。因此，对腹痛患者必须认真了解病史，进行全面的体格检查和必要的辅助检查，在此基础上结合病理生理改变，进行综合分析。

小儿腹痛的临床表现中年龄特点特别显著。新生儿、婴儿表述腹痛为一大难题，可依据其行为表现和生理指标变化程度进行评估。小儿面部表情与疼痛程度相关，表现为皱眉、挤眼、鼻孔膨大、噘嘴、口角歪斜和下颌颤动。婴儿则表现为哭闹的频率、声调与受惊或发怒时的哭声不同；幼儿及学龄前儿童已具有初步的腹痛表述能力，但准确性差，评估时仍需慎重。面部表情9种差别量表法可以参照应用。A～D

代表各量级的积极影响，E代表中性，F～I代表各量级的不良影响（图6-15-1）。

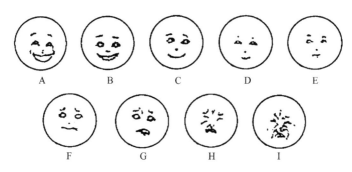

图 6-15-1　面部表情九种差别量表

【病因及发病机制】

1. 病因

（1）急性腹痛

1）腹腔器官急性炎症：胃肠炎、急性坏死性肠炎、急性胰腺炎、急性胆囊炎等。

2）空腔器官阻塞或扩张：如肠套叠、肠梗阻、胆道结石、胆道蛔虫病、泌尿系统结石梗阻等。

3）器官扭转或破裂：如肠扭转、肠绞窄、嵌顿疝、肠系膜或大网膜扭转、卵巢扭转、肝破裂、脾破裂、异位妊娠破裂等。

4）腹膜炎症：多由胃肠穿孔引起，少部分为自发性腹膜炎。

5）腹腔器官血管炎症或阻塞：如过敏性紫癜、缺血性肠病、主动脉夹层和门静脉血栓形成。

6）腹壁疾病：如腹壁皮肤带状疱疹，腹壁挫伤、感染等。

7）胸腔疾病导致的牵扯痛：肺炎、胸膜炎、心包炎等。

8）其他：荨麻疹、血管神经性水肿、食物过敏、食物中毒等。

（2）慢性腹痛

1）腹腔器官慢性炎症：如慢性胃炎、消化性溃疡、炎性肠病、慢性胆囊炎等。

2）腹膜慢性炎症：如结核性腹膜炎。

3）肿瘤压迫浸润：以恶性肿瘤居多。

4）腹腔内器官的慢性牵拉、扭转、粘连等：如慢性胃扭转、肠扭转等。

5）功能性疾病：如功能性消化不良、肠易激综合征、肠痉挛等。

6）慢性中毒：尿毒症、铅中毒、卟啉病等。

2. 发病机制　任何形式的刺激（物理或化学）达到一定的强度，均能引起腹痛。目前认为在炎症、组织坏死、缺血、缺氧等情况下，组织可释放一些激素或体液物质来激活痛觉受体，引起疼痛，包括乙酰胆碱、5-羟色胺、组胺、缓激肽及其同类的多肽类、前列腺素、钾离子、氢离子及组织损伤时产生的酸性产物等。其中缓激肽是疼痛的强刺激物。此外，这些化学物质还可能激发局部平滑肌的收缩而引起疼痛。

腹部及盆腔器官的疼痛反映到体表，常呈一定的脊髓节段性分布。一般来说，支配腹部皮肤感觉的脊髓节段为 T_5～L_1。其中食管远端、胃及十二指肠近端、肝、胆、胰，传入神经进入脊髓的 T_5～L_9，这些器官引起的腹痛主要在腹中线剑突与脐之间。小肠、阑尾、升结肠和横结肠近端 2/3，传入神经进入脊髓 T_8～L_{11} 及 L_1，疼痛主要表现在脐周围。另外，腹部多数器官，如胃、小肠、肝、胆、胰的神经分布呈双侧对称性，其疼痛多在腹中线；而肾、输尿管、卵巢的神经分布主要在侧面，其腹痛也多为一侧性。

【临床特点】

1. 腹痛分类

（1）内脏性腹痛：疼痛特点如下。①疼痛部位较模糊，通常比较广泛,接近腹中线;②疼痛的感觉多为痉挛、不适、钝痛或灼痛;③常伴有恶心、呕吐、出汗等其他自主神经系统兴奋症状,而不伴有局部肌紧张和皮肤感觉过敏等。

（2）体神经性腹痛:疼痛特点如下。①定位较准确,常出现在受累器官邻近的腹膜区域,具有明确的脊髓节段性神经分布特点;②疼痛程度剧烈而持续;③疼痛可出现在腹部的一侧,可因咳嗽或变动体位而加重;④可伴有局部腹肌的强直,压痛及反跳痛。

（3）牵涉痛:疼痛特点如下。①多为锐痛,程度较剧烈;②位置明确在一侧;③局部可有肌紧张或皮肤感觉过敏。

2. **体格检查**　注意患儿精神、体位及有无痛苦面容,肤色有无苍白、黄染,有无紫癜、皮疹,心音是否有力,神经系统有无异常,循环是否良好。不可漏诊以腹痛为主诉的危重症,如暴发性心肌炎、糖尿病酮症酸中毒等。尽快全面完成腹部体检。观察腹部呼吸运动有无异常,有无腹胀、蠕动波、腹壁静脉曲张,腹股沟及阴囊是否有包块。触诊要先从无痛处查起,确定有无压痛及压痛部位是否固定,有无肝区及肾区叩痛,注意听诊肠鸣音。部分腹痛患儿初诊时体征尚不明显,需严密动态观察,及时进行再次体格检查以及时获得有指导意义的阳性体征。

【辅助检查】

1. **实验室检查**　血、尿、粪常规检查,血气分析和电解质。血白细胞计数增多提示有炎症存在,血红蛋白降低反映出血或贫血;尿中白细胞增多提示泌尿系统感染,红细胞增多提示泌尿系统结石,如尿胆红素阳性则腹痛可能由肝胆或胰腺疾病引起。

2. **影像学检查**　X 线检查:腹部 X 线平片或透视可观察有无胃肠穿孔引起的膈下游离气体,有无十二指肠、升结肠、降结肠后壁穿孔引起的腹膜后积气,有无肠梗阻的阶梯状液平段或充气扩大的肠袢、肾及输尿管结石或胰腺结石等病变。胸部 X 线检查可了解有无肺炎。B 超检查：可快速地对肝、脾、胆囊、胰腺、阑尾、肾、子宫及卵巢等器官的疾病做出诊断；对腹腔内淋巴结及血管等病变都有诊断价值，对判断有无腹水很有价值。CT 检查：诊断意义与 B 超相似，其优点是不受肠管内气体的干扰。CT 是评估急腹症的一个安全、非创伤性、快速有效的检查方法。特别是对胰腺、十二指肠和主动脉等病变，CT 比其他诊断工具更清楚和详尽。CT 还可以很敏感地诊断腹腔游离气体、脓肿、钙化及腹水等。CT 对腹腔内实质性器官病变的诊断更具优势。

3. 内镜、腔镜检查　胃镜检查可明确胃十二指肠溃疡、梗阻狭窄、肿瘤和活动性出血灶。结肠镜检查可明确结肠及末端回肠疾病，如炎性肠病、肿瘤性梗阻、肠套叠等。小肠镜检查可发现空回肠病变。

4. 诊断性腹腔穿刺及灌洗术　对于钝性腹部损伤及腹膜炎等评估很有帮助。

5. 剖腹探查　对腹痛患者使用上述诊断方法仍不能确诊或患者确有手术探查指征者，可最后行剖腹探查术，该方法既是诊断的措施，又是治疗的手段。

【诊断及诊断标准】

在腹痛的诊断和鉴别诊断中，病史和体格检查可以提供鉴别的思路和线索，然后进行相应的实验室检查及特殊辅助检查，如影像学检查或内镜检查，综合分析、全面考虑而确诊。

1. 及时甄别需紧急处置的情况　确定患者是急性腹痛还是慢性腹痛，急性腹痛通常指病程数小时至 1d；慢性腹痛指腹痛持续数天或数周甚至数月。是否存在报警症状，如胆汁样呕吐、血便、夜间痛醒、血容量不稳定、体重丢失。如果出现报警症状，无论是急性还是慢性腹痛，必须高度重视并尽快做出诊断。

2. 不同年龄常见的病因不同　新生儿期以肠梗阻（如

肠扭转、先天性巨结肠、幽门梗阻等）、内疝、损伤、腹膜炎、胃食管反流常见。

<2 岁的婴幼儿以便秘、急性胃肠炎、疝、肠扭转、肠套叠、肠绞痛、食物中毒、外伤、肺炎等多见。

2～18 岁儿童和青少年腹痛的常见病因为急性胃肠炎、便秘、肠梗阻、肠系膜淋巴结炎、睾丸扭转、肺炎、尿路感染/肾盂肾炎、食物中毒、慢性胃肠道炎症、外伤、过敏性紫癜、阑尾炎、胰腺炎、胆道感染等。

3. 病史询问时的要点　病程；发病前的进食情况，如误服、暴饮暴食、不洁饮食史等；有无腹泻、便秘、肛门停止排气排便；腹痛程度及缓解方式；既往史、个人史、月经史、手术外伤史及相关家族史。了解患儿的精神状态、体温、有无呕吐、有无咳嗽、食欲、睡眠及二便情况，以及近期有无感染病史，有毒有害物质接触史、用药史等。

【治疗】

腹痛者应查明病因，针对病因进行治疗。一些疾病如绞窄性肠梗阻、胃肠道穿孔、坏死性胰腺炎、急性阑尾炎等尚应及时进行手术治疗。腹痛的一般治疗包括禁食、输液，纠正水、电解质和酸碱平衡紊乱；积极抢救休克；有胃肠梗阻者应予以胃肠减压；应用广谱抗生素以预防和控制感染；可酌情应用解痉镇痛药；除非诊断已经明确，否则应禁用麻醉性镇痛药。

1. 急性腹痛者，应根据腹痛的性质、部位、持续时间及有无放射痛等特点，并结合随之产生的伴随症状及腹部体检的结果，初步做出可能的诊断。

2. 根据初步诊断的结果，应及时进行必要的检验或特殊检查，如三大常规，血、尿淀粉酶，肝肾功能，腹部 B 超检查（包括泌尿系统及盆腔），腹部 X 线片，胸部 X 线片，必要时行 CT 或 MRI 检查。

3. 对急性腹痛者，还应随时观察患者病情变化及其生命体征，包括体温、脉搏、呼吸、血压及尿量变化等。在未明确诊断前，不能给予强效镇痛药，更不能给予吗啡或哌替啶（度冷丁）等麻醉性镇痛药，以免掩盖病情或贻误诊断。

4. 已明确腹痛是由胃肠穿孔所致者，应禁食，补充能量及电解质，并应及时应用广谱抗生素，为及时手术治疗奠定良好的基础。

5. 如急性腹痛是由肝或脾破裂所致（如肝癌结节破裂或腹外伤致肝脾破裂等），腹腔内常可抽出大量血性液体，患者常伴有失血性休克，此时，除应用镇痛药外，还应积极采取补充血容量等抗休克治疗，为手术治疗创造良好条件。

6. 腹痛是由急性肠梗阻、肠缺血或肠坏死或急性胰腺炎所致者，应禁食并应用鼻胃管行胃肠减压术，然后再采用相应的治疗措施。

7. 已明确腹痛是由胆石症或泌尿系统结石所致者，可给予解痉药治疗。胆总管结石者可加用哌替啶（度冷丁）治疗。

8. 生育期妇女发生急性腹痛者，尤其是中、下腹部剧痛时，应询问停经史，并及时做盆腔 B 型超声检查，以明确有无异位妊娠、卵巢囊肿蒂扭转等疾病。

9. 急性腹痛患者，经多方检查不能明确诊断时，如生命体征尚平稳，在积极行支持治疗的同时，仍可严密观察病情变化。观察过程中如症状加重，当疑及患者有内脏出血、肠坏死、空腔器官穿孔或弥漫性腹膜炎时则应及时剖腹探查，以挽救患者生命。

【预后】
预后取决于原发疾病的转归。

【经验指导】
腹痛是小儿最常见疾病之一，门诊几乎有 60%～70% 的患儿因腹痛就诊，就临床观察来看，大部分儿童为功能性腹痛，尤其是学龄期儿童。腹痛的诊断中详细的病史采集和仔细的体格检查至关重要。一般来说，局部固定的压痛，要高度注意器质性疾病。另外，进入青春期的儿童，在思考病因时，尤其是女童，除常规病因外，还要注意妇科疾病。在治疗上，在病因未明确时，镇痛药物的使用是非常谨慎的。积极寻找病因是解决儿童腹痛最关键的一步。

（陈　莹）

第七章

◉ 心血管系统疾病

第一节 川 崎 病

【概述】

川崎病于 1967 年由川崎富作先生首先报道，又称黏膜皮肤淋巴结综合征，主要发生于婴幼儿，发病年龄 5 岁以下者占 87.4%，也可见于年长儿甚至成年人，男女发病比例为 1.83：1。其病理变化为全身性血管炎。15%～20%未经治疗的患儿发生冠状动脉损害。

【病因及发病机制】

病因不明，流行病学资料提示多种病原如肺炎支原体、副流感病毒、链球菌感染等为其病因，但未能明确证实。本病发病机制尚未完全明确，推测感染源的特殊成分，通过与 T 细胞抗原受体片段结合，激活 CD30[+] T 细胞和 CD40 配体表达。同时 T 细胞活化产生大量细胞因子，如 IL-1、IL-6、TNF-α 等。

【临床特点】

1. 主要表现

（1）发热：持续发热 5d 以上，多数表现为稽留热或弛张高热，抗生素治疗无效。

（2）皮肤表现：多形性红斑，常在病程第 1 周出现。肛周可发现发红、脱皮。

（3）球结膜充血：双侧球结膜充血，多数不伴有分泌物。

（4）口唇表现：口唇红、干裂；口腔黏膜充血，舌乳头凸起，呈杨梅舌改变。

（5）颈部淋巴结肿大：多为单侧、无痛性肿大，直径＞1.5cm。

（6）手足症状：急性期手足表现为硬性水肿和掌跖红斑；恢复期可出现指（趾）甲移行处膜状脱皮，指（趾）甲横沟表现。

2. 心脏表现　可出现心包炎、心肌炎、心律失常等。冠状动脉损害多发生于病程的第2～4周，可无临床症状，多数表现为冠状动脉扩张、冠状动脉狭窄，少部分患儿形成冠状脉动脉瘤，其是儿童后天获得性心脏病最主要的原因之一。

3. 其他器官表现

（1）呼吸系统：支气管炎、支气管肺炎改变。

（2）肌肉骨关节：关节炎、关节肿痛。

（3）消化系统：呕吐、腹泻、腹痛、肝功能异常，胆囊积液、胆汁淤积、肠套叠、腹膜炎等。

（4）神经系统：易激惹、无菌性脑膜炎、面神经麻痹、感音神经性耳聋。

（5）泌尿系统：无尿性尿道炎，鞘膜积液、蛋白尿、血尿。

（6）其他：腹股沟脱皮；咽后壁蜂窝织炎；前葡萄膜炎。

【辅助检查】

1. 实验室检查　血常规：白细胞计数增高，以中性粒细胞为主，伴核左移；轻度贫血；血小板早期正常，第2～3周时增高。红细胞沉降率增快。反应蛋白增高。肝功能中白蛋白降低，肝功能中转氨酶可增高。

2. 超声心动图　是本病重要的辅助检查手段。急性期可见心包积液，左心室内径扩大；可有冠状动脉异常，包括冠状动脉扩张、冠状动脉狭窄甚至冠状动脉瘤形成。

3. 冠状动脉造影　超声检查有冠状动脉异常的患儿，建议完善冠状动脉造影检查。

【诊断及诊断标准】

1. 川崎病的诊断标准　根据2013年日本川崎病诊断标准和2017年美国心脏协会川崎病诊断指南：发热≥5d，具有至少4项临床表现，双眼结膜非化脓性充血，口唇潮红干裂，杨梅舌，躯干多形性红斑、卡介苗接种部位的红肿与硬结，手足硬肿，恢复期出现指甲移行处脱皮，非化脓性颈部淋巴结肿大（直径>1.5cm）；如不满足以上5项中的4项，合并冠状动脉受累也可诊断。

2. 不完全型川崎病的诊断标准　发热≥5d，具有2项或3项临床指标，且C反应蛋白（CRP）≥30mg/L和（或）红细胞沉降率（ESR）≥40mm/h，有以下3项实验室指标及以上者可诊断，包括：①白蛋白（ALB）≤30g/L；②校正年龄后的贫血；③ALT升高；④发热1周后血小板（PLT）≥450×10⁹/L；⑤外周血白细胞（WBC）≥15×10⁹/L，以中性粒细胞比值（NE）为主；⑥尿常规提示WBC>11/HP。如患儿CRP和ESR均未升高但出现指甲周围膜状脱皮，或患儿辅助指标不足3项，有心脏超声冠状动脉异常也可诊断。并除外发热出疹性疾病。

附：冠状动脉扩张标准（2012年中华医学会儿科学会心血管学组关于川崎病冠状动脉病变的处理意见）

（1）冠状动脉直径5岁以下>3mm，5岁及5岁以上>4mm。

（2）内径≥邻近段的1.5倍。

（3）小型冠状动脉瘤≤4mm；中型冠状动脉瘤>4～8mm；大型或巨大冠状动脉瘤≥8mm。

由于不同年龄体重冠状动脉直径差异较大，2017年美国心脏协会川崎病指南主张用体表面积校正的冠状动脉Z值诊断冠状动脉扩张更合适。

（1）Z 值≥2.5 为冠状动脉瘤。

（2）Z 值在 2.0～<2.5，并存在冠状动脉周围回声增强或冠状动脉缺乏正常的逐渐变细为冠状动脉扩张。

（3）小型冠状动脉瘤≥2.5～<5.0；中型冠状动脉瘤≥5.0～<10.0；大型或巨大冠状动脉瘤≥10.0。

【鉴别诊断】

1. 麻疹。

2. 其他病毒感染（如腺病毒、EB 病毒）。

3. 葡萄球菌和链球菌毒素介导的疾病（如猩红热和中毒性休克综合征）。

4. 药物过敏反应，包括 Stevens-Johnson 综合征。

5. 幼年特发性关节炎全身型。

6. 脓毒症。

【治疗】

1. 基本治疗

（1）所有诊断川崎病患儿在发热 10d 内应给予静脉用丙种球蛋白（IVIG）2g/kg 10～12h 静脉输入治疗。超过 10d，如果仍然有发热，炎症指标明显升高，或伴有冠状动脉扩张，也需给予 IVIG。

（2）阿司匹林 30～50mg/（kg·d）分次口服，热退 36～48h 后及时予以阿司匹林减量至 3～5mg/（kg·d）分次口服，如果冠状动脉复查一直正常，疗程为 6～8 周。

（3）抗血小板聚集：双嘧达莫 3～5mg/（kg·d）分次口服。

（4）对症治疗：根据病情及各器官受累情况，给予相应对症治疗，如保护肝、营养心肌治疗等。

2. 丙种球蛋白不反应型川崎病的治疗

（1）IVIG 治疗结束后至少 36h 热不退（1 周内），无其他原因，炎症指标持续增高，需立即给予更积极的抗炎治疗，IVIG 2g/kg（2～24h 输入）。

（2）激素应用：第 2 剂 IVIG 联合激素对 IVIG 无反应患儿体温恢复和冠状动脉恢复均有效，但不会降低冠状动脉损害风险。泼尼松龙：剂量 2mg/（kg·d），治疗后热退、CRP 改善，改为泼尼松龙口服，逐渐减停。

3. 巨大冠状动脉瘤治疗

（1）巨大冠状动脉瘤患儿在感染严重情况下具有血栓形成的高度危险，积极的抗凝和抗血小板治疗可明显提高预后。低分子肝素用法：<12 个月婴儿，150（预防）～300U/（kg·d）（治疗），分 2 次；≥12 个月：100（预防）～200U/（kg·d）（治疗），分 2 次，皮下注射。

（2）巨大冠状动脉瘤患儿需要长期抗凝和抗血小板治疗，对于巨大冠状动脉瘤近期发生过冠状动脉栓塞的患者，有学者建议给予抗凝及双抗血小板（阿司匹林+盐酸氢氯吡格雷或阿司匹林+双嘧达莫、华法林）治疗。

（3）华法林用法：首次剂量 0.2mg/（kg·d），1 次口服，继以 0.08～0.12mg/（kg·d）维持，抗凝总体调整国际标准化比值（INR）在 1.5～2.5，根据冠状动脉瘤大小和病变严重程度决定 INR 靠近下限或是上限。

（4）盐酸氢氯吡格雷在我国的药物说明书上没有儿童适应证，但日本及美国心脏协会（AHA）的管理指南均有明确的儿童用法，<2 岁 0.2mg/kg，≥2 岁 1mg/kg，每天 1 次。

【预后】

川崎病为自限性疾病，多数预后良好。复发率为 1%～2%。川崎病的患儿出院后要进行定期随访，无冠状动脉病变的患儿于出院 1 个月、3 个月、6 个月及 1～2 年进行 1 次检查，包括体格检查、心电图及心脏超声检查。冠状动脉扩张或冠状动脉瘤的患儿，多于病后 2 年内消失，但常遗留管壁增厚和弹性减弱等功能异常。巨大冠状动脉瘤不易完全消失，可形成冠状动脉血栓或宫腔狭窄、管壁钙化。

【经验指导】

1. 目前随着临床医师对川崎病认识的提高，川崎病的早期确诊率已明显提高，冠状动脉损伤率较前下降。典型川崎病比较容易确诊。但临床中不典型川崎病的病例，尤其是<6个月婴儿临床表现通常不典型，诊断依据不足4条。要注意观察发病早期是否有应用过糖皮质激素史，观察患儿体征，如长时间发热、易激惹；婴幼儿特异性卡斑红等表现，再结合实验室检查，进行早期诊断，及时应用丙种球蛋白治疗。

2. 川崎病丙种球蛋白不反应及冠脉损伤的高危因素：<6个月和≥6岁患儿；高热持续>10d，这种情况多半与延误诊断、没有及时治疗和IVIG有关；CRP>100mg/L；N末端B型利钠肽原水平、白细胞计数、ESR增快、白蛋白降低，目前被认为是川崎病冠状动脉瘤发生的独立危险因素。

3. 第1轮IVIG之后如果发热持续或热退后短期内复升，首先注意纠正低蛋白血症和低钠血症，之后再考虑追加IVIG或糖皮质激素。

4. 对于IVIG时机，已往强调>4d，2017年美国心脏协会指南中不再提及，本中心经验，>4d似乎IVIG不反应的更少。

5 川崎病应用IVIG治疗之后何时免疫接种，众说纷纭，有文献建议6个月之后可以接种死疫苗，11个月之后可以接种减毒活疫苗。

6. 巨大冠状动脉瘤患者在口服阿司匹林期间，如果有发热，建议口服对乙酰氨基酚，而不建议应用布洛芬类，后者拮抗阿司匹林抗凝作用。

（王　策）

第二节　先天性心脏病

【概述】

先天性心脏病为胎儿期心脏及大血管发育异常而导致的先天畸形，是小儿最常见的心脏病。心脏形成于胚胎第 2～8 周，先天性心脏病的形成主要在这一时期。先天性心脏病在出生后第 1 年的发病率为 0.69‰，2%～3% 的婴儿在出生后第 1 年出现临床症状。

【病因及发病机制】

大部分先天性心脏病的发病原因尚未清楚。一般将先天性心脏病的病因分为三大类。一是遗传因素，包括染色体畸变、单基因突变和线粒体异常。二是环境因素，包括宫内感染（尤其是风疹病毒感染）、药物、放射线及代谢紊乱（如糖尿病）等。三是遗传因素和环境因素相互作用，包括患者个人具有心血管发育障碍的遗传趋势，有对环境致畸因素发生不利反应的遗传趋势及环境因素的损害发生于妊娠早期胎儿心脏发育极易受损的时间。

【分类】

根据血流动力学可将先天性心脏病分为左向右分流型（潜伏发绀型）、右向左分流型（发绀型）及无分流型（非发绀型）。

1. *左向右分流型*　在左心、右心或体循环与肺循环之间有异常通道，正常情况下因左心及体循环压力高于右心室和肺循环，血液由左向右分流，造成肺循环充血而无发绀。当哭闹、屏气或肺炎等情况致右心和肺动脉压力增高或肺动脉高压形成时，血液出现右向左分流，即出现发绀。常见的左向右分流型先天性心脏病包括室间隔缺损、房间隔缺损和动脉导管未闭。

2. 右向左分流型 多见于复杂性先天性心脏病,最为严重。因右心系统发育异常导致大量静脉血进入体循环,引起全身持续发绀。常见的右向左分流型先天性心脏病包括法洛四联症及大动脉转位等。

3. 无分流型 心脏左右两侧或动静脉之间无异常通路,无发绀出现。常见无分流型先天性心脏病有肺动脉狭窄和主动脉缩窄等。

一、左向右分流型以室间隔缺损为例

左向右分流型为先天性心脏病最常见的一组,约占先天性心脏病总发病率 50%左右。本组患儿临床特点如下:① 潜伏发绀;②体循环血量减少导致生长发育障碍;③肺循环血量增多导致肺部淤血,从而容易反复发生肺部感染;肺血增多还可导致早期肺血管痉挛,逐渐出现肺部血管结构重建而形成肺动脉高压,最后会出现肺循环压力超过体循环,出现持续发绀,这种现象称为艾森门格综合征;④一般存在胸骨左缘心脏杂音。此组患儿症状的轻重取决于左向右的分流量,分流量越大,症状越严重。

【概述】

室间隔缺损(VSD)是最常见的先天性心脏病,占全部先天性心脏病的 25%~50%。根据缺损位置,室间隔缺损可分为膜周部缺损、流出道漏斗部缺损、流入部缺损及肌小梁部缺损。根据缺损的大小室间隔缺损可分为小型缺损(<0.5cm)、中型缺损(0.5~1cm)及大型缺损(>1cm)。

【临床特点】

1. 小型缺损 又称 Roger 病,常无明显症状,生长发育多为正常,多为体检时发现心脏杂音。心脏大小多正常或轻度增大,心尖冲动并不强烈,在胸骨左缘第 3 肋间、第 4 肋间可闻及粗糙、响亮的全收缩期杂音,向心前区和背部传导，伴有震颤。新生儿由于右心压力较高，出生后几天内可能听不到杂音，早产儿早期就能听到杂音。震颤与杂音部位相同，少数病例杂音在Ⅲ级以下时可无震颤。肺动脉瓣区第二心音不增强或轻度亢进。

2. 中大型缺损　因缺损较大，左向右分流增多，体循环血流量减少，影响生长发育，表现为体重不增、喂养困难、苍白、多汗，易发生肺部感染，导致心力衰竭。查体可见心脏增大，常见左心前区隆起，胸骨旁可触及抬举性搏动，并可触及收缩期震颤。在胸骨左缘第3肋间、第4肋间可闻及Ⅲ～Ⅳ级全收缩期杂音，并向四周广泛传导。当肺动脉压力增高，肺动脉瓣第二心音亢进，右心室压力显著升高出现右向左分流时，患儿出现发绀，心脏杂音减弱或消失。

【辅助检查】

1. X线检查　小型室间隔缺损无明显变化，大型缺损X线显示心脏增大，肺动脉段突出，肺纹理增粗，搏动强烈，左心、右心室增大，左心房也增大，主动脉弓较小。当发生肺血管病变时，主肺动脉和肺动脉段明显突出，但外周肺野血管减少。

2. 心电图检查　小型室间隔缺损可正常，中型室间隔缺损表现为左心室及左心房肥大，大型室间隔缺损表现为双心室肥大，在心前区导联的中部有电压较高的双向QRS波群。

3. 超声心动图检查　可显示缺损的位置、大小和数量，并可估测肺动脉的压力及分流量的大小。左心房及左心室内径增宽，肺动脉高压显著者右心室内径也可增宽，室间隔回声连续中断，通过多普勒超声在右心室可发现湍流信号，彩色多普勒超声显示五彩缤纷的现象。

4. 心导管检查　大多数病例并不需要诊断性心导管术，多用于确定分流量大小或实验室检查与临床症状不符的患者，表现为右心室血氧含量高于右心房0.009vol/dl

（ml/dl），右心室和肺动脉压力增高，小型缺损可正常，导管通过缺损自右心室进入左心室的概率较少，选择性左心室造影可证实室间隔缺损的大小、部位及数量。

【治疗】

1. 内科治疗　大中型缺损、分流量大者，易发生肺部感染、心力衰竭和感染性心内膜炎，应预防和积极控制感染。婴儿发生缓慢心力衰竭者口服地高辛维持量 0.01mg/（kg·d），连续 1 周可达饱和。慢性心功能不全急性发作或危重患者用毛花苷 C（西地兰）快速饱和法，总量 0.02～0.03mg/kg（2 岁以上和 6 个月以下），0.03～0.04mg/kg（2 岁以下），用 5% 葡萄糖溶液 20ml 稀释后静脉分次缓慢注射，先给总量的 1/2，余量分 2 次，每 6 小时 1 次，12h 达饱和，饱和后 12h 开始给予地高辛维持量口服，每天 1 次，同时给予利尿和扩血管治疗。可应用利尿剂和地高辛抗心力衰竭治疗 2～4 个月，以观察患儿的生长落后是否能纠正。适当给予高热量食物，可口服铁剂纠正贫血。口腔手术或操作后预防性应用抗生素预防感染性心内膜炎。

2. 介入治疗　目前 Amplatzer 室间隔缺损封堵器已大量应用于临床以治疗室间隔缺损。根据我国《小儿先天性心脏病经导管介入治疗指南》，适应证如下。

（1）膜周部室间隔缺损：①年龄，通常＞3 岁；②对心脏有血流动力学影响的单纯性室间隔缺损；③室间隔缺损上缘距主动脉右冠瓣≥2mm，无主动脉右冠瓣脱入室间隔缺损及主动脉瓣反流。

（2）肌部室间隔缺损，通常≥5mm。

（3）外科手术后残余分流。

禁忌证：感染性心内膜炎；巨大室间隔缺损、缺损解剖位置不良，封堵器放置后影响主动脉瓣或房室瓣功能者；合并严重的肺动脉高压有右向左分流者；合并其他需手术治疗的心脏畸形者；合并出血性疾病和血小板减少者；合并明显的肝肾功能异常者；心功能不全，不能耐受操作者。

并发症：心律失常如二度房室传导阻滞或三度房室传导阻滞、完全性左束支传导阻滞等；封堵器移位或脱落、腱索断裂、右心房室瓣关闭不全、主动脉瓣反流、残余分流、局部血栓形成及周围血管栓塞。

3. **手术治疗** 肺动脉环束术作为减压手术，仅用于复杂病例。室间隔肌部缺损特别是心尖区缺损和多发性缺损的手术危险性较高，如此种患者出现症状，则需做肺动脉环束术。手术指征：具有大型室间隔缺损的小婴幼儿早期就会出现心力衰竭的表现，最初应用地高辛和利尿剂抗心力衰竭治疗后，患儿的生长落后如仍不能纠正，则应在 6 个月内手术治疗。对于治疗后生长发育改善的患儿应尽量推迟手术时间；对于 1 岁以后的患儿，如果有明显的左向右分流，当肺循环血流量（Qp）/体循环血流量（Qs）值至少大于 2 时，不管肺动脉的压力如何，都应进行手术治疗；对于具有肺动脉高压表现而无心力衰竭和生长障碍的婴儿，应在 6～12 个月时进行心导管检查，在心导管检查后考虑手术治疗。对于具有大型室间隔缺损的幼儿，如果有肺血管阻力增加的表现则应当尽量手术治疗；小型室间隔缺损无心力衰竭及肺动脉高压者无须手术治疗。

【预后】

预后主要取决于缺损的大小。30%～40%的小缺损会在 2 岁左右发生自然闭合，大部分缺损自然闭合发生在 7 岁之前，流入道和流出道室间隔缺损一般不会变小或自然闭合。大型缺损婴儿可发生心力衰竭；早在 6～12 个月就发生肺血管阻塞性疾病；右向左分流一般发生在 10 岁后。

二、右向左分流型以法洛四联症为例

右向左分流型为先天性心脏病中最严重的一组，约占先天性心脏病总发病率的 20%。由于患儿静脉血分流入左侧房、室或主动脉，其主要临床特征为发绀。

右向左分流型可分为肺血流量减少及肺血流量增多两类。肺血流量减少者，分流可发生在 3 个水平：①心房水平，可因三尖瓣有梗阻或右心室、肺动脉瓣有梗阻，从而右心房压力增高，导致卵圆孔开放和血流自心房向左心房分流，如三尖瓣闭锁、三尖瓣下移畸形、肺动脉瓣狭窄或闭锁；②心室水平，由于右心室流出道有梗阻或肺动脉瓣有梗阻而血流自右心室通过室间隔缺损分流入左心室，如法洛四联症、肺动脉闭锁伴室间隔缺损；③肺动脉水平，由肺动脉高压致使肺血管阻力增加，血液通过未闭的动脉导管从右向左分流。肺血流增多者多由于畸形使血流在心内或大动脉内大量混合，而肺血流并无任何梗阻，见于单心室总动脉干或右心室双出口等。

【概述】

法洛四联症（TOF）是存活婴儿中最常见的发绀型先天性心脏病，发病率占先天性心脏病总数的 10%～15%。法洛四联症包括四个畸形：①肺动脉狭窄，以漏斗部狭窄为多见；②主动脉骑跨，主动脉骑跨于室间隔之上；③室间隔缺损，多为膜部缺损；④右心室肥厚，为肺动脉狭窄后右心室负荷增加的结果。

【临床特点】

法洛四联症主要表现为皮肤、黏膜发绀，口唇、指（趾）甲床等部位明显，哭闹时加重。婴儿有时在哭闹、吃奶或排便时突然发绀加重，甚至抽搐、晕厥。年长儿多有蹲踞现象，即行走时常主动下蹲，并有头痛、头晕症状。由于血液黏度高，故易引起脑血栓；若为细菌性栓子，则易形成脑脓肿。查体可见心前区可稍隆起，胸骨左缘第 2～4 肋间可触及细震颤，心界可扩大，胸骨左缘第 2～4 肋间可闻及Ⅱ～Ⅲ级喷射性收缩期杂音，肺动脉第二心音减弱或消失。有长期缺氧引起的杵状指（趾）。

缺氧发作主要表现为呼吸困难、发绀明显加重和心脏杂音消失，通常会导致中枢神经系统并发症，甚至可导致死亡。其主要发生于婴幼儿患者，出生后 2～4 个月为发病高峰，常发生于清晨哭闹后、喂养或排便后。严重缺氧发作可造成四肢瘫软、惊厥、脑血管意外甚至猝死。哭闹、排便或剧烈活动可降低体循环阻力或增加心室水平的右向左分流而诱发缺氧发作，继而导致低氧和酸中毒，又进一步加重缺氧发作，从而形成恶性循环。突然发作的心动过速和低血容量也可诱发缺氧发作。这将导致动脉氧分压降低和二氧化碳分压升高及酸中毒，这些变化均可刺激呼吸中枢产生呼吸急促。而这样可使胸腔的负压增加，导致体静脉的回流增加，因为右心室流出道狭窄，所以肺循环阻力相对固定，因此当体静脉回流增加时，只能使进入主动脉的血流增加，这样就进一步降低了动脉的氧分压，导致发绀加重，从而形成恶性循环。安静状态下发绀的程度与发生缺氧发作的可能性无关。

【辅助检查】

1. **X 线检查**　心脏随年龄增长逐渐扩大，心尖圆钝上翘，肺动脉段凹陷，心影呈"靴形"改变。肺纹理减少，肺野清晰。

2. **心电图检查**　电轴右偏，右心室肥大，V_1 导联成 Rs 或 R 型，V_3 导联呈 Rs 型，严重者右心房肥大，P 波高而尖。

3. **超声心动图检查**　右心室内径增宽，右心室流出道狭窄，主动脉根部增宽、骑跨于室间隔之上，主动脉前壁与室间隔连续中断，通过多普勒血流可发现右心室血流直接进入骑跨主动脉。

4. **心导管检查**　右心室收缩压增高，肺动脉收缩压降低，将导管自肺动脉缓慢撤回右心室，同时连续测压，可记录到肺动脉与右心室之间的压力阶差。导管易从右心室进入主动脉和左心室，不易从右心室进入肺动脉。股动脉血氧饱和度低于正常。右心室造影时主动脉和肺动脉同时显影。

【治疗】

1. **内科治疗**　预防脱水，一旦发生应积极纠正，防止血栓形成；积极控制感染，保持口腔清洁，预防性应用抗生素防止脑脓肿或感染性心内膜炎的发生。纠正贫血、保持患儿安静，避免诱发缺氧发作。

2. **手术治疗**　大多数患儿可通过手术治疗。轻症患者于 1 岁后行根治术，重症病例可先行分流术。修复性分流手术适应证：①合并肺动脉闭锁的法洛四联症新生儿；②伴有肺动脉瓣环发育不良的婴儿，需要跨瓣环补片来根治；③合并肺动脉狭窄的患儿；④≤3 个月的严重发绀患儿；⑤药物难以控制缺氧发作的年龄<3～4 个月患儿。常用的分流术包括左锁骨下动脉与同侧肺动脉段侧吻合术（Blalock-Taussig）和上腔静脉-右肺动脉吻合术（Glenn）等。分流手术后 1～2 年进行根治手术。有症状同时右心室流出道解剖情况良好而合并肺动脉狭窄的患儿可于出生 3～4 个月后任何年龄进行根治术。无症状及发绀程度轻微的患者可于 3～24 个月进行手术，取决于肺动脉及其瓣环发育不全的程度。无症状的非发绀型患儿可于 1～2 岁进行根治手术。无症状但伴有冠状动脉畸形的患儿可于 3～4 岁进行手术，而且这类患者必须在右心室与肺动脉之间安置通道。

3. **缺氧发作**　法洛四联症患者缺氧发作必须及时处理，避免产生严重的中枢神经系统并发症。治疗的目的在于阻断缺氧发作的恶性循环。处理方法：①立即将患儿抱起放置于肩上或使患儿处于胸膝位，即将患儿前臂置于膝盖上；②立即吸氧，但对于提高血氧饱和度效果不佳；③普萘洛尔（心得安）0.1m/kg 缓慢静脉注射，或去氧肾上腺素（新福林）0.05mg/kg 静脉注射；④硫酸吗啡 0.1～0.2mg/kg 皮下或肌内注射，可抑制呼吸中枢，消除呼吸急促；⑤应用 5%碳酸氢钠纠正酸中毒，用量为 1～5mmol/kg，稀释成 1.4%

浓度静脉注射。对频繁发作者给予普萘洛尔 1～3mg/（kg·d），分 3 次口服，可预防缺氧发作，延缓高危患者的手术时间。

三、无分流型以肺动脉狭窄为例

【概述】

肺动脉狭窄（PS）是指肺动脉瓣或漏斗部狭窄而室间隔完整的先天性畸形。其发生率占先天性心脏病的 10%～15%。病理分型包括肺动脉瓣狭窄、漏斗部狭窄、主肺动脉狭窄、左右肺动脉分支狭窄及复合型多处狭窄。肺动脉瓣狭窄最为常见，占 75%～80%。

【临床特点】

轻度狭窄多无症状，生长发育良好，常于体检时发现。中度狭窄可有心悸、劳累后呼吸困难。重度狭窄者常因伴有卵圆孔未闭，除有呼吸困难外，还有发绀、杵状指（趾）及心力衰竭等症状。中度及重度狭窄时因右心室增大，可触及心前区膨隆。肺动脉瓣狭窄者在胸骨左缘第 2 肋间有收缩期震颤，伴有粗糙喷射性收缩期杂音，漏斗部狭窄者杂音于第 3～4 肋间最响。肺动脉第二心音降低及分裂程度也随狭窄加重逐渐明显。瓣膜狭窄者常于胸骨左缘第 2/3 肋间闻及收缩早期喷射音。若并发右心衰竭，可见肝大、腹水及水肿，但因肺内血流量减少，并无肺充血。

【辅助检查】

1. **X 线检查** 狭窄严重者可见右心室增大，右心房稍大，左心室不大。肺动脉主干及左肺动脉因狭窄后的扩张而伴有较明显的搏动，而肺野内肺纹理减少，两者形成鲜明对比，为本病特征。漏斗部狭窄时，肺动脉主干反而凹陷。

2. **心电图检查** 轻度狭窄心电图正常。中重度狭窄者显示有心室肥大，电轴右偏或不完全右束支传导阻滞。重度狭窄患者，右心室压力超过 100mmHg 时，心电图至少有下列三点之一：①RV$_1$＞20mV；②P 波高尖，右心房肥大；③各导联 ST 段偏移，Ⅱ导联、aVF 导联及 V$_1$～V$_4$导联 T 波倒置，显示心肌劳损。

3. 超声心动图　右心房和右心室内径增宽，右心室游离壁及室间隔增厚，肺动脉瓣增厚，开放受限呈圆隆状，严重狭窄者可见肺动脉瓣于收缩期提前开放，漏斗部狭窄者右心室流出道狭小。

4. 心导管检查　肺动脉狭窄部位的远端压力降低，但狭窄部近端的右心室压力显著升高。将心导管自肺动脉撤回右心室时，压力曲线中收缩压突然增高，舒张压不变，显示肺动脉瓣膜部有狭窄；若肺动脉与右心室之间有第 3 种压力波形，其收缩压与肺动脉而舒张压与右心室相等，则说明为漏斗部狭窄。心脏内各房室及大血管血氧含量正常。

【治疗】

轻度狭窄患儿没有不适，无须手术治疗。中度至重度狭窄首选经皮球囊导管扩张肺动脉瓣。合并漏斗部狭窄者，球囊导管扩张效果不佳。婴儿右心室压力高达 150～200mmHg 者，提示严重梗阻，应紧急手术，切开狭窄的瓣环，以免出现顽固性右心衰竭而失去治疗机会。

【经验指导】

1. 对 6 个月之内充血性心力衰竭患儿，因为有生理性贫血，有时单纯利尿剂就可能显著缓解心力衰竭症状，利尿剂的使用参见小儿心内膜弹性纤维增生症一节。

2. 先天性心脏病充血性心力衰竭主要是肺血多，出现的症状主要有心功能不全，左心室射血分数（LVEF）基本正常，当病情进一步加重时，因小婴儿心脏代偿功能低下，很快会出现全心衰竭。

3. 卡托普利是先天性心脏病慢性心功能不全常用药物，对扩张肺循环和体循环均有较强的作用，副作用有咳嗽，而这类患儿常合并下呼吸道感染，因此剂量宜偏小；如果出现无法解释的刺激性干咳，可以先停用卡托普利观察几天。

4. 因为先天性心脏病心功能不全患儿会影响患儿的生长发育，故非感染期不必刻意限制奶量。

5. 合并肺动脉高压时，因肺总动脉尤其左肺动脉扩张压迫喉返神经，小儿会逐渐出现声音嘶哑，故先天性心脏病患儿喑哑如果没有合并感染症状，应该先注意肺动脉高压而不是咽喉炎。

6. 左向右分流型患儿易患肺炎；建议少去人多地方，减少接触感染人群。

7. 尽管接种疫苗会引起患儿发热，呼吸道疫苗甚至可能引发肺炎，但鉴于患儿本身易患呼吸道感染，如果没有免疫异常，建议正常免疫接种。

8. 单纯的肺动脉（瓣）狭窄因属于流出道狭窄，如果发生心力衰竭应该以解除梗阻为首选，而非应用洋地黄类强心药。

9. 法洛四联症属于向心性肥厚，通常右心室肥厚但心影不大；很少出现心力衰竭，一旦合并肺炎，说明右心室流出道狭窄不重，肺血不少，此时如果合并充血性心力衰竭，可以试用洋地黄类强心药。

10. 有时心脏超声可探查到的<3mm 的小型房间隔缺损，因为 80%可以自然愈合，此种情况可于患儿 1 岁以后复查心脏超声，在此期间无须限制活动。

11. 布洛芬由于有与吲哚美辛同样的关闭动脉导管的作用，逐渐成为吲哚美辛的替代品。布洛芬可显著降低少尿的发生率，并对脑供血无不良影响，降低血浆前列腺素的浓度，大大降低了坏死性小肠结肠炎的发生率。用量为口服布洛芬 3 次 1 个疗程，剂量为 10mg/kg、5mg/kg、5mg/kg，3 次各间隔 24h。必要时可重复此疗程。

12. 早产儿动脉导管未闭的早期发现十分重要。症状得到一定缓解的机械通气患儿,在出生后 4～7d 需上调呼吸机参数及需氧量;或未行机械通气患儿出现呼吸暂停、血氧下降、心动过缓,均有可能是动脉导管未闭的早期表现。

(于雪馨 王 虹)

第三节 室上性心动过速

【概述】

室上性心动过速(supraventricular tachycardia,SVT)广义上是指起源于希氏束分叉以上心脏组织(包括窦房结、心房、房室结、传导附加束)的快速心律失常,是小儿最常见的快速心律失常类型;其中以房室折返(AVRT)性为主,房室结折返(AVNRT)性次之。房室旁道引起的婴幼儿室上性心动过速,到 1 岁时 60%～90% 可自愈。但 1/3 在以后尤其 4～6 岁还会再发作。5 岁后仍出现房室折返性心动过速或伴有器质性心脏病,如 Ebstein 畸形合并预激综合征的,心动过速自然消失的可能性极低,建议采取射频消融治疗。本文不讨论窦性心动过速、心房颤动、心房扑动和紊乱性房性心动过速。

【病因及发病机制】

发病机制主要如下。

(1)折返机制:存在三个必要条件:①存在两条或两条以上的功能性或解剖上的传导途径;②其中一条传导途径具有单向传导阻滞;③激动在单向传导阻滞的路径传导的时间足够长,使得单向传导阻滞的路径不应期得以恢复,激动可以逆传。常见的室上性心动过速包括窦房结内折返、房内折返、心房颤动、心房扑动、房室折返性心动过速、房室结折返性心动过速及持续性交界区性心动过速等。

（2）自律性升高：冲动频率的加速可以发生于具有正常自律性的细胞，也可以发生于病理状态下的心肌工作细胞，具有发作时心率逐渐加速的"温醒"现象，多以一个期前收缩未下传终止，之后周而复始再出现上述现象，可以见于有器质性心脏病的患儿，也可以见于心脏结构正常的儿童。常见的有自律性房性心动过速（automatic atrial tachycardia，AAT）；至于非阵发性房性/交界性心动过速（non-paroxysmal AV junctional tachycardia，NPJT）多为心室率相对于起源部位是快的，相对于患儿所处的年龄段是正常的，多发生在心脏结构正常的儿童，不需要特殊处理。

（3）触发活动：这类心动过速多为复极过程中细胞内 Ca^{2+} 超载，在复极过程中产生局部除极电位，后者超过一定阈值后产生新的动作电位所致。

【临床特点】

室上性心动过速可以发生于有器质性心脏病如心内膜弹性纤维增生症、左心室心肌致密化不全、先天性心脏病或先天性心脏病术后的儿童，临床表现与年龄、发作时心室率及心动过速持续的时间有关。但更多室上性心动过速是发生在没有器质性心脏病者。

1. 年长儿可以清楚自述心悸，胸壁有击鼓样感觉，发作频率明显高者可以有一过性黑矇甚至晕厥；如果持续时间久则患儿可以有乏力、水肿、尿少等心功能不全的症状，持续无休止的或反复发作的还可以发生心动过速心肌病，相应的查体可以表现为心率快、匀齐（紊乱性房性心动过速是不匀齐的），持续时间久的可以出现肝大、水肿、血压降低。

2. 年幼儿可能会形容成心"痛"、心前区不适，查体与年长儿相似。

3. 婴幼儿因为不会表达，可能发现较晚甚至较重。临床表现常见的有面色苍白、精神萎靡、哭闹、大汗、拒乳等心功能不全的症状，频率高且持续久者甚至出现手足凉等心源性休克症状,自主性房性心动过速者可以出现心动过速心肌病。查体可见反应差、面色苍白、冷汗,心率快且匀齐(因为年幼胸壁薄,心音低钝少见),肝大,下肢甚至颜面水肿,末梢凉,血压偏低。

【辅助检查】

实验室检查

(1)心肌标志物:心肌酶谱、肌钙蛋白 I、超敏肌钙蛋白 T、N 基末端 B 型利钠肽原(NT-proBNP)在发作时间长的,尤其发作时心室率快的上述指标常升高,尤其后两项。

(2)血常规、肝肾功能、血清离子。

(3)病原学检查:支原体、衣原体、肠道病毒。

【诊断及诊断标准】

1. 突发突止的心动过速;查体时心率快,多数匀齐,持续较久的可以有肝大;婴幼儿可以有末梢凉、冷汗、血压降低。

2. 发作时心电图表现为异位心律,心动过速,无 P 波或 PT 融合,部分缓解期可以发现预激波(房室旁道)。

3. 发作时间较久或心室率特别高的,可以有心肌肌钙蛋白升高和脑钠肽升高(非诊断所必需)。

【鉴别诊断】

1. 窦性心动过速 有 P 波,P 波与 QRS 波群顺序出现且形态正常。

2. 室性心动过速 没有 P 波,QRS 波群形态异常;若有逆传的 P 波,可以发现 P 波与其后 QRS 波群不相关(房室分离)。

【治疗】

1. 物理疗法

(1)深吸气—屏气—用力呼气。

(2)诱发呕吐(注意面部向下,勿误吸呕吐物)。

(3)冷毛巾敷脸。

2. 腺苷类（代表药物 ATP）

（1）0.2～0.4mg/kg，原液弹丸样推注。

（2）最大 0.5mg/kg。

（3）1min 后可重复应用。

（4）3 次无效停用。

（5）不良反应：胸闷、头晕、恶心、呼吸困难；面部潮红；窦性心动过缓，房室传导阻滞，恢复窦律时常发生短暂的窦性停搏，应及时心外按压。

（6）禁忌：病态窦房结综合征或窦房结功能不全者。

3. 钙通道阻滞剂（代表药物异搏定）

（1）0.1mg/kg，>2min 静脉滴注。

（2）禁忌：1 岁以内婴儿；重度心力衰竭；严重低血压；病态窦房结综合征；已经应用 β 受体阻断剂或洋地黄者。

4. 普罗帕酮（心律平）

（1）1mg/kg，5%葡萄糖溶液或生理盐水 5～20ml 稀释后 10min 静脉滴注。

（2）10min 后可重复应用。

（3）静脉维持 4～7μg/（kg·min），期间如果没有转律成功可以间断再推 ATP 或心律平至转成窦律后维持 24～48h。

（4）禁用：心功能不全及严重房室传导阻滞。

5. 胺碘酮（可达龙）

（1）负荷量 5mg/kg，5%葡萄糖溶液或生理盐水 5～20ml 稀释后，静脉滴注>30min。

（2）维持量 5～15μg/（kg·min）匀速静脉滴注至起效 24～48h。

（3）禁用：甲状腺功能异常，3 岁以下没有说明；最大不良反应：肺纤维化。

6. β 受体阻滞剂　艾司洛尔（成人用药，需要向家长交代）。

（1）负荷量 0.05mg/kg，5%葡萄糖溶液或生理盐水 5～10ml 稀释后 1～2min 静脉滴注，无效但没有不良反应的，可在 10min 后逐渐加量至 0.1～0.15mg/kg，5%葡萄糖溶液或生理盐水 5～10ml 稀释后 1～2min 静脉滴注维持至转律后 24～48h。

（2）换酒石酸美托洛尔：每次 0.5mg，每 12 小时 1 次，口服。

（3）疗程：小婴儿 0.5～1 年，年长儿 3 个月。

（4）适应证：上述药物治疗无效时（无休止性室上性心动过速）、心房颤动、心房扑动。

（5）禁忌：哮喘、窦性心动过缓、难治性心力衰竭、低血压。

（6）注意：因为有抑制男性性功能作用，少用于男性年长儿；不可同时静脉推注维拉帕米。

7. 洋地黄类药物（代表药物毛花苷 C 和地高辛）

（1）发作持续 24h 以上，没有血流动力学改变，心率不太快和（或）有心力衰竭者；毛花苷 C 静脉快饱和，12h 后地高辛口服维持，剂量 0.01mg/（kg·d），最大量 0.125mg，分成 1～2 次（如不能做地高辛血药浓度监测，常规取小量，如果心力衰竭严重，用足量时最大量 0.25mg，每周需停服 1d）。

（2）疗程：6 个月以上。

（3）注意监测血药浓度和控制血钾。

（4）禁忌：严重心肌损害或合并左心、右心出口狭窄的先天性心脏病。

8. 索他洛尔

（1）适用于无休止性的室上性心动过速（包括新生儿）或反复发作室上性心动过速。

（2）国内目前没有静脉用药；片剂：2～8mg/（kg·d），常用 5mg/（kg·d）；分 2 次服。

（3）严重的不良反应是致心律失常作用和有 β 受体阻滞剂的不良反应。

9. 同步直流电击

（1）适应证：有血流动力学障碍，需紧急复律者：2J/kg。

（2）禁忌：应用洋地黄者禁用。

10. 联合用药

（1）原则：同类药物不要同时应用。

（2）能两药联合就不要三药联合应用。

（3）联合用药时，同一个时间点，两种药物可以同时口服。

（4）洋地黄类少与其他药物合用。

11. 宽 QRS 波群的室上性心动过速

（1）有血流动力学改变的行电复律。

（2）利多卡因 1mg/kg，5% 葡萄糖溶液 5～20ml 稀释后 5～10min 静脉滴注，维持量 20～50μg/（kg·min）。

（3）胺碘酮静脉滴注。

（4）艾司洛尔静脉滴注。

（5）硫酸镁（机制不清，与胺碘酮合用效果好）0.1mg/kg，稀释至 1% 静脉滴注。

【预后】

1. 没有器质性心脏病的即便有心房颤动、心房扑动预后也好。

2. 1 岁以内容易反复发作，建议服药至 1 岁再试停（50% 以上自愈），如果停药后复发，可再服用原来药物至可以应用射频消融术治疗（通常旁道发生在右心的 > 3 岁；发生在左心的 > 4 岁）。

3. 有显性预激综合征又反复发作的可到儿童专科医院早一些完成射频消融术。

【经验指导】

1. 以往的文献中有提到物理疗法中可以压迫眼球法，

笔者的经验是因为儿童表达不充分，有可能引起眼损伤，不建议用。

2. 以往的文献中有提到物理疗法中可以刺激咽部，笔者的经验是因为儿童不合作者居多，不要用舌压板，可以带无菌手套后用中指和示指顺舌体至舌根诱发呕吐，勿触碰咽后壁，以免使咽后壁血管痉挛引起脑缺血。

3. 以往的文献中有提到物理疗法中可以冷水浸脸，笔者经验：因为儿童自己屏气动作不协调，如果被动将头浸入水中，有可能引起呛水，建议可用浸冷水毛巾敷脸。

4. ATP 总体来说安全，起效快，排泄快，不容易蓄积中毒，临床急救时应用最多，但是在有先天性心脏病手术史的患者中，即便没有窦房结功能障碍，也可以出现窦性停搏，需要小心。任何时候推注 ATP 过程中，建议主治医师站在患者身旁，发现窦性停搏立即行心外按压远比准备阿托品更有效。

5. 在静脉推注普罗帕酮前一定做心脏超声，收缩功能正常的才可以应用，否则有猝死风险。

6. 婴幼儿口服普罗帕酮时，因其有舌根局部麻醉作用，在婴幼儿尤其容易出现吃奶后呛咳、发绀时，需要用 10～15ml 的温水或牛奶稀释后再口服，或吃药 30min 后再吃奶，通常 2～3 周后能够适应。

7. 胺碘酮在其他药物无效或没有做心脏超声、没有其他备选药物时，可以应用，因其没有负性肌力，可以应用于心功能不全的患儿，但在转律后应尽快减停，换成其他不良反应小的药物。

8. 实在不能停胺碘酮的，要监测甲状腺功能系列检查而不是甲状腺功能三项，因为最先受累的多数是抗体。有文献报道胺碘酮减量至 3mg/（kg·d）口服 2 年是安全的，笔者的经验是该剂量 2 个月就有甲状腺损害。

9. 甲状腺受累多在肺纤维化之前，但是为了减少之后的医疗纠纷，在应用胺碘酮早期应完善胸部 CT 检查。

10. 洋地黄与胺碘酮合用，特别容易引起严重房室传导阻滞，需要慎重选择。

11. 因为美托洛尔说明书中提及影响男性性勃起，故年长儿勿长期服用。

（王　虹）

第四节　心　肌　炎

【概述】

心肌炎是指由多种病原体、过敏或自身免疫性疾病等引起的心肌局灶性或弥漫性炎性疾病，可累及心包及心内膜。其病理改变常无特异性，多为心肌间质细胞炎性细胞浸润，心肌细胞变性或坏死。小儿心肌炎的发病率尚无确切资料，病毒性心肌炎多为散发病例，也可为群体暴发，新生儿期柯萨奇病毒性心肌炎流行，病死率可高达 50%以上。

【病因及发病机制】

心肌炎的病因很多，主要包括感染性（病毒、细菌、支原体、真菌及寄生虫等）和非感染性（自身免疫性疾病、过敏、药物、毒素等）两大类。病毒感染最常见，如柯萨奇病毒 B 组（最多见）、埃可病毒、脊髓灰质炎病毒、腺病毒、流感病毒、EB 病毒、肝炎病毒、巨细胞病毒及微小病毒 B19等。心肌炎的发病机制主要包括病毒介导的心肌损害及免疫介导的组织损伤。免疫机制在发病过程中起重要作用，一方面，免疫反应抑制病毒复制，促进病情恢复，对病毒介导的心肌损伤有保护作用；另一方面，持续过度的免疫反应进一步加剧心肌的炎症反应，促进了心肌的坏死和心室肌的收缩功能障碍。

【临床特点】

1. 症状 约50%患儿在发病前1～3周有上呼吸道感染或肠道感染等病史。临床表现轻重不一，轻者可无症状，重者则可暴发心源性休克、急性心力衰竭、阿-斯综合征甚至猝死。主要症状包括发热、周身不适、乏力、皮疹、咽痛、食欲缺乏、恶心、呕吐及腹泻等，年长儿可自诉头晕、胸闷、胸痛、心前区不适、心悸、腹痛及肌痛。重者表现为烦躁不安、多汗、呼吸困难、面色苍白等。

2. 体征 心率增快或明显减慢、第一心音低钝、奔马律、心律失常等。有心力衰竭者可表现为发绀、气促、水肿、肺部湿啰音、心界扩大、肝脾大等。严重病例有心源性休克者则表现为意识障碍、面色苍白、皮肤湿冷、肢端凉、脉搏细弱、血压降低等。

【辅助检查】

1. 实验室检查

（1）心脏标志物

1）心肌酶谱：常用肌酸激酶（CK）及其同工酶 CK-MB，乳酸脱氢酶（LDH）及其同工酶（LDH_1、LDH_2），AST。CK-MB 活性在心肌炎早期诊断中意义较大，而 CK-MB 质量（定量分析）较其更为精确。心肌炎时 LDH_1 及 LDH_2 增高，以 LDH_1 增高为主，$LDH_1 > LDH_2$。

2）心肌肌钙蛋白（cTn）：具有较高的特异性和敏感性，心肌炎时明显增高，并且在血中浓度窗口期持续时间长，为首选标志物。

3）N 末端 B 型利钠肽原（NT-proBNP）：通常显著升高，提示心功能受损严重，是诊断心功能不全及其严重性、判断病情发展和转归的重要指标。

4）心肌损伤新型标志物：心型脂肪酸结合蛋白（H-FABP）具有更高的心脏特异性。基质细胞衍生因子-1（SDF-1）对判断预后及预测心肌纤维化的发生有较高的价值。

（2）血清病原学检测：血清病毒抗体检测、病毒基因检测等对明确病原体有帮助。

2. 心电图　可早于心肌酶的改变，多无特异性，包括广泛 ST-T 改变、窦性心动过速、高度传导阻滞（房室传导阻滞、束支传导阻滞、室内传导阻滞）及各种异位心律失常。

3. 超声心动图　室壁运动减弱、左心功能减退、左心室射血分数明显下降（通常同时伴有一过性室间隔增厚，而左心室舒张末期内径几乎正常）及瓣膜反流等。

4. 胸部 X 线检查　心影不大或稍增大，肺门血管影增强增多、肺野模糊等。

5. 心脏磁共振成像　诊断价值主要体现在对心肌组织学改变的评价，无创性，具有较高的灵敏度和特异度。

6. 心内膜活检　尽管心内膜活检仍作为诊断心肌炎的金标准，但为创伤性检查，在儿科领域尚难以应用推广。

【诊断及诊断标准】

儿童心肌炎诊断建议如下。

1. 心肌炎的临床诊断

（1）主要临床诊断依据

1）心功能不全、心源性休克或心脑综合征。

2）心脏扩大。

3）血清心肌肌钙蛋白 T 或 I（cTnT 或 cTnI）或血清肌酸激酶同工酶（CK-MB）升高，伴动态变化。

4）心电图显著改变（心电图或 24h 动态心电图）。

5）心脏磁共振成像（CMR）呈现典型心肌炎表现。

在上述心肌炎主要临床诊断依据"4）"中，"心电图显著改变"包括：以 R 波为主的 2 个或 2 个以上主要导联（I 导联、II 导联、aVF 导联、V_5 导联）的 ST-T 改变持续 4d 以上伴动态变化，新近发现的窦房、房室传导阻滞，完全性右束支或左束支传导阻滞，窦性停搏，成联律、成对、多形性或多源性期前收缩，非房室结及房室折返引起的异位性心

动过速、心房扑动、心房颤动，心室扑动、心室颤动，QRS
波群低电压（新生儿除外），异常 Q 波等。

在上述心肌炎主要临床诊断依据"5）"中，"心脏磁共
振成像呈现典型心肌炎症表现"指具备以下 3 项中至少 2
项：①提示心肌水肿：T_2 加权像显示局限性或弥漫性高信
号；②提示心肌充血及毛细血管渗漏，T_1 加权像显示早期
钆增强；③提示心肌坏死和纤维化，T_1 加权像显示至少 1
处非缺血区域分布的局限性晚期延迟钆增强。

（2）次要临床诊断依据

1）前驱感染史，如发病前 1～3 周有上呼吸道或胃肠道
病毒感染史。

2）胸闷、胸痛、心悸、乏力、头晕、面色苍白、面色
发灰、腹痛等症状（至少 2 项），小婴儿可有拒乳、发绀、
四肢凉等。

3）血清乳酸脱氢酶（LDH）、α-羟丁酸脱氢酶（α-HBDH）
或 AST 升高。

4）心电图轻度异常。

5）抗心肌抗体阳性。

在上述心肌炎次要临床诊断依据"3）"中，若在血清
LDH、α-HBDH 或 AST 升高的同时，也有 cTnI、cTnT 或 CK-MB
升高，则只计为主要指标，该项次要指标不重复计算。

在上述心肌炎次要临床诊断依据"4）"中，"心电图轻
度异常"指未达到心肌炎主要临床诊断依据中"心电图显著
改变"标准的 ST-T 改变。

（3）心肌炎临床诊断标准

1）心肌炎：符合心肌炎主要临床诊断依据≥3 条，或
主要临床诊断依据 2 条加次要临床诊断依据≥3 条，并除外
其他疾病，可以临床诊断心肌炎。

2）疑似心肌炎：符合心肌炎主要临床诊断依据 2 条，
或主要临床诊断依据 1 条加次要临床诊断依据 2 条，或次要

临床诊断依据≥3 条,并除外其他疾病,可以临床诊断疑似心肌炎。

凡未达到诊断标准者,应给予必要的治疗或随诊,根据病情变化,确诊或除外心肌炎。

在诊断标准中,应除外的其他疾病包括冠状动脉疾病、先天性心脏病、高原性心脏病及代谢性疾病(如甲状腺功能亢进症及其他遗传代谢性疾病等)、心肌病、先天性房室传导阻滞、先天性完全性右束支或左束支传导阻滞、离子通道病、直立不耐受、β 受体功能亢进及药物引起的心电图改变等。

2. 病毒性心肌炎的诊断

(1)病毒性心肌炎病原学诊断依据

1)病原学确诊指标:于心内膜、心肌、心包(活体组织检查、病理)或心包穿刺液检查发现以下之一者可确诊。①分离到病毒;②用病毒核酸探针查到病毒核酸。

2)病原学参考指标:有以下之一者结合临床表现可考虑心肌炎由病毒引起。①于粪便、咽拭子或血液中分离到病毒,且恢复期血清同型抗体滴度较第 1 份血清升高或降低 4 倍以上;②病程早期血清中特异性 IgM 抗体阳性;③用病毒核酸探针从患儿血液中查到病毒核酸。

(2)病毒性心肌炎诊断标准:在符合心肌炎诊断的基础上具备病原学确诊指标之一,可确诊为病毒性心肌炎,或具备病原学参考指标之一,可临床诊断为病毒性心肌炎。

3. 心肌炎病理学诊断标准 心肌炎病理诊断主要依据心内膜心肌活检结果:活检标本取样至少 3 处,病理及免疫组织化学结果≥14 个白细胞/mm², 包含 4 个单核细胞/mm²并 $CD3^+T$ 淋巴细胞≥7 个细胞/mm²。心内膜心肌活检阳性结果可以诊断,但阴性结果不能否定诊断。

4. 心肌炎分期

(1)急性期:新发病,症状、体征和辅助检查异常、多变，病程多在 6 个月以内。

（2）迁延期：症状反复出现、迁延不愈，辅助检查未恢复正常，病程多在 6 个月以上。

（3）慢性期：病情反复或加重，心脏进行性扩大或反复心功能不全，病程多在 1 年以上。

【鉴别诊断】

1. 心内膜弹性纤维增生症　多数于 1 岁以内发病，以心内膜弹性纤维弥漫性增生及增厚为主要病理特征，临床表现为心力衰竭或心源性休克。胸部 X 线检查显示心影呈球形增大，左心缘搏动减弱。超声心动图检查左心室腔明显扩大，心内膜显著增厚，心肌收缩功能减弱，心室舒张功能异常。

2. 风湿性心肌炎　多见于学龄前及学龄期儿童。发病前 1～3 周常有溶血性链球菌感染如咽峡炎、扁桃体炎或猩红热等病史。心内膜及心包均可受累。除心肌炎的临床表现之外，还可有游走性关节痛、皮下结节或环形红斑等风湿热表现。咽拭子培养有 A 组 β 溶血性链球菌生长，或血清抗链球菌溶血素 O（ASO）显著增高。心电图常出现一度房室传导阻滞。

3. 先天性心脏病　重症患者可有心力衰竭表现，胸部 X 线检查显示心影增大。但听诊心脏瓣膜区多可闻及明显的心脏杂音，超声心动图检查有助于鉴别。

4. β 受体功能亢进症　多见于学龄期儿童，无心力衰竭表现，心电图提示 T 波低平或倒置，ST 段水平下移，在 II 导联、III 导联、aVF 导联及 V_5 导联、V_6 导联改变较为明显，普萘洛尔试验有助于鉴别。

【治疗】

1. 休息　急性期需卧床休息，必要时治予心电、血压、血氧监护。有心功能不全者应休息至少 3～6 个月。

2. 营养心肌与改善心肌代谢

（1）磷酸肌酸钠：婴儿 0.5g/d 静脉滴注；儿童 1g 静脉滴注，每日 1～2 次，共 1～2 周。

（2）维生素 C：100～200mg/（kg·d），最大剂量不超过 4g/d，2～4 周。

（3）辅酶 Q_{10}：每次 10mg，每天 2～3 次，口服。

3. 抗病毒治疗　对处于病毒血症早期阶段或证实有病毒复制的患者，可针对病原体选择特效药物进行治疗。

4. 大剂量丙种球蛋白　目前多用于有心力衰竭、心源性休克、高度房室传导阻滞或室性心动过速等危重病例。400mg/（kg·d），连续静脉输入 5d。

5. 糖皮质激素　不主张常规应用。重症患儿合并心力衰竭、心源性休克、致死性心律失常（二度Ⅱ型以上房室传导阻滞、室性心动过速等），应早期足量应用。甲泼尼龙：2～5mg/（kg·d）静脉滴注。

6. 控制心力衰竭和抗休克治疗

（1）正性肌力药物：急性心力衰竭不推荐使用洋地黄类药物，如需应用，一般用洋地黄化量的 1/3～1/2。

（2）血管活性药物

1）多巴胺及多巴酚丁胺：如心排血量不足，可用多巴胺 5～10μg/（kg·min），剂量不宜超过 15μg/（kg·min），也可与多巴酚丁胺合用，多巴酚丁胺 2～10μg/（kg·min）。

2）米力农：负荷量 25～50μg/kg，15min 内缓慢注射，维持量 0.25～0.75μg/（kg·min）。宜短期静脉应用，一般不超过 1 周。

（3）利尿药

1）呋塞米（速尿）：每次 1mg/kg，每天 1～2 次。

2）奈西利肽（新活素）：负荷量 1.5μg/kg，静脉缓慢注射，继以 0.007 5～0.015μg/（kg·min），也可不用负荷量而直接静脉滴注，一般疗程 3d，不超过 7d。

7. 纠正心律失常

（1）胺碘酮：静脉负荷量 2.5～5mg/kg +5%葡萄糖溶液静脉滴注，持续 1h，一次最大量 150mg，维持量 5～15μg/（kg·min）持续静脉滴注。口服负荷量 10～15mg/（kg·d），分 2 次，7～14d 后改维持量 2.5～5mg/（kg·d），每天 1 次，根据病情减停。

（2）电复律：控制心室颤动、室性心动过速。

（3）安装临时心脏起搏器：如药物治疗无效，仍反复出现严重心律失常如病态窦房结综合征，三度房室传导阻滞合并室性心动过速、心室扑动交替出现时使用。

8. 体外膜肺氧合（ECMO） 是危重难治性暴发性心肌炎患者的重要救治措施。

9. 呼吸支持治疗 患者出现充血性心力衰竭、肺水肿、呼吸窘迫、低氧血症时应尽早应用机械通气治疗。

【预后】

经过及时诊断和积极治疗，大多数患者预后良好，极少数暴发起病者病死率极高，少数病例迁延不愈，可能发展为扩张型心肌病。

【经验指导】

1. 心肌炎的诊断需对病史资料、临床表现、实验室检查及影像学检查等进行综合性分析，不能仅凭其中某一项检查的异常而片面地诊断，从而造成诊断扩大化。对于不能明确诊断者，考虑有心肌损害，需对原发病进行治疗的同时予以对症及营养支持治疗。

2. 暴发性心肌炎作为心肌炎最为严重和特殊的类型，起病急骤，进展迅猛，早期病死率极高，应早期识别，及时诊断并积极治疗。

3. 在应用洋地黄类药物对合并急性心力衰竭的患者进行治疗时，由于心肌炎对洋地黄较敏感，易中毒，故剂量宜偏小。

4. 对于合并快速性心律失常的患者，选用抗心律失常药物时，应注意选择对心肌收缩力影响较小的药物，如胺碘酮。

（邢艳琳）

第五节　晕　　厥

【概述】

晕厥是短暂的全脑低灌注导致的一过性意识丧失（TLOC）及体位不能维持的症状，具有起病迅速、持续时间短暂、可自行恢复的特点。晕厥是儿童时期常见急症，资料显示 20%～30% 的 5～18 岁儿童至少经历过 1 次晕厥，女生发生率高于男生。流行病学资料显示，晕厥发病的两个高峰年龄分别为青少年和 60 岁以后的老年阶段。

【病因及发病机制】

晕厥按照病因分类主要分为自主神经介导性晕厥和心源性晕厥，另有少部分患儿目前病因不明。

自主神经介导性晕厥主要分为血管迷走性晕厥（VVS）、体位性心动过速综合征、直立性低血压、直立性高血压、境遇性晕厥、颈动脉窦敏感综合征。自主神经介导性晕厥占儿童晕厥的 70%～80%，是以自主神经介导的反射调节异常或自主神经功能障碍作为主要因素所致的晕厥，多为功能性疾病。其中以血管迷走性晕厥及体位性心动过速综合征为主，约占自主神经介导性晕厥患儿的 95%。目前 VVS 的病因尚不明确，比较公认的是儿茶酚胺水平增高进而引起异常 Bezold-Jarish 反射。即 VVS 患儿在改变体位或持久站立等情况下，出现回心血量减少、心室充盈下降。在交感神经系统过度激活、体内儿茶酚胺水平增高的基础上，β_1 受体过度激活，使心室异常强烈收缩，从而左心室后下壁机械感受器受到刺激。该冲动传递至脑干迷走神经中枢，使迷走神经活性增强，从而使血压和心率快速下降，脑血流骤然减少，发生晕厥。

心源性晕厥是由心脏的结构或节律异常为主要因素导致的晕厥，其核心是心脏有效射血减少或停止，导致心排血量不足，进而引起脑缺血。心源性晕厥可发生在任何年龄阶段，常见的原因包括心律失常，如快速心律失常（室性心动过速、室上性心动过速合并心房颤动），缓慢心律失常（三度房室传导阻滞、病态窦房结综合征），尤其应注意遗传性离子通道病（先天性长 Q-T 间期综合征、儿茶酚胺敏感性多形性室性心动过速及 Brugada 综合征等）；心脏结构异常主要包括可导致流出道梗阻的心脏病（如肺动脉高压、梗阻性肥厚型心肌病、法洛四联症），或者兼有以上 2 种因素如心动过速性心肌病、致心律失常右心室心肌病及发绀型先天性心脏病等。

【临床特点】

1. 血管迷走性晕厥主要发生于学龄期及青春期女童，以反复发生晕厥为主要表现，晕厥前多有持久站立、体位改变、见血、感到剧烈疼痛、所处环境闷热或精神紧张等诱因。晕厥前可有短暂头晕、注意力不集中、面色苍白、视听觉下降、恶心、呕吐、大汗、站立不稳等先兆症状，有时仅表现为晕厥先兆，而无晕厥发生。其他自主神经介导性晕厥如体位性心动过速综合征、直立性低血压及直立性高血压等发病年龄及诱因与血管迷走性晕厥类似，多表现为间断头晕、胸闷、胸痛、易疲劳，严重者也可发生晕厥。境遇性晕厥，患儿多在特定情况下（如排便、排尿或梳头）发生晕厥。

2. 心源性晕厥的特点是常由剧烈运动、情绪激动诱发，也可在安静时出现，晕厥发生突然，先兆不明显，晕厥持续时间短，易发生猝死。晕厥患儿若出现以下情况，需高度怀疑心源性因素：家族史，家族中有 30 岁以内心脏性猝死患者或家族性心脏病；患有已知或可疑的心脏病；触发事件，噪声、惊吓、极端情感刺激；运动时晕厥发作；晕厥发作于仰卧或睡眠时，无晕厥先兆，或晕厥前有胸痛或心悸。尤其是心电图异常和运动诱发晕厥是典型的心源性晕厥特征。

【辅助检查】

1. 血常规、超敏肌钙蛋白 T、NT-proBNP、CK-MB 质量、肌钙蛋白 I、肝功能、肾功能、心肌酶、血清离子、血糖、血电解质、肾素血管紧张素醛固酮（卧位、立位）、24h 尿钠。

2. 心电图、24h 动态心电图、超声心动图、头颅 MRI+MRA/CT、动态脑电图，必要时行心血管造影、基因诊断。

3. 对于不明原因晕厥或接近晕厥患者，经详细询问患者病史及进行体格检查、卧立位血压及卧立位心电图检查既不能明确诊断，也不能提示诊断的患者，如晕厥反复发作，且发作特点提示可能为自主神经介导性晕厥，则应进行基础直立倾斜试验（BHUTT）或药物激发的直立倾斜试验[如舌下含化硝酸甘油激发直立倾斜试验（SNHUTT）]。

（1）适应证：①临床怀疑血管迷走性晕厥、体位性心动过速综合征、直立性低血压或体位性高血压，经其他方法未能确诊者；②需与"假性晕厥"发作（如癫痫、精神心理因素导致 TLOC）鉴别诊断者。

（2）禁忌证：①主动脉瓣狭窄或左心室流出道狭窄所致晕厥；②重度二尖瓣狭窄伴晕厥；③肺动脉高压或右心室流出道梗阻所致晕厥；④已知有冠状动脉近端严重狭窄；⑤脑血管疾病。其他已知的器质性心脏病患儿也应慎重选择直立倾斜试验（HUTT）检查。

（3）注意事项：①由于进行 HUTT 存在一定的危险性，故检查前需向患儿法定监护人详细说明检查目的及风险，获得其法定监护人的同意，并签署知情同意书方可进行检查；②试验前停用一切影响自主神经功能的药物至少 5 个半衰期以上，在上午直立；③试验前禁食、禁饮至少 4h；④试验环境要求安静、光线暗淡、温度适宜；⑤避免分散患儿的注意力；⑥另在检查室内需备好抢救设备，试验中由具有抢救经验的医师看护，做好抢救准备；⑦开通静脉通路，连接好生理盐水 250ml 备用。

（4）试验步骤：①BHUTT，首先，患儿仰卧 10min，期间记录基础血压、心率及心电图，然后再站立于倾斜床上（倾斜 60°），密切监测血压、心率、心电图变化及临床表现，试验初期每分钟测定心率和血压，3min 之后每 3 分钟记录心电图和血压变化，若患者有不适则随时监测，直至出现阳性反应，或如未出现阳性反应，则需完成 45min 的全过程后终止试验。当出现阳性反应时，应尽快恢复平卧位。②SNHUTT，在 BHUTT 的基础上，若完成45min 试验时，患儿的反应仍为阴性，则可开始 SNHUTT，即令患儿保持在同一倾斜角度下站立在倾斜床上并舌下含化硝酸甘油 4～6μg/kg（最大量不超过 300μg），持续观察至出现阳性反应或如未出现阳性反应，需进行至含药后 20min。含药后动态监测血压、心率（每间隔 1 分钟记录心电图和血压，若患者有不适则随时监测），并动态监测心电图。

（5）阳性反应判断标准

1）血管迷走性晕厥阳性反应的判断标准：当患儿在 HUTT 中出现晕厥或晕厥先兆（头晕或眩晕、头痛、胸闷、心悸、恶心、呕吐、面色苍白、出冷汗、视物模糊、听力下降、腹痛）伴下述情况之一者为阳性。①血压下降；②心率下降；③出现窦性停搏代之交界性逸搏心率；④一过性二度或二度以上房室传导阻滞及长达 3s 的心脏停搏。其中血压下降标准为收缩压≤80mmHg 或舒张压≤50mmHg 或平均血压下降≥25%；心率下降是指心动过缓：4～6 岁，＜75

次/分，7～8 岁，<65 次/分，8 岁以上，<60 次/分。若血压明显下降、心率无明显下降，则称为血管迷走性晕厥血管抑制型；若以心率骤降为主、血压无明显下降，则称为血管迷走性晕厥心脏抑制型；若心率与血压均有明显下降，则称为血管迷走性晕厥混合型。

2）体位性心动过速综合征阳性反应的判断标准：平卧位时心率在正常范围，在直立试验或 HUTT 的 10min 内心率较平卧位增加≥40 次/分和（或）心率最大值达到标准（6～12 岁，≥130 次/分，13～18 岁，≥125 次/分）；同时收缩压下降幅度<20mmHg，舒张压下降幅度<10mmHg。

3）直立性低血压阳性反应的判断标准：平卧位血压正常，在直立试验或 HUTT 的 3min 内血压较平卧位持续下降，收缩压下降幅度≥20mmHg 和（或）舒张压持续下降幅度≥10mmHg，心率无明显变化。

4）体位性高血压阳性反应的判断标准：平卧位血压正常，在直立试验或 HUTT 的 3min 内血压升高，收缩压增加≥20mmHg 和（或）舒张压较平卧位增加幅度达到标准（6～12 岁，≥25mmHg；13～18 岁≥20mmHg）；或血压最大值达到标准（6～12 岁，≥130/90mmHg，13～18 岁，≥140/90mmHg）。心率无明显变化。

【诊断及诊断标准】

1. 心源性晕厥　常规体检、心电图、24h 动态心电图、超声心动图及心肌酶多能发现诊断线索。

2. 导致自主神经介导性晕厥常见疾病的诊断标准

（1）血管迷走性晕厥的临床诊断：①年长儿多见；②多有持久站立或体位由卧位或蹲位快速达到直立位、精神紧张或恐惧、闷热环境等诱发因素；③有晕厥表现；④ HUTT 达到阳性标准；⑤除外其他疾病。

（2）体位性心动过速综合征的临床诊断：①年长儿多见；②多有上述诱发因素；③直立后常出现直立不耐受症

状，如头晕、头痛、疲劳、视物模糊、胸闷、心悸、长出气、手颤、不能耐受运动，严重时可出现晕厥发作；④直立试验或 HUTT 达到阳性标准；⑤除外其他疾病。

（3）直立性低血压的临床诊断：①年长儿多见；②多有上述诱发因素；③具有直立不耐受症状；④直立试验或 HUTT 达到阳性标准；⑤除外其他疾病。

（4）体位性高血压的诊断标准：①年长儿多见；②多有上述诱发因素；③具有直立不耐受症状；④直立试验或 HUTT 达到阳性标准；⑤除外其他疾病。

【鉴别诊断】

临床上易误诊为晕厥的常见情况主要包括其他一些导致 TLOC 的基础疾病，由这些疾病导致的 TLOC 称为"假性晕厥"。

1. 癫痫　无明显先兆，可由声、光、热刺激诱发，也可表现为突然意识丧失，但发作突然，多伴有肢体的强直或抽搐，脑电图检查多为异常。

2. 代谢紊乱（如低血糖、低氧血症、过度通气导致低碳酸血症）可由血液生化学检测进行鉴别。

3. 精神性疾病　如癔症、抑郁-焦虑精神障碍，实际上这类患儿并未真正发生晕厥，而是表现为呼之不应。发作之前多有导致情绪不稳的诱因，发作时患儿无面色改变，心率及血压平稳，发作时间偏长，可达数小时，经心理暗示可缓解。

【治疗】

1. 对于诊断心源性晕厥的患儿，治疗基本目标为预防复发、改善生活质量、延长生存期。心律失常性晕厥的治疗原则为针对引起发病的心律失常特异性治疗；器质性心脏病所致心律失常的治疗原则为针对基础疾病的治疗。

（1）对于窦房结功能障碍等缓慢型心律失常而引起的晕厥，埋藏式心律转复除颤器（ICD）是唯一的治疗途径。

（2）对于心脏结构功能正常或心功能轻度受损的室性心动过速患儿，曾有晕厥发作史，可选择导管消融或药物治疗。如果诊断是儿茶酚胺敏感性室性心动过速，需要口服β受体阻滞剂至最大耐受量，减少剧烈体育活动，必要时安装 ICD；如果心功能严重受损及非可逆性病因导致室性心动过速或心室颤动（如致心律失常右心室心肌病）的患儿，建议在药物治疗（口服索他洛尔）基础上采用射频消融和置入心律转复除颤器治疗，但是不能完全避免猝死，最有效的办法是心脏移植。快速房性心律失常（如房室结 1∶1 传导或心房扑动）引起的晕厥，治疗多主张行射频消融治疗，必要时安装 ICD。对房室结折返性心动过速、房室折返性心动过速及典型心房扑动相关性晕厥的患者治疗上首选导管消融。

（3）对于继发于器质性心脏病或心血管疾病的晕厥患儿，主要是针对基础疾病治疗，预防晕厥再发，降低心脏性猝死的风险。

2. 血管迷走性晕厥的治疗：应以教育及非药物治疗为基础，针对患儿的血流动力学类型提出个体化的治疗，并及时随访，调整治疗方案。

（1）健康教育：教育患儿及其家长认识 VVS 是良性病症，但一旦晕厥发作可造成身体意外伤害，应让其减轻心理负担。指导患儿及其家长识别晕厥先兆，使其在晕厥发作来临时采取有效措施防止晕厥。

（2）体位调整：如发生晕厥先兆，应立即进行体位调整，简单有效方法是迅速采取平卧位，也可采取交叉腿的动作或抬高下肢，或采取坐位或蹲位，以减少血液在肢体远端和腹部聚集，增加回心血量和外周血管阻力，增加心排血量，提高血压，保障脑血流量灌注。

（3）直立训练：反复晕厥患儿应坚持长期规律倾斜锻炼、站立训练等活动，进行性延长直立或倾斜训练时间，可减少晕厥复发。

（4）其他物理疗法：采取交叉腿的动作及将下肢抬高有助于下肢血液回流至中心静脉，可缓解晕厥症状；还可让患儿家长每天用毛巾搓患儿上肢和下肢内侧，至少 1 次/天，每次至少 15min，目的是刺激神经，促进神经调节功能恢复。

（5）加盐及液体摄入疗法：增加盐和液体的摄入相对安全、简便，且易被患儿及其家长所接受，故而作为 VVS 患儿最初的治疗方法是非常值得推荐的。临床上常采用口服补液盐法来增加患儿盐及液体的摄入量，常用剂量和用法为 500ml/d，1 次/天。

（6）药物治疗：目的在于阻断 VVS 的触发机制中的某些环节。近年来用于治疗 VVS 的药物如下：β 受体阻滞剂、氟氢可的松、5-羟色胺摄取抑制剂、α 肾上腺素能激动剂（如米多君）等。但这些药物的疗效尚需进一步研究证实。

【预后】

自主神经介导性晕厥多数预后较好,心源性晕厥的预后与其原发病的发展情况有关,虽然所占比例低,但猝死风险高,且通常是病情危重的表现。

【经验指导】

1. 晕厥的诊断是重点，应该详细追问病史，明确发病时情况，以尽可能地区分晕厥与假性"晕厥"。判断心源性晕厥最首要的检查就是心电图,尽早诊断出心源性晕厥可以大大降低患儿猝死的风险。如果进行详尽的排查后结果均为阴性,结合病史考虑是自主神经介导性晕厥,再予以进行直立倾斜试验。

2. 为了与癫痫与癔症相鉴别，建议应用 HUTT 同步监测动态心电图。

3. HUTT 不适合太小的年龄段患儿，6 岁以上为好，否则难以忍受空腹，试验很难完成。

4. HUTT 最好上午完成，下午很难出现阳性结果，机制尚不清楚。

5. HUTT 直立期间如果已经超过 10min(除外了体位性心动过速)，这时若患儿自述不适，心率上升但血压正常，建议再坚持一会儿，可能是 VVS 之前的机体代偿反应，再直立一会儿之后多可以出现血压下降、心率下降或血压、心率均下降。

6. 有文献称体重指数小于 $18kg/m^2$ 的晕厥患儿，即便尿钠正常，HUTT 阴性，也需要口服补液盐。

（孙　乐　王　虹）

第六节　高　血　压

【概述】

高血压是指以体循环动脉血压增高为主要特征，可伴有心、脑、肾等重要器官损害的全身血管性疾病，与心脑血管疾病患者的死亡密切相关，已成为全球范围内的重大公共卫生问题。

【病因及发病机制】

根据病因的不同高血压可分为原发性和继发性，原发性高血压是指除外其他引起血压升高的病因后的高血压。继发性高血压是指由其他原因或疾病引起的高血压，多见于青春期前儿童。目前原发性高血压的病因仍不能完全明确，可能与超重和肥胖、高盐饮食、遗传因素、宫内发育迟缓、低出生体重、早产、被动吸烟、睡眠质量差等有关。儿童继发性高血压病因则相对明确，新生儿期至学龄前以呼吸系统疾病为主，学龄期及青春期则以肾实质及肾血管疾病更常见。

继发性高血压的病因如下。

（1）肾和（或）肾血管性高血压：有研究表明，肾实质疾病和肾结构异常占继发性高血压患儿的 34%～79%，肾血管性疾病占 12%～13%，尤其是 6 岁以下的儿童。

（2）血管性高血压：包括动脉导管未闭、先天性主动脉缩窄、主动脉瓣关闭不全、大动脉炎等。

（3）内分泌性高血压：占继发性高血压的 0.05%～0.6%，包括嗜铬细胞瘤、库欣综合征、原发性醛固酮增多症、甲状腺功能亢进等。

（4）环境暴露：一些环境暴露与儿童高血压有关，大多数研究仅限于少数病例报道，其中最突出的是铅、镉、汞和邻苯二甲酸盐。

（5）神经性高血压：脑外伤、脑血管意外、脑积水、脑肿瘤、脑炎、脑膜炎等均可引起短暂性高血压。神经纤维瘤病 1 型，是一种罕见的常染色体显性遗传病，因其常存在肾动脉狭窄、主动脉缩窄等而引起高血压。

（6）药物相关性高血压：拟交感药物、皮质醇激素、维生素 D（中毒）等药物。

【临床特点】

高血压多隐匿起病，无症状，体检或因其他疾病就诊时发现。持续的高血压会表现为头晕、头痛、乏力、颜面潮红、恶心、呕吐、后颈部疼痛、后枕部或颞部波动感等。严重高血压或长期存在的高血压出现心、脑、肾等靶器官损害或者并发症时，可有相应临床表现。

【辅助检查】

1. 尿液检测：明显的蛋白尿和血尿需注意肾病。尿比重降低，尿呈碱性需注意原发性醛固酮增多症。尿香草扁桃酸（VMA）升高提示嗜铬细胞瘤，尿 17-羟类固醇、17-酮类固醇水平增高提示库欣综合征。

2. 血生化：测定电解质、尿素、肌酐、尿酸、血糖、血脂等。选择性检测血浆肾素活性、血管紧张素和醛固酮水平、血皮质醇节律、甲状腺功能等。

3. 心电图。

4. 超声心动图、肾超声及相关血管超声检查。

5. 影像学检查:胸部 X 线片检查,选择性完善腹部 CT、MRI 等。

6. 眼底检查。

7. 血管造影是诊断肾动脉狭窄等血管疾病的金标准。

【诊断及诊断标准】

1. 目前国内外尚缺乏统一的标准,但多采用 2004 年 AHA 对高血压的定义,但 2017 年 AAP 制订的临床实践指南中对该诊断标准进行了更新,对于 1～13 岁儿童:经过 3 次及以上不同时间测得的平均收缩压和(或)平均舒张压正常为小于第 90 百分位数,血压升高为第 90 百分位数至第 95 百分位数或 120/80mmHg 至第 95 百分位数(以较低的为准),高血压 1 级血压为第 95 百分位数至第 95 百分位数 +12mmHg 或 130～139mmHg/80～89mmHg(以较低的为准),高血压 2 级血压≥第 95 百分位数 +12mmHg 或≥140/90mmHg;而年龄≥13 岁者正常血压＜120/80mmHg,血压升高为 120～129mmHg/＜80mmHg,高血压 1 级血压为 130～139mmHg/80～89mmHg,高血压 2 级血压≥140/90mmHg。

2. 对于小于 1 岁的婴幼儿高血压诊断标准可参考 Hypertension in infancy: diagnosis,management and outcome.

【鉴别诊断】

鉴别诊断主要是区别高血压的病因和伴随靶器官损害的程度。需全面了解患儿的生长发育史,泌尿系统、心血管系统、神经系统病史,家族史、药物史及高血压症状。需检查患儿的生长发育情况,如有无满月脸和甲状腺肿大,心尖搏动范围及强度,有无异常动脉搏动,下肢血压情况等。

【治疗】

1. 高血压治疗的目标 根据近年来研究,儿童高血控制的最佳水平为小于第 90 百分位数或 130/80mmHg(以较低者为主），能明显降低靶器官损伤率。

2. 非药物治疗 是血压升高和高血压 1 级儿童的一线治疗方法，大多数原发性高血压经非药物治疗 6 个月可使血压明显下降。饮食方面包括增加蔬菜、水果、低脂奶制品、全谷物、鱼类、家禽、坚果、瘦肉摄入量，减少糖和糖果的摄入量，并且降低盐的摄入量。增强运动，每周 3～5d，每次 30～60min，应选择有氧运动项目为佳。对于肥胖患儿，应降低体重指数。改变生活方式，避免久坐，保证充足的睡眠。

3. 药物治疗 对于非药物治疗无效；存在靶器官损害如超声心电图显示左心室肥厚；高血压合并慢性肾病或糖尿病；有症状或无症状但肥胖的高血压 2 级的患儿需给予药物治疗。开始用药后应每 4～6 周复诊，调整用药，达到目标血压后，可 3～4 个月复诊。常用降压药物如下。

（1）血管紧张素转化酶抑制剂（ACEI）：是治疗肥胖相关高血压的首选药物，也是高血压合并慢性肾病伴有蛋白尿患儿的推荐用药。卡托普利（0.5～6mg/（kg·d），每 8～12 小时 1 次，口服，是儿科最常用的抗高血压药物，适用于各年龄段的儿童，依那普利[0.1～0.2mg/(kg·d)，每 12～24 小时 1 次，口服]适用于个 1 月以上儿童。主要不良反应：低血压、咳嗽、高血钾、低血糖、肾功能损害、致畸及血管神经性水肿等。禁忌证：双侧肾血管疾病或一侧肾动脉严重狭窄患者，合并高钾血症、严重肾衰竭、主动脉瓣狭窄和梗阻性肥厚型心肌病。

（2）血管紧张素受体阻滞药（ARB）：主要用于 ACEI治疗后发生干咳的患者，如洛氟坦，仅适用于 6 岁以上患者，0.7～1.4mg/（kg·d）。

（3）钙通道阻滞剂（CCB）：对于高血压合并高脂血症的患者是首选药物。硝苯地平（起始剂量每次 0.25～0.5mg/kg，每 6～8 小时 1 次，口服每次最大剂量不超过 10mg）适用于各年龄段儿童，尚未发现明显不良反应。

（4）利尿药：有研究认为长期应用该类药物对骨骼生长有影响，并且可能会加重胰岛素抵抗和血脂异常，甚至可诱发糖尿病、胰腺炎，故不推荐糖尿病及高血脂患者使用。

（5）β受体阻滞剂：因该类药物可导致体重增加，影响脂类代谢。美国 FDA 不推荐应用于儿童。

（6）其他降压药：α受体阻滞剂，如哌唑嗪，直接血管扩张剂，如米诺地尔、肼屈嗪、硝普钠等，一般在急性重症高血压时酌情使用。

4. 急性重症高血压的处理　当高血压患儿血压突然显著升高（>30mmHg）并伴有心脏、肾脏和中枢神经系统等靶器官系统损伤时定义为急性重症高血压。与成人相比，儿童急性重症高血压较少见，且多为继发性，常常继发于肾脏疾病、大动脉炎和嗜铬细胞瘤等，一旦发现应立即评估靶器官损害及其程度，然后才是明确高血压病因。控制降压速度：目前认为，宜在最初8 h内使血压降低程度小于计划降低血压的 25%，此后 12~24h 逐渐将血压降到同年龄同性别第95 百分位数左右。降压药物的选择一般以口服的短效降压药物为首选，此类药物起效迅速。口服药物无效情况下选择静脉给药。硝普钠：治疗时一般从 0.25~0.5μg/（kg·min）开始，根据降压效果逐渐调整，通常剂量为 3~5μg/（kg·min），最大剂量不超过 8μg/（kg·min）。

【预后】

流行病学调查结果表明,青少年原发性高血压中许多延缓到成人期高血压。药物治疗可以降低充血性心力衰竭、肾衰竭和卒中的发病率。继发性高血压预后主要由原发病及治疗效果而定。慢性肾病的患儿存活率取决于透析和肾移植成功与否。肾血管疾病的患儿的双肾间肾静脉肾素活性差异大于 1.5∶1 则提示产生高水平的肾素是高血压的产生原因，采用手术纠治可明显改善或根治高血压。主动脉缩窄的手术治疗预后部分取决于纠治手术的年龄,在婴儿和儿童期手术除非发生再缩窄外，绝大多数血压均可正常，而在青少年期诊治则有血压持续升高的危险。新生儿经脐动脉导管而合并高血压的远期预后较好，并且肾灌注能得到明显改善，只有极少数患儿仍需要在 1 岁后继续治疗。

【经验指导】

1. 诊断高血压时年长儿可完善 24h 动态血压监测，以除外"白大衣综合征"。

2. 但对于 1 岁以下儿童不太适合动态血压监测，可选择安静状态反复测量。

3. 测量四肢血压应选用同一袖带。

4. 在首诊患者，心电图正常者说明高血压持续时间不太久。

5. 如果患儿血压轻度升高，伴有体重超标，且没有明显不适，除外继发性高血压，则可不急于加降压药，应首先减重治疗。

（李雪梅）

第七节　室性期前收缩

【概述】

室性期前收缩（premature ventricular contraction，PVC）的发病率占儿童心律失常总数的 26.3%～38.7%。PVC 可按心脏有无原发病分为器质性和功能性。目前认为无器质性心脏病变的 PVC 多为功能性，多数预后良好，而器质性心脏病合并的 PVC 易导致血流动力学障碍或存在诱发致命性心律失常潜在的危险性，多数预后不良。

【病因及发病机制】

PVC 的本质是心室肌提前除极，任何可导致心室肌提前除极的因素均可成为 PVC 的病因。对于无结构性心脏病的普通人群，精神紧张、过度劳累及过量烟、酒、咖啡等均可诱发 PVC，而各种结构性心脏病，如先天性心脏病中的法洛四联症、主动脉狭窄、大动脉转位及各种先天性心脏病术后等，也是 PVC 常见的病因。此外器质性 PVC 也见于心肌炎等造成心肌缺血或炎性水肿的心肌病变。其他如洋地黄、奎尼丁、三环类抗抑郁药中毒、电解质紊乱（低钾、低镁）等也可诱发 PVC。各种原因导致心室肌异常的自律性增高，早期（动作电位 3 相末）或晚期（动作电位 4 相）除极引起的触发活动，以及局部心室肌的微折返均可能引起 PVC。

【临床特点】

PVC 的临床表现因人而异，大多数频发 PVC 可无明显症状，部分偶发 PVC 患者也可能有严重的症状。最常见的症状包括心悸、胸闷、心脏停搏感。部分 PVC 可导致心排血量下降及重要器官血流灌注不足，由此引发乏力、气促、出汗、头晕、黑矇，甚至诱发心绞痛发作。儿童 PVC 以胸闷、心悸等症状较常见，而晕厥、呼吸困难等症状少见。听诊时第一心音多数增强，第二心音减弱。

【辅助检查】

1. 肌钙蛋白、心肌酶谱、病原学等检查（但心肌酶正常不能除外心肌炎）。

2. 常规 12 导联心电图（注意是否合并 T 波及 ST 段改变等）、动态心电图。

3. 心脏彩超。

4. 运动试验（6 岁以上踏车试验，6 岁以下运动试验可参考米沅《普萘洛尔后运动试验：儿童频发室性早搏鉴别诊断的补充检查方法》）。

5. 心脏彩超不能准确评估左心室、右心室功能和（或）心肌结构改变时，建议行心脏磁共振成像。

6. 运动后期前收缩增多注意儿茶酚胺敏感室性心动过

速，建议完善基因筛查。

【诊断及诊断标准】

PVC 的诊断主要依赖 12 导联普通心电图和 24h 动态心电图检查。确立诊断需要除外室上性激动伴差异性传导及间歇性心室预激。诊断信息还应包括 PVC 的形态（单形还是多形）、数量、起源部位及与运动关系（增多还是减少）等。标准的 12 导联心电图形态对于判断室性期前收缩起源部位是不可缺少的，动态心电图对于判断室性期前收缩的总数、不同时间的分布情况、与自主神经张力变化的关联及是否有多种形态具有重要价值。

1. 室性期前收缩诊断定义：依据体表心电图提示。

（1）提前出现的 QRS 波群，其前无相关的 P 波。

（2）提前出现的 QRS 波群宽大畸形，其时限在婴儿＞0.08s，儿童＞0.10s，同时 T 波方向与 QRS 波群主波方向相反。

（3）期前收缩后代偿间歇完全。

2. 器质性 PVC 特点

（1）多源性或多形性及呈并行心律的 PVC。

（2）运动后 PVC 增加，或运动试验阳性。

（3）R-on-T 现象或伴有 T 波、ST-T 改变、传导阻滞等其他心电图改变。

3. 恶性 PVC 容易诱发室性心动过速、心室颤动，有可能猝死的病例，其心电图特点如下。

（1）提前指数≤1.0 的 PVC。

提前指数=R（正常窦律）-R'（期前收缩）/Q（正常搏动）-T（正常搏动）=R-R'/Q-T

（2）PVC 对各种抗心律失常药物疗效欠佳者。

（3）R-on-T 或 R 与 P 重叠，尤其 Q-T 间期延长者。

（4）PVC 形成阵发性室性心动过速者。

（5）运动后 PVC 明显增多者。

【诊断及鉴别诊断】

1. 室内差异性传导 是一种生理性室内干扰现象,当室上性激动抵达心室时,如室内传导系统的某些部位尚处于绝对不应期或相对不应期,激动就不能正常地传导,已经脱离不应期的部分先激动,心室的除极和复极顺序发生了变化,因此出现了具有束支阻滞的图形,产生宽大畸形的 QRS 波群。①差异性传导时畸形的 QRS 波群与正常 QRS 波群初始向量常相似,而 PVC 初始向量多不一致;②PVC 多在心率慢时出现,差异性传导多在心率快时出现;③差异性传导常呈右束支传导阻滞图形,V$_1$ 导联出现三相波(rsR′型),而 PVC 的 QRS 波群 V$_1$ 导联呈双相或单相波形;④差异性传导时畸形 QRS 波群无固定的偶联期间,其后无长代偿间期,而 PVC 多有固定的间期,其后有较长的代偿间期;⑤两者对洋地黄类药物的反应不同,差异性传导用洋地黄类药物或增加其剂量后心室率减慢,畸形 QRS 波群可消失,而 PVC 则可能使畸形 QRS 波群更多或导致严重的室性心律失常。

2. 间歇性心室预激预激综合征 与正常传导交替发生,心室预激波起始部有典型 δ 波,发生于 P 波后固定时间。

【治疗】

1. 治疗适应证

(1)室性期前收缩 24h 超过 10%。

(2)有短阵室性心动过速者。

(3)多源或多形性者。

(4)有 R-on-T 者。

(5)有基础心脏病(如心肌病、心脏手术后、二尖瓣脱垂者)。

(6)有晕厥史或有猝死家族史者。

(7)运动性室性期前收缩或运动使室性期前收缩增多。

(8)心电图伴有 Q-T 间期延长或伴有 ST-T 改变者。

（9）有明显心悸症状者。

2. 治疗药物

（1）普罗帕酮（心律平）：是 IC 类抗心律失常药物的一种，属广谱抗心律失常药物，还有轻度钙离子受体拮抗和 β 受体阻滞的作用，适用于室上性和室性期前收缩，主要用于心功能和心脏结构正常者。用法：每次 5～8mg/kg，每 8 小时 1 次，口服；最大剂量每次不超过每次 200mg。不良反应：局部麻醉作用，房室传导阻滞，Q-T 间期延长，QRS 波群时间延长等。

（2）β 受体阻滞剂

1）索他洛尔：兼具Ⅱ类及Ⅲ类抗心律失常药物特性。用法：2～8mg/（kg·d），总量分 2 次，间隔 12h 1 次，最大量每次 80mg。

2）普萘洛尔：每次 0.5～1mg/kg，2～3 次口服；最大量每次 10mg（儿茶酚胺敏感性室性心动过速需要口服普萘洛尔至最大耐受量）；应用 β 受体阻滞剂全身性不良反应主要有血压过低、心动过缓、疲劳、虚弱、眩晕和诱发支气管哮喘、肢端循环障碍等，但大多较轻微。

（3）胺碘酮（可达龙）：属Ⅲ类 AAD，是目前最有效的广谱抗心律失常药物，但不良反应大（慢性肺间质炎症及纤维化，甲状腺不良反应，角膜碘沉积，心动过缓，尖端扭转型室性心动过速），不可长时间应用。口服负荷量 10～15mg/（kg·d）分成 2 次，共 5～7d，继续 6～10mg/（kg·d），共 5～7d，以后维持量 1～2mg/（kg·d），每天 1 次，疗程尽可能小于 1 个月。

（4）中药参松养心胶囊：在成人频发室性期前收缩中推荐应用，有较多在儿童中应用的文献报道。用法：2～4 粒/次，每天 3 次，疗程 3 个月。

（5）射频消融术（RFCA）：长期的频发室性期前收缩可引起左心室功能改变，甚至引起心肌病样改变。有几种特殊的室性期前收缩如来源于右心室流出道或左心室间隔部位的室性期前收缩,其临床意义基本等同于特发性室性心动过速,RFCA 是该类期前收缩的根治办法。

【预后】

儿童室性期前收缩绝大多数都是良性的,无器质性心脏病或电解质紊乱等病理基础,心脏大小和心功能正常,不伴有其他心电图改变,运动试验阴性,即使室性期前收缩频发,都可能是良性室性期前收缩,可给予随访观察,远期预后良好。有严重的器质性心脏病,心功能明显受损的室性期前收缩,则认为危险性高,有猝死可能。因此,对于有器质性室性期前收缩的患儿,应加强基础心脏疾病的治疗,改善其室性期前收缩的转归。

【经验指导】

1. 要特别关注运动后室性期前收缩增多或运动后曾有过晕厥病史或猝死家族史的患儿,需与儿茶酚胺敏感性室性心动过速相鉴别。

2. 室性期前收缩同时合并 T 波低平或 ST 段改变的,注意除外心肌炎。

3. 心肌病(如 EFE)患儿口服洋地黄之前,应该常规检查动态心电图,因为心肌病变本身可以引起室性期前收缩,以免应用洋地黄之后不好区分是否为洋地黄所致。

4. 在小儿还有一种非阵发性室性心动过速,即基本节律为室性心动过速,相对于心室起源的频率来说是快的(心室起搏的频率通常在 40 次/分),但是相对于患儿所处的年龄段是正常的(如 6 岁儿童心率为 96 次/分),这种情况下,如果能除外器质性心脏病,可以不给抗心律失常药物,动态随访。

5. 频发室性期前收缩患儿是否需要口服营养心肌药物,各学者意见不一。笔者所在中心观点:如果是第一次发现,又是在感染后,尤其有心悸症状的,可以口服 3 个月,否则可以随访。笔者所在中心有过 2 例幼儿，患肺炎时偶然发现频发室性期前收缩，室性期前收缩总数＞10%，经过营养心肌+普罗帕酮治疗 3 个月后停药，之后随访 2 年动态心电图，完全正常。多数情况是室性期前收缩反复出现，感冒发热时增多，随访多年心脏超声正常。

6. 曾经有学者就频发室性期前收缩起源与预后做过研究，但是意见相左，又说起源于右心室的预后不好，也有相反的意见。笔者所在中心观点：如果不想做射频消融术，均可动态观察，不论左右心室起源。

7. 曾经有文献报道左心室假腱索与频发室性期前收缩有关，预后良好。其心律失常特点是，没有症状，频发室性期前收缩二联律，运动消失，安静出现，心脏超声正常。笔者所在中心观点：如果室性期前收缩定位起源于左心室，尚有可能与之相关。如果射频消融证实为乳头肌部位，可以支持该观点，至于远期预后，需要大样本长期随访。

（初艳秋）

第八节　链球菌感染

【概述】

链球菌主要分为甲型（α）溶血性链球菌、乙型（β）溶血性链球菌、丙型（γ）溶血性链球菌。引起人与动物感染的链球菌绝大多数属于 β 溶血性链球菌，按细菌壁的多糖抗原性的不同，将其分为 A～H 和 K～V 共 20 族，其中 90% 为具有致病性的 β 溶血性链球菌属 A 族，B 族溶血性链球菌可致新生儿感染，C、D 和 G 族链球菌多为呼吸道、肠道正常菌群，偶可致病。本节主要介绍 A 族链球菌感染的相关内容。

A族链球菌是儿童细菌性感染的重要病原菌之一,主要引起咽炎、扁桃体炎、猩红热及脓疱疮等皮肤软组织感染,偶可引起阴道炎、肛周蜂窝织炎、肺炎、心内膜炎、心包炎、肌炎、化脓性关节炎、骨髓炎、坏死性筋膜炎、脑膜炎、败血症及中毒性休克综合征等。感染后可引起急性肾小球肾炎及风湿热。本病发病多见于学龄前及学龄儿童,3岁以下儿童少见。咽炎、扁桃体炎、猩红热多在冬春季流行,皮肤感染易发生于炎热季节。

【病因及发病机制】

链球菌为革兰阳性球菌,毒力与产生的毒素与酶相关。其中细菌荚膜具有较弱的抗吞噬作用。细菌壁上的M蛋白(抗原)是细菌的主要毒力因子,它的黏附、抗吞噬能力强,而且一旦与抗体产生交叉反应,可引起风湿性心脏病等自身免疫性疾病。产生的链球菌制热外毒素可引起患者发热及猩红热样皮疹。溶血素O及S可溶解红细胞并损伤中性粒细胞、血小板及心肌。其中链球菌溶血素O具有抗原性,85%~90%的A族链球菌感染者在感染后2~3周血清中可查到抗链球菌溶血素O抗体(简称抗链O),4周左右达到高峰。

【临床特点】

A族链球菌可引起多种疾病,以咽炎、扁桃体炎最常见,其次是皮肤感染,偶可引起败血症、中毒性休克综合征等。

1. 急性咽炎、扁桃体炎 6个月至3岁婴幼儿发病常较隐匿,表现为低热、流清涕,罕见有扁桃体渗出及颈淋巴结肿大,但易并发中耳炎。症状难与其他病原菌所致的鼻咽炎区分。3岁以上儿童发病急,表现为高热、咽痛。常伴全身不适、倦怠、头痛、呕吐等症状,体检可见咽部明显充血、水肿,扁桃体充血、肿胀,腺窝覆有点状或片状黄色、白色渗出物,易被拭除,软腭有时可见小出血点,颌下或颈前淋巴结肿大,常有压痛。

2. **猩红热**　多见于 3 岁以上儿童，常在冬末春初流行，潜伏期 1～7d，平均 3d。发病急，临床表现除上述急性扁桃体炎症状、体征外，发病 24h 内出现皮疹，皮疹始见于耳后、颈部及上胸部，1d 内蔓延至全身，典型的皮疹为在皮肤充血的基础上有猩红色弥漫细小斑丘疹，皮肤压之变白，去除压力后经数秒恢复充血，有时皮疹隆起如寒冷时所起的"鸡皮疙瘩"状，抚摸有砂纸感，可在其顶端出现粟粒状小疱疹；面部皮肤充血，但无皮疹，口、鼻周围不充血，形成"环口苍白"征。近年来猩红热症状趋轻，皮疹常不典型，有时仅表现有稀疏皮疹。皮疹多在 1 周内消退，1 周末至第 2 周开始脱皮，躯干常呈糠样脱屑。皮疹严重者四肢、手掌、足底可引起片样脱皮。病初患者舌苔厚白，舌乳头红肿，称为"草莓舌"，2～3d 后白苔消退，舌面光滑呈牛肉色，味蕾仍较明显，称为"杨梅舌"。

3. **皮肤及软组织感染**

（1）脓疱病：为浅表皮肤感染，链球菌多与金黄色葡萄球菌混合感染。一般无全身症状，皮损初起为红斑，迅速形成成簇米粒样水疱或脓疱疹，周围有红晕，脓疱可向周边蔓延，脓疱易破裂，形成黄色结痂。其多发生于颜面、四肢等暴露部位，自觉瘙痒，通过抓挠可将脓疱疹传播到其他部位。

（2）皮下感染：多因链球菌从皮肤伤口入侵而发病，如虫叮咬、抓破、小创伤或烫伤等。其可表现为深脓疱病或蜂窝织炎，局部红、肿、热、痛，压痛明显，局部淋巴腺肿大。严重时可引起发热等全身感染中毒症状。

（3）丹毒：皮肤软组织，尤其淋巴管网急性感染，近年已十分少见。其好发于面部及下肢，细菌多由皮肤破损处入侵，营养不良、免疫低下常是引起本病发病的原因。患者常有发热等感染中毒症状，皮肤局部红肿，边缘清楚隆起，并向邻近部位迅速蔓延，病损灼热、疼痛，局部淋巴结肿大，常伴淋巴管炎，表皮紧张发亮，有时出现大小不等的水疱，破后结痂。面部丹毒水肿明显，常使眼睁不开。全身症状及皮损 4～5d 达高峰，1 周内可全部消退，皮损处有糠样脱屑及色素沉着。有效抗生素治疗可缩短病程。

4. 外阴炎　患儿多在外阴部位有明显充血及分泌物，局部有刺激症状，引起行走和排尿不适。

5. 肛周蜂窝织炎　临床表现为肛周红肿、瘙痒，排便疼痛及便中带血，发热等全身症状少见。

6. 侵袭性 A 族链球菌感染　常由皮肤及黏膜感染引起。

（1）中毒性休克综合征（TSS）：表现为高热、虚脱、低血压，进而引起多器官功能衰竭，包括急性呼吸窘迫综合征、肾衰竭、血小板减少、凝血障碍、肝功能异常等。病死率可达 20%～30%。

（2）坏死性筋膜炎：表现为广泛的皮肤及皮下组织的局部坏死。

7. 其他的局部及系统的 A 族链球菌感染　如菌血症、脑膜炎、肺炎、骨髓炎及化脓性关节炎等。

【辅助检查】

实验室检查：应完善血常规、尿常规、C 反应蛋白、红细胞沉降率、血清补体等检查。

1. 血常规　可见外周血白细胞计数及中性粒细胞均增高，核左移。猩红热恢复期可见嗜酸性粒细胞增多。

2. C 反应蛋白、抗链球菌溶血素 O（ASO）、红细胞沉降率、血清补体　可见升高。

3. 细菌培养　咽扁桃体（急性期咽拭子采集）或伤口等处分泌物或渗出物培养可分离到 A 族链球菌。因为 10%～20% 正常学龄儿童咽部也可带有此菌，所以阳性培养结果需结合临床症状考虑。

4. 抗原检测　采用酶或化学方法从咽拭子中提取链球菌抗原后用酶免疫技术或凝集试验的方法测定细菌抗原。与细菌培养方法相比，此法更快捷。但据观察细菌培养阳性患者中，有 1/5 抗原检测阴性，因此抗原检测尚不能完全取代细菌培养。

5. 链球菌毒素测定　ASO，急性感染后 2 周左右血清出现 ASO，以后逐渐升高，3～5 周达到高峰，而后缓慢下降，6～12 个月后逐渐降至感染前水平。恢复期抗体较急性期抗体滴度升高 2 倍或 2 倍以上具有诊断价值，风湿热患者可显著增高，因此常用于风湿热的辅助诊断。一种观点认为风湿热患者血清中的 ASO 大多在 250U 以上，活动性患者抗体一般超过 400U。也有观点认为 ASO 滴度＞500U 才有价值，还有学者认为成人＞250U，5 岁以上儿童＞333U，应考虑其滴度增高。目前认为一次试验结果对诊断意义不大，若多次试验（最好每 2 周 1 次）结果逐渐增高，则对风湿热和风湿活动诊断价值较大。发病早期用过抗生素或激素者，ASO 可不增高。此外，患肝炎、肾炎、肾病综合征及多发性骨髓炎时，ASO 也可非特异性增高。

6. 心电图、心脏超声心电图　可有一度房室传导阻滞表现。继发风湿热患者心脏超声可有二尖瓣瓣膜增厚、脱垂、反流，也可有心脏扩大及心包积液等表现。

7. 链球菌感染急性期或恢复早期　尿中可出现一过性蛋白尿、镜下血尿，这与感染 2 周后出现的急性肾炎不同。

【诊断及诊断标准】

诊断主要依据链球菌感染的流行状况与患者接触史及特征性的临床表现。有的只根据其临床表现即可确诊，如丹毒；有的则需对感染部位分泌物及血液进行细菌培养方可确诊；检测细菌毒素及酶等抗原物质致使患者产生的相关抗体对诊断甚有帮助。

【鉴别诊断】

1. 链球菌感染咽炎不易与其他疾病所致的咽炎相鉴别，需依靠病原学及血清学诊断才能明确诊断。

2. 渗出性扁桃体炎需与以下疾病相鉴别

（1）咽白喉：有流行病学史，发病缓慢，发热较轻，咽充血不如链球菌咽炎明显，扁桃体上覆有片状灰白色假膜，可波及软腭、悬雍垂或咽后壁黏膜，假膜不易擦去，强行擦拭，可引起出血，咽培养及涂片检查有助于诊断。

（2）传染性单核细胞增多症：扁桃体上也可有白色渗出物，但患者发热持续时间长，抗生素治疗无效，外周血异常淋巴细胞增多，嗜异性凝集试验及 EB 病毒抗体阳性及肝脾淋巴结肿大可资鉴别。

（3）腺病毒上感有时于扁桃体腺窝上可见白色渗出，但抗生素治疗无效，病毒及抗体检测可鉴别。

3. 猩红热需与以下疾病相鉴别

（1）麻疹、风疹等病毒性发疹性疾病：皮疹为斑丘疹，疹间皮肤正常，咽充血不如猩红热明显，无扁桃体渗出，无杨梅舌，麻疹起病 3～4d 后才出疹，前驱期颊黏膜可见麻疹黏膜斑，风疹常有枕后淋巴腺肿大。

（2）金黄色葡萄球菌感染：也可发生猩红热样皮疹，鉴别需细菌学检查。

（3）川崎病：可有杨梅舌、皮疹，1 周末有指（趾）端脱皮，但川崎病为指（趾）甲与皮肤移行处脱皮，且发热 5d 以上抗生素治疗无效，患儿有眼结合膜充血、口唇红、干裂等症状。

（4）药疹：也可有猩红热样皮疹，但一般有用药史，感染中毒症状轻，停药后症状减轻。

【治疗】

1. 青霉素为首选药物，可口服青霉素 V 钾片，每次 250mg，每天 3 次，疗程一般主张 10d。或采用青霉素 G，剂量为每天 2 万～4 万 U/kg，分 2 次肌内注射。也可单剂长效苄星青霉素 60 万 U（25kg 以下）～120 万 U（25kg 以上）肌内注射。阿莫西林 20～40mg/（kg·d），每 8 小时 1 次，10d 疗程对治疗链球菌感染性咽喉炎有效。

2. 第一代头孢菌素、第二代头孢菌素,如头孢氨苄 25～50mg/(kg·d)分 4 次,头孢羟氨苄 30～40mg/(kg·d)分 2 次,头孢克洛 20mg/(kg·d)分 3 次,以及头孢呋辛酯 20mg/(kg·d),每天 2 次等口服也有较好疗效,可用于青霉素过敏的病例。

3. 对青霉素过敏者也可应用大环内酯及克林霉素治疗。

4. 侵袭性 A 族链球菌感染,尤其合并 TSS 及坏死性筋膜炎者,应加大青霉素用量,一般可用 10 万～20 万 U(kg·d)分 4～6 次静脉滴注,疗程需根据病情。如青霉素清除效果不够满意,主张加用克林霉素,25～40mg/(kg·d)分 3 次静脉注射。

【预后】

除侵袭性 A 族链球菌感染病情凶险以外,大多数链球菌感染只要经系统治疗预后均较好,但治疗需保证早期足疗程以有效的预防风湿热及急性肾小球肾炎的发生。

【经验指导】

1. ASO 升高主要见于年长儿,临床上遇到患儿有明显乏力、胸闷气短、关节不适,则应引起重视,应考虑链球菌感染的可能性。

2. 笔者所在中心部分患儿似有青霉素耐药,治疗效果不显著;因此笔者的经验是按照第一代头孢菌素、第二代头孢菌素(选择抗菌谱中含有抗 B 族溶血性链球菌)、青霉素皮试的顺序,尽管目前可查证的教科书中没有详尽的关于链球菌感染治疗意见,也没有应用万古霉素的记载,笔者所在中心对于有明显链球菌感染症状、红细胞沉降率快、ASO 和 C 反应蛋白显著升高的病例,如果上述药物皮试均阳性者,尝试过万古霉素静脉滴注 1 周,效果尚好。

3. 笔者所在中心遇见过 1 例 5 岁男童,发热期间 ASO 显著升高,红细胞沉降率增快,心脏超声检查伴有左心室显著扩大，但是 LVEF 正常患儿，因为不能除外合并风湿性心脏病，常规治疗外试用 1 个月泼尼松。目前随访 1.5 年，ASO 下降缓慢，仍明显高于正常值，LVED 没有进展也没有明显好转，小儿没有不适。

4. 笔者所在中心遇见过 1 例 9 岁男童，发热 1d，次日热退上学走路头晕入院。常规检查 ASO 显著升高，红细胞沉降率增快。动态心电图提示清醒与睡眠期间均有二度房室传导阻滞，心脏超声检查正常。3d 后行 HUTT 时显著二度房室传导阻滞。因为不能除外合并风湿性心脏病，常规治疗外试用 1 个月泼尼松。ASO 于 2 个月转阴。目前随访 1.5 年，心脏超声正常，多次复查动态心电图深睡眠时仍偶有二度房室传导阻滞，小儿没有不适。

5. 针对 ASO 持续升高或波动在较高水平的患儿，教材中没有明确提及疗程。笔者所在中心经验：急性期静脉用药 7～10d 之后，ASO 继续升高的，重新皮试青霉素（一直静脉滴注青霉素者例外），按照体重 25kg 以下肌内注射 60 万 U，25kg 以上肌内注射 120 万 U 苄星青霉素，每 4 周复查 1 次，仍显著升高（如果升高不多但合并 C 反应蛋白升高或红细胞沉降率增快）者继续肌内注射苄星青霉素。

6. 苄星青霉素溶解度差，只能用注射用水（生理盐水不溶化），剂量还要偏大，10ml 溶解 120 万 U 而且注射速度还要偏快，否则凝固滞针。如果儿童偏瘦，可将 120 万 U 分成两份，左右臀大肌分别肌内注射。

7. 对于既往用过青霉素类药物的患儿，肌内注射长效青霉素前试敏阳性者，可 1 周后再次进行皮试。

8. 反复咽痛伴 ASO 升高伴的患儿可考虑尝试摘除扁桃体。

（孙　乐）

第九节 心肌肌酸激酶升高类
疾病的鉴别诊断

【概述】

肌酸激酶（CK），组成成分按照构成比由大到小主要有四种：肌肉同工酶（CK-MM）（占最大比例）、心肌同工酶（CK-MB）（约占 5% 以下）、脑同工酶（CK-BB）（量很少）及线粒体同工酶（CK-MIT）（微量）。其余的还有 AST（肝功能异常、口腔溃疡时也增多这里不再展开叙述）、乳酸脱氢酶（LDH）（坏死性淋巴结炎、病毒感染、肝损害、肌肉损害时也增加，因为不特异这里也不多做赘述）。目前能够做 CK 亚型分析的厂家试剂盒没有获批，因此临床还不能进行 CK 亚型的分析。目前 CK 的检测原理是忽略 CK-BB 和 CK-MIT 的前提下，应用 M 亚基抑制剂，抑制 M 亚基后，将剩余物质视为 B 亚基，乘以 2 就是 CK-MB，如果患儿在脑损害或其他线粒体损害等情况下，CK-BB 和 CK-MIT 增多，混在剩余物中，再乘以 2 会出现假性升高，因此临床上有时会出现 CK-MB>CK 的情况。心肌和骨骼肌均有肌红蛋白（MYO），尤其后者居多，因为 MYO 分子量小，可以最早透过细胞膜进入血中，因此在心肌损害早期可以有一过性 MYO 升高，约 6h 之后逐渐降低而心肌特异的肌钙蛋白 I 和超敏肌钙蛋白 T 会升高。故 MYO 升高时与肌钙蛋白观察动态变化有提示意义。

【病因及发病机制】

正常情况下 CK 是在横纹肌（包括心肌和骨骼肌）细胞内的，当感染（心肌炎、良性肌炎）、药物（降血脂药物）、肌溶解、外伤（肌肉碾压伤、马拉松跑等各种肌肉拉伤）、强直阵挛（癫痫持续状态）及先天细胞膜成分异常（如进行性肌营养不良的抗肌萎缩蛋白合成不足、肉碱、氨基酸、脂肪酸等代谢异常）、横纹肌非化脓性炎症（闭塞性血管炎和肌束周围萎缩）时，CK 就会源源不断地从细胞内流出，直至细胞凋亡。因为骨骼肌是可再生的，只有凋亡速率等于或大于生成速率时才会出现运动功能不进步或倒退现象，这也是进行性肌养不良开始激素治疗之时。而心肌则不同，它和脑细胞一样是不可再生的，一旦坏死、凋亡超过剩余心肌代偿能力，就会发生心肌纤维化、心肌收缩功能降低而发展成扩张型心肌病。

【临床特点】

依据受损的部位不同临床症状各异。

1. **急性良性肌炎** 所有 CK 增高患儿中预后最好的一种，患儿常常在发热 1～3d 或热退 1～3d 出现腓肠肌疼痛或腘窝处疼痛，站立时足跟不敢着地，男童可能排尿时因为不能站直而尿裤子。症状持续约 2d 缓解。查体急性期明显的为走路姿势不正，屈膝、足跟不着地，腓肠肌握痛。

2. **急性心肌炎** 所有 CK 增高患儿中短期内有可能威胁生命（暴发性心肌炎）的预后最差的一种。患儿常常在呼吸道、消化道感染后 1～3d 出现显著的疲乏无力，典型的暴发型心肌炎多发生在年长儿，症状不是胸痛为主，而大多数表现主要为腹痛、呕吐和极度疲乏。症状持续 2～3d，若经过及时合理的救治则可转危为安；反之急进性加重出现心力衰竭、心源性休克，一旦出现肺出血则很难存活。查体：精神萎靡、面色苍白、虚弱、血压降低。心脏听诊可以心音低钝、心律失常（期前收缩、漏搏、奔马律）、心动过缓（二度以上房室传导阻滞），肝大，以剑突下增大为主，常常平脐，触痛明显，末梢凉。

3. **遗传性肌肉病** 最常见的是性连锁遗传的进行性肌营养不良。所有 CK 增高患儿中远期预后最不好的一种，它分两种：重型的（duchenne muscular dystrophy，DMD）和轻型的（becker muscular dystrophy，BMD）。男性活婴中发病率为 1/5000。常无意中发现（因其他疾病化验发现或入托体检化验 ALT 升高后进一步检查发现），年幼儿轻症者没有症状，重症者追问家长，可以有体格发育较同龄儿约落后 1 个月。年长儿，DMD 者 5 岁后出现上楼梯必须抓扶手，蹲起费力，BMD 者青少年可以没有症状或仅成年后活动耐力差。查体：DMD 5 岁后走路可见鸭步，腓肠肌硬韧、肥大，但没有腓肠肌握痛，5 岁后 GOWER 征多阳性。其他类型的肌肉病包括 BMD 和进行性肌营养不良。携带者可以儿童期没有明显症状，只是表现安静少动，成人期出现活动耐力差或直接出现心肌病的症状；DMD 和 BMD 的区分主要为 12 岁之前是否坐轮椅，是则为 DMD，反之为 BMD。女性携带者可以有成年后活动耐力差，或直接发展成心肌病。在没有发明呼吸机之前，DMD 多死于呼吸肌麻痹引起的呼吸衰竭。自从发明了呼吸机之后，这类患儿多死于疾病晚期的扩张型心肌病。

4. 皮肌炎　无热或低热、皮肤和肌肉损害先后顺序不定，全身不适、乏力、食欲缺乏和近端肢体肌无力症状；查体有皮肤改变，最典型的是双侧上、下眼睑部皮肤红斑水肿"眼镜样红斑"，手指关节伸面皮肤发红、发皱，呈红棕色或暗紫色，有微细脱屑称为 Gottron 征。躯干也可以有红斑、斑丘疹、荨麻疹、麻疹样皮疹、溢血斑、结节性红斑等。肌痛、肌无力，四肢近端明显，蹲起费力，GOWER 征阳性。重者完全麻痹、坐立、吞咽困难、眼睑下垂、声音低弱，晚期关节挛缩，肌肉、肌膜、关节韧带处可见钙质沉积。

【辅助检查】

1. 实验室检查

（1）肌炎：部分患儿在病后 3～5d 出现中枢神经系统受累的症状，如头痛、嗜睡及巴氏征阳性，脑电图慢波增多，但脑脊液多数只有压力升高，多 1 周恢复。CK 在腿疼急性期多在数千，文献报道肌炎病后 4d 恢复，笔者所在中心观察 4d 约 80% 恢复，另外 20% 在 10d 内恢复；CK-MB、CKMB-M、cTnI、hs-cTnT、1 周内偶有升高，MYO 发病早期（多在腓肠肌疼痛最重的 2d）可以一过性升高，ALT 可以一过性升高，与 CK 基本同步恢复。

（2）暴发性心肌炎：CK 在急性期多在数千，通常 3d 内达到高峰，如果没有心肺复苏或室性心动过速等心肌再度缺血的事件则多在 7d 内恢复。发病 6h 内 MYO 可一过性升高，6h 后开始下降，多数 3d 后降至正常；CK-MB 可以持续升高至 1 个月；CKMB-M 多 1 周内恢复；cTnI 和 hs-cTnT 可以显著升高，3d 内达到高峰（通常 <20μg/L），2~3 周恢复正常，恢复顺序多为 cTnI 早于 hs-cTnT 1~2d，偶有顺序颠倒的；NT-proBNP 急性期可以显著升高，多数早于肌钙蛋白恢复正常；ALT 可以一过性升高。笔者所在中心有 4 名被称为"炎性心肌病"的（1 例为甲基丙二酸血症），cTnI 和 hs-cTnT 可以持续不恢复，心脏扩大，射血分数降低，在晚期还可以出现胆汁淤积。

（3）遗传肌肉病：DMD 者 CK 数千至数万，常规营养治疗仅仅有少数的患儿可以一过性恢复正常，更多的是治疗 1 周下降约 50%，再过 1 周又复升甚至超过治疗前，如此反反复复，通常肌肉完全萎缩后 CK 自然下降或经过糖皮质激素治疗（机制是稳定细胞膜）后明显下降；CK-MB 与 CK 保持正常比例；CKMB-M 可以持续显著升高；cTnI 多正常直到出现 DMD 心肌病时可以轻度升高；hs-cTnT 可以很早出现轻度升高，但多数 <1.0μg/L，且持续存在，此类患儿可能较早出现 DMD 心肌病（DCM）；MYO 在 DMD 多数升高治疗期间可以轻度降低但很快复升；ALT 可以一直升高，但鲜有超过 600U/L 者。其他一些常染色体遗传性肌肉病可以出现 CK 升高，鲜有超过 2000U/L 者，还有肉碱缺乏症，基本 CK/CK-MB 比例在正常范围。部分总 CK 升高不

明显，CK-MB 显著升高与 CK 持平甚至超过 CK 者，病因不详。其他代谢性疾病患儿可以有血氨和血乳酸升高。

（4）皮肌炎：CK、醛缩酶中等程度升高，少数补体 C3 降低。尿肌酸增多。

2. 心电图

（1）良性肌炎：心电图发热期间可以出现窦速，ST-T 正常。

（2）暴发性心肌炎：心电图 ST-T 出现显著改变，持续 4d 以上，且有动态变化；可以伴有二度以上房室传导阻滞，治疗期间心电图可以反复，多数在病后 1 个月心电图 ST-T 趋于稳定；炎性心肌病者心电图一直不恢复。

（3）DMD 在出现 DCM 早期先出现窦性心动过速且持续至最后，随着病情的进展逐渐出现 ST-T 改变和室内传导阻滞，而房室传导阻滞鲜有发生。

（4）皮肌炎：轻症者心电图正常，重症者可以有心脏增大、心肌劳损。

3. 肌电图

（1）良性肌炎：在腓肠肌疼痛最明显期间可以出现肌肉损害的表现。

（2）暴发性心肌炎：尽管周身肌肉酸痛、乏力，但因为病情危重已经能够确诊，多数未做肌电图检查。

（3）遗传性肌肉病：在没有出现肌无力之前多数是正常的。

（4）皮肌炎：肌电图多为股四头肌，其次是肱二头肌、肱三头肌显示肌源性损害。

4. 心脏超声

（1）良性肌炎：即便有一过性肌钙蛋白升高，心脏超声结构和功能是正常的。

（2）暴发性心肌炎：在发病的前 3d 明显的心室肌向心运动减弱，左心室射血分数降低，还可以合并左心室舒张功能降低;通常 1 周后恢复正常;但炎性心肌病者一直不恢复。

（3）DMD 出现 DCM 之前没有改变，但出现之后每况愈下。

（4）皮肌炎：轻症皮肌炎心脏超声正常，重者者可以心脏增大。

【诊断及诊断标准】

1. 急性良性肌炎　有前驱感染病史，有典型的腓肠肌或腘窝疼痛；化验显示 CK 显著升高。

2. 心肌炎诊断　参看心肌炎章节。

3. 遗传性肌肉病和代谢性疾病　DMD 可以有家族史，随着年龄增长进行性肌无力伴有腓肠肌假性肥大，走路鸭步，GOWER 征阳性；化验显示 CK 显著升高持续不降或降后复升，伴有 MYO、CKMB-M、ALT 升高；基因检测是诊断的金标准;部分基因检测阴性者，年长儿股四头肌肌活检，通过免疫组化可以补充诊断。有血氨和血乳酸显著升高的需要作遗传代谢筛查和尿有机酸测定。

4. 皮肌炎　有低热、乏力、肌痛和近端肌无力症状。查体有双侧眼睑皮肤改变、关节处皮肤 Gottron 征阳性；近端肌无力（蹲起费力），GOWER 征阳性。化验心肌酶轻到中度升高。肌电图近端肌肉肌损伤改变。

【鉴别诊断】

鉴别诊断参见上面诊断项。

【治疗】

急性良性肌炎：磷酸肌酸钠和左卡尼汀静脉滴注 4d 复查心肌酶，正常后改果糖和左卡尼汀口服，总疗程 2 周；合并肌钙蛋白升高者推荐疗程 1 个月。

1. 暴发性心肌炎　参见心肌炎章节。

2. 遗传肌肉病(DMD 建议找专科肌肉病专家指导第一次糖皮质激素治疗)

（1）美国指南：一经诊断口服辅酶 Q_{10}，按照 10mg，每天 2～3 次口服至终身。

（2）尽快完善全部免疫接种。

（3）目前在我国能够采取的 DMD 治疗方法仅有糖皮质激素（机制是增强横纹肌细胞膜的稳定性，延长自由活动和不坐轮椅的时间，非根治疗法）。

（4）适应证：3 岁以上参照最简单的 6min 步行测试方法，运动功能不进步或倒退之日即是开始用糖皮质激素治疗之时。

（5）用量：目前美国文献报道周末用药法，仅周末口服泼尼松，按照 5mg/kg，分成 2d，早晨顿服或早：晚=2：1 口服，至终身。

（6）同时口服维生素 D 和碳酸钙。

（7）肌肉按摩。

3. 皮肌炎 泥尼松 1～2mg/（kg·d），按照早：晚=2：1 口服，1 个月之后按每月 2.5～5mg 减量至 5～10mg 早晨一次顿服，维持到临床症状缓解后改为隔日晨顿服，总疗程 2～4 年，同期检测心肌酶、醛缩酶、红细胞沉降率、C 反应蛋白。重者甲泼尼松冲击治疗。

【预后】

1. 急性良性肌炎 因为骨骼肌的可再生性，预后良好，对日后没有任何影响，临床有再次或第三次患肌炎的。

2. 暴发性心肌炎 急性期治疗后如果肌钙蛋白、心电图和心脏超声均恢复正常的，6 个月后可以恢复日常活动，对日后没有明显影响，但有研究 4 例炎性心肌病，均在诊断后 6 个月内死亡。

3. DMD 多 5 岁出现上楼困难，12 岁以前坐轮椅，20 岁以内死亡，平均生存期为 16 年。在呼吸机发现之前，临床主要死因为呼吸肌受累、呼吸衰竭；目前有呼吸机辅助呼吸前提下，均为 DCM 严重心力衰竭死亡；笔者所在中心有在坐轮椅之前就出现严重 DCM 死亡病例；其他类型的可以存活至成年人才出现活动耐力下降,中年后逐渐出现心肌病症状,甚至因心肌病症状明显而掩盖肌无力本身的症状。

4. 皮肌炎 激素治疗持续 2~4 年多可以治愈,注意并发皮质醇糖尿病,病死率约为 10%。

【经验指导】

1. 良性肌炎可以不做肌电图,因为该项检查很痛苦,又不是急诊检查项目,等待时间长,可以检查时腓肠肌疼痛基本已经缓解,此时再做肌电图检查,结果基本正常。

2. 暴发性心肌炎的临床症状很少是心部不适或胸痛,更多的是因为急性心功能不全,肝急剧增大但肝被膜没有快速增大,因此肝脏张力大,触痛明显,其中表现为肝左叶增大为主,常伴有呕吐,临床检查胃区压痛明显,常误诊为急性胃炎或胃肠炎而快速补液,造成肺水肿。笔者所在中心经验:临床输液过程中出现肺水肿冒血沫的暴发性心肌炎则治疗意义不大,多在 2h 内死亡。因此对这类患者的查体时,肝触诊要从肚脐下向上轻轻触诊,与右叶可以调到边缘不同,多为顿圆形,一旦发现肝左叶增大,立即完善心电图、严格控制输液量和速度是关键,在有心电图和肌钙蛋白升高的支持下尽快应用糖皮质激素并完善心脏超声,如果心功能急转直下,临时起搏器或 ECMO 的应用可以挽救部分重症病例。

3. 在 DCM 晚期,黄疸的出现,如同死亡的先兆,患儿多在 1 个月内死亡。

4. DMD 患儿因为当下的转基因治疗可能是因基因缺失片段太大,依据病毒不能完全转载(只能转载<5kb),虽然 5 年前美国就已经开始多中心转基因治疗的Ⅱ期临床试验,但至今没有看到相关治疗有效的文献报道,因此最好的办法是选择性别生育或进行产前基因检查,杜绝患儿出生。已经出生的,一旦出现心肌持续受累,预后更差,是否应该早加激素,临床尚有争议。国外有在铰链 3 处(外显子 50、

51）处行外显子剔除术，将 DMD 变成 BMD 的报道。

5. DMD 患儿 ALT 升高为肌肉损害表现，一经确诊，无须保肝药物治疗。

6. 皮肌炎的糖皮质激素量虽然不太大，但应用时间较长，临床医师注意结核感染的较多，临床工作中更应该注意皮质醇糖尿病，尤其一级、二级亲属中有糖尿病者，如果早期停药，这种糖尿病还有望恢复。

7. 临床如果无意中发现心肌酶升高又没有明显家族肌无力或心肌病患者，可在常规营养心肌治疗 1 个月后复查，如果没有明显改善，可以行尿有机酸测定、末梢血遗传代谢病筛查，CK、MYO、ALT 显著高者，可行高通量（神经肌肉病）检查，如果仍不能确诊的且有运动功能受限的，可在 5 岁后行股四头肌活检，经过免疫组化检查补充诊断。

（王　虹）

第十节　胸痛、胸闷

【概述】

胸痛是一种常见病症，严重者可能危及生命，造成胸痛的原因复杂多样，包括感染（病毒、支原体、衣原体、链球菌等）、骨和软骨损伤（肋软骨炎），呼吸系统（胸膜炎）、心血管系统（心肌缺血）、消化系统（胃、十二指肠炎）、内分泌系统等疾病，以及肿瘤骨转移、心理因素等。

胸闷是一种主观感觉，即呼吸费力，常伴有深吸气。重者胸部有被压迫的感觉，甚至发生呼吸困难，可伴有胸痛、心悸、喘促、反酸、冒冷汗、腹痛、恶心、呕吐、乏力等症状。

胸痛、胸闷可发生在任何年龄段儿童，年长儿居多，男女发病相同，占小儿心脏科门诊患儿的 1/4～1/3。

【病因及发病机制】

胸痛、胸闷的原因常包括以下情况。

1. 心血管疾病：某些先天性心脏病、心肌病、冠状动脉发育异常、心肌供血不足、心肌炎、心肌损害、急性心包炎、主动脉瘤、主动脉夹层、肺动脉高压、心律失常、心脏压塞等。

2. 呼吸系统疾病：胸膜炎、气胸、肺炎、急性气管支气管炎、肺结核、受阻气管支气管内肿瘤、气管狭窄，气管受外压（甲状腺肿大、纵隔内肿瘤）；哮喘、肺不张、肺栓塞、胸腔积液等。

3. 消化系统疾病：胃炎、十二指肠炎、食管炎、胃食管反流等。

4. 内分泌系统疾病：如异位甲状腺或甲状腺功能亢进症、甲状腺功能减退症。

5. 其他：急性皮炎、皮下蜂窝织炎、带状疱疹、流行性胸痛、肌炎、非化脓性肋软骨炎、肋间神经炎、肋骨骨折、急性白血病、多发性骨髓瘤等。

6. 心理因素：焦虑、躯体化障碍、抑郁等。

7. 特发性或未知原因。

【临床特点】

1. **心血管系统**　典型的为活动后胸痛，合并胸闷的常伴有心悸、胸痛、气短、乏力、冒冷汗、面色苍白、尿少水肿、活动耐力差等。查体：心音可以低钝、心律失常，可闻及期前收缩、心脏杂音，肝大、下肢水肿、发绀等。

2. **呼吸系统疾病**　典型的咳嗽或深吸气后胸痛，伴有胸闷，之前可有感冒及呼吸道感染症状，如咳嗽、黄痰、胸痛、发热、喘等。查体：气促、三凹征、肺部有干湿啰音、哮鸣音等，和（或）患儿有湿疹史，平素常有揉眼抠耳动作，打喷嚏等既往史，过敏史，如药物、食物、呼吸过敏。家族史有过敏性鼻炎、哮喘。

气胸由剧烈活动、咳嗽、提重物、举重等导致，症状有突发胸痛、胸闷、呼吸困难，严重者可有发绀、脉搏细弱、血压下降、皮肤湿冷等休克表现。

3. 消化系统疾病 胸闷，上腹部闷胀痛感，疼痛发生和缓解与进食及饮食相关，还有烧灼感、恶心、反酸、打嗝，食欲缺乏。查体剑突下压痛。

4. 内分泌系统 胸闷伴有心悸、记忆力减退、智力低下、反应迟钝、厌食、腹胀等。查体可有颜面水肿，皮肤粗糙，心率减慢，心音低钝。

异位甲状腺可由压迫气道引起胸闷；甲状腺功能亢进者因为高代谢状态，可以胸闷伴有心悸、多汗、怕热、食欲亢进、消瘦、体重下降、疲乏无力、脾气大情绪易激动。查体：眼球突出、手舌颤抖、甲状腺肿大，心率增快。

【辅助检查】

（1）实验室检查

1）心肌标志物：心肌酶谱、同工酶质量、肌钙蛋白I、超敏肌钙蛋白T、NT-proBNP。

2）病原学检查：支原体、衣原体、ASO、病毒抗体八项。

3）IgE，升高者完善变应原+肺功能和支气管诱发试验。

4）甲状腺功能系列，异常的加甲状腺超声。

5）幽门螺杆菌，阳性的行胃镜检查。

（2）影像学检查：①常规心电图、动态心电图、心脏超声、胸部CT；②心电图T波有改变，持续的，心脏超声正常者完善踏车运动试验，阳性的完善冠状动脉CTA；③骨质有破坏的进一步完善骨髓穿刺及其他肿瘤标志物检查。

【诊断及诊断标准】

诊断及诊断标准见疾病各章节。

1. 先天性心脏病、心律失常、心肌病、心肌损害、冠状动脉发育异常。

2. 肺炎、气胸、哮喘、肺结核。

3. 胃炎、胃食管反流、幽门螺杆菌感染。

4. 甲状腺功能亢进、甲状腺功能减退症。

5. 心理疾病。

【鉴别诊断】

胸痛、胸闷需要鉴别的疾病很多。其伴随症状多有提示意义。需要重点鉴别：心肌炎、心律失常、先天性心脏病、心肌病、肺炎、哮喘、肺结核、气胸、胃炎、甲状腺功能亢进、甲状腺功能减退症、流行性肌痛、心理疾病等。

1. 呼吸系统疾病　胸闷的同时有感冒及呼吸道感染症状，如咳嗽、黄痰、胸痛、发热、喘等，或有前驱感染，有的伴有胸痛，体检时肺部有啰音、哮鸣音，和（或）患儿有湿疹史，平素有揉眼抠耳，打喷嚏等既往史，过敏史，如药物、食物、呼吸过敏。家族史有过敏性鼻炎、哮喘。

2. 消化系统疾病　若胸闷常在饭后发作，伴有剑突下痛，有时还会有烧灼感、反酸吐酸水、上腹部闷胀痛感，可能属于肠胃病。胸闷伴有恶心、反酸、食欲缺乏、打嗝、挑食、疼痛发生和缓解与进食及饮食相关有助于明确诊断。

3. 外伤　若胸部曾受到拉伤、外力碰撞，或不慎吞服异物，可能导致气胸，甚而食管破裂，须立即处置。

4. 心血管系统　胸闷、胸痛，伴有心悸、气短、乏力、尿少水肿、活动耐力差等。

5. 内分泌系统　胸闷伴有易激动，心悸，心率快或慢；有的伴有心律失常。

6. 心理因素　胸闷伴有最近大的压力或精神打击事件，如家庭成员离异、分离、故去、严重疾病、残疾；近期搬迁、学校里受挫或被骚扰、家长管教严、与同学关系不融洽等。

【治疗】

根据不同病因给予相应治疗。

【预后】

根据不同病因预后不同，轻症预后较好。严重者，如严重心律失常、先天性心脏病合并心功能不全、心肌病合并心功能不全、严重气胸等可危及生命。

【经验指导】

1. 问诊及查体要详细认真，胸闷发生的环境（车内、浴池等闷热环境）、有没有诱因和伴随症状（生气后深大呼吸引起的过度换气、手足搐搦、手麻、口唇麻）、胸痛的性质(针刺样痛？绞痛？隐痛？)，同时是否有其他伴随症状，如心悸（年幼儿有时把心前区击鼓样心悸认为是痛）、面色苍白、出汗、乏力、尿少水肿，活动耐力如何；是否有喘息；是否伴有恶心、反酸、食欲差、腹痛等病史；还要询问既往史，是否有湿疹史，是否有揉鼻、揉眼、抠耳等，是否经常感冒，患有其他疾病否等；然后还要询问家族史：有无心脏相关疾病，有无过敏性鼻炎、慢性支气管炎、哮喘家族史，有无胃炎、幽门螺杆菌家族史及甲状腺疾病家族史等。

2. 胸闷、胸痛可能是单一系统疾病，也可能累及 2 个或多个系统，故要根据病史及查体特点，完善相关呼吸、心血管、消化、内分泌等系统的相关检查，再综合分析，以免漏诊。

3. 对于严重心律失常，如室性期前收缩、房性期前收缩，伴有成对、短阵的室性心动过速、房性心动过速，三度房室传导阻滞，先天性心脏病合并心功能不全、心肌病合并心功能不全、严重气胸等疾病，须及时积极治疗，否则会危及生命。

（陈　睿）

第十一节　特殊检查和药物试验

一、冠状动脉 CTA 检查

【适应证】

1. 心脏超声提示冠状动脉增宽、狭窄。

2. 心脏超声提示冠状动脉起源异常。

3. 胸部 X 线片发现冠状动脉钙化者。

4. 无症状性心电图 Q 波。

5. 有胸痛、心电图 ST-T 改变者运动试验阳性。

【检查前准备】

1. 检查前 3～4h 禁食、禁水。

2. 需要镇静的儿童，检查前 4～5h 保持清醒状态。

3. 检查前 1h 口服普萘洛尔（1mg/kg，最大量 20mg）以保证心率<90 次/分。

4. 左、右手肘部下套管针（头部不可以）。

5. 提前 0.5h 肌内注射冬眠合剂，即异丙嗪（非那根）1mg/kg，氯丙嗪 1mg/kg，最大量 25mg，10min 后水合氯醛灌肠 1ml/kg。

6. 下楼检查前含美托洛尔 1mg/kg，最大 25mg。

【注意事项】

1. 口服普萘洛尔之前询问有没有哮喘病史。

2. 检查前一天晚上下描述医嘱，备好普萘洛尔和美托洛尔。

二、普萘洛尔试验

【概述】

β 受体功能亢进是指机体内源性儿茶酚胺分泌正常而 β

受体对其刺激过度敏感而导使心率增快、心肌耗氧量增加、心电图非特异性 ST-T 改变，以学龄期、青春期女童多见。临床症状有心悸、胸闷、乏力、烦躁、头晕等，体检时可见安静状态下心率增快，第一心音亢进，心尖部轻度收缩期杂音，心电图表现为窦性心动过速，Ⅱ 导联、Ⅲ 导联、aVF 导联 T 波低平或倒置。

【试验机制】

β 受体阻滞剂普萘洛尔（心得安）对 $β_1$ 受体、$β_2$ 受体均有阻滞作用，对窦房结、心房肌、房室结、浦肯野纤维等均可减慢舒张期除极速度、降低自律性、降低心肌耗氧量，减弱心肌收缩力。故临床上用普萘洛尔试验以鉴别自主神经功能紊乱所致的非特异性 ST-T 改变与心脏器质性病变引起的 ST-T 改变。

【适应证】

持续 4d 心电图显示 T 波低平或倒置、ST 段轻度压低且没有动态变化者，鉴别其心电图改变为功能性或器质性异常。

【禁忌证】

1. 重症器质性心脏病且合并心力衰竭者。

2. 严重低血压。

3. 严重窦性心动过缓、窦性停搏。

4. 房室传导阻滞。

5. 慢性肺部疾病，如哮喘、慢性支气管炎、肺气肿、肺源性心脏病、肺动脉高压。

6. 肝肾功能不全者慎用。

【试验方法】

停用影响心电图 ST-T 的药物如洋地黄、β 受体阻滞剂、激素、利尿药等。

1. 安静平卧记录常规心电图，若有 ST-T 改变，进行普萘洛尔试验，若无 ST-T 改变，无须进行试验。

2. 口服普萘洛尔 0.5mg/kg，最大量 20mg。

3. 服药后 1h、1.5h、2h 记录心电图，观察 ST-T 改变。

【试验判断标准】

1. 服药后 ST 段恢复到等电位线，T 波转为直立者，为试验阳性，多见于 β 受体功能亢进，但不能完全除外器质性病变。

2. 服药后心电图 ST-T 异常较前无变化者，为试验阴性，提示可能存在器质性的心肌病变。

【经验指导】

1. 普萘洛尔试验阳性见于心脏自主神经功能紊乱迷走神经占优势；也可以见于心脏器质性缺血性疾病，其结果的解读还要与临床相结合。

2. 临床常见心电图心室下壁和侧壁均有 ST-T 改变的患儿，在没有普萘洛尔试验禁忌的情况下，笔者所在中心对轻型心肌炎做了普萘洛尔试验，结果也可以是阳性的。

3. 梁翊常老师编著的《实用小儿心电图学》中提到心脏自主神经功能紊乱迷走神经占优势的心电图下壁 ST-T 改变持续 4d 以上没有动态变化；张乾忠老师文献报道的心脏自主神经功能紊乱迷走神经占优势的心电图下壁和 V_5 导联、V_6 导联都有 ST-T 改变，而心肌炎的 ST-T 改变有动态变化，且心肌炎多累及左心室侧壁。因此在不能鉴别时，心脏核素扫描也许会有所帮助。

4. 心脏自主神经功能紊乱迷走神经占优势是否需要药物治疗，现有的教材没有说明。笔者所在中心曾建议每次口服普萘洛尔 0.5mg/kg，最大每次 10mg，每天 2 次，口服半个月，之后再来检查仍有下壁 ST-T 改变者数人，均建议完善冠状动脉 CTA，有 1 例提示冠状动脉肌桥。因此如果没有禁忌证，年龄又足够大，还建议心电图 ST-T 改变的患儿完善踏车试验之后再行普萘洛尔试验。如果踏车试验阳性，直接做冠状动脉 CTA。

三、阿托品试验

【概述】

病态窦房结综合征是由于窦房结器质性病变或功能障碍，窦房结起搏功能或传导功能受到抑制，表现包括严重的窦性心动过缓、窦性停搏、缓慢和快速心律失常交替，运动或应激时心率反应不良，严重者可发生阿-斯综合征或心脏性猝死。病态窦房结综合征可发生于任何年龄，包括新生儿，可以是药物、迷走神经功能亢进或代谢紊乱及先天性窦房结功能异常等情况引起。阿托品试验是鉴别病态窦房结综合征的常用方法之一。

【试验机制】

阿托品为典型 M 胆碱受体阻滞剂，大剂量的阿托品可降低迷走神经张力，消除迷走神经对窦房结的抑制作用。

【适应证】

1. 测定窦房结功能　临床上窦性心动过缓患儿怀疑病态窦房结综合征者。

2. 判断 P-R 间期延长的临床意义　由于迷走神经张力过高所致的 P-R 间期延长，在注射阿托品后 P-R 间期明显缩短；而由于器质性心脏病引起的 P-R 间期延长在注射阿托品后无变化。

【禁忌证】

禁用于前列腺肥大、青光眼和高热患儿。

慎用于有脑损害、反流性食管炎、溃疡性结肠炎、尿路阻塞性等疾病的患儿（参考中国药典 2015 年版关于阿托品注射液的药物说明）。

【试验方法】

1. 试验前停用影响心率的药物（如普萘洛尔、阿托品等）3d。

2. 阿托品 0.02mg/kg 溶于 2ml 生理盐水，静脉快速注射，描记注射前及注射后 1min、2min、3min、5min、10min、15min、20min、30min 心电图。正常人心率一般增加 30～40 次/分，或比基础心率增加 40%～60%，注射后 2～3min 心率最快，30～60min 降至原水平。

【试验阳性标准】

1. 心率增加<原有的 40%（心率增快但未达到 90～100 次/分）。

2. 出现交界性心律，尤其是交界性心律持续存在者。

3. 窦性心率反而减慢，甚至出现窦房阻滞、窦性停搏。

4. 诱发心房颤动，可能是病态窦房结综合征的严重表现。

【病态窦房结综合征诊断标准】

凡具有以下一项或几项者即可考虑为病态窦房结综合征。

1. 长期重度窦性心动过缓。婴儿心率<90 次/分，学龄前儿童<70 次/分，学龄儿童<50 次/分。

2. 窦性心动过缓伴窦房阻滞，出现逸搏心律，长期无窦性心律而仅表现为缓慢的交界性逸搏心律。

3. 心动过缓与心动过速交替出现。

4. 阿托品试验阳性。

【试验注意事项】

1. 本试验偶有诱发室性心动过速、心室颤动、心绞痛情况。

2. 本试验敏感性为 89%，特异性为 80%，单凭阿托品试验阴性不能完全排除病态窦房结综合征，确诊病态窦房结综合征者可呈假阴性，运动员也可呈假阳性。

3. 避免药物过量，成人静脉每次极量 2mg，超过此用量会引起中毒症状。

（徐韵明　王　虹）

第八章

● 泌尿系统疾病

第一节　急性链球菌感染后肾小球肾炎

【概述】

急性链球菌感染后肾小球肾炎（APSGN）是机体感染溶血性链球菌后,通过免疫反应造成双肾肾小球弥漫性非化脓性的炎症。肾小球的炎症损伤一方面导致血液成分的漏出，形成血尿蛋白尿；另一方面，可导致滤过率的下降，表现为水肿、少尿和容量依赖性的高血压。由于感染并非持续存在，机体又有清除免疫复合物和修复自身的功能，故病程多为自限性，预后也多良好。由于病程的自限性，因此无特异治疗，以对症支持治疗为主，随着重症病例透析的开展，病死率很低（<1%）。

【病因及发病机制】

大多数病例属 A 组 β 溶血性链球菌急性感染后引起的免疫复合物性肾小球肾炎。某些链球菌株可通过神经氨酸苷酶的作用或其产物改变机体组织的免疫源性,产生自身抗体和免疫复合物而致病。链球菌的某些成分也可通过激活补体旁路途径致病，表现为补体 C3 下降而 C4 正常。发病机制见图 8-1-1。

【临床特点】

1. 典型表现　①多见于儿童和青少年，2 岁以下少见；②前驱感染：90%的病例有链球菌的前驱感染，后经 1～3

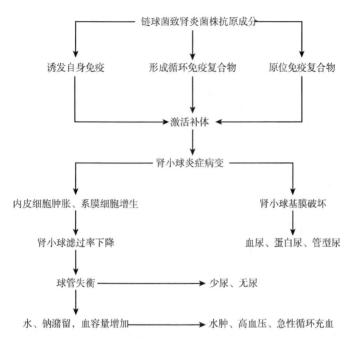

图 8-1-1　发病机制

周的无症状间歇期而急性起病；③水肿：见于 70%～85%的病例，初期多表现为眼睑及颜面水肿，渐波及躯干、四肢，一般呈均匀的非凹陷性水肿；④血尿：表现为镜下血尿（几乎 100%）或肉眼血尿（见于 50%～70%的患儿，持续 1～2周即转为显微镜下血尿）；⑤蛋白尿：程度不等，有 20%患者可达肾病水平；⑥高血压：30%～80%的病例可出现（学龄前儿童＞120/80mmHg，学龄儿童＞130/90mmHg），多在病程 1～2 周后随着尿量增加而降至正常；⑦少尿或无尿：部分病例可少尿甚至无尿。少尿：婴幼儿＜200ml，学龄前儿童＜300ml，学龄儿童＜400ml，或每天尿量＜250ml/m²；无尿：＜50ml。

　　2. 严重表现　①严重循环充血：常在起病 1 周内，由水钠潴留，血浆容量增加所致。类似于心力衰竭的表现。

②高血压脑病：常在疾病早期，血压通常在（150～160）/（100～110）mmHg 以上，表现为头痛、恶心、呕吐、烦躁、意识模糊、复视或一过性失明，严重者可突发惊厥、昏迷。目前认为主要与水、钠潴留，血容量增加有关；脑血管痉挛导致缺血、缺氧、血管渗透性增高，从而发生脑水肿。③急性肾功能不全：常在疾病初期，出现尿少、尿闭等症状，引起暂时性氮质血症、电解质紊乱和代谢性酸中毒，一般持续3～5d，多数不超过 10d。

【辅助检查】

1. 尿常规　显微镜检查均示红细胞明显增多，可见到颗粒管型、红细胞管型及少量白细胞（并非泌尿系统感染），有不同程度的蛋白尿；尿浓缩能力仍保持良好。

2. 血液检查　①血常规：白细胞计数正常或增高，红细胞及血红蛋白常因血液稀释而轻度降低，血小板正常；②ASO 增高，皮肤感染者可不高；90%患者血清总补体 C3 在急性期降低，至第 8 周约 94%的病例恢复正常；③轻重不等的肾小球滤过率下降，内生肌酐清除率降低，但一般病例血肌酐、尿素氮等保持正常或在少尿期暂时性轻度升高。

【诊断及诊断标准】

典型 APSGN 诊断不难，根据前期链球菌感染史，急性起病，具备肾炎综合征的表现，如血尿蛋白尿、水肿、少尿、高血压，结合 ASO 升高、补体 C3 下降，一般可以做出诊断。实验室检查不典型或病情迁延者，或怀疑急进性肾炎者，可行肾活检辅助诊断。

【鉴别诊断】

当临床表现不典型时，如 ASO 不高，或补体不低，或持续 8 周以上的低补体者，或伴有肾以外的多系统受累时，需注意鉴别诊断。

1. ASO 不高　早期应用抗生素或脓皮病链球菌感染所致的 APSGN 可 ASO 不高，但根据补体的动态变化、前驱病史、链球菌感染的其他证据（抗脱氧核酸酶 B 和抗透明质酸酶滴度升高）及病情的演变规律，一般也可做出诊断，必要时行肾活检。

2. 补体不低　补体激活消耗是 APSGN 的核心环节，90%的 APSGN 在急性期会有补体下降，故急性期补体正常者是 APSGN 的可能性不大，需与其他的肾脏病相鉴别。少数补体正常的 APSGN 可能是由于补体的激活消耗与肝脏补体的产生达到平衡，此时需要包括肾活检在内的临床资料综合分析并动态随访。

3. 持续低补体　需注意系统性红斑狼疮、C3 肾小球肾炎等疾病，需行肾活检及相关血液学检查。

4. 多系统损害　APSGN 是原发于肾脏的疾病，除了循环充血或高血压脑病，一般不伴有其他器官的损害。低补体+肾损害+血小板降低者则需注意系统性红斑狼疮、不典型溶血尿毒综合征甚至流行性出血热等疾病。

【治疗】

1. 一般治疗

（1）休息：严重病例需绝对卧床休息 2 周，待肉眼血尿消失、水肿消退、血压正常及循环充血症状消失后可下床做轻微活动。红细胞沉降率正常可上学，但应避免重体力活动。尿沉渣细胞绝对计数正常后方可恢复体力活动。

（2）饮食：对有水肿、高血压者应限制水、盐的摄入。食盐以 60mg/（kg·d）为宜。水分一般以不显性失水加尿量计算。有氮质血者应限蛋白，可给予优质动物蛋白 0.5g/（kg·d），供给易消化的高糖饮食，以满足热能需要。

（3）清除感染灶：存在感染灶时应给予青霉素或其他敏感抗生素 10～14d 的治疗。

2. 对症治疗

（1）利尿：经控制水、盐摄入后仍有水肿、少尿者可用氢氯噻嗪 1～2mg/（kg·d），分 2～3 次口服。无效时需用呋塞米，1～2mg/kg，每天 1～2 次，静脉注射剂量过大时可有一过性耳聋。一般忌用保钾利尿药及渗透性利尿药。

（2）高血压及高血压脑病：凡经休息，控制水、盐摄入，利尿治疗后血压仍高者均应给予降压药。①硝苯地平：开始剂量为 0.25mg/kg，每 8 小时 1 次舌下含服，最大剂量为 1mg/（kg·d）。②卡托普利：剂量为 0.3～0.5mg/kg，每 12 小时 1 次或每 8 小时 1 次口服，与硝苯地平交替使用降压效果更佳。

高血压脑病：硝普钠，开始以 1μg/（kg·min）浓度静脉滴注，每分钟不宜超过 8μg/kg，以防发生低血压，用药时严密监测血压，随时调节药液滴速，静脉滴注时输液瓶、输液管等须用不透光的纸覆盖，以免药物遇光分解。药理作用可直接作用于血管平滑肌使血管扩张，血压在 1～2min 迅速下降，同时能扩张冠状大动脉及肾血管，增加肾血流量。如血压迅速升高且有脑病征象时应给予镇静药，如地西泮、苯巴比妥等。

（3）严重循环充血：卧床休息，严格限制水、钠的摄入及降压，尽快利尿。烦躁不安者给予镇静药，明显水肿者给予血管扩张剂如硝普钠（用法同高血压脑病）、酚妥拉明（0.1～0.2mg/kg 加入葡萄糖溶液 10～20ml 中静脉缓慢注射）。上述无效者可采用腹膜透析或血液滤过治疗。此表现类似心力衰竭，但发病机制是前负荷过重引起的循环充血而非心脏泵功能衰竭，故治疗一般不需强心药物。

（4）急性肾功能不全：达透析指征时可透析治疗。

【预后】

急性肾炎预后好。95%的 APSGN 病例能完全恢复，小于 5%的病例可有持续尿异常，急性期死亡病例在 1%以下。

【经验指导】

1. APSGN 几乎 100%有血尿，故血尿蛋白尿合并水肿少尿者需注意肾炎，而单纯蛋白尿者需注意肾病综合征等疾病。

2. 起病年龄过小，或潜伏期过长或过短者也需注意其他肾脏病。少数不典型病例需注意鉴别，必要时行肾活检。

3. 重症病例达透析指征时，积极血液净化治疗能降低病死率。

（赵成广）

第二节　过敏性紫癜和紫癜性肾炎

【概述】

过敏性紫癜（HSP）是由异常糖基化 IgA 介导的免疫复合物性的系统性小血管炎。临床特点主要为非血小板减少性紫癜，通常累及皮肤、胃肠道、关节、肾脏。过敏性紫癜多为良性自限性病程，少数重症可伴有消化道出血、肠穿孔、肠套叠、肺出血、脑出血。临床所见的肾脏受累概率约为40%，严重可出现急性肾衰竭。以肾病综合征或肾功能受损起病的紫癜性肾炎是后期发生肾衰竭的危险因素。

【病因及发病机制】

本病的病因尚未明确，有报道食物过敏（蛋类、乳类、豆类等）、药物（阿司匹林、抗生素等）、微生物（细菌、病毒、寄生虫等）、疫苗接种、麻醉、恶性病等与过敏性紫癜发病有关，但无确切证据。HSP 存在遗传倾向。本病是由异常糖基化 IgA 介导的免疫复合物性的系统性小血管炎，而非 IgE 介导的，故"过敏性"容易引起歧义，以 IgA 血管炎命名更合理。

【临床特点】

1. 皮肤紫癜　双下肢为主的、略突出体表的、压之不褪色的出血性皮疹，可伴有血管神经性水肿及荨麻疹，部分可出现出血性坏死性大疱或瘀斑。一般 4～6 周消退，50%

以上患者多次反复，可延长至 2～3 个月。

2. 胃肠道症状　约 2/3 的患者可出现胃肠道症状，以腹痛最为多见，腹部体征较轻。其次为胃肠出血，可表现为黑粪、便血。偶尔并发肠套叠、肠梗阻或肠穿孔。

3. 关节症状　1/2～2/3 的病例有关节痛或伴肿胀，不会导致关节畸形。

4. 肾脏的临床表现及类型　约 85% 的紫癜性肾炎发生在紫癜起病后 4 周内；91% 的发生在 6 周内，少数病例发生在紫癜消退后。肾脏病理改变不一，病变轻重悬殊，临床可有多种表现。紫癜性肾炎的临床类型如下：

（1）孤立性血尿型：镜下血尿或肉眼血尿，持续或间断存在，无蛋白尿。

（2）孤立性蛋白尿型：单纯蛋白尿。满足以下任一项者：①1 周内 3 次尿常规蛋白阳性；②24h 尿蛋白定量＞150mg；③1 周内 3 次尿微量白蛋白高于正常值。

（3）血尿和蛋白尿型：血尿和蛋白尿同时存在，部分蛋白尿可达肾病水平。

（4）急性肾炎型：血尿、蛋白尿、水肿、高血压、部分蛋白尿可达肾病水平。

（5）肾病综合征型：大量蛋白尿、低蛋白血症、水肿、高脂血症。

（6）急进型肾炎型：急性起病，进行性肾衰竭。

（7）慢性肾炎型：可缓渐进、隐匿起病，也可由急性起病发展而来。

【辅助检查】

1. 尿常规：肾脏受累时可出现不同程度血尿、蛋白尿。

2. 血常规：血小板计数，PT、APTT 正常。

3. C3 正常，IgG、IgM 正常或升高，部分病例 IgA 升高。

4. 肾功检查：大部分正常，偶有肾功不全者。

5. 部分患者粪常规、粪隐血试验阳性。

6. 病理：广泛的白细胞碎裂性小血管炎。血管壁可见胶原纤维肿胀和坏死可有血栓形成，免疫荧光可见 IgA 为主的免疫复合物沉积。肾脏以肾小球系膜增生为主，重者可有新月体形成。

【诊断及诊断标准】

1. HSP 的诊断标准　2006 年欧洲抗风湿病联盟儿童风湿病协会（EULAR/PReS）制定的诊断标准：典型皮疹伴以下任何一条，①弥漫性腹痛；②任何部分活检存在 IgA 沉积；③急性关节炎/关节痛；④血尿或蛋白尿等肾受损表现。部分患儿仅表现为单纯皮疹而无其他症状，此时对于典型皮疹需排除相关疾病可以诊断，皮疹不典型仍需严格按标准诊断，必要时行皮肤活检。

2. 紫癜性肾炎的诊断标准　我国的紫癜性肾炎诊断标准参考 2000 年 11 月珠海会议及 2009 年《儿童紫癜性肾炎的诊治循证指南（试行）》，即过敏性紫癜病程中（多数在 6 个月内）出现血尿和（或）蛋白尿即可诊断为紫癜性肾炎。同时指出 HSP 发病 6 个月后或更长时间发生肾脏损伤的患儿应进行肾活检，如为 IgA 系膜区沉积为主的系膜增生性肾小球肾炎，亦应诊断为过敏性紫癜肾炎。

【鉴别诊断】

1. 血小板减少性紫癜　多表现为针尖样大小出血性皮疹，部位不固定，一般不伴有关节、消化道及肾脏受累表现，血常规血小板减少。

2. 压力性（机械性）紫癜　由呕吐、哭闹、剧烈活动等引起，由于血管脆性增加或机械性损害引起的出血点，不伴有多系统损害。

3. 血友病　临床多为男孩发病，可有皮肤瘀斑及血肿，皮疹形态易与过敏性紫癜相鉴别，平素有出血倾向，APTT 延长提示此病，确诊需行凝血因子检查。

4. 感染性心内膜炎　高热起病，皮疹为栓塞样皮下坏死, 分布范围为肢体末端, 心脏通常有杂音。超声心动图及血培养可证实诊断。

5. ANCA 相关性血管炎 ANCA 相关性血管炎可有紫癜样皮疹, 但关节及肠道受累少, 肺受累常见, 免疫学检查及病理检查可鉴别。

6. IgA 肾病 IgA 肾病和紫癜性肾炎肾脏病理及免疫病理的改变很难区分, 二者的鉴别诊断主要取决于临床表现, 如典型的皮疹。

【治疗】

1. 过敏性紫癜治疗

（1）去除病因, 控制感染。

（2）对症治疗: 有荨麻疹和血管神经性水肿者应给予抗组胺药物和钙剂。腹痛时应给予解痉剂, 有消化道症状者需控制饮食, 建议给予少量少渣易消化饮食, 消化道出血时应禁食, 可静脉滴注抑酸药。

（3）抗凝治疗: 肝素、双嘧达莫、阿司匹林可以应用, 但疗效尚不确切。

（4）糖皮质激素: 腹痛、关节痛及软组织水肿较重, 以及严重皮肤坏死者可应用激素, 单纯皮肤紫癜不需应用激素治疗。甲泼尼龙每次 2～5mg/kg, 根据病情可每天 1～2 次。症状控制后改为口服并逐渐减量。推荐总疗程为 2～4 周。

（5）丙种球蛋白（IVIG）: 当出现反复发作的坏死性皮疹、严重腹痛或消化道出血时建议加用 IVIG。

（6）血液净化: 严重病例也可考虑血液灌流及血浆置换。

2. 紫癜性肾炎的治疗

（1）孤立性血尿或病理 I 级: 应密切监测患儿病情变化, 至少随访 3～5 年。

（2）孤立性微量蛋白尿或合并镜下血尿或病理 II a 级: 血管紧张素转化酶抑制剂（ACEI）或血管紧张素受体拮抗剂（ARB）类药物有降蛋白尿的作用。

（3）非肾病水平蛋白尿或病理Ⅱb、Ⅲa级：可参照前一级用药，也有糖皮质激素联合免疫抑制剂治疗的报道。

（4）肾病水平蛋白尿、肾病综合征、急性肾炎综合征或病理Ⅲb、Ⅳ级：建议激素联合环磷酰胺治疗。若临床症状较重、病理呈弥漫性病变或伴有＞50%新月体形成者，可选甲泼尼龙冲击治疗，15～30mg/（kg·d），每天最大量不超过1.0g，每天或隔天冲击，3次为1个疗程。有报道称激素联合硫唑嘌呤治疗可以改善这类患儿的病理损伤程度及临床过程。其他免疫抑制剂如环孢素A、吗替麦考酚酯等亦有明确疗效。中华医学会儿科学分会肾脏专业学组仍然建议首选糖皮质激素联合环磷酰胺冲击治疗，当环磷酰胺治疗疗效欠佳或患儿不耐受环磷酰胺时再更换其他免疫抑制剂。具体可选治疗方案如下：

1）糖皮质激素联合环磷酰胺冲击治疗：泼尼松1.5～2mg/（kg·d），口服4周后逐渐减量，同时应用环磷酰胺8～12mg/（kg·d），静脉滴注，连续应用2d，间隔2周为1个疗程，共6～8个疗程。环磷酰胺累计量≤150～200mg/kg。

2）糖皮质激素联合硫唑嘌呤：以泼尼松2mg/（kg·d）分次口服，加硫唑嘌呤2mg/（kg·d）时，泼尼松改为隔天2mg/（kg·d）顿服，2个月后逐渐减量，总疗程为8个月。

3）糖皮质激素+环孢素：环孢素口服5mg/（kg·d），每12小时1次，于服药后1～2周查血药浓度，维持谷浓度在100～200ng/ml，疗程为8～12个月；同时口服泼尼松1～2mg/（kg·d），并逐渐减量停药。

4）糖皮质激素联合吗替麦考酚酯：吗替麦考酚酯的剂量为20～30mg/（kg·d），最大剂量为1g/d，分2次口服，3～6个月后渐减量，总疗程为12～24个月。

（5）急进性肾炎或病理Ⅴ级、Ⅵ级：这类患儿临床症状严重、病情进展较快，现多采用三至四联疗法，常用方案为甲泼尼龙冲击治疗1～2个疗程后口服泼尼松+环磷酰胺

（或其他免疫抑制剂）+肝素+双嘧达莫。亦有甲泼尼龙联合尿激酶冲击治疗+口服泼尼松+环磷酰胺+华法林+双嘧达莫治疗的文献报道。

【预后】

过敏性紫癜预后一般良好,少数重症患儿可死于消化道出血、肺出血、肠坏死或神经系统损害外，多数病例可完全恢复。紫癜性肾炎病理类型与预后有关。病理改变中新月体<50%者预后好，仅 5%发生肾衰竭，而新月体>50%者，约 30%发生肾衰竭，而新月体超过 75%者 60%~70%发生肾衰竭。对过敏性紫癜肾炎患儿应加强随访，建议至少随访 3~5 年。

【经验指导】

1. 当患儿仅表现为单纯皮肤紫癜，而无其他伴随症状时，诊断过敏性紫癜需慎重。

2. 部分患儿消化道症状先于皮肤紫癜出现，故对于不明原因腹痛患儿需注意腹型紫癜，仔细并动态寻找皮疹，必要时行消化道内镜检查，以避免过度手术探查。

3. 过敏性紫癜是 IgA 介导的血管炎，而非 IgE 和 IgG 介导的，目前无明确证据证明食物过敏可导致 HSP，故食物过敏源（IgE 和 IgG）检测不能作为 HSP 的病因判断及饮食回避证据。

4. 治疗不以消除皮疹为目的，防止为了治疗皮疹而长期大量应用激素。

（郑　悦）

第三节　系统性红斑狼疮

【概述】

系统性红斑狼疮（SLE）是一种多因素参与发病的自身

免疫性疾病，以多种自身抗体尤其抗核抗体（ANA）为特征，临床上常有多系统的损伤。SLE 的高度异质性说明 SLE 是一种综合征，但其是有固定内涵和限定条件的综合征，药物性狼疮、肿瘤或感染继发的狼疮样表现不能被归为 SLE。SLE 呈现慢性过程，容易反复，少数爆发性起病，可迅速危及生命。

【病因及发病机制】

SLE 的病因及发病机制尚未完全明确。总体来说，在遗传易感背景下，紫外线、环境、感染、食物、药物、内分泌等因素破坏了机体免疫耐受，形成大量自身抗体，尤其是抗核抗体。抗原抗体免疫复合物沉积在各组织器官中，引起靶器官的损害，即免疫复合物型血管炎，也可能有Ⅱ型变态反应的参与。

【临床特点】

1. 发热　不规则发热，大多数呈高热，少数为低热。抗生素治疗无效。

2. 皮肤黏膜损害　典型的蝶形红斑仅见于 50%～60% 的病例。炎性渗出加重时可见水疱、痂皮。面部红斑消退后一般不遗留瘢痕或色素沉着。其他皮肤表现有斑丘疹、红斑疹、急性丹毒样或大疱样皮疹、糜烂、结痂、出血性紫癜等。少数病例可见皮下结节或网状青斑。约 30%的病例可见口腔黏膜或鼻黏膜溃疡。

3. 关节肌肉症状　90%以上可有关节肌肉疼痛，可累及四肢大小关节，呈急性炎症过程。

4. 心血管损害　可有心包炎、心肌炎、心瓣膜炎，少数患者有脉管炎及雷诺现象。

5. 呼吸系统改变　少数患者表现为间质性肺炎。

6. 神经系统　表现为头痛、癫痫样发作、舞蹈症、单瘫、偏瘫、面神经麻痹、多发性神经炎、颅内压增高症及精神异常等。脑脊液中蛋白含量和细胞数可轻度升高。

7. **血液系统损害**　全血细胞减少，贫血多呈正色素正细胞性，也可呈缺铁性；白细胞减少，以淋巴细胞下降明显，血小板减少，少数患者以血小板减少为首发症状。

8. **肾脏受累表现**（参见狼疮性肾炎部分）。

9. **其他**　部分患者可有肝脾淋巴结肿大，肝功能异常可因溶血或狼疮性肝炎所致。

【辅助检查】

1. **血常规**　全血细胞减少或早期见血小板减少及轻度贫血，有溶血者可见网织红细胞增多。

2. **尿常规**　为蛋白尿及血尿，可有各种管型。有溶血者尿胆红素及尿胆原可升高。

3. **免疫学检查**

（1）抗核抗体（ANA）：一般中-高滴度的升高。抗核抗体阴性基本可除外系统性红斑狼疮。

（2）抗 dsDNA 抗体：是 SLE 特异性抗体，阳性率为50%～80%，特异度为96%，其滴度变化对判断狼疮活动有一定价值。

（3）抗可溶性核抗原（ENA）抗体：其中抗 Sm 抗体为本病的标记抗体，特异性极强，其他结缔组织病很少出现。SLE 患者阳性率为 30%～40%。

（4）补体系统 C3、C4 一般均降低，提示经典途径的激活。

4. **肾组织活检**　狼疮肾炎的特异病理改变如下：

（1）光镜：在增殖性狼疮性肾炎常见苏木精小体、核碎裂、纤维素样坏死、白金耳及透明血栓，可单独或联合存在。

（2）免疫荧光：各种免疫球蛋白及补体均为阳性，即"满堂亮"现象。

（3）电镜：在几乎全部病例均可在内皮胞质内发现①由成束的微管构成的结构；②电子致密物的指纹样结构；③广泛的上皮下、内皮下及系膜区电子密集物沉积。

【诊断及诊断标准】

1. 临床标准　①急性或亚急性皮肤狼疮；②慢性皮肤型狼疮；③口鼻部溃疡；④非瘢痕性脱发；⑤关节炎；⑥浆膜炎：胸膜炎和心包炎；⑦肾脏病变：尿蛋白/肌酐比值＞0.5mg/mg，或24h 蛋白＞0.5g/d，或有红细胞管型；⑧神经病变：癫痫发作或精神病，多发性单神经炎、脊髓炎、外周或脑神经病变、脑炎；⑨溶血性贫血；⑩白细胞减少（至少1 次＜$4.0×10^9$/L）或淋巴细胞减少（至少1 次＜$1.0×10^9$/L）；⑪血小板减少症（至少1 次＜$100×10^9$/L）。

2. 免疫学标准　①ANA 滴度高于参考标准；②抗 dsDNA 滴度高于参考标准（ELISA 法需≥2 次）；③抗 Sm 阳性；④抗磷脂抗体：狼疮抗凝物阳性/梅毒血清学试验假阳性/抗心磷脂抗体高于正常2 倍或抗 $β_2$GPI 中滴度以上升高；⑤补体减低：C3/C4/CH50；⑥无溶血性贫血但 Coombs 试验阳性。

患者如果满足下列条件至少一条，则归类于 SLE：①有活检证实的狼疮肾炎，伴有 ANA 阳性或抗 dsDNA 阳性；②患者满足分类标准中的4 条，其中包括至少一条临床标准和一条免疫学标准。该分类标准敏感度为 94%，特异度为 92%。

【鉴别诊断】

1. 不典型溶血尿毒综合征　可有肾损害、血小板减少、贫血、低补体，但不典型溶血尿毒无狼疮特异性自身抗体（抗 dsDNA 和 Sm），贫血表现为机械性溶血性贫血。

2. ANCA 相关性血管炎　ANCA 相关性血管炎可有多系统受累，也可有低补体血症，免疫学检查及病理检查可鉴别。

【治疗】

1. 治疗原则：SLE 是一高度异质化的疾病，需统筹考虑急性可逆性病变与慢性不可逆病变、活动性与严重性、器官内病变与器官外病变、治疗的获益与风险比，给予个体化治疗。

2. 轻症 SLE 治疗对于无内脏受累的轻症患者，如光过敏、皮疹、关节炎或轻度浆膜炎，给予非甾体抗炎药、抗疟药，必要时给予小剂量激素。

3. 重症 SLE 的治疗主要分两个阶段，即诱导缓解和巩固维持治疗。诱导阶段一般为 6 个月，维持阶段一般至少 3 年。免疫抑制剂是改善预后的关键药物，不可单独使用激素。

（1）糖皮质激素（GC）：具有强大的抗炎作用和免疫抑制作用是治疗 SLE 的基础药。依据病情足量分次口服[1.5～2mg/（kg·d）]或静脉注射或大剂量冲击治疗[15～30mg/（kg·d），极量为 1g，3d 为 1 个疗程]。GC 在 4～8 周后减量，改为每天 1 次口服，逐渐减为维持量，维持时间一般至少 3 年以上。

（2）环磷酰胺（CTX）：与激素联合治疗能有效地诱导疾病缓解，阻止和逆转病变的发展，改善远期预后。CTX 静脉冲击治疗（NIH 方案）：0.5～1g/m² 体表面积，每月 1 次×（6～8）次，继之每 3 个月 1 次×（6～8）次。此方案易致累计量过大，国内多用如下方案：CTX 8～12mg/（kg·d），2 周连用 2d，一般连续 2 个月后延长给药间隔，累计剂量<150mg/kg。

（3）霉酚酸酯：治疗狼疮性肾炎有效，多用于 CTX 治疗缓解后的序贯维持治疗，也可用于替代 CTX 的诱导缓解。剂量为 20～30mg/（kg·d），分 2 次口服，维持疗程一般建议至少 3 年。

（4）硫唑嘌呤（AZA）：1～2mg/（kg·d）口服，可作为维持阶段的用药。维持疗程一般建议至少 3 年。

（5）其他：抗疟药羟氯喹作为基础一线用药，应全程应用，注意视网膜毒性。来氟米特、环孢素、他克莫司也可使用。

4. 血液净化治疗危及生命的重症 SLE 除了积极的药物治疗外，也可采用血浆置换或免疫吸附等治疗方式，有利于迅速稳定病情，度过免疫风暴期。

【预后】

SLE 呈现慢性过程，容易反复，少数爆发性起病，可迅速危及生命。20 世纪 60 年代，SLE 的 5 年存活率仅为30%左右，目前随着免疫抑制剂为主的综合治疗，5 年存活率超过 90%。感染及肾衰竭是死亡的主要原因。

【诊治体会】

1. 系统性红斑狼疮是抗核抗体驱动的自身免疫性疾病，在一定程度上抗核抗体滴度越高，SLE 的可能性越大。ANA 阳性不足以诊断 SLE，因 5%的健康人也可出现低滴度的抗核抗体，但 ANA 阴性基本可除外 SLE。

2. SLE 需要与其他 ANA 相关结缔组织病(如干燥综合征、混合性结缔组织病等)相鉴别，依据狼疮特异性抗体(抗dsDNA 和 Sm)及其他结缔组织病分类标准可进行鉴别。

3. 除了系统性红斑狼疮，其他结缔组织病、肿瘤性疾病、感染性疾病甚至代谢性疾病均可呈现多系统损害。

4. SLE 是高度异质性疾病，根据疾病活动度、严重程度、受累器官给予个体化治疗。

（赵成广）

第四节　肾病综合征

【概述】

肾病综合征（NS）是肾小球基膜对血浆蛋白通透性增高，导致血浆内大量蛋白质从尿中丢失的临床综合征。临床特征为大量蛋白尿、低蛋白血症、不同程度的水肿及高脂血症，其中前两项为诊断的必备条件。按病因分为原发性肾病综合征、继发性肾病综合征、先天性肾病综合征。先天性肾病综合征通常指出生后 3 个月内发病，并排除宫内感染等继发因素，病因为基因突变所致；继发性肾病综合征是全身性疾病在肾脏的局部表现，如系统性红斑狼疮所致的肾病综合征；原发性肾病综合征是指肾脏病变为原发改变。本节仅介绍原发性肾病综合征（PNS）。

【病因及发病机制】

目前 PNS 的病因及发病机制尚未完全明确。但近年来的研究已证实：①肾小球毛细血管壁结构或电化学的改变可导致蛋白尿。②非微小病变型常见免疫球蛋白和（或）补体成分在肾内沉积，局部免疫病理过程可损伤滤过膜的正常作用而发生蛋白尿。③微小病变型肾小球未见以上沉积，其滤过膜静电屏障损伤原因可能与细胞免疫失调有关。此外，近年来研究发现 NS 的发病具有遗传性。

【临床特点】

1. 单纯性肾病　多见于 3～7 岁小儿，起病多较隐匿，30%有前驱感染史，一般呈高度水肿、凹陷性水肿，与体位有关，可伴有胸腔积液、腹水、阴部水肿。

常见并发症：

（1）感染：有呼吸道、皮肤、泌尿道和腹部等部位，其中上呼吸道感染占 50%以上。结核杆菌感染亦应引起重视。医院感染以条件致病菌为主。腹水感染可引起原发性腹膜炎，因无典型腹膜刺激征致早期易漏诊。

（2）电解质紊乱和低血容量：常见的电解质紊乱有低钠、低钾、低钙血症。表现为厌食、乏力、懒言、嗜睡、血压下降甚至出现低血容量性休克。低钙血症甚至出现低钙性惊厥。

（3）高凝状态和血栓形成：以肾静脉血栓形成常见，表现为突发腰痛，出现血尿或血尿加重，发生少尿甚至肾衰竭。还可有下肢深静脉血栓、肺栓塞、脑血栓等。

2. **肾炎性肾病**　除具备上述表现外，还具备以下四项中之一项或多项表现者：①尿红细胞数＞10 个/HP（2 周内 3 次离心尿检查）；②反复出现或持续高血压，学龄儿童＞130/90mmHg，学龄前儿童＞120/80mmHg，并排除因用皮质类固醇所致者；③氮质血症，尿素氮＞10.7mmol/L（30mg/dl），并排除血容量不足所致；④血总补体活性或 C3 反复降低。

【辅助检查】

1. 尿蛋白定性 3+～4+，24h 尿蛋白定量≥0.05g/kg。

2. 血生化改变：①血清总蛋白及白蛋白降低，后者可＜10g/L；②血浆胆固醇增高＞5.7mmol/L；③红细胞沉降率增快；④IgG 降低；⑤肌酐清除率及 BUN 一般正常；⑥C3、C4 正常。

3. 对新诊断病例应进行病原学的检查，如乙肝病毒感染等。

4. 对新诊断的肾病患儿需检测抗核抗体（ANA），抗 dsDNA 抗体等。对具有血尿、补体减少的患儿尤其重要。

5. 高凝状态和血栓形成的检查：大多数原发性肾病患儿都存在不同程度的高凝状态，血小板增多，血小板聚集率增加，血浆纤维蛋白原增加，尿纤维蛋白裂解产物（FDP）增高。D-D 增高。对疑及血栓形成者可行彩色多普勒 B 型超声检查以明确诊断，有条件者可行数字减影血管造影（DSA）。

6. 经皮肾穿刺组织病理检查：肾活检指征：①对糖皮质激素治疗无反应，高度提示局灶性节段性肾小球硬化或另外一些肾小球肾炎所致的肾病；②临床或实验室证据支持肾炎性肾病或慢性肾小球肾炎的患儿；③对频繁复发和对糖皮质激素依赖者在细胞毒药物治疗前应进行肾活检。

【诊断及诊断标准】

1. **肾病范围内的蛋白尿**：尿常规尿蛋白定性在 3+以上

和（或）24h尿蛋白定量＞50mg/（kg·d）。

2. 低蛋白血症：血清白蛋白＜25g/L。

3. 明显水肿。

4. 高脂血症：胆固醇＞5.7mmol/L。

满足以上4条中的3条，可诊断肾病综合征，其中前2项为诊断的必备条件。

【鉴别诊断】

原发性肾病综合征需与继发于全身性疾病的肾病综合征相鉴别，临床上部分系统性红斑狼疮性肾炎、紫癜性肾炎、乙肝相关性肾炎等均可有肾病综合征样表现。临床上须排除继发性肾病综合征方可诊断原发性肾病综合征。

【治疗】

1. 一般治疗

（1）休息。

（2）一般不限制盐、水，高度水肿患儿例外，本病不宜给予高蛋白饮食。

（3）积极预防和控制感染。

（4）利尿：轻度水肿采用氢氯噻嗪类利尿药或呋塞米口服；水肿严重者可用利尿合剂：低分子右旋糖苷10ml/（kg·d）+多巴胺1～2μg/（kg·min）+酚妥拉明（多巴胺用量一半），滴注结束后给呋塞米 1～2mg/kg。低分子右旋糖酐应做试敏。重度水肿者可输血浆每次5～10ml/kg或白蛋白。

2. 糖皮质激素治疗

（1）初发肾病综合征的治疗：基于我国临床应用实际情况及专家共识仍建议采用中长程激素疗法。

激素治疗可分为以下两个阶段。

1）诱导缓解阶段：足量泼尼松2mg/（kg·d）（按身高的标准体重计算）或60mg/（m²·d），最大剂量为60mg/d，分次口服，尿蛋白转阴后改为晨顿服，共4～6周。

2）巩固维持阶段：泼尼松剂量为2mg/kg（按身高的标

准体重计算），最大剂量为 60mg/d，隔日晨顿服，维持 4～6 周，然后逐渐减量，总疗程为 9～12 个月。

（2）非频复发肾病综合征的治疗：积极寻找复发诱因，积极控制感染，部分患儿控制感染后可自发缓解。

1）重新诱导缓解：泼尼松剂量为 2mg/（kg·d）（按身高的标准体重计算）或 60mg/m²，最大剂量为 60mg/d，分次或晨顿服，直至尿蛋白连续转阴 3d 后改为 1.5mg/kg 或 40mg/m²，隔日晨顿服 4 周，然后用 4 周以上的时间逐渐减量。

2）在感染时增加激素维持量：患儿在巩固维持阶段患上呼吸道或胃肠道感染时改隔天口服激素治疗为同剂量每天口服，连用 7d，可降低复发率。

（3）频复发肾病综合征（FRNS）/激素依赖肾病综合征（SDNS）的治疗

1）拖尾疗法：同非频复发重新诱导缓解后泼尼松每 4 周减量 0.25mg/kg，给予能维持缓解的最小有效激素量（0.5～0.25mg/kg），隔天口服，连用 9～18 个月。

2）若隔天激素治疗出现反复，可用能维持缓解的最小有效激素量（0.5～0.25mg/kg），每天口服。

3）在感染时增加激素维持量：患儿在巩固维持阶段患上呼吸道或胃肠道感染时改隔天口服激素治疗为同剂量每天口服，连用 7d，可降低复发率。若未及时改隔天口服为每天口服，出现尿蛋白阳性，仍可改隔天激素为同剂量每天顿服，直到尿蛋白转阴 2 周再减量。如尿蛋白不转阴，重新开始诱导缓解或加用其他药物治疗。

4）纠正肾上腺皮质功能不全：肾上腺皮质功能减退患儿复发率明显增高，对这部分患儿可静脉滴注促肾上腺皮质激素（ACTH）来预防复发。对 SDNS 患儿可给予 ACTH 0.4U/（kg·d）（总量不超过 25U），静脉滴注 3～5d，然后激素减量，同时再用 1 次 ACTH 以防复发。每次激素减量均按上述处理,直至停用激素。近年国内报道的 ACTH 用法为 1U/(kg·d)(最大剂量控制在 50U 以下),静脉滴注 3~5d 为 1 个疗程,每月 1 个疗程。用 2 个疗程后,激素每月减量 1.25~5mg。一般 ACTH 用 6 个疗程或激素减停后继续用 ACTH 治疗 2 个疗程。

3. 免疫抑制剂治疗

(1)环磷酰胺用法:①口服疗法,2~3mg/(kg·d),分 2~3 次,疗程为 8 周;②静脉冲击疗法,8~12mg/(kg·d),每 2 周连用 2 天,总剂量≤168mg/kg 或 500mg/m²,每个月 1 次,共 6 次。

应用环磷酰胺时需注意以下方面:①环磷酰胺治疗 FRNS 患儿的疗效优于 SDNS,FRNS 2 年和 5 年的缓解率分别为 72% 和 36%,而 SDNS 2 年和 5 年的缓解率分别为 40% 和 24%。②随年龄的增长,环磷酰胺治疗的缓解率增加。有文献显示,<3.8 岁的患儿 2 年缓解率为 17.2%,3.8~7.5 岁的患儿缓解率为 30%,>7.5 岁缓解率可达 45%。避免青春期前和青春期用药。

(2)环孢素 A 用法:剂量为 4~6mg/(kg·d),每 12 小时口服 1 次,维持血药谷浓度为 80~120ng/ml,疗程为 12~24 个月。

应用环孢素 A 时需注意以下方面:①建议餐前 1h 或餐后 2h 服药。②初次服药后 1 周查血药浓度,根据血药浓度调整剂量。用药期间需监测血药浓度。③维持期口服较小剂量[1.5~2.0mg/(kg·d)]时,单次服用可增加药物的峰浓度,对谷浓度无影响,既能达到同样的疗效,又可减少不良反应,增加患儿的依从性。④环孢素 A 肾毒性(CsAN)发生的独立危险因素为环孢素 A 治疗时间>36 个月、患儿接受环孢素 A 治疗时年龄<5 岁、大量蛋白尿的持续时间长(>30d)。有 CsAN 的患儿发生复发的风险明显高于无 CsAN 的患儿。临床上应对长期使用环孢素 A 的患儿进行监测,当患儿血肌酐水平较基础值增高 30%时应减少环孢素 A 的用量。对使用 2 年以上的患儿应行肾活检以观察有无肾毒性的组织学证据。

（3）他克莫司用法：0.05～0.15mg/（kg·d），每间隔 12 小时 1 次，维持血药谷浓度 5～10μg/L，疗程为 12～24 个月。

应用他克莫司时需注意以下方面：①建议餐前 1h 或餐后 2h 服药。②初次服药后 1 周查血药谷浓度，根据血药浓度调整剂量。用药期间需监测血药浓度。③他克莫司生物学效应是环孢素 A 的 10～100 倍，肾毒性较环孢素 A 小。④对严重的 SDNS 或 FRNS 治疗的效果与环孢素 A 相似。⑤对于有糖尿病家族史、糖耐量降低或肥胖的患儿应慎用。⑥患儿及家人不能接受环孢素 A 对容貌的影响（如多毛、牙龈增生等）时，建议使用他克莫司代替环孢素 A 治疗。

（4）霉酚酸酯用法：剂量为 20～30mg/（kg·d），每 12 小时口服 1 次，每次最大剂量不超过 1g，疗程为 12～24 个月。

应用霉酚酸酯时需注意以下方面：①长疗程（>12 个月）霉酚酸酯治疗可减少激素用量、降低复发率，无明显的胃肠道反应和血液系统不良反应。②对环孢素 A 抵抗、依赖或环孢素 A 治疗后频复发患儿，霉酚酸酯能有效减少激素用量和环孢素 A 的用量，可替代环孢素 A 作为激素的替代剂。

（5）利妥昔布用法：每次 375mg/m^2，每周 1 次，用 1～4 次。对上述治疗无反应、不良反应严重的 SDNS 患儿，可使用利妥昔布，其能有效地诱导缓解，减少复发次数，不良反应发生率低，与其他免疫抑制剂合用有更好的疗效。

（6）长春新碱用法：1mg/m^2，每周 1 次，连用 4 周，然后 1.5mg/m^2，每月 1 次，连用 4 个月。其能诱导 80%的 SDNS 缓解，对部分使用环磷酰胺后仍频复发的患儿可减少复发次数。

（7）其他免疫抑制剂：①咪唑立宾用法，5mg/（kg·d），分两次口服，疗程为12～24个月。近年研究表明，咪唑立宾能减少SDNS或FRNS患儿的尿蛋白，减少激素用量，提高缓解率。②硫唑嘌呤用法，与单纯激素治疗和安慰剂治疗相比，其治疗在6个月时的复发率无差别，现已不建议临床应用。

（8）免疫调节剂：左旋咪唑用法，2.5mg/kg，隔天口服，疗程为12～24个月。

4. 抗凝及纤溶疗法

（1）肝素钠0.5～1.0mg/（kg·d）加入10%葡萄糖溶液50～100ml中静脉滴注，每天1次，2～4周为1个疗程，同时监测凝血系统改变。也可选用低分子量肝素。

（2）双嘧达莫5～10mg/（kg·d），分3次口服，每2～3个月为1个疗程。

（3）尿激酶用于溶栓，3～6万U/d，加入10%葡萄糖溶液100～200ml中静脉滴注，每天1次，1～2周为1个疗程。

5. 维生素D及钙剂治疗 服用泼尼松同时加用维生素D制剂和钙，用量依季节、患者年龄和治疗前患者骨质状况而定。一般用量维生素D 1000U/d，钙300～500mg/d，服药过程中监测骨密度。随着激素减量，维生素D和钙逐渐减量。

【预后】

肾病综合征的预后转归与其病理变化关系密切，微小病变型预后最好，局灶性肾小球硬化和膜增生性肾小球肾炎预后最差。微小病变型90%～95%的患儿对首次应用糖皮质激素有效，其中85%可以复发，复发在第一年比以后更常见。如果3～4年还没有复发，其后95%不会复发。微小病变型发展为尿毒症者极少，激素耐药和频复发者预后差。

【经验指导】

1. 表现为肾炎性肾病的肾病综合征患儿易继发于系统性疾病，需仔细查找病因。

2. 对激素耐药的肾病综合征患儿应尽早行肾活检或基因检测,因基因突变所致的肾病综合征患儿绝大多数对激素或免疫抑制剂耐药，不可盲目延迟激素疗程及滥用免疫抑制剂。

3. 高凝状态或亚临床性血栓远多于临床可见的显性血栓，需注意行抗凝治疗。

4. 除白蛋白过低及严重水肿者，尽量不用白蛋白，以防止大量蛋白形成管型堵塞肾小管，导致肾衰竭。

5. 注意监测激素及免疫抑制剂的副作用。

（郑　悦）

第五节　IgA　肾　病

【概述】

IgA 肾病（IgAN）是最常见的原发性肾小球肾炎，IgA 肾病是一种免疫病理学诊断，诊断必须有肾活检病理，病理特征是肾小球系膜区有弥漫性的 IgA 沉积。临床上常以发作性短暂肉眼血尿和镜下血尿为特点。IgA 可分为原发性 IgA 肾病、家族性 IgA 肾病和继发性 IgA 肾病（如继发于过敏性紫癜、肿瘤、肝脏疾病等）。IgA 肾病和紫癜性肾炎的病理表现一致，根据有无皮肤紫癜可区分。本节介绍原发性 IgA 肾病。

【病因及发病机制】

目前本病的发病机制尚不明确。目前认为 IgA 肾病是一种血管炎症性疾病，核心环节为 IgA1 糖基化异常，肝细胞可能对异常 IgA1 分子的清除减少，导致循环 IgA1 水平上升。同时 IgA1 容易聚合形成大分子 IgA1 复合物。另外，IgG 抗聚糖抗体可与缺乏半乳糖和唾液酸的 IgA 铰链区结合，形成 IgG-IgA 复合物，免疫复合物沉积于肾脏诱发炎症反应。

【临床特点】

IgA 肾病的临床表现多样，可从无症状的尿异常到肾功能不全。典型病例有发作性肉眼血尿，70%的患儿以此起病。

1. 前驱感染症状　发病前 1～3d 可有呼吸道或胃肠道病毒感染，亦可隐匿起病。

2. 血尿　发作性肉眼血尿或镜下血尿为主要临床特征。潜伏期短，常在上呼吸道感染 1～3d 突然出现肉眼血尿，3～7d 后肉眼血尿消失，留有镜下血尿，也可完全正常。隐匿起病者镜下血尿可持续不退，或消退后又因剧烈运动、发热或外伤而诱发。

3. 其他表现　可合并蛋白尿，少数患儿可有一时性排尿困难或尿频症状，部分患者可伴有水肿和高血压。反复发作的晚期患者可出现肾功能不全。

【辅助检查】

1. 尿检查　镜下红细胞数个或满视野，常见红细胞管型。尿蛋白少量或肾病范围内的蛋白尿均有可能。尿红细胞形态为肾小球源性。

2. 血生化检查　红细胞沉降率，补体 C3、C4，肾功能一般正常，肾病综合征表现者血清白蛋白降低。少数患者血清 IgA 水平升高。

【诊断及诊断标准】

1. 上呼吸道或肠道等感染期出现发作性肉眼血尿或镜下血尿。

2. 排除其他原因所致的血尿。

3. 肾活检在毛细血管壁见到以 IgA 为主的免疫球蛋白沉积。

【鉴别诊断】

因为弥漫性系膜 IgA 沉着可见于其他各种类型的疾病，所以只有排除其他疾病，如紫癜性肾炎、狼疮性肾炎和慢性肝病等才能诊断 IgA 肾病。

【治疗】

1. 以血尿为主要表现的原发性 IgA 肾病的治疗

（1）持续性镜下血尿：目前多数观点认为孤立性镜下血尿、肾脏病理Ⅰ级或Ⅱ级无须特殊治疗，但需定期随访。

（2）肉眼血尿：对与扁桃体感染密切相关的反复发作性肉眼血尿，可酌情行扁桃体摘除术。对临床持续 2～4 周及以上的肉眼血尿者，专家建议可试用甲泼尼龙冲击治疗 1～2 个疗程。

2. 合并蛋白尿时原发性 IgA 肾病的治疗

（1）轻度到中度蛋白尿：指 24h 蛋白尿定量<25mg/kg，以及肾脏病理Ⅰ级、Ⅱ级，可以考虑应用 ACEI 和（或）ARB 治疗。

（2）肾病综合征型或伴肾病水平蛋白尿：指 24h 蛋白尿定量>50mg/kg 体重，或肾脏病理显示中度以上系膜增生，在应用 ACEI 和（或）ARB 基础上，采用长程激素联合免疫抑制剂治疗。关于免疫抑制剂的应用问题，首选环磷酰胺，也亦采用咪唑立宾，其他免疫抑制剂尚缺少大样本的 RCT 研究。

3. 伴新月体形成的原发性 IgA 肾病的治疗　当新月体肾炎或肾病理中新月体形成累及肾小球数>25%时，可以考虑首选大剂量甲泼尼龙冲击治疗，15～30mg/（kg·d）连续 3d，继之口服泼尼松（用法同上），并每月予以 $0.5g/m^2$ 环磷酰胺冲击，共 6 个月；也可试用环磷酰胺（冲击治疗或每天口服 1.5mg/kg）联合小剂量泼尼松龙（0.8mg/kg）治疗。

【预后】

IgA 肾病的自然病程差异很大，多呈慢性进展性病程，大量临床研究显示肾功能损害、大量蛋白尿是预后不良的临床指标。有报道称约 30% 的病例在 15～30 年后发展为终末期肾脏病，需进行血液透析、腹膜透析或肾移植治疗。

【经验指导】

1. 呼吸道或消化道感染后迅速起病的反复发作性的肉眼血尿和（或）蛋白尿应想到 IgA 肾病的可能，肾活检可证实。

2. IgA 肾病一般补体不低，若有明显低补体需与其他疾病相鉴别。

3. 大量蛋白尿、病理Ⅲ级以上的，或新月体性的 IgA 肾病需积极行免疫抑制剂治疗。

（郑　悦）

第六节　溶血尿毒综合征

【概述】

溶血尿毒综合征（HUS）属于血栓性微血管病的一种，是以微血管病性溶血性贫血、血栓性血小板减少及急性肾功能不全为特征的综合征。目前的已知病因有感染（大肠埃希菌、肺炎链球菌等）、代谢障碍（维生素 B_{12} 代谢障碍）、补体缺陷（先天性和获得性）、药物、肿瘤、妊娠、移植、风湿免疫性疾病、二酰甘油激酶（DGKE）异常等。大肠埃希菌感染是 HUS 的最常见病因。

【病因及发病机制】

各种原因造成的内皮细胞损伤是导致 HUS 的主要原因。出血性大肠埃希菌感染产生志贺样毒素 Stx1 和 Stx2 是引起内皮细胞损伤的主要原因，其他如病毒及细菌的神经氨基酶、循环抗体、药物及遗传性补体调节蛋白缺陷等均可引起内皮损伤，胶原暴露激活血小板黏附及凝聚，红细胞通过沉积纤维素网时使之机械性破坏溶血。血小板及内皮细胞中血管性血友病*因子*（vWF）在细胞损伤后释放，加速血小板的黏附和凝聚。血管内皮损伤尚可使抗血小板凝集的前列环素（PGI_2）合成减少，而血小板凝集后释放出促血小板凝聚血栓素 A_2（TXA_2）与 PGI_2 作用相反，可使血管收缩，这些因素均促进血栓形成，导致溶血性贫血及血小板减少，导致肾小球滤过面积减少、滤过率下降及急性肾衰竭。

【临床特点】

不同病因所致 HUS 有不同疾病的临床表现，如大肠埃希菌感染可以有出血性肠炎的表现；甲基丙二酸血症可以有神经系统及血液系统（大细胞贫血或三系减低）的表现；肺炎链球菌感染者可以有肺脓肿及脑膜炎的表现；药物或移植诱发可有相应病史；风湿免疫性疾病应有相关表现及相应抗体；补体旁路缺陷往往有明显的补体水平降低，但需注意补体旁路缺陷可能有消化道症状，故不能仅凭有无腹泻判断病因。

HUS 的共同表现：

1. *溶血性贫血*　突然发作的苍白、无力、血红蛋白尿、黄疸，血红蛋白可在数小时内下降到 $30\sim50g/L$。

2. *出血*　皮肤黏膜出血、呕血、便血，皮肤出血点及瘀斑少见。

3. *急性肾功能不全*　急性肾衰竭与溶血同时发生，发展迅速。少尿期平均 2 周，50%患者无尿期超过 4d，还有氮质血症、代谢性酸中毒、高钾血症、循环充血、心力衰竭、肺水肿等表现。

4. *神经系统症状*　嗜睡、惊厥、昏迷等。神经系统症状可能与血管栓塞、高血压、循环充血、肾衰竭、贫血等多种因素有关。

5. *心血管系统*　心脏扩大、心动过速、心律失常、水肿、肝大、肺水肿等。

6. 慢性期　主要是肾脏损害。轻型在数周或数月内肾功能有显著好转，重型则发展为慢性肾功能不全。

【辅助检查】

1. 血液系统血红蛋白含量下降，中重度贫血；红细胞形态可见机械性溶血表现：异常可见三角形、菱形、靶型、芒刺及碎片，红细胞增高至 2.6%～20%；血小板计数减少，可低至 $10 \times 10^9/L$，持续 1～2 周后逐渐升高。需做溶血检查，一般 Coombs 试验阴性（肺炎链球菌引起的 HUS Coombs 试验可以阳性）。

2. 尿常规：肉眼血尿或镜下血尿，蛋白尿，可见白细胞及管型。

3. 生化改变：间接胆红素升高、血 LDH 及其同工酶（丙酮酸脱氢酶）均升高，因两者均来自红细胞，故是诊断 HUS 溶血的支持指标。血肌酐、尿素氮增高，少尿期血钾增高及代谢性酸中毒。

4. 凝血及纤溶检查：PT、APTT 一般正常，D-二聚体水平明显升高，血、尿纤维蛋白降解产物增多。

5. 病因学检查：包括粪便细菌培养和分离大肠埃希菌 O157：H7，同型半胱氨酸水平检查，遗传代谢病筛查，补体水平、H 因子抗体、基因检查及自身抗体检查等。

【诊断及诊断标准】

突然出现溶血性贫血、血小板减少、急性肾功能不全三联征时，要考虑 HUS 的可能。

【鉴别诊断】

1. 血栓性血小板减少性紫癜（TTP）　也属于血栓性微血管病，临床表现上与 HUS 的表现相似，但 TTP 的 ADAMTS 13 活性小于 10%。

2. 系统性红斑狼疮　可以有血小板减少、贫血、肾损害、尿异常、低补体表现，但 SLE 是抗核抗体驱动的自身免疫性疾病，行抗核抗体检查可资鉴别。另 SLE 补体 C3、C4 均下降，由经典途径的激活所致。

3. Evans 综合征　可有溶血性贫血及免疫性血小板减少症，肾功能一般良好。

4. 流行性出血热　可以有血小板减少、低补体及肾损害，但无溶血性贫血。病史及病原学检查可鉴别。

【治疗】

1. 一般治疗　包括纠正水及电解质紊乱、补充营养、利尿降压、输血纠正贫血等治疗。由于肾衰竭、高血压及高血容量同时存在，一般主张尽可能少输血，如血红蛋白＜60g/L 或血细胞比容＜15%，可输洗涤红细胞每次 2.5～5ml/kg，于 2～4h 缓慢输入。无洗涤红细胞时也可以输新鲜红细胞悬液。由于血小板减少为聚集消耗所致，输注血小板会加重微血栓形成，故一般情况下不建议行血小板输注。

2. 透析治疗　在进行性少尿、无尿，尿素氮迅速升高，血钾顽固升高，伴有严重水肿、心力衰竭和顽固性高血压时，应联合血液透析或腹膜透析治疗。

3. 抗凝剂和血小板解聚药　包括双嘧达莫（潘生丁）、肝素、尿激酶、阿司匹林等，应用时注意出血倾向。

4. 血浆疗法　包括血浆输注及血浆置换治疗，不同病因所致溶血尿毒综合征对血浆治疗的疗效反应不一。补体旁路缺陷所致的溶血尿毒综合征是血浆疗法的一类适应证。大肠埃希菌感染所致的溶血尿毒综合征血浆疗法并无额外获益，仅在重症病例试用。肺炎链球菌感染所致的 HUS 一般禁忌输注血浆，甲基丙二酸血症所致的 HUS 血浆疗法仅作为急性期抢救生命的手段，其治疗应以病因治疗为主。

（1）血浆置换：血浆置换治疗主要是去除血浆中相关抗体和炎症因子，补充补体调节蛋白。一旦诊断补体缺陷相关的 HUS，应尽早在 24h 内进行血浆置换。每次血浆置换液剂量为 1.5 倍血浆容量，即 60～75ml/kg。建议每天置换 1

次，连续 5d；之后每周 5 次，连续 2 周；继之，每周 3 次，连续 2 周；达到血清学缓解后再考虑停止血浆置换治疗。

（2）输注血浆：输注新鲜冷冻血浆主要是补充补体调节蛋白及 PGI_2。需要注意的是短期内输注大量血浆会加重容量负荷，导致肺水肿甚至呼吸衰竭，建议每次按 10ml/kg 输注，单次婴儿<100ml，幼儿<200ml，年长儿每次<10～20ml/kg，直到血小板计数升至正常或>150×10^9/L，溶血停止。

5. **抗补体 5 单克隆抗体** 依库珠单抗是针对 C5 的单克隆抗体，作用于补体活化的终端，可阻断 C5 的裂解，从而阻断膜攻击复合物（MAC）的形成，能有效地改善补体调控异常。对遗传性和获得性补体缺陷相关的 HUS 患儿均有效，特别适用于血浆置换无效或血浆置换依赖的预后较差的患儿。

6. **其他** 输注 PGI_2 改善微循环。ACEI 类药物降蛋白。对 H 因子抗体阳性的 HUS 患儿应用糖皮质激素和免疫抑制剂配合血浆置换治疗会有更稳定的疗效；其他病因所致的 HUS 激素的应用尚有争议。

【预后】

不同病因导致的 HUS 预后不一。大肠埃希菌感染所致的 HUS 预后较好，急性期病死率<5%补体缺陷所致的 HUS 预后较差，无尿或少尿超过 2 周，肾脏损伤持续不改善则预后较差。

【经验指导】

1. HUS 诊断需要与 TTP 相鉴别。

2. HUS 治疗需根据发病原因不同，给予不同的侧重治疗。

3. 及时的透析治疗是降低急性期病死的关键。补体缺陷的 HUS 尽早行血浆置换治疗。

（赵成广）

第七节 尿 路 感 染

【概述】

尿路感染（UTI）又称为泌尿系感染，是细菌直接侵犯尿路黏膜或组织而引起的损伤。根据病原体侵袭的部位不同，一般分为肾盂肾炎、膀胱炎、尿道炎。肾盂肾炎又称为上尿路感染，膀胱炎和尿道炎合称为下尿路感染。由于小儿时期感染局限在尿路某一部位者较少，且临床上又难以准确定位，故常不加区别统称为泌尿系感染。

【病因及发病机制】

小儿输尿管长而弯曲，管壁肌肉弹性纤维发育不全易于扩张而发生尿潴留及感染，同时先天泌尿系畸形及尿路梗阻、膀胱输尿管反流均可增加泌尿系感染风险。国内儿童泌尿系感染病原菌以 G⁻菌为主，其中大肠埃希菌最为常见，但 G⁺菌有增加趋势，近年病原菌对部分抗生素耐药性有所变迁。泌尿系感染最常见的途径是上行感染，当机体免疫力低或尿道黏膜有轻微损伤时，或尿道口及周围细菌毒力大时黏附尿道黏膜或上行的能力强，容易侵袭膀胱和肾脏，造成感染。其次为血行感染，少数患儿当盆腔器官炎症，细菌可从淋巴道感染肾脏，外伤或邻近肾脏的脏器有感染时，细菌可直接进入肾脏引起感染。

【临床特点】

1. 急性泌尿系感染　指病程在 6 个月以内者。

（1）新生儿期：多由血行感染所致。以全身症状为主，如发热、吃奶差、苍白、呕吐、腹泻、腹胀等非特异性表现。多数小儿可有生长发育停滞、体重增长缓慢，部分患者可有惊厥、嗜睡，有时可见黄疸，局部尿路刺激症状多不明显，对原因不明的发热应及早做尿常规检查及尿、血培养以明确诊断。

（2）婴幼儿期：仍以全身症状为主，如发热、轻咳、反复腹泻等，尿频、尿急、尿痛等排尿症状随年龄增长而逐渐明显。有排尿时哭闹，尿频或有顽固性尿布疹时应考虑本病。

（3）儿童期：下尿路感染时多仅表现为尿频、尿急、尿痛等尿路刺激症状，有时可有终末血尿。上尿路感染时表现为发热、寒战、全身不适，可伴有排尿刺激症状。部分患者可有血尿，但蛋白尿及水肿多不明显。一般不影响肾功能。

2. 慢性泌尿系感染　指病程 6 个月以上，反复发作表现为间歇性发热、腰酸、乏力、消瘦、进行性贫血等。脓尿及细菌尿可有或不明显。患儿多合并尿液反流或先天性尿路结构异常，B 型超声检查或静脉肾盂造影及排泄性膀胱尿路造影可明确是否有泌尿系统畸形，如能早期矫治可减少肾损害。

3. 出血性膀胱炎　有严重的血尿和膀胱刺激征。此病可视为尿路感染的特殊类型，儿童多由细菌，支原体，腺病毒 11、21 型所致。急性起病，以严重肉眼血尿（可伴血块）和尿痛、尿频、尿急、排尿困难为特征；膀胱区常有压痛。尿常规检查有大量红细胞和少量白细胞；有时尿细菌培养阴性。临床经过良好，在 3～4d 症状自行减轻，病程多不超过 7d。

【辅助检查】

1. 尿常规：新鲜中段离心尿白细胞计数＞10 个/HP，未离心尿＞5 个/HP，可有管型及微量蛋白。部分患者尿中可有不同程度的红细胞。

2. 晨清洁中段尿培养及菌落计数：菌落＞10 万/ml 有诊断意义；如菌落在 1 万～10 万/ml 为可疑，应重做培养；若菌落＜1 万/ml 多是污染。

3. 清洁中段尿直接涂片找菌：显微镜下有细菌表示有感染。油镜下每视野 1 个以上的细菌，即说明尿液每毫升细菌数在 10 万以上。

4. 注意免疫功能的检测。

【诊断及诊断标准】

典型泌尿系感染结合临床表现、尿常规及尿细菌检查诊断并不困难。

1. 确定泌尿系感染　临床表现、一般尿液检查、尿液病原学检查均支持尿路感染。规范留取尿标本，避免感染。

2. 确定感染部位　年长儿上尿路和下尿路感染均可表现出尿路刺激症状，上尿路感染可出现明显全身感染症状，如发热、恶心、呕吐等，但年幼儿往往不易区分。

3. 确定病原菌　依赖尿细菌培养。

4. 潜在致病因素　对于反复发作的泌尿系感染应注意是否存在泌尿系畸形及免疫缺陷。

【鉴别诊断】

1. 急性肾小球肾炎　早期也可有轻微的尿路刺激症状，尿常规检查中红细胞增多明显，伴有少量白细胞，但多有蛋白尿和管型。临床上多伴有水肿和高血压，尿培养阴性有助于鉴别。

2. 肾结核　多见于年长儿，常有尿路刺激症状和脓尿，但肾结核患儿通常有结核病史，起病缓慢，临床上常见低热、盗汗等结核症状，PPD 及结核斑点试验阳性，病史较长者静脉肾盂造影显示肾盂、肾盏结构破坏明显。部分尿沉渣中可找到结核分枝杆菌。

3. 膀胱过度活动综合征　临床上表现为尿频、尿急、排尿困难等尿路刺激症状，但清洁中段尿培养无菌生长或为无意义性菌尿。

【治疗】

1. 一般疗法：多饮水，对尿路刺激症状明显者，可用碳酸氢钠等口服碱化尿液。

2. 抗菌药物治疗：对肾盂肾炎应选择血浓度高的药物，

对膀胱炎应选择尿浓度高的药物。最好选用强效杀菌剂，使细菌不易产生耐药菌株。同时应选用对肾功能损害小的药物。一般抗生素的使用疗程为 10～14d，停药 1 周后再做尿培养一次。治疗开始后应连续 3 次尿细菌培养，若 24h 后尿培养阴转，表示所用药物有效，否则按尿培养药敏试验结果调整用药。

3. 有尿路畸形、狭窄、结石者宜行外科手术矫治。对于复杂性泌尿系感染的预防性抗生素应用目前尚有争议。

【预后】

泌尿系感染总体预后好，发生终末期肾病的患儿比例并不高，但上尿路感染后出现肾瘢痕的比例高达 10%～30%，可逐渐发展为高血压，极少数可发展到透析或肾移植。对于符合以下条件的患儿需要长期随访：①有双侧肾脏畸形；②有肾功能损伤；③有血压升高或蛋白尿。

【经验指导】

1. 注意泌尿系感染的背后的易感因素，如泌尿系畸形、膀胱输尿管反流、神经源性膀胱、脊髓拴系综合征、免疫缺陷病及泌尿系结石。

2. 重视尿液病原学检查（尿细菌培养）。

3. 小婴儿泌尿系感染的尿路刺激症状可不明显，不明原因发热时需注意泌尿系感染的可能。

（郑　悦）

第八节　血　尿

【概述】

血尿是临床常见的症状，虽诊断方法不断进步，但某些血尿病例仍诊断困难。因此，对于血尿的诊断应有清晰正确的思路，合理地应用各种检查手段才能既提高诊断正确率，又避免误诊漏诊及进行不必要的检查。

【诊断及诊断标准】

1. 血尿的诊断标准

（1）新鲜清洁中段晨尿 10ml，1500r/min 离心 5min 取沉渣镜检，红细胞计数≥3 个/HP。

（2）新鲜清洁中段尿直接镜检，红细胞计数≥1 个/HP。

（3）尿沉渣红细胞计数＞0.8 万/ml。

（4）尿 Addis 计数红细胞＞50 万/12h。

其中诊断标准（1）最常用，注意尿比重小于 1.016 时红细胞易溶解，结果不可靠。血尿按肉眼是否可见分为肉眼血尿和镜下血尿，但肉眼观红色尿不一定是血尿，如某些食物（辣椒、甜菜）、药物（利福平和苯妥英钠等）、血红蛋白、肌红蛋白、卟啉病及新生儿期的尿酸盐等，均可使尿液呈淡红色或红色，而易误诊为"血尿"，但尿沉渣镜检时无红细胞即可鉴别。只有排除假性血尿才可诊断真性血尿，如子宫阴道出血、痔疮、直肠息肉出血等引起的尿中混血，可通过询问和相应体检加以排除。由于不同层次医院的检验手段各异，经常看到因在基层医院检验尿隐血阳性而前来就诊的患儿，需指出的是，试纸法和干化学尿液分析仪的隐血隐验，其原理是氧化反应，血红蛋白、肌红蛋白及食物中的某些天然氧化酶均可使隐血呈阳性反应，不能据此判断为血尿，其假阳性率和假阴性率分别为 10.6%～48.9%和 0.9%～6.6%，故其只能作为一种筛查手段，不能代替显微镜检查。

2. 血尿的定位诊断　确定真性血尿后，判断血尿来源的部位可以缩小诊断考虑的疾病范围，临床上具有重要意义。血尿的来源可分为肾小球源性血尿和非肾小球源性血尿。常用的方法如下：①肉眼观察，尿中有血凝块者几乎均为非肾小球性血尿，凝血为索条状提示出血在肾盂、肾盏、输尿管；凝血呈较大块状提示血尿可能来自膀胱，尿道口滴血提示血尿可能来自尿道。②尿三杯试验，在患儿持续排尿过程中，用 3 只玻璃杯分别收集初段、中段、终段尿液各10ml，然后进行尿常规检查。初段血尿见于尿道疾病；终末血尿见于膀胱颈、三角区、后尿道及前列腺疾病；全程血尿则提示肾脏、输尿管及膀胱疾病。③尿蛋白检查，肉眼血尿时尿蛋白＞1g/24h，或定性＞(++)；镜下血尿时＞0.5g/24h提示肾小球疾病。但应注意，在重度血尿时，低渗尿会使尿中红细胞溶解，血红蛋白逸出于尿中，易被误诊为尿蛋白，此时可做尿蛋白电泳加以区别。若 β 球蛋白升高提示尿蛋白来自红细胞，再根据血红蛋白水平、网织红细胞数目、Coombs 试验、溶血检查确定是血管内溶血还是血管外溶血。④管型检查，尿中出现管型，特别是红细胞管型，是肾小球血尿的特征。⑤尿红细胞形态检查，近年来国内外采用相差显微镜观察尿红细胞形态变化，判断红细胞来源，其原理是肾小球来源的红细胞通过肾小球基膜时挤压变形，以及尿渗透压和 pH 的作用，红细胞大小不一，形态各异；而非肾小球性血尿则尿中红细胞形态较均匀一致。尿中畸形红细胞占多少比例才能确定为肾小球性血尿尚有争论，一般认为，当尿中畸形红细胞≥90%时考虑肾小球源性血尿，畸形率小于20%时，考虑非肾小球源性血尿，若畸形率在 20%～80%，为混合性血尿，此时需综合判断。采用相差显微镜诊断肾性血尿的敏感度为 93.9%，特异度为 91.3%。需要注意的是，应用利尿药后或肉眼血尿特别明显时，肾小球性血尿红细胞形态可为正常形态；相反，某些肾结石、膀胱输尿管反流、泌尿系感染尿中红细胞可表现为畸形，而 IgA 肾病可同时出现畸形与非畸形两种形态。另外要注意尿中红细胞每毫升＜8000 个及尿比重＜1.016 时结果不可靠。近年报道以尿中G1红细胞区分肾小球源性血尿和非肾小球源性血尿更有特异性，目前普遍以 G1≥5%判定为肾小球性血尿，特异度可达 100%。G1 细胞的形态特点为畸形红细胞附有 1 个或多个芽孢突出。⑥尿中红细胞平均体积测定,采用血细胞分析仪测定尿红细胞平均容积 <72fl,且分布曲线呈小细胞性分布,提示肾小球性血尿,其敏感度为 94.34%,特异度为 92.31%。⑦免疫组织化学染色,70%以上的尿中红细胞表面 Tamm-Horsfall 蛋白阳性,提示肾小球性血尿。

3. 血尿的病因分类及诊断

(1)非肾小球源性血尿的病因分类:下尿路及邻近脏器感染;泌尿系结石及特发性高钙尿症;左肾静脉受压综合征;先天性肾及血管畸形如多囊肾、膀胱憩室、动静脉瘘、血管瘤;肿瘤、外伤及异物;药物性血尿如环磷酰胺、磺胺药、氨基糖苷类抗生素、头孢拉定;结核、原虫及螺旋体感染;全身凝血障碍如严重肝病、血友病、血小板减少、弥散性血管内凝血、维生素 K 及维生素 C 缺乏;肾血管栓塞及血栓形成。

(2)肾小球性血尿的病因分类

1)原发性肾小球疾病:如急慢性及迁延性肾小球肾炎、急进性肾炎、肾病综合征、IgA 肾病、膜增生性肾炎等。

2)继发性肾小球疾病:如系统性红斑狼疮、紫癜性肾炎、乙型肝炎相关性肾炎、溶血尿毒综合征、抗中性粒细胞胞质抗体(ANCA)相关性小血管炎、肺出血肾炎综合征、肝豆状核变性、淀粉样变性、冷球蛋白血症等。

3)遗传性肾小球疾病:如 Alport 综合征、薄基膜肾病。

4)剧烈运动后一过性血尿。

(3)血尿的病因诊断:血尿的病因诊断较为复杂,要结合病史、查体及辅助检查综合判断。

1)详细的病史采集有时能快速获得诊断的线索,如有前驱链球菌感染史要注意链球菌感染后肾炎,有结核接触史要注意肾结核,有老鼠接触史注意流行性出血热,有疫水接触史要注意钩端螺旋体感染,有血尿家族史要注意薄基膜肾病,有肾衰竭家族史要注意 Alport 综合征,有多囊肾家族史要注意多囊肾,有血友病家族史要注意血友病,有特殊用药史要注意药物性血尿。

2)全面而又有重点的查体也常能发现病因,如双下肢出血点可能为过敏性紫癜;蝶形红斑可能为狼疮性肾炎;发热腹痛伴尿中少量红细胞、白细胞,除了泌尿系感染还可能是阑尾炎;腹部异常包块可能为肾脏肿瘤及多囊肾;发热、咯血、血尿可能为肺出血肾炎综合征或 ANCA 相关性血管炎;耳聋及近视可能为 Alport 综合征;先天性白内障及智力低下可能为眼脑肾综合征。血尿的病因诊断最终需要辅助检查来证实或排除,辅助检查包括检验、影像学检查和肾活检病理诊断。检验检查中比较重要的是免疫学检查,包括 ASO,补体 C3、C4,抗核抗体系列,ANCA,分别是链球菌感染后肾炎、狼疮性肾炎、ANCA 相关性血管炎的重要诊断依据。低补体血症有较强的指向性,通常见于链球菌肾炎、狼疮性肾炎、膜增生性肾小球肾炎、部分的乙肝病毒相关性肾炎、部分的 ANCA 相关性血管炎、部分的溶血尿毒综合征及感染性心内膜炎。

3)影像学检查主要包括超声、放射线、磁共振等检查,可以发现结石、积水、囊肿、肿瘤、肾血管受压或血栓等病变。

a. 超声:能发现结石、钙化、囊肿、肿瘤等病灶,对于肾结核、肾肿瘤、左肾静脉受压、肾血栓形成等病变能提供重要参考信息,肾脏大小对于急慢性肾炎的鉴别有一定价值,双肾明显缩小提示慢性病变。超声检查无辐射,价格便宜,是血尿患者鉴别诊断重要的检查方法。<3mm 结石 B超诊断价值不如 CT。

b. 静脉肾盂造影:该检查主要用于了解肾盂、肾盏、输尿管的形态、结构,对于泌尿系结核、肿瘤、先天畸形、结石及慢性肾盂肾炎能提供重要信息。但有放射线的不良反应,若患者肾功能异常或有重度肾盂积水不宜做静脉肾盂造影检查。

c. 肾脏 CT：CT 平扫及增强 CT 主要用于肾脏占位性病变的诊断和鉴别诊断。CT 血管模拟三维成像能清晰地显示肾脏的动脉和静脉影像,其成像的效果远远优于传统的数字减影血管造影,对于肾动脉狭窄、左肾静脉受压、肾内动静脉瘘等肾血管疾病能提供确诊依据。

d. 肾脏磁共振：肾脏磁共振平扫及其增强检查主要用于肾脏占位性病变的诊断和鉴别诊断,对肿块性质的鉴别能力,并不优于多排 CT，价格昂贵但无辐射。

4）肾活检病理诊断能了解肾组织病变性质和病变程度,是间质性肾炎和某些肾小球疾病如 IgA 肾病、薄基膜肾病、膜增生性肾炎、新月体肾炎的唯一确诊依据,是肾内科领域最重要的有创性辅助检查。但该检查为有创性,不能滥用,对于以血尿为主要临床表现的患儿而言,肾活检主要适用于肾小球性血尿。

【经验指导】

小儿血尿的诊断要结合年龄、性别、病史、体征及辅助检查进行综合分析,用一元论的观点进行考虑,但也要注意多种疾病共存的问题,这样才能减少误诊和漏诊。对于诊断不明的血尿患儿，需长期随访。

（赵成广）

第九节　儿童夜遗尿

【概述】

儿童夜遗尿又称为遗尿症,是指年龄≥5 岁儿童平均每周至少 2 次夜间不自主排尿,并持续 3 个月以上。遗尿可能是多种疾病的表现，诊断原发性遗尿需除外神经系统疾病

（如脊髓拴系）、内分泌疾病（如糖尿病）、其他泌尿系疾病（如泌尿系感染、不稳定性膀胱）等。儿童夜遗尿虽不会对患儿造成急性伤害，但长期夜间遗尿常给患儿及其家庭带来较大的疾病负担和压力，对其生活质量身心成长造成严重不利影响。

【病因及发病机制】

儿童夜遗尿发病机制十分复杂，涉及中枢神经系统（若干神经递质和受体）、生理节律（睡眠和排尿）、膀胱功能紊乱及遗传等多种因素。目前认为，中枢睡眠觉醒功能与膀胱联系的障碍是单症状性夜遗尿的基础病因，而夜间抗利尿激素分泌不足导致的夜间尿量增多和膀胱功能性容量减小是促发夜遗尿的重要病因。

【临床特点及诊断】

1. 临床特点及诊断要点　①患儿年龄≥5岁（5岁作为判断儿童夜遗尿的年龄标准虽带有一定主观性，但其却反映了儿童排尿控制能力的发育程度）；②患儿睡眠中不自主排尿，每周≥2次，并持续3个月以上（疲劳或临睡前饮水过多而偶发遗尿的儿童不作病态）；③对于大年龄儿童诊断标准可适当放宽夜遗尿的次数（表8-9-1）。

表 8-9-1　遗尿疾病相关术语定义

术语	定义
夜遗尿	≥5岁儿童平均每周至少2次夜间不自主排尿，并持续3个月以上
单症状性夜遗尿	患儿仅有夜间遗尿，不伴有日间下尿路症状
非单症状性夜遗尿	患儿不仅有夜间遗尿，还伴有日间下尿路症状（如尿急、尿失禁、排尿延迟等）
原发性遗尿症	自幼遗尿，没有6个月以上的不尿床期，并除外器质性疾病
继发性遗尿症	之前已经有长达6个月或更长不尿床期后又再次出现尿床

续表

术语	定义
夜间多尿	夜间尿量超过同年龄段儿童预期膀胱容量130%
膀胱过度活动症	一种以尿急症状为特征的综合征，可伴或不伴有急迫性尿失禁
预期膀胱容量	计算公式为[30+（年龄×30）]，单位为ml
最大排尿量	24h内出现的单次最大排尿量(早晨第1次排尿除外)，该排尿量需在膀胱日记中保持记录超过3～4d
漏尿	多指白天不知不觉将尿液排出体外

2. 体格检查　详细的体格检查以排除潜在解剖学或神经学异常疾病（表8-9-2）。

表8-9-2　体格检查记录

项目	内容	结果
血压	有无血压过高或过低	
体质量和身高	有无生长发育迟缓	
外生殖器检查（包括内裤检查）	有无尿道下裂、包茎、小阴唇粘连、大便失禁迹象	
腰骶椎检查	有无皮肤凹陷，脂肪瘤，多毛症，或骶骨发育不全	
简单神经系统检查	嘱患儿脱鞋，观察双足外形有无异常并观察步态，了解双下肢肌力和肌张力	

【辅助检查】

1. 尿液检查（尿糖、白细胞尿、血尿和蛋白尿、尿比重）。

2. 泌尿系统超声（必要时，项目包括双肾、输尿管、膀胱、最大储尿量及残余尿量）。

3. 尿流率（必要时）。

4. 尿流动力学（必要时）。

5. 腰骶部磁共振成像（必要时）。

6. 排尿日记　是评估儿童膀胱容量和是否存在夜间多尿的主要依据,同时也是单症状性夜遗尿具体治疗策略选择的基础。排尿日记应在做到睡前 2h 限水、睡前排空膀胱之后进行评价,需详细记录至少 3～4 个白天（儿童上学期间可于周末记录）和连续 7 个夜晚儿童饮水、遗尿、尿量等情况。不同年龄的预计正常参考值见表 8-9-3。

表 8-9-3　不同年龄预计膀胱容量、最大排尿量及夜间总尿量正常参考值

年龄（岁）	预计膀胱容量（EBC, ml）	日间最大排尿量（MVV, ml）低于所示数值（即 EBC 的 65%）提示膀胱容量偏小	夜间总尿量（TVV, ml）高于所示数值（即 EBC 的 130%）提示夜间多尿
5	180	117	234
6	210	137	273
7	240	156	312
8	270	176	351
9	300	195	390
10	330	215	429
11	360	234	468
12～18	390	254	507

注:MVV 的测量（早晨第 1 次排尿除外）至少需进行 3～4d;周末或假日是理想的时间。日间发生的任何漏尿和液体摄入量均应被记录。液体摄入量与治疗/建议的相关性尚未得到证实,但应记录以确保日记的最大可用性;TVV 的测量须将早晨第 1 次排尿量与夜间排尿量（包括尿布增重）相加以计算夜间产生的尿量

【鉴别诊断】

1. 糖尿病　根据空腹血糖及尿糖容易鉴别。

2. 尿崩症　根据尿比重及饮水量、尿量、电解质可疑诊。确诊需行禁水试验、垂体磁共振检查及 ADH 激素水平

测定。

3. 泌尿系感染　根据尿常规白细胞数目、尿细菌培养可鉴别。

4. 不稳定膀胱　以尿急为特征，多伴有急迫性尿失禁，每次排尿量均减少，尿流动力学可证实。

5. 脊髓拴系　往往同时有排便、排尿功能障碍，以及下肢运动功能障碍，部分可有腰骶部畸形，行腰椎磁共振检查可证实。

【治疗】

1. 基础治疗　加强对夜遗尿患儿家长的教育，夜遗尿并不是儿童的过错，家长不应就此对其进行责罚。同时，积极的生活方式指导是儿童夜遗尿治疗的基础，对于小年龄儿、遗尿对生活影响小的儿童可首先进行基础治疗，且基础治疗贯穿夜遗尿治疗的全过程。

（1）调整作息习惯：帮助家庭规律作息时间，鼓励患儿白天正常饮水，保证每日饮水量。避免食用含茶碱、咖啡因的食物或饮料。晚餐宜早，且宜清淡，少盐少油，饭后不宜剧烈活动或过度兴奋。尽早睡眠，睡前 2～3h 应不再进食，睡前 2h 禁止饮水及食用包括粥汤牛奶、水果、果汁等含水分较多的食品。

（2）奖励机制：家长应在医师的帮助下树立家庭战胜遗尿的信心，不断强化正性行为和治疗动机。家长不应责备患儿，应该多一些鼓励，减轻孩子对疾病的心理负担，让孩子自己积极地参与到治疗过程中。

（3）养成良好的排尿、排便习惯：养成日间规律排尿（每天 4～7 次）、睡前排尿的好习惯，部分家长尝试闹钟唤醒同时建议多食用纤维素丰富的食物，每天定时排便，对伴有便秘的患儿应同时积极治疗便秘。

（4）记录排尿日记：指导家长认真记录"排尿日记"，以帮助评估儿童夜遗尿的个体化病情并指导治疗。

2. 一线治疗　去氨加压素和遗尿报警器是目前多个国际儿童夜遗尿指南中的一线治疗方法,可有效治愈大部分的儿童单症状性夜遗尿。

(1)去氨加压素和遗尿报警器的选用原则:①夜间尿量增多但膀胱容量正常的患儿宜使用去氨加压素治疗;②膀胱容量偏小的患儿可能出现去氨加压素抵抗,宜使用遗尿报警器治疗;③夜间尿量增多且膀胱容量偏小的患儿,宜联合去氨加压素和遗尿报警器治疗;④夜间尿量正常且膀胱容量正常的患儿可给予遗尿警报器或去氨加压素治疗。若患儿及家长对选择遗尿报警器有抵触,无论患儿为哪一亚型单症状性夜遗尿,均可首先考虑使用去氨加压素治疗。

(2)去氨加压素

1)用法用量:推荐剂量为 0.2mg/d,从小剂量起开始使用,并根据患儿情况及疗效调整剂量,最大剂量 0.6mg/d。建议初始治疗时每 2 周评价 1 次药物的治疗效果,无改善者应重新评估,包括记录排尿日记等。如果仍有夜间多尿,可以增加去氨加压素剂量。若治疗 6~8 周后对疗程不满意,可联合遗尿报警器治疗或转诊至遗尿专科诊治。去氨加压素疗程一般为 3 个月,治疗 3 个月后评估疗效,以治疗第 3 个月与开始治疗前 1 个月的尿床夜数进行比较,疗效包括完全应答(尿床夜数减少≥90%)、部分应答(尿床夜数减少50%~90%)及无应答(尿床夜数减少<50%)。

2)去氨加压素治疗注意事项:见图 8-9-1①。夜间睡前 1h 服药,予以少量水送服;②服药前 1h 和服药后 8h 限制饮水,以达到治疗效果并避免药物不良反应;③若患儿出现发热需要大量补充液体,应暂停使用去氨加压素以免引起水中毒,如果已经服用,仍需限制饮水;④必要时监测血压及血钠。

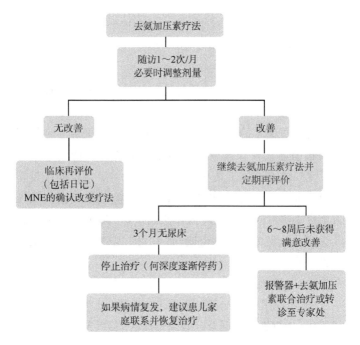

图 8-9-1 去氨加压素治疗流程图

（3）遗尿报警器：是利用尿湿感应器装置，当患儿尿湿时，警铃报警唤醒患儿起床排尽余尿并清洁床单，通过反复训练建立膀胱胀满-觉醒之间的条件反射，使患儿最终能感受到尿意而自觉醒来排尿。遗尿报警器治疗有效率高达65%～70%，且复发率较低。

（4）联合治疗：夜间尿量增多且膀胱容量偏小的患儿可考虑去氨加压素和遗尿报警器的联合治疗。

3. 其他治疗

（1）抗胆碱药物：奥昔布宁起始推荐剂量为2～5mg，年龄较大者可增加至10mg，睡前服用。本药的主要不良反应包括口干、皮肤潮红、便秘、视物模糊、瞌睡等。抗胆碱药物可以有效抑制膀胱逼尿肌过度活动症状，有效减少患儿夜间遗尿频率。

（2）三环类抗抑郁药物：阿米替林、去甲替林、丙咪嗪等。因其抗胆碱作用可增加功能性膀胱容量，减少膀胱无抑制性收缩，故对尿流动力学紊乱的夜遗尿有效但此类药物可能具有心脏毒性等副作用，现临床已不推荐常规使用。

（3）中医药疗法。

（4）膀胱功能训练：有利于加强排尿控制和增大膀胱容量。可督促患儿白天尽量多饮水，并尽量延长2次排尿的间隔时间使膀胱扩张。

（5）心理治疗：对于伴有明显心理问题的患儿除上述治疗外，建议同时心理专科治疗。

4. 5岁以下遗尿儿童的治疗　鉴于<5岁儿童排尿中枢可能尚未发育完全，目前临床建议可首先对其进行生活方式和生活习惯的调整及排尿习惯的引导，其次可采用较安全的治疗方法如中药、推拿等。有强烈治疗意愿的遗尿儿童也可使用遗尿报警器等治疗。

【经验指导】

1. 非单一症状的遗尿尤其要注意神经系统疾病及其他泌尿系疾病，必要时行腰骶部磁共振、尿流动力学等辅助检查以查找病因。

2. 重视纠正便秘及饮水等生活习惯的调整。

（郑　悦）

第九章

⊙ 血液系统疾病

第一节　缺铁性贫血

【概述】

　　缺铁性贫血是由体内铁缺乏导致的血红蛋白合成减少，临床上以小细胞低色素性贫血、血清铁蛋白减少和铁剂治疗有效为特点的贫血症。本病以婴幼儿发病率最高，我国 2 岁以下小儿的发病率为 10.0%～48.3%。此病严重危害小儿健康，是我国重点防治的小儿常见病之一。

【病因及发病机制】

　　1. 病因及机制

　　（1）先天储存铁不足：胎儿从母体获得的铁以妊娠最后 3 个月最多，故早产、双胎或多胎、胎儿失血和孕母严重缺铁等均可使胎儿储铁减少。

　　（2）铁摄入量不足：这是缺铁性贫血的主要原因。人乳、牛乳、谷物中含铁量均低，如不及时添加含铁较多的辅食，容易发生缺铁性贫血。

　　（3）生长发育因素：婴儿期生长发育较快，5 个月时和 1 岁时体重分别为出生时的 2 倍和 3 倍；随着体重增加，血容量也增加较快，1 岁时血循环中的血红蛋白增加 2 倍；未成熟儿的体重及血红蛋白增加倍数更高；如不及时添加含铁丰富的食物，则易致缺铁。

　　（4）铁的吸收障碍：食物搭配不合理可影响铁的吸收。

慢性腹泻不仅导致铁的吸收不良，还导致铁的排泄增加。

（5）铁的丢失过多：正常婴儿每天铁排泄量相对比成人多。每 1ml 血约含铁 0.5mg，长期慢性失血可致缺铁，如肠息肉、梅克尔憩室、膈疝、钩虫病等可致慢性失血，用未经加热处理的鲜牛奶喂养的婴儿可因对牛奶过敏而致肠出血（每天失血量约为 0.7ml）。

2. 对机体的影响

（1）缺铁对血液系统的影响：铁是合成血红蛋白的原料，缺铁时血红素生成不足，进而血红蛋白合成也减少，导致新生的红细胞内血红蛋白含量不足，细胞质减少，细胞变小；而缺铁对细胞的分裂、增殖影响较小，故红细胞数量减少程度不如血红蛋白减少明显，从而形成小细胞低色素性贫血。缺铁通常经过以下 3 个阶段才发生贫血：①铁减少期（iron depletion，ID），此期人体内储存铁已减少，但供红细胞合成血红蛋白的铁尚未减少；②红细胞生成缺铁期（iron deficient erythropoiesis，IDE），此期储存铁进一步耗竭，红细胞生成所需的铁亦不足，但循环中血红蛋白的量尚未减少；③缺铁性贫血期（iron deficiency anemia，IDA），此期出现小细胞低色素性贫血，还有一些非造血系统的症状。

（2）缺铁对其他系统的影响：缺铁可影响肌红蛋白的合成，并可使多种含铁酶（如细胞色素 C、单胺氧化酶、核糖核苷酸还原酶、琥珀酸脱氢酶等）的活性降低。由于这些含铁酶和生物氧化、组织呼吸、神经递质分解与合成有关，故铁缺乏时造成细胞功能紊乱，尤其是单胺氧化酶的活性降低造成重要的神经递质如 5-羟色胺、去甲肾上腺素、肾上腺素及多巴胺发生明显变化，不能正常发挥功能，因而产生一些非造血系统的表现，如体力减弱、易疲劳、表情淡漠、注意力难于集中、注意力减退和智力降低等。缺铁还可引起组织器官的异常，如口腔黏膜异常角化、舌炎、胃酸分泌减少、脂肪吸收不良和反甲等。此外，缺铁还可使患者细胞免疫功能降低，易患感染性疾病。

【临床特点】

任何年龄均可发病，以 6 个月至 2 岁最多见。发病缓慢，其临床表现随病情轻重而不同。

1. 一般表现　皮肤、黏膜逐渐苍白，以唇、口腔黏膜及甲床较明显。患者易疲乏，不爱活动。年长儿可诉头晕、眼前发黑、耳鸣等。

2. 髓外造血表现　由于髓外造血，肝、脾可轻度肿大；年龄越小、病程越久、贫血越重，肝脾大越明显。

3. 非造血系统症状

（1）消化系统症状：食欲缺乏，少数有异食癖（如嗜食泥土、墙皮、煤渣等）；可有呕吐、腹泻；可出现口腔炎、舌炎或舌乳头萎缩；重者可出现萎缩性胃炎或吸收不良综合征。

（2）神经系统症状：表现为烦躁不安或萎靡不振，精神不集中、记忆力减退，智力多数低于同龄儿。

（3）心血管系统症状：明显贫血时心率增快，严重者心脏扩大甚至发生心力衰竭。

（4）其他：因细胞免疫功能降低，患者常合并感染。也可因上皮组织异常而出现反甲。

【辅助检查】

1. 外周血象：血红蛋白降低比红细胞数减少明显，呈小细胞低色素性贫血。外周血涂片可见红细胞大小不等，以小细胞为多，中央淡染区扩大。平均红细胞容积（MCV）<80fl，平均红细胞血红蛋白量（MCH）<26pg，平均红细胞血红蛋白浓度（MCHC）<0.31。网织红细胞计数正常或轻度减少。白细胞、血小板计数一般无改变。

2. 骨髓象有核红细胞增生活跃，严重患儿也可增生低下。轻度至中度红系细胞增多，幼红细胞比例增多，重度贫血患儿幼红细胞胞质较少，体积较小，边缘不整齐，胞质着色偏蓝，出现核、质发育不平衡的表现：胞质发育落后于胞核。早幼红细胞和中幼红细胞比例增高，而晚幼红细胞减少。骨髓涂片铁染色示细胞内、外铁均明显减少或缺如，铁粒幼细胞减少或不见。白细胞和巨核细胞系统正常。

3. 有关铁代谢的检查

（1）血清铁蛋白（serum ferritin，SF）：可较敏感地反映体内储存铁情况，因而是诊断铁减少期的敏感指标。其放射免疫法测定的正常值：<3 个月婴儿为 194～238μg/L，3 个月后为 18～91μg/L；低于 12μg/L 则提示缺铁。由于感染、肿瘤、肝脏和心脏疾病时 SF 明显升高，故当缺铁合并这些疾病时其 SF 值可不降低，此时测定红细胞内碱性铁蛋白有助于诊断。

（2）红细胞游离原卟啉（free erythrocyte protoporphyin，FEP）：红细胞内缺铁时 FEP 不能完全与铁结合成血红素，血红素减少又反馈性地使 FEP 合成增多，未被利用的 FEP 在红细胞内堆积，导致 FEP 值增高，当 FEP＞0.9μmol/L（500μg/dl）即提示细胞内缺铁。如 SF 值降低、FEP 升高而未出现贫血，这是红细胞生成缺铁期的典型表现。FEP 增高还见于铅中毒、慢性炎症和先天性原卟啉增多症。

（3）血清铁（SI）、总铁结合力（TIBC）和转铁蛋白饱和度（TS）：这三项检查反映了血浆中铁含量，通常在缺铁性贫血期才出现异常，即 SI 和 TS 降低，TIBC 升高。SI 正常值为 12.8～31.3μmol/L（75～175μg/dl），<9.0～10.7μmol/L（50～60μg/dl）有意义，但其生理变异大，并且在感染、恶性肿瘤、类风湿关节炎等疾病时也可降低。TIBC＞62.7μmol/L（350μg/dl）有意义；其生理变异较小，在病毒性肝炎时可增高。TS＜15%有诊断意义。

4. 骨髓可染铁　骨髓涂片用普鲁士蓝染色行显微镜检查，缺铁时细胞外铁减少。观察红细胞内铁粒细胞数，如＜15%提示储存铁减少（细胞内铁减少），这是一项反映体内储存铁的敏感而可靠的指标。

【诊断及诊断标准】

根据病史特别是喂养史、临床表现和血象特点，一般可做出初步诊断。进一步做有关铁代谢的生化检查有确诊意义。必要时可做骨髓检查。用铁剂治疗有效可证实诊断。

【鉴别诊断】

珠蛋白生成障碍性贫血、异常血红蛋白病、维生素 B_6 缺乏性贫血、铁粒幼红细胞性贫血等亦表现为小细胞低色素性贫血，应根据各病临床特点和实验室检查特征加以鉴别。

【治疗】

本病治疗的主要原则为去除病因和补充铁剂。

1. 一般治疗 加强护理，保证充足睡眠；避免感染，如伴有感染者应积极控制感染；重度贫血者注意保护心脏功能。根据患儿消化能力，适当增加含铁质丰富的食物，如动物肝脏、蛋黄、肉类、血类等，注意饮食的合理搭配，以增加铁的吸收。

2. 去除病因 尤其原来喂养不当者，根据年龄对营养的需要，安排好饮食品种，注意添加辅食。如有慢性失血性疾病，如钩虫病、肠道畸形等，应予以及时治疗。

3. 铁剂治疗

（1）口服铁剂：铁剂是治疗缺铁性贫血的特效药，若无特殊原因，应采用口服法给药；二价铁盐容易吸收，故临床均选用二价铁盐制剂。常用的口服铁剂有硫酸亚铁（含元素铁 20%）、富马酸亚铁（含元素铁 33%）、葡萄糖酸亚铁（含元素铁 12%）、琥珀酸亚铁（含元素铁 35%）等。口服铁剂的剂量为元素铁每天 4～6mg/kg，分 3 次口服，一次量不应超过元素铁 1.5～2mg/kg；以两餐之间口服为宜，为减少胃肠不良反应，可从小剂量开始，如无不良反应，可在 1～2d 加至足量。同时服用维生素 C，可增加铁的吸收。牛奶、茶、咖啡及抗酸药等与铁剂同服均可影响铁的吸收。

（2）注射铁剂：较容易发生不良反应，甚至可因过敏性反应而致死，故应慎用。其适应证为：①诊断肯定但口服铁剂后无治疗反应者；②口服后胃肠反应严重，虽改变制剂种类、剂量及给药时间仍无改善者；③由于胃肠疾病经胃肠手术后不能应用口服铁剂或口服铁剂吸收不良者。常用注射铁剂有山梨醇枸橼酸铁复合物，专供肌内注射用；右旋糖酐铁复合物，为氢氧化铁与右旋糖酐铁复合物，可供肌内注射或静脉注射；葡萄糖氧化铁，供静脉注射使用。补充铁剂 12～24h 后，细胞内含铁酶开始恢复，烦躁等精神症状减轻，食欲增加。网织红细胞于服药 2～3d 后开始上升，5～7d 达高峰，2～3 周后下降至正常。治疗 1～2 周后血红蛋白逐渐上升，通常于治疗 3～4 周达到正常。如 3 周内血红蛋白上升不足 20g/L，注意寻找原因。如治疗反应满意，血红蛋白恢复正常后再继续服用铁剂 6～8 周以增加铁储存。

4. 输注红细胞　一般不必输注红细胞，输注红细胞的适应证为：①贫血严重，尤其是发生心力衰竭者；②合并感染者；③急需外科手术者。贫血越严重，每次输注量应越少。血红蛋白在 30g/L 以下者，应采用等量换血方法；血红蛋白在 30～60g/L 者，每次可输注浓缩红细胞 4～6ml/kg；血红蛋白在 60g/L 以上者，不必输注红细胞。

【预后】

缺铁性贫血的预后取决于原发病是否能彻底治疗。治疗原发病、纠正饮食习惯及制止出血后，补充铁剂可使血红蛋白较快地恢复正常。若造成缺铁的病因不能消除，铁剂的治疗未能补偿丢失的铁量，补充治疗需要持续下去。

【经验指导】

1. 对于 2 岁以上患儿诊断营养性缺铁性贫血需仔细查找病因。

2. 当出现中性粒细胞及血小板计数异常时应注意与白血病等疾病相鉴别。

3. 如给予规律补铁，3 周内血红蛋白上升不足 20g/L，注意寻找原因。尤其北方人应注意与遗传性球形红细胞增多症相鉴别。

（顾　敏）

第二节　营养性巨幼细胞贫血

【概述】

营养性巨幼细胞贫血（nutritional megaloblastic anemia）是由维生素 B_{12} 和（或）叶酸缺乏所致的一种大细胞性贫血。主要临床特点是贫血、神经精神症状、红细胞的胞体变大、骨髓中出现巨幼细胞，用维生素 B_{12} 和（或）叶酸治疗有效。

营养性巨幼细胞贫血在我国具有地区性。在我国营养性巨幼细胞贫血以叶酸缺乏为主，中华人民共和国成立前和成立初期在西北地区农村婴儿中较多见，主要见于山西、陕西、河南等省，常有营养缺乏病史，新鲜蔬菜摄入少又极少摄入荤食，加上饮食和烹调习惯不良，因此常伴有复合性营养不良表现，如缺铁，缺乏维生素 B_1、维生素 B_2、维生素 C 及蛋白质。近年来由于经济条件的改善，本病的发生率已明显下降。婴儿期营养性巨幼细胞贫血好发于 6 个月至 2 岁的婴幼儿，5～12 个月发生者较多。母亲有营养不良，哺乳婴儿如果母乳中叶酸含量不足或喂养不当、偏食等容易发生巨幼细胞贫血。患儿并发感染及维生素 C 缺乏时易发生本病。严重的长期感染与腹泻可使病情加剧。维生素 B_{12} 缺乏在我国较少见。恶性贫血极为罕见。

【病因】

1. 摄入量不足　单纯母乳喂养而未及时添加辅食的婴儿、人工喂养不当及严重偏食的婴幼儿，其饮食中缺乏肉类，动物肝、肾及蔬菜，可致维生素 B_{12} 和叶酸缺乏。羊乳中叶酸量很低，单纯以羊乳喂养者可致叶酸缺乏。

2. 需要量增加 婴儿生长发育较快，对叶酸、维生素 B_{12} 的需要量也增加，严重感染者维生素 B_{12} 的消耗量增加，需要量相应增加。

3. 吸收和运输障碍 食物中维生素 B_{12} 必须与胃底部壁细胞分泌的糖蛋白结合成复合物才能由末端回肠黏膜吸收，进入血循环后再与转钴蛋白（transcobalamin）结合，运送到肝脏。慢性腹泻影响叶酸吸收，先天性叶酸代谢障碍（如小肠吸收叶酸缺陷及叶酸转运功能障碍）也可致叶酸缺乏。

【发病机制】

叶酸经叶酸还原酶的还原作用和维生素 B_{12} 的催化作用变成四氢叶酸，后者是 DNA 合成过程中必需的辅酶。维生素 B_{12} 或叶酸缺乏使四氢叶酸减少，导致 DNA 合成减少。幼稚红细胞内的 DNA 合成减少使其分裂和增殖时间延长，出现细胞核的发育落后于细胞质的发育，而血红蛋白的合成不受影响，使红细胞的胞体变大，形成巨幼红细胞。由于红细胞生成速度慢，巨幼红细胞在骨髓内易被破坏，进入血循环的红细胞寿命也较短，从而出现贫血。DNA 合成不足也导致粒细胞核成熟障碍，出现巨大幼稚粒细胞和中性粒细胞分叶过多现象。而且，亦可使巨核细胞的核发育障碍而致巨大血小板。维生素 B_{12} 能促使脂肪代谢产生的甲基丙二酸转变成琥珀酸而参与三羧酸循环，此作用与神经髓鞘中脂蛋白形成有关，因而能保持中枢和外周髓鞘神经纤维的功能完整性；当其缺乏时，可导致中枢和外周神经髓鞘受损，因而出现神经精神症状。叶酸缺乏主要引起情感改变，偶见深感觉障碍，其机制尚未明了。维生素 B_{12} 缺乏还可使中性粒细胞和巨噬细胞吞噬细菌后的杀灭细菌作用减弱，使组织、血浆及尿液中甲基丙二酸堆积，后者是结核杆菌细胞壁成分的原料,有利于结核杆菌生长,故维生素 B_{12} 缺乏者易伴结核病。

【临床特点】

本病以 6 个月至 2 岁的婴幼儿多见,起病缓慢。

1. 一般表现 多呈虚胖或颜面轻度水肿,毛发纤细稀疏、色黄,严重者皮肤有出血点或瘀斑。

2. 贫血表现 皮肤常呈现蜡黄色,睑结膜、口唇、指甲等处苍白,偶有轻度黄疸;疲乏无力,常伴有肝脾大。

3. 精神、神经症状 可出现烦躁不安、易怒等症状。维生素 B_{12} 缺乏者表现为表情呆滞、目光发呆、对周围反应迟钝,嗜睡、不认亲人,少哭不笑,智力、动作发育落后甚至退步。重症病例可出现不规则性震颤,手足无意识运动,甚至抽搐、感觉异常、共济失调、踝阵挛和 Barbinski 征阳性等。叶酸缺乏不发生神经系统症状,但可导致神经精神异常。

4. 消化系统症状 常出现较早,如厌食、恶心、呕吐、腹泻和舌炎等。

【辅助检查】

1. 外周血象 呈大细胞性贫血,MCV>94fl,MCH>32pg。血涂片可见红细胞大小不等,以大细胞为多,易见嗜多色性和嗜碱点彩红细胞,可见巨幼变的有核红细胞,中性粒细胞呈分叶过多现象。网织红细胞、白细胞、血小板计数常减少。

2. 骨髓象 增生明显活跃,以红系细胞增生为主,粒系、红系细胞均出现巨幼变,表现为胞体变大、核染色质粗而松、副染色质明显。中性粒细胞的胞质空泡形成,核分叶过多。巨核细胞的核有过度分叶现象,巨大血小板。

3. 血清维生素 B_{12} 和叶酸测定 血清维生素 B_{12} 正常值为 200～800ng/L,<100ng/L 为缺乏。血清叶酸水平正常值为 5～6μg/L,<3μg/L 为缺乏。

【诊断及诊断标准】

根据临床表现、血象和骨髓象可诊断为巨幼细胞贫血。

在此基础上，如精神神经症状明显，则考虑由维生素 B_{12} 缺乏导致。有条件时测定血清维生素 B_{12} 或叶酸水平可进一步协助确诊。

【鉴别诊断】

1. 全血细胞减少　巨幼细胞贫血可以全血细胞减少，在临床上需与其他全血细胞减少的疾病相鉴别，如再生障碍性贫血、骨髓增生异常综合征（MDS）、阵发性睡眠血红蛋白尿症（PNH）、脾功能亢进等。根据临床表现、血象特点、骨髓形态及必要实验室检查鉴别并不困难。

2. 病态造血　叶酸和（或）维生素 B_{12} 缺乏所致的巨幼细胞贫血在血细胞形态上均有明显异常，如红系比例增高且多个阶段的巨幼改变，粒系核巨幼改变及过分叶，巨核多分叶及巨大血小板，MDS、红白血病（M6）等也可有红系增多伴红系巨幼改变等病态造血。但根据其血象及骨髓、临床转归还有其他特征能够鉴别。

3. 溶血性贫血　巨幼细胞贫血有增生性贫血伴轻度黄疸，要与溶血性贫血相鉴别。

4. 神经系统　本病有神经系统受累，需与神经系统疾病相鉴别。婴儿期患者应与脑发育不全及其他有神经系统表现的遗传代谢病相鉴别。较大儿童应与神经脱髓鞘疾病相鉴别。

5. 病因方面鉴别　虽然营养性缺乏叶酸和维生素 B_{12} 是小儿最常见的原因，但应当与其他原因所致的贫血相鉴别。可进行维生素 B_{12} 吸收试验，异常者给予内因子后维生素 B_{12} 吸收转为正常，则可诊断为内因子缺乏。如仍不正常，则可考虑其他原因，如胃肠道病变或手术所致，或为化疗药物、乙醇或肝病引起的代谢障碍所致。

【治疗】

1. 一般治疗　注意营养，及时添加辅食；加强护理，防止感染。

2. 去除病因 对引起维生素 B_{12} 和叶酸缺乏的原因应予以去除。

3. 维生素 B_{12} 和叶酸治疗 有精神神经症状者,应以维生素 B_{12} 治疗为主,如单用叶酸反而有加重症状的可能。维生素 B_{12} 500～1000μg 一次肌内注射;或每次肌内注射100μg,每周 2～3 次,连用数周,直至临床症状好转、血象恢复正常为止。当有神经系统受累表现时,可给予每天1mg,连续肌内注射 2 周以上;由维生素 B_{12} 吸收缺陷所致的患者,每月肌内注射 1mg,长期应用。用维生素 B_{12} 治疗后 6～7h,骨髓内巨幼红细胞可转为正常幼红细胞;一般精神症状 2～4d 后好转;网织红细胞 2～4d 开始增加,6～7d达高峰,2 周后降至正常;精神神经症状恢复较慢。叶酸口服剂量为每次 5mg,每天 3 次,连续数周,直至临床症状好转、血象恢复正常。同时口服维生素 C 有助于叶酸的吸收。服用叶酸 1～2d 后食欲好转,骨髓中巨幼红细胞转为正常;2～4d 网织红细胞增加,4～7d 达高峰;2～6 周红细胞和血红蛋白恢复正常。因使用抗叶酸代谢药物而致病者可用亚叶酸钙治疗。先天性叶酸吸收障碍者,口服叶酸剂量应增至每天 15～50mg 才有效。

【预后】

及时正确诊治,预后多良好。但如果病程迁延,已发生神经系统器质性病变则造成永久性的神经系统损伤。

【经验指导】

1. 2 岁以上儿童发生营养性巨幼细胞贫血应积极寻找病因。

2. 如合并全血细胞减少应注意与白血病相鉴别。

3. 给予补充叶酸及维生素 B_{12} 后治疗效果不佳,应注意是否存在遗传代谢病。

(顾　敏)

第三节 遗传性球形红细胞增多症

【概述】

遗传性球形红细胞增多症（hereditary spherocytosis，HS）是由红细胞膜先天性缺陷而引起的溶血性贫血，其主要特点是外周血中见到较多小球形红细胞。临床上以贫血、黄疸、脾大、血液中球形红细胞增多、病程呈慢性贫血并伴有溶血反复急性发作为主要特征。现已明确，HS 是一种红细胞膜蛋白基因异常引起的遗传性疾病。世界各地均有发现，发病率为（20～30）/10 万。在我国并不罕见，但发病率尚不确切。我国文献中已报道 HS 数百例，占遗传性红细胞膜缺陷病的首位。北京儿童医院自建院至 2000 年收治的 HS 患者已超过 170 例。

【病因及发病机制】

本病大多数为常染色体显性遗传，少数为常染色体隐性遗传。两性均可患病。

正常红细胞膜由双层脂质和膜蛋白组成。本病由于调控红细胞膜蛋白的基因突变造成膜骨架蛋白（膜收缩蛋白、锚蛋白）单独或联合缺陷。这些缺陷造成红细胞的病理生理改变：①红细胞膜双层脂质不稳定以出芽形式形成囊状而丢失，使红细胞表面积减少，表面积与体积比值下降，红细胞变成球形；②红细胞膜阳离子通透性增加，钠和水进入胞内，而钾透出胞外，为了维持红细胞内外钠离子平衡，钠泵作用加强致腺苷三磷酸（ATP）缺乏，钙-ATP 酶受抑，致细胞内钙离子浓度升高并沉积在红细胞膜上；③红细胞膜蛋白磷酸化功能下降，过氧化酶增加，与膜结合的血红蛋白增加，导致红细胞变形性减少。球形红细胞的细胞膜变形性能和柔韧性能减弱，少量水分进入胞内即易胀破而溶血，红细胞通过脾时易被破坏而溶解，发生血管外溶血。

【临床特点】

贫血、黄疸、脾大是本病三大特征，而且在慢性溶血性贫血的过程中易出现急性溶血发作。发病年龄越小，症状越重。新生儿期起病者出现急性溶血性贫血和高胆红素血症；婴儿和儿童患者贫血的程度差异较大，大多数为轻度至中度贫血。黄疸可见于大部分患者，多为轻度，呈间歇性。几乎所有患者有脾大，且随年龄增长而逐渐显著，溶血危象时肿大明显。肝脏多为轻度肿大。

在慢性病程中，常因感染、劳累或情绪紧张等因素诱发溶血危象：贫血和黄疸突然加重，伴有发热、寒战、呕吐，脾大显著并有疼痛。也可出现再生障碍危象：表现为以红系造血受抑为主的骨髓造血功能暂时性抑制，出现严重贫血，可有不同程度的白细胞和血小板减少。后者与微小病毒感染有关，呈自限性过程，持续数天或 1～2 周缓解。少数年长儿患者可并发胆石症（10 岁以下的发生率约为 5%），重者可并发阵发性胆绞痛和阻塞性黄疸。还有少数患儿可并发下肢复发性溃疡，这可能与红细胞变形性减少、局部血流淤滞有关。

【辅助检查】

1. 外周血象　贫血多为轻度至中度，发生危象时可呈重度；网织红细胞升高；MCV 和 MCH 多正常，MCHC 可增加；白细胞及血小板计数多正常。外周血涂片可见胞体小、染色深、中心浅染区消失的球形红细胞增多，是本病的特征，占红细胞数的 0.2%～0.4%。仅少数患者球形红细胞数量减少或红细胞形态改变不明显。

2. 红细胞渗透脆性试验　大多数病例红细胞渗透脆性增加，在 0.5%～0.75%盐水中开始溶血，在 0.40%盐水中完全溶血。24h 孵育脆性试验则 100%病例阳性。

3. 其他　溶血的证据如血清间接胆红素和游离血红蛋白增高，结合珠蛋白降低，尿中尿胆原增加。红细胞自身溶血试验阳性，加入葡萄糖或 ATP 可以纠正。骨髓象示红系细胞明显增多，但有核红细胞形态无异常。酸化甘油试验阳性。采用十二磺酸钠聚丙烯酰胺凝胶电泳或放射免疫法测定膜蛋白含量有助于判断膜蛋白的缺陷。分子生物学方法可确定基因突变位点。

【诊断及诊断标准】

根据贫血、黄疸、脾大等临床表现，球形红细胞增多及红细胞渗透脆性增加即可做出诊断；阳性家族史更有助于确诊。球形红细胞数量不增多者，可做孵育后红细胞渗透脆性试验和自身溶血试验，如为阳性有诊断意义。须注意铁缺乏时红细胞渗透脆性可降低，当本病合并缺铁时，红细胞渗透脆性可能正常。

【鉴别诊断】

1. 自身免疫性溶血性贫血（AIHA） 本病有溶血症状，球形红细胞增多和渗透脆性增高，但无家族史，抗人球蛋白试验阳性是诊断此病的重要依据。一般而言，HS 外周血中小球形红细胞形态比较均匀一致，而其他溶血病外周血中的球形红细胞大小不一。AIHA 抗人球蛋白试验多次阴性者与 HS 鉴别比较困难，MCHC 测定、红细胞渗透脆性试验和自身溶血试验等有助于鉴别。但 AIHA 球形红细胞较多时，红细胞渗透脆性试验也可呈阳性。红细胞膜蛋白分析或组分的定量虽有一定的鉴别意义，但并非 HS 所特有。

2. 药物引起的免疫性溶血性贫血 也可出现球形细胞，红细胞渗透脆性增高，但有明确用药史，抗人球蛋白试验阳性，停药后溶血消退。

3. 新生儿溶血症 周围血中可因暂时出现球形红细胞而易与遗传性球形红细胞增多症相混淆，但前者母子 ABO 和 Rh 血型不同，抗人球蛋白试验呈阳性，有助于鉴别。

4. 其他 葡萄糖-6-磷酸脱氢酶（G-6-PD）缺乏症、不稳定血红蛋白病（包括珠蛋白生成障碍性贫血）和 Rh 缺乏症引起的溶血性贫血都可有少数球形细胞。但是，G-6-PD缺乏性贫血常呈发作性，多能找到诱因，为性连锁遗传，红细胞 G-6-PD 减低。不稳定血红蛋白病热不稳定试验与珠蛋白小体生成试验阳性，血红蛋白电泳可确诊。Rh 缺乏症则极罕见，外周血中可以见到多量口形红细胞和少量球形红细胞，Rh 抗原部分或完全缺乏。

【治疗】

1. 一般治疗　注意防治感染，避免劳累和情绪紧张。适当补充叶酸。

2. 防治高胆红素血症　见于新生儿发病者（参见"新生儿黄疸"）。

3. 输注红细胞　贫血轻者无须输注红细胞，重度贫血或发生溶血危象时应输注红细胞。发生再生障碍危象时除输注红细胞外，必要时给予输注血小板。

4. 脾切除或大部分脾栓塞　脾切除对常染色体显性遗传病例有显著疗效，术后黄疸消失、贫血纠正，不再发生溶血危象和再生障碍危象，红细胞寿命延长，但不能根除先天缺陷。手术应于 5 岁以后进行，因过早切脾可降低机体免疫功能，易发生严重感染。若反复再生障碍危象或重度溶血性贫血致生长发育迟缓时，则手术年龄可提早。切脾时注意有无副脾，如有应同时切除。为防止术后感染，应在术前 1～2 周注射多价肺炎球菌疫苗，术后应用长效青霉素预防治疗 1 年。脾切除术后血小板数于短期内升高，如血小板＞$800×10^9/L$，应予以抗血小板凝集药物如双嘧达莫等。有报道开展大部分脾栓塞或腹腔镜脾切除术治疗 HS，近期疗效良好，远期疗效有待进一步观察。

【预后】

在新生儿或婴儿期起病者，因溶血危象发作较频，其预后较差，可因严重贫血并发心力衰竭而死亡。起病较晚者因慢性贫血可致发育迟缓。轻症或无症状者不影响生长发育，预后一般较好。极少数患者可以死于贫血危象或脾切除后并发症。

【经验指导】

1. 疑诊遗传性球形红细胞增多症，可建议患儿父母检测血常规及网织红细胞计数，如有阳性家族史更支持诊断。

2. 渗透脆性试验阴性者，如仍高度怀疑遗传性球形红细胞增多症，可于溶血发作后 3～4 周复查渗透脆性试验，或进行伊红-马来酰亚胺结合试验 EMA 检测。

3. 骨髓象检查并不是遗传性球形红细胞增多症的诊断标准，因此不是常规检查。

（顾　敏）

第四节　自身免疫性溶血性贫血

【概述】

自身免疫性溶血性贫血（autoimmune haemolytic anaemias，AIHA）是一种获得性免疫性贫血，是 B 淋巴细胞功能异常亢进，产生抗自身红细胞抗体，并吸附于红细胞表面，从而引起红细胞过早地破坏而产生的一种溶血性贫血。其可发生于任何年龄阶段。AIHA 的年发病率为（0.8～3.0）/10 万。

【病因及发病机制】

1. 病因

（1）根据病因分类：分为特发性 AIHA 与继发性 AIHA 两类，儿童患者以特发性 AIHA 居多，约占 70%。

1）特发性 AIHA：病因不明。

2）继发性 AIHA：常见病因有①感染，可由细菌、病毒、支原体或疫苗接种等引起；②免疫性疾病，常见于系统性红斑狼疮、类风湿关节炎、皮肌炎、免疫缺陷病、骨髓移植等；③恶性肿瘤，如白血病，淋巴瘤，霍奇金病等；④药物，可通过半抗原药物（如青霉素类、头孢霉素类等）依赖性非特异性抗体或通过免疫复合物（如奎宁、奎尼丁等）或诱导真性自身抗体（如甲基多巴、左旋多巴等）而破坏红细胞，发生溶血性贫血。

（2）根据抗体性质分类：分为温抗体型和冷抗体型两类，温抗体型在 37℃时作用最强，又分为温性不完全抗体和温性溶血素，温性不完全抗体是一种不完全抗体，为 IgG 型；温性溶血素为 IgM 型。冷抗体型于 4℃时作用最强，是一种完全抗体。它又可分为冷凝集素和冷溶血素，前者是 IgM 型，能引起冷凝集素综合征；后者是 IgG 型，能引起阵发性寒冷性血红蛋白尿，两类又各有混合型。

2. 发病机制

（1）红细胞自身抗体的产生，主要有两种观点：①红细胞抗原性发生改变，正常机体对自身红细胞不产生抗体，病毒感染或某些化学物质与红细胞膜结合后，使红细胞的抗原性发生改变，从而产生自身抗体；②免疫系统异常，某些因素（如免疫缺陷、恶性肿瘤、胸腺疾病、遗传基因突变等）引起机体免疫监视功能紊乱，使体内免疫活性细胞丧失对自身红细胞的识别能力，从而产生自身抗体。

（2）溶血机制：①红细胞的免疫清除，在体内，自身红细胞首先被自身抗体调理化，然后在血循环内直接被破坏（血管内溶血）和（或）被组织中巨噬细胞清除（血管外溶血）；②红细胞的损伤，巨噬细胞不仅可以直接消化调理的红细胞，而且其表面的具有蛋白裂解活性的酶类还可以将部分红细胞膜消化掉，从而产生球形细胞，在缓慢通过脾窦微循环时易于破裂，这是 IgG 包被的红细胞（有或无 C3b）发生血管外溶血的主要机制；③补体参与红细胞溶解作用，与红细胞抗原结合后的自身抗体和补体通过传统补体激活途径 C1a，使被激活后产生的补体（C3b、C5b 等）插入红细胞膜内,使红细胞膜产生内外相通的水溶性通道,造成电解质的逆流和水分渗入而致红细胞肿胀溶解;④红细胞的弱凝集作用,与自身抗体和补体结合的红细胞,由于表面互相排斥的阴电荷减少,从而引起红细胞之间的弱凝集,凝集的红细胞在血循环中互相冲击,使红细胞变形和破裂,变为球形的红细胞在脾脏中更易被破坏,从而引起溶血。

综上所述,巨噬细胞介导的溶血机制是导致 AIHA 红细胞损伤的重要机制,但是细胞毒淋巴细胞(NK 细胞)的作用也不能排除,网状内皮细胞的功能也与红细胞的免疫清除程度有关,这可解释病毒或细菌感染何以使病情加重。

【临床特点】

本病的临床表现随病因和抗体类型的不同而有所不同,儿童患者以急性型多见,与成人患者多为慢性型不同。

1. 温抗体型

(1)急性型:占 70%~80%,患者多为婴幼儿,发病年龄高峰约为 3 岁,男性占多数。发病前 1~2 周常有急性感染病史。起病急骤,伴有发热、寒战、进行性贫血、黄疸、脾大,常发生血红蛋白尿。也可发生急性肾功能不全,出现少尿、无尿和氮质血症等。急性型者经肾上腺皮质激素治疗后疗效较好,预后一般良好,大多能完全恢复。

(2)亚急性型:患者多为 9 岁以下儿童,继发性者占多数。发病前 1~2 周常有流感或菌苗注射史。起病缓慢,主要症状为疲劳和贫血、黄疸和肝脾大,一般无全身性疾病存在,病程常反复发作,使症状加剧。有的患者经过治疗后获得痊愈,有的病情迁延转为慢性型。

(3)慢性型:患者绝大多数为学龄儿童。原发性者占多数,继发者占少数。起病缓慢,病程呈进行性或间歇发作溶血,反复感染可加重溶血。主要症状为贫血、黄疸、肝脾大,常伴有血红蛋白尿。这些症状常反复发作,溶血可持续数月或数年。原发性者的病程可长达 10~20 年;继发性者的预后视原发病而定，合并感染可加重病情。常并发其他血细胞成分异常，如合并中性粒细胞或血小板减少。肾上腺糖皮质激素疗效不肯定，病死率在 10% 左右，主要见于伴有全身性疾病的病例。

2. 冷抗体型

（1）冷凝集素病：急性患者多为 5 岁以下儿童，常继发于支原体肺炎、传染性单核细胞增多症、巨细胞病毒感染等，钩端螺旋体病和水痘也可发生。起病急骤，主要表现为肢端发绀和雷诺征，伴程度不等的贫血和黄疸。临床经过呈自限性。原发病痊愈时，本病亦随之痊愈。慢性型患者主要见于50 岁以上的老年人，大多为原发性，亦可继发于红斑性狼疮和慢性淋巴结炎，病情经过缓慢，常反复发作，预后严重。

（2）阵发性冷性血红蛋白尿症（paroxysmal cold hemoglobinuria，PCH）：在我国不少见，1 岁以上儿童均可发病，多继发于先天性梅毒、麻疹、腮腺炎、水痘等疾病，少数为原发性。患儿受冷后发病，大多数起病急骤，突然出现急性血管内溶血，表现为发热、寒战、腹痛、腰背痛、贫血和血红蛋白尿，偶伴雷诺征。大多持续数小时即缓解，缓解后，若再受冷，可复发。

【辅助检查】

1. 血象　贫血或伴有血小板和白细胞计数下降，网织红细胞计数升高。

2. 骨髓象　多呈增生性贫血（红系以中幼红细胞为主）骨髓象。

3. 血浆或血清　高游离血红蛋白和(或)高胆红素血症。

4. 尿　高尿胆原。

5. 红细胞自身抗体检查　①直接抗人球蛋白试验（direct antiglobulin test，DAT）检测被覆红细胞膜自身抗体。②间接抗人球蛋白试验（indirect antiglobulin test，IAT）检测血清中的游离温抗体。③冷凝集素试验检测血清中冷凝集素。

冷凝集素是 IgM 型冷抗体，与红细胞最佳结合温度为 0～5℃。冷凝集素效价＞1∶32 时即可以诊断冷凝集素综合征。冷凝集素综合征的 DAT 为补体 C3 阳性。④冷热溶血试验检测冷热双相溶血素（D-L 抗体）。D-L 抗体是 IgG 型冷热溶血素，在 0～4℃时与红细胞结合，并吸附补体，但并不溶血；在 30～37℃发生溶血。PCH 的冷热溶血试验阳性，冷凝集素综合征为补体 C3 阳性。

【诊断及诊断标准】

（1）血红蛋白水平达贫血标准。

（2）检测到红细胞自身抗体。

（3）至少符合以下一条：网织红细胞百分比＞4%或绝对值＞$120×10^9$/L；结合珠蛋白＜100mg/L；总胆红素≥17.1μmol/L（以间接胆红素升高为主）。

【鉴别诊断】

1. 遗传性球形红细胞增多症　有家族史和外周血小球形红细胞＞10%；红细胞渗透脆性试验阳性。

2. 阵发性睡眠性血红蛋白尿症　酸溶血试验和蛇毒因子溶血试验阳性，尿含铁血黄素试验阳性。

3. 葡萄糖-6-磷酸脱氢酶缺乏症　高铁血红蛋白还原试验阳性；荧光斑点试验、硝基四氮唑蓝纸片法。

【治疗】

首先应明确是继发性还是原发性。对于继发性患者，应首先治疗其原发病。迅速脱离接触病因（如药物），控制原发病（如感染、肿瘤），AIHA 治疗才有好的效果。

1. 一般治疗　①积极控制原发病，防治感染，以免引起溶血危象。危重病例需注意水、电解质平衡及脏器功能，溶血危象者宜采取碱化尿液的措施。②输血时机应根据贫血程度、有无明显症状、溶血发生快慢而定。对于急性溶血性贫血患者，出现严重症状时能排除同种抗体须立刻输注红细胞。对于慢性贫血患者，血红蛋白在 70g/L 以上可不必输血；血红蛋白在 50～70g/L 时如有不能耐受的症状时可适当输血；血红蛋白在 50g/L 以下时应输血。③检测自身抗体抗ABO、Rh 血型特异性，对供者进行选择及交叉配血试验。交叉配血不完全相合时，选用多份标本交叉配血中反应最弱的输注。缓慢滴注，密切观察有无输血反应。④抢救时不强调应用洗涤红细胞。⑤常规治疗效果欠佳可行血浆置换术或免疫抑制治疗。⑥输血前加用糖皮质激素可减少和减轻输血反应的发生。

2. **糖皮质激素** 推荐在无糖皮质激素使用禁忌情况下应用。按泼尼松计算，剂量为 0.5～1.5mg/（kg·d）。糖皮质激素用至血细胞比容＞30%或者血红蛋白水平稳定于100g/L 以上才考虑减量。若使用推荐剂量治疗 4 周仍未达到上述疗效，建议考虑二线用药。急性重型 AIHA 可能需要使用 100～200mg/d 甲泼尼龙 10～14d 才能控制病情。有效者泼尼松剂量逐渐停，在此过程中严密检测血红蛋白水平和网织红细胞绝对值变化。

3. **二线治疗** 以下情况建议二线治疗：①对糖皮质激素耐药或维持剂量超过 15mg/d（按泼尼松计算）；②其他禁忌或不耐受糖皮质激素治疗；③AIHA 复发；④难治性/重型 AIHA。二线治疗有脾切除及使用利妥昔单抗、环孢素 A 和细胞毒性免疫抑制剂等。

（1）脾切除：对于难治性温抗体型 AIHA 可考虑脾切除，尚无指标能预示脾切除的疗效。脾切除后感染发生率增高，但不能排除与免疫抑制剂有关，其他并发症有静脉血栓、肺栓塞、肺动脉高压等。

（2）利妥昔单抗：利妥昔单抗剂量为 375mg/（m²·d），第 1 天、第 8 天、第 15 天、第 22 天，共 4 次。也有报道显示小剂量利妥昔单抗（100mg/d）在降低患者经济负担、减少不良反应的同时，并不降低疗效。监测 B 淋巴细胞水平可以指导控制利妥昔单抗的并发症，如感染、进行性多灶性白质脑病等。乙型肝炎病毒感染患者应在抗病毒药有效控制并持续给药的情况下使用利妥昔单抗。

（3）细胞毒性免疫抑制剂：最常用的有环磷酰胺、硫唑嘌呤、长春碱属等药物，一般有效率为40%～60%，多数情况下仍与糖皮质激素联用。环孢素A治疗AIHA时已被较广泛应用，多以3mg/（kg·d）起给药，维持血药浓度（谷浓度）不低于150～200μg/L。由于环孢素A需要达到有效血药浓度后才起效，建议初期与糖皮质激素联用。也有报道称他克莫司和霉酚酸酯被用于难治性AIHA的治疗。

（4）其他药物和治疗方法：静脉免疫球蛋白对部分AIHA患者有效。静脉注射丙种球蛋白：0.4～1.0g/kg，连用5d。血浆置换对IgM型冷抗体效果较好（37℃时80% IgM型抗体呈游离状态），但对其他吸附在红细胞上温抗体效果不佳，且置换带入大量补体。

对于冷抗体型患者还应注意防寒保暖。

【AIHA疗效标准】

1. 痊愈 继发于感染者，在原发病治愈后，AIHA也治愈。无临床症状、无贫血、DAT阴性。冷凝集素综合征者冷凝集素效价正常。PCH者冷热溶血试验阴性。

2. 完全缓解 临床症状消失，红细胞计数、血红蛋白水平和网织红细胞百分比均正常，血清胆红素水平正常。DAT和IAT阴性。

3. 部分缓解 临床症状基本消失，血红蛋白＞80g/L，网织红细胞百分比＜4%，血清总胆红素＜34.2μmol/L。DAT阴性或仍然阳性但效价较前明显下降。

4. 无效 仍然有不同程度贫血和溶血症状，实验室检查未达到部分缓解的标准。

【预后】

温抗体型中的急性型预后一般较好，对激素治疗反应敏感，病程约为1个月，大多数能完全恢复，但合并血小板计数减少者，可因出血而致死亡。慢性型患者常继发于其他疾病，其预后与原发病的性质有关。病死率可达 11%～35%。冷抗体型中的冷凝集素综合征急性型的病程呈一过性，预后良好。慢性型患者在冬天时病情可恶化，夏天时缓解，病情长期持续反复。PCH 继发急性型患者的预后与原发病的治愈与否有关。一般在原发病治愈后此病即可痊愈。原发性急性型患者多呈自限性，即使无特殊治疗亦可自愈。

【经验】

1. 儿童 AIHA 常需要明确发病原因，儿童常见病因如感染、药物、免疫性疾病、恶性肿瘤。找到发病原因，治疗原发病，才是治疗 AIHA 及避免其复发的根本。

2. 诊疗过程中尿色的变化可预示溶血的程度和转归。同时监测血红蛋白及网织红细胞的变化，也可以了解溶血的情况。

3. "一止、二输、三维、四护" 一止：终止溶血；二输：积极输血；三维：注意内环境的稳定；四护：脏器功能的保护。

4. 输血时常选用洗涤红细胞，同时应注意输血的速度及血量，应避免输注不及时造成低血容量性休克的发生，也应避免输血过快造成急性心力衰竭。

5. 出院后嘱其定期随诊，监测相关检验指标（血常规+网织红细胞计数、尿常规、肝功能、红细胞自身抗体），遵医嘱增减药物用量。

（李　爽）

第五节　再生障碍性贫血

【概述】

再生障碍性贫血（aplastie anemia，AA）简称再障，是一组以骨髓有核细胞增生降低和外周全血细胞减少为特征的骨髓衰竭性疾病。亚裔再障患者中先天性再障所占百分率仅为 5%，我国儿童再障中绝大多数为获得性再障。获得性再障以儿童及青少年多见，我国发病率约为 7.4/10 万，男女比约为 1.93∶1。在小儿恶性血液病中发病率仅次于白血病。

【病因及发病机制】

目前国际公认的获得性再障致病机制是"免疫介导"机制。在多种病因的作用下，诱发体内 T 细胞分化与功能异常，并产生高水平的肿瘤坏死因子-α（TNF-α）和 γ 干扰素（γ-IFN）等造血负调控因子，导致骨髓造血干细胞的免疫损伤，发生造血功能低下乃至衰竭。

【临床特点】

1. 临床表现以贫血、出血、感染三大症状为特征。可同时或 1～2 种症状先后出现。主要临床症状的严重程度主要取决于血红蛋白、血小板计数和粒细胞的下降程度，与再障的类型也有一定关系。按我国再障类型分述如下。

（1）急性再障（重型再障-Ⅰ型，SAA-Ⅰ）：急性再障起病急骤，进展快，病情凶险。①贫血呈进行性加重，且难以纠正，并可伴有相关症状，如头晕、心悸、多汗、疲乏无力及食欲下降等。②由于免疫功能紊乱和粒细胞减少，常存在严重感染，易并发败血症。病原体以革兰阴性杆菌和金黄色葡萄球菌为主，也可出现铜绿假单胞菌及阴沟杆菌等耐药菌株感染。因反复应用广谱抗生素易继发真菌感染。③血小板计数明显减少（$<20×10^9/L$）致出血倾向严重，除皮肤瘀斑、鼻黏膜大量出血、牙龈口腔黏膜渗血不止外，也易并发内脏出血，如尿血和便血，尤其是颅内出血可危及生命。严重感染和颅内出血是急性再障的主要致死原因。

（2）慢性再障（CAA，也称为非重型再障，NSAA）：为一般慢性再障。一般起病隐匿，进展缓慢，直至症状明显才被发现，常难以肯定确切的起病时间。贫血、出血和感染程度不及重型再障严重。由于血象下降程度不一，临床表现各异。有部分轻症者不依赖输血也可维持基本生活，且无明显感染和出血倾向。还有少数患者明显依赖输血或者有明显感染和出血倾向。而大多数慢性再障患者病情处于两者之间，部分病情加重达到重型再障程度而转化为慢性重型再障。

（3）慢性重型再障（重型再障-Ⅱ型，SAA-Ⅱ）：慢性再障如病情恶化，外周血象下降到一定程度达到重型再障标准即为慢性重型再障。其外周血象三系下降严重程度与急性再障相似，但临床表现不如急性再障凶险。即使常达到重症贫血程度，但由于病程较长，进展缓慢，患者耐受性常提高，不仅输血频率一般低于急性再障，感染和出血的频率也常不如急性再障严重。但如果临床疗效不佳，则危险性逐渐增高，最终病死率仍很高。如果患者长期处于重度贫血，反复输血可导致含铁血黄素沉积到重要脏器，损害脏器功能。如反复输注血小板，可诱导产生血小板抗体，导致输注的血小板寿命缩短乃至输注无效。

2. 再障查体一般无肝、脾、淋巴结肿大。

【辅助检查】

对拟诊再障的患儿，推荐进行下述实验室和辅助检查项目，以便诊断与鉴别诊断：①血常规和涂片检查（包括网织红细胞计数）；②骨髓穿刺涂片和骨髓活检，有条件可行免疫病理学检查；③骨髓细胞遗传学检查：外周血淋巴细胞染色体断裂（丝裂霉素 C 诱导）分析，染色体检查及荧光原位杂交检查异常染色体（特别是 5 号、7 号染色体）；④基因检查：根据条件可进行先天性骨髓衰竭性疾病相关的基因检查；⑤酸溶血试验和 PNH 克隆检测；⑥尿含铁血黄素试验；⑦抗碱血红蛋白含量测定；⑧淋巴细胞亚群检测；⑨肝、肾功能检查；⑩病毒学检查：肝炎病毒、EB 病毒、巨细胞病毒、人类免疫缺陷病毒、人微小病毒 B19 等；⑪自身免疫性疾病相关抗体检测；⑫胸部、骨骼 X 线检查；⑬心脏/腹部 B 超检查。

1. 血象　血常规检查呈现全血细胞减少，红细胞和血红蛋白一般成比例减少，为正细胞正色素性贫血，少数患者可出现大红细胞。网织红细胞绝对值减少，重症和急性再障血片甚至找不到网织红细胞。白细胞主要以粒细胞减少为主。血涂片：常见红细胞大小不均，中性粒细胞可存在中毒颗粒。血小板分布稀疏，体积变小。

2. 骨髓穿刺　骨髓涂片易见骨髓小粒（以非造血细胞为主），涂片尾部可见增生低下，脂肪组织显著增多，残留数量不一的造血细胞。红系造血显著降低甚至缺如，常见明显红系病态造血。巨核细胞和粒细胞均减少或缺如，但无此两系的病态造血。淋巴细胞、巨核细胞、浆细胞和肥大细胞显著增多。疾病早期尚可见噬血现象。

3. 骨髓活检　对判断骨髓增生情况，了解残余造血细胞形态和排除骨髓异常浸润极为重要。如骨髓活检困难可行骨髓凝块病理检查。

4. 肝功能和病毒检查　应常规检查肝功能，肝炎病毒、EB 病毒的血清学筛查。如做骨髓移植，还需完善巨细胞病毒和其他病毒的血清学检查。

5. 细胞免疫功能检测　多数为细胞毒性 T 细胞（Tc）1 和辅助性 T 细胞（Th）1 升高，常伴有 Th2 升高。

6. 铁代谢测定　血清铁增高，转铁蛋白饱和度增高，与贫血的程度不成比例。反复输血的患者铁蛋白增高。

【诊断及诊断标准】

完整的再障诊断，需要具备诸多条件，包括外周血象和骨髓检查显示符合再障特征，且能除外可导致外周血三系下降的其他疾病，以及区分类型（先天性、获得性），明确严重程度和探索可能病因等。图 9-5-1 为获得性再障诊断简要步骤[谢晓恬，2014.《儿童获得性再生障碍性贫血诊疗建议》解读.中国实用儿科杂志，29（11）：829-833.]。

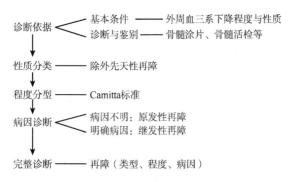

图 9-5-1　获得性再障诊断简要步骤

1. 诊断标准

（1）临床表现：主要表现为贫血、出血、感染等血细胞减少的相应临床表现。一般无肝、脾、淋巴结肿大。

（2）实验室检查

1）血常规检查：红细胞、粒细胞和血小板计数减少，校正后的网织红细胞＜1%。要求诊断再障时外周血象至少具备下列 3 项中的 2 项：①血红蛋白＜100g/L；②中性粒细胞绝对计数＜$1.5×10^9$/L；③血小板计数＜$50×10^9$/L。如为两系减少则必须包含血小板计数减少。大多数再障起病缓慢，甚至比较隐匿，故早期可仅一系减少，且通常为血小板计数减少。

2）骨髓穿刺检查：骨髓有核细胞增生程度活跃或降低，骨髓小粒造血细胞减少，非造血细胞（淋巴细胞、网状细胞、浆细胞、肥大细胞等）比例增高；巨核细胞明显减少或缺如，红系、粒系可明显减少。

3）骨髓活检：骨髓有核细胞增生降低，巨核细胞减少或缺如，造血组织减少，脂肪和（或）非造血细胞增多，无纤维组织增生，网状纤维染色阴性，无异常细胞浸润。

（3）除外可致全血细胞减少的其他疾病。

2. 重型再障（Severe aplastic anemia，SAA）诊断标准

（1）骨髓有核细胞增生程度为 25%～50%，残余造血细胞少于 30%或有核细胞增生程度低于 25%。

（2）外周血象至少符合以下 3 项中的 2 项：①中性粒细胞绝对值＜0.5×10^9/L；②血小板计数＜20×10^9/L；③网织红细胞绝对值＜20×10^9/L，或校正后的网织红细胞＜1%。

（3）极重型再障（very severe aplastic anemia，VSAA）：除满足 SAA 条件外，中性粒细胞绝对值＜0.2×10^9/L。

【鉴别诊断】

获得性再障应与导致全血细胞减少的其他疾病相鉴别，如先天性骨髓衰竭性疾病、肿瘤性疾病（低增生性白血病、淋巴瘤、恶性肿瘤骨髓转移等）、骨髓增生异常综合征、原发性骨髓纤维化、溶血性疾病（遗传性溶血性贫血、自身免疫性溶血性贫血、阵发性睡眠性血红蛋白尿症等）及其他疾病（肝病、营养性贫血、病毒感染、结缔组织病等）。

1. MDS　非重型再障与 MDS 的难治性贫血鉴别较困难。MDS 的特征表现是髓系和巨核细胞出现成熟障碍或原始细胞增高等病态造血表现，而红系病态造血及未成熟前体细胞异常定位（ALIP）也可存在于再障，故不足以鉴别再障与 MDS。MDS 骨髓增生多活跃，偶有核质发育不平衡，可见核异常和分叶过多。巨核细胞不少或增多，偶见淋巴细胞样小巨核细胞。

2. 免疫性血小板减少症（ITP）　由于再障早期常可见仅血小板一系下降，易被误诊为 ITP。但再障和 ITP 骨髓检查表现差异显著。

3. 阵发性睡眠性血红蛋白尿症（PNH）　需要在避免近期输血的条件下，采用流式细胞仪检测 CD55 和 CD59 以助诊断，以免供血干扰检测结果。此外，PNH 可能与再障同时存在，或在病程中出现，故需要定期复查。

4. 营养性贫血　如检查发现存在维生素 B_{12} 或叶酸严重缺乏，需要营养补充纠正后再行复查。

【治疗】

1. 治疗原则　①早诊断，早治疗。②分型治疗：按分型标准进行分型，根据临床分型选用合理的治疗方案。③坚持治疗：再障接受任何有效的药物治疗至明显起效至少需要 2～3 个月，因此一旦确定治疗方案，需坚持治疗 3～6 个月及以上，在明确患者对治疗药物反应后再判断疗效。切忌疗程不足频繁换药。④个体化治疗：在长期治疗中力争探索最佳剂型和剂量，既获得理想疗效，又能尽量降低毒副作用。⑤支持治疗：再障治疗起效时间较迟，贫血、感染、出血等症状可能会长期或反复出现，因此在治疗中需要注意合理的成分输血，积极控制急慢性感染。

2. 辅助治疗

（1）去除病因：应仔细询问病史，追溯发病前半年内曾服用过何种药物，接触哪些化学或物理因素，发生过何种感染。尽快去除可能引起骨髓损害的病因。并应严格预防避免接触对骨髓造血功能抑制的药物、化学毒物、物理射线。

（2）积极预防感染：当粒细胞低于 $1.0 \times 10^9/L$ 时，感染机会明显上升，须加强隔离，以防交叉感染。重度粒细胞减少患者（ANC＜$0.2 \times 10^9/L$），应预防性使用抗生素和抗真菌药物。

（3）感染的治疗：所有中性粒细胞减少患者一旦发热均需要住院治疗，在未有病原学检查结果之前，应选择两种具有协同作用的抗生素联合经验性治疗。如发热持续不退，应早期静脉使用抗真菌治疗。应常规进行胸部 X 线或肺计算机断层扫描术（CT）检查，重型再障出现肺部浸润和感染形成窦道、空洞，高度提示真菌感染。

（4）积极防治严重出血：应保持外周血象的安全水平，即血红蛋白≥70g/L 和血小板≥$20 \times 10^9/L$。局部出血如鼻腔和牙龈出血可尝试局部加止血药物的压迫止血。糖皮质激素可降低毛细血管脆性，有助于控制浅表出血，可短期足量使用，一般不超过 7～10d。外周血小板＜$10×10^9$/L 或≤$20×10^9$/L 伴发热，可预防性输注滤白单采血小板。

（5）纠正严重贫血：一般血红蛋白＜60g/L 时应考虑输血，提高机体耐受性和全身一般状况，同时也有利于改善骨髓供血和营养。但长期反复输血可因体内铁元素大量沉积导致肝、胰、肾及心脏等重要器官的不可逆损害。因此，应根据血红蛋白值及患儿对贫血的耐受程度，严格掌握输血指征。一般每次 6ml/kg 可提高血红蛋白 10g/L。长期反复输血者应监测血清铁蛋白评估体内存储铁情况，当血清铁蛋白＞1000g/L 时可考虑祛铁治疗（去铁酮及去铁胺）。

（6）细胞因子：残存造血功能的轻型及部分重型患儿临床应用足量细胞因子[如促红细胞生成素（EPO）、粒细胞集落刺激因子（G-CSF）、粒细胞-巨噬细胞集落刺激因子（GM-CSF）等]仍有良好反应。如用 3～5d 无效应停用。

3. **特异性治疗**　目前国际上一致公认获得性再障的标准疗法是免疫抑制疗法（IST）和骨髓移植（BMT），免疫介导的致病机制是目前广泛开展的 IST 治疗获得性再障的理论基础。再障很少早期自发缓解，一旦明确诊断，患者临床稳定，评估了疾病严重程度，就应开始特异性治疗。要确定一个患儿更适合 BMT 还是 IST，需要考虑再障的分型、有无适合的同胞移植供体及家庭经济承受能力，还要考虑病程、输血史及活动性感染等危险因素。在感染或出血未控制前开始 IST 很危险。

（1）造血干细胞移植是治疗再障的有效方法，具有起效快、疗效彻底、远期复发和克隆性疾病转化风险小等特点。移植时机与疾病严重程度、供体来源、HLA 相合度密切相关，应严格掌握指征。SAA 和 VSAA 患儿一经确诊应尽早进行人类白细胞抗原（HLA）配型，如有同胞相合供者，应尽快进行造血干细胞移植治疗，如预计在短期（1~2个月）内能找到9~10/10位点相合的非血缘相关供者并完成供者体检,可在接受不包括抗胸腺球蛋白的IST治疗后直接进行造血干细胞移植；其余患儿在接受了包括ATG在内的IST治疗3~6个月无效后可以再接受造血干细胞移植治疗。持续的粒细胞缺乏常使SAA,尤其是VSAA患儿面临难以控制的感染,但活动性感染并非移植的绝对禁忌证。移植后粒细胞重建较快,通过移植重建的中性粒细胞来控制感染,可能是这些患儿生存的唯一希望。

（2）IST是无合适供者获得性再障的有效治疗方法。国际上将IST作为无法进行全相合同胞供者（MSD）移植者的首选药物疗法,全相合无关供者（MUD）移植存在较高的风险和移植物抗宿主病（GVHD）发生率,远期疗效不如IST,因此MUD移植仅限于IST无效者。目前IST常用方案包括抗胸腺/淋巴细胞球蛋白（antithymocyte/lymphocyte globulin, ATG/ALG）和环孢素A。

1）ATG/ALG治疗

a. 适应证:①无HLA相合同胞供者的SAA和VSAA；②血象指标中有一项达SAA标准的NSAA和输血依赖的NSAA,且无HLA相合同胞供者；③第1次ATG/ALG治疗后3~6个月无效,且无合适供者行造血干细胞移植的患儿可重复治疗。

b. 使用方法：应在无感染或感染控制后,外周血血红蛋白80g/L以上和血小板计数达$20×10^9$/L以上时进行。临床上ATG的应用相对比ALG更多,但疗效因动物来源和品牌的不同而存在差异。药物剂量参照相应产品说明书。

c. 不良反应与处理：急性不良反应包括超敏反应、发热、僵直、皮疹、高血压或低血压及液体潴留等,应给予泼尼松1~2mg/（kg·d）或相应剂量其他糖皮质激素进行预防。其余常见不良反应如血清病包括关节痛、肌痛、皮疹、轻度蛋白尿和血小板计数减少等，一般发生在 ATG/ALG 治疗后 1 周左右，一旦出现应给予足量糖皮质激素应用至治疗后 15d，随后减量，一般 2 周减完（总疗程 4 周）。若血清病严重，糖皮质激素剂量可根据患儿情况进行调整。

2）环孢素 A

a. 适应证：①ATG/ALG 治疗的 SAA/VSAA 患儿；②NSAA 患儿。

b. 使用方法：一旦确诊，应尽早治疗。口服起始剂量为 5mg/（kg·d）。服药 2 周后监测环孢素 A 血药浓度，建议全血谷浓度（服药前）维持在 100～200μg/L，在保持谷浓度的前提下尽量将峰浓度（服药后 4h）维持在 300～400μg/L。疗效达平台期后 12 个月方可减量。应按原剂量的 10%～20% 递减，每 3 个月减量 1 次。减量期间密切观察血象，如有波动需慎重减量。一般环孢素 A 总疗程应在 2～3 年，减量过快可能增加复发风险。

c. 不良反应与处理：主要不良反应为消化道症状、牙龈增生、色素沉着、肌肉震颤、肝肾功能损害，极少数患儿可发生头痛和血压增高，但大多症状轻微或对症处理后减轻，必要时可调换环孢素 A 剂型或选择其他免疫抑制剂。服药期间应定期监测血药浓度、肝肾功能和血压等。

3）其他 IST：①大剂量环磷酰胺（HD-CTX）；②普乐可复（FK506）；③抗 CD52 单抗：对于难治、复发的 SAA 患儿可能有效，应用经验多来源于成人 SAA，且仍为探讨性治疗手段。

4. 其他药物治疗　雄激素有促造血作用，主要不良反应为男性化。如能被患儿和家长接受则推荐全程应用。用药期间应定期复查肝肾功能。

【预后】

1. 预后因病因而异：如对氯霉素有特异反应的或由传染性肝炎所致的再障，预后极差。而由氯霉素过量引起的再障则多能恢复。发病急，出血严重，血小板计数$<20\times10^9$/L，粒细胞计数$<0.5\times10^9$/L，网织红细胞极少或消失，骨髓增生明显低下，以淋巴细胞和非造血细胞为主。此类为高危患儿，约有 50%的于发病数月内死于葡萄球菌败血症或卡氏肺囊虫等感染或出血。病情进展缓慢，粒细胞与血小板计数减少不严重，骨髓受累较轻，对雄激素治疗有反应的，预后较好。骨髓移植后长期存活率可达 30%～60%。

2. 建议随访观察点：IST 开始后 3 个月、6 个月、9 个月，1 年、1.5 年、2 年、3 年、4 年、5 年、10 年。治疗后6 个月内血常规至少每 1～2 周检查 1 次，治疗 6 个月后血常规至少每月检查 1 次，肝肾功能至少每月检查 1 次。血红蛋白>120g/L 后转入维持治疗。

3. 缓解标准：①完全缓解（CR）：中性粒细胞绝对值$>1.5\times10^9$/L，血红蛋白>110g/L，血小板计数$>100\times10^9$/L，脱离红细胞及血小板输注，并维持 3 个月以上；②部分缓解（PR）：中性粒细胞绝对值$>0.5\times10^9$/L，血红蛋白>80g/L，血小板计数$>20\times10^9$/L，脱离红细胞及血小板输注，并维持 3 个月以上；③未缓解（NR）：未达到 PR或 CR 标准。

4. IST 患者日后发生克隆性疾病的机会较高，如阵发性睡眠性血红蛋白尿、骨髓异常增生综合征和急性白血病等。但并发克隆性疾病与 IST 治疗的确切关系目前尚无定论，建议患儿每年进行 PNH 克隆筛查。

【经验指导】

1. 因大多数再障起病缓慢隐匿，早期可能仅表现为血小板计数减少。因此，对于不明原因的血小板减少症，应该及时进行骨髓检查与其他相关检验，有助于早期诊断，避免漏诊或误诊。

2. 再障骨髓病变呈向心性进展趋势特征，且儿童红髓远高于成人，因此在考虑为再障患儿行骨髓检查时，为避免骨髓涂片穿刺于"局部增生灶"而漏诊，可进行多部位骨髓穿刺，首选部位为髂骨或胫骨（年龄＜1岁者）。

3. 骨髓活检对于再障诊断与鉴别诊断非常重要，既可避免骨髓穿刺于"局部增生灶"而漏诊，且有助于发现异常细胞浸润或骨髓纤维化等鉴别诊断要点。

4. 因 SAA 和 VSAA 常处于频繁成分输血治疗，或临时接受 G-CSF 以助控制感染等状态，故有时血常规报告不能真实反映病情程度，无法作为程度分型依据。国外文献推荐，将 1 个月内先后发现的各项血细胞最低值作为评估标准，推荐参考。

5. 预防接种可导致骨髓衰竭或再障复发。需于骨髓移植后 1 年或 IST 停药后 6 个月进行，如免疫功能大部分恢复或基本恢复可接种必要的灭活或减毒疫苗。

6. 计划移植者尽量少输血，如输血则选择输注辐照血，常规加过滤器。

（孙若文）

第六节　新诊断的血小板减少症

【概述】

血小板是一种多功能细胞，其重要功能是参与血液凝固及生理性止血，还有促使血块收缩和维护血管内皮完整性等功能。当血小板减少或功能缺陷时，可能发生出血。主要为皮肤及黏膜的出血，表现为瘀点、瘀斑，重者可出现血尿、消化道出血甚至颅内出血。

临床上以免疫性血小板减少症（immune thrombocyte-openia，ITP）最为常见，发病率为（4～5）/10 万，占儿童出血性疾病的 25%～30%。本病多为急性起病，也可反复发作或迁延不愈，见于各年龄儿童，1～5 岁多见，男女无差异，冬春季节多发。常于感染或疫苗接种后数天或数周内起病，80%的病例在诊断后 12 个月内血小板计数可恢复正常。

【病因及发病机制】

ITP 是抗体介导的血小板减少。其发病机制全过程为异常抗原表达，免疫提呈细胞刺激 T 淋巴细胞，活化的 T 淋巴细胞激活 B 淋巴细胞及补体，单核-巨噬细胞系统激活，免疫活性细胞凋亡下调等，其中 T 淋巴细胞免疫异常是关键。儿童 ITP 存在两种免疫状态：①免疫状态好，但从正常免疫监视逃逸后产生过多的抗血小板抗体，造成血小板破坏，随病原菌清除而恢复，为急性、自限过程，不需治疗也可恢复；②免疫失调和异常，既有体液免疫异常，也有细胞免疫异常或两者并存，需要免疫治疗。

【临床特点】

1. ITP 分型

（1）根据病因分为原发性 ITP 和继发性 ITP 两种。目前缺乏明确原发性 ITP 的诊断指标，因此原发性 ITP 是一种排除性诊断，需要排除继发性 ITP 和非免疫性血小板计数减少综合征等疾病。继发性 ITP 包括药物引起的血小板计数减少或某些自身免疫性疾病引起的血小板计数减少，如系统性红斑狼疮、各种免疫缺陷症、自身免疫性淋巴细胞增殖综合征等。

（2）根据病程分为：①新诊断 ITP，病程<3 个月。②持续性 ITP，病程在 3～12 个月。持续性 ITP 包括两类，一类是病程在起病后 3 个月内无自发缓解，拖延到 3 个月之后者，另一类是诊断后 3～12 个月,治疗效果不能维持者。③慢性 ITP，病程>12 个月。

（3）根据出血的严重程度分为重型 ITP 和非重型 ITP。

（4）根据治疗效果分为普通型 ITP 和难治性 ITP。难治性 ITP 必须同时满足 2 个条件：①重型 ITP，切除脾脏治疗无效或者切脾后复发；②有出血的风险，根据指南需要治疗者。肾上腺糖皮质激素或丙种球蛋白治疗有效，但疗效不能维持，也不能排除难治性 ITP 的可能。

2. 临床表现　儿童 ITP 多无严重出血，新诊断 ITP 症状和体征存在较大个体间差异。其特点：①起病急，部分有发热。1/2～3/4 的患儿发病前 1～6 周有前驱的急性病毒感染，主要为上呼吸道感染，其次为风疹、水痘、麻疹、流行性腮腺炎、传染性单核细胞增多症、传染性肝炎、巨细胞病毒感染及疫苗注射，亦有幽门螺杆菌、肺炎支原体感染，化脓感染等前驱病史；②以自发性皮肤和黏膜出血为主，多为针尖大小的皮内和皮下出血点，可伴有鼻出血或牙龈出血，胃肠道大出血少见（约 4%），偶见肉眼血尿，极少数患儿有结膜下出血和视网膜出血，颅内出血罕见（0.1%～0.5%）；③淋巴结不大，肝脾偶见轻度肿大；④本病多为自限性，无论是否接受治疗，2/3 以上的患儿在 6 个月内自发缓解，病死率约为 1%，主要死因为颅内出血。

【辅助检查】

1. 血常规

（1）血小板计数减少：外周血象中血小板计数≤100×10^9/L，多在 20×10^9/L 以下。一般≥50×10^9/L 可无出血症状；≤10×10^9/L 可出现广泛或自发性出血。但有些患儿特别是婴幼儿血小板计数<20×10^9/L，甚至<10×10^9/L 亦无明显出血。也有部分患儿即使血小板计数>30×10^9/L，出血症状依然严重，特别是伴发热或感染时，可发生颅内出血。

（2）白细胞及血红蛋白定量正常：当出血明显（如鼻出血、消化道、泌尿道及颅内出血）时，可伴有贫血，白细胞计数升高。偶见异型淋巴细胞（提示病毒感染）。

2. 血涂片检查　血小板形态大而松散，染色较浅，可见幼稚型血小板增多。

3. 骨髓象　ITP 的骨髓增生活跃，粒系、红系一般正常。

巨核细胞数增多或正常，但存在成熟障碍。分类中幼巨核细胞比例增加，而产生血小板的成熟巨核细胞（产板巨）减少或消失，易见裸核巨核细胞，巨核细胞可见形态改变（胞质少、颗粒少、空泡变性等）。新诊断 ITP 多为幼稚型，慢性者多为成熟型。

4. 血小板相关抗体检测　绝大多数 ITP 患儿血小板相关抗体（PAIg）水平升高，PAIg 类型有 PAIgG、PAIgM、PAIgA 和 PAC3，以 PAIgG 型最多见，阳性检出率达 90%～95%。PAIgG 水平与患者外周血血小板数呈负相关。如 PAIgG 水平持续升高，提示可能为慢性型。PAIg 测定诊断 ITP 高度敏感，但缺乏特异性，难于区别免疫性与非免疫性血小板减少症。

【诊断及诊断标准】

1. 新诊断的血小板减少症的诊断程序　①详细询问病史，包括起病情况，有无发热，出血倾向，年龄与性别，感染及服药史，电离辐射史，家族遗传史，输血史，有无基础疾病。②细致的查体，注意皮肤黏膜的颜色，有无破损，有无出血，肝脾淋巴结是否肿大等。③有针对性地进行实验室检查。

2. 儿童 ITP 诊断标准　血小板计数<100×10⁹/L 是其唯一的标准，皮肤、黏膜甚至器官出血仅是判断 ITP 严重程度的指标，而不作为 ITP 的诊断指标。到目前为止仍然缺乏明确的 ITP 的诊断指标，因此 ITP 是一种排除性诊断，需要排除其他可以引起血小板减少症的疾病。

3. 儿童 ITP 的诊断要点

（1）多次检查血小板计数减少，红细胞、白细胞计数通常正常，如有贫血与出血量成正比。

（2）脾脏不大或仅轻度肿大。

（3）骨髓检查巨核细胞数增多或正常，但产板巨减少。

（4）具备以下任何一项：①激素治疗有效；②脾切除有

效；③PAIg 增高；④PAC3 增高；⑤血小板寿命缩短。

（5）排除继发性血小板减少症。需与某些严重的细菌感染尤其是脑膜炎球菌感染、急性白血病、药物过敏及弥散性血管内凝血、再生障碍性贫血、系统性红斑狼疮骨髓异常增生综合征、阵发性睡眠性血红蛋白尿症相鉴别。

【鉴别诊断】

1. 继发性免疫异常性血小板减少症

（1）系统性红斑狼疮（SLE）：对于年龄在 10 岁以上的女孩诊断 ITP 必须除外 SLE。因为 ITP 通常与 SLE 的血液表现相同，特别是 Evan 综合征（自身免疫性溶血性贫血+自身免疫性血小板减少性紫癜）。临床上常有发热、面部蝶形红斑、光过敏、口鼻腔无痛性溃疡，以及多关节疼痛等表现，部分患者有肝、脾、淋巴结肿大。血液检查除血小板减少外，可同时有白细胞及红细胞计数减少。诊断依靠免疫学实验室检查：补体 C3、dsDNA、抗 Sm 抗体、ENA 谱、系统检查等。特别是在应用肾上腺皮质激素前应及时完善相关检查。

（2）药物或感染相关的免疫性血小板减少症。

（3）同种免疫性血小板减少：包括输血后紫癜和新生儿同种免疫性血小板减少性紫癜，引起本病的致敏抗原 90%以上是血小板特异抗原 PLA1，因此在受血者或患儿母亲血清中检测到特异性的血小板同种抗体（抗 PLA1 抗体）具有确诊价值。

2. 非免疫性血小板破坏过多　血管炎、人工心脏瓣膜、动脉插管、体外循环、血液透析等，由于血管内膜粗糙，血管内异物或血液流经体外管道时可引起血小板机械破坏，血小板黏附在内膜或异物表面亦可导致血小板减少。抗磷脂综合征则由于抗磷脂抗体损伤及激活血管内皮细胞诱发高凝状态，常伴 有血小板减少，上述疾病史可提供诊断依据。

3. 血小板生成减少或无效生成

（1）再生障碍性贫血：典型者具有全血细胞减少症和骨髓象异常，多不难诊断。而小儿慢性再生障碍性贫血多不典型，血小板减少症通常是它的初期表现。由于其病理特点是红髓总容量的下降，呈向心性萎缩，部分破坏，而一部分可代偿性增生，如果不能定诊，必要时需多部位穿刺。

（2）肿瘤骨髓浸润性血小板减少症

1）良性：①石骨症；②代谢性疾病。

2）恶性：①原发性，白血病、骨髓纤维变性、朗格汉斯细胞组织细胞增生症、恶性组织细胞增生症；②继发性，淋巴瘤、神经母细胞瘤、其他实体瘤转移。一般具有骨髓原发肿瘤或骨髓转移性肿瘤的原发病表现；周围血常规检查，除白血病、骨髓异常综合征、早期骨髓纤维化可有白细胞增多外，其他骨髓浸润性疾病大多伴有全血细胞减少。血涂片检查可找到异常细胞、幼稚粒细胞及有核红细胞等。

（3）感染或药物引起的血小板减少：有服药或感染史，可表现为全血细胞减少（药物或病原体损伤骨髓造血干细胞或干扰 DNA 合成，或抑制细胞丝状分裂），或表现为血小板减少（药物或病原体选择性抑制巨核细胞生成）。药物引起者多在重复用药后发病，常在服药后数分钟到数小时内发病，血小板计数一般 $< 10 \times 10^9$/L，出血较重，常有口腔血疱。出血发生前有过敏的前驱症状如发热、寒战、嗜睡、瘙痒及皮疹等。停服相关药物后 3～7d 血小板开始上升，出血消失。感染引起者常见于病毒，亦可见于革兰阳性、阴性细菌脓毒症，少数可见于疟疾、锥虫病等原虫感染。感染引起的血小板减少，出血程度轻重不一。骨髓涂片检查表现为有核细胞增生降低，或仅表现为巨核细胞减少或缺如。这类患者在去除病因后，大部分患者血常规及骨髓逐渐恢复正常。部分患者持久不能恢复则演变为再障。

（4）血小板的无效生成：主要见于由缺乏叶酸及维生素

B_{12}引起的营养性巨幼细胞贫血。某些家族性血小板减少症。

（5）遗传性血小板减少：①TAR综合征（血小板减少伴桡骨缺如）；②先天性巨核细胞生成障碍，不伴畸形；③先天性巨核细胞生成障碍，伴小头畸形；④风疹综合征；⑤13-三体综合征、18-三体综合征；⑥范科尼贫血；⑦单纯性染色体连锁的血小板减少等。

4. 血小板消耗过多

（1）DIC：①有引起DIC的基础性疾病史；②明显的出血倾向；③凝血功能检查异常——纤维蛋白原减少，凝血酶原时间（PT）、活化部分凝血活酶时间（APTT）延长，D-二聚体明显增高等。

（2）TTP/HUS：本病多见于成人女性，但发病率较低。临床特点：①发热和溶血性贫血；②血小板计数减少；③中枢神经系统、心脏、脾脏可有栓塞性损害，出现相应的症状和体征，也可有肾脏损害，溶血性尿毒综合征表现突出；④抗人球蛋白试验常阴性（少数阳性）；⑤网织红细胞和白细胞计数可明显升高。

5. 血小板分布异常　脾功能亢进（门静脉高压、戈谢病、肿瘤、感染）或巨大海绵状血管瘤（Kasabach-Merritt综合征），低温（未成熟儿、低温麻醉）。

【治疗】

儿童ITP多为自限性，治疗方案更多取决于出血症状的轻重，而非血小板数量。当 $PLT > 20 \times 10^9/L$，无活动性出血表现时可先观察随访，不予以治疗。在此期间，必须动态观察PLT的变化；如有感染需予以抗感染治疗。

1. 一般疗法　①适当限制活动，避免外伤；②如有活动性出血应选择软食；③有或疑有细菌感染者，酌情使用抗感染治疗；④避免应用影响血小板功能的药物，如阿司匹林等；⑤慎重预防接种。

2. 一线治疗用药　ITP的一线治疗是肾上腺糖皮质激

素及丙种球蛋白。

（1）肾上腺糖皮质激素：推荐泼尼松（1～2）mg/（kg·d）静脉滴注或分次口服，至 PLT＞100×10⁹/L 后维持 1～2 周再逐渐减少药量，总疗程为 4～6 周或 4mg/（kg·d），连用 4d，随后逐渐减量，总疗程为 4～6 周，有效率为 75%左右。特别强调激素使用 4 周仍然无效者及时停止，且泼尼松的最大剂量不超过 60mg/d。应用时注意监测血压、血糖的变化及胃肠道反应，防治感染。

（2）丙种球蛋白：输注丙种球蛋白的风险等同于输血风险，故诊断不明确，或者激素治疗效果不佳者考虑使用静脉注射免疫球蛋白（IVIG）。传统用法为 0.4g/（kg·d），连用 5d，现多国指南均推荐为（0.8～1.0）g/（kg·d），使用 1～2d，有效率达 80%。因此，低剂量 5d 或高剂量 2d，两种方案均可，总剂量为 2g/kg，并且必要时可以重复，但无确切重复使用时最短的间隔时间。重复使用丙种球蛋白的前提是在激素无效、出血明显、需要输注血小板的情况下，在血小板输注前先给予丙种球蛋白，以期延长输注的血小板的体内生存时间，发挥止血效果。新诊断 ITP 只采用 IVIG 治疗的患儿不容易发展成为慢性 ITP。

3. 二线治疗方案　对一线治疗无效病例需对诊断再评估，进一步除外其他疾病。然后根据病情酌情应用以下二线治疗。

（1）利妥昔单抗（抗 CD20 单克隆抗体、美罗华）：利妥昔单抗可以替代激素治疗，使 ITP 获得 6～12 个月的缓解，但很难使患儿达到长期缓解。利妥昔单抗会使免疫系统受损，引起严重感染，因此在使用之前应该进行疫苗接种，使用之后加强丙种球蛋白的输注。标准剂量方案为 375mg/m²，静脉滴注，每周 1 次，共 4 次；小剂量方案 100mg/m²，每周 1 次，共 4 次。一般在首次注射 4～8 周起效，使用时多数儿童耐受良好，但可在用药后出现血清病。使用半年内应注意获得性体液免疫功能低下。

（2）促血小板生成剂：目前中国用于治疗 ITP 的促血小板生成剂是重组人血小板生成素（TPO）。对于严重出血，一线治疗无效可选用。TPO 剂量：$1.0\mu g/(kg \cdot d) \times 14d$，观察疗效。该药儿童应用副作用轻微，可耐受。

（3）免疫抑制剂及其他治疗：常用的药物包括硫唑嘌呤、长春新碱、环孢素 A 及干扰素等，可酌情选择免疫抑制剂。但治疗儿童 ITP 的疗效不肯定，毒副作用较多，应慎重选择且密切观察。

（4）脾切除：脾切除疗效确切，但考虑到儿童 ITP 是一个良性疾病，脾脏是儿童特别是幼儿的一个非常重要的免疫器官，且治疗 ITP 的新药不断涌现，因此目前的常规做法是在其他二线药物使用无效后，可以考虑脾切除，但一定要加强免疫支持治疗和感染的预防。脾切除后可影响患儿免疫功能并可能引起脓毒血症的发生，因此脾切除后要进行疫苗接种和免疫功能监视。

4. ITP 的紧急治疗　若发生危及生命的出血，应积极输注血小板以达迅速止血的目的。同时联合大剂量甲泼尼龙和丙种球蛋白治疗。一般是在使用大剂量甲泼尼龙和丙种球蛋白后开始血小板输注，紧急止血效果更好。甲泼尼龙冲击治疗 $10\sim30mg/(kg \cdot d)$ 共用 3d，和（或）静脉输注丙种球蛋白 $1g/(kg \cdot d)$ 连用 2d，以保证输注的血小板不被过早破坏。血小板输注效果差或者出血严重而又缺乏血小板的紧急情况，可以考虑使用人重组凝血因子Ⅶa（rFⅦa，商品名：诺奇）。

【预后】

目前尚缺乏特异性指标来预测 ITP 的自然病程和转归。新诊断 ITP 患儿如果对一线和二线治疗方案不敏感，将可能会发展成为持续性 ITP（3～12 个月）和慢性 ITP（＞1 年）。占到儿童 ITP 的 3%～5%。持续性血小板低下易引起严重的出血，包括颅内出血，同时患儿的日常学习和社会活动受到限制，使其生活质量下降。同时少部分患儿诊断后2～3年病情也可以获得自发缓解。

【经验指导】

1. ITP 的治疗应更加集中在改善出血症状，降低出血相关性死亡上，而不是纠结在血小板计数上。

2. 再障早期常可见仅血小板一系下降，因此易被误诊为 ITP。但再障和 ITP 骨髓检查表现差异显著，因此在诊断 ITP 时，如果条件允许，建议进行骨髓检查以便鉴别。

3. 应用肾上腺皮质激素前应及时完善相关检查，如骨髓检查及免疫指标检测等，以避免激素影响检查结果。

4. ITP 为排他性诊断，需根据临床表现、实验室检查及参考诊断及鉴别诊断标准做出诊断，在治疗的过程中，若疗效不佳，需对疾病进行重新评估。

5. 虽然小儿血小板减少症以 ITP 最为常见，但只有排除了继发性血小板减少性因素，ITP 诊断方可靠。特别是常规治疗无效者，更应注意及时地复查骨髓，有时多次复查才能定诊继发性因素。应警惕一些疾病，在某个时期或某个骨髓象下可能易误诊为 ITP。

6. 血小板减少程度与是否发生出血不完全相关，但颅内出血多发生于血小板计数 $<10\times10^9/L$ 时。

（孙若文）

第七节　血　友　病

【概述】

血友病（hemophilia）是一种 X 染色体连锁的隐性遗传性出血性疾病，分为 A、B 两型。其中血友病 A 是凝血因子Ⅷ即 AHG 缺乏症，血友病 B 是凝血因子Ⅸ即 PTC 缺乏症，血友病 A 多见，占 80%～85%，血友病 B 占 15%～20%。既往把凝血因子Ⅺ缺乏称为血友病 C，因其是常染色体隐性遗传疾病，故目前更名为凝血因子Ⅺ缺乏症。血友病是一种终身性疾病，临床以自发或轻微外伤后出血难止为共同特征。目前输注凝血因子进行替代是唯一有效的治疗手段。对于中、重度血友病需进行理想的预防治疗，防止成年期致残。遗传规律为男性发病、女性携带、隔代遗传，因而应用产前性别或基因诊断方法判断胎儿是否患血友病具有意义。

【病因及发病机制】

血友病 A 和血友病 B 由女性传递，男性发病，女性纯合子极少见。有或无家族史，有家族史者符合 X 连锁隐性遗传规律。如血友病 A 男性患者与正常女性婚配，所生育男性均为正常，女性则均为携带者；血友病 A 女性携带者与正常男性婚配，所生育男性 50%为血友病 A 患者，女性则有 50%为血友病 A 携带者。凝血因子Ⅷ（FⅧ）基因位于 X 染色体长臂末端（Xq28），全长为 186kb，由 26 个外显子和 25 个内含子组成，已发现约有 300 多种基因突变。点突变、小的基因缺失引起轻度 FⅧ缺乏。终止密码子、大的基因缺失、插入、移位、无义突变等常引起严重的 FⅧ缺乏和临床表型。已证实 FⅧ22 内含子倒位突变引起 FⅧ严重缺乏是重型血友病 A 的发病机制。约 30%的患者无家族史，其发病可能由基因突变所致。

凝血因子Ⅸ（FⅨ）基因位于 X 染色体长臂末端（Xq27），全长为 34kb，有 8 个外显子和 7 个内含子。导致血友病 B 的基因缺陷类型十分繁多，且无明显的突变热点，目前已知的 FⅨ基因突变有近 600 种。由于血友病 B 的基因缺陷有明显异质性，几乎每个血友病 B 家系中存在其独自的缺陷类型。

【临床特点】

出血症是血友病的主要临床表现，发生的早晚和轻重与凝血因子活性相关，通常血友病 A 较血友病 B 出血症重。

1. 关节出血　占所有出血表现的 70%～80%，是血友病最常见也最具特征性的出血表现，也是血友病致残的主要原因。常易受损的关节包括膝、踝、髋、肘、腕、肩等处，形成关节血肿，分为急性期、关节炎期、关节畸形期，可形成"假瘤"。

2. 肌肉出血　重型血友病常发生肌肉出血和血肿，多发生在创伤或用力过久后的承重肌肉。深部肌肉出血可引起活动受限和纤维变性。

3. 内脏出血　常见有消化道出血、泌尿道出血、颅内出血，是常见的致死原因。

4. 创伤或手术后出血　不同程度的创伤或手术均可引起严重的出血。

5. 皮肤、黏膜出血　皮下组织、口腔及牙龈黏膜易受伤出血，幼儿乳牙脱落也可出血不止。

根据 FⅧ或 FIX 的活性水平，分为轻型、中型和重型，见表 9-7-1（浙江省血友病诊疗专家指导意见）。

表 9-7-1　血友病的临床分型

临床分型	凝血因子活性	临床特点
轻型	5%～40%	罕见自发性出血，主要是创伤、手术后出血明显
中型	1%～5%	有自发性出血，多在创伤、手术后有严重出血
重型	<1%	反复自发性出血，见于皮肤、关节、肌肉、内脏等

【辅助检查】

1. 实验室检查

（1）血小板计数正常、凝血酶原时间（PT）、凝血酶时间（TT）均正常、出血时间正常、血块回缩试验正常、纤维蛋白原定量正常。

（2）重型血友病中部分活化凝血活酶时间（APTT）显著延长，轻型血友病 APTT 可轻度延长或正常。

（3）FⅧ或 FIX因子活性测定：凝血因子Ⅷ活性（Ⅷ：C）、凝血因子Ⅸ活性（Ⅸ：C）均明显下降；血管性血友病抗原（vWF：Ag）正常。

（4）抑制物检测：①血友病患者在第 1～50 个暴露日应定期进行抑制物检测；②出现既往剂量输注后止血效果越来越差、出血难以控制时检测抑制物；③任何手术之前应进行抑制物筛查。

（5）基因检测：确定致病基因。

2. 影像学检查

（1）X 线检查：血友病性骨关节病判断。

（2）CT 检查：对血友病性骨关节病的早期骨侵蚀和关节囊积血、滑膜增生等病变更敏感，诊断是否颅内出血。

（3）MRI 检查：具有较好的组织分辨率，判断早期软骨的病变。

【诊断及诊断标准】

根据病史、出血症状及家族史，结合检验 APTT 延长，FⅧ或 FIX活性下降可确诊，有条件者进行基因学检测以确定致病基因。

【鉴别诊断】

1. 血管性假性血友病（von Willebrand's disease，vWD）是由 von Willebrand 因子（vWF）基因缺乏而引起的遗传性出血性疾病。当 vWF 基因缺陷后，产生的 vWF 量及质异常，致促进凝血活性（Ⅷ：C）的血浆水平降低，出现皮肤、黏膜出血倾向，最常见为鼻出血。本病发病率为 1%。

2. 维生素 K 缺乏性出血症（VKDB） 主要以穿刺部位出血为主，颅内出血易发，PT 及 APTT 延长，以维生素 K 依赖性凝血因子Ⅱ、Ⅶ、Ⅸ、Ⅹ下降为主，维生素 K 治疗有效。

3. 获得性血友病 A 非血友病患者体内产生凝血因子

Ⅷ自身抗体而导致凝血因子Ⅷ活性降低的一种出血性疾病。出血发生突然且严重为其主要临床特征。病因包括自身免疫性疾病、女性围生期、恶性肿瘤、药物反应、皮肤病变等。

【治疗】

1. 替代疗法

（1）血友病 A 的按需治疗

1）首选基因重组 FⅧ制剂，其次为病毒灭活的血源性 FⅧ制剂，无条件者可选用冷沉淀或新鲜冰冻血浆等。静脉输注 1U/kg FⅧ，可提高约 2%FⅧ水平。所需剂量为体重（kg）×所需提高因子Ⅷ水平（%）×0.5（不同出血状况的预测补充量：轻度皮下血肿或关节出血 15%～20%，皮下伴肌肉血肿 20%～25%，中重度关节积血或内脏出血 25%～40%，中、大型手术 50%～80%）。

2）由于 FⅧ半衰期为 8～12h，故依据出血程度及部位不同，可每 8～12 小时 1 次，静脉滴注。

3）FⅧ抗体产生后的治疗：①加大 FⅧ的剂量；②改变 FⅧ的制剂类型；③加用凝血酶原复合物；④肾上腺皮质激素；⑤免疫抑制药。

4）不良反应：血源性疾病；各类免疫反应，如溶血、过敏性休克及荨麻疹；发热；肌肉不适感。

（2）血友病 B 的按需治疗

1）有两种选择，一是纯化的 FⅨ浓缩物和含有Ⅸ因子的凝血酶原复合物浓缩物（PCC）。静脉输注 1U/kg FⅨ或 PCC，可提高约 1% FⅨ的水平。所需剂量=体重（kg）×所需提高因子Ⅷ水平（%）。

2）FⅨ半衰期为 18～24h，因此依据出血程度及部位不同，可每 12～24 小时 1 次，静脉滴注。

（3）其他替代治疗

1）冷沉淀物：含有大量 FⅧ、vWF、纤维蛋白原及 FⅦ，但不含有 FⅨ或 FⅪ。

2）新鲜冷冻血浆（FFP）：1ml FFP 中含有 1uFⅧ及 FⅨ。使用 FFP 很难使 FⅧ水平超过 30%，FⅪ超过 25%。适用于不具备凝血因子浓缩物的情况。

2. 药物治疗

（1）轻型血友病也可用去氨基-8-D-精氨酸血管加压素（DDAVP），能提高 FⅧ及 vWF 的水平。每次一般剂量为 0.3mg/kg，快速溶入 30～50ml 生理盐水后静脉注射，每 12 小时 1 次。1～3d 为 1 个疗程。幼儿慎用，2 岁以下儿童禁用。DDVAP 不影响 FⅨ的水平，对血友病 B 的治疗无效。

（2）氨甲环酸：对牙科手术特别有效，可用于控制由长牙和掉牙引起的口腔出血。氨甲环酸通常片剂口服，3～4 次/天，拔牙后口服 7d。

3. 基因治疗　最新研究显示血友病 B 患者单次注射携带肝脏特异性启动子和Ⅸ因子基因（factor Ⅸ-R338L）的单链腺相关病毒（AAV）载体 18 个月后，患者肝脏仍然能够生产约 34%正常水平的因子Ⅸ（重型血友病 B 患者凝血因子Ⅸ活性不足正常水平的 2%）。

4. 预防治疗　是重型或中型并有出血表现的血友病患儿改善关节预后的关键治疗措施。

（1）预防治疗方式：①临时预防（单剂预防）法，在血友病患者进行较剧烈活动前，一次性注射凝血因子制品，以防止活动引起的出血；②短期预防法，指在一段时期内（4～8 周），持续每周注射凝血因子制品 2～3 次，以防止患者出血加重或延缓关节并发症的发生；③长期预防（持续预防）法，自确诊日起，坚持长期使用凝血因子制剂作为预防，以保证患者处于接近正常人的健康水平。

（2）预防治疗时机：①初级预防，指婴幼儿在确诊后第 1～2 次出血时，即开始实施预防治疗。②次级预防，指患者有明显的关节出血/关节损害后，才开始预防治疗。

（3）预防治疗方案：对于血友病患者的预防治疗方案，

目前尚无公认的意见。①血友病 A：欧洲方案 FⅧ制品每次 25～40U/kg，至少每周 3 次。加拿大方案每次 50U/kg，1 次/周；或每次 30U/kg，1 周 2 次；或每次 25U/kg，每周 3 次。中剂量方案每次 15～25U/kg，每周 2～3 次。低剂量方案每次 10～20U/kg，每周 2～3 次。②血友病 B：FⅨ制品每次 25～40U/kg，每周 1～2 次。

【预后】

轻度血友病 A 和血友病 B 出血风险小，预后较好。中、重度血友病反复关节出血可致关节畸形，是致残的主要原因。有颅内出血等重要脏器出血者预后较差，是引起死亡的重要原因之一。

【经验指导】

1. 建议家族中有血友病患者的女性孕前做基因检测，诊断是否为携带者。

2. 血友病 A 患儿不能肌内注射，需要手术或侵入性操作前需检测和补充 FⅧ。

3. 血友病 A 患儿出现头痛、呕吐等表现应注意颅内出血可能。

4. 外伤或手术时要根据具体情况替代治疗至安全范围。

5. 对于中、重型血友病根据情况进行预防治疗，减少或防止脏器出血及关节畸形的发生。

6. 避免服用阿司匹林、吲哚美辛、双嘧达莫等抑制血小板功能的药物。

（王　弘）

第八节　晚发性维生素 K 缺乏性出血症

【概述】

维生素 K 缺乏性出血症（vitamin K deficiency bleeding

disease，VKDB）可分为早发型 VKDB、经典型 VKDB 和晚发型 VKDB。晚发型 VKDB 又称为乳儿期维生素 K 缺乏症或新生儿出血症晚发型，通常指出生后 7d 至 6 个月的新生儿和婴幼儿，因其血浆中维生素 K 浓度低下，影响维生素 K 依赖性凝血因子的合成，从而具有发生严重出血（甚至颅内出血）的风险。其是一类可预防性疾病。VKDB 根据是否存在潜在诱发因素，又可分为特发性和继发性。另外，维生素 K 水平下降、维生素 K 缺乏诱导蛋白（PIVKA-Ⅱ）阳性、凝血酶原时间（PT）延长，但并无出血症状，称为维生素 K 缺乏的亚临床表现。

【病因及发病机制】

维生素 K 依赖性凝血因子和调节蛋白，包括凝血因子Ⅱ、Ⅶ、Ⅸ、Ⅹ及蛋白 C 和蛋白 S。在维生素 K 依赖羧化酶催化下才能转化成具有凝血功能的生物活性凝血因子。而维生素 K 缺乏或利用障碍时将影响 γ-羧基化，使得这些凝血因子中谷氨酸不能形成 γ-羧基谷氨酸残基，从而成为异常的不能参与凝血反应的因子，表现为凝血因子活性降低，凝血障碍而引起出血症。

【临床特点】

1. 起病急骤，发病前大多健康，多见于出生后 4～8 周的母乳喂养儿，既往可有腹泻、黄疸或口服广谱抗生素等病史。

2. 颅内出血为首发表现者占 50%以上，占该年龄段颅内出血病因的首位。表现为急性或亚急性颅内出血，以蛛网膜下腔、硬膜下、硬膜外出血常见，脑室及脑实质出血少见。临床以颅内高压及血肿压迫脑组织所致神经定位症状为主，表现为烦躁不安、精神不振、前囟膨隆、颅缝增宽、头围增大、频繁呕吐、反复抽搐等，严重者可出现昏迷、意识丧失、双眼凝视、瞳孔大小不等、呼吸不规则、脑疝等。

3. 严重出血者可同时伴有皮肤及黏膜紫癜、瘀斑，近

50%的患儿以注射部位出血不止及瘀斑为首发表现。消化道出血可有呕血及便血。

4. 出血严重者可同时伴有失血性贫血，贫血可呈进行性加重，表现为面色、口唇及睑结膜苍白。

5. 患儿可有肝大，可伴有发热、黄疸等症状。

【辅助检查】

1. 实验室检查

（1）血象：血小板计数正常，可有程度不等的贫血，且为正细胞正色素性贫血，监测血常规可有血红蛋白进行性下降，白细胞计数正常，伴发细菌感染时白细胞计数会升高。

（2）出凝血检测：出血时间（BT）正常，PT 延长，多数延长至正常对照 2 倍以上，轻度 VKDB 只有 PT 延长，重度者还伴有 APTT 延长，以及凝血因子 II、VII、IX、X 活性明显降低，纤维蛋白原含量（FIB）正常，D-二聚体可增高。

（3）维生素 K 检测：使用高压液相层析法可直接测定血中维生素 K 含量。

（4）维生素 K 缺乏诱导蛋白（PIVKA-II）检测：采用免疫学或电泳法直接测定无活性凝血酶原，阳性即表示维生素 K 缺乏。

（5）生化检查：总胆红素增高，以间接胆红素增高为主，可伴有氨基转移酶的增高。

2. 影像学检查

（1）超声检查：确定是否颅内出血及位置、范围。

（2）头部 CT：确定颅内出血部位、范围及随访疗效，评估预后。

3. 眼底检查　可证实视盘水肿、出血，可帮助诊断。

【诊断及诊断标准】

1. 突然出现的出血和维生素 K 依赖性凝血因子水平的降低。

2. 国际标准化比值（INR）≥4 倍标准值，PT≥4 倍标准值，且符合以下 3 项中的 1 项。

（1）血小板计数正常或升高，FIB 水平正常，无纤维蛋白降解产物。

（2）维生素 K 治疗后 PT 恢复正常。

（3）PIVKA-Ⅱ 阳性。

【鉴别诊断】

1. 血友病　是先天性凝血因子缺乏所致的出血症，凝血因子Ⅷ或Ⅸ活性降低，以外伤后或自发性出血症和关节出血最常见，也可发生颅内出血，仅 APTT 延长。

2. 颅内感染　为中枢神经系统感染性疾病，有发热、感染中毒症状，可伴有抽搐及颅内高压表现，脑脊液非血性。

【治疗】

1. 维生素 K 治疗　维生素 K_1 每次 5～10mg，每天 1 次，静脉注射，连用 3～5d，若出血较重，出现出血性休克表现时，应立即输注新鲜冷冻血浆或凝血酶原复合物，以迅速止血。

2. 紧急输血　出血重者或进行性出血者，应输注悬浮红细胞以使血红蛋白维持在贫血阈值以上或为正常值。

3. 对症处理　①颅内高压：止血后用 20%甘露醇每次 2～5ml/kg，但不宜过早应用，以免加重颅内出血。若无效，加用地塞米松每次 0.3～0.5mg/kg，或呋塞米每次 1mg/kg，使前囟门保持平软。②抗惊厥：5%水合氯醛每次 1～2ml/kg 或地西泮每次 0.3～0.5mg/kg。若控制不住，可用麻醉环。

4. 外科处理　常规治疗无效，有压迫症状并有反复抽搐并有神经定位者，经 CT 或超声检查后，应由脑外科清除血肿或硬膜下穿刺引流。

【预后】

无颅内出血者给予维生素 K、新鲜冷冻血浆和凝血酶原复合物等治疗后很快痊愈。颅内出血者预后与出血部位及出血量相关，硬膜下出血预后较好，蛛网膜下腔出血次之，脑内出血的预后较差，伴发脑疝者预后最差。

【经验指导】

1. 所有新生儿都应接受维生素 K 预防。

2. 6 月龄内母乳喂养、慢性腹泻、长期口服磺胺类药物或广谱抗生素应用史、婴幼儿肝炎综合征、肠道吸收功能障碍、胆汁淤积症患儿，一旦发现针刺部位出血不止，应首先考虑本病。

3. 怀疑或诊断 VKDB，即使无中枢神经系统症状，也需要尽早进行头 CT 检查以确诊有无颅内出血及判定预后。

4. 怀疑或诊断 VKDB 时应在给予有效治疗和止血前避免肌内注射和进行有创操作。

（王　弘）

第九节　弥散性血管内凝血

【概述】

弥散性血管内凝血（disseminated intravascular coagulation，DIC）由多种病因所引起，发生于许多疾病过程中的一种获得性出血综合征。主要特征是致病因素损伤微血管体系，导致凝血活化，全身微血管血栓形成、凝血因子大量消耗并继发纤溶亢进，引起以出血及微循环衰竭为特征的临床综合征。根据病情进展快慢分为暴发型、急性型、亚急性型和慢性型；新的分型包括代偿型、去纤维蛋白综合征型、原发纤溶型和微血栓病性血小板减少型。DIC 的临床过程包括高凝状态期、消耗性低凝期、继发性纤溶亢进期和脏器衰竭期。

【病因及发病机制】

DIC 不是一个独立的疾病，而是一种获得性综合征，常见引起 DIC 的基础疾病如下：

（1）感染：包括细菌、病毒、支原体、真菌、原虫和立克次体等，如严重脓毒症、重症肺炎、重型肝炎、流行性出血热等。

（2）组织创伤：外科大手术、挤压伤、烧伤、产科并发症等。

（3）血液病及肿瘤：急性早幼粒细胞白血病、淋巴瘤、溶血尿毒综合征、血栓性血小板减少性紫癜、阵发性睡眠性血红蛋白尿症等。

（4）心血管疾病：巨大血管瘤、海绵状血管瘤、发绀型先天性心脏病、肾静脉血栓等。

（5）血管内抗原抗体反应：溶血性输血反应、药物性疾病等。

（6）新生儿疾病：新生儿硬肿症、窒息、呼吸窘迫综合征、新生儿溶血病等。

（7）其他：中毒、蛇咬伤及药物等。

上述病因导致：

（1）凝血酶原形成

1）血管内皮广泛受损：细菌及内毒素、病毒、缺氧和酸中毒等均可损伤血管内皮细胞，使血管胶原暴露，促使血小板聚集和因子Ⅶ激活，相继激活多种凝血因子，最终形成凝血酶原酶，因为参与反应的各种因子都存在于血浆中，这一凝血途径被称为内源性凝血系统。

2）组织破坏：严重创伤、烧伤、外科大手术、恶性肿瘤时，损伤和坏死组织可释放组织因子（或称因子Ⅲ）入血，形成凝血酶原酶。由于因子Ⅲ来源于组织，故被称为外源性凝血系统。目前认为组织因子释放引起的外源性凝血系统激活是造成 DIC 的主要途径。

3）促凝物质释放：损伤的红细胞、白细胞和血小板可释放大量的促凝物质如磷脂蛋白、血小板 3 因子（PF3），加速凝血过程。

（2）凝血酶形成：凝血酶原在凝血酶原酶的作用下，形成凝血酶。

（3）纤维蛋白形成：纤维蛋白首先形成纤维蛋白单体，进而形成稳定的不溶性的纤维蛋白。与凝血系统保持相对平衡的是纤维蛋白溶解系统，它的主要功能是将沉积在血管中的纤维蛋白溶解，去除由于纤维蛋白沉着引起的血管阻塞。纤维蛋白溶解过程大致分为两个阶段：先是纤溶酶原被激活，形成纤溶酶。随后纤溶酶分解纤维蛋白，形成纤维蛋白降解产物。临床呈现高凝血期或播散性微血栓形成期（早期）、消耗性低凝期（中期）、继发性纤溶亢进期（晚期），而各期并无截然分界，可同时存在。

【临床特点】

DIC 由多种不同原因促发，而产生的病理和临床表现大致相同，主要表现为溶血、栓塞、出血、休克和器官功能衰竭。

1. 出血　DIC 最常见症状，表现为自发、广泛和多部位出血，皮肤、黏膜出血点及瘀斑、穿刺部位出血、手术创面出血、消化道出血、泌尿道出血、子宫出血，严重者可发生颅内出血。

2. 微血管病性溶血　大量红细胞机械性破坏所致血管内溶血，临床可见苍白、黄疸、血红蛋白尿、腰腹痛、发热等。

3. 多发性微血管栓塞　组织和脏器微血栓形成，可栓塞在任何部位。

4. 多脏器功能障碍及衰竭　肺脏受累可出现呼吸困难、发绀、咯血、呼吸衰竭；肾脏受累表现为少尿、血尿甚至肾衰竭；胃肠道受累时表现为恶心、呕吐、腹痛、胃肠道出血坏死等；脑栓塞可出现昏迷、抽搐及脑功能衰竭等。

5. 休克　表现为一过性或持久性血压下降。DIC 与休克互为因果，恶性循环。休克不能用原发病解释或顽固休克不易纠正。

【辅助检查】

1. 反映凝血因子消耗的证据

（1）血小板计数减少：常降至 $100 \times 10^9/L$ 以下或呈进行性下降。

（2）出血时间（BT）和凝血时间（CT）延长：但在高凝状态时，凝血时间可缩短。

（3）凝血酶原时间（PT）延长：超过正常对照 3s 以上有意义（出生 4d 内的新生儿 PT 超过 20s 才有意义）。

（4）纤维蛋白原（FIB）减少：低于 1.5g/L 有意义，个别高凝血期病例反可升高超过 4.0g/L。

（5）部分激活的凝血活酶时间（APTT）延长：年长儿正常为 42s，新生儿 44～47s，早产儿范围宽。APTT 比正常对照延长 10s 以上才有临床意义。高凝血期 APTT 可缩短，低凝血期及继发纤溶期 APTT 延长。

（6）抗凝血酶Ⅲ（AT-Ⅲ）测定：DIC 早期血浆中 AT-Ⅲ即明显减少。

（7）其他：如因子Ⅷ测定、蛋白 C 测定在 DIC 时浓度下降。

2. 反映纤溶系统活化的证据

（1）血浆鱼精蛋白副凝试验（3P 试验）：此试验在 DIC 早期多阳性，但晚期以纤溶亢进为主时，因纤维蛋白单体形成很少，所形成的可溶性复合物也少，故 3P 试验常为阴性。新生儿 3P 试验应在出生 2d 以后才有诊断价值。有些疾病如恶性肿瘤、肝肾疾病及手术创伤后也可出现 3P 阳性。

（2）优球蛋白溶解时间（ELT）：正常为 90～120min，<70min 提示纤维蛋白溶解亢进。

（3）纤维蛋白降解产物（FDP）含量测定：正常人血清 FDP<10mg/L，超过 20mg/L 提示纤维蛋白溶解亢进。

（4）D-二聚体（D-Dimer）测定：＞0.5mg/L 有意义，此试验对 DIC 有特异性。

3. DIC 早期诊断标志物　凝血酶抗凝血复合物。

【诊断及诊断标准】

诊断标准包括存在引起 DIC 的原发疾病，有两项以上临床表现，并存在如下这些项目中 3 项阳性：①血小板计数＜100×10⁹/L 或进行性下降（肝病时血小板计数≤50×10⁹/L）。②血浆纤维蛋白原含量＜1.5g/L（白血病及其他恶性肿瘤＜1.8g/L，肝病＜1.0g/L）。③3P 试验阳性或血浆 FDP＞20mg/L（肝病 FDP＞60mg/L），或 D-二聚体水平升高≥4 倍。④PT 缩短或延长 3s 以上或呈动态变化（肝病时 PT 延长 5s 以上），APTT 缩短或延长 10s 以上。⑤纤溶酶原含量及活性降低。⑥AT-Ⅲ含量及活性降低＜60%（不适于肝病）或蛋白 C 下降。⑦血浆因子Ⅷ：C 活性＜50%（肝病必须具备）。

中国弥散性血管内凝血诊断积分系统（CDSS）：DIC 是一个动态的病理过程，检测结果只反映这一过程的某一瞬间，利用 CDSS 更有利于 DIC 的诊断，见表 9-9-1[弥散性血管内凝血诊断中国专家共识（2017 年版）]。

表 9-9-1　中国弥散性血管内凝血诊断积分系统（CDSS）

积分项	分数
存在导致 DIC 的原发病	2
临床表现	
不能用原发病解释的严重或多发出血倾向	1
不能用原发病解释的微循环障碍或休克	1
广泛性皮肤、黏膜栓塞、灶性缺血性坏死、脱落及溃疡形成，不明原因的肺、肾、脑等脏器功能衰竭	1
实验室指标	
血小板计数	
非恶性血液病	

积分项	分数
≥100×10⁹/L	0
（80～<100）×10⁹/L	1
<80×10⁹/L	2
24h 内下降≥50%	3
恶性血液病	
<50×10⁹/L	1
24h 内下降≥50%	1
D-二聚体	
<5mg/L	0
5～9mg/L	2
≥9mg/L	3
PT 及 APTT 延长	
PT 延长<3s 且 APTT 延长<10s	0
PT 延长≥3s 或 APTT 延长≥10s	1
PT 延长≥6s	2
纤维蛋白原	
≥1.0g/L	0
<1.0g/L	1

非恶性血液病，每天计分 1 次，≥7 分时可诊断为 DIC；恶性血液病，临床表现第一项不参与评分，每天计分 1 次，≥6 分时可诊断为 DIC；PT，凝血酶原时间；APTT，部分激活的凝血活酶时间

【鉴别诊断】

1. **血栓性血小板减少性紫癜** 是一组以血小板血栓为主的微血管血栓出血综合征，其主要临床特征包括微血管病性溶血性贫血、血小板减少、神经精神症状、发热和肾脏受累等。

2. **溶血尿毒综合征** 是以微血管内溶血性贫血、血小板减少和急性肾衰竭为特征的综合征。

3. **原发性纤溶亢进** 原发性纤溶亢进时无血管内凝血

存在，无血小板消耗与激活，血小板计数正常，D-二聚体正常或轻度增高。

4. 严重肝病 多有肝病病史，肝功能损害及黄疸明显，血小板轻度减少，脾功能亢进时可有全血细胞减少。凝血因子Ⅷ活性正常或升高。纤溶亢进与微血管病性溶血表现少见。

【治疗】

1. 治疗原发病 治疗原发病和消除诱因是终止 DIC 病理过程的关键环节。

2. 肝素的应用 可阻断或减慢血管内凝血，是 DIC 治疗最常用的药物。一般主张在 DIC 早期应用效果较好。适应证：①处于高凝血状态者；②血型不合输血；③严重感染；④急性白血病，尤其是急性早幼粒细胞白血病；⑤急性重症肝炎；⑥肿瘤转移。禁忌证：①蛇毒；②出血性疾病；③严重肝病伴多种凝血因子及血小板减少；④活动性出血者。

（1）剂量和用法：①在高凝血期可达 0.5～0.75mg/kg，静脉滴注，每 4～6 小时 1 次；或以每小时 15μg/kg 速度持续静脉滴注；②对低凝血期目前倾向于小剂量或超小剂量，10～15μg/kg，每 4～6 小时 1 次，或 5μg/kg 每 4～6 小时 1 次，尤其已经有明显出血倾向或出血较多时；③DIC 早期，临床症状不明显，实验室检查仅有 1～2 项异常如血小板计数下降，D-二聚体阳性，而其他指标改变不明显时，可用超小剂量 5μg/kg，每天 2～3 次给予。在应用肝素期间必须密切观察病情并监测凝血时间，要求凝血时间控制在 20～30min，如<20min 可加大剂量，如>30min 且出血加重，可能是肝素用量过大，应停用，必要时静脉注射鱼精蛋白中和之。此外应注意个体化原则，对肝肾功能不好者，肝素量宜缩小，间隔要长，可间隔 12h 1 次，现主张用低分子量肝素（速碧林等），可减少出血等不良反应发生。

（2）停药指征：①诱发 DIC 的原发病已控制或缓解；

②用药后病情好转，出血停止，血压稳定；③凝血酶原时间和纤维蛋白原恢复正常或接近正常（一般于 1～3d 恢复），即可逐渐减量至停药。用药时间一般尽可能持续 3～7d，血小板的回升缓慢（数天至数周），不宜作为停药的指征。

3. 补充血小板和凝血因子　应在 DIC 凝血因子消耗期或低凝血期补充血小板和凝血因子，且一般与肝素同时应用。

（1）新鲜血浆：每次 10～15ml/kg，可补充凝血因子并有助于纠正休克和改善微循环。

（2）新鲜冷冻血小板：血小板计数低于 20×10^9/L，有活动性出血倾向，需紧急输注血小板。

（3）纤维蛋白原：适用于有明显低纤维蛋白原血症或出血严重者，以使血浆纤维蛋白原＞1.0g/L 为宜。

（4）其他凝血因子制剂：DIC 的中、晚期可以出现多种凝血因子的缺乏，可输注凝血酶原复合物、Ⅷ：C 因子浓缩剂、维生素 K。

4. 抗纤维蛋白溶解药物　只有在 DIC 中、晚期以纤维蛋白溶解亢进为主，出血严重时，最好在肝素化的基础上慎用纤维蛋白溶解抑制药，可能有助于 DIC 后期的治疗。

（1）氨基己酸（6-氨基己酸，EACA）：每次 0.08～0.12g/kg，缓慢静脉注射或稀释后静脉滴注。

（2）氨甲苯酸（对羧基苄胺，PAMBA）：每次 8～12mg/kg，每天 2 次，静脉滴注。

（3）氨甲环酸（止血环酸，AMCA）：每次 10mg/kg，静脉滴注。

5. 溶栓治疗　DIC 后期，凝血和纤溶过程已基本终止，而脏器功能恢复欠佳，有明显血栓栓塞证据者，尚在试验探索阶段。

（1）尿激酶：首剂 4000U/kg，静脉注射，后 4000U/h 持续静脉滴注，连用 3～5d。

（2）单链尿激酶：80mg 加入 5%～10%葡萄糖溶液静脉

滴注，60～90min。1～2 次/天，持续用药 3～5d。

6. 对症支持治疗 纠正酸中毒和水、电解质紊乱，保持内环境稳定，保持呼吸道通畅、心血管功能稳定等。

【预后】

DIC 的病死率高达 30%～80%。引起 DIC 的原发病和诱因的治疗效果对 DIC 的预后至关重要。

【经验指导】

1. 临床中遇到不明原因的出血、栓塞或不能用原发病解释或顽固不易纠正的休克要警惕 DIC 的发生。

2. 有明确原发疾病，治疗过程中发生血小板计数下降或呈进行性下降趋势，出血加重或凝血异常，需警惕 DIC 的发生。

（王　弘）

第十节　传染性单核细胞增多症

【概述】

传染性单核细胞增多症（infectious mononucleosis，IM）是因 EB 病毒（EBV）感染所致的一种多脏器受累的急性或亚急性全身性免疫异常疾病。其典型临床"三联征"为发热、咽扁桃体炎和颈部淋巴结肿大，可合并肝脾大、外周血异型淋巴细胞增高。IM 是一种良性自限性疾病，多数预后良好。少数可出现噬血综合征等严重并发症。本病主要经过口或飞沫传播，偶可经血传播。全年均可发病，但冬季至初春较多，多为散发，可引起流行。在我国儿童 IM 发病高峰人群为学龄前和学龄儿童。80%的病例<13 岁，最小者 3 月龄。本病具有终身免疫力，EBV 抗体持续存在甚至达终身，偶有再感染者。

【病因及发病机制】

EBV 具有嗜淋巴细胞性和嗜上皮细胞性的特点。在 IM 中 EBV 主要感染 B 淋巴细胞，继而引起 T 淋巴细胞的强烈反应，刺激 CD4$^+$T 淋巴细胞产生 TH1 型细胞因子，激活 NK 细胞和 CD8$^+$T 淋巴细胞并大量增殖（即异型淋巴细胞），其产生的 EBV 特异性细胞毒性 T 淋巴细胞，杀伤 EBV 感染的 B 淋巴细胞并抑制其增殖，从而导致本病病程自限。其病理改变是淋巴细胞的良性增生，各重要脏器及淋巴结均可出现异型淋巴细胞浸润及局限性病灶。

【临床特点】

IM 一般接触传染的潜伏期为 2～4 周，临床分前驱期、腺肿期及恢复期。前驱期主要表现为 4～5d 的呼吸道感染症状，部分患儿还有乏力、头痛、畏寒、鼻塞、恶心、食欲缺乏、轻度腹泻等前驱症状。主要临床表现见于腺肿期，呈现发热、咽扁桃体炎和颈淋巴结肿大的典型临床三联征。其主要临床表现如下。

1. 发热　90%～100%的患儿有发热，约 1 周，重者 2 周或更久，幼儿可不明显。热型不定，体温 38.5～40.0℃。全身中毒症状较轻。

2. 淋巴结肿大　是本病的主要表现之一。任何淋巴结均可受累。80%～95%的患儿有浅表淋巴结肿大，以颈部淋巴结肿大最为常见，腋下、腹股沟次之，肘部滑车淋巴结肿大常提示有本病的可能，肠系膜淋巴结肿大可引起腹痛。淋巴结一般呈轻、中度肿大，直径不超过 3cm，质地中等，分散无粘连，无明显压痛。肿大的淋巴结大多需在热退后数周消退。

3. 咽扁桃体炎　最常见为咽峡部充血，扁桃体充血肿大，约 50%的患儿扁桃体有灰白色渗出物，形成假膜或溃疡，可发生水肿，波及悬雍垂及软腭，严重可发生呼吸困难或吞咽困难。25%的患儿上腭有瘀点。

4. 肝脾大 35%～50%的患儿可伴脾大，多为 2～3cm，偶有达盆腔者，质地稍硬，伴有疼痛及压痛，偶可发生脾破裂（发生率为 0.1%～0.5%），多发生于病程的第 2～3 周，是 IM 最常见的危险之一。轻度肝大的发生率为 45%～70%，一般在 2cm 以内，2～3 周消失，部分病例可持续数月。肝大者常伴有肝功能异常，部分患儿有轻度黄疸。

5. 眼睑水肿 15%～25%的患儿可有眼睑水肿或颜面水肿。

6. 皮疹 少数病例（15%～20%）在病后 4～10d 出现形态不一的皮疹，丘疹、斑丘疹常见，亦可见荨麻疹，猩红热样红斑疹及出血性皮疹。多见于躯干，1 周左右即消退，消退后不脱屑不留色素。

7. 其他 重症患儿可并发神经系统疾病，如脑膜炎、脑脊髓膜炎、脑干脑炎或周围神经炎等。急性期偶可发生心肌炎、心包炎、胰腺炎及肾脏受累。

【辅助检查】

1. 血象 外周血象改变是本病的重要特征。早期白细胞总数可正常或偏低，以后逐渐升高，于疾病第 2～3 周达高峰，多在（10～20）×10^9/L，分类以淋巴细胞为主，占比多在 42%～88%。异型淋巴细胞达 10%可考虑诊断，≥20%可肯定诊断。一般病后 2～5d 出现，7～10d 达高峰，少数低热 1～2 个月亦可达 10%以上。年龄越小，阳性率越高，但也有病例很少或没有异型淋巴细胞。

2. 骨髓象 淋巴细胞计数正常或增多，原始淋巴细胞不增多。可有异型淋巴细胞出现，但不及血中所见者多，≥20%可确诊。

3. 血清学检查 嗜异性凝集试验不属于EBV特异性试验，但对 IM 较特异，阳性出现早，有一定诊断价值。>1:56 为阳性，可作为诊断依据。一般病程第 1～2 周出现高峰，持续 3～6 个月消失，个体差异大，临床上约 1/10 的儿童整个病程均为阴性。<5 岁幼儿多为阴性。

4. 病毒特异性诊断

（1）EBV 基因检测：用原位杂交，聚合酶链反应（PCR）方法可检出 B 淋巴细胞负载的 EBV DNA。在 EBV 感染早期，实时荧光定量 PCR 能够准确地检测外周血 B 淋巴细胞的病毒拷贝数。

（2）抗 EBV 特异性抗体诊断：特异性的病毒抗原抗体是诊断 IM 的重要指标。目前常用的诊断抗体有抗病毒壳抗原抗体（抗 EBV-VCA-IgM、IgG、IGA）、抗早期抗原（抗 EBV-EA-IgG 抗体）、抗 EB 核抗（抗 EBV-NA-IgG）。

EBV 感染后体内各抗体滴度变化如图 9-10-1 所示。抗 EBV-VCA-IgM 阳性是 EBV 新近感染的标志。抗 EBV-EA-IgG 抗体一过性升高是近期感染或 EBV 复制活跃的标志，均具有诊断价值。

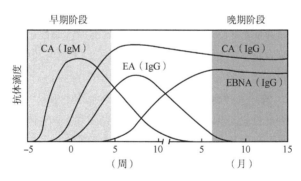

图 9-10-1　EBV 感染后体内各抗体滴度变化趋势图

【诊断及诊断标准】

1. 临床指标　①发热；②咽扁桃体炎；③颈淋巴结肿大；④脾大；⑤肝大；⑥眼睑水肿。

2. 实验室指标

（1）抗 EBV-VCA-IgM 和抗 EBV-VCA-IgG 抗体阳性，且抗 EBV-NA-IgG 阴性。

（2）抗 EBV-VCA-IgM 阴性，但抗 EBV-VCA-IgG 抗体阳性，且为低亲和力抗体。

（3）双份血清抗 EBV-VCA-IgG 抗体滴度 4 倍以上升高。

（4）外周血异型淋巴细胞比例＞10%和（或）淋巴细胞增多≥$5.0×10^9$/L。

3. 诊断标准分为临床诊断病例诊断标准和实验室确诊病例诊断标准，临床诊断病例　满足上述临床指标中任意 3 项及实验室指标中第 4 项，实验室确诊病例：满足上述临床指标中任意 3 项及实验室指标中第 1～3 项中任意 1 项。

【鉴别诊断】

IM 临床表现多种多样，故需与相似疾病相鉴别。诊断困难主要见于：①发病早期；②轻症及幼儿；③主要症状和体征过多或过少；④早期出现严重并发症；⑤缺乏血液学及血清学证据。

1. **传染性单核细胞增多综合征**　除 EB 病毒以外，其他病原体引起的类似IM临床表现者统称为传染性单核细胞增多综合征。病原体包括①巨细胞病毒；②原虫及弓形虫；③支原体；④腺病毒；⑤人类免疫缺陷病毒等。

2. **链球菌所致的扁桃体炎**　约 5%的 IM 咽部培养为 A 族 β 溶血性链球菌，且两种疾病均存在发热、扁桃体白色渗出物及颈部淋巴结肿大。故在两者无法鉴别时，可按链球菌感染治疗 48～72h，症状仍无改善者应考虑 IM 的可能。外周血异型淋巴细胞增多、嗜异性凝集试验阳性及 EBV 特异性抗体阳性可用以鉴别。

3. **病毒性肝炎**　临床症状以黄疸、肝大、氨基转移酶升高为主时，应与病毒性肝炎相鉴别。肝炎病毒病原学检查可以排除相关疾病。

4. **皮肤黏膜淋巴结综合征（川崎病）**　主要注意与不典型川崎病相鉴别，其与 IM 的不同点为：①好发年龄为婴幼儿及较小儿童；②双侧结膜充血，口唇潮红干裂，杨梅舌；

③手足硬肿，掌趾潮红，后期出现指趾端膜状脱皮；④外周血白细胞、粒细胞百分比及血小板计数均升高，红细胞沉降率及 C 反应蛋白显著升高；⑤心脏超声提示冠状动脉瘤或扩张。

5. 颈部淋巴结炎　与 IM 主要鉴别点：①淋巴结肿大有压痛，局部皮肤及皮下组织有红肿；②部分有化脓病灶；③无皮疹；④抗生素治疗有效。

6. 其他　如传染性淋巴细胞增多症、呼吸道感染、急性淋巴细胞性白血病、淋巴瘤等，在鉴别诊断中亦应考虑。

【治疗】

IM 为良性自限性疾病，多数预后良好，以对症治疗为主。

（1）对症治疗：急性期应注意休息，如肝功能损害明显应卧床休息，并按病毒性肝炎给予护肝降酶等对症治疗。

（2）抗病毒治疗：更昔洛韦、阿昔洛韦或伐昔洛韦等药物通过抑制病毒多聚酶，终止 DNA 链的延伸而产生抗病毒作用。抗病毒治疗可以降低病毒复制水平和咽部排泌病毒时间。

例如，更昔洛韦每次 5mg/kg 每 12 小时 1 次，静脉滴注，疗程为 7d，更昔洛韦可能出现头痛头晕、恶心、呕吐、肝功能异常、骨髓抑制等不良反应，使用药物时注意观察，监测血常规、肝功能。

（3）抗生素的使用：如合并细菌感染，可使用敏感抗生素，但忌用氨苄西林和阿莫西林，以免引起超敏反应，加重病情。

（4）糖皮质激素：不主张常规用肾上腺皮质激素，应用指征包括中毒症状重、发生咽扁桃体严重病变或发生水肿、神经系统病变、心肌炎、溶血性贫血、血小板减少性紫癜等并发症的重症患者，短疗程应用糖皮质激素可明显减轻症状，3～7d，一般应用泼尼松，剂量为 1mg/（kg·d），每天最大剂量不超过 60mg。

（5）免疫球蛋白：静脉输注免疫球蛋白具有抗病毒作用，剂量为 0.4g/（kg·d），2～3d，可缩短病程改善预后。

（6）并发症治疗：如呼吸道阻塞发作做气管切开；脾破裂应急诊手术，行脾切除为主，也有建议在无剧烈腹痛及反跳痛，出血情况稳定时可非手术治疗。

【预后】

免疫功能正常的个体自然病程为 1～2 周，部分患者会复发，发热、淋巴结肿大和乏力症状可持续数周至数月。患者血清 LDH 升高情况提示组织损伤程度，可以用于判断病情严重性。病死率为 1%～2%，极少数个体出现致命的并发症，死因常为嗜血细胞综合征、急性重型肝炎引起的严重出血倾向及肝衰竭，多发生在基因或免疫缺陷个体。

【经验指导】

1. 防治脾破裂：脾脏显著增大时应避免任何可能挤压或撞击脾脏的动作：①限制或避免运动，由于 IM 脾脏病理改变恢复很慢，IM 患儿尤其青少年应在症状改善 2～3 个月甚至 6 个月后才能剧烈运动；②进行腹部体格检查时动作要轻柔；③注意处理便秘。

2. IM 患儿应尽量少用阿司匹林退热，因其可能诱发脾破裂及血小板减少。

3. IM 传染性不强，但流行时应予以隔离，以减少传播病毒机会。

（孙若文）

第十一节　噬血细胞综合征

【概述】

噬血细胞性淋巴组织细胞增生症（hemophagocytic

lymphohistiocytosis，HLH）又称为噬血细胞综合征（hemophagocytic syndrome，HPS），是一种免疫异常所导致的过度炎症反应综合征，即"细胞因子风暴"。临床表现为持续发热、肝脾大、全血细胞减少及组织细胞噬血现象，伴有肝功能异常、高三酰甘油、高血清铁蛋白及低纤维蛋白原血症等血生化异常。HLH由于触发因素不同，分为原发性（又称为家族性，familial hemophagocytic lymphohistiocytosis，FHL）和继发性（secondary hemophagocytic lymphohisti-ocytosis，sHLH）两种类型。HLH属于单核-巨噬细胞系统反应性增生疾病。巨噬细胞活化综合征（macrophage-activation-syndrome，MAS）是一种特殊类型HLH，在自身免疫性疾病中可并发。HLH起病急，病情进展迅速，需要临床早期发现，及时治疗。

【病因及发病机制】

由于NK细胞和细胞毒性T细胞功能低下，病毒或其他类型抗原不能被有效及及时清除，致使抗原不断刺激和活化免疫细胞，导致淋巴细胞、单核细胞和巨噬细胞系统异常增殖并大量释放多种细胞因子而引起多器官的炎症反应和细胞损伤。

【临床特点】

1. 持续发热为最常见症状，常规治疗无效。早期即可出现，热型为不规则热、稽留热或弛张热，可伴有进行性衰竭表现。

2. 可有贫血、出血等表现。皮肤苍白或黄染；皮肤、黏膜可出现出血点或瘀斑，血小板重度减少伴有凝血功能异常可加重出血，出现颅内出血、消化道出血等。

3. 皮疹：疹型无特异性，可出现红色斑丘疹，常与高热并行。

4. 肝脾大并可呈进行性增大：50%以上患儿出现浅表或深部淋巴结肿大，可有触痛。肝大、脾大多见，且脾大常较肝大明显。

5. 其他系统损害：疾病进展可累及中枢或周围神经系统，出现抽搐、偏瘫、面神经麻痹等症状。少数患儿可累及胸膜，造成胸腔积液、呼吸窘迫综合征等，也可伴有腹痛、消化道出血、穿孔等表现。

【辅助检查】

1. 实验室检查

（1）血象：多为全血细胞减少，也可表现为两系血细胞减少，血小板减少或进行性下降最为明显。

（2）生化检查：三酰甘油、血清铁蛋白及血清氨基转移酶、乳酸脱氢酶、D-二聚体、胆红素等指标增高，纤维蛋白原、总蛋白及白蛋白、胆碱酯酶等下降，凝血系统可发生凝血酶原时间、部分活化凝血活酶时间延长等。

（3）骨髓象：多为增生性骨髓象，也可以增生减低。早期可见反应性组织细胞，噬血期可见组织细胞显著增生并吞噬红细胞、血小板等噬血现象。

（4）免疫学检测：sCD25（可溶性 IL-2 受体）水平升高；自然杀伤细胞（NK 细胞）活性降低或缺失。

（5）基因学检测：穿孔素相关基因检测。

2. 影像学检查

（1）超声检查：确定肝、脾、淋巴结肿大情况。

（2）肺部及头部 CT：如有呼吸道症状进行肺部炎症评估，是否有胸腔积液及纵隔是否有肿大淋巴结；根据神经系统症状评估是否有颅内出血等。

3. 病理学检查　疑难病例可以做淋巴结、肝或脾脏活检，发现异常浸润的组织细胞呈现吞噬血细胞或组织结构破坏现象，可帮助诊断。

【诊断及诊断标准】

国际组织细胞学会 HLH-2004 诊断标准

1. 符合下列 8 条中的 5 条或以上即可诊断 HLH

（1）发热：持续＞7d，体温＞38.5℃。

（2）脾大。

（3）血细胞减少（累及外周血两系或三系）：血红蛋白＜90g/L，血小板计数＜100×10⁹/L，中性粒细胞数＜1.0×10⁹/L 且非骨髓造血功能降低所致。

（4）高三酰甘油血症和（或）低纤维蛋白原血症：空腹三酰甘油＞3.0mmol/L 或＞265mg/dl 或高于同年龄的 3 个标准差，纤维蛋白原＜1.5g/L 或低于同年龄的 3 个标准差。

（5）高血清铁蛋白血症：铁蛋白（SF）≥500μg/L。

（6）sCD25 水平升高。

（7）NK 细胞活性降低或缺失。

（8）组织病理学标准：骨髓、肝脾或淋巴结中组织细胞增生并可见噬血现象。

2. 发现以下任何一项分子遗传学异常者，结合临床可诊断为 FHL 在目前已知的 HLH 相关致病基因，如 PRF1、UNC13D、STX11、STXBP2、Rab27a、LYST、SH2D1A、BIRC4、ITK、Ap3C4、MAGT1、CD27 等发现病理性突变。

3. 以下病理学、免疫学和生化检查有助于诊断和判断 HLH 的活动状态。

（1）巨噬细胞活化状态：噬血现象、组织细胞表面 CD163 和血清可溶性 CD163、血清铁蛋白和细胞因子浓度。

（2）T 淋巴细胞活化：血清细胞因子浓度和铁蛋白水平。

（3）NK 细胞脱颗粒试验（流式细胞术检测被 K562 细胞激活后 NK 细胞膜 CD107a 的表达）、NK 活性测定、⁵¹Cr 释放试验。

4. HLH 中枢神经系统受累（CNS-HLH）表现为神经和（或）精神症状（如易激惹、惊厥、癫痫、脑膜刺激征、意识改变、共济失调、偏瘫等）；CNS 影像学（头 MRI 提示脑实质或脑膜异常改变）、脑脊液异常[脑脊液细胞＞5 个/μl 和（或）蛋白质升高＞35g/L]等一项或多项征象。

【鉴别诊断】

1. **感染性疾病** 常见的病毒或细菌感染可以有发热、皮疹及以肝功能为主的脏器功能损害等表现,亦可发生反应性组织细胞增多症,但无噬血现象。感染性疾病如果没有得到及时有效地治疗,可以发展为 HLH,所以发热伴肝功能异常、凝血异常、外周血细胞减少及铁蛋白增高者需高度怀疑 HLH 的可能。

2. **肝炎后再生障碍性贫血** 是一种发生在急性或慢性肝炎后期,以外周全血细胞减少,骨髓三系细胞增生下降,临床以贫血、出血及感染为特征的疾病。

3. **朗格汉斯细胞组织细胞增生症(LCH)** 尤其是莱特勒-西韦病有发热、皮疹、肝脾大,肝功能异常、皮疹印片发现单个核的组织细胞,病变组织找到朗格汉斯细胞及 CD1a 和(或)Langerin(CD207)染色阳性可确诊。

4. **自身免疫性疾病** 系统性红斑狼疮、幼年型特发性关节炎全身型、自身免疫性淋巴细胞增生综合征等可以合并 MAS。

5. **非霍奇金淋巴瘤** 非霍奇金淋巴瘤可合并 HLH,或以 HLH 为首发症状。

【治疗】

1. **病因治疗** 对于 DNA 病毒感染,应用更昔洛韦 10mg/(kg·d),每 12 小时 1 次;支原体感染应用红霉素或阿奇霉素;细菌感染在确定细菌后,依药敏试验或经验性选择合理抗生素。

2. **抑制单核-巨噬细胞系统的激活** 肾上腺皮质激素如甲泼尼龙 3～5mg/(kg·d),疗程 4 周;丙种球蛋白 400mg/(kg·d)连用 5～7d 或更长,也可应用冲击量 1g/(kg·d),重者或高热不退者,2～4 周重复应用。

3. **化疗治疗** 应用 HLH-2004 方案

(1)诱导治疗:以地塞米松 10mg/(m²·d)静脉滴注

或口服 2 周，第 3 周开始减量，每隔 2 周减半量至第 8 周减停；依托泊苷（VP-16）150mg/（m²·d）第 1 周（第 1、2 天）；第 2 周（第 8、第 9 天）各静脉输注 1 次，第 3 周开始每周的第 1 天应用 1 次，共 8 周。

（2）维持治疗：地塞米松 10mg/（m²·d）静脉或口服，第 10 周开始，隔周应用，每次连用 3d；VP-16 150mg/（m²·d）第 9 周开始，隔周应用 1 次，共 32 周。伴有神经系统受累需要加用甲氨蝶呤和地塞米松进行鞘内注射。

（3）挽救治疗：如果初始治疗后 2～3 周评估未能达到部分应答及以上的疗效的患者采用 DEP 方案化疗，包括脂质体多柔比星 25mg/（m²·d）第 1 天、VP-16 100mg/（m²·d）第 1 天、甲泼尼龙 1.5～2.0mg/（m²·d）第 1～3 天，0.75～1.0mg/（m²·d）第 4～7 天。

4. 免疫调节剂 胸腺肽。

5. 异基因造血干细胞移植 持续性 NK 细胞功能障碍；证实为 FHL；复发及难治性 HLH；中枢神经系统累及者，需尽早进行以挽救生命。

【预后】

因病因而异，FHL 及肿瘤相关 HLH 预后较差。细菌感染引起的 HLH 治疗及时者预后相对较好，EBV 感染所致，尤其持续 EBV 活化者预后差。HLH-2004 方案 3 年总体生存率为 55%，造血干细胞移植后长期无病生存率为 60%～70%。

【经验指导】

1. HLH 诊断缺乏特异性，临床中对于发热、两系或三系血细胞下降或进行性下降（尤其是血小板）、肝功能异常伴有铁蛋白增高或纤维蛋白原下降的患儿应警惕 HLH 的发生。

2. 对于感染性疾病治疗过程中出现持续发热、血细胞减少、铁蛋白增高的患儿应注意发生 HLH 的节点，给予有效干预，避免进行性加重而危及生命。

3. 对于诊断明确的 HLH，要注意查找可能的原发疾病如非霍奇金淋巴瘤、系统性红斑狼疮、幼年型特发性关节炎全身型等。

4. 儿童患者要给予基因学检查明确是否为 FHL。

5. 是否发现噬血细胞并不影响 HLH 的诊断，不是诊断的必需条件。

（王　弘）

第十二节　急性白血病

【概述】

白血病（leukemia）是造血系统的恶性增生性疾病，其特点为造血组织中某一血细胞系统恶性增生、进入血流并浸润各组织器官，并引起一系列临床表现。我国＜10 岁小儿白血病的发生率为 4/10 万～3/10 万。小儿白血病占儿童肿瘤性疾病的 1/3。急性白血病可发生在儿童期任何年龄段，新生儿亦可发病，但以学龄前及学龄期儿童多见。男性发病率高于女性。小儿白血病中 90%以上为急性白血病，慢性白血病仅占 3%～5%。急性白血病以急性淋巴细胞白血病（acute lymphoblastic leukemia，ALL）为主，占急性白血病的 80%左右，小儿 ALL 的完全缓解（CR）率可达到 95%以上，5 年以上持续完全缓解（CCR）率可达 80%以上，是可以治愈的恶性肿瘤。急性髓细胞性白血病（acute myeloid leukemia，AML）占急性白血病的 15%～20%，却占儿童急性白血病死亡的 50%以上。小儿 AML 的 CR 率可达到 90%以上，5 年以上 CCR 率可达 60%以上，其中急性早幼粒细胞白血病（APL）治愈率高达 90%以上。除了 ALL 及 AML，急性白血病中还包括少见的急性混合细胞白血病（MAL）、急性未分化型白血病（AUL）及更为罕见的多毛细胞白血病、浆细胞白血病、嗜酸粒细胞白血病等。

【病因及发病机制】

1. 内因　遗传易感性：患有其他遗传性疾病或严重免疫缺陷病的患儿，白血病的发病率明显高于一般儿童。白血病患儿家族中可有多发性恶性肿瘤现象。同卵双生中一个儿童发生白血病，另一个儿童患白血病的可能为 20%。

2. 外因

（1）病毒因素：已证实人类 T 淋巴细胞白血病病毒（HTLV）可引起人类 T 淋巴细胞白血病。

（2）物理因素：电离辐射、核辐射致白血病动物实验已经证实。

（3）化学因素：苯及其衍生物、氯霉素、保泰松和细胞毒性药物、有机溶剂及杀虫剂可致白血病。

（4）环境因素：水源和大气污染、食品污染、装修污染等。

随着分子生物学进展，儿童 ALL 已发现近 40 种非随机染色体异常，其中约 50%为染色体易位，多数已明确基因定位，因而更加阐明白血病的本质是基因病、分子病。

【临床特点】

多急性起病，主要临床表现包括贫血、出血、感染和浸润四大主症。

1. 贫血　进行性加重，有就诊时即呈重度或极重度贫血者。

2. 出血　以皮肤黏膜出血多见，亦可以消化道出血、泌尿道出血，重者初诊时即发生颅内出血，危及生命。

3. 感染　感染好发于呼吸道、消化道、皮肤软组织等，亦可发生脓毒症，发热为最常见表现之一，可以为肿瘤热，亦可以为感染性发热。

4. 浸润　肝、脾、淋巴结肿大；骨关节疼痛及胸骨压痛；皮肤结节、肿块、斑丘疹；中枢神经系统白血病；睾丸白血病；胰腺、胃肠道、肾脏等器官浸润；AML-M5 主要为口腔浸润如齿龈增生；AML 还可发生绿色瘤，表现为骨膜上无痛性肿块，侵犯眼眶可导致眼球突出；ALL 易发生泪腺-唾液腺肥大综合征（米库利奇综合征）。

【辅助检查】

1. 实验室检查

（1）血象：外周血白细胞计数增高、红细胞和血红蛋白下降、血小板降低、外周血可见幼稚细胞是急性白血病典型的血常规改变，谓之"一高两低白血化"。但也可以出现一系或两系血细胞改变，或全血细胞减少，亦有血常规正常者。

（2）生化检查：肝功能损害时可发生低蛋白血症、酶学增高、胆红素增高等；凝血系统可发生低纤维蛋白原血症、凝血酶原时间延长等，铁蛋白及乳酸脱氢酶等非特异性肿瘤标志物可增高。

（3）骨髓检查：多见骨髓增生活跃至极度活跃，也可见骨髓增生减低，骨髓中某一系的白血病细胞恶性增生，原始及幼稚细胞≥20%，如果未达到 20%，但有特异性融合基因表达阳性也可诊断，如骨髓中原始及颗粒增多的异常中幼粒细胞＜20%，但 PML-RARα 融合基因阳性亦可诊断急性早幼粒细胞白血病。最常见的 ALL 可由形态学分类（FAB 分型）为以小细胞为主的 ALL-L1 型、以大细胞为主且大小不一的 ALL-L2 型和以大细胞为主的 ALL-L3 型。

（4）骨髓活检：对于骨髓干抽或骨髓坏死的患儿应进行骨髓活检。

（5）细胞组织化学染色：过氧化酶染色、糖原染色、氟化钠抑制等可帮助鉴别白血病细胞类型。

（6）免疫分型：采用流式细胞仪检测可鉴别细胞来源，如 ALL 中可鉴别 B 淋巴细胞系和 T 淋巴细胞系。

（7）细胞遗传学及基因检测：ALL 中可见 t（9；22）即 BCR-ABL 融合基因；t（4；11）即 MLL/AF4 基因重排；t（1；19）即 E2A/PBX1 基因重排。AML-M2 中可见 t（8；21）；AML-M4 中可见 t（4；11）；t（12；21）即 TEL/AML1 基因重排；AML-M5 可见 11p-、MLL 基因重排。

（8）脑脊液检查：脑脊液中细胞形态学或流式细胞计数发现肿瘤细胞是诊断中枢神经系统白血病的重要依据。

2. 影像学检查

（1）胸部 X 线检查：肺部比较容易受累，明确有无肺部感染及程度。

（2）骨骼摄片：显示骨骼浸润改变。

（3）CT 检查：头颅 CT 评估占位及出血，必要时行胸、腹 CT 评估占位、出血及炎症。

（4）MRI 检查：头颅 MRI 评估占位、出血及血管情况，必要时胸、腹、骨骼 MRI。

（5）超声检查：肝、胆、脾超声明确浸润等情况，睾丸超声显示有无睾丸浸润，心脏超声了解心功能。

【诊断及诊断标准】

1. 儿童 ALL 的诊断标准[儿童急性淋巴细胞白血病诊疗规范（2018 版）]　所有疑诊病例需经形态学-免疫学-细胞遗传学-分子生物学（morphology-immunophenotype-cytogenetics-molecularbiology，MICM）诊断与分型，并需符合以下标准其中一项。

（1）骨髓形态学标准：按照 WHO 2016 诊断标准，骨髓中原始及幼稚淋巴细胞≥20%。

（2）若幼稚细胞比例不足 20%必须要有分子诊断确定存在 ALL 致病基因，如 ETV6-RUNX1。

2. AML 的诊断标准[WHO（2016）造血和淋巴组织肿瘤分类标准]　诊断 AML 的外周血或骨髓原始细胞比例下限为 0.200。当患者被证实有克隆性重现性细胞遗传学异常

t（8；22）（q22；q22）、inv（16）（p13q22）或 t（16；16）（p13；q22）及 t（15；17）（q22；q12）时，即使原始细胞<0.200，也应诊断为 AML。

【鉴别诊断】

1. 类白血病反应　在原发疾病如严重的感染、溶血、过敏等基础上，外周血出现白细胞增高，出现某一系统血细胞的核左移现象，外周血出现幼稚细胞，同时可伴有肝、脾、淋巴结肿大。骨髓检查可进行鉴别，原发疾病控制后可恢复。

2. 风湿与类风湿关节炎　可有发热、关节痛、贫血、白细胞计数增高等与 ALL 类似。但肝、脾、淋巴结多不肿大，无出血表现，骨髓检查不难鉴别。

3. 神经母细胞瘤　可出现全血细胞减少、骨髓转移的 NB 可出现 ALL 样血象，临床表现可有突眼等与 AML 相似，可有肝脾淋巴结肿大，但骨髓中肿瘤细胞呈菊团状排列或砌墙样改变，尿香草扁桃酸（VMA）增高，且多数可找到原发肿瘤灶。

4. 再生障碍性贫血　出血、贫血、发热和全血细胞减少与低增生的 ALL 相似。但肝、脾、淋巴结不肿大，无胸骨压痛。骨髓中无幼稚淋巴细胞增多。

5. 传染性单核细胞增多症　白细胞计数增多并可出现异型淋巴细胞增多，可有肝、脾、淋巴结肿大，发热、皮疹等，有时易与 ALL 混淆。但多数无血小板减少，嗜异性凝集试验阳性，骨髓检查是鉴别的关键，骨髓检查无原始和幼稚淋巴细胞增多。

【治疗】

ALL 及 AML 均按临床危险度分为低危组、中危组、高危组。根据临床危险度不同，分别采用不同强度的治疗方案。

1. ALL 的治疗

（1）诱导缓解应用长春新碱（VCR）、柔红霉素（DNR）、门冬酰胺酶（L-Asp）、地塞米松（Dex）的 VDLD 方案联合化疗,第 15~19 天骨髓检查评估疗效,第 30 天左右达到完全缓解。

（2）巩固治疗:采用环磷酰胺（CTX）、阿糖胞苷（Ara-C）及 6-巯基嘌呤（6-MP）的 CAM 方案进一步消灭残留的白血病细胞。

（3）髓外防治:大剂量甲氨蝶呤加四氢叶酸钙（HDMTX+CF）方案,每次 MTX3~5g/m²,间隔 14d1 次,共 4 次。配合定期的 MTX、Ara-C 和 Dex 三联药物鞘内注射。

（4）早期强化:重新应用 VDLD 方案和 CAM 方案联合化疗,进一步降低微小残留。

（5）维持治疗:应用 VCR、6-MP、Dex 和 MTX 进行维持,每 3 个月复查骨髓和微小残留,有融台基因者也需要动态监测,治疗持续 3 年左右。

（6）靶向治疗:伴有 BCR-ABL 阳性,给予 TKI 治疗,一代为甲磺酸伊马替尼,二代为达沙替尼。

2. AML 的治疗:原则和方法与 ALL 类似,但除 APL 外,其余 AML 化疗强度更高,化疗时间更短,化疗方案更不统一,复发概率更高。

（1）低中危组可首选 DA、HA、DAE、HAE、MA 等方案,高危组可首选 IA、IAE。APL 首选三氧化二砷（AS2O2）治疗。

（2）诱导方案治疗 1 个疗程后,采用中、大剂量 Ara-C 为主的化疗进行巩固,如 ID/HD-Ara-C+DNR、VP16,总疗程为 7 个月左右。

（3）髓外防治:AML 也需要鞘内注射,AML-M4 及 AML-M5 鞘内注射要相对增加。

3. 复发或难治且符合造血干细胞移植指征者,可进行造血干细胞移植,B-ALL 还可选择进行嵌合抗原受体 T 细胞免疫疗法（CAR-T）治疗。

【预后】

ALL 长期生存率达到 80%，AML 长期生存率达到 60%，而 APL 长期生存率达到 90% 以上。早期病死率在于颅内出血、高白细胞者发生肿瘤溶解综合征等。

1. 与儿童 ALL 预后不良确切相关的危险因素包括以下内容。

（1）诊断时年龄 <1 岁婴儿或 ≥10 岁的年长儿童。

（2）诊断时外周血白细胞（WBC）计数 $\geq 50 \times 10^9$/L。

（3）诊断时已发生中枢神经系统白血病或睾丸白血病者。

（4）免疫表型为 T-ALL。

（5）不利的细胞及分子遗传学特征：染色体数目 <45 条的低二倍体（或 DNA 指数 <0.8）；t（9；22）（q34；q11.2）/BCR-ABL1；t（4；11）（q21；q23）/MLL-AF4 或其他 MLL 基因重排；t（1；19）（q23；p13）/E2A-PBX1（TCF3-PBX1）、Ph 样、iAMP21、IKZF 缺失、TCF3-HLF 及 MEF2D 重排。

（6）诱导缓解治疗结束后骨髓未缓解（原始及幼稚淋巴细胞 ≥20%）；或诱导缓解治疗结束骨髓未获得完全缓解，原始及幼稚淋巴细胞 >5%。

（7）微小残留病（MRD）水平：如诱导缓解治疗早期（第 15～19 天）MRD $\geq 10^{-1}$，诱导缓解治疗后（第 33～45 天）MRD $\geq 10^{-2}$，或巩固治疗开始前（第 12 周左右）MRD $\geq 10^{-4}$。

2. 与儿童 AML 预后不良确切相关的危险因素包括以下内容。

（1）诊断时年龄 ≤1 岁。

（2）诊断时 WBC $\geq 100 \times 10^9$/L。

（3）染色体核型 -7。

（4）MDS-AML。

（5）标准方案 1 个疗程不缓解。

（6）急性单核细胞白血病（AML-M5）、微小分化急性髓系白血病（AML-M0）。

【经验指导】

1. 提高对儿童白血病的足够认识，出现不明原因骨痛、病理性骨折，寰枢椎半脱位、非流行季节的腮腺肿大（米库利奇综合征）、眼球突出、皮肤不明结节、睾丸无痛性肿大、牙龈增生、肝脾大、不明原因发热等症状应予以警惕。

2. 儿童白血病的诊断已进入分子生物学层面，初始诊断即应完成 MICM 分析，而非单一骨髓形态学诊断。

3. 儿童白血病的治疗是一个系统工程，正规、有效地治疗是保证长期无病生存期的关键所在。

（王　弘）

第十三节　恶性淋巴瘤

【概述】

恶性淋巴瘤（malignant lymphoma，ML）是原发于淋巴结和淋巴结外淋巴组织的恶性肿瘤。根据肿瘤细胞的特点分为霍奇金淋巴瘤（Hodgkin lymphoma，HL）和非霍奇金淋巴瘤（non-Hodgkin lymphoma，NHL）两大类。HL 是来源于 B 淋巴细胞的淋巴瘤，在我国的发病率明显低于 NHL。上海地区发病率为 0.6/100 万，明显低于北美洲 5.5/100 万的发病率。NHL 是源于淋巴系统器官和细胞的一系列疾病的总称，包括所有未归类于霍奇金病的恶性淋巴瘤。上海地区儿童发病率为 8.94/100 万，与北美的 8.3/100 万类似，发病率仅次于白血病和颅内肿瘤。

【病因及发病机制】

本病病因不明，一般认为可能和基因突变、病毒及其他病原体感染、放射线、化学药物、合并自身免疫病等相关。

【临床特点】

1. 全身症状：发热、恶心、疲乏无力、体重减轻等。

可合并免疫功能紊乱，如自身免疫性溶血性贫血、Evans综合征、系统性红斑狼疮、血小板减少或肾病综合征。

2. 淋巴结肿大：无痛性进行性淋巴结肿大是 HL 的常见症状，首发颈部者居多，也可原发在腋窝、腹股沟或纵隔淋巴结。NHL 好原发于头颈部，最常发生在颈部淋巴结，其次为咽环及鼻腔、牙龈或口颊部。还好原发于纵隔和腹腔。

3. 淋巴结外器官浸润症状：罕见原发于淋巴结外的HL。NHL 好发生于结外组织，如回盲部、胃、骨骼、睾丸、甲状腺、皮肤及脑组织等。

4. 骨髓浸润：HL 很少浸润骨髓。NHL 可浸润骨髓达到白血病期，与 ALL 难以鉴别。

5. 如果临床上有发热、盗汗、全血细胞减少和体重下降者为 B 组，无以上症状者为 A 组。

【辅助检查】

1. 实验室检查

（1）血象：无特异性，当 NHL 浸润骨髓，外周血白细胞计数增高、红细胞和血红蛋白下降、血小板计数降低、外周血可见幼稚细胞的"一高两低白血化"。但也可以出现一系或两系血细胞改变，或全血细胞减少，亦有血常规正常者。

（2）生化检查：肝功能损害时可发生低蛋白血症、酶学增高、胆红素增高等；凝血系统可发生低纤维蛋白原血症、凝血酶原时间延长等，铁蛋白及乳酸脱氢酶等非特异性肿瘤标志物可增高。

（3）骨髓检查：NHL 骨髓白血化时，按 ALL 原则进行MICM 分型。

（4）免疫分型：可鉴别细胞来源。

（5）细胞遗传学：Burkitt 淋巴瘤常有染色体易位，如 t（8；14）、t（2；8）或 t（8；22）。间变型大细胞性淋巴瘤常有 t（2；5）并产生 ALK/NPM 融合基因。

（6）脑脊液检查：脑脊液中细胞形态学或流式细胞计数

发现肿瘤细胞是诊断中枢神经系统浸润的重要依据。

2. 影像学检查　胸部 X 线检查，胸部、腹部、盆腔 CT 或增强 CT 是目前确定脏器受累与否的标准评估手段。MRI 也可进行脏器受累程度的评估。有骨痛或病变广泛的患儿需要进行骨扫描检测。

【诊断及诊断标准】

1. HL 的诊断依赖于在病变淋巴结或组织中找到镜影细胞，将 HL 分为经典型 HL 和结节样淋巴细胞为主型 HL。

2. NHL 首先进行骨髓涂片形态学检查及免疫分型检查排除白血病或明确诊断 NHL 骨髓浸润及其免疫亚型和病理类型。如不能明确病理类型，尽快进行手术肿块活检，获得足够组织标本以明确诊断及分型。

【鉴别诊断】

1. 急性淋巴细胞白血病　发热，贫血，出血，颈部、腋窝及腹股沟淋巴结肿大，无继发感染时，淋巴结为无痛性肿大，行骨髓检查确诊。

2. 亚急性坏死性淋巴结炎　颈部有痛性淋巴结肿大，持续性发热且抗生素治疗无效，一过性白细胞计数减少，淋巴细胞比例增高，乳酸脱氢酶明显增高，淋巴结活检显示淋巴结副皮质区显著增生伴凝固性坏死，但无细胞浸润。激素治疗有效。

3. 传染性单核细胞增多症　为 EB 病毒感染所致，可有发热、颈部淋巴结增大，外周血可见异型淋巴细胞，骨髓检查基本正常。

4. 淋巴结结核　肿大淋巴结多位于颈后区，呈串珠样改变，结核试验阳性，T-spot 检查阳性，抗结核治疗有效。

【治疗】

HL（采用 Ann Arbor 分期系统）及 NHL（采用 St.Jude 分期系统）均按临床危险度分为低危组、中危组、高危组。根据临床危险度不同，分别采用不同强度的治疗方案。

1. HL 的治疗　基于危险度分组的全身化疗加上受累部位的低剂量放疗。低危组 A（COMP/ABV）方案 4 个疗程；中危组 A 方案 6 个疗程；高危组 A 和 B（IFOS/EMVP）方案交替共 8 个疗程。每 2 个疗程评估 1 次。年龄＞5 岁伴巨大肿瘤或 2 个疗程后评估未获得完全缓解（CT 提示残留病灶＞1.5cm），化疗结束时放疗；年龄≤5 岁在停药时仍有残留者考虑放疗。对放化疗仍不能治愈的患儿可考虑自体造血干细胞移植。

2. NHL 的治疗　以化疗为主，不推荐常规放疗。化疗根据病理及免疫分型、不同临床分期及分组，采用相应的化疗方案。常规治疗不能治愈的患儿可考虑造血干细胞移植。

3. 髓外防治　NHL 也需要鞘内注射。

【预后】

北美资料显示儿童 HL 的 5 年生存率已达 96%左右，NHL 的 5 年无病生存率为 82%左右。而分期Ⅰ及Ⅱ期者预后较好。NHL 广泛浸润，骨髓达到 ALL 标准者预后差。

【经验指导】

1. 无痛性淋巴结肿大、长期发热、乏力、消瘦、盗汗、骨痛等临床症状要重视恶性淋巴瘤的排查。

2. 当 NHL 原发于阑尾、肠道等器官引起阑尾炎、肠套叠时要给予警惕。

3. 当患儿以自身免疫性溶血性贫血、Evans 综合征、血小板减少、系统性红斑狼疮、肾病综合征等疾病起病时，要注意背后是否隐藏着恶性淋巴瘤。

4. 淋巴瘤的诊断流程需要先做骨髓检查，骨髓未获得阳性结果，需要淋巴结活检，且应行淋巴结完整切除活检，不可以做淋巴结部分切除或钳取活检及针吸涂片。

（王　弘）

第十四节　骨髓穿刺术

【适应证】

1. 血液系统疾病　各种原因的贫血、白血病、血小板减少性紫癜、粒细胞减少或缺乏、不明原因的全血细胞减少、不明原因白细胞增多或减少、外周血出现分类不明或异常细胞及骨髓增生性疾病等。

2. 肿瘤性疾病及类脂质代谢紊乱性疾病　多发性骨髓瘤、恶性组织细胞增多症、淋巴瘤转移癌、戈谢病、尼曼-皮克病等。

3. 某些寄生虫病　如疟疾、黑热病等可检测寄生虫。

4. 其他　长期不明原因的发热，全身淋巴结、肝、脾大，骨痛，类白血病反应，脾功能亢进，系统性红斑狼疮，放射线血液学损伤等。

【禁忌证】

1. 凝血功能障碍性疾病，如先天或后天获得性血友病等。

2. 穿刺局部感染。

【术前准备】

1. 熟悉患者病情，与患儿家属谈话，交代检查目的、检查过程及可能发生情况，并签字。

2. 器械准备　无菌骨髓穿刺包、2%碘酊或碘伏、2%利多卡因、治疗盘、无菌棉签、手套、洞巾、注射器、纱布及胶布。

3. 操作者熟悉操作步骤，戴口罩、帽子。

【穿刺类型】

1. 髂嵴穿刺术。

2. 胸骨穿刺术（不适用于骨髓衰竭性疾病）。

3. 胫骨穿刺术（仅适用2岁以内的患儿）。

【操作方法】

1. 穿刺部位选择：①髂前上棘。常取髂前上棘后上方1～2cm处作为穿刺点，此处骨面较平，容易固定，操作方便安全。②髂后上棘：位于骶椎两侧、臀部上方骨性突出部位。③胸骨柄。选胸骨正中线上相当于第2肋或第3肋间隙水平。④选择胫骨粗隆下约1cm（或胫骨上中1/3交界处）前内侧面胫骨为穿刺点。

2. 体位：髂前上棘穿刺取仰卧位，胸骨及胫骨穿刺亦取仰卧位，髂后上棘穿刺时应取俯卧位。

3. 常规消毒皮肤，戴无菌手套，铺消毒洞巾，用2%利多卡因做局部浸润麻醉直至骨膜。

4. 将骨髓穿刺针固定器固定在适当长度上（髂骨穿刺约1.5cm，肥胖者可适当放长，胫骨、胸骨柄穿刺约1.0cm），以左手拇指、示指固定穿刺部位皮肤，右手持针于骨面垂直刺入（若为胸骨柄穿刺，穿刺针与骨面成30°～40°斜行刺入），当穿刺针接触到骨质后则左右旋转，缓缓钻刺骨质，当感到阻力消失，且穿刺针已固定在骨内时，表示已进入骨髓腔。

5. 用干燥的20ml注射器，将内栓退出1cm，拔出针芯，接上注射器，用适当力度缓慢抽吸，可见少量红色骨髓液进入注射器内，骨髓液抽吸量以0.1～0.2ml为宜，取下注射器，将骨髓液推于玻片上，由助手迅速制作涂片5～6张，送检细胞形态学及细胞化学染色检查。

6. 如需做骨髓培养或骨髓免疫分型、基因、染色体等检测，再接上注射器，各抽吸骨髓液2～3ml待检。

7. 如未能抽得骨髓液，可能是针腔被皮肤、皮下组织或骨片填塞，也可能是进针太深或太浅，针尖未在髓腔内，此时应重新插上针芯，稍加旋转或再钻入少许或再退出少许，拔出针芯，如见针芯上带有血迹，再行抽吸可望获得骨髓液。

8. 抽吸完毕，插入针芯，轻微转动拔出穿刺针，随将消毒纱布盖在针孔上，稍加按压，用胶布加压固定。

【注意事项】

1. 穿刺针进入骨质后避免摆动过大，以免折断。

2. 胸骨柄穿刺不可垂直进针，不可用力过猛，以防穿透内侧骨板。

3. 抽吸骨髓液时，逐渐加大负压，做细胞形态学检查时，抽吸量不宜过多，否则使骨髓液稀释，但也不宜过少。

4. 骨髓液抽取后应立即涂片。

5. 多次干抽时应进行骨髓活检。

6. 注射器与穿刺针必须干燥，以免发生溶血。

7. 术前应做血常规、凝血五项等检查。

【术后】

1. 术后应嘱患者静卧休息，同时做好标记并送检骨髓片，清洁穿刺场所，做好穿刺记录。

2. 抽取骨髓和涂片要迅速，以免凝固。需同时做周围血涂片，以作对照。

3. 防止感染 穿刺时，局部组织经过严格消毒。保持穿刺局部皮肤的清洁、干燥，覆盖的纱布被血或汗打湿后，要及时更换。针孔出现红、肿、热、痛时，可用 2% 碘酊或 0.5% 碘伏等涂搽局部，每天 3～4 次。若伴有全身发热，则应与医师联系，根据病情适当选用抗生素。

（李　爽）

第十章

● 内分泌系统疾病

第一节 儿童糖尿病及糖尿病酮症酸中毒

【概述】

糖尿病是一种能量代谢疾病，由内源性胰岛素缺乏或作用不足所致。临床特征表现为空腹及饭后的高血糖状态，伴有脂肪及蛋白质代谢异常。根据发病原因，儿童糖尿病可分为三类：①1 型糖尿病；②2 型糖尿病；③特殊类型糖尿病，主要包括青少年发病的成年型糖尿病（MODY）和新生儿糖尿病（NDM）等单基因糖尿病。在儿童及青少年糖尿病中 1 型糖尿病所占比例超过 90%，因此本节主要叙述儿童期 1 型糖尿病及其最常见的急性并发症糖尿病酮症酸中毒（DKA）。

【病因及发病机制】

1 型糖尿病是由胰岛 B 细胞遭到破坏、胰岛素分泌不足所造成的，必须使用胰岛素治疗，故又称为胰岛素依赖型，大多数儿童糖尿病属于此型。按照世界卫生组织 1999 年对于糖尿病的定义与分类，1 型糖尿病可分为 1A 型及 1B 型糖尿病。1A 型糖尿病的自身抗体多为阳性，提示病因可能是环境诱发的自身免疫反应破坏胰岛 B 细胞所致。1B 型糖尿病，即特发性 1 型糖尿病，目前病因不明确。

【临床特点】

儿童糖尿病起病较急，典型的症状为多尿、多饮、多食和体重下降（三多一少），有些小儿缺乏多食的主诉。年长儿可有精神不振、倦怠乏力等症状。部分患儿发病急，在尚未诊断糖尿病之前，可因昏迷、脱水、酸中毒就诊，即以酮症酸中毒为首发症状。此现象可发生于任何年龄，但幼年患儿的发生率较年长儿为高，常因急性感染、过食、诊断延误或诊断已明确但突然中断胰岛素治疗等因素诱发，此时患儿进食少、恶心、呕吐、腹痛、关节或肌肉疼痛，迅速出现脱水和酸中毒征象，呼吸深长、呼出气带有酮味。脉搏细速，血压下降，体温不升，随即出现嗜睡，淡漠甚至昏迷，需与急腹症、脑膜炎等疾病相鉴别。

【辅助检查】

1. 血糖：空腹血糖≥7.0mmol/L（126mg/dl），或随机血糖≥11.1mmol/L（200mg/dl）。

2. 尿常规：尿糖阳性，尿酮体可阳性或阴性。

3. 合并酮症酸中毒者，应及时检测血气、血钾、血钠、血氯及尿素氮（BUN）。

4. 血胰岛素和 C 肽水平降低。

5. 糖化血红蛋白（HbA1c）：正常人<6%，但试验方法缺乏标准化。

6. 血清胰岛细胞抗体（ICA）、胰岛素抗体（IAA）和谷氨酸脱羧酶（GAD）抗体可呈阳性。

7. 无症状或症状不显著，尿糖阳性，血糖升高不明显者应做葡萄糖耐量试验（OGTT），试验前夜禁食 10h 以上。晨起口服葡萄糖 1.75g/kg(最大量75g)，每克葡萄糖加水 3～4ml，在 5～10min 服完。于 0min、30min、60min、120min、180min 分别取血测血糖，必要时同时测血胰岛素及 C 肽水平。空腹血糖≥7.0mmol/L（126mg/dl），或 OGTT 中 2h 血糖≥11.1mmol/L（200mg/dl）时诊断为糖尿病。

【诊断及诊断标准】

1. 糖尿病的诊断　我国目前采用国际儿童青少年糖尿

病联盟（ISPAD）的糖尿病及糖代谢状态分类标准。满足糖尿病诊断标准后再根据病因学证据进行分型诊断。

（1）糖尿病症状加上随机血糖≥11.1mmol/L（200mg/dl）。

（2）空腹血糖≥7.0mmol/L（126mg/dl）。

（3）OGTT试验中2h血糖≥11.1mmol/L（200mg/dl）。

（4）HbA1c为6.5%，但是试验方法缺乏标准化，血糖和HbA1c的相关性存在个体变异。

（5）糖耐量异常（IGT）和空腹血糖调节受损（IFG）。

①IGT：2h负荷后血糖7.8～11.1mmol/L（140～99mg/dl）。

②IFG：空腹血糖5.6～6.9mmol/L（100～125mg/dl）。

（6）对一个无症状的患者进行糖尿病的临床诊断需要至少两个异常的、有诊断价值的、在单独2d测量的葡萄糖值。

2. DKA的诊断

（1）临床表现："三多一少"等糖尿病的特征表现，呼气有酮味及口唇樱红等酮症酸中毒的症状，甚至出现昏迷。DKA通常表现为：①脱水；②深大或叹气样呼吸；③恶心、呕吐、腹痛，可类似急腹症；④进行性意识障碍或丧失；⑤白细胞增多或核左移；⑥血清淀粉酶非特异性升高；⑦合并感染时可发热。

（2）实验室检查：静脉血糖≥11.1mmol/L，血气pH<7.3或HCO$_3^-$<15mmol/L，酮症症和酮尿症。根据静脉血气DKA分为：①轻度，pH<7.3，或HCO$_3^-$<15mmol/L；②中度，pH<7.2或HCO$_3^-$<10mmol/L；③重度，pH<7.1或HCO$_3^-$<5mmol/L。

【鉴别诊断】

1. 2型糖尿病　与1型糖尿病相比，2型糖尿病发病年龄相对较大，多在青春期后，起病隐匿，"三多一少"症状不典型，DKA发生率偏低，肥胖发生率高，具有黑棘皮和多囊卵巢综合征等胰岛素抵抗表现,多有糖尿病家族史,胰岛素及 C 肽水平正常或偏高,糖尿病自身抗体阴性。

2. DKA 需与以下疾病相鉴别 ①重症感染;②急腹症;③高渗性昏迷;④低血糖昏迷。

【治疗】

1. 胰岛素治疗

(1)胰岛素的剂型及种类:按其作用时间分为速效、短效、中效、长效剂型(表 10-1-1)。

表 10-1-1 胰岛素种类及作用特点

胰岛素种类	作用起效 时间(h)	峰浓度 时间(h)	作用时间 (h)
速效胰岛素类似物 (门冬胰岛素、赖脯胰岛素)	0.15~0.35	1~3	3~5
常规胰岛素(短效)	0.5	1.5~3.5	7~8
中效半慢胰岛素锌混悬液 (猪)	1~2	4~10	8~16
NPH	1.5	4~12	约 24
IZS 慢效胰岛素	3~4	6~15	18~24
基础长效胰岛素类似物			
甘精胰岛素	3~6	时间-作用曲线平缓	24
地特胰岛素	约 3	时间-作用曲线平缓	24
长效胰岛素			
特慢胰岛素	4~8	12~24	20~30

(2)常用的方案:①每天 2 次方案,速效胰岛素类似物或短效胰岛素与中效胰岛素混合在早晚餐前使用;②每天 3 次方案,早餐前速效胰岛素类似物或短效胰岛素与中效胰岛素混合,晚餐前单用速效或常规胰岛素,睡前使用中效胰岛素或为其他类似的方案;③基础-餐时方案,每天总体胰岛素的需要量中的 30%~50%应当由基础胰岛素提供,余量为餐前速效或常规胰岛素;④胰岛素泵能提供持续的皮下胰岛

素注射。

（3）胰岛素剂量及剂量的调节

1）剂量：部分缓解期每天胰岛素总剂量＜0.5U/（kg·d）。青春期前儿童（部分缓解期外）通常需要 0.7～1.0U/（kg·d），青春期儿童通常要＞1U/（kg·d）。常规胰岛素注射应在每餐前 20～30min 进行；速效胰岛素类似物可在餐前即刻注射。中效胰岛素或基础胰岛素/长效胰岛素类似物多在睡前使用。

2）胰岛素剂量的分配：每天接受两次胰岛素注射的儿童通常早晨给予胰岛素总量的 2/3，晚餐前给予总量的 1/3。其中约 1/3 为短效胰岛素，2/3 为中效胰岛素，其后的比例根据血糖监测结果调节。使用基础-餐时方案治疗的糖尿病患者，夜间胰岛素通常占总需要量的 30%（应用常规胰岛素）～50%（应用速效胰岛素）。余量分为 3～4 次餐前注射。

3）胰岛素用量的调整：晨起空腹血糖升高并证明不是夜间低血糖所致则增加前一日晚餐前或者睡前的中效或长效胰岛素。餐后血糖高则增加餐前速效或常规胰岛素用量。午餐前及晚餐前血糖水平升高，如果使用了基础胰岛素，则增加早餐前基础胰岛素剂量/午餐前常规或速效胰岛素的量。晚餐后血糖水平升高，增加晚餐前常规胰岛素或速效胰岛素的用量。

胰岛素泵的使用正在逐渐增加，目前是模拟生理性胰岛素分泌方式的最好选择。

2. 饮食管理　每天所需总热量为 1000+年龄×（70～100），饮食成分的分配为蛋白质 15%～20%，脂肪应少于20%～25%，糖类 55%～60%，糖类最好以面食为主，建议将全日热量分为三次正餐三次间食，以减少血糖的波动。血糖平稳的患儿可适量进食水果及甜食，但须以总热量不超标为前提，蔗糖等精制糖应该避免。

3. 运动　原则上不限制患儿的运动，提倡每天保持适量的体力活动，在从事剧烈运动前可事先增加饮食量或将运动前的胰岛素量减少 10%，还应随身备有充饥的食品或糖果以防止低血糖的发生。

4. 糖尿病教育和管理　糖尿病控制的好坏直接关系到患儿的生存质量，由于本病需终身注射胰岛素和控制饮食，给患儿及其家庭带来种种精神烦恼，因此医务人员必须详细介绍有关知识，帮助患者树立信心，使患儿能坚持有规律的生活和治疗，定期随访复查，以减少糖尿病肾病、视网膜病及心血管疾病等远期并发症的发生。

5. 酮症酸中毒的治疗

（1）补液治疗

1）脱水程度的估计：DKA 患儿细胞外液的丢失通常为 5%～10%，临床估计脱水程度常是主观的和不精确的。一般中度 DKA 脱水 5%～7%，重度 DKA 脱水 10%，以下征象有助于脱水程度的判断：5%为轻度脱水，皮肤弹性稍差，黏膜干燥，心动过速；7%为中度脱水，眼窝凹陷，皮肤弹性差，毛细血管再充盈时间延长；10%为重度脱水，脉搏细弱，低血压，休克，少尿。

2）补液量的计算：24h 需补液总量=累计丢失+维持量，含静脉和口服途径给予的所有液体量。具体计算方法为：

累计丢失量（ml）=估计脱水百分数%×体重（1kg 体重，1000ml）

维持量的计算：

体重法：维持量（ml）=体重×每千克体重毫升数（每千克体重毫升数：<10kg，80ml；10～20kg，70ml；20～30kg，60ml；30～50kg，50ml；>50kg，35ml）。

体表面积法：维持量每天按 1200～1500ml/m² 计算（年龄越小，每平方米液体量越多）。

输液按照先快后慢、先浓后淡、见尿补钾的原则进行。

利用第一个静脉通道，首批输注生理盐水 20ml/kg，于 1h 内输入，根据临床症状和血生化结果决定第 2 批液体性质（通常为 0.45%氯化钠加钾），以后视血糖下降情况加入含糖液体。累积损失的 1/2 量应在开始治疗 8～10h 给予，余量在其后第 14～16 小时匀速输入。如有继续丢失，则丢多少补多少。液体疗法（包括口服补液）应维持 48h，且不超过日常需要量的 1.5～2.0 倍，尿量不应该被计算在补液量之内。

3）补钾：DKA 患儿总体钾的缺乏为 3～6mmol/kg。钾的丢失主要来自细胞内,血浆渗透压升高引起水分和钾从细胞内移向细胞外,胰岛素不足引起的糖原分解和蛋白分解使钾从细胞内外流,呕吐和渗透性利尿也可引起钾丢失,血容量不足导致继发性醛固酮增多症也促进尿钾排出,造成总体缺钾。但由于酸中毒时钾由细胞内移至细胞外,可造成血钾正常的假象。随着脱水酸中毒纠正，特别是应用胰岛素后，钾重新回到细胞内而使血钾迅速下降，因此需尽早开始补钾。最初补液时如没有血钾数据，在输入含钾液之前应先用心电图监测，若无高钾的证据，则尽早使用含钾液体。膀胱有尿后（一般输注第二步液体时），将氯化钾与 1/2 张盐水混合输入，钾浓度为 40mmol/L（0.3%），使血钾维持在正常范围。整个静脉补液过程应当持续补钾，能进食后改为口服氯化钾 1～3g/d，持续 5～7d。

4）碱性液的使用：目前没有证据说明使用碳酸氢钠有任何明确的益处。然而有证据表明碳酸氢钠的使用可加重中枢神经系统酸中毒和组织缺氧，可加重低钾血症和改变钙离子浓度而发生危险，还可增加血浆渗透压，因此应该慎用。只有当动脉血气 pH<6.9，休克持续不好转，心脏收缩力下降时可以考虑使用。所需量按 5%碳酸氢钠（ml）＝BE×体重（kg）×0.2，或 1～2mmol/kg，先给半量，以灭菌注射用水稀释成等张液（1.4%）方能使用，且静脉输注持续时

间＞1h。

（2）小剂量胰岛素的应用：扩容结束，即液体疗法开始
1～2h再开始胰岛素输注。开辟另一条静脉通路，胰岛素输
入速度为0.1U/（kg·h）（可将25U短效胰岛素加入250ml
生理盐水中，即10ml液体含短效胰岛素1U。切记短效胰岛
素是唯一适用于静脉注射的胰岛素），利用输液泵控制输
液速度。在DKA治疗过程中，过去曾沿用的在开始输注前
静脉注射1次胰岛素（0.1U/kg）的做法已被禁止，因为其
可能增加脑水肿的风险。应每小时监测血糖1次，血糖下降
速度以3～5mmol/（L·h）为宜。当血糖下降至12～17mmol/L
时，开始改换为2%～5%糖浓度的晶体液输注，根据血糖下
降情况逐渐调整输液速度，以控制血糖维持在8～12mmol/L
为宜。胰岛素的输注剂量应当维持在0.1U/（kg·h）直至
DKA被纠正。如血糖下降迅速［＞5mmol/（L·h）］，可适
当增加液体中葡萄糖的质量浓度（10%甚至12.5%）以防止
低血糖。如患者对胰岛素非常敏感（某些小婴儿和高血糖
性高渗综合征患者），胰岛素剂量可减为0.05U/（kg·h）
或更低，只要代谢性酸中毒逐渐纠正即可。如临床症状消
失，DKA已被纠正（静脉血pH＞7.3，尿酮体阴性），血
糖＜11.2mmol/L，患者有进食的愿望，且能耐受口服，可
将静脉滴注胰岛素转换为皮下注射。不能单凭血糖下降而停
静脉滴注胰岛素。在停止静脉滴注前0.5h需皮下注射短效
胰岛素每次0.25U/kg，也可以适当延长静脉小剂量胰岛素的
治疗，直至进餐时停用静脉胰岛素改为常规皮下注射。

（3）消除诱因：常见的诱因为感染，选择强有力的抗生
素，积极控制感染，但应注意白细胞升高常是DKA特征性
的应激反应，不一定提示有感染，除非有并发感染的证据。

（4）治疗中的评估内容：治疗期间应注意评估生命体
征、意识状态、出入液量，每小时测末梢血糖1次，每2～
4小时测静脉血糖和血酮1次，同时每2～4小时重复一次

血电解质、血气分析，直至酸中毒纠正。

治疗期间需评估脑水肿的发生风险。DKA 患儿中症状性脑水肿的发生率为 0.5%～1.0%，在 DKA 相关的死亡病例中脑水肿占 60%～90%，存活者中 15%～26%留有永久的神经系统损伤，故减少脑水肿的发生是抢救 DKA 成功的关键。典型的症状性脑水肿发生于 DKA 开始治疗的 4～12h，但也有病例发生于开始治疗前或治疗开始 24～28h。易患脑水肿的危险因素有来诊时有严重的酸中毒和低碳酸血症，血 BUN 升高，治疗过程中血钠上升缓慢，纠酸不当，在最初 4h 内给予过多液体，年龄小，初发 1 型糖尿病及症状持续时间长等。脑水肿发生的警示信号如下：头痛、血压升高和心率减慢，氧饱和度下降，以及躁动、激惹、嗜睡、大小便失禁或特异的神经征象，如脑神经麻痹和瞳孔反应异常。一旦考虑脑水肿则应限制液量，给予甘露醇 0.25～1.0g/kg，20min 输入，如治疗无反应可于 30min 至 2h 后重复。甘露醇无效且血钠低者可给予 3%氯化钠 5～10ml/kg，30min 输入。同时液体输入速度降低 1/3，抬高床头，必要时给予呼吸支持等。颅脑影像学检查有助于脑栓塞和脑出血的诊断，如果确实存在，则给予相应治疗。

【经验指导】

对于已经确诊为糖尿病的患儿并发 DKA 比较容易诊断，但是很多以 DKA 首诊的糖尿病患儿起病时常伴有呼吸道感染、恶心、呕吐、腹痛等症状，甚至以昏迷首诊，不易首先考虑到 DKA，可能误诊为急腹症、颅内感染、中毒等导致延误诊治。故对不明原因酸中毒、昏迷者应进行尿糖、血糖和电解质的检测，及时明确有无糖尿病及 DKA 的可能。

对于初诊糖尿病患儿有时仅凭临床表现难以区分为 1 型或 2 型糖尿病。因为 DKA 并不是 1 型糖尿病特有的急性并发症，有相当数量的 2 型糖尿病在诊断时伴有 DKA。而青春期肥胖儿童增多，2 型糖尿病家族史在一般人群中的阳性率可达 15%甚至更高,导致肥胖及家族史对 2 型糖尿病诊断的特异性降低。同时 1 型和 2 型糖尿病在发病时的胰岛素及 C 肽水平可有相当大的重叠、中国人 1 型糖尿病的抗体阳性率相对较低,且部分 2 型糖尿病患儿也可有胰岛的免疫损伤而出现部分抗体阳性,因此有时需要通过随访观察患儿是否需要依赖胰岛素治疗及 C 肽的下降速度来最后确立分型。对于 1 型糖尿病患者来说,患病 12~24 个月后基本不会有持续高的 C 肽水平。另外在不典型的 1 型和 2 型糖尿病中需甄别单基因糖尿病,其中最常见的是新生儿糖尿病(NDM)和青少年发病的成年型糖尿病(MODY)。单基因糖尿病的诊断除了病史和临床特点外,有赖于分子遗传学的精准诊断。

对于合并酮症或 DKA 的 2 型糖尿病患儿,以及难以区分 1 型和 2 型糖尿病的患儿必须使用胰岛素治疗。对于确诊 2 型糖尿病且无酮症或 DKA 的患儿,如果随机静脉血糖>13.9mmol/L 或者 HbA1c>9%也建议使用胰岛素。

(佟雅洁)

第二节 甲状腺功能亢进症

【概述】

甲状腺功能亢进症(简称甲亢),是一种十分常见的内分泌疾病。临床上,以 Graves 病最常见,本节主要讨论 Graves 病。Graves 病又称为毒性弥漫性甲状腺肿,是一种伴有甲状腺激素分泌增多的器官特异性自身免疫性疾病,也是儿童甲亢的主要原因,占儿童所有甲状腺疾病的 10%~15%。Graves 病虽可见于任何年龄,但 5 岁以下少见,随年龄的增长,发病率增加,女童发病是男童的 4~5 倍。其特征有甲状腺肿大、突眼、高代谢症候群。严重者可出现甲亢危象、昏迷甚至危及生命。

【病因及发病机制】

目前，Graves 病的确切病因尚不完全清楚，但是被认为是遗传、免疫和环境因素参与的复杂的相互作用所致。患有 Graves 病的孕母所生的新生儿约 2%可发生自身免疫性新生儿甲亢。

【临床特点】

1. 多数发病缓慢，但也有起病急，在典型甲亢症状出现前半年，较大儿童经常有注意力不集中、记忆力差、学习成绩下降和性情改变。有甲状腺疾病家族史的患儿和Graves病母亲所生的小儿应密切监测甲状腺功能和甲状腺自身抗体。

2. 典型表现

（1）症状：交感神经兴奋性增加、基础代谢率增高表现包括多食善饥，大便次数增多，体重下降，怕热多汗，心悸，性情改变（易激动、好动、多语、脾气急躁），乏力等。骨质疏松可伴有骨痛等。性发育缓慢，可有月经紊乱、闭经及月经过少。注意并非每位甲亢患儿所有的临床症状都有，需要仔细询问病情。

（2）查体

1）甲状腺肿大，这也是绝大多数患儿最为常见的主诉。甲状腺肿大分度标准：①正常，甲状腺看不到、摸不到；②Ⅰ度，仰头能看到甲状腺肿；③Ⅱ度：一般体位即能看到甲状腺肿，肿大腺体达到胸锁乳突肌内侧缘；④Ⅲ度：能明显看到甲状腺肿，肿大腺体超过胸锁乳突肌内侧缘。甲状腺峡部及体部肿大，可随气管上下移动。弥漫性肿大者腺体光滑、柔软，有震颤，可听到血管杂音。结节性肿大者可扪及大小不一、质硬，单个或多个结节。

2）眼部表现：眼球可有不同程度突出、瞬目差、辐辏力弱、眼裂增宽、恶性突眼伴有暴露性眼炎、流泪、畏光和复视。

3）心率增快，心前区可闻及收缩期杂音，血压高，以脉压增大为主，甚至心脏扩大及心律失常等，手及舌出现细微而快速震颤等，少数有胫前黏液水肿。身材略高于同龄儿。

3. 新生儿甲亢：母亲患甲亢影响胎儿，男孩比女孩多，多为暂时性，大多数在 3 个月内缓解。主要表现：心率快、呼吸增加、极易烦躁、易激惹、易饥饿、皮肤潮红而热、可有过早的骨成熟和颅缝闭合，甲状腺肿和突眼表现不典型。

【辅助检查】

1. 实验室检查

（1）血清 FT_3、FT_4 和 TSH 测定：FT_3、FT_4 均升高（"T_3 型甲亢"仅血 FT_3 升高），TSH 降低。

（2）甲状腺抗体测定：抗甲状腺球蛋白抗体（TG-Ab）、抗甲状腺过氧化物酶抗体（TPO-Ab）和促甲状腺素受体抗体（TRAb）明显升高。

2. 影像学检查

（1）甲状腺彩超：甲状腺普遍肿大，边缘多规则，内部回声有较密集细小光点，有血流增速和血管增多征象，典型描述为"火海征"。

（2）甲状腺核素扫描：对于彩超发现甲状腺有可疑结节者可做此项检查。

（3）甲状腺 CT：有些患者在甲状腺触诊中可触及质坚韧或硬的结节，甲状腺核素扫描呈"冷结节"改变，需做 CT 与甲状腺新生物相鉴别。

（4）X 线片检查：腕骨片，骨龄增速及骨质疏松。

（5）心脏彩超：病久未治疗者，可出现左心室增大。

3. 心电图　窦性心动过速、左心室高电压或左心室大。

【诊断及诊断标准】

诊断标准：①临床甲亢症状和体征；②甲状腺弥漫性肿

大；③血清 TSH 降低，FT_4 升高；④TRAb 阳性。典型病例经详细询问病史，依靠临床表现和甲状腺功能和甲状腺彩超等辅助检查即可诊断。需注意不典型病例，易被误诊或漏诊，完善甲状腺功能、甲状腺彩超等检查对于明确诊断尤为重要。

【鉴别诊断】

1. 非甲状腺疾病的鉴别　心悸、心动过速、心律失常与心肌炎相鉴别；消化吸收不良，大便次数增多，消瘦与慢性结肠炎相鉴别；多食消瘦与糖尿病相鉴别；焦虑、心动过速、过分敏感、易兴奋、体重减轻及乏力等与神经官能症相鉴别；单侧突眼需与眶内肿瘤、炎性假瘤等相鉴别。

2. 与其他甲亢的鉴别（病因鉴别）　临床上应先排除非 Graves 病性甲亢后，Graves 病的诊断才能成立。

（1）单纯性甲状腺肿大：除甲状腺肿大外无上述症状和体征，甲状腺激素和促甲状腺激素正常。

（2）亚急性甲状腺炎：发病前常有上呼吸道感染病史，随后甲状腺肿大并伴有甲状腺疼痛，疼痛可放射至下颌、耳后、颞枕等部位。出现甲亢的高代谢症候群，但多有发热（体温 38℃左右），白细胞计数轻度升高，甲状腺 ^{131}I 摄取率降低，与甲状腺功能 FT_4 升高相背离，甲状腺扫描发现双侧或单侧甲状腺不显影。

（3）桥本甲状腺炎（甲亢期）：起病缓慢，多无症状，常因甲状腺肿大就诊。彩超提示甲状腺弥漫性肿大，回声粗糙，血流不像 Graves 病那般丰富。TPO-Ab 和 TG-Ab 阳性。甲亢期一般呈一过性，随疾病进展，FT_4 会逐渐下降，需动态监测甲状腺功能变化。

【治疗】

低碘饮食。若心率快或血压高者，需卧床休息，尽量减少活动。目前，甲亢治疗有三种方法：抗甲状腺药物治疗、放射碘治疗和手术治疗。儿童甲亢的治疗首选抗甲状腺药物治疗。

1. 抗甲状腺药物

（1）急性期

1）甲巯咪唑（国产商品名他巴唑，进口商品名赛治）：开始用量 $0.5\sim0.7mg/(kg\cdot d)$，总量不超过 30mg/d，分 2～3 次口服，服药物 2 周测 1 次血 FT_3、FT_4 和 TSH，治疗后 2～3 周临床症状缓解，4～6 周甲状腺功能恢复正常。

2）丙硫氧嘧啶（PTU）：由于可能出现严重肝损害等不良反应，此药在儿科已少用。

（2）减药期：临床甲状腺功能正常后，进入减量期。减掉全量的 1/3 或 1/2，即甲巯咪唑 $0.3\sim0.4mg/(kg\cdot d)$，丙硫氧嘧啶 $3\sim4mg/(kg\cdot d)$。每 2 周复查一次血 FT_3、FT_4 和 TSH，如正常，继续减量，疗程为 1～3 个月。

（3）维持用药期：减到能维持甲状腺功能正常的最小有效药量，疗程平均达 4～5 年，每 3 个月复查 1 次 FT_3、FT_4 和 TSH。有证据支持长疗程有利于改善儿童甲亢缓解率。

注意事项：

1）因甲亢就可能会导致中性粒细胞减少和氨基转移酶升高，所以在用药治疗前务必检验血常规和肝功能。

2）治疗开始后，患儿必须要有良好的依从性，切勿擅自停药，切勿擅自更改药物剂量，定期复查。

3）副作用主要包括粒细胞缺乏症、肝脏毒性、血管炎和低血糖，注意监测血常规、肝功能、ANCA 相关指标及血糖。

（4）停药的时机：如果甲状腺不大，TRAb 阴性或最后阶段抗甲状腺药物维持剂量很小时，可考虑停药。停药后还需定期复查甲亢，如有复发迹象，还需再次治疗。

2. 辅助药物治疗

（1）甲状腺制剂的应用：治疗过程中若出现甲状腺功能减低症状，T_4 水平降至正常以下，TSH 升高，甲状腺已由大变小，又逐渐增大者，可加服甲状腺素片，一般 30～60mg/d，并酌情减少抗甲状腺药用量。

（2）普萘洛尔：心率增快者 1～2mg/（kg·d），分 3 次口服，有喘息、心脏传导阻滞者禁用。

3. 对症治疗　镇静药、抗心力衰竭药物、各种维生素类药物和调节免疫力药物。

4. 突眼的治疗　轻度者，不需要治疗。恶性突眼者建议去眼科就诊，可选用维生素 B_6 及泼尼松 1～2mg/（kg·d）。

【预后】

绝大多数甲亢患儿服用药物治疗后，病情能够得到缓解，但儿童的缓解率远低于成人。远期预后目前没有权威的结论，但是确定的是儿童的治疗时间长于成人。

（张　丹）

第三节　甲状腺功能减退症

一、先天性甲状腺功能减退症

【概述】

先天性甲状腺功能减退症（简称先天性甲减或甲减）是由于甲状腺激素合成不足所造成的一种疾病，是引起儿童体格和智力发育障碍的常见小儿内分泌疾病之一。

【病因及发病机制】

先天性甲减分为散发性甲减和地方性甲减。散发性甲减最主要的原因是甲状腺的先天发育不全、缺如或异位，此外母体妊娠期摄入致甲状腺肿的药物、甲状腺激素合成及功能障碍、甲状腺受体缺陷等也是致病的原因。地方性甲减又称为克汀病，多出现在严重的地方性甲状腺肿流行区，为孕母碘缺乏所致。

【临床特点】

1. 病史　询问母亲孕期甲状腺疾病史，了解地方性碘缺乏流行病史，母妊娠期有无胎动少的表现，新生儿有无过期产及巨大儿。

2. 临床表现

（1）新生儿甲减：多数患儿出生时无特异性临床症状或症状轻微。可有母妊娠期胎动少，过期产，出生体重较大，生理性黄疸延迟；喂养困难，少哭少动，腹胀、便秘，体温不升，皮肤花纹状，心音低钝，心率慢，囟门增大等表现。

（2）典型甲减：①特殊面容和体态，患儿眼距宽、眼裂小、鼻根平、口唇厚、舌大而宽厚，常伸出口外，皮肤苍黄、干燥粗糙，毛发稀少，面部黏液水肿。身材不匀称矮小，四肢短，躯干长，上部量/下部量＞1.5。囟门晚闭，出牙延迟，腹部膨隆，常有脐疝。②神经系统功能障碍，智力低下，同时动作的发育如抬头、坐、走等均明显落后于正常小儿。③生理功能低下，畏寒少汗，体温低，安静少哭，对周围事物反应差，动作缓慢。食欲差，腹胀、便秘，心音低钝，心率缓慢，肌张力低下。

【辅助检查】

1. 新生儿筛查　出生 72h 足跟采血，测定干血滤纸片 TSH 值，一般结果＞10mU/L（需根据筛查实验室阳性切割值决定）时，再检测血清 T_4、TSH 以确诊。该筛查方法只能检出原发性甲减和高 TSH 血症，无法检出中枢性甲减及 TSH 延迟升高的患儿。危重新生儿或接受过输血治疗的新生儿可能出现筛查假阴性结果，必要时应再次采血复查。低或极低出生体重儿由于下丘脑-垂体-甲状腺轴反馈建立延迟，可能出现 TSH 延迟身高；为防止新生儿筛查假阴性可在出生后 2～4 周或体重超过 2500g 时重新采血复查测定 TSH、FT_4。

2. 血清 FT_3、FT_4、TSH 测定　如 TSH 明显增高，FT_4

降低可确诊，FT_3 可能降低或正常。若 TSH 持续升高，FT_4 正常，可诊断为高 TSH 血症。若 TSH 正常或降低，FT_4 降低，则需考虑继发性甲低或中枢性甲减。

3. 甲状腺 B 超　可评估甲状腺发育情况，可见发育不良或缺如，少数可有甲状腺肿大（合成激素酶缺乏时）。

4. 核素检查　甲状腺放射性核素显像可判断甲状腺的位置、大小、发育情况及摄取功能。

5. 甲状腺球蛋白（TG）测定　甲状腺发育不良患者 TG 水平下降。甲状腺摄碘缺乏而 TG 升高者提示甲状腺存在，需注意 TSH 受体突变、碘转运障碍或存在母源性 TRB-Ab，而非甲状腺发育不良。

6. 其他检查　基础代谢率降低，病程长者可有轻度贫血，血胆固醇、三酰甘油水平升高，心电图示窦性心动过缓、低电压、T 波低平。心脏彩超可见少量心包积液。中枢性甲低患者应完善垂体激素及下丘脑垂体 MRI 检查。

【诊断及诊断标准】

本病根据病史、临床表现、体征及辅助检查即可诊断，开展新生儿筛查使本病得到早期诊断和治疗。

【鉴别诊断】

1. 先天性巨结肠　患儿有便秘、腹胀，但其面容、精神反应及哭声等均正常，钡剂灌肠可见结肠痉挛段与扩张段，甲状腺功能检测结果无异常。

2. 21-三体综合征　患儿智力及运动发育迟缓，但特殊面容与先天性甲减不同，常伴有其他畸形，染色体核型分析可鉴别，该病可并发先天性甲减。

3. 佝偻病　患儿有发育落后，但智力正常，无特殊面容，有佝偻病的体征，通过血生化、X 线长骨像及甲状腺功能检测结果可鉴别。

4. 骨骼发育障碍性疾病　如黏多糖病 I 型、骨软骨发育不良等，患儿有生长发育迟缓，有其特有的体征，通过骨骶 X 线、尿中代谢产物及甲状腺功能检测结果可鉴别。

【治疗】

一旦确定诊断立即治疗，主要是采用甲状腺激素替代疗法。

1. 左甲状腺素钠（L-T$_4$） 此药效恒定，肠吸收良好，半衰期长，每天服药 1 次即可，为甲减治疗的首选药物。

新生儿期甲低初始治疗剂量 10～15μg/（kg·d）。应尽早使 L-T$_4$、TSH 恢复正常，FT$_4$ 最好在治疗 2 周内，TSH 在治疗后 4 周内达到正常。对于伴有严重先天性心脏病患者，初始治疗剂量应减少。

甲状腺激素维持剂量需个体化，要求血 FT$_4$ 维持在平均值至正常上限范围之内，TSH 维持在正常范围内。L-T$_4$ 治疗剂量应随静脉血 FT$_4$、TSH 值调整，婴儿期一般为 5～10μg/（kg·d），1～5 岁为 5～6μg/（kg·d），5～12 岁为 4～5μg/（kg·d）。

对于 TSH＞10mU/L，而 FT$_4$ 正常的高 TSH 血症，复查后 TSH 仍然增高者应予以治疗，L-T$_4$ 起始治疗剂量可采用维持剂量，4 周后根据 TSH 水平调整。

2. 干甲状腺片 为动物甲状腺制剂，所含 T$_3$、T$_4$ 量不稳定，目前已很少应用。

3. 维生素及矿物质 各种维生素及钙、铁等矿物质应供应充足。

【预后】

本病预后的好坏取决于是否早期诊断，坚持治疗。若能在新生儿期做出早期诊断，并能遵医嘱用药，智力及生长速率可与正常同龄儿大致相同；若出生后 6 个月内诊治，身高可与正常同龄儿大致相同，但智力落后；2 岁以后诊治者，身高及智力均落后于正常同龄儿童。此外，本病的预后还与病因有关，若为先天性甲状腺缺如，母亲孕期也存在甲状腺素减低，则胎内已缺乏甲状腺素，此类患儿即使出生后立即开始治疗，智商也很难达到正常水平。

【经验指导】

服药后需观察患儿脉搏、体温、大便次数等临床表现，治疗后 2 周首次进行复查。如有异常，调整 L-T₄ 剂量后 1 个月复查。1 岁内每 2～3 个月复查一次；1 岁以上 3～4 个月复查一次；3 岁以上 6 个月复查一次。剂量改变后应在 1 个月后复查。同时进行体格发育评估，在 1 岁、3 岁、6 岁时进行智力发育评估。

先天性甲减伴甲状腺发育异常者需终身治疗，其他患儿可在正规治疗 2～3 年后试停药，1 个月后复查甲状腺功能、甲状腺 B 超或甲状腺放射性核素显像。若用药剂量较大，可先减半量，1 个月后复查。若 TSH 增高（伴或不伴 FT₄ 降低），则视为停药失败，需终身用药。若停药后甲状腺功能正常，可视为暂时性甲状腺功能减退，继续停药并定期随访 1 年以上。

二、桥本甲状腺炎

【概述】

桥本甲状腺炎（Hashimoto's thyroiditis）又称为慢性淋巴细胞性甲状腺炎，是儿童获得性甲状腺功能减退的最常见原因。多在 6 岁后发病，青春期是高发年龄，女性多于男性。

【病因及发病机制】

桥本甲状腺炎是器官特异性自身免疫性疾病，在遗传背景下，由于应激、碘过量、药物、感染、创伤、辐照、污染物等环境因素作用于免疫系统，引起抑制性 T 细胞功能和数量减低，降低了对辅助性 T 细胞的抑制，自身抗原以可被识别的形式呈递给辅助性 T 细胞，激活病理性免疫反应，刺激 B 淋巴细胞产生自身抗体，进而引起疾病。

【临床特点】

1. 首发症状 该病起病隐匿、缓慢,临床表现多样,甲状腺肿大是常见的首发症状,初诊时患儿甲状腺功能不同,可表现为甲亢、亚临床甲亢(无甲亢的临床表现,TSH降低)、甲状腺功能正常、亚临床甲减(无甲减的临床表现,TSH升高)及明显甲减。

2. 常见症状及体征

(1)甲状腺肿大:是最常见的症状,多呈对称性、弥漫性肿大,质韧、表面光滑、无触痛,部分患儿有颈部受压的症状。

(2)代谢率减低的表现:便秘、畏寒、低体温、少汗、皮肤干、乏力、声音嘶哑、脱发、体重增加、黏液水肿、学习成绩下降,累及心脏者可出现心包积液。

(3)生长和第二性征发育异常:线性生长受损、骨龄延迟,可出现青春期延迟、性早熟、月经紊乱。

(4)桥本甲亢:疾病初期,由于甲状腺组织受损、滤泡破裂,而释放出甲状腺激素,患儿可出现一过性甲亢表现,症状呈自限性,最终出现甲减。

(5)相关疾病:桥本甲状腺炎常与其他自身免疫性疾病及染色体异常疾病等共存。

【辅助检查】

1. 甲状腺功能检查 血清 TSH、总 T_4(TT_4)及游离 T_4(FT_4)是诊断甲减的首要指标。原发性甲减 TSH 增高,TT_4 及 FT_4 降低,亚临床甲减则仅有 TSH 增高,TT_4 及 FT_4 正常。FT_3 不作为诊断甲减的必要指标。

2. 甲状腺自身免疫性抗体 甲状腺过氧化物酶抗体(TPOAb)及甲状腺球蛋白抗体(TGAb)滴度明显升高。

3. 促甲状腺激素受体抗体(TRAb) 有助于判断桥本甲状腺炎与 Graves 病是否同时存在。

4. 甲状腺 B 超 甲状腺呈弥漫性对称性增大,实质回声多普遍减低、粗糙、分布不均匀、呈网格状改变。

5. 甲状腺细针吸取细胞检查（FNAC） 细针穿刺甲状腺组织进行细胞学检查有助于桥本甲状腺炎的诊断。成功率与穿刺部位有关，有时需多次进行。

6. 其他检查 可伴有轻、中度贫血，血胆固醇、心肌酶谱升高，心电图示窦性心动过缓、低电压、T 波低平，心脏彩超可见少量心包积液。部分患者蝶鞍增大，需注意与鞍区肿瘤相鉴别。

【诊断及诊断标准】

甲状腺肿大，有甲减的症状和体征，TSH 增高，T_4 降低，TPOAb 及 TGAb 滴度升高即可诊断。

【鉴别诊断】

1. 单纯性甲状腺肿大 甲状腺弥漫性肿大，不伴有甲亢或甲减的功能性改变。

2. Graves 病 桥本甲亢可有高代谢表现，但症状轻微，T_3、T_4 仅轻度升高，TPOAb 及 TGAb 明显升高；Graves 病甲亢症状明显，TPOAb 及 TGAb 可正常或轻度升高，TRAb 升高明显。必要时细针吸取活检确诊。

3. 萎缩性自身免疫性甲状腺炎 无甲状腺肿大，组织活检可见甲状腺普遍萎缩，儿童少见。

4. 亚急性甲状腺炎 常有前驱感染史，轻、中度发热，甲状腺疼痛，白细胞及 C 反应蛋白升高，红细胞沉降率增快，甲状腺功能在不同病程阶段亦不同，抗体正常或轻度升高。

【治疗】

1. 甲状腺功能减退的治疗 L-T4 为首选的替代治疗药物。

（1）初始剂量：患儿确诊后药物剂量的选择因年龄不同而有差异，一般 0～3 月龄为 10～12μg/（kg·d），3～6 月龄为 8～10μg/（kg·d），6～12 月龄为 16～8μg/（kg·d），1～3 岁为 4～6μg/（kg·d），3～10 岁为 3～4μg/（kg·d），10～15 岁为 2～4μg/（kg·d）。在临床实践中，不同患儿的

用药剂量大不相同，需因人而异。

（2）随访：生长期的儿童开始治疗后每4～6周监测甲状腺功能、生长及第二性征发育情况，根据结果调整 L-T$_4$剂量。桥本甲状腺炎可能造成永久性甲减，故需终身监测甲状腺功能。

2. 亚临床甲减的治疗

（1）TSH>10mIU/L 者：推荐 L-T$_4$替代治疗，治疗中需监测甲状腺功能，以免药物过量。

（2）TSH 在 4～10mIU/L 者可暂不用药，但需密切监测甲状腺功能。

3. 桥本甲亢的治疗　一般不用抗甲状腺药物治疗，可给予 β 受体阻滞剂缓解甲亢症状。个别甲亢症状不能控制者可予以小剂量抗甲状腺药物，根据甲状腺功能情况及时减量至停药，以免造成严重甲减。

【预后】

甲状腺激素在儿童生长发育过程中发挥着重要的作用，早期诊断，坚持治疗，可以有效改善患儿的预后。

【经验指导】

1. 治疗的过程中，需根据患儿的症状、体征及甲状腺功能等制订个性化的方案，并进行长期的随访，及时调整药物剂量。

2. 患有自身免疫性疾病及染色体异常疾病等相关疾病的患儿需每年监测甲状腺功能，以便及早发现甲减。

（唐　诗）

第四节　生长激素缺乏症

【概述】

生长激素缺乏症（growth hormone deficiency，GHD）

是由于腺垂体合成或分泌生长激素部分或完全缺乏,或由于生长激素(growth hormone,GH)分子结构异常等所致的生长发育障碍性疾病。患儿身材矮小,即身高低于同种族、同年龄、同性别正常健康儿童平均身高 2 个标准差($-2s$)或身高位于正常儿童生长曲线第三百分位以下。

【病因及发病机制】

下丘脑-生长激素-胰岛素样生长因子(IGF1)轴功能缺陷是导致 GHD 的病因,可分为原发性和继发性。下丘脑功能异常、垂体发育异常及 GH 基因缺陷为原发性 GHD。而由下丘脑、垂体或颅内肿瘤,颅脑外伤(产伤、手术损伤等)及放射性损伤引起的为继发性 GHD。

【临床特点】

1. 部分患儿出生时有难产史、窒息史或胎位不正,应注意询问出生史。患儿出生时身长正常,1 岁后出现生长减慢,后逐渐明显,至 2~3 岁时引起家长注意。

2. 典型表现

(1)症状:矮小,身高低于正常均数–2SD 以下。生长速度较同龄儿减慢,如学龄儿每年增长不足 5cm。患儿声音高尖,智力正常。一般出牙、换牙延迟,同时伴有骨龄落后。

(2)查体:体态匀称,上部量比下部量正常。皮下脂肪相对较多,可出现腹部脂肪堆积、面容幼稚、圆脸。

3. 伴有其他垂体激素缺乏会出现相应的临床症状,如伴有 ACTH 缺乏者容易发生低血糖;伴 TSH 缺乏者可能有食欲缺乏、不爱活动等轻度甲状腺功能不足症状;伴有促性腺激素缺乏者性腺发育不全,到青春期仍无性器官发育和第二性征缺乏。

【辅助检查】

1. 实验室检查

(1)GH 生理性筛查试验:门诊常做运动试验,用作对 GHD 筛查。试验方法:试验前 4h 禁食,休息 30min,抽血作为对照，然后令患儿快走 15min，上下楼梯 5min，停止运动后抽血。如运动后 GH＜5ng/ml，应进一步做 GH 刺激试验。

（2）GH 药物刺激试验：试验方法，①一夜禁食，翌晨空腹静卧 30min，于用药前及用药后 30min、60min、90min、120min 各取血 2ml（共 5 次）测 GH。在做胰岛素低血糖刺激试验时要同时采血测血糖值。为了诊断准确，一个患儿必须做两项以上刺激试验才能诊断。②结果判定：GH 峰值＜5μg/L 诊断为生长激素缺乏；GH 峰值在 5～10μg/L 为部分缺乏；GH 峰值≥10μg/L 者为正常。③常用药物：短效胰岛素，0.1U/kg 稀释成 1.0U/ml 静脉注射；精氨酸，0.5g/kg 用注射用水配成 10%溶液 30min 内静脉注射；可乐定，4μg/kg 晨起口服；左旋多巴，10mg/kg 晨起口服。

（3）血清 IGF1、IGFBP3 测定：血循环中的 IGF1 大多与 IGFBP3 结合。两者血中浓度稳定，并与 GH 水平呈一致关系，是较理想的检测下丘脑-GH-IGF 生长轴功能指标。GHD 患者血清 IGF1、IGFBP3 皆低下。

（4）其他：根据临床表现可选择性地检测甲状腺激素和性腺激素等，判断有无甲状腺、性腺轴等相关激素缺乏。女孩必要时还应查染色体。

2. 影像学检查 摄左腕部正位 X 线片，6 个月以下摄膝关节正位片检查骨龄。对确诊的 GHD 应做下丘脑-垂体 MRI 检查。

【诊断及诊断标准】

1. 患儿出生时身长和体重均正常，1 岁后出现生长速度减慢，身高落后于同年龄、同性别正常健康儿童身高第三百分位或-2s 以下。

2. 年生长速率＜7cm（3 岁以下）；＜5cm（3 岁至青春期）；＜6cm（青春期）。

3. 匀称性矮小，面容幼稚。

4. 智力正常。

5. 骨龄落后于实际年龄。

6. 两项 GH 药物激发试验示 GH 峰值<10μg/L。

7. IGF1、IGFBP3 水平低于正常。

【鉴别诊断】

1. 家族性矮小症 父母身高均矮，常在第三百分位数左右，但年生长速率>5cm，骨龄与年龄相当，智能和性发育均正常。

2. 体质性青春期延迟 男孩多见，青春发育延迟，多有家族史，父母一方通常有青春发育延迟病史。身高与骨龄相当，最终身高正常。

3. 特发性矮小 出生时身长和体重正常，生长速率稍慢或正常，一般年生长速度<5cm，两项 GH 药物激发试验示 GH 峰值≥10μg/L，IGF1 正常。骨龄正常或略延迟。

4. 先天性甲状腺功能减低症 生长发育落后及骨龄延迟，伴有特殊面容、智力低下、生理功能低下等。通过检验甲状腺功能可鉴别。

【治疗】

1. 生长激素替代治疗：是治疗本病最有效的方法，基因重组人生长激素（rhGH）已被广泛应用于临床，短效生长激素用量为每天 0.1U/kg，每晚临睡前皮下注射，每周 6～7 次。目前还有长效制剂用量为每周 0.1～0.2mg/kg。一般治疗 6～12 个月疗效最明显。

2. 治疗后每月查身高、体重，每 3 个月查血糖、FT_3、FT_4、TSH 和 IGF-I、IGFBP3，每 6 个月查血、尿常规，肝功能、肾功能，摄左腕正位 X 线片 1 次，如果患儿血中甲状腺素低于正常，应加用甲状腺素治疗。开始治疗的年龄越小，效果越好。治疗可持续至骨骺融合为止。

【预后】

GHD 根据发病机制不同，应用 GH 治疗效果不同。大部分 GHD 生长激素治疗有效，且效果明显。治疗效果与开始治疗的年龄、患者依从性及使用剂量等相关。

【经验指导】

GHD 尽管是儿科内分泌常见疾病，仍需注意矮小的患者应充分鉴别诊断，不能仅仅凭借 GH 激发试验去诊断，应仔细查体，注意有无特殊面容、有无皮肤异常，有无先天性心脏疾病、肾脏疾病等慢性疾病，除外其他可能引起矮小的病因。对于 GH 应用临床应在充分评估后使用，注意应用 GH 相关的禁忌证，治疗的过程中定期监测副作用，如注意有无甲状腺功能异常、脊柱侧弯、股骨头滑脱等。生长速度快，注意补充维生素 D 及钙制剂。

（杨　敏）

第五节　性　早　熟

【概述】

性早熟（precocious puberty）是指女童在 8 岁前，男童在 9 岁前呈现第二性征的一种常见的内分泌疾病。目前全球儿童青春发育普遍提前，不同国家定义年龄不同，因此需注意该定义有一定的主观性。本病女孩较多见，男女之比为 1∶4。

【病因及发病机制】

按发病机制和临床表现分为中枢性（促性腺激素释放激素依赖性）性早熟和外周性（非促性腺激素释放激素依赖性）性早熟。中枢性性早熟（central precocious puberty，CPP）具有与正常青春发育类同的下丘脑-垂体-性腺轴（HPGA）发动、成熟的程序性过程，直至生殖系统成熟。特发性 CPP 多见，下丘脑垂体病变，如错构瘤、松果体瘤、先天畸形及原发甲状腺功能减退症也可导致 CPP 发生。外周性性早熟是由各种原因引起的体内性甾体激素升高至青春期水平,故只有第二性征的早现,不具有完整的性发育程序性过程。常见的病因包括肾上腺疾病、性腺肿瘤及 McCune-Albright 综合征等。

【临床特点】

1. 中枢性性早熟

(1)第二性征提前出现,并按照正常的程序进展。女孩首先出现乳房发育、乳头增大,大、小阴唇增大,色素沉着,阴道出现白色分泌物,一般乳房发育 2 年左右出现月经初潮。男孩表现为睾丸增大,阴囊皮肤皱褶增加,色素加深,阴茎增长增粗,阴毛、腋毛、胡须生长,一般睾丸增大 2 年后出现变声和遗精。身高增长突增。

(2)如合并颅内肿瘤,后期可能出现颅内压增高、头痛、呕吐、视野缺损等表现。

2. 外周性性早熟 第二性征提前出现,但不按正常的发育程序进展,临床表现差异较大,性腺大小一般在青春前期水平。

【辅助检查】

1. 实验室检查

(1)基础性激素测定:基础促黄体生成激素(LH)有筛查意义,如 LH 3.0~5.0IU/L 可肯定已有中枢性发动。凭基础值不能确诊时需进行激发试验。β-HCG 和甲胎蛋白(AFP)应当纳入基本筛查,是诊断分泌 HCG 生殖细胞瘤的重要线索。雌激素和睾酮水平升高有辅助诊断意义。

(2)促性腺激素释放激素(GnRH)激发试验:①方法,以 GnRH 2.5~3.0μg/kg(最大剂量 100μg)皮下或静脉注射,于注射的 0min、30min、60min 和 90min 测定血清 LH 和卵泡刺激素(FSH)水平。GnRHa 的激发作用比天然 GnRH 强数十倍,峰值在 60~120min 出现,一般不推荐其在常规诊断中使用。②判断，如用化学发光法测定，激发峰值 LH＞3.3～5.0IU/L 是判断真性发育界点，同时 LH/FSH 比值＞0.6 时可诊断为中枢性性早熟。目前认为以激发后 30～60min 单次的激发值达到以上标准也可诊断。如激发峰值以 FSH 升高为主，LH/FSH 比值低下，结合临床可能是单纯性乳房早发育或中枢性性早熟的早期，后者需定期随访，必要时重复检查。

2. 影像学检查

（1）子宫卵巢 B 超：单侧卵巢容积≥1～3ml，并可见多个直径≥4mm 的卵泡，可认为卵巢已进入青春发育状态；子宫长度＞3.4～4cm 可认为已进入青春发育状态，可见子宫内膜影提示雌激素呈有意义的升高。但单凭 B 超检查结果不能作为 CPP 诊断依据。

（2）骨龄：是预测成年身高的重要依据，但对鉴别中枢和外周性无特异性。

（3）垂体核 MRI：对于鉴别垂体占位及发育异常有非常重要的作用。对于确诊为 CPP 所有男孩，6 岁以下发病的女孩及性成熟过程迅速或有其他中枢病变表现者必须做该项检查。

【诊断及诊断标准】

根据相关病史、临床表现，结合辅助检查可诊断。

【鉴别诊断】

1. 单纯乳房早发育 起病年龄小，常＜2 岁，乳腺轻度发育，呈周期性变化。不伴生长加速及骨龄提前，血中 FSH 及 E_2 的水平常有轻度增高，GnRH 兴奋试验中以 FSH 峰值升高为主。部分患儿可逐步演变成完全性中枢性性早熟，应密切随访。

2. 单纯阴毛早现 男孩、女孩均可发生，为不完全性性早熟类型，除阴毛外可伴有腋毛发育，无性腺发育，亦无男性化，部分患儿有轻度生长加速及骨龄提前，常有家族史。

可能与肾上腺功能早现、过早分泌大量雄激素有关。

【治疗】

1. 中枢性性早熟　GnRH 类似物（GnRHa）是当前主要的治疗选择，目前常用制剂有曲普瑞林和亮丙瑞林的缓释剂。

（1）以改善成年身高为目的的应用指征：①骨龄大于年龄 2 岁或以上，但需女孩骨龄≤11.5 岁，男孩骨龄≤12.5 岁者。②预测成年身高：女孩＜150cm，男孩＜160cm。③发育进程迅速，骨龄增长/年龄增长＞1。

（2）GnRHa 剂量：首剂 100～120μg/kg，最大量为 3.75mg；其后每 4 周注射 1 次，体重≥30kg 者，曲普瑞林每 4 周肌内注射 3～3.75mg。但需强调的是，维持剂量应当个体化，根据性腺轴功能抑制情况而定（包括性征、性激素水平和骨龄进展），男孩剂量可偏大。

（3）治疗监测和停药决定：治疗过程中每 3～6 个月测量身高及性征发育状况；首剂 3～6 个月末复查 GnRH 激发试验，LH 峰值在青春前期水平提示剂量合适。其后对女孩需定期复查基础血清雌二醇（E_2）和子宫、卵巢 B 超；男孩需复查基础血清睾酮浓度以判断性腺轴功能抑制状况。每半年复查骨龄 1 次，结合身高增长，预测成年身高改善情况。首次注射后可能发生阴道出血，但如继后注射仍有出血时应当认真评估。为改善成年身高的目的疗程至少 2 年，具体疗程需个体化。

一般建议在年龄 11.0 岁或骨龄 12.0～13 岁（女孩 12 岁，男孩 13 岁）时停药，可望达最大成年身高，开始治疗较早者（＜6 岁）成年身高改善较为显著。

单纯性乳房早发育多呈自限病程，一般不需药物治疗，但需强调定期随访，小部分患儿可能转化为中枢性性早熟，尤其在 4 岁以后起病者。

有中枢器质性病变的 CPP 患者应当按照病变性质行相

应病因治疗。错构瘤是发育异常，如无颅内压增高或其他中枢神经系统表现者，无须手术，仍按 ICPP 药物治疗方案治疗。蛛网膜下腔囊肿亦然。

（4）GnRHa 治疗中部分患者生长减速明显，小样本资料显示联合应用重组人生长激素（rhGH）可改善生长速率或成年身高，但目前仍缺乏大样本、随机对照研究资料，故不推荐常规联合应用。适合联合应用的人群：①GnRHa 治疗中,生长减速明显者(骨龄≤11 岁者,年生长速率＜4cm)；②开始治疗时已是矮身材（年龄与身高<−2.0s，按人群参照值或靶身高）。

2. 外周性性早熟 按不同病因分别处理，如各类肿瘤的手术治疗，先天性肾上腺皮质增生症予以皮质醇替代治疗等。

【预后】

由于性早熟的病因不同，其治疗起始时间等预后亦不同。临床中多见特发性的 CPP，及时干预治疗，患儿可达到或接近遗传身高。

【经验指导】

性早熟诊断后要注意查找病因，尤其对于男性 CPP 患儿,过去认为男孩 CPP 以继发性多见，近年男孩特发性 CPP 也越来越多。在诊断及治疗的过程中需严格把握指征,避免过度行激发试验及过度治疗。

（杨　敏）

第十一章

◉ 外 科 疾 病

第一节　颈部急性淋巴结炎

【概述】

急性淋巴结炎是指病原菌侵入淋巴管后进一步扩散、蔓延到所属区域的淋巴结，造成的淋巴结的急性炎症，小儿多见于颈部。

【病因及发病机制】

急性淋巴结炎病原菌多为金黄色葡萄球菌和溶血性链球菌，少数为铜绿假单胞菌和大肠埃希菌。颈部淋巴结炎发生的部位与病灶的解剖位置及淋巴引流范围有密切联系。扁桃体炎和龋齿可导致颌下淋巴结炎，头皮感染引起枕后、耳前、耳后部淋巴结炎。门齿及舌下感染则引起颏下淋巴结炎。

【临床特点】

1. 症状

（1）颈部包块，伴疼痛。

（2）全身反应可有寒战、发热、食欲缺乏、精神不振。

（3）婴幼儿急性颌下淋巴结炎常呈强应性炎症反应，为蜂窝织炎表现，局部组织炎症重，全身中毒反应明显。化脓时局部波动感，发热、头痛、身体不适、食欲缺乏等全身症状明显。颌下淋巴结炎有时可形成咽后壁脓肿，偶尔可压迫喉部引起发绀、呼吸困难。

2. 查体　早期淋巴结肿大，局部有红肿、压痛。炎症加重后红肿可向周围蔓延，局部出现肿块，不能移动。强应性反应时局部软组织广泛肿胀隆起、发红、剧烈疼痛和压痛，炎症严重者可累及整个下颌部,部分可影响到对侧乃至整个前颈部。

【辅助检查】

1. 实验室检查

（1）血白细胞计数：白细胞总数和中性粒细胞增高。

（2）C反应蛋白测定：升高，提示化脓性感染。

2. 影像学检查：脓肿形成时，B超可见脓腔和液性暗区。

3. 细针穿刺活检有助于明确诊断。

【诊断及诊断标准】

1. 有原发病，如化脓性扁桃体炎。

2. 局部淋巴结肿大，有明显压痛。

3. 血常规白细胞总数和中性粒细胞升高，C反应蛋白升高。

4. 细胞学穿刺为炎性细胞。

【鉴别诊断】

1. 结核性淋巴结炎　起病缓慢，可伴有消瘦、乏力，淋巴结可相互粘连成团，久不消退，触痛与肿胀不明显。红细胞沉降率加快，结核菌素试验阳性，淋巴结穿刺涂片有时可找到抗酸杆菌，结核分枝杆菌培养可阳性。胸部 X 线片有时可见肺或肺门部原发性结核表现。

2. 急性腮腺炎　颊部的腮腺导管开口处黏膜肿胀，腮腺处有压痛，皮肤无红肿，肿胀范围较弥散，局部无结节。

3. 鳃源性囊肿伴感染　鳃源性囊肿位于胸锁乳肌前缘，多在出生后即存在，穿刺液内有胆固醇结晶体或黏液。

4. 霍奇金病　全身淋巴结受累，但颈部淋巴结肿大较早，肝脾亦可增大。肿大淋巴结相互分散，可移动，质地较硬，无明显压痛，边界清楚。胸部 X 线片可见纵隔淋巴结肿大。淋巴结活检或骨髓穿刺可明确诊断。

【治疗】

1. 早期用非手术治疗，外敷雷夫诺尔，全身应用抗生素。

2. 并发蜂窝织炎，全身中毒症状明显时，应加强抗感染治疗，并给予全身支持疗法，纠正液体和电解质平衡失调等对症处理。

3. 局限形成脓肿，应及时切开引流。口底感染合并呼吸困难者，也应切开引流。有喉上部呼吸压迫时，考虑气管切开。

【预后】

早期治疗，预后良好。

【经验指导】

彩超对小儿颈部淋巴结炎的诊断方便、快速、准确、可靠，可对肿瘤、结核等其他病因引起的淋巴结肿大进行鉴别诊断。治疗过程中可反复观察对比，为临床及时调整治疗及观察疗效提供可靠依据。此外，儿童颈部淋巴结炎继发深部脓肿形成位置深在，不易被发现，容易被误诊、误治，需借助影像学等手段以确诊，遇到可疑患者应仔细查看，全面考虑，及早给予相应的诊治，减少并发症的发生。

第二节　血管瘤和淋巴管瘤

【概述】

血管瘤和淋巴管瘤是儿童最常见的良性肿瘤。传统意义上的血管瘤分为血管瘤和血管畸形两大类。血管瘤是以血管内皮细胞增生为主的真性血管瘤；血管畸形是一种先天性脉管发育异常，病理学属于错构瘤而非真性肿瘤，真性血管瘤发病率高于血管畸形。淋巴管瘤又称为淋巴管畸形，是儿童最常见的脉管畸形，是因胚胎淋巴组织发育异常所致的错构瘤，其特征性病理改变是淋巴管的异常扩张及连通。

血管瘤的发病率可高达 10%，女性发病率高，男女之比为 1：（2～5）。血管瘤可发生在全身各部位，15%～30%为多发性。淋巴管瘤发病率为 1/（2000～4000），无性别和种族差异，好发于头颈部、腋窝、纵隔及四肢。

【病因及发病机制】

血管瘤和淋巴管瘤的病因及发病机制仍不完全清楚，可能与胚胎期血管和淋巴管发育异常及胚胎残留有关。血管瘤的形成还可能与雌激素水平增高、血管生长因子水平增高或血管生成抑制因子水平降低或内皮细胞本身生理生化、基因异常或缺陷等有关。根据淋巴管形成学说，当原始淋巴囊部分孤立分隔时就会形成淋巴管囊肿，如多次分隔形成多囊性淋巴管囊肿。如原始淋巴管局部过度增生就形成单纯性或海绵状淋巴管瘤。也有学者提出淋巴管梗阻学说、淋巴管系统连接障碍学说，少数学者认为淋巴管瘤与外伤、炎症及肿瘤导致淋巴管阻塞有关。

【临床特点】

1. 血管瘤

（1）发生时间：约 30%血管瘤出现在新生儿时期，绝大多数血管瘤在新生儿出生后最初数周出现。斑点状病变形成后经过 36 个月的增生，瘤体迅速长大，随后 6～8 个月瘤体增长缓慢进入相对稳定期。

（2）病变部位：最常见部位是头颈部及面部，约占 60%，其次是躯干、四肢。约 20%病例为多发性血管瘤，位于内脏的血管瘤不易被发现，体检时偶然发现或伴出血出现相应临床症状时被确诊。

（3）血管瘤消退时间与残留病变：50%的真性血管瘤在 5 岁以前自然消退，瘤体消退与体积大小、发生年龄、瘤体部位及生长速度无关。瘤体消退越早，并发症越少。

1）表浅型血管瘤：最常见，病变为淡红色或鲜红色，压之褪色，突出于皮肤表面，可呈分叶或小结节状，形似草莓，又称为草莓状血管瘤。

2）深部型或海绵状血管瘤：毛细血管增生型主要位于皮下、腮腺、乳房，瘤体均匀有一定弹性，边界不清，主要由增生毛细血管内皮细胞构成，加压可变形，表皮颜色正常或略呈淡蓝色。

3）混合性血管瘤：草莓状与海绵状血管瘤的混合体，早期仅见草莓状血管瘤，随着瘤体生长扩展，皮下组织瘤体逐渐增生，局部组织明显隆起。混合性血管瘤生长速度快，受累面积广，如出现在面部，影响容貌甚至毁容，如出现在特殊部位可引起严重功能障碍。

2. 淋巴管瘤

（1）毛细淋巴管瘤：比较少见，病变位于皮肤、皮下组织或黏膜，常见于头皮、肢体、胸壁及会阴部，也可发生在唇、口腔及舌。外表呈小泡状颗粒，压迫时可溢出有黏液的淋巴液。

（2）海绵状淋巴管瘤：较常见，多见于四肢、颈部、腋窝、口腔、口唇及舌部。瘤体较大，可局限性或弥漫性生长，常伴功能障碍，侵犯口腔、舌及咽部可引起饮食、发音甚至呼吸困难。四肢瘤体较大，表现为柔软的肿块，肿瘤表皮常增厚，有时可见扩张的血管。

（3）囊性淋巴管瘤：新生儿期最常见的淋巴管瘤，肿瘤体积大，可为单囊，多囊更常见。50%～60%在新生儿期出现，80%～90%出现在 2 岁以前，约 75%位于颈部之颈后三角，肿瘤可在锁骨后延伸至上纵隔，甚至到达胸腔，形成巨大瘤体；也可见于腋窝、胸壁及腹膜后。瘤体表面光滑，一般张力不高，伴出血时瘤体表面皮肤可呈淡蓝色。如囊腔出血或伴感染，囊肿可突然增大，张力增高，出现对周围组织器官的压迫症状。

3. 弥漫性淋巴管瘤　主要发生在四肢，从肩部到手指或从腹股沟区延伸至足趾。弥漫性淋巴管瘤占据整个肢体，多数病例病变还累及肌肉组织甚至深达骨膜,严重影响肢体外观及功能。

【辅助检查】

1. 影像学检查

（1）血管瘤：超声、CT/CTA、MRI 可对软组织、深部组织及内脏血管瘤做出诊断并与相应病变进行鉴别诊断。多普勒超声可检测皮下及深部组织肿块大小、质地、囊实性及血流情况，以辅助明确诊断。

（2）淋巴管瘤：CT、MRI 在确诊淋巴管瘤时还可了解巨大囊腔内部结构及分隔，以及囊肿与周围组织、器官的关系，CTA 可了解淋巴管瘤组织中血管结构和与周围正常血管关系。超声可以对妊娠小于 30 周的胎儿囊性淋巴管瘤做出准确诊断，还可显示瘤内血供与血管瘤相鉴别。

2. 腔镜技术　能够对鼻腔、口腔、咽喉、消化道、胸腔、腹腔血管瘤进行直接观察做出明确诊断及鉴别诊断。

3. 瘤体穿刺抽液　可鉴别血管瘤、淋巴管瘤、表皮囊肿、脂肪瘤及纤维瘤等。

4. 组织病理学检查　当临床和影像学征象不能明确诊断，不能除外其他良恶性肿瘤时，需要手术活检行组织病理学。

【诊断及诊断标准】

1. 血管瘤　病变常位于皮肤及皮下组织，形态特征明显，浅表血管瘤依据临床表现诊断并不困难。超声、CT 和 MRI 有助于软组织、深部组织及内脏血管瘤的诊断。

2. 淋巴管瘤　毛细淋巴管瘤少见，小泡状透明颗粒是其特征。海绵状淋巴管瘤常见，囊性肿块穿刺抽出淋巴液即可确诊。婴幼儿颈部、腋窝巨大囊肿多为囊性淋巴管。

【鉴别诊断】

1. 血管畸形和淋巴管瘤都是脉管瘤，易混淆，造成误诊。超声可清晰显示病变的大小、形态和范围，以及血流变化，有助于鉴别。

2. 血管瘤和淋巴管瘤需要与脂肪瘤和纤维瘤等实性肿瘤相鉴别，一般靠查体较容易鉴别，鉴别困难者可借助超声检查。

【治疗】

1. 血管瘤　治疗应遵循以下原则：控制瘤体生长，促进瘤体消退，减少并发症，保留器官功能，保护面容美观。

（1）观察：90%以上真性血管瘤可以自行消退，因此多数血管瘤可观察、随访。观察不是消极等待，而应是定期主动随访、评估。如果经过数周观察随访瘤体变大，发展迅速，逐渐累及面部及重要组织或器官或伴出血、有明显出血倾向应采取积极治疗。

（2）糖皮质激素治疗的适应证：草莓状血管瘤、海绵状血管瘤和混合血管瘤及各种伴有毛细血管内皮细胞增生的真性血管瘤，以及 K-M 综合征，特别是对处于增生期的血管瘤效果更好。给药途径分为静脉、口服和瘤内。

（3）抗癌药物局部治疗：平阳霉素瘤体内注射现已被广泛地用于临床治疗血管瘤。

（4）普萘洛尔治疗：方法为 1～2mg/（kg·d），分 2 次口服，连续服药 3～6 个月。婴儿使用需密切监测药物不良反应。

（5）手术治疗的主要适应证：①血管畸形不会自行消退，药物局部注射治疗效果不佳，病变范围局限者；②对非手术治疗效果不佳，瘤体不大，手术不影响美容的真性血管瘤；③非手术治疗效果不佳，严重影响功能的真性血管瘤。

2. 淋巴管瘤　不会自行消退，原则上应采取积极治疗措施。

（1）药物注射治疗：主要药物为抗癌药物，常用的有平阳霉素、博来霉素等。药物注射治疗适合各种明显囊腔的淋巴管瘤。对于位于深部组织或较小的淋巴管瘤可在超声引导下穿刺。

（2）外科手术：颈部囊性淋巴管瘤压迫气道导致呼吸困难，经穿刺抽液减压无效时，需急诊手术引流减压或手术切除。淋巴管瘤在注射治疗效果不佳时或影响器官功能明显时可考虑选择手术治疗。手术基本原则是完全切除肿瘤，对颈部、纵隔、腹膜后、盆腔及四肢巨大分隔囊性淋巴管瘤难以完全切除或重要器官有残留组织，应对残留囊腔及创面进行药物注射或涂擦。

【预后】

血管瘤和淋巴管瘤治疗后一般大多数预后良好，但有一些特殊类型。如 K-M 综合征，起病急，伴血小板减少、凝血异常，严重者可导致死亡。

【经验指导】

小儿真性血管瘤诊断较容易，血管畸形和淋巴管瘤都是脉管瘤，易混淆，造成误诊。超声检查安全有效、方便快捷且无辐射。B 超可清晰显示病变的大小、形态和范围，血流变化，多数能定性诊断。该检查对血管畸形与淋巴管瘤具有重要的诊断和鉴别诊断价值，有助于早期诊断，对临床处置有重要意义。

（唐晓冰）

第三节　先天性食管闭锁与气管食管瘘

【概述】

先天性食管闭锁与气管食管瘘是新生儿期严重的消化道畸形，发病率为 1/3000，常伴有其他畸形，增加了治疗的复杂性。随着医疗技术的提高，食管闭锁的治愈率达到 85%～98%，但对于低体重出生儿和合并其他先天性畸形患儿的治疗，仍有待提高。

【病因及发病机制】

尚无统一的理论来揭示食管闭锁的发病原因和机制，涉及多种因素和多基因及基因与环境之间的相互作用。目前研究认为，胚胎初级前肠的异常发育是导致食管-气管畸形的根本原因。

食管闭锁通常采用 Gross 五型分类方法：Ⅰ型：食管上段闭锁、下段闭锁，无食管气管瘘，约占 6%。Ⅱ型：食管上段与气管间形成瘘管，下段闭锁，约占 2%。Ⅲ型：食管上段闭锁，下段与气管相通形成瘘管，约占 85%。Ⅳ型：食管上、下段均与气管相通形成瘘管，约占 1%。Ⅴ型：食管无闭锁，有气管食管瘘，约占 6%。

食管闭锁-气管食管瘘的病理生理改变是本病病情严重、病死率高的重要原因。胃液通过食管气管瘘可反流入气管发生严重的化学刺激性肺炎。同时，患儿不能吞咽的唾液反流吸入气管，引起严重的吸入性肺炎。此外，50%的患儿存在合并畸形，且多为多发畸形，如 VACTER 综合征，其中危及生命或需紧急处理的畸形约占 25%，如肛门闭锁、肠旋转不良和肠闭锁等。本病另一特点是早产未成熟儿多见。食管闭锁合并心脏畸形的严重程度和低出生体重在对食管闭锁的风险评估中具有重要意义。

【临床特点】

1. 食管闭锁胎儿不能吞咽羊水，所以母亲孕期常有羊水过多史。

2. 患儿出生后口腔及咽部存在大量黏稠泡沫，不断经口鼻向外溢出，第一次喂水或奶，吸吮一两口后，小儿出现剧烈呛咳，水或奶从口鼻反溢，同时出现发绀呼吸困难，甚至窒息，经负压吸引清除后可恢复，再次喂食，又出现同样症状。

3. 伴有食管气管瘘时，胃液经瘘管反流进入气道，导致化学性肺炎、肺不张等，继发细菌感染，出现发绀、气急、肺部湿啰音。同时，大量气体随呼吸经瘘管进入胃肠道，导致腹部膨胀，叩诊鼓音，由于严重腹胀引起横膈抬高，压迫肺部，加重气急等呼吸道症状，甚至导致呼吸衰竭。如无瘘管者，气体不能经食管进入胃肠道，则呈舟状腹。

【辅助检查】

1. 产前影像学检查

（1）产前 B 超：表现出上颈部盲袋征。胎儿颈部中线处存在盲袋，随着胎儿吞咽，此囊性盲袋充盈或排空，该盲袋即为食管闭锁的上段盲端。同时胃泡消失或仅看到小胃现象。

（2）胎儿磁共振：胎儿近段食管扩张、远段食管消失。而在正常胎儿可以看到完整的从口腔通往胃的食管。

2. 产后辅助检查

（1）从鼻孔或口腔内插入一根细小的胃管不能顺利通过食管而受阻折回，应注意导管卷曲在食管盲端而造成进入胃内的假象。

（2）食管造影：经胃管滴入 25%水溶碘剂或空气 0.5～1ml，拍摄胸部 X 线片即可发现食管盲端。

（3）三维 CT：重建气管、隆嵴和主支气管，判断盲端距离，瘘管位置。主要适用于低出生体重、有严重呼吸窘迫及长段型或伴有多发畸形的食管闭锁患儿，对于食管闭锁术后瘘管复发的患儿尤其适合。

【诊断及诊断标准】

1. 产前诊断　产前 B 超发现羊水增多和小胃或胃泡消失是考虑食管闭锁诊断可能性的依据，敏感度为 24%～30%。胎儿磁共振可以提高食管闭锁的诊断率，敏感度和特异度可分别达 100%和 80%。

2. 产后诊断

（1）出生后的诊断在出生后第一、第二天就做出。凡出现典型症状，如在第一次喂奶后小儿即有呛咳，随即乳汁从口鼻溢出，伴有呼吸困难、面色发绀等，应立即想到食管闭锁的可能。

（2）辅助检查从口鼻插入胃管不能进入胃内，更加怀疑食管闭锁。结合食管造影，可以充分了解盲袋的位置、扩张的程度，近段有无瘘管。CT可以提供多平面和三维重建图像，有助于发现食管闭锁及伴发的瘘管。

【治疗】

1. 诊断确立后，食管端端吻合术是唯一的治疗方法。先天性食管闭锁的治愈率代表着小儿外科的水平。近年来，随着多学科合作、产前诊断技术，新生儿重症监护技术，手术技术，相关畸形处理能力和术后护理水平的不断提高，食管闭锁患儿的生存率得到了明显改善，使不伴有严重心脏畸形的食管闭锁治愈率达到90%以上。

2. 在转运患儿时，需要注意保暖，特别注意在转运过程中尽可能减少吸入性肺部感染的发生，可将患儿头高位，每15分钟用针筒经导管吸出食管盲端及口腔咽部的分泌物，并吸氧。

3. 手术可允许24～48h积极准备。应用广谱抗生素、雾化治疗和吸痰等积极治疗肺炎。尽量避免气管插管，以免大量气体进入胃肠道导致消化道穿孔，加剧腹胀而导致呼吸状况恶化。禁食补液，给予5%葡萄糖溶液40ml/（kg·d），注意调整水、电解质和酸碱平衡。常规给予维生素K。尽快完善必要的检查以判断伴发的畸形，如心脏彩超和肾脏彩超。

4. 手术需根据不同病理分型采取Ⅰ期或分期手术。Ⅲ型闭锁可胸腔镜下或经胸完成瘘管结扎和食管的端端吻合。食管远近端距离大于6椎体时应采用食管Ⅱ期修复术或食管替代术。术后一般在NICU进行严密监护和呼吸管理。

【预后】

食管闭锁的预后与及时的诊断，患儿的成熟度、出生体重、救治措施、肺部并发症、合并畸形和多学科合作等密切相关。食管闭锁存活率的提高带来了越来越多的并发症患儿，并发症的发生率可达30%～50%。术后并发症分为早期并发症和晚期并发症。早期并发症包括吻合口漏，吻合口狭窄和食管气管瘘复发；晚期并发症包括胃食管反流、气管软化、呼吸道疾病和食管蠕动功能障碍。

【经验指导】

出现典型症状，如在第一次喂奶后小儿既有呛咳，随即乳汁从鼻孔或口腔溢出，伴有呼吸困难、面色发绀等，应立即想到食管闭锁的可能。

（王大佳）

第四节　先天性膈疝

【概述】

先天性膈疝（congenital diaphragmatic hernia，CDH）中最常见且危重的先天性横膈缺陷是后外侧类型，即Bochdalek孔疝，又称为胸腹裂孔疝。发病率在1:（2200～15 000），约80%发生在左侧，其病死率仍高达40%～60%，致死的主要原因是肺发育不良和肺动脉高压。

【病因及发病机制】

一般认为先天性膈疝由遗传因素和环境因素的相互作用所致。Harrison（1980）曾提出了经典理论推测，由于未成熟肠管疝入胸腔或横膈胸腹膜管膜发育延迟，肠管阻碍了胸腹腔管的关闭，在胸腔内肠管压迫了肺的发育。胸腹裂孔疝是膈肌在形成过程中后外侧胸腹膜未能愈合形成的缺损，其裂口大小不一，形状近似三角形。三角形尖端指膈中央，三角形底在胸侧壁肋缘处。多数胸腹裂孔疝没有疝囊，占

85%～90%，少数有疝囊。

【临床特点】

1. 呼吸系统症状　为主要临床表现，宫内时期肺受疝入胸腔的内容物压迫而呈萎缩状态，并不影响胎儿生命，但出生后血液的氧合、气体交换就完全依靠患儿自己的肺。严重者出生后数小时内即出现呼吸困难、急促、面色发绀，在哭闹或喂奶、变动体位时加重。出生后 24h 内出现呼吸窘迫严重者，预后差。体格检查可发现患侧胸廓饱满，呼吸运动明显减低，心尖搏动移向对侧；胸壁叩诊呈浊音，如胃肠道充满液体并有肝、脾及胃肠充气较多时呈鼓音，有时听到肠鸣音。

2. 循环系统症状　是因肺脏受压、肺动脉扭曲、动脉壁增厚、血管床横断面积减少等造成持续性肺动脉高压，表现为低血氧、酸中毒、低体温、低血钙、低血镁等一系列症状。

3. 消化系统症状　临床上呕吐较少见，只有胸腹裂孔疝伴肠旋转不良或疝入腹腔脏器嵌顿造成肠梗阻时才出现呕吐。

4. 其他　有 44%～66%的先天性膈疝患儿有合伴其他畸形，而染色体畸形发生于 4%～16%的膈疝患儿。合伴畸形可以影响成活率，最常见的是心血管和泌尿生殖系统畸形。

【辅助检查】

1. X 线检查　出生后如出现呼吸窘迫即应立即行 X 线检查，可表现出患侧肺萎陷，心脏纵隔向健侧移位。胸腔内含有气液面或积气肠管的蜂窝状影像。

2. 钡剂　留置胃管后经胃管注入造影剂可清晰地显示部分胃肠道位于胸腔内，此时即可确诊。检查后应尽快抽吸出造影剂，以免发生误吸、窒息。

3. 心脏超声　可确定是否合并心脏结构畸形，监测肺动脉压力情况，对评估患儿预后有很大帮助。

【诊断及诊断标准】

1. 产前诊断 妊娠15～24周的常规产前超声筛查即可以诊断先天性膈疝，超声诊断要点主要依靠腹腔内脏器（包括肠管及胃泡等空腔脏器，或肝脏、脾脏或肾脏等）疝入胸腔后才能检出膈疝，并根据疝入胸腔的胃泡位置来与先天性肺囊腺瘤样畸形等先天性肺发育性疾病进行鉴别，妊娠24周前诊出膈疝通常预后差。超声测量胎儿右肺区与胎儿头围之比，称为肺头比，对预后有很大意义。如肺头比小于0.6，则患儿预后差，比率在0.6～1.35时成活率在61%，比率大于1.35时成活率高达100%。

2. 出生后临床诊断 新生儿膈疝出生后出现呼吸窘迫，发绀即应考虑该病，应立即做X线摄片，发现胸腔内含有气液面或积气肠管蜂窝状影像即可诊断。

【鉴别诊断】

1. 先天性膈膨升 先天性横膈肌肉发育异常或因膈神经麻痹引起的膈肌抬高，以左侧多见，X线未见膈肌中断征象。

2. 先天性肺囊腺瘤样畸形 胚胎时期肺黏液腺过度增殖引起的肺发育畸形，以右下叶多见，X线可见肺内边缘清楚的软组织影，间有条索状及结节状阴影，内含散在不规则透亮区，纵隔及心脏移向对侧。

3. 隔离肺 是以血管异常为基础的胚胎发育缺陷造成的肺先天性畸形，是正常肺组织的迷乱无功能团块。本病缺乏特异性临床表现，X线片可见单房或多房囊腔，腔内伴有液平，绝大多数位于左肺下叶，尤以左肺后基底段为多。

4. 其他 需鉴别的疾病如新生儿肺炎、气胸、胸腔积液等，X线表现不难鉴别。

【治疗】

手术是先天性膈疝的唯一治疗方法，随着临床医师腔镜手术技术的提高，目前已经成为先天性膈疝的首选手术途径。创伤小，通气时间短，早期恢复全肠内营养，恢复较快，缩短住院时间，复发率低，切口美观是大多数术者选择腔镜手术的重要原因。

在患儿生命体征不平稳时贸然行急诊手术是不可取的。研究发现，患儿出生后呼吸循环衰弱，无 ECMO 等条件下手术风险大大提高，患儿可能无法耐受手术，需要等患儿呼吸及循环稳定后行手术治疗，但也不能长期等待，在条件允许的情况下，首先给患儿提供高效的生命支持，完善必要的术前检查，确定是否合并有严重畸形。

手术要点：胸腔镜手术 Trocar 位置一般为腋中线第 3 或第 4 肋间，腋前线第 5 或第 6 肋间及肩胛下角处，气胸压力为 1～6mmHg。人造气胸成功后，进镜探查胸腔，确定膈肌缺损的大小、部位，是否有疝囊等，决定修补方案，是否需要应用补片。可先将疝入胸腔的腹腔脏器还纳至腹腔，注意避免暴力损伤肠管，还纳后选择发育良好膈肌进行封闭缝合，对于膈肌边缘三角区的缝合是手术成功的关键，通过钩针或镜下缝合的方式跨越对应肋骨或肋间肌以使固定更为牢固。

对于补片的应用，目前具有争议性，有学者认为新生儿因生长发育特点、异物反应及并发症等因素，不适合应用补片。但我们通过临床诊疗的经验，在术中遇到膈肌缺损较大，膈肌无法直接无张力缝合的病例，修补时仍需应用补片，且术后随访并无增加并发症概率的风险。

【预后】

各组报道的新生儿先天性膈疝的病死率不一样，因为有一部分随产前诊断超声检查的普遍开展与技术提高，已明确严重的先天性膈疝者已做人工流产处理，另一部分是患儿在转运到小儿外科治疗中心前已死亡，故病死率可高达 60%。成活的一部分患儿涉及以后的生活质量问题主要是肺功能。

【经验指导】

对于先天性膈疝的诊断并不困难,一经诊断后,待患儿呼吸循环稳定即可手术治疗,术中腹腔镜的压力和流量应缓慢增加,不可早给予较高的压力和流量。术中钩针的应用需准确定位,避免损伤脾脏或肠管。术中根据隔肌缺损大小、术前是否存在肺炎或其他胸腔感染、肺受压情况、肺解除压迫后的膨胀情况来决定是否需留置引流管。

（李天宇）

第五节　腹股沟斜疝

【概述】

小儿腹股沟斜疝是小儿外科最常见疾病之一,是因为出生后鞘状突未闭,导致腹腔内脏器通过此途径来到腹腔外而引发的疾病。其发生率为 0.8%～4.4%;男性多见,男女发生比例为（3～10）：1;约 60%的腹股沟疝发生在右侧,双侧病变者占 10%～20%。嵌顿疝指腹腔脏器进入疝囊后因内环口嵌顿而不能自行复位,这是小儿腹股沟疝常见的并发症。

【病因及发病机制】

小儿腹股沟斜疝的病因是出生后鞘状突未闭。腹内压增高则是疝的诱发因素,如小儿剧烈哭闹、长期阵咳、便秘和排尿困难等。

【临床特点】

1. 症状　腹股沟可复性肿块是本病的主要临床表现,通常由家长无意中发现。肿块在哭闹或用力时增大,喂奶或平卧安静后可消失。肿块可进入阴囊内,甚至阴囊底。嵌顿疝时可出现恶心、呕吐;如果未及时处理,可呕吐肠内容物;钳闭后多停止排气、排便;如出现血便,同时有腹膜炎和中毒症状。

2. 体征 腹股沟区见有局部隆起,触之有质软肿块,用手将肿块轻轻向上挤压,肿块即可被还纳入腹腔,较大的疝肿块可降至阴囊内,复位后用手指压在内环处,患儿咳嗽时,可以感到冲击感。嵌顿疝查体可见腹股沟阴囊处有隆起包块,质较硬,推动度小,触痛明显,伴肠梗阻时腹胀明显。

【辅助检查】

彩超:可显示疝内容物、睾丸的形态变化和血流灌注。

【诊断及诊断标准】

1. 腹股沟阴囊处有可复性肿块,查体可检查到典型的腹股沟肿块,腹股沟疝即可确诊。

2. 对于诊断不清的患者可行彩超检查以协助诊断。

3. 嵌顿疝:腹股沟阴囊部出现不能自行复位的疼痛性包块,有可复性腹股沟疝的病史,但需注意第一次出现的疝也可发生嵌顿。

【鉴别诊断】

1. 鞘膜积液 阴囊内肿块有囊性感,透光试验阳性,边缘清楚。彩超有助于鉴别。

2. 隐睾 腹股沟或阴囊上部肿块,包块较小,质较韧,边界清楚,挤压有胀痛感。隐睾侧阴囊发育较差,在阴囊内不能触及睾丸。

3. 睾丸肿瘤 阴囊内肿块,多为实性,有沉重感,不能被还纳。彩超和 CT 检查有助于确诊。

【治疗】

腹股沟疝很少有自愈可能,应尽早进行手术治疗。作为择期手术,需选择适当手术时机。上呼吸道感染、慢性长期咳嗽、局部皮肤感染、严重营养不良及患有发绀型先天性心脏病等严重疾病的小儿应暂缓手术。

1. 疝囊高位结扎术 下腹横纹横切口,钝性分离皮下组织,于外环处提出疝囊,横断疝囊后壁,钝、锐剥离至疝囊颈处，可见腹膜外脂肪后高位结扎。手术时如将睾丸提出切口外，在缝合切口前应将睾丸还纳阴囊内，以免发生医源性隐睾。女性腹股沟疝的手术基本操作与男孩相同。圆韧带常与疝囊紧密黏附，可不予以分离，在内环处连同疝囊一起结扎。

2. 腹腔镜下疝囊高位结扎术　优点为疝囊内环口镜下结扎可靠，术中精索损伤小，可同时探查对侧，术后伤口不明显。

3. 嵌顿疝　应紧急处理。对于病程较短，无腹膜炎或中毒症状者可尝试手法复位。复位成功者，限期手术。

（1）手法复位：先给予适量镇静药，使小儿安静入睡，腹肌自然松弛，取头低足高仰卧，1～2h疝可能自行复位；不能自行复位者，可用一手按摩疝环，另一手轻柔挤压疝囊，发病数小时内几乎都能被复位。复位时，术者能清楚地感觉到肿块滑入腹腔而消失。下列情况应属手法复位的禁忌：①钳闭时间已超过12h；②全身情况差或已有便血等绞窄征象者；③新生儿无法估计疝钳闭时间者。

（2）手术治疗：凡手法复位失败或不宜手法复位者均应进行急诊手术。采取腹股沟斜切口，如嵌顿肠管血供不佳，应立即在疝囊外切开腹内斜肌以解除疝囊颈的压迫。松解内环后应将疝内容物提出切口再仔细检查。根据肠管色泽、张力、蠕动及肠系膜血管搏动等情况判断肠管活力。如有怀疑，用热盐水纱垫敷盖，观察片刻，对无明显好转或肠管活力仍有疑问者，应行肠切除吻合术。对已明显坏死的生殖腺亦应切除。内容物还纳后，分离及高位结扎疝囊。切开的腹内斜肌应予以缝合。

【预后】

及时手术，预后良好。嵌顿疝不伴肠管坏死者，预后较好；晚期全身情况较差者，特别是新生儿，虽经积极处理，但仍可能产生较严重的后果。

【经验指导】

小儿腹股沟疝的诊断较容易,新生儿对疼痛刺激反应迟钝,临床症状不明显,加上新生儿皮下脂肪较厚而疝块较小,腹股沟肿块不明显,很容易被家属及医师忽视,造成漏诊。所以对新生儿和年龄较小婴儿,应认真仔细查体,避免漏诊。

临床上遇到肠梗阻患儿应细致查体,注意腹股沟或阴囊部是否有不能自行复位的疼痛性包块,除外嵌顿疝可能。嵌顿疝如未能适当处理,可发生绞窄性肠梗阻造成严重后果。嵌顿疝手法复位时切忌暴力,也不可为追求成功率反复挤压疝块,从而增加疝内容物的损伤。复位后应密切观察,如有血便、腹胀、肌紧张或气腹,提示坏死肠管被复位,应立即剖腹探查。

（唐晓冰）

第六节 鞘 膜 积 液

【概述】

鞘膜积液指在包绕睾丸的鞘膜之间或在残余的精索鞘突管内形成的积液,在婴幼儿中较常见,绝大部分小儿鞘膜积液均与腹股沟疝一样属于鞘状突畸形,是小儿外科最常见的疾病之一。其发病率为 0.8%～4.4%,在未成熟儿中发病率更高,鞘膜积液常可呈双侧,右侧发生率略高,女性的鞘状突称为 Nuck 管,其发生积液称为 Nuck 囊肿。

【病因及发病机制】

睾丸在胎儿期由腹腔下降进入阴囊的过程中,伴随着腹膜的延伸（鞘状突）,如果鞘状突不闭合且管径细小,只允许腹腔液体流入并集聚在鞘膜囊内则形成鞘膜积液,一般小儿鞘膜积液均存在未闭的鞘突管。另外,由于外伤或感染也会造成非交通性鞘膜积液。

【临床特点】

鞘膜积液一般无全身症状，只出现局部包块。

1. **精索鞘膜积液**　于腹股沟至阴囊区出现囊性包块，无疼痛，部分孩子有包块在活动后晚间较大、晨起较小的情况，也可能有包块大小稳定、增长缓慢的情况。查体显示包块限于精索走行区，无触痛，于包块下可清楚地触及睾丸，透光试验为阳性。

2. **睾丸鞘膜积液**　囊性包块位于阴囊内，无疼痛，大部分包块大小稳定，增长缓慢，也有个别患儿可能存在包块时大时小的情况，查体显示包块限于阴囊内，无触痛，包块呈椭圆形或圆柱形，不能清楚地触及睾丸，包块较大时可能摸不到睾丸，透光试验为阳性。

3. **反应性鞘膜积液**　存在外伤或感染病史，阴囊处肿痛，查体显示阴囊皮肤红肿，包块于阴囊内包绕睾丸，有触痛，可能会出现皮温升高，积液较多时可能摸不到睾丸。

4. **Nuck 囊肿**　女孩腹股沟区囊性包块可能延伸至大阴唇，一般无疼痛。查体显示腹股沟区的囊性包块界线清楚，无触痛。

【辅助检查】

1. 超声检查：最常用的检查方法，可明确积液的液体性质及包块与睾丸的关系。

2. 血常规和尿常规：可用于反应性鞘膜积液的辅助诊断，感染造成的鞘膜积液可能存在血常规及尿常规白细胞计数升高。

3. 不建议穿刺抽取囊内液体来明确诊断，除非已基本明确为外伤出血或感染造成的反应性鞘膜积液，因为当腹股沟疝嵌顿时，其内容肠管因充气透光试验也为阳性。

【诊断及诊断标准】

隐睾的诊断并不困难，根据临床表现及查体并结合超声检查基本可确诊。

【鉴别诊断】

1. 腹股沟疝　腹股沟阴囊包块无囊性感，有内容物，包块的上界不清，大部分经挤压后可减小消失，透光试验阴性，超声检查可协助确诊。

2. 隐睾　睾丸在腹股沟区或阴囊上部时也呈现该处的包块，但体积较小，质较韧，边界清楚，挤压有疼痛感，隐睾侧阴囊发育较差，阴囊内不能触及睾丸。

3. 睾丸肿瘤　表现为阴囊内肿物，但肿物多为实性，不能压缩，超声检查可进行鉴别。

【治疗】

1. 2 岁之前的鞘膜积液有自愈的可能，对于体积不大、张力不高的鞘膜积液不急于手术；张力较高的鞘膜积液及 2 岁以上的鞘膜积液仍未消退或较大儿童出现的鞘膜积液应手术治疗。

2. 开放手术：采用腹股沟沿皮纹切口，打开外环，于鞘膜积液囊近端精索内前方找到鞘突并高位结扎，开放远端鞘膜囊放出液体。

3. 腹腔镜辅助手术：在腹腔镜辅助下缝合结扎内环，注意保护精索血管及输精管，同时可探查对侧是否存在鞘突未闭并同时处理，鞘膜囊内液体如无法挤入腹腔可通过注射器抽出。

【预后】

部分患儿鞘膜积液可在 2 岁以内自行吸收痊愈，需要手术治疗的患儿通过正规的治疗可无任何影响。

【经验指导】

1. 开放手术需要注意切口的美观隐蔽，对于年龄较小腹股沟管较短的患儿可采用阴囊腹股沟交界的切口，游离鞘突时要绝对注意保护精索血管和输精管（有条件的话佩戴放大镜进行手术操作）。

2. 笔者所在医院已应用腹腔镜手术治疗鞘膜积液患儿数千例，发现几乎所有的患儿均存在内环处鞘突未闭，包括查体显示囊肿不能压缩的认为是非交通性的鞘膜积液的患儿，估计其鞘状突可能存在单向开放的通道，囊内液体也来源于腹腔，通过高位结扎鞘状突，穿刺抽吸鞘膜囊液体（不切除鞘膜囊）可以有效安全地治疗小儿鞘膜积液。

（牛之彬）

第七节　先天性肥厚性幽门狭窄

【概述】

先天性肥厚性幽门狭窄是最常见的儿童外科疾病之一，1000～3000 新生儿中有 1 例，占消化道畸形的第 3 位，男女比例为（4～5）：1，多为足月儿。

【病因及发病机制】

病因至今仍不清楚，有以下学说，如肌间神经丛发育不全、消化道激素紊乱、遗传因素。此外本病以春秋两季多见，推测可能与病毒感染有关。本病主要的病理改变为幽门环形肌纤维异常增生肥厚。整个幽门呈橄榄状肿块，质坚硬，表面光滑。幽门长度为 2～3.5cm，直径为 1～1.5cm，肌层厚 0.4～0.7cm，正常的幽门肌层厚度为 0.1～0.3cm。在幽门的切面上，可见肥厚的肌层将幽门管黏膜压缩，形成较深的皱褶，使管腔缩小。

【临床特点】

1. 呕吐　①大多数出现在出生后 2～3 周，但也有极少数出现在出生后 3～4d 或到 3～4 个月；②呕吐呈典型的有规律的进行性加重，从溢奶到喷射性呕吐，从开始每天几次到喂养后每次都呕吐；③呕吐物为奶汁或乳凝块不含胆汁，少数病例可呈咖啡色；④患儿呕吐后有很强的求食欲，但是喂奶后又出现呕吐；⑤呕吐初期可引起碱中毒，随着病情进展出现代谢性酸中毒；⑥长期呕吐出现营养不良、消瘦；⑦由于摄入量不足、脱水，患儿出现尿量少，粪便干燥呈弹丸状的表现。

2. 黄疸　发生率为 2%～8%，以间接胆红素升高为主，原因不清楚，一旦手术解除幽门梗阻后，黄疸迅速于 3～5d 消退。

3. 腹部体征　①上腹部较膨隆，下腹部平坦柔软，约95%的患儿可见胃蠕动波；②右上腹肋缘下腹直肌外缘处可触及橄榄样幽门肿块，大小为 1～2cm。

【辅助检查】

1. 幽门超声　是首选的诊断方法，主要测量幽门肌层厚度、幽门直径和幽门管长度。

2. 上消化道造影　胃扩张、胃蠕动波增强，胃排空延迟；幽门管腔狭窄，呈鸟嘴征、线样征、双轨征；幽门管腔增长。

【诊断及诊断标准】

1. 患儿有典型的呕吐病史，即出生后 2～3 周出现呕吐，进行性加重，呈喷射状，呕吐物不含胆汁，仅是奶和奶块，即应怀疑先天性肥厚性幽门狭窄。

2. 查体时上腹部可见胃蠕动波并能触及橄榄样肿块，即可诊断。

3. B 超诊断标准为幽门肌肥厚≥4mm，幽门管内径＜3mm，幽门管长度＞15mm。

【鉴别诊断】

1. 幽门痉挛　多在出生后即发病，不规则间歇性呕吐，不进行性加重。呕吐量也不如幽门肥厚性狭窄的多。上腹部触不到幽门肿块，如用阿托品和氯丙嗪等解痉镇静剂后呕吐很快消失。超声检查无幽门肌层肥厚。

2. **胃食管反流** 正常新生儿可发生生理性胃食管反流，表现为不规则溢奶，多在 6～9 周自愈。治疗包括喂较稠厚的奶品，进奶后将孩子置于半竖坐位。

3. **胃扭转** 多为器官轴型扭转，即胃体沿着贲门和幽门线由右向左转。出生后数周内出现吃奶后呕吐，不含胆汁，移动患儿时呕吐更明显，腹部无阳性体征。X 线检查显示胃大弯位于胃小弯之上，双胃泡或双液平面。治疗采用体位喂养法，在喂奶时取半竖坐位。喂奶后轻拍背部，同时保持原位 30～60min，1～2 个月后症状逐渐消失。

4. **喂养不当** 喂奶过多、过快或人工喂养时由于奶瓶倾斜将瓶内气体吸入胃内，或喂奶后放置婴儿头部过低，均可使婴儿发生呕吐。调整喂养方法很快能使呕吐停止。

5. **先天性幽门闭锁、先天性幽门膜状狭窄** 是罕见的消化道畸形，出生后喂水喂奶后即出现喷射性呕吐，呕吐物为奶及奶块，不含胆汁，无胎便或有少量胎便排出。上腹部饱满，进食后可见胃型及蠕动波，但触不到橄榄形包块。X 线平片可见胃扩张和广阔液平，诊断容易但须想到本病。

6. **食管裂孔疝呕吐** 与先天性肥厚性幽门狭窄相似。鉴别主要依靠上消化道造影，表现为食管与胃连接部异常或贲门、胃底疝入纵隔，腹段食管缩短。

【治疗】

1. 诊断确定后，应积极做术前准备，尽早施行手术治疗。幽门环肌切开术为标准的手术，目前腹腔镜手术被广泛接受。

2. 术后 6h 即可给水喂养，如无呕吐可进奶，术后早期积极喂养有利于恢复，减少住院时间。

【预后】

本病手术操作简便，效果佳，术后胃肠功能恢复快。

【经验指导】

呕吐是本病的早期主要症状，对于出生后 2～3 周开始的进行性加重的不含胆汁的呕吐，应想到本病。幽门超声的诊断标准：幽门肌肥厚≥4mm，幽门管内径＜3mm，幽门管长度＞15mm。腹腔镜幽门肌切开术治疗效果佳。

（王大佳）

第八节　急性肠套叠

【概述】

肠套叠是指某段肠管及其相应的肠系膜套入邻近肠腔内引起的肠梗阻。肠套叠是婴儿期最常见的急腹症之一，1岁以内多见，尤其以4～10个月婴儿更为多见，2岁以后随年龄增长，发病逐年减少，5岁以后发病更少。男女之比为（2～3）∶1。春末夏初发病率最高，夏、冬季次之，秋季较少见。

【病因及发病机制】

肠套叠分为原发性和继发性，原发性肠套叠的病因目前尚不清楚，可能与饮食改变、回盲部解剖因素、肠道病毒感染和肠蠕动功能节律紊乱或逆蠕动等因素有关。继发性肠套叠多由器质性病变导致，以梅克尔憩室和肠息肉最为多见，还有腹型紫癜、肠重复畸形和淋巴瘤等。

【临床特点】

1. 症状

（1）阵发性哭闹不安：常见健康肥胖的婴儿，突然出现阵发性有规律的哭闹，持续时间为10～20min，伴有手足乱动、面色苍白、拒食、异常痛苦表现，5～10min或更长时间后再次发作。

（2）呕吐：频繁，呕吐物初为奶汁、乳块或其他食物，以后转为黄绿色胆汁样物，1～2d后转为带臭味的肠内容物，提示病情严重。

（3）果酱样血便：为稀薄黏液或胶冻样果酱色血便，可反复排出。

2. 体征

（1）腹部包块：可在右上腹肝下触及腊肠样、稍活动并有轻压痛的包块，右下腹一般有空虚感，肿块可沿结肠移动。

（2）肛门指检：有些就诊较早患儿，虽无血便排出，但通过肛门指检可发现直肠内有黏液血便，对诊断极有价值。严重者在肛门指检时可在直肠内触到子宫颈样肿物，即为套叠头部。个别病例可见套入部由肛门脱出。

（3）全身状况：患儿早期有面色苍白和烦躁不安，营养状况良好。晚期可有脱水、电解质紊乱、精神萎靡、嗜睡和反应迟钝等。发生肠坏死时有腹膜炎表现，患儿表现为萎靡不振、反应低下，可出现中毒性休克症状。

【辅助检查】

1. 腹部超声　为首选检查方法，简单易行，诊断迅速，准确率高。肠套叠的特征性影像为腹腔内不均质混合回声团，包块形态规则，横断面上显示为同心圆或靶环征，纵切面上呈套筒征。

2. 腹部 CT　也可以显示套叠肠管的同心圆或靶环状影，典型病例可以见到肠系膜套入远端肠管管腔内。对发现继发性肠套叠的病理诱发点有特殊诊断价值。

3. 空气灌肠　在空气灌肠前先做腹部正侧位全面透视检查，观察肠内充气及分布情况。注气后可见在套叠顶端有致密软组织肿块，呈半圆形，向结肠内突出，气栓前端形成明显"杯口"影，有时可见部分气体进入鞘部形成不同程度"钳状"阴影。诊断的同时也在进行肠套叠灌肠复位治疗。

【诊断及诊断标准】

1. 症状和体征　阵发性哭闹不安、呕吐、果酱样血便及腹部触到腊肠样包块。

2. **腹部超声** 横断面上显示为同心圆或靶环征,纵切面上呈套筒征。

3. **空气灌肠** 注气后可见在套叠顶端有致密软组织肿块呈半圆形,向结肠内突出,气栓前端形成明显"杯口"影。

【鉴别诊断】

1. **梅克尔憩室出血** 便血量通常很大,严重者可出现休克;不伴腹痛或轻微腹痛。梅克尔憩室可继发肠套叠,腹部超声有助于鉴别。

2. **腹型过敏性紫癜** 患儿有阵发性腹痛、呕吐、腹泻和血便(呈暗红色)症状,有时因肠管水肿出血而增厚,可在右下腹触及肿块。部分患儿有双下肢出血性皮疹、膝关节和踝关节肿痛等。部分腹型紫癜患者可伴发肠套叠,腹部超声或空气灌肠有助于鉴别。

3. **急性坏死性小肠炎** 以腹泻为主,大便呈洗肉水样或红色果酱样,有特殊腥臭气味;高热,呕吐频繁,明显腹胀,严重者呕吐咖啡样物;有严重脱水、皮肤花纹和昏迷等休克症状。

4. **直肠脱垂** 少数晚期肠套叠,其套入部可由肛门脱出,直肠脱垂时肠黏膜一直延续到肛周皮肤,多发生在用力排便和增加腹压时,无急腹症症状。

【治疗】

小儿急性肠套叠的治疗分为非手术疗法和手术疗法两种。

1. **非手术疗法** 目前常用的非手术疗法包括 X 线监视下空气灌肠复位和 B 超监视下水压灌肠复位,两种复位方法的适应证和禁忌证基本一致。适应证:病程不超过 48h,全身情况良好,无明显脱水及电解质紊乱,无明显腹胀和腹膜炎表现者,均可采用灌肠复位治疗,复位压力一般控制在 60～100mmHg。禁忌证:①病程超过 2d 以上,全身情况显著不良者,如严重脱水、精神萎靡、高热或休克等症状者；②高度腹胀，腹部有明显压痛、肌紧张，疑有腹膜炎时；③小肠型肠套叠。

（1）X线监视下空气灌肠复位：采用自动控制压力的结肠注气机，肛门插入Foley管，肛门注入气体后即见肠套叠套头部呈"杯口"状缺损影像，随压力增加逐渐向盲肠退缩，直至完全消失。此时可闻及气过水声，腹部中央突然膨隆，可见网状或圆形充气回肠，说明肠套叠已复位。

（2）B超监视下水压灌肠复位：腹部B超观察到肠套叠影像后，可在实时监视下行水压灌肠复位，随着注水量增加和肠腔内压力升高，可见肠套叠同心圆或靶环状块影逐渐向回盲部退缩，形如半岛征，随着复位的进展，"半岛"由大变小，最后通过回盲瓣突然消失。在此瞬间，结肠内液体急速通过回盲瓣充盈回肠，截面呈蜂窝状改变，水肿的回盲瓣呈"蟹爪样"运动，同时注水阻力消失，压力下降，证明肠套叠已复位。

2. 手术疗法

（1）手术适应证：①非手术疗法禁忌证的病例；②非手术疗法复位失败；③小肠型肠套叠；④继发性肠套叠。

（2）肠套叠手术复位术：手术前应纠正脱水和离子紊乱，禁食水、胃肠减压，必要时采用退热、吸氧、备血等措施。麻醉多采用全身麻醉气管插管。

较小婴儿采用上腹部横切口，较大患儿采用右侧经腹直肌切口。开腹后显露肠套叠包块，检查有无肠坏死。如无肠坏死，用压挤法沿结肠框进行肠套叠整复，术者用两手拇指、示指握住套叠远端即套头部，向近端轻柔推挤，耐心缓慢地进行挤压复位。当复位到达回盲部时，复位阻力增大，鞘部张力增高，切忌在近端拖拽套入部，以免发生肠破裂。如复位困难时，可用温盐水纱布热敷后，再做复位。肠套叠复位后要仔细检查肠管有无坏死，肠壁有无破裂，肠管本身有无器质性病变，阑尾是否有充血水肿及坏死，如无上述征象，还纳肠管入腹腔，按层缝合腹壁。对不能复位及肠坏死的病例，应行坏死肠段切除肠吻合术。对于继发性肠套叠，应行病理性诱发点切除肠吻合术。

【预后】

急性肠套叠如及时发现，早期干预，预后良好。对于晚期合并套叠肠管坏死的病例，有一定病死率。

【经验指导】

急性肠套叠是小儿最常见的急腹症，详细询问病史，仔细体格检查，结合正确的辅助检查可减少婴幼儿急性肠套叠的误诊，提高确诊率。腹部彩超是诊断肠套叠的首选方式，并且还可以观察肠管的血供，为临床治疗措施的选择提供依据。急性肠套叠多见于3岁以下小儿，患儿表述不清，对所有怀疑急性肠套叠的患儿应常规行彩超检查，避免漏诊误诊造成的严重后果，以免危及患儿生命。

（唐晓冰）

第九节　急性阑尾炎

【概述】

阑尾炎是指由阑尾发炎而引起的急性消化系统疾病，根据阑尾炎症发生发展的病理过程，可分为单纯性阑尾炎、化脓性阑尾炎和坏疽性阑尾炎。

急性阑尾炎是儿童最常见急腹症之一，可发生在任何年龄，但多见于较大儿童，6～12岁为发病高峰期，3岁以内特别是1岁以内的阑尾炎很少见，男性发病率略高于女性。

【病因及发病机制】

急性阑尾炎的病因主要是阑尾腔堵塞和病原菌感染。小儿阑尾管腔狭小，进入阑尾腔内的粪石和食入的不易消化的食物等易引起阑尾管腔梗阻。阑尾壁薄，一旦有细菌侵入阑尾壁，易引起阑尾壁的血供障碍，导致阑尾壁的缺血、坏死和穿孔。儿童阑尾壁内淋巴组织丰富，身体其他部位的病原菌可以通过肠管和肠系膜血管、淋巴系统到达阑尾引起炎症，如胃肠道功能紊乱、上呼吸道感染、麻疹和急性扁桃体炎等患儿，都可引发阑尾炎症。

【临床特点】

1. 症状

（1）腹痛：为最常见、最早出现的症状，多从脐部开始，逐渐转移至右下腹部。阑尾腔有梗阻时为阵发性腹痛。阑尾穿孔形成弥漫性腹膜炎时为持续性腹痛、阵发性加剧。

（2）恶心、呕吐：较常见，早期呕吐多是反射性，呕吐物多为食物，晚期呕吐系腹膜炎肠麻痹所致，呕吐物为黄绿色含胆汁胃内容物。

（3）发热：多为先腹痛后发热，随着病情加重，体温逐渐升高，脉搏加快与体温成正比，严重者可体温不升。

（4）其他：炎症刺激直肠可伴有腹泻，刺激输尿管膀胱可有尿频、尿急、尿痛，甚至血尿。腹膜炎时可伴有脱水和电解质紊乱。

2. 体征

（1）右下腹麦克伯尼点固定压痛是急性阑尾炎的典型体征，小儿盲肠的移动性较大，阑尾位置不固定，压痛点可在右中腹、脐下甚至左下腹部，但位置相对固定。

（2）发生局限性腹膜炎时，伴有局部肌紧张和反跳痛，当扩展到全腹时，往往提示阑尾已化脓穿孔。

（3）大多患儿喜右侧屈髋卧位，以减少腹壁张力，缓解疼痛。

（4）当形成阑尾周围脓肿时，右下腹可触及包块，伴局限性腹膜炎表现。

（5）肛门指检：直肠前方黏膜水肿、肥厚，盆腔脓肿形成时有触痛及波动感。

【辅助检查】

1. 实验室检查

（1）血常规：单纯性阑尾炎的白细胞总数和中性粒细胞轻度升高，化脓性阑尾炎升高明显。

（2）血清 C 反应蛋白：阑尾炎的病理类型越重，C 反应蛋白升高越明显。

2. 影像学检查

（1）B 超检查：阑尾肿胀明显或阑尾粪石时可显影，还可以显示腹腔内渗出液多少，阑尾周围脓肿包块大小等。

（2）腹部 CT：阑尾肿胀或形成周围脓肿时可显影。

【诊断及诊断标准】

1. 典型的转移性右下腹痛病史和右下腹固定压痛。

2. 白细胞和中性粒细胞升高，血清 C 反应蛋白升高。

3. 腹部 B 超或 CT 提示阑尾水肿增粗或阑尾周围脓肿。

【鉴别诊断】

1. 急性肠系膜淋巴结炎　多与上呼吸道感染同时存在，腹痛以脐周为主，右下腹无固定压痛，B 超检查提示肠系膜淋巴结肿大。

2. 腹型过敏性紫癜　早期出现腹痛，位置不固定，有时因肠管水肿出血而增厚，可在右下腹触及肿块，双下肢有出血性皮疹，伴有膝关节和踝关节肿痛。

3. 卵巢囊肿蒂扭转　右下腹痛症状与阑尾炎相似，白细胞计数升高不明显。右下腹腔穿刺可抽出血性液体。B 超检查有助于鉴别。

4. 原发性腹膜炎　女孩多见，高热，体温可达 40℃，持续性腹痛伴呕吐，查体示全腹压痛、反跳痛及肌紧张；白细胞计数常在 $2×10^9/L$ 以上。

5. 右侧肺炎或胸膜炎　患儿有呼吸道感染症状，如发热、咳嗽和呼吸急促；右下腹可有压痛，但无肌紧张。胸部 CT 和 X 线检查有助于鉴别。

【治疗】

小儿急性阑尾炎原则上应及早手术治疗。病程超过 3d 者和阑尾周围脓肿形成者可试行非手术治疗。

1. 非手术疗法

（1）抗生素：首选药物为广谱抗生素，遵循联合、足量、有效的原则，临床常用头孢菌素类和甲硝唑类药物联合使用。

（2）局部疗法：阑尾周围脓肿患者，腹部可外敷清热解毒药物，配合腹部理疗，促进炎症吸收。对有直肠刺激症状的患儿给予中药坐浴，有助于促进盆腔炎症吸收。

2. 手术治疗

（1）术前准备：术前需禁食 6h，纠正脱水和电解质紊乱。

（2）麻醉：全身麻醉，常用静脉麻醉和吸入麻醉联合使用。

（3）手术方法

1）阑尾切除术：首选右下腹麦氏切口，逐层入腹后，沿结肠带找到阑尾，注意阑尾系膜应结扎并缝扎确切，防止术后滑脱出血。阑尾切除后的残端，一般埋在荷包缝合中；但盲肠水肿或炎性浸润重时浆膜脆弱，阑尾切除后的残端不宜强行荷包缝合，否则术后容易并发肠瘘，可直接用阑尾系膜覆盖。如阑尾尖端显露困难者，可先离断阑尾根部逆行切除阑尾。对于腹腔有大量脓性渗出、阑尾根部炎症重或阑尾与周围组织粘连紧密者，需留置腹腔引流管。

2）阑尾周围脓肿切开引流术：根据脓肿位置，单纯切开脓肿引流，脓肿周围组织不做分离，避免损伤肠壁和右侧输尿管等；3～6 个月后再行阑尾切除术。

3）B 超引导下脓肿穿刺引流：脓肿直径大于 5cm，发热和腹痛症状经抗生素治疗无效者在有条件的医院可行 B 超指导下脓肿穿刺引流。

（4）术后处理

1）单纯性阑尾炎：术后 6～12h 可以进水，第 2 天进半流食，并鼓励患儿早下床活动。

2）有腹膜炎患儿：麻醉清醒后采取半卧位，使腹腔内残留的脓液聚于盆腔内。给予静脉输液，周身给予抗生素治疗。病情好转要鼓励患儿离床活动，防止肺部并发症的发生。肠蠕动恢复后可进流质饮食，2～3d 后进半流质饮食。

（5）术后并发症及预防

1）术后出血：腹壁切口出血或血肿，是由于止血不彻底，分离腹壁肌肉撕裂血管后未结扎或止血不完善；腹腔内出血多为阑尾系膜血管处理不当或结扎线脱落出血，需再次手术止血。

2）切口感染：切口局部红肿及少量渗液，有压痛或波动，术后体温不退或又上升。应早期拆除部分缝线，敞开引流。

3）腹腔内残余脓肿：是阑尾穿孔及腹膜炎的严重并发症，常发生在盆腔、膈下及肠间或肝下区。较小的脓肿给予静脉抗炎治疗，较大脓肿可在 B 超引导下行脓肿穿刺引流。

【预后】

小儿急性阑尾炎治疗及时，预后良好。如阑尾出现穿孔、坏死、弥漫性腹膜炎时，病死率为 0.1%～0.5%。

【经验指导】

急性阑尾炎是儿童常见急腹症，起病急，儿童阑尾壁薄，易发生缺血、坏死和穿孔。儿童大网膜薄而短，局限炎症病变的能力较差，一旦发生阑尾穿孔，极易扩散成弥漫性腹膜炎，甚至发生中毒性休克。因此，对小儿阑尾炎手术治疗应持积极态度，应及早进行手术治疗。

由于小儿回盲部活动度大，阑尾的位置不固定，因此腹痛的位置不固定。腹部 B 超有助于诊断，但小儿阑尾较细，缺少经验的超声医师可能不能发现阑尾，易延误诊断。腹部

CT 对于异位阑尾和诊断不清的患儿有鉴别诊断价值。

（唐晓冰）

第十节 新生儿坏死性小肠结肠炎

【概述】

新生儿坏死性小肠结肠炎（neonatal necrotizing enterocolitis，NEC）是新生儿一种特有的肠道炎症，以小肠和结肠缺血性坏死为特征，往往因肠坏死、穿孔而需紧急手术治疗。NEC 已成为新生儿的主要死亡原因之一，90%以上为未成熟儿、极低体重儿。

【病因及发病机制】

一般认为 NEC 由多种因素所致。①乏氧和缺血：早产儿和极低出生体重儿（出生体重<1500g）呼吸窘迫致缺氧，肠管有缺血再灌注损伤。②细菌侵入后炎症介导：新生儿肠道免疫力低下，缺乏免疫球蛋白，细菌易入侵，致病性细菌移位及炎症细胞因子释放，破坏肠黏膜层及肠壁，致肠管全程坏死及肠穿孔。③不当喂养：高渗性配方奶喂养、喂养间隔时间过短、容量过多均可以增加肠道负荷，损伤肠黏膜。

【临床特点】

发病时间多数在早产儿出生后 10d 内，有胎儿缺氧史，少数可发生在新生儿期之后。主要临床表现如下：

1. 腹胀、呕吐　喂养不耐受，可出现反复腹胀，胃潴留，伴呕吐，呕吐物为胆汁或咖啡样物。

2. 腹泻、血便　腹泻可常见于早期症状，每天数次或数十次，初期为水样便含黏液，以后转为血便，呈洗肉水样或果酱样，具有特殊腐败腥臭味。

3. 腹膜炎体征　随着 NEC 病情进展，腹胀进行性加重，腹膨隆，右下腹有时也可触及痛性包块，局限性腹膜炎。当出现肠坏死穿孔时，可有腹壁水肿，红肿发亮，肠鸣音减弱。

4. 全身中毒症　初期为烦躁不安或嗜睡，全身情况迅速恶化，体温不升，面色苍白，四肢厥冷，皮肤可有紫色网状花纹、休克、DIC、阵发性呼吸暂停等。

【分期分级】

Bell 分级见表 11-10-1。

表 11-10-1　Bell 分级的具体内容

Ⅰ 可疑病变
  Ⅰ A：轻度全身性症状（呼吸暂停、心动过缓、体温波动）
      轻度肠道症状（腹部扩张、胃潴留、大便隐血）
  Ⅰ B：轻度全身性症状（呼吸暂停、心动过缓、体温波动）
      轻度肠道症状（腹部扩张、胃潴留、大便隐血）
      非特异性或正常影像学检查结果
Ⅱ 明确病变
  Ⅱ A：轻度全身性症状（呼吸暂停、心动过缓、体温波动）
      其他肠道症状（肠鸣音消失、腹部触痛）
      特异性影像学检查结果（肠壁积气或门静脉积气）
      实验室检查异常（代谢性酸中毒、血小板减少）
  Ⅱ B：中度全身性症状（呼吸暂停、心动过缓、体温波动、轻度代谢性酸中毒、轻度血小板减少）其他肠道症状（肠鸣音消失、腹部触痛）
Ⅲ 严重病变
  Ⅲ A：严重全身性症状（同Ⅱ B，加上血压降低和休克）
      肠道症状（腹胀加剧、腹壁色泽改变、腹膜炎、小肠完整）
      严重影像学检查结果（腹水明确）
      进行性恶化的实验室检查（代谢性酸中毒、DIC）
  Ⅲ B：严重全身性症状（同Ⅱ B，加上血压降低和休克）
      肠道症状（较大的腹部脓肿、腹壁颜色改变、腹膜炎、肠穿孔）
      严重影像学检查结果（明确腹水及气腹）
      进行性恶化的实验室检查（代谢性酸中毒、DIC）

【辅助检查】

1. 实验室检查

（1）粪便隐血试验：大多数患儿在发病早期即可出现粪便隐血试验阳性。

（2）血常规：白细胞计数明显增高，中性粒细胞核左移，重症感染患儿白细胞计数可降至 $1.5×10^9/L$。血小板亦常减少，严重的血小板减少（$<100×10^9/L$）常提示预后不良。

（3）C 反应蛋白：非特异性增高，持续性增高常提示并发症的发生，如脓肿、肠道狭窄或提示需要手术干预。

（4）血细菌培养：50%的患儿可出现菌血症，部分病例血培养阳性，大多数为大肠埃希菌。

2. 影像学检查

（1）X 线检查：腹部正位、侧卧位 X 线检查对诊断很有帮助，典型 NEC 的 X 线征象是肠管普遍充气、扩张，少数病例呈少气征或充气肠管分布不均匀，肠间隙增厚。有时可见特有的肠壁积气，门静脉积气，或少见的腹膜外积气。出现肠穿孔可表现为膈下游离气体。值得注意的是，肠壁和门静脉积气出现后很快就可以消失，因此为了及时观察到这一重要的影像，每天应做 2~3 次腹部 X 线检查。

（2）超声：目前超声诊断可疑 NEC 病例和确诊方面具有明显优势，通过超声可以发现肠壁增厚，肠腔内液体积聚，肠壁积气，门静脉积气等，也可与肠套叠、肠扭转等相鉴别。

3. 腹腔穿刺 腹腔穿刺可对选择手术干预时机有很大帮助，穿刺物为血性或粪样物提示肠坏死、穿孔，通常需要手术治疗。

【诊断及诊断标准】

有高危因素的新生儿，包括早产儿、极低出生体重儿，围生期出现缺氧、呼吸窘迫、喂养不当等，如出现血便、腹胀等相关临床表现，X 线及超声检查改变，即可做出诊断。

【鉴别诊断】

1. 新生儿出血症　出生后 2～5d 出现，可以胃肠道出血为主，需鉴别。本病有出生后未给予维生素 K 注射史，无腹胀，X 线片也无肠道充气和肠壁积气，维生素 K 治疗有效。

2. 肠扭转　此时机械性肠梗阻症状重，呕吐频繁，腹部 X 线片示十二指肠梗阻影像，腹部阴影密度均匀增深，并存在不规则多形气体影，无明显充气扩张的肠管。

3. 自发性胃穿孔　多由先天性胃壁肌层缺损引起，常见于胃大弯近贲门处。患儿一般出生后 3～5d 突然出现进行性腹胀，伴呕吐、呼吸困难和发绀，X 线平片示腹部仅见气腹，无肠壁积气或肠管胀气。

4. 中毒性肠麻痹　当原发病为腹泻或败血症时，易将坏死性小肠结肠炎误诊为中毒性肠麻痹，但后者无便血，X 线片上无肠壁间积气等。

5. 先天性巨结肠　有腹胀，X 线片上有小肠、结肠充气影，需与早期坏死性小肠结肠炎相鉴别。前者有出生后胎便延迟史，无血便，X 线片动态观察无肠壁积气征。

【治疗】

1. 非手术治疗　临床上一旦怀疑或确诊 NEC，应先内科非手术治疗。①禁食及胃肠减压，禁食时间一般应在 10～14d，以腹胀消失、大便隐血阴性为试进食的指征，过早恢复饮食有复发的可能；②补液和纠正水及电解质和酸碱平衡；③补充营养：注意热量和蛋白质的供给，应保证每天热量在 100～120kcal/kg（418～502kJ），蛋白质 2g/kg。可经末梢静脉输入高营养液；④抗生素：应用广谱抗生素，同时给予抗厌氧菌药物，如甲硝唑等。抗生素的应用时间一般在 2 周左右，原则上临床症状消失，X 线表现明显改善，可逐渐停药。

2. 手术指征　在非手术治疗期间应严密观察病情变

化,并按病情进展调整治疗方案,如有下列情况应手术治疗:①按 Bell 分期为Ⅲ期者;②腹壁水肿、红肿发亮,有腹膜刺激征者;③全身情况恶化,出现败血症、休克者;④X 线检查示腹水,肠壁或门静脉积气有进展或有固定肠管扩张者;⑤经非手术治疗 12～48h,病情无改善,反而恶化者;⑥经腹腔穿刺抽血 0.5ml 以上腹水,检查有细菌者。值得注意的是,肠穿孔为手术的绝对指征,单纯肠壁积气及肝门及门静脉内有气体不是手术的绝对适应证,手术最佳时机为肠壁全层坏死尚未发生穿孔之前,但临床上确认这种情况较困难。

3. 手术治疗 ①一期肠切除吻合术,患儿一般状态尚可,病变局限,腹腔感染不严重,肠吻合后能愈合,腹膜炎症较轻者,可切除病变行肠管一期吻合,但仍需放置引流管。②肠造瘘术,病变范围广泛,肠管炎症广泛有严重充血水肿,为避免切除过多的肠管或术后发生再穿孔,以及病情严重,不能耐受肠切除吻合术者可行坏死肠管切除、近端造瘘术,待病情稳后,二期再行瘘还纳术。

【预后】

预后与病情的轻重及正确的处理关系密切,有感染性休克,肠道广泛大量出血和严重腹膜炎、肠穿孔者,预后不佳,病死率高达 60%。治愈后肠狭窄是常见的并发症,好发部位为结肠,多发生在发病后 10～112d。另外,短肠综合征也是该病常见的后遗症,可造成患儿营养不良、生长发育迟缓、电解质紊乱等。

【经验指导】

现临床 NEC 症状往往不典型,易漏诊,高危儿一旦出现便血,应尽早禁食,密切观察是否存在 NEC 阳性体征,每天应做 2～3 次腹部 X 线检查,一旦发现腹腔游离气体,应尽早手术探查。对于极低出生体重的患儿,伴有局限性腹膜炎但腹部 X 线未见穿孔者,可行床旁穿刺置管冲洗引流术，引流超过 24h 无改善者，可行手术探查。

（李天宇）

第十一节　先天性巨结肠

【概述】

先天性巨结肠（congenital megacolon）又称为肠管无神经节细胞症（hirschsprung disease，HD）是一种肠神经系统发育障碍的消化道畸形，其特征是肠壁肌层肌黏膜下神经丛神经节细胞缺如，病变肠管处于痉挛狭窄状态，丧失蠕动和排便功能，导致近端肠管蓄便、积气、而续发扩张、肥厚，逐渐形成巨结肠改变。其发病率为 1/（2000～5000），以男性多见，男女比例为 4∶1。

【病因及发病机制】

该病肠壁肌间神经丛中神经节细胞缺如，是由外胚层神经嵴细胞迁移发育过程停顿所致。近年来该病研究方向主要从胚胎发生阶段早期微环境及遗传学两方面。病变肠管近端肠段异常扩张，肠壁增厚，色泽苍白，肠腔内可有巨大粪石，合并肠炎时肠壁内可见溃疡，称为"扩张段"。远端肠管狭窄，又称为"痉挛段"，在两部位中间有一呈漏斗形的过渡区，称为"移行段"。

【临床特点】

临床分型：①短段型，病变局限于直肠远端。个别病例，病变肠段仅为直肠末端 3～4cm，即内括约肌部分；②常见型，最多见，病变从肛门至乙状结肠远端；③长段型，病变广泛，累及降结肠、脾曲、甚至大部分横结肠；④全结肠型，病变范围为整个结肠，包括末端回肠 30cm 以内；⑤全结肠-回肠无神经节细胞症型，极少见，整个结肠及末端回肠大于30cm均为病变肠管，完全没有神经节细胞。

临床表现：①新生儿期巨结肠，大部分患儿有排便时间延迟，必须用人工通便方式才有较多胎便排出，发病一般在一周内，主要表现为腹胀、呕吐。严重时腹部膨隆，静脉怒张，可见肠型，呕吐频繁，为急性或亚急性低位不完全性肠梗阻。②婴幼儿及儿童期巨结肠，病史多较典型，新生儿期有肠梗阻病史，反复便秘、腹胀加重，需人工通便包括导泄剂、肛门扩张器、洗肠等方式维持排便，便秘越来越顽固。腹部最突出体征为腹胀，腹部隆起以上腹部最为显著。左下腹可触及粪石块物，肠鸣音往往亢进，直肠指检壶腹空虚。

同一类型甚至病变范围相同的患儿可有不同的临床表现，同一患儿的临床症状，在不同时期也可有轻重变化。HD严重并发症为小肠结肠炎，主要发生在出生后3个月内，表现为腹胀、腹泻、粪汁带有气体且奇臭、发热>38℃，X线可见肠显著扩张，伴有气-液平面，钡剂灌肠可见结肠黏膜"毛刺征"，有时可见溃疡征象。另一个严重并发症为肠穿孔，主要因为新生儿巨结肠肠壁薄，在急性肠梗阻期易发生穿孔。肠穿孔后不但病死率高，而且给判断病变范围及根治性手术带来困难。

【辅助检查】

1. 影像学检查　腹部正位、侧卧位X线检查可以显示病变肠管近端扩张，可见气-液平面，病变肠管不含气体，呈典型的低位肠梗阻表现。钡剂灌肠检查是常用而重要的诊断方法，在病变段与扩张段之间可见明显的移行分隔区，呈现"椎体"状，痉挛段范围在降结肠以下者，侧位显示最清，但痉挛段达乙状结肠时从正位观察才能全面。X线钡灌肠的诊断率在90%左右，其原因主要有①新生儿期巨结肠确诊困难，一般认为新生儿巨结肠的形态学改变，出生后2周才形成，有的需要3～4周甚至数个月；②对短段型先天性巨结肠，尤其是超短段型先天性巨结肠，难与特发性巨结肠鉴别；③对特殊型先天性巨结肠易漏诊或误诊。

2. 肛管直肠测压法　主要是测量内括约肌松弛反射及肛管各部分压力，是安全简便快速的诊断方法。准确性在儿童组高达 95% 以上，新生儿组亦有 60%～85%。

3. 直肠黏膜活检　直肠黏膜活检仅吸取一小块黏膜，检查方法有组织学、组织化学及免疫组织化学。

4. 病理学检查　根治性手术后大体标本的病理学检查是最后的、最可靠的确诊依据。

【诊断及诊断标准】

根据反复排便困难、腹胀、低位肠梗阻等临床表现，确诊需完善钡灌肠、肛管直肠测压、直肠黏膜活检、组织化学等客观检查方法。

【鉴别诊断】

1. 胎粪阻塞综合征　也有胎粪排出延迟，便秘腹胀，但经过人工通便后可排除大量胎粪，此后不再发生便秘，无器质性肠梗阻。

2. 先天性肠闭锁　低位的肠闭锁也为低位肠梗阻表现，肛门指检后没有胎便或仅有少量灰白色胶冻样便，钡灌肠显示病变远端结肠异常细小（胎儿型结肠或幼稚结肠）。

3. 新生儿腹膜炎　新生儿因败血症、脐部感染或其他原因引起腹膜炎，临床上也可有腹胀、呕吐、少便或腹泻；与新生儿巨结肠严重并发症小肠结肠炎相似。鉴别时需注意胎粪排出延迟、新生儿窒息史、感染情况等。

4. 左半小结肠综合征　发现新生儿出生后腹胀、便秘，钡灌肠见脾曲以下降结肠痉挛变细，十分类同长段型无神经节细胞症，但直肠壁组织学检查神经节细胞正常存在。

5. 甲状腺功能减退症（甲减）　为新生儿原发性或继发性甲减引起腹胀、便秘。此类患儿异常安静，少哭吵，生理性黄疸消退延迟，测定血中有关甲状腺素的生物化学指标，如血清蛋白结合碘异常。

【治疗】

1. **非手术治疗** 包括引便、扩肛、洗肠和中医药等方法。

（1）引便：是用手指、肥皂条、甘油栓、开塞露等刺激肛门直肠，引起患儿排便。该法仅适于新生儿期及部分患儿，因应用一段时间后常无效。

（2）扩肛：扩张肛门和直肠不仅有引便作用，还因强力扩张肛门内括约肌和痉挛段直肠，使之迟缓而有治疗作用。此适用于超短段型巨结肠。

（3）洗肠：是有效而可靠的维持排便方法。洗肠导管的插入深度一定要超过痉挛段，切忌每次注入大量盐水。

（4）缓泻剂：种类较多，其作用主要为增加粪便中水分含量，因扩充肠管而加速肠内容物排泄。缓泻剂适于大便干燥患者，并不适于先天性巨结肠患儿。

（5）中西医结合疗法：采用中西医结合非手术治疗先天性巨结肠，总结出一套方法（耳针、穴位注射、内服中药及扩肛等），收到了很好的疗效。

2. **手术治疗** 除部分超短段型 HD 外，一般均应以根治手术治疗为主。对伴有小肠结肠炎或全身条件差或全结肠型的患儿应先做结肠造瘘术（过渡性治疗），远期根据病情行根治术。

目前采用最多，较为定型的手术有 Swenson 手术（拖出型直肠、乙状结肠切除术）；Duhamel 手术（结肠切除、直肠后结肠拖出术）；Soave 手术（直肠黏膜剥离、结肠与直肠肌鞘内施切除术）；Rehbein 手术（结肠切除、盆腔内低直肠结肠吻合术）。

近 10 年，随着国外先进技术引进，国内也逐步开展腹腔镜无神经节细胞症根治术，其创伤小，肠粘连等并发症少，原理类同 Soave 手术。

【经验指导】

以腹胀为突出症状的患儿均应考虑到先天性巨结肠，需要关注有无胎便延迟史,即使胎便排出史无异常也不能完全排除巨结肠。肛门指检及腹部站立正位侧卧位片是首要的检查,如在腹部 X 线片上发现符合低位肠梗阻的征象,需完善钡剂灌肠检查,明确诊断。一旦确诊,即给予洗肠或扩肛治疗维持排便,如伴有肠炎可使用肠道消炎药,3~6 个月以后行根治术,近几年国内外治疗 HD 采用一期经肛拖出术,适宜年龄小于 6 个月,治疗效果满意,手术时间短,步骤简单,有明显优势。

（李天宇）

第十二节　先天性肛门直肠畸形

【概述】

先天性肛门直肠畸形（congenital anorectal malformations）是最常见的消化道畸形,发病率为（2~5）/10 000。占消化道畸形的第一位,男女比例大致相等,男性稍多。

【病因及发病机制】

引起肛门直肠畸形的原因尚不清楚,很多学者认为本病与遗传因素有关。在胚胎学上,肛门直肠畸形的发生是正常胚胎期发生障碍的结果,人类肛门直肠畸形发生在胚胎形成的早期阶段,发生的越早畸形越严重。

【分型与病理】　（见表 11-12-1）

表 11-12-1　肛门直肠畸形国际诊断分型标准（Krinkenbeck, 2005）

主要临床分型	罕见畸形
会阴（皮肤）瘘	球形结肠
直肠尿道瘘	直肠闭锁/狭窄
前列腺部瘘	直肠阴道瘘
尿道球部瘘	"H" 瘘

续表

主要临床分型	罕见畸形
直肠膀胱瘘	其他畸形
直肠前庭（舟状窝）瘘	
一穴肛（共同管长度<3cm，>3cm）	
肛门闭锁（无瘘）	
肛门狭窄	

与 Wingspread（1984）分类法相对应，会阴瘘、前庭瘘和肛门狭窄属于低位畸形，尿道球部瘘、肛门闭锁（无瘘）和多数直肠阴道瘘属于中位畸形，前列腺部瘘和膀胱颈部瘘为高位畸形。

病理特点：①内括约肌和外括约肌发育不良，高位畸形甚至缺乏内括约肌，外括约肌走行紊乱，位置异常，肌纤维内有脂肪分布；②神经系统发育不良，在骶髓、骶神经、盆底肛周组织中的神经末梢均有不同程度的改变；③由于泄殖腔隔发育障碍，直肠肛门畸形形成的泌尿生殖系统瘘管较多。上述改变与畸形类型相关，肛门直肠畸形位置越高，畸形改变越明显。

伴发畸形：肛门直肠畸形伴发畸形率为 28%～72%，最常见的为泌尿生殖系统畸形，其次为脊柱，特别是骶椎畸形，再次为消化道、心脏及其他各种畸形。有学者将肛门直肠畸形及其伴发畸形归纳为 VATER 综合征。肛门闭锁合并骶椎畸形，骶前肿物称为 Currarino 综合征。

【临床特点】

1. 一般表现　出生后 24h 无胎便排出或有少量胎便从尿道或会阴瘘口挤出，正常肛穴处无肛门开口。患儿有恶心呕吐，逐渐加重，可吐出粪便样物。2～3d 后腹部膨隆，出现低位肠梗阻症状。

2. 无瘘管畸形　肛门闭锁位置较低者，啼哭时隔膜向外膨出。偶有薄膜部分穿破，但排便仍不通畅。刺激肛穴皮肤可见括约肌收缩。闭锁位置较高者，肛穴位置略有凹陷，色泽略深，啼哭时局部无膨出，用手指触摸无冲击感。

3. **有瘘管畸形** ①直肠会阴瘘，在会阴部即阴囊根部附近或阴唇后联合与肛穴之间有细小裂隙，有少量胎粪排出；②直肠尿道瘘，有胎粪从尿道排出；③直肠前庭瘘，一般瘘口宽瘘管短，出生后数月内无排便困难。通过瘘管插入探针进入直肠，用手指触摸肛穴处，判断直肠盲端的高度。

【辅助检查】

1. **倒立腹部侧位 X 线片** 出生后 24h，肛穴处贴肛标，提起患儿双腿倒置，侧位，射入点为耻骨联合，盆腔直肠盲端气体影与肛标的距离即为直肠盲端的高度。耻骨中点与骶尾关节连线为耻尾线（PC 线），经坐骨嵴与耻尾线画一平行线为 I 线。直肠盲端气体影高于耻尾线为高位畸形，位于两线之间为中位畸形，低于 I 线为低位畸形。

2. **逆行泌尿系造影和瘘道造影** 可见造影剂充满瘘管或进入直肠，对确定诊断有重要价值。对有外瘘的患儿，采用瘘道造影，可确定瘘道方向、长度和直肠末端的水平。

3. **超声检查** 显示直肠盲端与肛门皮肤之间的距离，观察瘘管走向和长度。直肠膀胱瘘者可见膀胱内游动强回声光点。

4. **盆骶 MRI、CT 检查** 了解畸形的位置高低，诊断骶椎畸形，观察骶神经、肛提肌、肛门外括约肌的发育情况，也可作为术后随访的手段。

【诊断及诊断标准】

1. 外观查体即可诊断先天性肛门直肠畸形，诊断的同时要准确判定直肠盲端与肛穴皮肤的距离，直肠盲端有无瘘管及瘘管的性质，还要注意有无伴发畸形等，以便更合理地采取治疗措施。

2. 综合倒立腹部侧位 X 线片、逆行泌尿系造影或瘘管造影和盆腔 MRI 可判定直肠闭锁盲端的高度,瘘管的情况,骶神经和肛门括约肌复合体的发育情况。

3. 肛门直肠畸形往往伴发其他畸形,因此对肛门直肠畸形患儿应进行全面检查。腰骶椎 X 线片了解有无脊柱畸形,泌尿系彩超注意泌尿系畸形,心脏彩超注意伴发的心血管畸形。

【鉴别诊断】

继发性直肠舟状窝瘘均有正常肛门,多因出生后局部感染、化脓、形成脓肿穿破后造成后天性瘘管。

【治疗】

1. 术前综合评估 ①对畸形有正确的判断,如直肠盲端的位置,瘘管的开口部位等;②患儿的发育情况、合并畸形对身体发育的影响和耐受手术的能力。

2. 手术原则 ①挽救生命;②保护括约肌和盆腔神经,避免损伤尿道和会阴体,最大程度保留原有的排便控制功能;③对早产儿以及有严重心脏畸形的患儿应简化手术,先做结肠造瘘;④重视肛门直肠畸形根治的首次手术。

3. 手术方式 ①肛门扩张,适用于肛门狭窄,每天每次20 分钟左右,一个月后隔日扩肛,逐渐增加号码,3 个月为 1 个疗程。②会阴肛门成形术,适用于会阴瘘、直肠前庭瘘和低位无瘘的肛门闭锁。一般在出生后 1~2d 手术,直肠前庭瘘因瘘孔较大,可维持排便,可于出生后 3 个月手术。③后失状入路肛门直肠成形术(posterior sagittal anorectoplasty,PSARP),适用于直肠尿道瘘、阴道瘘、一穴肛和较高位置的无瘘的肛门闭锁。除直肠阴道瘘,瘘口较大可维持排便,其他各型应在出生后做横结肠或乙状结肠造瘘术,待 3~6 个月后行骶会阴、腹骶会阴或后失状入路肛门成形术。目前围术期监护水平和手术技术的提高,在新生儿期也可不做造瘘,行 PSARP 手术。④腹腔镜辅助下腹会阴直肠肛门成形术,适应证与 PSARP 相同,本术式优点在于不开腹,通过腹腔镜在盆腔游离直肠盲端,进一步减少对盆腔和肛门直肠周围组织和神经的损伤,改善治疗效果。

4. 手术并发症 ①肛门失禁；②肛门狭窄；③瘘管复发；④黏膜脱垂；⑤便秘。

【预后】

肛门直肠畸形的治疗效果近年有明显改善,总病死率由过去的 25% 降至 10% 左右,手术死亡率降至 2% 左右。由于病理改变复杂,肛门直肠畸形术后肛门功能与畸形类型及伴发畸形,特别是与伴发脊椎、泌尿生殖系统和神经系统发育缺陷有密切关系。对有排便功能障碍的患儿,应积极采取有针对性的排便训练。对出现的社会和心理问题,要取得家长、学校和社会的配合,进行必要的心理咨询和治疗,提高排便控制能力和远期生活质量。

【经验指导】

1. 新生儿期肛门直肠畸形的诊断一般并不困难,重要的是在出生后 24h 准确判定直肠盲端的位置,有无瘘管以及有无伴发畸形等,并需要考虑医院的设备条件和术者经验,在新生儿期采取合理的治疗措施。

2. 新生儿低位肠梗阻,全腹胀,进行性加重,一定要行肛诊检查。因为存在瘘道的肛门闭锁会有少量胎便从瘘口挤出,易误诊和漏诊。

（王大佳）

第十三节　胆　道　闭　锁

【概述】

胆道闭锁是新生儿胆汁淤积最常见的原因,特点为发生于出生后 3 个月内的部分或全部肝外胆道的完全性纤维化梗阻。发病率为 1∶（8000～15 000），女性的发病率高于男性，男女之比为 1∶1.56。本病是目前诊治困难、预后较差的疾病之一，不经治疗的平均生存期在 1 年左右，70%的患儿需肝移植才能长期生存。

【病因及发病机制】

（1）胆道闭锁病因复杂，至今仍不清楚。目前认为胆道闭锁是新生儿肝胆系统受胚胎期和围生期多种因素影响所致，是由病毒所激发，造成机体细胞免疫紊乱，随之导致围生期胆道上皮的一系列病理改变，肝脏纤维化、胆管上皮凋亡、细胞内胆汁淤积。

（2）胆道闭锁的病理改变表现为肝门附近的胆道系统狭窄、闭锁或缺如。胆囊纤维化、空瘪或有少许无色或白色黏液。

（3）组织学检查示肝外胆管存在不同阶段的炎症过程，大多呈瘢痕结节样慢性炎症，形成三角形的纤维索，纤维索位于肝门部的横断面上，尚可见一些不规则的胆管结构，与肝内胆管相通，这些胆管结构即为 Kasai 手术的解剖基础。

（4）胆道闭锁按胆管受累而闭塞的范围可分为三个基本型：Ⅰ型为胆总管闭锁；Ⅱ型为肝管闭锁；Ⅲ型为肝门部闭锁。Ⅱ型和Ⅲ型占 85%以上，以往由于无法进行胆肠吻合而被称为不可矫治型。

【临床特点】

1. 黄疸　①一般在出生后 2～3 周逐渐显露，有些病例出生后数天出现黄疸，当时认为是生理性黄疸。②便色减浅，呈淡黄色至陶土样灰白色。病程晚期可略呈淡黄色，是因胆红素在血液和其他器官中的浓度增高，少量胆红素经肠黏膜进入肠腔掺入粪便所致。尿色加深，尿布黄染。③黄疸日益加深，皮肤变成金黄色，黏膜和巩膜显著发黄，晚期泪液和唾液也呈黄色。皮肤因瘙痒可见抓痕。

2. 腹部体征　腹部膨隆，肝大，尤其肝右叶，边缘可超过平脐线。患儿月龄越大（≥4 个月），肝脏也越大，肝缘钝，质地坚硬。脾脏也可增大。腹壁静脉显露。可出现腹水，叩诊有移动浊音，说明胆汁性肝硬化已经很严重。

3. **营养发育**　初期病例，患儿全身情况尚属良好，可有不同程度的营养不良，身长体重不足，可伴有精神倦怠，动作及反应较健康婴儿迟钝。病程继续进展（≥4 个月），体格发育开始减慢，精神萎靡。

4. **伴随情况**　由于凝血酶原减少，可出现出血倾向、皮肤瘀斑、鼻出血、颅内出血等。后期由于脂溶性维生素缺乏，维生素 D 缺乏可伴发佝偻病。未治的胆道闭锁患儿大多在 1 岁左右因肝硬化、门静脉高压，发生肝性脑病或感染而死亡。

【辅助检查】

1. **实验室检查**

（1）肝功能：①直接胆红素持续不变或进行性上升是诊断胆道闭锁最重要的实验室检查项目，直接胆红素占总胆红素 50% 以上；②谷丙转氨酶、谷草转肽酶、碱性磷酸酶等均没有特异性。

（2）其他：①血常规一般无明显变化，可有轻度贫血；②凝血酶原降低；③尿胆素和粪胆素反应阴性。

2. **影像学检查**

（1）超声：临床常规检查项目，对肝门处的胆总管闭锁伴有总肝管的囊性扩张具有诊断价值；胆囊小或充盈不佳，胆总管 1～2mm，很难判断是否存在管腔结构；肝门部的三角形纤维块具有诊断特异性。通过胆囊收缩实验有助于诊断。

（2）磁共振胰胆管成像（MRCP）：未发现完整的肝外胆道，胆囊小或未显示、肝脏汇管区及肝门区周围异常信号改变也具有诊断意义。与超声比较，在诊断方面不具有优势。

（3）其他：①放射性核素显像，如放射性核素积聚在肝内，肠道不显影，提示胆道完全梗阻，胆道闭锁可能性大，但检查结果不能完全肯定，对于同时存在梗阻性病变的婴儿肝炎综合征鉴别诊断作用有限。②十二指肠引流液分析，胆道闭锁患儿十二指肠液不含胆汁，检验示无胆红素或胆酸，此方法置管困难，与通过临床综合判断比较在诊断符合率上无优势。③CT 或 ERCP 来诊断胆道闭锁，对不存在肝外胆管扩张的胆道闭锁与超声比较不具优势。

3. 肝脏活检　肝组织活检结果与其他临床表现结合起来已经能够鉴别 85%的病例，提示术前肝穿刺活检的鉴别诊断意义。由于在许多疾病中组织病理改变互相重叠难以区分，同时穿刺活检是侵入性的操作，应考虑掌握指征。

4. 胆囊穿刺造影　手术探查或腹腔镜术中胆囊穿刺造影是最终确诊的方法。

【诊断及诊断标准】

1. 新生儿生理性黄疸是自限性的，如果直接胆红素超过 2mg/dl，或者黄疸持续时间超过出生后 2 周，需要进行诊断评估。以外科因素为主的梗阻性黄疸相关疾病与病程极为相关，需要尽早结合所有相关检查结果对梗阻性黄疸的存在及病因做出判断。如果患儿出现巩膜黄染，大便颜色变淡甚至呈陶土色，尿色加深，肝脏增大变硬时，应警惕胆道闭锁的可能。

2. 临床常用的帮助确诊的辅助检查包括肝功能、肝胆脾彩超及胆囊收缩试验。

3. 术中胆囊造影是最终确诊的方法，需全身麻醉腹腔镜下给胆囊注入碘剂，术中 C 形臂拍片。

【鉴别诊断】

1. 新生儿肝炎　①陶土色大便开始较早和持续时间较长，应多考虑胆道闭锁；②肝大明显，质地韧硬，边缘突出清晰，胆道闭锁的可能性较大。黄疸出现时间无明显的鉴别价值。辅助检查特异性不高，较有参考价值项目：①直接胆红素的动态变化，每 4～5 天测定一次，如持续上升，胆道闭锁可能性较大；②碱性磷酸酶在胆道闭锁和肝炎均有升高，如超过 40U，对胆道闭锁的诊断有意义；谷氨酰胺转肽酶（γ-GT）>300U/L 应考虑胆道闭锁。对于胆汁排泄受阻，年龄<8 周的肝炎综合征患儿，可进行 7～10d 的诊断性治疗，使用熊去氧胆酸，静脉给予甲泼尼龙和保肝药，再次复查胆红素是否下降，如果明显下降，提示肝炎综合征。

2. 先天性胆总管囊肿　有少数患儿第一个月内出现黄疸并持续，便呈淡黄色，但是黄疸和大便颜色有间隔好转期，右腹部有时可触及囊性包块，超声可发现肝门部囊性肿块。

3. TPN 相关性胆汁淤积　新生儿特别是早产儿大于 2 周进行 TPN 治疗，易出现梗阻性黄疸。有静脉营养病史，肝大不明显，质地较软，实验性应用利胆药可帮助诊断。

4. 外界压迫引起的梗阻性黄疸　胆道附近的肿瘤或门静脉旁淋巴结肿大可压迫胆道引起阻塞性黄疸，这种情况罕见。

5. 其他原因黄疸　如新生儿溶血症、母乳性黄疸、败血症黄疸、半乳糖血症、巨细胞病毒感染、先天性梅毒等。

【治疗】

1. 及时诊断，尽早手术对胆道闭锁的疗效至关重要。胆道闭锁如果不治疗，可发展为肝硬化，肝衰竭甚至死亡。最好于出生后 60d 内手术，超过 90d 患儿肝脏损害已不可逆转，肝硬化进展迅速，手术效果降低，对于大于 120d 的患儿，多数主张等待肝移植。

2. Kasai 根治术是胆道闭锁的首选手术方法，肝移植是对晚期病例和 Kasai 根治术失败病例的方法。胆道造影证实为"不可治型"胆道闭锁，行肝门空肠 R-Y 吻合术，手术的关键是彻底剪除肝门纤维块。

3. 术后常规应用利胆药、糖皮质激素和抗生素。皮质类固醇可明显改善术后黄疸消退率，增加自体肝生存年限。

利胆药长期应用，熊去氧胆酸 10～20mg/（kg·d），一般维持 1～2 年。预防性抗生素的长期应用，术后静脉应用第 3 代头孢菌素 2～4 周，之后口服抗生素 3～6 个月，抑制肠道菌群过度生长。

4. 术后并发症：①胆管炎。是术后最常见的严重并发症，主要表现为无其他部位感染的发热＞38.5℃，进行性黄疸，无胆汁便。预防性抗生素，大剂量激素，熊去氧胆酸可加速胆汁的清除，对术后胆管炎的发作有预防和治疗作用。②食管静脉曲张出血。门静脉高压是术后严重并发症，可经内镜硬化剂注射治疗或内镜下曲张静脉套扎。③肺血管改变。术后长期存活患儿偶可发生肝肺综合征、肺内动静脉瘘形成、肝肺高压，表现为呼吸困难和持续性咳嗽，最终需肝移植。④肝内胆管扩张：表现为反复胆管炎发作，单个囊性扩张，无症状者可随访观察，如多发囊性扩张，预后不良。

5. 肝移植：胆道闭锁是小儿肝移植最常见的适应证，小儿肝移植成功的 90%以上的病例为胆道闭锁。胆道闭锁肝移植的手术时机应根据肝功能的情况开展，年龄越大，肝动脉直径越大，术后并发症明显减低。

【预后】

胆道闭锁未经手术的患儿平均生存时间为 12 个月，经 Kasai 根治术后有约 50%以上的患儿出现反复术后感染，5 年生存率为 30%～60%。随着肝移植的发展，胆道闭锁的预后得到极大改善。

【经验指导】

1. 检查策略　胆道闭锁辅助检查方法很多，甚至可以进行内科治疗，观察胆红素的变化。目前认为，临床上出现皮肤、巩膜黄染，大便颜色变淡或呈陶土色，体检发现肝大；血清胆红素进行性上升或持续不变，直接胆红素占 60%以上；超声显示胆囊充盈不佳或放射性核素显像胆道排泄受阻，应高度怀疑胆道闭锁。以上检查应在患儿出生后 6～8

周完成,诊断不明确者应及时手术探查。对于大于 8 周的梗阻性黄疸患儿,不应再多做诊断不肯定的辅助检查,以直接探查为好。

2. 治疗策略 Kasai 术是胆道闭锁的首选治疗,或可使患儿自体肝生存获得痊愈,或为肝移植赢得宝贵的时间。术后药物综合治疗对提高疗效有重要作用,肝移植的成功明显改善了胆道闭锁的预后。

(王大佳)

第十四节 先天性肾积水

【概述】

肾积水为扩张的肾盂、肾盏(集合系统)的影像学描述,先天性肾积水指胎儿期即存在的肾集合系统的扩张,国际胎儿泌尿协会将先天性肾积水定义为胎儿 24 周之前肾脏集合系统分离超过 0.5cm,24 周之后和新生儿期分离超过 1cm。新生儿肾积水的发病率为 1%~2%,其病因复杂,临床上需要处理的是病理性输尿管梗阻,其最常见的为输尿管肾盂交界处梗阻性肾积水(ureteropelvic junction obstruction,UPJO),占新生儿肾积水病因的 85% 以上,也是本节所介绍的疾病,男女发病之比 2:1,左侧多于右侧。

【病因及发病机制】

UPJO 的病因可为固有的梗阻,也可以为继发性梗阻。固有梗阻包括肾盂输尿管交界处狭窄,输尿管起始处扭曲折叠,肾盂输尿管交界处高位,输尿管起始部或上部瓣膜或息肉;继发梗阻包括输尿管起始部迷走血管压迫,一般是腹主动脉直接供应肾下极的动脉血管或供应肾下极动脉过早分支造成的压迫。

【临床特点】

大部分患者无特殊临床症状,梗阻严重造成肾积水较严重的可能有以下表现。

1. 腹部包块 多见于新生儿及婴儿,表现为无其他临床症状的腹部包块,部分患儿的腹部包块可有大小体积的变化,突然出现腹部包块,排尿后包块缩小可为诊断提供重要的提示,大部分患儿可在腹部扪及一包块,通常界线清晰光滑,无压痛,活动度不明显。

2. 腰腹部疼痛 患儿可陈述为腹部或脐周疼痛,大龄儿可描述为患侧腰肋处疼痛,疼痛可能为间歇性,个别患儿在短时间大量饮水后发作,并可能伴有恶心、呕吐等消化道症状,腹痛发作时查体可能会触及上腹部包块,有肾区叩痛,一般没有反跳痛及肌紧张。腰腹痛可能自行或排尿后缓解。

3. 血尿 发生率为 10%~30%,通常为无痛性血尿,为肉眼或镜下血尿,可能有腰腹部轻微外伤史,患儿可无其他临床症状,也可能合并尿路感染或结石,存在其相应症状。

4. 泌尿系感染 发生率低于 5%,表现为尿频、尿急、尿痛等尿路刺激症状,严重的会出现高热、寒战等全身感染症状。

5. 高血压 可没有任何临床症状,在偶然体检时发现,也可能因头晕等情况就诊于内科时发现,此时通常是较严重的集合系统扩张压迫肾内血管造成肾缺血,进而引起肾素分泌增加而造成血压升高。

6. 肾功能不全或肾衰竭 双侧肾重度积水或孤立肾积水的晚期可造成肾功能不全、氮质血症,患儿存在发育迟缓、生长缓慢、喂养困难等情况。

【辅助检查】

1. 超声检查 诊断肾积水最常用的检查,具有无创安全、重复性好、可动态观察等优点,超声检查可以测量肾脏大小、肾实质厚度。

2. 静脉尿路造影检查　经静脉注射造影剂经肾脏排泄后显影显示集合系统及尿路情况。

3. 肾核素扫描检查　采用专门的放射性核素静脉注射后经肾脏摄取排泄以显示肾功能及尿路情况。

4. 逆行性肾盂造影检查　经输尿管逆行插管并打入造影剂后显影检查，仅在静脉尿路造影显示不清，无法确定输尿管梗阻部位时进行，一般较少采用。

5. 肾穿刺造影检查　给予经皮肾盂穿刺置入导管，可先测量肾盂压力，然后抽取尿液后注入造影剂以明确梗阻部位，同样是在静脉尿路造影显示不清且无法确定输尿管梗阻部位时进行，非常规检查，一般较少采用。

6. 肾盂压力测定（Whitaker 试验）　经皮肾盂穿刺置入导管记录肾盂静止压力，同时经尿道置管测量膀胱压，以 10ml/min 速度向肾盂内注入生理盐水至平衡态或压力陡增时为止，此时肾盂压减去肾盂静止压和膀胱压即为肾盂灌注压，正常小于 15cmH$_2$O，该数值越高提示梗阻越重。该检查也为非常规检查，临床较少采用。

7. 排尿性膀胱尿道造影检查　通过尿道置入导管打入造影剂后排尿显影，可了解有无膀胱输尿管反流、输尿管囊肿、尿道瓣膜及膀胱尿道憩室等，对于双肾积水患儿，其可鉴别反流引起的继发性肾积水。

8. CT 尿路造影（CTU）及磁共振尿路造影（MRU）检查　MRU 检查无辐射，尤其适于新生儿及婴儿使用。

【诊断及诊断标准】

肾积水诊断需要根据临床症状提示结合辅助检查（较常应用超声、静脉尿路造影、肾核素扫描、CT 尿路造影及磁共振尿路造影 MRU）来进行。

1. 超声检查　如发现肾集合系统分离大于 1cm 或肾内多个互相连通的液性暗区即提示存在肾积水。超声检查还可以测量肾血流阻力指数，新生儿至 12 岁儿童为 0.62～0.85，大于此数值提示有可能存在 UPJO。

2. **静脉尿路造影检查** 肾积水患儿可表现为肾盂肾盏扩张，造影剂不能通过肾盂输尿管连接处，输尿管不显影，延迟 60min、120min 或 180min 摄片可提高诊断率。但肾功能受损严重会使造影剂分泌不足或肾积水量较大时造影剂被稀释均会造成不显影。

3. **肾核素扫描检查** ①肾静态显像（^{99m}Tc-DMSA）：肾实质显像可评估肾功能情况及肾瘢痕检查；②肾动态显像（^{99m}Tc-DTPA）：可了解分肾功能，利尿肾图可帮助区分功能性梗阻与器质性梗阻，使用呋塞米后，肾盂内的核素迅速排泄则提示无梗阻；反之，核素排泄缓慢或不排泄则提示梗阻存在。

4. **CT 尿路造影及磁共振尿路造影 MRU 检查** 可更清晰地显示肾脏形态、大小及肾实质厚度，显示无功能的集合系统的解剖情况，三维 CTU 及 MRU 可以清晰地显示集合系统的扩张情况及梗阻部位，并显示肾功能情况。

【鉴别诊断】

1. **肾肿瘤** 一般通过超声检查即可鉴别，少数囊性肾肿瘤接近肾脏集合系统通过静脉尿路造影检查及 CTU 及 MRU 即可鉴别。

2. **生理性肾积水** 指肾集合系统扩张符合肾积水的诊断标准，但临床检查并未发现尿路梗阻的证据，其鉴别要点是无任何临床症状，影像检查无任何尿路梗阻、无肾功能损害，不需要治疗。

3. **膀胱输尿管交界梗阻** 即梗阻性巨输尿管症，为输尿管进入膀胱壁内段梗阻所致，超声及静脉尿路造影检查及 CTU 及 MRU 可发现肾积水外，还发现存在输尿管的明显扩张。

4. **膀胱输尿管反流** 由输尿管膀胱壁内段过短造成尿液由膀胱逆行至输尿管，临床表现常为反复发生的泌尿系感染，需要通过排尿性膀胱尿道造影检查加以诊断。

【治疗】

1. 治疗原则　无临床症状的轻度肾积水应随访观察，大多数新生儿和婴儿肾积水有自愈的可能，肾积水的手术指征应包括以下的一点或几点：①发生肾功能损害造成患肾分肾功能降至 35%～40% 及以下；②肾脏集合系统进行性扩张；③虽然没有进行性肾功能损害，但显示梗阻持续存在 4～5 年无缓解；④影像学检查显示肾积水时轻时重，但患儿经常出现腰腹痛等临床症状。

2. 随访观察　胎儿期发现的肾积水应在出生后 1 周复查泌尿系超声，根据肾盂的扩张程度决定随访复查的周期，肾盂前后径小于 30mm 或分肾功能＞40% 可选择保守观察，在 0.5～1 个月复查超声；当肾盂前后径大于 30mm 或分肾功能小于 40% 需要考虑手术治疗。

3. 手术治疗

（1）有手术指征的患儿不受年龄限制。

（2）肾切除指征：病理检查显示肾组织无肾单位、减压后肾实质平均厚度在 2mm 以下、分肾功能小于 10%。

（3）UPJO 手术方法：①离断式肾盂输尿管成形术，手术切除 UPJO 和扩张的肾盂、低位漏斗状吻合肾盂及输尿管；②腹腔镜辅助肾盂输尿管成形术，通过微创切口建立腹腔镜操作通道完成肾盂输尿管成形吻合；③应用机器人进行肾盂输尿管成形术，通过关联手术机械臂的工作站操作机械臂完成手术，手术视野更清晰，操作更灵活，可以远程操作。

【预后】

手术成功率可达 95% 以上，梗阻解除后临床症状会消失，肾功能和肾实质厚度可有一定恢复，但其往往与术前肾积水程度和肾实质的发育损害情况相关，大部分患儿会遗留一定的肾积水（形态），约 30% 病例肾功能可完全恢复，一般术后 6 个月恢复最明显，术后 1 年基本定型。

【经验指导】

1. 对于胎儿肾积水的评估　产前超声检查中，胎儿16～18 周时可以发现肾脏，此时羊水均为胎儿尿液（羊水减少往往提示预后不佳），在 20 周时可分辨出肾实质、肾锥体等，26～28 周是评估胎儿泌尿系统的重要时期，此时可见膀胱形态，对于胎儿肾积水评估需要一个动态的观察，大部分胎儿肾积水是生理性的，只有少数存在病理性梗阻，应慎重评估胎儿肾积水。

2. 腹腔镜及机器人手术需要建立气腹操作，长时间二氧化碳气腹对于新生儿及 6 个月以下小婴儿可能会造成不良影响，因此对于这样的患儿应谨慎选择此种手术方式。

3. 对于存在双肾积水的患儿需要询问排尿情况并进行腰骶部检查，以除外尿道瓣膜、神经源性膀胱，可能需要进行排尿性膀胱尿道造影检查以排除膀胱输尿管反流。

4. 在进行肾盂输尿管成形术时需要经吻合处输尿管置管并注入生理盐水进行通畅试验，以判断远端输尿管是否存在梗阻。

（牛之彬）

第十五节　隐　　睾

【概述】

隐睾指睾丸未能按正常发育过程自腰部腹膜后下降至阴囊内，包括睾丸下降不全、睾丸异位及睾丸缺如。隐睾是小儿泌尿生殖系统最常见的先天性疾病之一，早产儿低体重儿的发生率约为 30%，足月正常体重新生儿为 3%～4%，1 岁约为 1%，说明出生后睾丸仍可继续下降，但 1 岁后下降机会减少。双隐睾占 1/3，单隐睾中右侧占 70%。

【病因及发病机制】

隐睾的病因尚不清楚,目前认为其发病因素包括内分泌失调（包括下丘脑-垂体-性腺轴失衡、雄激素、米勒管抑制激素、INSL3 等激素的缺乏或不敏感）；遗传因素（存在家族性隐睾，常染色体及性染色体异常可造成隐睾）；物理机械性因素（睾丸引带牵引作用异常、腹内压不足、异常的鞘状突附着或异常的引带残余及筋膜覆盖对睾丸下降的阻碍）。

【临床特点】

隐睾可发生于单侧或双侧，单侧多见，一般患儿无自觉症状，表现为患侧阴囊发育差，空虚无睾丸。

1. 睾丸下降不全 ①腹股沟区隐睾：可于腹股沟区扪及睾丸，不能推入阴囊；②阴囊高位隐睾：可于阴囊上口处扪及睾丸，可手法牵引至阴囊上部但不能停留于阴囊内，松手后立刻缩回原位；③腹腔型隐睾：睾丸位于肾下级至腹股沟内环口，手法不能触及睾丸。

2. 异位睾丸 睾丸位于阴囊以外，可能于耻骨上方、会阴部、股部、阴茎根等处触及睾丸。

3. 睾丸缺如 患侧阴囊空虚，于腹股沟区及其他附近区域亦不能触及睾丸。

【辅助检查】

1. 超声检查 是最常用的隐睾定位检查方法。

2. CT 和 MRI 检查 可用于腹腔型隐睾的定位，对诊断有一定的帮助。

3. 绒毛膜促性腺激素（HCG）刺激试验 用于临床未触及睾丸的患儿进行腹腔型隐睾或睾丸缺如的鉴别，一般方法为肌内注射 HCG 1500IU，隔天一次，连用 3 次，对比注射前后血清中睾酮水平，如升高提示有功能性睾丸组织存在。

4. 腹腔镜 是临床未触及睾丸患者的诊断及治疗手

段,可能通过腹腔镜发现:①在内环以上有精索血管及输精管盲端,睾丸缺如;②正常精索血管和输精管汇合后进入内环;③腹腔内隐睾。

【诊断及诊断标准】

隐睾的诊断并不困难,根据临床表现及查体基本可确诊。

1. 根据临床表现:单侧隐睾患侧阴囊扁平,阴囊不对称,双侧隐睾阴囊发育差,甚至无明显阴囊,触诊患侧阴囊空虚,可能在腹股沟区或附近区域触及睾丸,不能牵引并保持睾丸于阴囊内。

2. 隐睾查体:应在温暖的环境中,可采用平卧位,略弯曲膝关节,尽可能让患儿腹部肌肉放松,仔细触摸腹部、腹股沟区、会阴部和阴囊,避免刺激引起提睾反射而影响查体的准确性。

3. 任何影像学检查均需要结合病史及准确的查体方可诊断隐睾。

【鉴别诊断】

1. 回缩性睾丸 睾丸可推至阴囊内,放手后睾丸可停留在阴囊内一定时间,与提睾反射敏感有关,一般不需要治疗。

2. 滑动性睾丸 睾丸可推至阴囊,但往往不能至阴囊底,放手后睾丸立即退回原位,一般认为此种情况亦会影响睾丸发育,属于隐睾的一种,需要手术治疗。

【治疗】

阴囊的温度一般低于腹腔 2℃,是睾丸发育的理想部位,出生后 6 个月睾丸未降,则自行下降的概率已很小,隐睾的治疗需在 2 岁前完成,尽早治疗较好。

1. 激素治疗 出生后 6 个月睾丸未降,可考虑激素治疗:①HCG 治疗,每次 1000~1500U 肌内注射,每周 2 次,连续 9 次为 1 个疗程;②促性腺激素释放激素(GnRH)治疗,采用鼻黏膜喷雾给药,每侧鼻孔 200μg,每天 3 次,连续 28d 为 1 个疗程。激素治疗前应做好交代：治疗效果不能保证所有患者有效，可能会出现阴茎增大、睾丸不适等副作用，需要控制剂量及用药时间，长时间使用可能会致骨骺早闭，由监护人选择是否采纳激素治疗。

2. 睾丸固定术　是主要治疗方法：①标准手术治疗，腹股沟区切口，横断鞘突延长精索，将睾丸置入阴囊内固定；②Fowler-Stephen 手术，适于部分腹腔型隐睾，输精管长度良好的患儿，分为两期手术，即一期切断精索血管，二期将睾丸下降至阴囊。

3. 腹腔镜治疗　尤其适用于腹腔型隐睾患者，首先沿精索血管探查睾丸，可找到腹腔内或内环处睾丸，如精索血管为盲端可确定为睾丸缺如，如腹腔型隐睾精索血管较短，输精管较长可做 Fowler-Stephen 手术。

【预后】

双侧隐睾如不及时治疗通常会导致成年后无精症，造成不育，单侧隐睾而对侧睾丸正常可维持正常或接近正常的生理功能，单隐睾如不治疗也会造成 30%以上的患者不育。

【经验指导】

1. 需要注意切口的美观隐蔽，睾丸固定术切口应采用沿腹部皮纹切口，对于睾丸位置较低接近阴囊的患儿可采用阴囊腹股沟交界的切口，游离鞘突松解精索血管和输精管时要绝对注意保护血供（如有条件，可佩戴放大镜进行手术操作），最大可能地将睾丸无张力下降至阴囊最低位。

2. 应重视隐睾患者的随访，一般出院后 1～2 个月复诊，此后每 3 个月复查 1 次至术后 2 年，青春期及婚龄期复查，需要观察第二性征及外生殖器的发育情况，超声检查测量睾丸的体积及血流，注意性激素水平的情况，睾丸有无发生恶变。

（牛之彬）

第十六节 睾丸扭转

【概述】

睾丸扭转为睾丸（精索）沿其纵轴发生扭转，从而阻碍了睾丸血液供应，造成睾丸缺血性病变，其发病率为 1/4000，在所有阴囊急症中，其占约 40%。睾丸扭转可发生在任何年龄，但绝大多数发生在 10 岁以后，12～16 岁为高发期。左侧多见，罕见有双侧发病，有家族倾向，但遗传方式不清。

【病因及发病机制】

睾丸扭转的病因不清，有报道认为鞘膜异常地固定在精索上导致睾丸过度活动是发生精索鞘膜内扭转的原因。而新生儿睾丸扭转不一定存在这种异常，因其扭转常在鞘膜外，整个睾丸和睾丸鞘膜发生扭转。能刺激诱发睾丸扭转的因素尚不清楚，但可能包括低温或温度变化刺激发生提睾反射和（或）青春期睾丸的快速生长；隐睾睾丸由于位置高，扭转风险增加而且难以及时评估，而睾丸固定术后发生睾丸扭转可能与缝合失败未能固定住睾丸有关（可吸收或不可吸收缝线）。睾丸扭转可在静止或睡眠时发生。

【临床特点】

1. 睾丸扭转通常发病突然，一般患儿主诉为休息（甚至睡眠）时或体育活动、创伤后出现剧烈的阴囊疼痛。初期疼痛局限于阴囊部位，之后会向会阴部及下腹发展。10%～60%的患儿出现恶心、呕吐，病史较长的患儿出现阴囊水肿和红斑，一般没有排尿困难和发热。体检可见睾丸触痛、睾丸方向异常和提睾反射消失，由于精索短缩会造成睾丸高位和睾丸横位。

2. 隐睾发生扭转的概率高于阴囊内睾丸，出现腹股沟区疼痛性包块，触痛阳性，压缩性阴性；腹腔内隐睾表现为下腹部疼痛，会出现下腹部的压痛、反跳痛和肌紧张。

【辅助检查】

1. 彩色多普勒超声检查　为临床上最常用的检查，可安全有效地评估睾丸结构、实质内血流和其他解剖细节（积液、阴囊增厚），睾丸扭转时，多普勒超声（CDUS）检查提示，与对侧睾丸相对比，睾丸动脉血流波形减少或消失，睾丸实质回声不均。

2. 其他影像学检查　放射性核素显像也具有较高的敏感性和特异性，但检查时间长，操作复杂而且存在电离辐射，目前已很少使用。阴囊 MRI 已用于小样本睾丸扭转研究中，可在疑难病例诊断中发挥作用，但其成像时间长、可重复性差，难以在临床中常规应用。

3. 实验室检查　血常规及尿常规通常正常。

【诊断及诊断标准】

1. 根据症状和体征初步诊断睾丸扭转　睾丸肿胀疼痛不伴有体温及排尿异常，应怀疑睾丸扭转，进一步详细查体来做出初步判断，睾丸扭转早期阴囊肿胀不明显，触诊阴囊内睾丸除肿痛外，其位置往往向上抬高，并由正常的斜向位变为横向水平位，提睾反射较对侧减弱或完全消失；如精索部扭转，腹股沟区可触及增粗触痛的精索。此时需要紧急进行超声检查。

2. 多普勒超声检查　与健侧睾丸相对比，患侧睾丸血流波形减少或消失，并可发现睾丸实质回声不均。

【鉴别诊断】

1. 睾丸附件扭转　多发生于学龄期儿童，多表现为阴囊肿痛、皮肤发红，疼痛同样可向会阴及下腹部放射，部分患儿在睾丸上方出现"蓝斑征"，即缺血睾丸附件在睾丸上极处出现变色。超声检查可发现睾丸形态及血流正常，在附睾与睾丸间可探及一无血流信号低回声包块。

2. 睾丸炎及附睾炎　也表现为阴囊肿痛，触痛明显，但睾丸炎多有流行性腮腺炎、流感等感染病史,为伴发疾病之一;附睾炎多见于青春期孩子或存在下尿路梗阻的婴幼儿。二者均可伴有发热,血常规显示白细胞计数升高,尿常规可见白细胞或脓细胞;超声检查可见睾丸或附睾肿大,但其血流正常或增多。

3. 腹股沟疝嵌顿　通常有腹股沟疝病史,腹股沟处出现不能复位的痛性包块,可伴有胃肠道症状,检查阴囊及睾丸正常。

4. 急性阑尾炎　右侧腹腔型隐睾应与其相鉴别,存在隐睾病史,超声检查可协助诊断。

5. 阴囊血肿　患儿一般有明显的外伤史。

【治疗】

1. 睾丸扭转是明确的外科急症,因为睾丸活力与扭转的持续时间成反比。

2. 当临床及检查支持或怀疑存在睾丸扭转时应立即进行阴囊探查,而不应延误,如能在扭转 6h 内手术治疗,睾丸存活概率可在 90% 以上;10h 以内,为 70%;超过 10h仅为 20%。

3. 术中应根据具体病情进行治疗:将睾丸复位后观察其血液循环恢复情况,如睾丸血供逐渐恢复,表示睾丸功能可以恢复,则保留睾丸并与阴囊肉膜缝合行睾丸固定。如经观察 30min 以上睾丸颜色无恢复,多处白膜小切口未见流血,睾丸实质变黑液化,则认为睾丸坏死,行睾丸切除。由于睾丸扭转可能与解剖学异常有关,而这种异常可能是对称的,因此应同时或择期行对侧睾丸固定。

【预后】

睾丸扭转如能早期发现就诊并及时手术可保留患侧睾丸,如不能及时诊断延误治疗则会造成患侧睾丸丧失,双侧睾丸扭转坏死将造成性腺丧失,失去生育能力并需要激素替代治疗。

【经验指导】

睾丸的手术探查应首先通过半阴囊横切口（Dartos 袋）或阴囊中缝切口首先解决患侧。打开鞘膜囊提出睾丸，注意睾丸的颜色、旋转的度数和鞘膜的解剖结构。解除睾丸扭曲后，用热湿纱布外敷，观察睾丸颜色是否有改善，同时采用不可吸收缝线固定对侧睾丸，以减少对侧睾丸发生异时性扭转的风险，再次检查患侧睾丸的潜在活力以决定是行睾丸切除还是行睾丸固定。

判断睾丸活力的情况在很大程度上是由术者主观决定的。在手术中应该耐心观察患睾恢复的情况，对于有任何存在睾丸血供改善迹象的睾丸应尽量保留，残留睾丸的功能可能对患者来讲也具有重要的意义。

（牛之彬）

第十七节　儿童髋关节暂时性滑膜炎

【概述】

儿童髋关节暂时性滑膜炎是一种常见的自限性疾病，是造成儿童急性髋关节疼痛最常见的原因。发病高峰年龄为 3～6 岁，男性多见，侧别无差异，双侧发病者占 5%。

【病因及发病机制】

1. 病因不明确，可能与病毒感染、创伤、细菌感染及超敏反应有关。发病前 1～2 周常有上呼吸道感染史。

2. 发病机制尚不清楚。多认为是一种由免疫反应引起的非特异性炎症。

3. 病理检查可见非感染性炎症和滑膜增生。

【临床特点】

1. 症状

（1）起病急，表现为单侧髋关节或腹股沟区疼痛和痛性跛行。

（2）部分患儿可表现为大腿中部或膝关节疼痛。

（3）无发热，或体温轻度升高，高热罕见。

（4）小儿可表现为夜啼。

2. 体格检查

（1）轻者髋关节检查正常。严重者可有骨盆倾斜，患肢假性延长。

（2）Thomas 征（＋）：健侧髋关节屈曲时，患侧髋关节不能伸直。

（3）髋关节各方向活动均受限。

（4）患肢呈屈髋、轻度外展外旋位。

（5）约 1/3 的髋关节滑膜炎患者髋关节活动无障碍，但仍可感到轻度的活动阻力，特别是在外展和内旋髋关节时。

（6）膝关节查体正常。

【辅助检查】

1. 实验室检查

（1）血白细胞总数正常或轻微升高。

（2）红细胞沉降率正常或轻微升高。若红细胞沉降率＞20mm/h，同时体温＞37.5℃，白细胞计数增高，提示感染性关节炎。

（3）C 反应蛋白正常或轻度升高。若 C 反应蛋白明显升高，提示感染性关节炎。

（4）血细菌培养阴性。

2. 影像学检查

（1）X 线检查：骨盆轻度倾斜，髋关节囊肿胀，关节间隙增宽，骨质无破坏。

（2）MRI 检查：显示患侧髋关节间隙增宽和关节腔内少量积液，滑膜组织在 T_1WI 呈中等信号，T_2WI 呈高信号。

（3）超声检查：患髋股骨颈前间隙较健侧明显增宽，双侧差值＞1mm。

【诊断及诊断标准】

具备以下 3 个条件时，要考虑髋关节滑膜炎的可能：

（1）年龄在 10 岁以下。

（2）原因不明的急性或慢性髋关节区疼痛。

（3）跛行，髋关节活动受限。

（4）实验室检查提示白细胞总数，C 反应蛋白和红细胞沉降率正常或者轻度升高。

（5）影像学检查排除髋关节感染性关节炎的证据。

【鉴别诊断】

1. **髋关节化脓性关节炎**　起病急，体温＞39℃，患髋明显疼痛，髋关节活动明显受限，拒绝负重或明显跛行。血白细胞总数、C 反应蛋白和红细胞沉降率均显著高于正常。MRI 显示髋关节积液，甚至有半脱位。髋关节穿刺可抽出脓液。

2. **髋关节布鲁杆菌感染性关节炎**　与化脓性髋关节炎非常相似。鉴别要点如下：

（1）有牛羊密切接触史。

（2）有生食羊奶或羊肉史。

（3）血布鲁杆菌抗体检测阳性。

3. **儿童风湿性关节及风湿热**　起病缓慢，特点是全身性对称性游走性关节痛。类风湿因子（＋），HLA-B27（＋），CT 或 MRI 显示骶髂关节炎表现。

4. **髋关节结核**　起病缓慢，结核抗体（＋），T 细胞斑点试验（＋）。

【治疗】

1. **卧床休息**　多数患者经过卧床免负重后治愈。

2. **牵引疗法**　患肢持续水平皮牵引。牵引重量一般不超过 5kg，牵引 1 周，症状缓解后可在床上轻微活动，去除牵引后，可逐步练习行走。

3. **药物治疗**　口服小剂量非甾体抗炎药物（如阿司匹

林等）可以缩短症状时间。

4. 理疗　髋关节局部超短波理疗。

【预后】

若早期诊断和早期治疗通常可以治愈，极少复发，一般不损害髋关节功能。

【经验指导】

早期诊断后，一般采用卧床和禁止负重，绝大多数患者会迅速好转。一般不需要药物治疗，经皮牵引和理疗治疗，不需要手术治疗。禁止负重和休息髋关节是快速治愈的关键。若经过非手术治疗 1～2 周，髋关节症状仍未见好转，则需要考虑是否为其他疾病。必要时髋关节 MRI 协助诊断。

第十八节　儿童化脓性关节炎和骨骺骨髓炎

【概述】

骨髓炎和化脓性关节炎均属于肌肉骨骼系统感染性疾病，诊治不及时会导致严重的不良预后。骨髓炎是指骨的化脓性炎症，一般为血源性感染，可分为急性血源性骨髓炎、亚急性骨髓炎、慢性骨髓炎和慢性复发性多灶性骨髓炎。最多见于长骨干骺端，占 75%，如股骨、胫骨、腓骨、肱骨及尺桡骨；亦可累及骨盆、跟骨、手、椎体或椎间盘。

化脓性关节炎为化脓菌引起的关节内炎症，较骨髓炎常见，好发于 1 个月至 5 岁，其中 2 岁以下最为常见，男孩发病率为女孩的 2～3 倍。好发部位依次为髋关节、膝关节、踝关节、肘关节、腕关节和肩关节。

【病因及发病机制】

1. 血源性感染：常因败血症、中耳炎、咽炎、鼻窦炎等病原菌血行播散所致。

2. 非血源性感染：包括穿刺伤、开放性骨折、邻近组织感染等。

3. 最常见病原菌为金黄色葡萄球菌，其次为沙门菌和链球菌。

4. 发病机制：长骨干骺端营养血管呈袢状，血流缓慢，易于细菌沉积繁殖。

5. 病理过程：骨质破坏、死骨形成、新骨增生、形成骨包壳。

6. 化脓性关节炎发病机制

（1）发生菌血症时，病原菌播种于滑膜，形成化脓性关节炎，这是最常见途径。

（2）继发于关节内干骺端的骨髓炎，如膝关节、髋关节、踝关节和肩关节。

7. 化脓性关节炎的病理阶段：浆液性渗出期、浆液纤维素性渗出期、脓性渗出期。

【临床特点】

1. 急性血源性骨髓炎

（1）发病特点

1）发病年龄：5 岁以下常见，尤其 1 岁以下是发病高峰。

2）发病部位：股骨远端和胫骨近端最常见。

3）诱因：多为血源性感染（中耳炎、鼻窦炎、咽炎）；或来源于外伤、手术。

4）致病菌：金黄色葡萄球菌最常见，其次为沙门菌和链球菌。

5）病程：急性血源性骨髓炎发病时间小于 2 周，自然病程为 3～4 周；慢性骨髓炎多为急性血源性骨髓炎迁延未愈导致。

（2）症状和体征

1）初期表现为高热、寒战、呕吐和脱水等全身症状。新生儿全身症状可不明显，起病后可不发热，表现为烦躁、拒食和体重不增，容易延误诊治。

2）早期局部剧痛、皮温增高，患儿不愿活动患肢，肢体半屈曲状，周围肌肉痉挛，肿胀不明显，深压痛阳性。

3）数天后局部水肿，骨膜下脓肿形成，压痛更为明显。

4）3～4周后脓肿穿破骨膜形成软组织深部脓肿，局部张力减低，疼痛可减轻。

2. 化脓性关节炎

（1）发病特点

1）发病年龄：可见于任何年龄，以婴幼儿最多见。

2）发病部位：多为单一的肢体大关节，以髋膝最常见。

3）诱因：多为血源性感染，85%的病原菌为金黄色葡萄球菌。

（2）症状和体征

1）起病急骤，寒战高热，谵妄、昏迷、惊厥。

2）浅表关节（膝关节、肘关节）红肿热痛明显，常处于半屈位以减少疼痛。膝关节大量积液时可出现浮髌征。

3）深部关节（髋）红肿热痛不明显，关节处于半屈曲和外展外旋位。

4）炎症穿破关节囊可形成蜂窝织炎，穿破皮肤则形成瘘管，转为慢性。

【辅助检查】

1. 急性血源性骨髓炎

（1）实验室检查

1）血常规：白细胞计数增高，中性粒细胞比例＞90%，核左移，感染较重时白细胞计数可能正常。

2）C反应蛋白、红细胞沉降率：C反应蛋白增高，红细胞沉降率增快。

3）降钙素原：在感染2h后即可检测到，对临床早期诊断具有重要意义；在感染12～24h达到高峰；半衰期短(25～30h)，在炎症消失后可迅速恢复正常。其浓度高低与炎症严重程度密切相关。

4）血细菌培养：阳性率为 50%～75%。在高热期和应用抗生素前取血可提高阳性率。

5）脓液细菌培养：对存在明确感染灶者行骨穿刺或关节抽吸脓液，细菌培养的阳性率较高。

（2）影像学检查

1）X 线检查：早期只见局部深层软组织肿胀，在急性感染 5～10d 后才出现骨质虫蚀样破坏、骨膜下新骨形成、死骨形成等，少数病例可出现病理性骨折。早期不能以 X 线检查结果作为诊断依据。

2）CT 检查：可准确评估骨组织改变。对慢性骨髓炎的诊断价值更高，可表现为骨质硬化、局部增厚、窦道形成。

3）MRI 检查：对早期骨髓炎的诊断有益，敏感性和特异性均较高。

4）骨扫描检查：可用于筛查全身多发病灶。发病 24～48h 即能做出诊断。

5）超声检查：可对骨膜下及关节内脓肿进行检测，并协助定位穿刺活检和治疗。

2. 化脓性关节炎

（1）实验室检查：白细胞计数、C 反应蛋白、降钙素原升高，红细胞沉降率加快；关节穿刺抽液根据病程可呈浆液性、纤维蛋白性或脓性；细菌培养可呈阳性。

（2）影像学检查

1）X 线表现：急性期关节周围软组织肿胀，关节间隙增宽，骨质疏松，虫蚀样骨质破坏。慢性期关节间隙变窄，关节挛缩，骨性强直。

2）超声可探测关节积液，指导关节穿刺。

3）CT 和 MRI 检查。

【诊断及诊断标准】

早期诊断、早期治疗对于骨髓炎及化脓性关节炎的预后有决定性意义。

1. 急性血源性骨髓炎

（1）高热等全身脓毒血症表现。

（2）有上呼吸道感染或外伤等诱因。

（3）局部红、肿、热、痛的炎性表现。

（4）长骨干骺端剧痛、拒动患肢。

（5）实验室检查提示感染。

（6）影像学检查的特征性表现。

2. 化脓性关节炎　临床表现、实验室检查、影像学检查的诊断特点与急性骨髓炎基本相似。

【鉴别诊断】

1. 急性血源性骨髓炎

（1）软组织炎症：与蜂窝织炎、丹毒等相鉴别，在实验室检查和影像学检查方面不如骨髓炎剧烈。

（2）急性化脓性关节炎：病变在关节，而非长骨干骺端。

（3）风湿免疫性疾病：起病缓慢，发热和局部肿痛较轻，特点是多关节对称性游走性，红细胞沉降率增快和抗"O"升高，HLA-B27 可呈阳性。

（4）恶性骨肿瘤：如骨肉瘤和尤因肉瘤，常伴发热、白细胞增多，X 线表现为骨干"葱皮样"骨膜反应、放射状骨针和 Codeman 三角。

2. 化脓性关节炎

（1）结核性关节炎：起病慢，低热，血常规正常，红细胞沉降率快，结核抗体（+），T 细胞斑点试验（+）。

（2）风湿性和类风湿关节炎：多发性、对称性、游走性，风湿相关生化指标阳性。

（3）创伤性关节炎：有创伤病史，起病缓慢，无炎症表现。

【治疗】

1. 急性血源性骨髓炎　尽早控制感染，保留肢体功能。

（1）抗生素治疗：基本原则为早期、联合、大量、有效。

1）在血和脓培养送检后立即开始使用抗生素治疗。

2）病原菌培养出来前，根据经验采取抗 G^+ 球菌或者广谱抗生素，待病原菌确定后根据药敏试验选择敏感抗生素。

3）抗生素剂量应 2～3 倍为起效剂量，持续足量静脉给药至少 3 周。

4）C 反应蛋白降至正常后可改为口服用药 3 周。

5）红细胞沉降率降至正常后可停药。若口服用药 6 周后红细胞沉降率仍未降至正常，则继续用药，若 12 周后炎症指标仍未恢复正常，则需复查 MRI 以决定是否采取手术治疗。

（2）手术治疗

1）手术指征目前仍存在争议。

2）一般在抗生素治疗后 48～72h 局部症状仍不能得到控制时应进行手术。

3）手术方式包括广泛开放冲洗引流、骨皮质开窗引流和髓腔内刮除术。

（3）全身支持治疗：维持水、电解质及酸碱平衡；对症退热；补充高蛋白及维生素。

（4）局部辅助治疗：牵引、石膏制动可缓解疼痛，防止关节挛缩和病理性骨折。

2. 化脓性关节炎　治疗原则同急性血源性骨髓炎，包括抗生素治疗、手术治疗、全身支持治疗和局部辅助治疗。需要注意的是，在婴幼儿，一旦发生化脓性关节炎，常导致关节软骨的严重破坏,后遗畸形严重,容易发生病理性脱位。

（1）早期足量全身使用抗生素。

（2）关节腔内注射抗生素。

（3）关节腔切开引流术。

（4）患肢石膏固定或皮牵引。

（5）关节功能的恢复：持续性关节被动活动（CPM）。

（6）后遗症的处理：矫形手术。

【预后】

目前儿童因骨与关节感染导致死亡的病例极少,但若得不到及时的诊治,进入慢性病程则会造成功能障碍,致残致畸率极高。

【经验指导】

急性血源性骨髓炎与急性化脓性关节炎的早期诊断和早期治疗至关重要,这是避免骨关节后遗畸形的最佳途径。一旦怀疑或者确诊,必须进行积极有效的治疗。切莫幻想着炎症自行吸收好转,因为在"等待"炎症吸收的过程中,关节软骨和干骺端骨质仍在遭受持续的破坏。早期足量有效的抗生素治疗虽然可以改善全身症状,但是对于局部骨与关节的破坏收效甚微,因此早期积极的手术是一种非常有效的治疗方式。

第十九节 发育性髋关节发育不良

【概述】

发育性髋关节发育不良（developmental dysplasia of the hip，DDH）是指在出生后髋关节发育过程中出现的一系列发育畸形。世界范围内总体发生率为 0.1%～0.15%,白种人发病率高,黑种人发病率低。我国发病率约为 0.38%,女性约为男性的 4.75 倍。且地域上由南到北总体呈递增趋势。DDH 可伴有肌性斜颈、先天性跖内收畸形等。

【病因及发病机制】

1. **遗传因素** 有家族史者发病率约 36%。

2. **激素水平** 母体雌激素分泌过多导致妊娠期关节松弛。

3. **机械因素** 羊水过少、巨大儿、伸膝臀位导致髋关节位置异常。

4. 出生后因素　出生后髋关节伸直的襁褓体位可直接导致脱位。

以上因素作用于髋关节会出现髋臼变浅而狭窄，负重方向异常，形成假臼；盂唇内翻、圆韧带增生肥大、臼内纤维脂肪组织增生、关节囊增生肥大、髂腰肌挛缩压迫关节囊形成葫芦状；股骨头发育延迟，股骨头不规则失去球形结构，股骨颈变短变粗，股骨前倾角增大。

【临床特点】

1. 新生儿期　臀纹不对称，髋关节外展试验（＋），Ortolani 征（＋）者提示可以进行 Pavlik 吊带治疗。

2. 婴儿期　患侧下肢短缩，髋关节外展试验（＋），Allis 征（＋）阳性。

3. 行走期　跛行，Trendelenburg 征（＋）；双侧 DDH 出现鸭步。

【辅助检查】

超声检查：Graf 超声检查法是筛查 0～3 个月 DDH 的主要辅助检查。

1. X 线检查　是衡量股骨头骨骺核出现后的 DDH 的基本方法。一般在出生后 4 个月即可采用 X 线检查诊断 DDH。

2. 三维 CT 检查　可在冠状面、矢状面和横断面三维立体空间上观察髋关节的骨性结构，多应用于大龄儿童。

3. MRI　能够更好地显示关节软骨、盂唇、关节囊、圆韧带和肌肉肌腱。

【诊断及诊断标准】

1. 临床症状和体征提示异常。

2. 超声检查：Graf Ⅰ型为正常。Graf Ⅱ、Ⅲ、Ⅳ型为异常。

3. X 线片：Shenton 线不连续，髋臼指数增大，臼头指数减小，CE 角减小。

【鉴别诊断】

1. 脑瘫导致的髋关节脱位　由于髋内收肌力亢进，股骨颈干角增大，股骨头外移。

2. 病理性髋脱位　具有发热、髋关节疼痛、C 反应蛋白增高等髋关节化脓性关节炎病史。X 线片显示髋臼发育较股骨头好，股骨头破坏。

【治疗】

治疗原则：在不影响股骨头血供的情况下，努力获得并维持髋臼与股骨头的同心复位。

1. 1 个月内　Pavlik 吊带 6 周，适于 Ortolani 征（＋）的 DDH。

2. 1～6 个月　Pavlik 吊带 6 周。

3. 6～18 个月　双下肢皮牵引（有争议），全身麻醉下闭合复位，成功后行髋人字石膏固定 3 个月，后更换石膏或改用外展支具治疗 3 个月。若闭合复位失败，行切开复位术。

4. 18～24 个月　先试行闭合复位，或直接行切开复位术伴（或不伴）Salter 骨盆截骨术。

5. 2～6 岁　切开复位术+股骨短缩旋转截骨术伴（或不伴）Salter 骨盆截骨术。

【预后】

1. 早期诊断和治疗者多可恢复髋关节形态和功能。

2. 并发症包括股骨头缺血性坏死、髋关节再脱位、髋关节僵硬、髋臼残余发育不良。

【经验指导】

最重要的是早期诊断，家属及社区医师发现臀位分娩或出生后臀纹不对称者应建议其到专科医院就诊。

（刘振江）

第十二章

◉ 儿科护理技术

第一节　儿科常用诊治技术的护理配合

给患儿做诊断性操作时，护士的职责包括以下方面：

1. 征得患儿和其家长同意。知情同意权是指从法律和伦理上而言，家长和患儿有权了解实施操作的危险性、可供选择的方式和不实施的危险性。

2. 心理准备。向患儿和家长解释操作过程可以减轻其焦虑或恐惧，取得配合。

3. 备好用物和仪器设备。

4. 陪伴患儿去治疗室或操作室。

5. 保护患儿隐私，在诊查操作的过程中，拉帘遮挡。

6. 操作中评估患儿的反应并给予安抚、心理护理等。

7. 操作结束后注意观察患儿的反应并收集标本、整理物品等。

第二节　小儿动、静脉采血法

一、桡动脉穿刺术

【概述】

桡动脉穿刺术是指自桡动脉抽取动脉血标本的方法，用作血液气体分析。

【准备】

1. 物品准备　治疗盘、采血针、1ml 或 2ml 注射器、真空采血管、碘伏、棉签，必要时备肝素用于注射器抗凝，纱布。

2. 护士准备

（1）评估患儿的病情、意识状态、肢体活动能力、合作程度、治疗情况。

（2）用 Allen（艾伦试验）检查桡动脉供血情况。

（3）向家属解释，取得理解和配合。

（4）操作前洗手、戴口罩。

3. 患儿准备　协助患儿取舒适卧位，暴露穿刺部位，穿刺部位局部皮肤清洁。为患儿铺治疗巾，让患儿手臂外展放置于治疗台上，助手用两臂约束患儿躯干及四肢，两手固定穿刺的上臂。

【操作步骤】

1. 核对：携用物置患儿床旁，准确核对。

2. 确定穿刺点：操作者用左手或右手示指和中指触摸桡动脉搏动最强处，确定穿刺点。

3. 常规消毒穿刺点周围皮肤：消毒范围＞5cm；常规消毒操作者左手示指、中指或戴无菌手套。

4. 穿刺：左手示指、中指将欲穿刺动脉搏动最明显处固定于两指间，右手持针以 15°～30°进针，见回血后固定针头，左手轻轻抽动血液至所需血量或采用动脉血气针，见回血后，血气针会自动抽取所需量。

5. 拔针：采血结束后迅速拔出针头，同时用无菌纱布按压穿刺点 5～10min 至不出血为止。

6. 安置患儿：协助患儿体位舒适，整理床单位。

7. 整理用物。

8. 操作结束后洗手，做好记录，将采集的血标本及时送检。

【注意事项】

1. 严格执行无菌技术操作原则，做好"三查七对"。

2. 穿刺中密切观察患儿面色和呼吸情况，发现异常立即停止操作。

3. 拔针后局部按规定按压，以免出血或形成血肿。

4. 血气分析的标本应与空气隔绝，采集后立即送检。

5. 有出血倾向或凝血功能障碍者慎用动脉穿刺法采集血标本，必须采集时应延长按压时间并观察局部渗血情况。

二、四肢静脉穿刺术

【目的】

采取血标本。

【准备】

1. 物品准备　治疗盘、采血针、5ml 注射器、真空采血管、碘伏、棉签、止血带、胶布。

2. 护士准备　了解患儿病情、意识状态、合作程度；根据血管情况选择合适静脉；向患儿及其家长解释以取得理解和配合；操作前洗手、戴口罩。

3. 患儿准备　四肢是静脉穿刺最常用的部位，尤其是胳膊，抽血前应固定患儿的手臂，另一个人按住患儿的上半身，以阻止身体的移动，并用胳膊固定穿刺的部位。

【操作步骤】

1. 携用物置患儿床旁，准确核对。在穿刺点上方扎止血带，碘伏消毒皮肤。

2. 左手绷紧皮肤，右手持针穿刺，见回血后固定针头，抽取所需血量或连接真空采血管。

3. 拔针，以棉签压迫穿刺点至血止。

【注意事项】

1. 严格执行无菌技术操作原则及查对制度。

2. 穿刺过程中注意观察患儿的反应，并注意安慰患儿。

三、股静脉穿刺术

【目的】

用于婴幼儿外周静脉条件不良及肥胖儿的血标本采取（图 12-2-1）。

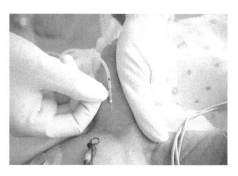

图 12-2-1　股静脉穿刺示意图

【准备】

1. 物品准备　治疗盘、采血针、5ml 注射器、真空采血管、碘伏、棉签、纱布垫、胶布。

2. 护士准备　了解患儿病情、年龄、意识状态、心理状态；根据患儿的年龄做好解释工作；操作前洗手、戴口罩。

3. 患儿准备　患儿处于仰卧位，大腿外展成蛙形，以便暴露腹股沟区。由站于患儿头侧的助手用左手及前臂压住患儿左下肢，右手固定患儿的右膝关节处。

【操作步骤】

1. 携用物置患儿床旁，准确核对。碘伏消毒患儿穿刺点周围皮肤及操作者左手示指。

2. 患儿腹股沟中、内 1/3 交界处，以左手示指触及股动脉搏动处，右手持注射器在股动脉搏动内侧 0.5cm 处垂直穿刺；或在腹股沟下 1cm 处与皮肤成 35°～45°进针，有障碍感后边退针边抽回血。

3. 回血后固定针头，抽取所需血量或连接真空采血管。

4. 拔针，压迫穿刺点约 5min 至血止，胶布固定。

【注意事项】

1. 严格执行无菌技术操作原则及查对制度。

2. 在整个过程中注意观察患儿的反应，若穿刺失败，不宜多次反复穿刺，以免造成局部血肿。

3. 若穿刺过程中误入动脉应延长加压止血时间。

四、颈外静脉穿刺术

【目的】

用于婴幼儿外周静脉条件不良及肥胖儿的血标本采集（图 12-2-2）。

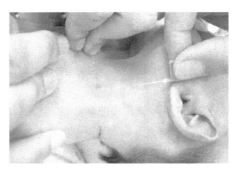

图 12-2-2 颈外静脉穿刺示意图

【准备】

1. **物品准备** 治疗盘、采血针、5ml 注射器、真空采血管、碘伏、棉签、胶布。

2. **护士准备** 了解患儿病情、年龄、意识状态；做好解释工作，取得患儿及家长配合；核对抽血项目；操作前洗手、戴口罩。

3. 患儿准备 让患儿仰卧于治疗台上,肩部用软枕适当垫高,头部转向一侧并下垂,暴露颈外静脉,助手用双臂约束患儿躯干及四肢,两手固定其头部。

【操作步骤】

1. 携用物置患儿床旁,准确核对。穿刺者位于患儿头端,常规消毒局部皮肤。

2. 用左手示指压迫颈外静脉近心端,使颈外静脉充盈显露,拇指拉紧穿刺点下方皮肤,右手持针以 30°～40°沿显露的颈外静脉边缘按向心方向刺入血管,见回血后固定,抽取所需血量或连接真空采血管。

3. 拔针后用无菌棉签按压穿刺点 5～10min 至血止。

【注意事项】

1. 严格执行无菌技术操作原则,做好"三查七对"。

2. 穿刺过程中密切观察患儿面色及呼吸情况,发现异常立即处理。

3. 穿刺者应技术熟练,动作迅速,以防头部下垂时间过长,影响血液回流。

4. 有出血倾向或凝血功能障碍者延长按压时间并观察局部渗血情况。

第三节 小儿头皮静脉输液技术

婴幼儿头皮静脉极为丰富,分支甚多,互相沟通交错成网状且静脉表浅,易于固定,方便肢体活动。故婴幼儿静脉输液多采用头皮静脉,常选用额上静脉、颞浅静脉及耳后静脉等。

【目的】

1. 补充液体、营养,维持体内电解质平衡。

2. 使药物快速进入体内以达到治疗疾病的目的。

【准备】

1. 物品准备　治疗盘、输液器、液体及药物、碘伏、棉签、胶布、头皮针、剃刀、治疗巾等。

2. 护士准备　了解患儿病情、年龄、意识状态、对输液的认识程度、心理状态,观察穿刺部位的皮肤及血管状况;在治疗室做好输液前各项准备工作;根据患儿的年龄做好解释工作。

3. 患儿准备　为小婴儿更换尿布,协助幼儿排尿,顺头发方向剃净局部毛发。

【操作步骤】

1. 携用物至患儿床旁,核对患儿,再次核对药液,洗手、戴口罩。将输液瓶挂于输液架上,排尽空气。

2. 将枕头放在床沿,使患儿横卧于床中央,头下垫治疗巾,必要时用全身约束法约束患儿,选择血管。

3. 如两人操作,则一人固定患儿头部,另一人进行穿刺。穿刺者位于患儿头端,常规消毒皮肤后,一手绷紧血管两端皮肤,另一手持针在距静脉最清晰点向后移 0.3cm 处与皮肤成 5°～15°将针头沿静脉向心方向平行刺入皮肤,然后将针头稍挑起,沿静脉走向徐徐刺入,见回血后打开调节器,如点滴通畅、针尖处无肿胀,可用胶布固定,调节滴速。

4. 整理用物,并做好相关记录。

5. 向家属做输液相关知识的健康指导。

【注意事项】

1. 严格执行无菌技术操作原则和"三查七对"制度,注意药物浓度、剂量及配伍禁忌。

2. 穿刺中注意观察患儿的面色和一般情况,必要时暂缓穿刺。

3. 根据患儿病情、年龄、药物性质调节输液速度。

4. 加强巡视,观察速度是否合适,穿刺点局部有无红、肿、热、痛,以及有无输液反应发生。

5. 输液结束及时更换输液瓶或拔针。

第四节　小儿留置针穿刺技术

【目的】

1. 安全留置，用于长期和反复输液的患儿。

2. 有效保护外周血管，减轻因反复穿刺的疼痛刺激。

【准备】

1. 物品准备　处置车、医嘱单、治疗盘、液体及药物、碘伏、无菌棉签、静脉留置针、一次性输液器、封管液、正压输液接头、无菌敷贴、胶布、剪刀、止血带、治疗巾、记录单或 PDA 等。

2. 护士准备　了解患儿病情、年龄、意识状态、对输液的认识程度、心理状态，观察穿刺部位的皮肤及血管状况；根据患儿的年龄做好解释工作。

3. 患儿准备　为小婴儿更换尿布，协助幼儿及年长儿排尿。

【操作步骤】

1. 携用物至患儿床旁，核对患儿（操作前查），再次核对药液，洗手、戴口罩。将药液挂于输液架上，排尽空气，连接静脉留置针。与患儿家属沟通。

2. 评估患者穿刺部位皮肤情况及静脉条件，选择粗、直、易于固定的血管。

3. 操作者扎上止血带，常规消毒穿刺点皮肤。

4. 去除留置针针套，旋转松动外套管，排尽留置针内的空气，核对患儿（操作中查），操作者左手拇指、示指绷紧穿刺处皮肤，固定血管，右手持针柄，以 15°～30° 刺入，见回血后再将留置针压低穿刺角度（5°～15°）再平行送针 0.1～0.2cm 后，用右手示指向后退出针芯，拇指推送外套管至血管中。

5. 松止血带，打开调节器，调节滴数。

6. 用无菌敷贴无张力固定。贴膜中央对准穿刺点。捏导管突起处塑型。

7. 胶布固定，延长管用高举平台法呈 U 形固定，肝素帽高于导管尖端。

8. 连接输液接头。

9. 根据患儿年龄、病情及药物性质调节滴速，为 20～40 滴/分。

10. 整理用物。

11. 核对患儿（操作后查）。

12. 向家属做输液相关知识的健康指导：①告知输注药物及主要作用；②嘱不要随意调节滴数，输液过程中如有局部红、肿、胀、痛，滴速明显减慢及其他不适等立即通知护士；③告知患者留置针目的、优点，留置时间，注意保护使用留置针的肢体，尽量避免肢体下垂，避免用力，以免造成回血堵塞导管，避免打湿，如果敷贴打湿或卷边及时更换，必要时约束。

13. 洗手，记录。

【注意事项】

1. 避免选择靠近神经、韧带、关节、硬化、受伤、感染部位的静脉。

2. 在送外套管过程中若遇到阻力，不能硬行推进，否则导管可能发生折叠或弯曲。

3. 送管时固定针芯的右手将针尾稍抬起，避免外套管紧贴皮肤，产生一定的阻力。

4. 静脉留置针可保留 3～5d，时间不宜过长，如穿刺处针眼发红或周围有炎性反应，应停止使用并拔出留置针套管，局部做相应处理。

5. 输液完毕后，拔出头皮针，用封管液正压封管（边推边退关闭夹子），以防回血凝块阻塞，使用正压接头可不封管。

第五节　温箱使用法

【目的】

为新生儿创造一个温度和湿度相适宜的环境,使患儿体温保持稳定，用以提高未成熟儿的成活率。

【准备】

1. 物品准备　婴儿温箱（图12-5-1），应检查其性能完好，保证安全，用前清洁消毒。

2. 护士准备　了解患儿的孕周、出生体重、日龄、生命体征、有无并发症等。操作前洗手。

3. 患儿准备　患儿穿单衣，裹尿布。

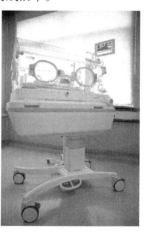

图 12-5-1　婴儿温箱

【操作步骤】

1. 入箱前准备：温箱水槽内加入蒸馏水，使用前将温箱预热，以达到所需的温度、湿度。温箱的温度、湿度应根据早产儿的体重及出生日龄而定（表 12-5-1）。

表 12-5-1　不同出生体重早产儿温箱温度、湿度参数

出生体重（g）	温度（℃）				相对湿度（%）
	35	34	33	32	
1000	出生 10d 内	10d	3 周	5 周	
1500	—	出生 10d 内	10d	4 周	55～65
2000	—	出生 2d 内	2d	3 周	
2500	—	—	出生 2d 内	2d 后	

2. 入箱：温箱达到预定温度，核对后将患儿放入温箱内。患儿可穿单衣，裹尿布。如果温箱采用肤控模式调节箱温时，将温度探头用胶布固定于患儿腹部平坦处。

3. 入箱后护理

（1）一切护理操作应尽量在箱内进行，如喂奶、换尿布、清洁皮肤、观察病情及检查等，操作者可从边门或袖孔伸入进行，以免箱内温度波动。

（2）定时测量体温，根据体温调节箱温，并做好记录，在患儿体温未升至正常之前应每小时监测 1 次，升至正常后可每 4 小时测 1 次，注意保持体温在 36～37℃，并维持相对湿度。

（3）保持温箱的清洁，每天用消毒液将温箱内外擦拭，然后用清水再擦拭一遍，每周更换温箱 1 次，以便清洁、消毒，并用紫外线照射，要定期细菌培养。

4. 出温箱条件

（1）体重达 2000g 左右或以上，体温正常者。

（2）在不加热的温箱内，室温维持在 24～26℃时，患儿能保持正常体温者。

（3）患儿置温箱内 1 个月以上，体重虽不到 2000g，但一般情况良好者。

5. 患儿出箱后，温箱应进行终末清洁消毒。

【注意事项】

1. 温箱不宜放置在阳光直射、有对流风及取暖设备附近，以免影响箱内温度的控制。

2. 严禁骤然提高温箱温度，以免患儿体温上升造成不良后果。

3. 使用肤控模式时，注意防止探头脱落，造成箱温调节失控。

4. 使用温箱要严格遵守消毒隔离制度，工作人员接触患儿前必须洗手，定期做细菌监测，防止发生院内感染。

5. 随时观察使用效果，如温箱发出报警信号，应及时查找原因，妥善处理。

第六节 光 照 疗 法

【目的】

光照疗法（phototherapy）是一种通过荧光照射治疗新生儿高胆红素血症的辅助疗法。其主要作用是使患儿血中的间接胆红素氧化分解为水溶性胆红素，从而易于从胆汁和尿液中排出体外，以减轻黄疸。

【准备】

1. 物品准备

（1）光疗箱：一般采用波长 425～475nm 的蓝色荧光灯最为有效，还可用白光照射，光亮度以 160～320W 为宜。分单面和双面光疗箱，双面光优于单面光。灯管与皮肤距离33～50cm。

（2）遮光眼罩：用不透光的布或纸制成。

（3）其他：长条尿布、尿布带、胶布等。

2. 护士准备　了解患儿诊断、日龄、体重、黄疸的范围和程度、胆红素检查结果、生命体征、精神反应等资料。操作前戴墨镜、洗手。

3. 患儿准备　患儿入箱前须进行皮肤清洁，禁忌在皮肤上涂粉和油类；剪短指甲；双眼佩戴遮光眼罩，避免光线损伤视网膜；脱去患儿衣裤，全身裸露，只用长条尿布遮盖会阴部，男婴注意保护阴囊。

【操作步骤】

1. 光疗前准备　清洁光疗箱，特别注意清除灯管及反射板的灰尘。接通电源，检查线路及光管亮度。使箱温升至患儿适中温度，相对湿度为 55%～65%。

2. 入箱 将患儿全身裸露，用尿布遮盖会阴部，佩戴护眼罩，放入已预热好的光疗箱中，记录开始照射时间（图12-6-1）。

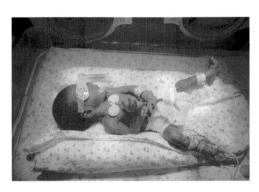

图 12-6-1 光照疗法

3. 光疗 应使患儿皮肤均匀受光，并尽量使身体广泛照射。若使用单面光疗箱一般每 2 小时更换体位一次，可以仰卧、侧卧、俯卧交替更换。俯卧照射时要有专人巡视，以免口鼻受压影响呼吸。

4. 监测体温和温箱变化 光疗时应每 4 小时测体温 1 次，使体温保持在 36～37℃为宜，根据体温调节箱温。若光疗时体温上升超过 38.5℃时，要暂停光疗。

5. 密切观察病情变化 观察患儿精神反应、生命体征、大小便颜色与性状；注意黄疸的部位、程度及其变化。

6. 出箱 一般光照 12～24h 才能使血清胆红素下降，光疗总时间按医嘱执行，一般情况下，血清胆红素＜171μmol/L（10mg/dl）时可停止光疗。出箱时给患儿穿好衣服，除去眼罩，抱回病床，并做好各项记录。

【注意事项】

1. 光疗过程中，应按医嘱静脉输液，按需喂奶，因光疗时患儿不显性失水比正常儿童高 2～3 倍，故应适当喂水，记录出入量。

2. 若患儿在光疗中出现呼吸暂停、烦躁、嗜睡、发热、皮疹、腹胀、呕吐、惊厥等情况须立即与医师联系，及时进行处理。

3. 保持灯管及反射板清洁，及时更换灯管，每天应清洁灯箱及反射板，灯管使用 300h 后其灯光能量输出减弱20%，900h 后减弱 35%，因此灯管使用 1000h 必须更换。

4. 光疗箱应放置在干净，温度、湿度变化较小，无阳光直射的场所。

5. 在光疗期间注意观察患儿的皮肤完整性，防止患儿在哭闹时皮肤摩擦箱体受损。

第七节　换血疗法

【目的】

换血疗法（exchange transfusion）是抢救严重溶血患儿的重要措施。通过换血可达到换出致敏红细胞和血清中的免疫抗体，防止继续溶血；降低胆红素，防止核黄疸的发生；纠正溶血导致的贫血，防止缺氧及心功能不全。换血疗法常用于治疗新生儿溶血、高胆红素血症、败血症及弥散性血管内凝血等疾病。

【准备】

1. 物品准备

（1）血源选择：Rh 血型不合应采用 Rh 血型与母亲相同，ABO 血型与患儿相同（或抗 A、抗 B 效价不高的 O 型）的供血者；ABO 血型不合者可用 O 型的红细胞加 AB 型血浆或用抗 A、抗 B 效价不高的 O 型血或患儿同型血。有明显贫血和心功能不全者可用血浆减半的浓缩血。换血量为150～180ml/kg 体重（约为患儿全血量的 2 倍），应尽量选用新鲜血，库存血不应超过 3d。

（2）药物：生理盐水、10%葡萄糖溶液、10%葡萄糖酸钙、利多卡因、肝素、盐酸肾上腺素、5%NaHCO₃、10%苯巴比妥、地西泮（安定），并按需要准备急救药物。

（3）用品：24G 留置针、小切包、注射器、三通管、换药碗、弯盘、无菌外科手套、1000ml 量杯、心电监护仪、远红外线辐射保温床、干燥试管、尿袋、安尔碘、换血记录单等。

2. 环境准备　应在消毒处理的环境中进行，室温保持在 26～28℃。

3. 护士准备

（1）掌握换血指征：①母婴有 ABO 血型不合或 Rh 血型不合，产前确诊为溶血病；②出生时有胎儿水肿，脐血总胆红素＞68μmol/L（4mg/dl），明显贫血（脐带血 Hb＜120g/L）；③血清胆红素在足月儿＞342μmol/L（20mg/dl），早产儿体重在 1500g 者＞256μmol/L（15ml/dl），体重 1200g 者＞205μmol/L（12mg/dl）；④有早期核黄疸症状者。

（2）了解病史：明确患儿诊断、出生日龄、体重、生命体征及一般状况。操作前戴口罩、术前洗手，穿手术衣。

4. 患儿准备　换血前禁食 4h 或抽空胃内容物，进行静脉输液，术前 30min 肌内注射苯巴比妥，患儿在辐射式保暖床上仰卧，贴上尿袋，固定四肢。

【操作步骤】

1. 准备用物，准确核对。

2. 将患儿置于远红外线辐射保温床上，仰卧位，贴上尿袋，固定四肢。

3. 选择合适的外周动、静脉，按常规消毒皮肤，行外周动、静脉留置套管针，动脉留置连接三通管，抽血测定胆红素及生化等项目，确定抽血输血速度后开始换血。

4. 换血量为患儿血量的 2 倍（为 150～180ml/kg），每换血 100ml，监测静脉压一次，维持静脉压在 0.588～0.785kPa（6～8cmH$_2$O）。

5. 换血过程中，每换 100ml 血后要缓慢推注稀释的 10%葡萄糖酸钙 1ml，每换出 200ml 血要监测血气、血糖、胆红素一次。

6. 详细记录每次出量、入量、累积出入量及用药等。

7. 换血完毕后，正压封管，清理用物。

【注意事项】

1. 严格执行无菌操作，避免感染。

2. 插管动作轻柔，避免损伤。

3. 换血过程应要保证出入量平衡，注射器内不能有空气，防止空气栓塞，换血过程中要匀速抽出血液，抽血不畅时可用含肝素的生理盐水冲洗动脉留置针，防止凝血堵管。

4. 密切观察全身情况及反应，注意给患儿保暖，观察皮肤颜色并监测生命体征，记录心率、呼吸、血压、尿量及用药等，发生意外情况及时给予处置。

5. 在换血开始前、术中、换血结束时均需抽取血样本送检测定血胆红素，并根据需要检查各生化项目，以判断换血效果及病情变化。

【换血后护理】

1. 密切观察生命体征，监测血糖、血胆红素变化及黄疸消退情况，注意观察有无胆红素脑病的早期征象及并发症等。

2. 维持静脉输液通畅。

3. 保持呼吸道通畅，换血后应先禁食 4～6h，4h 后可遵医嘱试喂糖水，吸吮正常无呕吐，可正常喂养。

4. 拔掉动脉留置针需按压针眼 5～10min，严密观察有无渗血，防止血肿发生。

第八节　小儿留置胃管技术

【目的】

1. 诊断作用　抽吸胃液做检查、抽空胃内容物（如胎粪等）、洗胃、胃肠减压。

2. 治疗作用　对缺乏适当的咽反射和吸吮、吞咽功能的患儿或昏迷、营养不良的患儿常需鼻胃管喂养。

【适应证】

1. 患有外科疾病，如消化道梗阻、坏死性小肠结肠炎需胃肠减压的患儿。

2. 昏迷或不能经口喂养的患儿。

3. 不能张口的患儿，如破伤风的患儿。

4. 食物中毒等患儿的洗胃。

5. 早产儿和病情危重的患儿。

【禁忌证】

1. 鼻咽部或上食管梗阻。

2. 严重颌面部外伤和（或）基底颅骨骨折。

3. 无法控制的严重凝血障碍。

4. 气管食管瘘。

5. 食管狭窄或食管静脉曲张。

6. 鼻腔狭窄。

【物品准备】

治疗盘、弯盘、治疗巾、无菌鼻饲包（治疗碗、止血钳）、胃管、听诊器、20ml注射器、胶布、手电筒、生理盐水、棉签、无菌手套、纱布、橡皮筋、别针。

【操作步骤】

1. 携用物至床旁，核对患儿。

2. 协助患儿取仰卧位，头肩部稍垫高，头偏向右侧，由助手协助固定或约束其上肢。

3. 将治疗巾围于患儿颌下，弯盘置于便于取用处。

4. 检查鼻腔，用生理盐水棉签清洁一侧鼻腔。

5. 打开无菌鼻饲包，将胃管、注射器放入无菌包内。

6. 戴无菌手套，检查胃管是否完好、通畅。

7. 测量插入长度，在胃管上做好标记。测量方法：前额发际-剑突或鼻尖-耳垂-剑突与脐中点长度，其他年龄测量耳垂-鼻尖-剑突下缘的长度。

8. 用生理盐水溶液润滑胃管前段。

9. 核对后安慰患儿，用止血钳持胃管前段沿一侧鼻孔缓慢送入。达鼻咽部时可略有阻力感，应迅速插入以减轻患儿不适，插入标记长度后夹闭胃管末端。如遇呛咳或呼吸困难表明可能误入气管，应立刻拔出重新插入。

10. 将注射器连接胃管，观察有无胃液抽出，核实胃管在胃内后，摘手套，用纱布为患儿擦干净口鼻，用胶布蝶形固定胃管（图 12-8-1）。

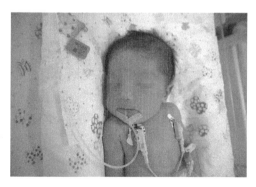

图 12-8-1 胃管固定

11. 标记插管深度和插管时间。

12. 将胃管末端反折，用纱布包好，橡皮筋扎紧，用别针固定于衣领处。

13. 协助患儿取安全舒适体位，并观察病情有无变化。

14. 再次核对，整理用物。

15. 洗手，记录。

【注意事项】

1. 操作前评估患儿的身体状况。

2. 操作前评估患儿鼻腔情况，包括鼻腔黏膜有无肿胀、炎症、鼻中隔偏曲、息肉等。

3. 插管不畅时，应注意检查胃管是否在口内盘踞，可先适当抽出部分胃管，再尝试插入。

4. 插管结束需封闭导管末端。

5. 拔管时应捏紧管腔或将胃管折返，严防奶汁等液体滴入气管。

6. 遇阻力或患儿出现青紫、咳嗽、屏气应拔出导管。

【相关知识】

1. 插管操作时，动作要轻柔、稳定，特别是在通过食管三个狭窄时，避免损伤食管黏膜。食管三个狭窄处分别是环状软骨水平、平气管分叉处、食管通过膈肌处。

2. 新生儿鼻饲方法

（1）每次鼻饲前应先抽吸胃内残余量，如大于前次喂入量的 1/4，提示排空不良，应减量或暂停鼻饲。

（2）给予新生儿鼻饲时应按时、按质、按量，临床常用间歇喂养和持续喂养两种方式。

3. 判断是否胃管在胃内的方法

（1）接注射器抽吸出胃液。

（2）用注射器从胃管内注入 $1\sim2ml$ 空气，置听诊器于胃部，可闻及气过水声。

（3）在不咳嗽、安静时将胃管开口端置于小碗内水面之下，应无气泡逸出，如有大量气泡逸出，则证明误入气管。

（4）必要时行放射线拍片定位。

第九节 经胃管喂养技术

【评估和观察要点】

1. 给奶或给药前查看胃管位置、刻度。

2. 观察腹部情况。

【操作要点】

1. 遵医嘱确定给奶量。

2. 经胃管饲喂养

（1）确认胃管在胃内。

（2）抽取胃内残留液，胃内残留液超过管饲奶量的 1/4 时，报告医师酌情减量或禁食。

3. 奶液的温度保持在 38～40℃，缓慢注入。

4. 管饲后，抽温开水 1～2ml，冲净胃管。

5. 封闭胃管末端。

【指导要点】

告知家属肠内营养的重要性并取得配合。

【注意事项】

1. 使用一次性无菌注射器，严禁重复使用。

2. 每天口腔护理 2 次，每周更换胃管一次。

3. 必要时使用输液泵泵入奶液。

4. 观察患儿耐受情况。

第十节 奶 瓶 喂 养

【评估和观察要点】

评估日龄、体重、病情、发育及喂养情况。

【操作要点】

1. 配奶，用手腕内侧测试温度。

2. 颌下垫小毛巾。

3. 将奶嘴送入患儿口中。

4. 喂奶后擦净口角。

5. 抱起患儿轻拍背部排出奶嗝，取右侧卧位。

【指导要点】

1. 告知家属奶嘴应充满奶液，不能有空气。

2. 当奶嘴吸瘪，稍转动奶瓶，负压即消失。

【注意事项】

1. 出现呛咳或发绀时，暂停喂奶，观察患儿面色及呼吸，待症状缓解后，继续喂奶。

2. 奶瓶需经高压灭菌，严禁混用。

3. 发现异常及时报告。

第十一节　婴幼儿灌肠法

【目的】

1. 刺激肠壁、促进肠蠕动，使婴儿排出粪便，减轻腹胀。

2. 稀释和清除肠道内的有害物质，减轻中毒。

3. 清洁肠道，为检查或手术做准备。

4. 为高热患儿降温。

【准备】

1. **物品准备**　治疗盘、灌肠筒、玻璃接头、肛管、血管钳、油布、治疗巾、弯盘、棉签、卫生纸、润滑剂、量杯、水温计、输液架、便盆、尿布。根据医嘱准备灌肠液，溶液温度一般为 39～41℃，用于降低体温时为 28～32℃。

2. **护士准备**　了解患儿病情、意识状态、合作程度、腹胀及排泄情况，测量生命体征，观察肛周皮肤情况；根据患儿的年龄，做好说服和解释工作，取得患儿及其家长配合；操作前洗手、戴口罩。

3. 环境准备 关闭门窗，屏风遮挡，调节室温。

4. 患儿准备 灌肠前排尿。

【操作步骤】

1. 备齐用物携至患儿床旁，核对无误后遮挡患儿，挂灌肠筒于输液架上，灌肠筒底距离床褥 30～40cm。

2. 将枕头竖放，使其厚度与便盆高度相等，下端放便盆。

3. 将油布和治疗巾上端盖于枕头上，下端放于便盆之下防止污染枕头和床单。

4. 协助患儿脱去裤子，使其仰卧于枕头上，臀部放在便盆宽边上。解开尿布，如无大小便则用尿布垫在臀部与便盆之间，两腿屈曲，各包裹一块尿布分别放在便盆两侧，并适当为患儿保暖。

5. 戴手套，连接肛管并润滑其前端，排尽管内气体，一手用血管钳夹紧橡胶管，另一手分开臀部。将肛管轻轻插入直肠，婴儿为 2.5～4cm，儿童为 5～7.5cm，然后固定，再用一块尿布覆盖在会阴部之上，以保持床单的清洁。

6. 松开血管钳，使液体缓缓流入，护士一手始终扶持肛管，同时观察患儿一般状况及灌肠液下降速度。

7. 灌毕夹紧肛管，用卫生纸包裹后轻轻拔出，放入弯管内，若需保留灌肠液，可轻轻夹紧患儿两侧臀部数分钟。

8. 协助排便，擦净臀部，取出便盆。

9. 整理床单位，为患儿包好尿布，使其舒适。

10. 整理用物，记录。

【注意事项】

1. 根据患儿年龄选用合适的肛管，插管动作轻柔。

2. 根据医嘱决定灌肠液量，一般 6 个月以内的婴儿每次约为 50ml，6 个月至 1 岁每次约为 100ml；1～2 岁每次约为 200ml；2～3 岁每次约为 300ml。

3. 准确测量入液量和排出量。

4. 液体流入速度宜慢，并注意患儿情况，如患儿疲乏，可暂停片刻后再继续，以免患儿虚脱；如患儿突然面色苍白、异常哭闹、腹痛或腹胀加剧、排出液为血性时应立即停止灌肠，并与医师联系，给予处理。

第十二节　新生儿急救技术

【评估和观察要点】

1. 了解产妇妊娠史、羊水性状。

2. 评估新生儿 Apgar 评分。

【操作要点】

1. 判断新生儿无自主呼吸，将新生儿置于远红外复苏台上保暖，头轻度向后仰，头部处于"鼻吸气位"。

2. 清理呼吸道分泌物，再次判断无自主呼吸。

3. 快速擦干全身，必要时给予刺激（用手拍打或用手指轻弹新生儿足底或摩擦背部）诱发自主呼吸，如新生儿仍无呼吸或喘息样呼吸，给予正压呼吸。

4. 选择适宜面罩扣住口鼻，给予气囊面罩正压呼吸（图12-12-1），按压频率为 40～60 次/分，氧流量为 5～10L/min，按压与放松气囊的持续时间比为 1：2。

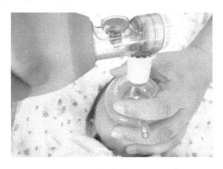

图 12-12-1　气囊面罩正压呼吸

5. 经 30s 气囊面罩正压呼吸后，如心率＜60 次/分，开始胸外按压，术者将一手拇指或示指、中指置于新生儿胸骨体下 1/3(两乳头连线下方)，按压深度为胸廓前后径的 1/3；同时进行正压呼吸，胸外按压与正压呼吸的比例为 3∶1(胸外按压频率为 90 次/分；正压呼吸为 30 次/分)。

6. 胸外按压和正压呼吸 30s 后应重新评估心率，如心率仍＜60 次/分，除继续胸外按压外遵医嘱使用肾上腺素。

【注意事项】

1. 持续气囊面罩正压呼吸时间较长时可产生胃充气，可插入新生儿胃管，用 20ml 注射器抽吸胃内容物及气体。

2. 早产儿吸入氧浓度＜40%。

3. 注意保暖，动作轻柔，复苏后密切监护。

第十三节　新生儿洗浴技术

【评估和观察要点】

1. 评估环境温度。

2. 评估身体及皮肤情况。

【操作要点】

1. 调节室温为 26～28℃，用手腕内侧试水温。

2. 流动水洗浴，顺序由头到足，先正面后背部、会阴、臀部。

3. 洗毕，用毛巾包裹，擦干并给予相应护理。

4. 更换衣物，再次核对患儿。

【指导要点】

1. 告知家属避免在喂奶前后 1h 沐浴。

2. 指导家属新生儿沐浴方法，避免耳、眼、口、鼻进水。

3. 告知家属保持皮肤皱褶处清洁、干燥。

【注意事项】

1. 减少暴露时间，动作轻快。

2. 沐浴过程观察患儿反应。

第十四节　小儿吸氧技术

【概述】

小儿吸氧技术（pediatric oxygenic therapy）指通过给氧，提高动脉血氧分压（PaO_2）和动脉血氧饱和度（SaO_2），增加动脉血氧含量（CaO_2），纠正因各种原因造成的低氧状态，促进组织的新陈代谢，维持机体生命活动的一种治疗方法。

【准备】

1. 物品准备

（1）治疗盘内备：弯盘、鼻氧管、生理盐水、棉签、无菌注射用水、治疗碗（内放冷开水）、纱布。

（2）治疗盘外备：吸氧装置。

2. 护士准备

（1）衣帽整洁，修剪指甲，洗手。

（2）评估患儿在自然状态下的血氧饱和度的波动情况。

（3）评估患儿的年龄、病情、意识、治疗情况、呼吸情况及缺氧程度，选择合适的鼻氧管路。

（4）评估患儿的鼻腔情况。

3. 患儿准备

（1）患儿家属需了解吸氧法的目的、方法、注意事项及配合要点。

（2）患儿体位舒适，情绪稳定，愿意配合。

【操作步骤】

1. 清洁检查　用棉签蘸取生理盐水清洁双侧鼻腔。

2. 安装吸氧装置

（1）安装并打开流量表，检查氧气装置是否完好，有无漏气，关闭流量表。

（2）取出湿化瓶，按无菌原则在湿化瓶内倒入 1/3～1/2 的无菌注射用水。

（3）按无菌原则连接通气管，连接湿化瓶，打开流量表，检查氧气流出是否通畅，有无漏气，关闭流量表。

3. 连接　将鼻导管与湿化器的出口相连接。

4. 调节　调节氧流量。

5. 湿润　将鼻导管前端放入治疗碗中湿润，并检查鼻导管是否通畅。

6. 插管　将鼻氧管插入鼻孔 1cm。

7. 固定　将导管环绕患儿耳部向下位置放置并调节松紧度。

8. 体位　协助患儿取舒适体位，整理床单位。

9. 记录　洗手，记录给氧时间、氧流量、患者反应。

【注意事项】

1. 密切注意血氧饱和度的变化，当血氧饱和度长时间持续＞95%时，调节氧流量。

2. 保持管路中的湿化，湿化瓶中及时添加无菌注射用水。

3. 湿化瓶及吸氧管定期更换。

4. 需要调节氧流量时，应先将患儿氧气管摘除，调节完毕后再与患儿连接。

第十五节　小儿吸痰技术

【概述】

小儿吸痰技术（pediatric aspiration of sputum）是指经口、鼻腔、人工气道将呼吸道的分泌物吸出，以保持小儿呼吸道通畅，预防吸入性肺炎、肺不张窒息等并发症的发生。

【准备】

1. 用物准备

（1）治疗盘内备：有盖罐（无菌罐和清洁罐，内盛无菌注射用水）、无菌纱布、一次性适宜型号无菌吸痰管。

（2）治疗盘外备：中心吸引器或电动吸引器、听诊器、手电筒。

（3）其他：必要时准备压舌板、治疗巾、张口器、舌钳、电插板。

2. 护士准备

（1）衣帽整洁，修剪指甲，洗手。

（2）评估患儿的年龄、病情、意识、治疗情况、吸氧流量。

（3）评估患儿呼吸道分泌物的量、黏稠度、部位。

3. 患儿准备

（1）患儿家长需了解吸痰的目的、方法、注意事项及配合要点。

（2）患儿体位舒适、情绪稳定。

【操作步骤】

1. 调节吸引器：接通电源，打开开关，检查吸引器性能，调节负压，一般儿童<40kPa，足月儿<26kPa，早产儿<13kPa。

2. 体位：协助患者头转向一侧，面向操作者。

3. 试吸：打开吸痰管，一只手戴无菌手套，将吸痰管以无菌技术抽出并持于手中，吸痰管连接负压管，在无菌罐中试吸少许无菌注射用水，检查吸痰管是否通畅。

4. 吸痰：将吸痰管插入口咽部（10～15cm），吸口咽部分泌物，吸毕，反脱手套包住吸痰管弃去，冲洗管道并更换吸痰管，取下鼻氧管放置适宜处（无菌纸上），插入鼻腔吸气管内分泌物，插管深度适宜，以引起患儿轻咳为宜，吸痰时轻轻左右旋转吸痰管上提吸痰，吸痰过程中注意观察患儿的反应，如有异常立即停止吸痰。

5. 观察：患儿气道是否通畅；患儿的反应，如呼吸、心率、血压等；吸出液的颜色、性状、量。

6. 评估：听诊双肺部呼吸音，评估吸痰效果。

7. 安置患儿：拭净脸部分泌物，体位舒适，整理床单位。

8. 整理用物。

9. 操作结束后洗手，做好记录。

【注意事项】

1. 吸痰前，检查电动吸引器性能是否良好，连接是否正确。

2. 严格执行无菌操作，每次吸痰应更换吸痰管。

3. 每次吸痰时间<15s，以免造成缺氧。

4. 吸痰动作轻稳，防止呼吸道黏膜损伤。

5. 痰液黏稠时，可配合叩击，雾化吸入，提高吸痰效果。

6. 为吸氧患儿吸痰前后应调高氧流量 2min，维持血氧饱和度稳定。

第十六节　小儿导尿技术

【目的】

1. 解除尿潴留。

2. 留取尿标本做培养。

3. 协助临床诊断。

【适应证】

1. 缓解尿潴留。

2. 获得无污染的尿标本。

3. 尿动力学检查，测量膀胱容量、压力、残余尿量者。

4. 尿道或膀胱造影。

【禁忌证】

1. 急性尿路感染。

2. 严重全身出血性疾病。

3. 尿道狭窄及先天性畸形无法留置尿管者。

【物品准备】

无菌导尿包（外层：弯盘、手套一只、消毒液棉球、镊子一只；内层：弯盘、消毒液棉球、镊子两只、导尿管、自带无菌液体的 10ml 注射器一只、无菌引流袋、润滑油、标本瓶、方盘、孔巾一条、纱布）、一次性垫巾、无菌手套一副。

其他：根据环境情况酌情准备屏风。

【操作步骤】

1. 女性患儿导尿

（1）携用物至床旁，核对患儿。

（2）协助患儿取仰卧位，褪去对侧裤腿盖在近侧，对侧用被遮盖。

（3）协助患儿取屈膝仰卧位，两腿屈膝自然分开，暴露外阴。

（4）臀下铺一次性垫巾。

（5）在处置车上打开无菌导尿包，将弯盘放于患儿两腿间。

（6）初步消毒：操作者左手戴手套，右手持镊子夹取消毒棉球由外向内、自上而下消毒阴阜、大阴唇，以左手分开大阴唇，消毒小阴唇、尿道口、会阴体至肛门。

（7）消毒完毕，脱下手套，污物弃于医用垃圾桶。

（8）在两腿间打开导尿包，戴无菌手套，铺无菌洞巾，使洞巾和无菌导尿包布内层形成无菌区。

（9）按操作顺序整理好用物，检查尿管及水囊，根据需要将导尿管与无菌引流袋连接,润滑尿管前段,润滑长度适宜。

（10）再次消毒:左手分开并固定小阴唇,自尿道外口开始由内向外、自上而下,先对侧后近侧依次消毒尿道外口及双侧小阴唇,最后再次消毒尿道口,污物移至床尾。

（11）核对后将导尿管轻轻插入尿道,一般 2～4cm 即有尿排出,见尿后再插 1cm 左右。

（12）将尿液引入集尿袋内至合适量。

（13）若需做尿培养,用无菌标本瓶接取中段尿 5ml,盖好瓶盖,放置合适处。

（14）导尿完毕,轻轻拔出导尿管,整理患儿。

（15）再次核对,整理用物。

（16）洗手,记录。

2. 男性患儿导尿

（1）携用物至床旁,核对患儿。

（2）协助患儿取仰卧位,褪去对侧裤腿盖在近侧,对侧用被遮盖。

（3）两腿屈膝自然分开,暴露外阴。

（4）臀下铺一次性垫巾。

（5）在处置车上打开无菌导尿包,将弯盘放于患儿两腿间。

（6）初步消毒:操作者左手戴手套,右手持镊子夹取消毒棉球依次消毒阴阜、阴茎、阴囊。左手取无菌纱布包裹住阴茎,将包皮后推,暴露尿道口,自尿道口向外向后旋转消毒尿道口、阴茎头、冠状沟。

（7）消毒完毕,脱下手套,污物弃于医用垃圾桶。

（8）在两腿间打开导尿包,戴无菌手套,铺无菌洞巾,使洞巾和无菌导尿包布内层形成无菌区。

（9）按操作顺序整理好用物,检查尿管及水囊,根据需要将导尿管与无菌引流袋连接,润滑尿管前段,润滑长度适宜。

（10）再次消毒：一只手取无菌纱布包裹住阴茎，将包皮后推，暴露尿道口，再次消毒尿道口、阴茎头、冠状沟，污物移至床尾。

（11）一手持无菌纱布固定阴茎并提起，使阴茎与腹壁成 60°，将导尿管轻轻插入，一般 6～12cm 即有尿排出，见尿后再插 1～2cm。

（12）将尿液引入集尿袋内至合适量。

（13）若需做尿培养，用无菌标本瓶接取中段尿 5ml，盖好瓶盖，放置合适处。

（14）导尿完毕，轻轻拔出导尿管，整理患儿。

（15）再次核对，整理用物。

（16）洗手，记录。

【注意事项】

1. 严格执行无菌操作，导尿过程中避免污染无菌区及无菌物品，防止尿路感染。

2. 女患儿导尿时，导尿管一旦误入阴道，应更换导尿管重新插入。

3. 选择光滑、粗细适宜的导尿管，动作轻柔，以免损伤尿道黏膜。

4. 合理暴露患儿，防止受凉。

【相关知识】

1. 根据患儿年龄选择合适的插入长度。

2. 根据患儿年龄选择合适的导尿管，一般小儿导尿管有 6Fr、8 Fr、10 Fr、12 Fr、14 Fr 五种。

第十七节　小儿泵吸技术

【概述】

小儿泵吸技术：借助高速氧气气流，使药液形成雾状，随吸气进入呼吸道的方法。

【准备】

1. 物品准备

（1）治疗盘内备：弯盘、药液、注射器、纱布。

（2）治疗盘外备：氧气雾化吸入器、氧气装置一套。

（3）其他：必要时备75%乙醇，无菌棉签、砂轮。

2. 护士准备

（1）衣帽整洁，修剪指甲，洗手。

（2）评估患儿的病情、意识、治疗情况、合作程度。

（3）评估患儿口腔有无感染及溃疡，呼吸道是否通畅。

3. 患儿准备

（1）患儿家属了解泵吸技术的目的、方法、注意事项及配合要点。

（2）患儿体位舒适，情绪稳定，愿意配合。

【操作步骤】

1. 准备雾化装置　连接吸氧装置，试通畅。

2. 准备雾化药物　检查并连接雾化装置，按照无菌原则抽吸药液，并注入雾化吸入器内，混匀。

3. 连接　连接雾化器的接气口与氧气装置口。

4. 调节氧流量　氧流量一般为6～8L/min。

5. 开始雾化　指导患儿手持雾化器，采用口吸气、鼻呼气的方法，如此反复，直到药液吸完为止，雾化过程中，观察患儿有无乏氧等不适反应。

6. 结束雾化　取出雾化器，关闭氧气开关。

7. 操作后处理　擦干患儿面部，协助患儿取舒适体位，整理床单位。

8. 记录　洗手记录。

【注意事项】

1. 正确使用供氧装置，注意用氧安全，室内避免火源。

2. 泵吸后及时做口腔及皮肤清洁。

3. 观察及协助排痰。注意患儿痰液排出情况，如痰液仍未咳出，可予以拍背、吸痰等方法协助排痰。

第十八节　新生儿经外周静脉置入中心静脉导管术

新生儿经外周静脉置入中心静脉导管术（peripherally inserted central catheter，PICC）是由外周静脉穿刺插管，远端到达上腔静脉的方法。PICC 技术为危重儿长期输液建立了安全、可靠的通道，能安全输注超机体代偿的高渗及强酸强碱药液，同时减少了对血管的不良刺激。

【适应证】

肠道外静脉营养者，长期输液者，输注高渗药液（葡萄糖溶液浓度＞10%），应用刺激性药物治疗的患儿（pH＜4.1 或＞8.0），35 周以下、低于 1500g 的早产儿。

【禁忌证】

病情危重、静脉血管条件差，穿刺部位有感染或损伤。

【备品】

9Fr PICC 导管包一个（总长度 50cm，容积 0.23ml），PICC 穿刺护理辅助包一个（内有厘米刻度尺、带翼的可撕裂的导入针、输液接头、止血带、注射器、孔巾、镊子、剪子、棉球、纱布、隔离衣、无粉手套等），生理盐水一袋，安尔碘，75%乙醇，棉签、胶带等。心电监护仪 1 台。

【评估】

1. 评估患儿病情，置管前与家属签署知情同意书及高值耗材使用同意书。

2. 评估穿刺部位皮肤情况，勿在皮肤破损、有硬结的部位进行穿刺。

3. 血管选择，选择柔软、粗直、有弹性、易触及的血管。

【穿刺部位及特点】

1. 贵要静脉　为首选静脉。较粗大及直，静脉瓣少。

2. 肘正中静脉　粗、直、静脉瓣多。

3. 头静脉　略窄，在肩部有角度及狭窄，易反折入腋静脉或送管困难。

4. 其他静脉　大隐静脉、股静脉、腘静脉。

【测量方法】

1. 上腔静脉测量法　术侧手臂外展 90°，从预穿刺点沿血管走行测量至右胸锁关节的长度，左侧加 1cm，右侧加 0.5cm。

2. 下腔静脉测量法　从预穿刺点沿血管走行测量至股静脉，向上延至脐部，再延至剑突。

【术前准备】

1. 患儿准备：病情稳定，行心电及血氧饱和度监测。

2. 术前镇痛：用复方利多卡因乳膏以穿刺点为中心，沿血管走行外涂，面积 2cm×3cm，厚度 1mm，作用 30min。气管插管患儿可静脉注射芬太尼 0.5～1.0μg/kg 镇静镇痛药。

3. 人员培训要求：熟悉解剖位置，技术熟练，熟悉操作步骤及并发症的处理，明确分工，配合默契。

4. 监护室环境要求：严格遵守消毒隔离制度，减少人员流动。

5. 将患儿信息录入监护仪。

【操作要点】

1. 第一次消毒助手手握患儿手部，以穿刺点为中心，消毒整个肢体，以螺旋式、顺时针和逆时针方向交替进行。消毒顺序：先用 75%乙醇消毒一遍脱脂，后用 0.2%安尔碘消毒两遍，待干。

2. 术者穿隔离衣，戴无菌手套，手握已消毒的肢体，助手对未消毒的手部进行消毒，待干。

3. 助手穿隔离衣，戴无菌手套，铺无菌敷布，建立最大化无菌区。铺孔巾（将患儿手部从孔巾口处穿出）。

4. 术者进行第二次消毒，先用安尔碘消毒一遍，再用乙醇消毒两遍，待干。

5. 助手准备导管，检查导管完整性，将导丝外撤至距离预剪导管尖端 0.5cm 处，剪掉多余导管，将外露导丝反折，以折痕做一标记。

6. 预冲导管，连接注射器，排气。扎止血带。

7. 术者绷紧皮肤以 15°～30° 直刺血管。见回血后，放低 5°～10°，再进针 0.5cm。

8. 助手向心方向按压导入鞘上方血管止血，术者左手固定好导入鞘，右手缓慢撤出针芯，持导管沿导入鞘缓慢送管。送管速度为每次送 1～2cm，间断推注生理盐水。

9. 当导管送入约 5cm 时，助手将患儿头部紧贴穿刺侧肩部，同时抬高上半身呈半坐位，避免导管误入颈静脉。导管送入预置长度后患儿平卧。用双手拇指、示指持针翼两端，边外撤边撕裂撤除导入鞘。助手用小块纱布及时按压穿刺处止血。

10. 连接心电导联，夹住导丝。监护仪显示心电图波形，观察特异性 P 波，确定导管尖端位置。

11. 抽吸回血，确认导管通畅，用 2～3ml 生理盐水脉冲式冲洗导管。

12. 连接输液接头，再次正压封管。

13. 固定导管（图 12-18-1）。方形纱布覆盖穿刺点，外露导管弯曲呈"L"形。先用胶带固定导管柄，再以透明敷料固定导管。导管柄处用胶布再次蝶形固定。写明穿刺日期、时间。

14. 标记置管日期、时间、术者。整理物品、填写置管信息表，书写护理记录。

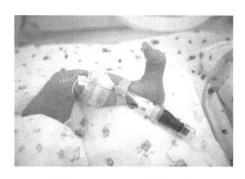

图 12-18-1　PICC 导管固定

【床头摄片】

1. 床头拍摄 X 线片确定导管尖端位置。拍摄胸部 X 线片时体位为上臂内收、四肢略屈曲的自然体位。

2. 上肢穿刺时，导管尖端在上腔静脉下 1/3 段，即胸骨右缘第 5～7 肋间。

3. 下肢穿刺时，导管尖端在下腔静脉，即膈肌处。

【术后导管维护】

1. 严格的无菌技术操作。

2. 禁止从 PICC 导管抽血、输血，减少堵管、栓塞、感染机会。

3. 严禁使用 1ml 注射器封管、给药，以免压力过高导管发生断裂，保证正压封管。

4. 禁止强力牵拉。

5. 疑输液不畅，用 5ml 注射器抽取生理盐水 2ml 慢推。严禁用输液泵快速推注或抽回血。

6. 穿刺留置导管 24h 后更换敷料一次。常规每周更换敷料一次。如穿刺点有渗血、渗液，随时更换。

7. 持续输液期间，用生理盐水每 8 小时 1 次正压冲管。输入血浆、丙种球蛋白、白蛋白前后用生理盐水 1～2ml 冲管。输液结束后再冲封管。

8. 由于新生儿输液速度缓慢，在每次更换推注泵的注射器后，立即按压快进键，液体进入 1～2ml，使管路产生持续正压，防止堵管。

9. 保证输液管路畅通。勿打折、被夹。

10. 密切观察生命体征，床头认真交接班。

11. 密切观察可能发生的并发症。如带管期间出现感染症状，患儿不明原因心率加快、反应低下、皮肤花纹、喂养不耐受、频繁周期样呼吸或呼吸暂停、血白细胞计数升高、血小板计数减少、贫血、C 反应蛋白增高等，可做血培养监测。必要时拔出导管，剪下顶端做导管培养。

【常见并发症及处理】

1. 机械性静脉炎处理　抬高手臂，轻微活动促进血液循环。有静脉炎改变的局部皮肤涂多黏菌素 B 消除炎症。暂停 PICC 导管输液 2～3d，好转后继续输液。Ⅲ度静脉炎用雷夫诺尔湿敷。如加重予以拔管。拔管后注意是否有血栓形成。

2. 血栓性静脉炎处理　热敷，肝素溶栓。

3. 导管异位处理　可继续使用，但要密切观察临床症状，动态做心电图观察，出现异常及时拔管或原位置换。

4. 导管漂移处理　可继续留置，并通过改变体位调管，动态做心电图观察。必要时拔管。

5. 心律失常处理　准确测量导管长度，插入过深应外撤至上腔静脉。

6. 导管阻塞处理　正确运用封管技术，注意药物配伍禁忌。定时封管、冲管。导管回血时及时用生理盐水冲管，必要时原位置换。用 10ml 注射器稍加压推注肝素盐水，如未复通，临床不主张用尿激酶溶栓（有争议），应拔管。

7. 导管断裂处理　快速用手指压迫导管远端血管，通过介入技术取管。

（姜　红　孔超男　孙方丽）

参 考 文 献

陈红，2012. 中国医学生临床技能操作指南. 北京：人民卫生出版社.

崔炎，2012. 儿科护理学. 6 版. 北京：人民卫生出版社.

儿童晕厥诊断指南（2016 年修订版）. 中华儿科杂志，54（4）：246-250.

儿童主要非肿瘤性 EB 病毒感染相关疾病的诊断和治疗原则建议. 中华儿科杂志，54（8）：563-568.

李小寒，尚少梅，2012. 基础护理学. 北京：人民卫生出版社.

欧阳钦，2005. 临床诊断学. 北京：人民卫生出版社.

吴希如，李万镇，2006. 儿科实习医师手册. 北京：人民卫生出版社.

吴在德、吴肇汉，2005. 外科学. 6 版. 北京：人民卫生出版社.

中华医学会儿科分会心血管学组，《中华儿科杂志》编辑委员会，北京医学儿科学分会心血管学组，等，2016.

Dionne JM，Abitbol CL，Flynn JT，2012. Hypertension in infancy: diagnosis, management and outcome. Pediatr Nephrol，27（1）：17-32.

附 表

表 1 男孩根据年龄及升高的血压分级

年龄(岁)	血压百分数	收缩压(mmHg)							舒张压(mmHg)						
		身高百分数或测得的身高值							身高百分数或测得的身高值						
		5%	10%	25%	50%	75%	90%	95%	5%	10%	25%	50%	75%	90%	95%
1	身高(in)	30.4	30.8	31.6	32.4	33.3	34.1	34.6	30.4	30.8	31.6	32.4	33.3	34.1	34.6
	身高(cm)	77.2	78.3	80.2	82.4	84.6	86.7	87.9	77.2	78.3	80.2	82.4	84.6	86.7	87.9
	50th	85	85	86	86	87	88	88	40	40	40	41	41	42	42
	90th	98	99	99	100	100	101	101	52	52	53	53	54	54	54
	95th	102	102	103	103	104	105	105	54	54	55	55	56	57	57
	95th+12mmHg	114	114	115	115	116	117	117	66	66	67	67	68	69	69
2	身高(in)	33.9	34.4	35.3	36.3	37.3	38.2	38.8	33.9	34.4	35.3	36.3	37.3	38.2	38.8
	身高(cm)	86.1	87.4	89.6	92.1	94.7	97.1	98.5	86.1	87.4	89.6	92.1	94.7	97.1	98.5
	50th	87	87	88	89	89	90	91	43	43	44	44	45	46	46
	90th	100	100	101	102	103	103	104	55	55	56	56	57	58	58
	95th	104	105	105	106	107	107	108	57	58	58	59	60	61	61
	95th+12mmHg	116	117	117	118	119	119	120	69	70	70	71	72	73	73

续表

年龄(岁)	血压百分数	收缩压(mmHg) 身高百分数或测得的身高值							舒张压(mmHg) 身高百分数或测得的身高值						
		5%	10%	25%	50%	75%	90%	95%	5%	10%	25%	50%	75%	90%	95%
3	身高(in)	36.4	37	37.9	39	40.1	41.1	41.7	36.4	37	37.9	39	40.1	41.1	41.7
	身高(cm)	92.5	93.9	96.3	99	101.8	104.3	105.8	92.5	93.9	96.3	99	101.8	104.3	105.8
	50th	88	89	89	90	91	92	92	45	46	46	47	48	49	49
	90th	101	102	102	103	104	105	105	58	58	59	59	60	61	61
	95th	106	106	107	107	108	109	109	60	61	61	62	63	64	64
	95th+12mmHg	118	118	119	119	120	121	121	72	73	73	74	75	76	76
4	身高(in)	38.8	39.4	40.5	41.7	42.9	43.9	44.5	38.8	39.4	40.5	41.7	42.9	43.9	44.5
	身高(cm)	98.5	100.2	102.9	105.9	108.9	111.5	113.2	98.5	100.2	102.9	105.9	108.9	111.5	113.2
	50th	90	90	91	92	93	94	94	48	49	49	50	51	52	52
	90th	102	103	104	105	105	106	107	60	61	62	62	63	64	64
	95th	107	107	108	108	109	110	110	63	64	65	66	67	67	68
	95th+12mmHg	119	119	120	120	121	122	122	75	76	77	78	79	79	80
5	身高(in)	41.1	41.8	43.0	44.3	45.5	46.7	47.4	41.1	41.8	43.0	44.3	45.5	46.7	47.4
	身高(cm)	104.4	106.2	109.1	112.4	115.7	118.6	120.3	104.4	106.2	109.1	112.4	115.7	118.6	120.3
	50th	91	92	93	94	95	96	96	51	51	52	53	54	55	55

续表

年龄(岁)	血压百分数	收缩压(mmHg)							舒张压(mmHg)						
		身高百分数或测得的身高值							身高百分数或测得的身高值						
		5%	10%	25%	50%	75%	90%	95%	5%	10%	25%	50%	75%	90%	95%
	90th	103	104	105	106	107	108	108	63	64	65	65	66	67	67
	95th	107	108	109	109	110	111	112	66	67	68	69	70	70	71
	95th+12mmHg	119	120	121	121	122	123	124	78	79	80	81	82	82	83
6	身高(in)	43.4	44.2	45.4	46.8	48.2	49.4	50.2	43.4	44.2	45.4	46.8	48.2	49.4	50.2
	身高(cm)	110.3	112.2	115.3	118.9	122.4	125.6	127.5	110.3	112.2	115.3	118.9	122.4	125.6	127.5
	50th	93	93	94	95	96	97	98	54	54	55	56	57	57	58
	90th	105	105	106	107	109	110	110	66	66	67	68	68	69	69
	95th	108	109	110	111	112	113	114	69	70	70	71	72	72	73
	95th+12mmHg	120	121	122	123	124	125	126	81	82	82	83	84	84	85
7	身高(in)	45.7	46.5	47.8	49.3	50.8	52.1	52.9	45.7	46.5	47.8	49.3	50.8	52.1	52.9
	身高(cm)	116.1	118	121.4	125.1	128.9	132.4	134.5	116.1	118	121.4	125.1	128.9	132.4	134.5
	50th	94	94	95	97	98	98	99	56	56	57	58	58	58	59
	90th	106	107	108	109	110	111	111	68	68	69	70	70	71	71
	95th	110	110	111	112	114	115	116	71	71	72	73	73	74	74
	95th+12mmHg	122	122	123	124	126	127	128	83	83	84	85	85	86	86

续表

年龄（岁）	血压百分数	收缩压（mmHg）							舒张压（mmHg）						
		身高百分数或测得的身高值							身高百分数或测得的身高值						
		5%	10%	25%	50%	75%	90%	95%	5%	10%	25%	50%	75%	90%	95%
8	身高（in）	47.8	48.6	50	51.6	53.2	54.6	55.5	47.8	48.6	50	51.6	53.2	54.6	55.5
	身高（cm）	121.4	123.5	127	131	135.1	138.8	141	121.4	123.5	127	131	135.1	138.8	141
	50th	95	96	97	98	99	99	100	57	57	58	59	59	60	60
	90th	107	108	109	110	111	112	112	69	70	70	71	72	72	73
	95th	111	112	112	114	115	116	117	72	73	73	74	75	75	75
	95th+12 mmHg	123	124	124	126	127	128	129	84	85	85	86	87	87	87
9	身高（in）	49.6	50.5	52	53.7	55.4	56.9	57.9	49.6	50.5	52	53.7	55.4	56.9	57.9
	身高（cm）	126	128.3	132.1	136.3	140.7	144.7	147.1	126	128.3	132.1	136.3	140.7	144.7	147.1
	50th	96	97	98	99	100	101	101	57	58	59	60	61	62	62
	90th	107	108	109	110	112	113	114	70	71	72	73	74	74	74
	95th	112	112	113	115	116	118	119	74	74	75	76	76	77	77
	95th+12 mmHg	124	124	125	127	128	130	131	86	86	87	88	88	89	89
10	身高（in）	51.3	52.2	53.8	55.6	57.4	59.1	60.1	51.3	52.2	53.8	55.6	57.4	59.1	60.1
	身高（cm）	130.2	132.7	136.7	141.3	145.9	150.1	152.7	130.2	132.7	136.7	141.3	145.9	150.1	152.7
	50th	97	98	99	100	101	102	103	59	60	61	62	63	63	64

续表

年龄(岁)	血压百分数	收缩压（mmHg）							舒张压（mmHg）						
		身高百分数或测得的身高值							身高百分数或测得的身高值						
		5%	10%	25%	50%	75%	90%	95%	5%	10%	25%	50%	75%	90%	95%
	90th	108	109	111	112	113	115	116	72	73	74	74	75	75	76
	95th	112	113	114	116	118	120	121	76	76	77	77	78	78	78
	95th+12 mmHg	124	125	126	128	130	132	133	88	88	89	89	90	90	90
11	身高 (in)	53	54	55.7	57.6	59.6	61.3	62.4	53	54	55.7	57.6	59.6	61.3	62.4
	身高 (cm)	134.7	137.3	141.5	146.4	151.3	155.8	158.6	134.7	137.3	141.5	146.4	151.3	155.8	158.6
	50th	99	99	101	102	103	104	106	61	61	62	63	63	63	63
	90th	110	111	112	114	116	117	118	74	74	75	75	75	76	76
	95th	114	114	116	118	120	123	124	77	78	78	78	78	78	78
	95th+12 mmHg	126	126	128	130	132	135	136	89	90	90	90	90	90	90
12	身高 (in)	55.2	56.3	58.1	60.1	62.2	64	65.2	55.2	56.3	58.1	60.1	62.2	64	65.2
	身高 (cm)	140.3	143	147.5	152.7	157.9	162.6	165.5	140.3	143	147.5	152.7	157.9	162.6	165.5
	50th	101	101	102	104	106	108	109	61	62	62	62	62	63	63
	90th	113	114	115	117	119	121	122	75	75	75	75	75	76	76
	95th	116	117	118	121	124	126	128	78	78	78	78	78	79	79

续表

年龄（岁）	血压百分数	收缩压（mmHg）							舒张压（mmHg）						
		身高百分数或测得的身高值							身高百分数或测得的身高值						
		5%	10%	25%	50%	75%	90%	95%	5%	10%	25%	50%	75%	90%	95%
13	95th+12mmHg	128	129	130	133	136	138	140	90	90	90	90	90	91	91
	身高（in）	57.9	59.1	61	63.1	65.2	67.1	68.3	57.9	59.1	61	63.1	65.2	67.1	68.3
	身高（cm）	147	150	154.9	160.3	165.7	170.5	173.4	147	150	154.9	160.3	165.7	170.5	173.4
	50th	103	104	105	108	110	111	112	61	60	61	62	63	64	65
	90th	115	116	118	121	124	126	126	74	74	74	75	76	77	77
	95th	119	120	122	125	128	130	131	78	78	78	78	80	81	81
	95th+12mmHg	131	132	134	137	140	142	143	90	90	90	90	92	93	93
14	身高（in）	60.6	61.8	63.8	65.9	68.0	69.8	70.9	60.6	61.8	63.8	65.9	68.0	69.8	70.9
	身高（cm）	153.8	156.9	162	167.5	172.7	177.4	180.1	153.8	156.9	162	167.5	172.7	177.4	180.1
	50th	105	106	109	111	112	113	113	60	60	62	64	65	66	67
	90th	119	120	123	126	127	128	129	74	74	75	77	78	79	80
	95th	123	125	127	130	132	133	134	77	78	79	81	82	83	84
	95th+12mmHg	135	137	139	142	144	145	146	89	90	91	93	94	95	96

表2 女孩根据年龄及升高的血压分级

年龄(岁)	血压百分数	收缩压（mmHg）							舒张压（mmHg）						
		身高百分数或测得的身高值							身高百分数或测得的身高值						
		5%	10%	25%	50%	75%	90%	95%	5%	10%	25%	50%	75%	90%	95%
1	身高(in)	29.7	30.2	30.9	31.8	32.7	33.4	33.9	29.7	30.2	30.9	31.8	32.7	33.4	33.9
	身高(cm)	75.4	76.6	78.6	80.8	83	84.9	86.1	75.4	76.6	78.6	80.8	83	84.9	86.1
	50th	84	85	86	86	87	88	88	41	42	42	43	44	45	46
	90th	98	99	99	100	101	102	102	54	55	56	56	57	58	58
	95th	101	102	102	103	104	105	105	59	59	60	60	61	62	62
	95th+12mmHg	113	114	114	115	116	117	117	71	71	72	72	73	74	74
2	身高(in)	33.4	34	34.9	35.9	36.9	37.8	38.4	33.4	34	34.9	35.9	36.9	37.8	38.4
	身高(cm)	84.9	86.3	88.6	91.1	93.7	96	97.4	84.9	86.3	88.6	91.1	93.7	96	97.4
	50th	87	87	88	89	90	91	91	45	46	47	48	49	50	51
	90th	101	101	102	103	104	105	106	58	58	59	60	61	62	62
	95th	104	105	106	106	107	108	109	62	63	63	64	65	66	66
	95th+12mmHg	116	117	118	118	119	120	121	74	75	75	76	77	78	78
3	身高(in)	35.8	36.4	37.3	38.4	39.6	40.6	41.2	35.8	36.4	37.3	38.4	39.6	40.6	41.2
	身高(cm)	91	92.4	94.9	97.6	100.5	103.1	104.6	91	92.4	94.9	97.6	100.5	103.1	104.6

续表

年龄（岁）	血压百分数	收缩压（mmHg）身高百分数或测得的身高值							舒张压（mmHg）身高百分数或测得的身高值						
		5%	10%	25%	50%	75%	90%	95%	5%	10%	25%	50%	75%	90%	95%
4	50th	88	89	89	90	91	92	93	48	48	49	50	51	53	53
	90th	102	103	104	104	105	106	107	60	61	61	62	63	64	65
	95th	106	106	107	108	109	110	110	64	65	65	66	67	68	69
	95th+12mmHg	118	118	119	120	121	122	122	76	77	77	78	79	80	81
	身高（in）	38.3	38.9	39.9	41.1	42.4	43.5	44.2	38.3	38.9	39.9	41.1	42.4	43.5	44.2
	身高（cm）	97.2	98.8	101.4	104.5	107.6	110.5	112.2	97.2	98.8	101.4	104.5	107.6	110.5	112.2
5	50th	89	90	91	92	93	94	94	50	51	51	53	54	55	55
	90th	103	104	105	106	107	108	108	62	63	64	65	66	67	67
	95th	107	108	109	109	110	111	112	66	67	68	69	70	70	71
	95th+12mmHg	119	120	121	121	122	123	124	78	79	80	81	82	82	83
	身高（in）	40.8	41.5	42.6	43.9	45.2	46.5	47.3	40.8	41.5	42.6	43.9	45.2	46.5	47.3
	身高（cm）	103.6	105.3	108.2	111.5	114.9	118.1	120	103.6	105.3	108.2	111.5	114.9	118.1	120
	50th	90	91	92	93	94	95	96	52	52	53	55	56	57	57
	90th	104	105	106	107	108	109	110	64	65	66	67	68	69	70

续表

年龄（岁）	血压百分数	收缩压（mmHg）身高百分数或测得的身高值							舒张压（mmHg）身高百分数或测得的身高值						
		5%	10%	25%	50%	75%	90%	95%	5%	10%	25%	50%	75%	90%	95%
	95th	108	109	109	110	111	112	113	68	69	70	71	72	73	73
	95th+12mmHg	120	121	121	122	123	124	125	80	81	82	83	84	85	85
6	身高（in）	43.3	44	45.2	46.6	48.1	49.4	50.3	43.3	44	45.2	46.6	48.1	49.4	50.3
	身高（cm）	110	111.8	114.9	118.4	122.1	125.6	127.7	110	111.8	114.9	118.4	122.1	125.6	127.7
	50th	92	92	93	94	96	97	97	54	54	55	56	57	58	59
	90th	105	106	107	108	109	110	111	67	67	68	69	70	71	71
	95th	109	109	110	111	112	113	114	70	71	72	72	73	74	74
	95th+12mmHg	121	121	122	123	124	125	126	82	83	84	84	85	86	86
7	身高（in）	45.6	46.4	47.7	49.2	50.7	52.1	53	45.6	46.4	47.7	49.2	50.7	52.1	53
	身高（cm）	115.9	117.8	121.1	124.9	128.8	132.5	134.7	115.9	117.8	121.1	124.9	128.8	132.5	134.7
	50th	92	93	94	95	97	98	99	55	55	56	57	58	59	60
	90th	106	106	107	109	110	111	112	68	68	69	70	71	72	72
	95th	109	110	111	112	113	114	115	72	72	73	73	74	74	75
	95th+12mmHg	121	122	123	124	125	126	127	84	84	85	85	86	86	87

年龄（岁）	血压百分数	收缩压（mmHg）							舒张压（mmHg）						
		身高百分数或测得的身高值							身高百分数或测得的身高值						
		5%	10%	25%	50%	75%	90%	95%	5%	10%	25%	50%	75%	90%	95%
8	身高（in）	47.6	48.4	49.8	51.4	53	54.5	55.5	47.6	48.4	49.8	51.4	53	54.5	55.5
	身高（cm）	121	123	126.5	130.6	134.7	138.5	140.9	121	123	126.5	130.6	134.7	138.5	140.9
	50th	93	94	95	97	98	99	100	56	56	57	59	60	61	61
	90th	107	107	108	110	111	112	113	69	70	71	72	72	73	73
	95th	110	111	112	113	115	116	117	72	73	74	74	75	75	75
	95th＋12mmHg	122	123	124	125	127	128	129	84	85	86	86	87	87	87
9	身高（in）	49.3	50.2	51.7	53.4	55.1	56.7	57.7	49.3	50.2	51.7	53.4	55.1	56.7	57.7
	身高（cm）	125.3	127.6	131.3	135.6	140.1	144.1	146.6	125.3	127.6	131.3	135.6	140.1	144.1	146.6
	50th	95	95	97	98	99	100	101	57	58	59	60	60	61	61
	90th	108	108	109	111	112	113	114	71	71	72	73	73	73	73
	95th	112	112	113	114	116	117	118	74	74	75	75	75	75	75
	95th＋12mmHg	124	124	125	126	128	129	130	86	86	87	87	87	87	87
10	身高（in）	51.1	52	53.7	55.5	57.4	59.1	60.2	51.1	52	53.7	55.5	57.4	59.1	60.2
	身高（cm）	129.7	132.2	136.3	141	145.8	150.2	152.8	129.7	132.2	136.3	141	145.8	150.2	152.8

续表

年龄(岁)	血压百分数	收缩压（mmHg）身高百分数或测得的身高值							舒张压（mmHg）身高百分数或测得的身高值						
		5%	10%	25%	50%	75%	90%	95%	5%	10%	25%	50%	75%	90%	95%
	50th	96	97	98	99	101	102	103	58	59	59	60	61	61	62
	90th	109	110	111	112	113	115	116	72	73	73	73	73	73	73
	95th	113	114	114	116	117	119	120	75	75	76	76	76	76	76
	95th+12mmHg	125	126	126	128	129	131	132	87	87	88	88	88	88	88
	身高(in)	53.4	54.5	56.2	58.2	60.2	61.9	63	53.4	54.5	56.2	58.2	60.2	61.9	63
	身高(cm)	135.6	138.3	142.8	147.8	152.8	157.3	160	135.6	138.3	142.8	147.8	152.8	157.3	160
11	50th	98	99	101	102	104	105	106	60	60	60	61	62	63	64
	90th	111	112	113	114	116	118	120	74	74	74	74	74	75	75
	95th	115	116	117	118	120	123	124	76	77	77	77	77	77	77
	95th+12mmHg	127	128	129	130	132	135	136	88	89	89	89	89	89	89
	身高(in)	56.2	57.3	59	60.9	62.8	64.5	65.5	56.2	57.3	59	60.9	62.8	64.5	65.5
	身高(cm)	142.8	145.5	149.9	154.8	159.6	163.8	166.4	142.8	145.5	149.9	154.8	159.6	163.8	166.4
12	50th	102	102	104	105	107	108	108	61	61	61	62	64	65	65
	90th	114	115	116	118	120	122	122	75	75	75	75	76	76	76

续表

年龄(岁)	血压百分数	收缩压 (mmHg) 身高百分数或测得的身高值							舒张压 (mmHg) 身高百分数或测得的身高值						
		5%	10%	25%	50%	75%	90%	95%	5%	10%	25%	50%	75%	90%	95%
	95th	118	119	120	122	124	125	126	78	78	78	78	79	79	79
	95th+12 mmHg	130	131	132	134	136	137	138	90	90	90	90	91	91	91
13	身高 (in)	58.3	59.3	60.9	62.7	64.5	66.1	67	58.3	59.3	60.9	62.7	64.5	66.1	67
	身高 (cm)	148.1	150.6	154.7	159.2	163.7	167.8	170.2	148.1	150.6	154.7	159.2	163.7	167.8	170.2
	50th	104	105	106	107	108	108	109	62	62	63	64	65	65	66
	90th	116	117	119	121	122	123	123	75	75	75	76	76	76	76
	95th	121	122	123	124	126	126	127	79	79	79	79	80	80	81
	95th+12 mmHg	133	134	135	136	138	138	139	91	91	91	91	92	92	93
14	身高 (in)	59.3	60.2	61.8	63.5	65.2	66.8	67.7	59.3	60.2	61.8	63.5	65.2	66.8	67.7
	身高 (cm)	150.6	153	156.9	161.3	165.7	169.7	172.1	150.6	153	156.9	161.3	165.7	169.7	172.1
	50th	105	106	107	108	109	109	109	63	63	64	65	66	66	66
	90th	118	118	120	122	123	123	123	76	76	76	76	77	77	77
	95th	123	123	124	125	126	127	127	80	80	80	80	81	81	82
	95th+12 mmHg	135	135	136	137	138	139	139	92	92	92	92	93	93	9